GYNECOLOGICAL
LAPAROSCOPY

妇科腹腔镜入门

名誉主编　李光仪

主　　编　尚慧玲

副 主 编　韩玉斌

编者名单　（按姓氏笔画排序）

王汉兵　甘楚明　严　鸣　李光仪　李渭敏　杨月婷

张四友　张兰梅　陈云卿　陈秋玉　陈彩江　欧少瑛

尚慧玲　赵艺敏　胡　晖　钟沛文　聂建英　莫金凤

徐浩昌　栾晓军　梁　栋　韩玉斌　廖　敏

编写秘书　陈翠霞

编写单位　佛山市第一人民医院（中山大学附属佛山医院）

人民卫生出版社

·北　京·

图书在版编目（CIP）数据

妇科腹腔镜入门 / 尚慧玲主编 . -- 北京 ： 人民卫生出版社，2025. 5. -- ISBN 978-7-117-37531-3

Ⅰ. R713. 165

中国国家版本馆 CIP 数据核字第 2025H43M38 号

人卫智网	www.ipmph.com	医学教育、学术、考试、健康，购书智慧智能综合服务平台
人卫官网	www.pmph.com	人卫官方资讯发布平台

妇科腹腔镜入门
Fuke Fuqiangjing Rumen

主　　编：尚慧玲
出版发行：人民卫生出版社（中继线 010-59780011）
地　　址：北京市朝阳区潘家园南里 19 号
邮　　编：100021
E - mail：pmph @ pmph.com
购书热线：010-59787592　010-59787584　010-65264830
印　　刷：北京盛通印刷股份有限公司
经　　销：新华书店
开　　本：889 × 1194　1/16　印张：24
字　　数：710 千字
版　　次：2025 年 5 月第 1 版
印　　次：2025 年 6 月第 1 次印刷
标准书号：ISBN 978-7-117-37531-3
定　　价：199.00 元
打击盗版举报电话：010-59787491　E-mail：WQ @ pmph.com
质量问题联系电话：010-59787234　E-mail：zhiliang @ pmph.com
数字融合服务电话：4001118166　E-mail：zengzhi @ pmph.com

名誉主编简介

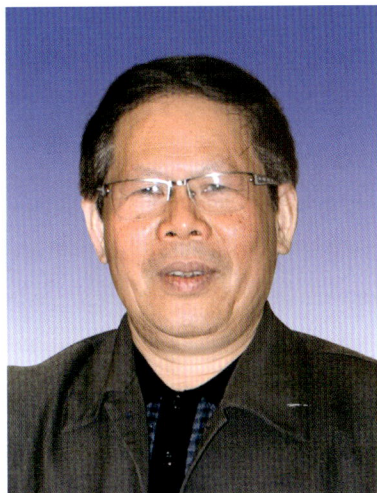

李光仪，主任医师，中山大学临床教授、硕士生导师。

　　1977年毕业于中山医科大学，从事妇产科临床、科研和教学工作四十余年，任妇产科主任二十年。曾任卫生部妇科内镜专家组成员、广东省卫生厅妇科内镜专家组副组长、佛山市妇产科学会主任委员、《中国微创外科杂志》副主编及《中国实用妇科与产科杂志》《实用妇产科杂志》《近代妇产科进展》等多家杂志常务编委或编委。佛山市第一人民医院（中山大学附属佛山医院）妇产科学科带头人、首席专家、内镜培训中心主任。现任国家卫生健康委员会妇科内镜培训（佛山）基地主任、中华医学会妇产科学分会妇科内镜学组顾问、广东省医学会妇产科学分会妇科内镜学组顾问。公开发表论著50多篇，主编《实用妇科腹腔镜手术学》（第1版、第2版），《妇科腹腔镜手术并发症防治》《妇科腹腔镜操作手册》《妇科腹腔镜手术难点与对策》，参与编写《现代微创外科与麻醉》《实用微创外科手册》《中华妇产科学》等十余本专著。获省、市科技进步奖5项。

　　师从著名妇科肿瘤专家李孟达教授，对妇科肿瘤的手术治疗造诣较深。1994年开始从事妇科腹腔镜手术临床研究，积累了丰富的临床经验，1999年开创全国腹腔镜手术治疗宫颈癌的先河。1995年开始招收妇科腹腔镜学员，至今已培养了183期、3 000多名优秀的腹腔镜医师。为普及和提高我国妇科腹腔镜技术水平作出了巨大贡献。

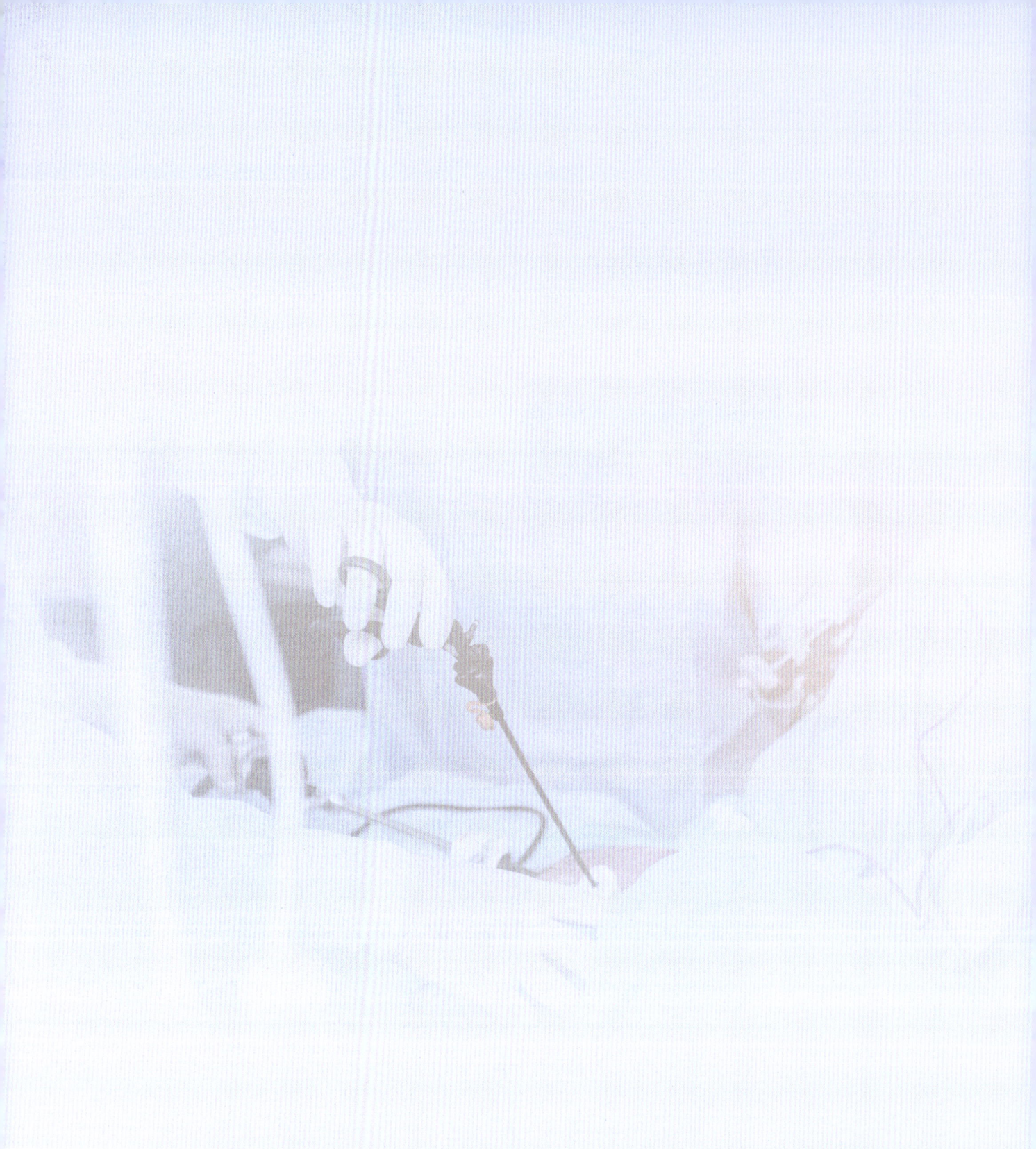

GYNECOLOGICAL
LAPAROSCOPY

妇科腹腔镜入门

主编简介

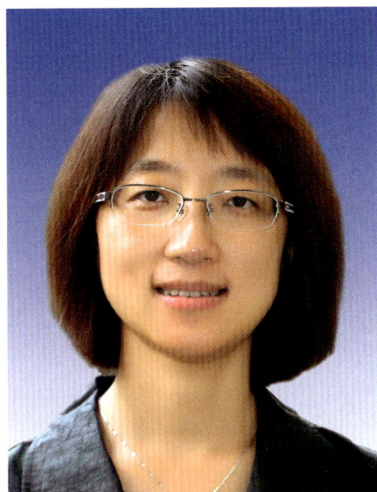

尚慧玲,医学博士,主任医师。

　　2005年毕业于吉林大学医学部,从事妇产科临床、科研和教学工作12年,曾任佛山市第一人民医院妇产科副主任、妇一科主任,佛山市卫生健康委员会副主任,佛山市第二人民医院院长。现任佛山市妇幼保健院党委书记,广东省医学会妇产科学分会青年委员,广东省优生优育协会第五届理事会专家委员会委员,佛山市妇产科学会委员,《中国微创外科杂志》青年编委。发表SCI文章3篇,在妇产科专业核心期刊及其他各级期刊发表科研论文17篇,参与编写专著6部,其中副主编2部。完成市厅级课题3项,获省市科技成果奖2项,佛山市优秀论文特等奖2篇、二等奖4篇。

　　师从著名妇产科专家李荷莲教授及全国著名内镜专家李光仪教授。具有丰富的临床和教学经验,科研能力强,擅长腹腔镜广泛性子宫切除术加腹主动脉旁淋巴结清扫加盆腔淋巴结清扫术治疗子宫恶性肿瘤等各类妇科内镜手术。

副主编简介

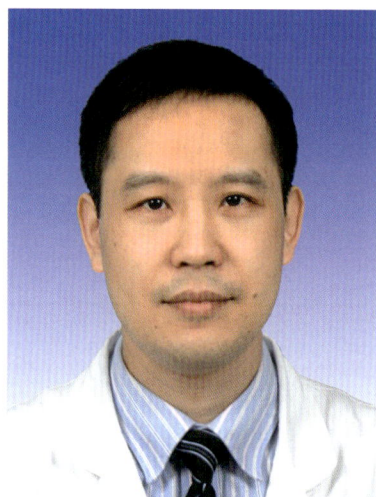

韩玉斌,医学硕士,主任医师。

　　1992 年毕业于同济医科大学,从事妇产科临床、科研和教学工作三十余年,具有丰富的临床和教学经验。现任佛山市第一人民医院妇一科主任,妇科腔镜培训中心副主任。

　　现任广东省健康管理学会专业委员会第二届常务委员、海峡两岸医药卫生交流协会海西医药卫生发展中心肿瘤微创妇产科学治疗专业委员会委员、广东省健康管理协会妇科生殖内分泌专业委员会第一届委员会委员、广东省优生优育协会第六届理事会专家委员会女性生殖健康专业委员会委员。参与编写《实用妇科腹腔镜手术学》(第 1版、第 2 版),《妇科腹腔镜手术并发症防治》《妇产科临床经验与教训》《现代微创手术与麻醉》《实用微创外科手册》等学术专著。撰写医学论文多篇,均在全国性及省级学术会议上交流或在各级医刊杂志发表。承担多项佛山市卫生健康局、佛山市科技局课题研究。获广东省科技进步奖三等奖和佛山市政府科技成果奖一等奖各 1 项。2013年被评为佛山市第一人民医院"十佳医生"。

　　熟悉妇产科各种疑难杂症的诊断与处理,能够熟练开展腹腔镜广泛性子宫切除术、腹主动脉旁淋巴切除术、盆腔淋巴结清扫术及大网膜切除术等各种恶性肿瘤的腹腔镜手术,擅长不孕症的宫腔镜、腹腔镜手术,在子宫内膜异位症的腹腔镜手术方面独树一帜,同时可熟练开展盆腔脏器脱垂的各种盆底修复手术及各种经腹手术。

序

　　《妇科腹腔镜入门》是一部专业著作,由佛山市第一人民医院(中山大学附属佛山医院)妇科内镜专家团队用近 3 年的时间将其 20 多年的临床经验收集、整理而成,书中详细介绍了各种操作器械的结构功能及其使用技巧,特别注重描述各类手术操作细节,每一句话、每一幅图都深藏着术者们的心血与智慧。

　　佛山市第一人民医院妇科内镜应用始于 1985 年,当时以诊断为主,1994 年开创了市内首例腹腔镜手术,1999 年开创了国内首例腹腔镜宫颈癌根治性手术,同年创办了妇科腹腔镜培训基地,开始招收、培训全国各地的妇产科大夫。2007 年获批成为全国首批内镜培训基地,2009 年成为卫生部妇科内镜四级技术培训基地。到 2024 年底,已办培训班 183 期,培训学员 3 000 名,为中国妇科内镜的发展输送了很多的高端人才。

　　基地的模拟培训与临床的实际操作相结合,可以培养出合格的学员。佛山市第一人民医院妇科本身就是一个培训基地,自身已培养了一支强大、过硬的技术团队,尚慧玲博士、韩玉斌主任、林铁成主任便是其中佼佼者,还有廖敏主任、马聪主任、陈云卿主任等一批后起之秀,他们既是临床医学专家,更是优秀的带教老师。该书问世,其实就是他们平时教学的经验总结。

　　该书主要作为妇科腹腔镜手术的培训教材,特别是初入内镜领域的妇科医生,如能细读每一章节,将受益匪浅。望该书对妇科腹腔镜同仁有所帮助。

　　寥寥数语,权当序。

李光仪

2025 年 3 月

前　言

　　《妇科腹腔镜入门》是一部以妇科腹腔镜基础手术为内容的专著,可作为妇科腹腔镜初学者的培训教材。妇科腹腔镜手术开展已 25 年,随着腹腔镜技术的发展,从多孔走向单孔,从"微创"迈向"无创",现在几乎所有的妇科手术都能在腹腔镜下进行。操作技术越来越娴熟、手术步骤越来越精简、并发症越来越少,真正体现了腹腔镜手术创伤少、出血少、恢复快的优势。自 1998 年开始,佛山市第一人民医院妇科腹腔镜中心培训了来自全国的妇科医生,除了模拟操作外,更注重临床操作。专家们在手术台上认真施教,手术台下认真总结,在百忙中将带教经历与经验编写成书。

　　全书共 16 章,25 万余字,1 300 余幅图,13 个手术视频。书中较为详尽地对妇科腹腔镜手术的基本原理、术前后护理、围手术期处理、镜下基本操作技巧及各种基本手术的适应证、并发症预防等作了阐述。本书不仅是专家们的手术笔记,更是经验总结,每一幅图都是手术技巧的再现,看图说话,便知其意。13 个视频涵盖了普通腹腔镜的各种手术及单孔腹腔镜的卵巢囊肿、子宫肌瘤的手术,是作者们二十多年腹腔镜手术的经验与教训,对初学者具有极大的帮助。医学是实践性很强的一门科学,可能同一种疾病治疗原则相同,但处理方法各异,同一种手术,步骤相同,但操作方法各异。该书出版,不只帮助初学者入门,也为从事妇科腹腔镜手术的医师们多提供了一条经验之路。

　　在本书写作过程中,陈翠霞秘书承担了大量的图片与文字整理工作,徐浩昌工程师协助完成了图像的收集,手术室护理团队全程给予支持和配合,更承蒙广大业界同道的鼎力支持。在此,感谢佛山市第一人民医院妇科同事的支持、人民卫生出版社的出版助力。最后,由衷感谢所有为本书提供珍贵图片的患者!

　　本书内容基于作者在基层医疗机构长期积累的实践经验,可能存在疏漏或未尽完善之处。需要说明的是,部分观点为作者于实践中的体悟与思考,谨供探讨。恳请广大读者朋友不吝赐教,欢迎发送邮件至邮箱 renweifuer@pmph.com,或扫描下方二维码,关注"人卫妇产科学",对我们的工作予以批评指正,以期再版修订时进一步完善,更好地为大家服务。

编　者

2025 年 3 月

目　录

二维码资源目录

扫描二维码观看配套增值服务

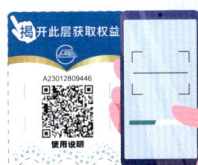

1. 首次观看需要激活,方法如下:①用手机微信扫描封底蓝色贴标上的二维码(特别提示:贴标有两层,揭开第一层,扫描第二层二维码),点击"立即领取",按界面提示输入手机号及验证码登录,或点击"微信用户一键登录";②登录后点击"查看",即可观看配套增值服务。

2. 激活后再次观看的方法有两种:①手机微信扫描书中任一二维码;②关注"人卫助手"微信公众号,选择"知识服务",进入"我的图书",即可查看已激活的配套增值服务。

GYNECOLOGICAL
LAPAROSCOPY

妇科腹腔镜入门

第一章

开展腹腔镜手术的基本条件

腹腔镜手术是指应用当代先进的电子、电热、光学等设备和技术,以内镜像代替肉眼直视、以细长器械代替徒手操作,力求在最小的切口路径、最少的组织损伤、最轻的应激反应下,完成对体内病灶的观察、诊断、切除及其他治疗。其技术集检查、诊断、治疗、手术、图像采集传递、病历分类管理于一体。医生只需在腹部上打3~4个小孔,利用气腹机向腹腔充气以提供手术空间,通过光学采集系统,在电视屏幕上通过实时采集的图像判断病情,再利用超声刀、

电刀等特殊器械实施手术。此种手术可最大限度地减少组织创伤,加速术后恢复,同时把过程存储到工作站,方便日后对病情的了解、追踪和研究,为临床科学研究收集大量数据。

开展腹腔镜手术必须配置一套完整的设备,这些设备包括腹腔镜系统、光学成像系统、摄像系统、监视系统、气腹系统、冲吸系统、电外科系统及各种腹腔镜下的操作器械,只有熟悉腹腔镜各系统的工作原理、熟练掌握各种器械的操作技巧,才能做好一台手术。

第一节　妇科腹腔镜设备组成

一、腹腔镜系统

(一)腹腔镜直径

临床上有2~10mm等多种不同直径的腹腔镜,长度多为300~335mm。直径10mm的镜体一般用于成人的腹腔镜手术。直径2~5mm的腹腔镜称为微镜或针形镜,主要用于单纯腹腔镜检查、微型手术如输卵管吻合或输卵管整形术,或用于小儿腹腔镜手术。但直径小的内镜,其视角也小,手术视野也必然会受影响,手术操作时有一定难度。

(二)腹腔镜面角度

根据视野方向不同,镜面角度分为0°、15°、25°、30°、45°等角度不同的腹腔镜。0°镜没有折光,视野中心在正前方,旋转镜体其视野不会改变,操作方便。30°镜将光折向所需部位,为特殊角度的手术提供较好的视野(图1-1、图1-2)。

腹腔镜手术开始之初,由于扶镜者缺乏经验,采用30°镜时无法正确掌握焦距,增加术者操作困难。随着腹腔镜手术经验的不断积累,术者们发现30°镜只要正确摆放,其焦距更集中,术野更清晰。现在,腹腔镜手术已基本采用30°的镜体。

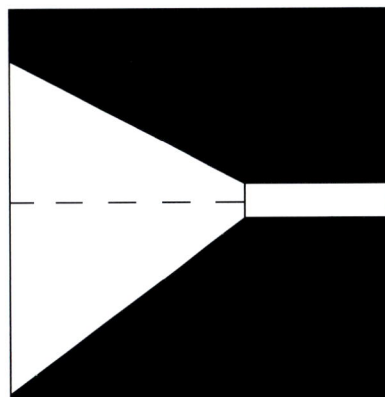

图 1-1　0°镜视野示意图

1

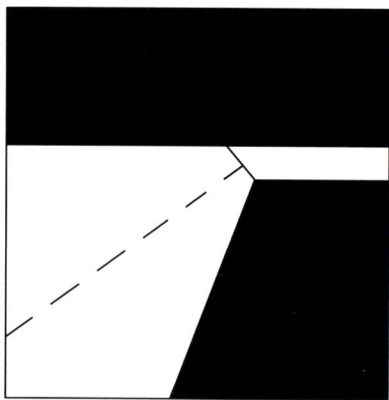

图 1-2　30°镜视野示意图

（三）腹腔镜类型

1. 光学腹腔镜　光学腹腔镜又叫光学视管，是观察人体内脏器官组织形态的医用设备，利用它可对人体内脏器官的病变大小、病灶位置及病变性质等进行观察、判断。按其发展及成像构造大体分为硬管式内镜（硬镜）、光学纤维内镜（软镜）。其中，妇科腹腔镜手术中常用的是硬管式内镜（图 1-3）。

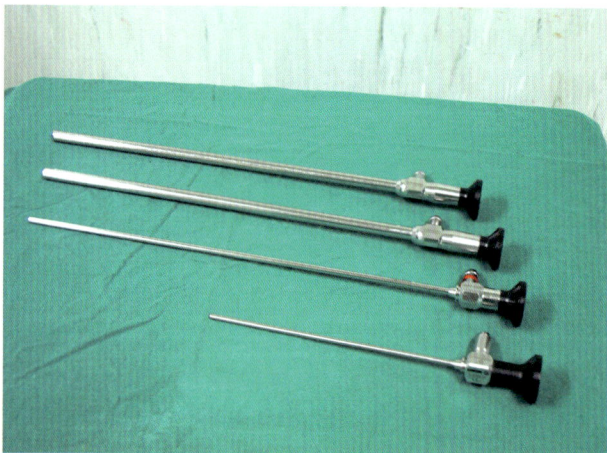

图 1-3　光学腹腔镜镜体

2. 电子腹腔镜　电子腹腔镜是由摄像头、冷光源、导光纤维、光学视管连为一体，是继第一代硬式内镜和第二代光导纤维内镜之后的第三代内镜（图 1-4）。电子腹腔镜的第一代产品自 1983 年应用于临床以来，到目前已生产出超高清电子腹腔镜和3D 电子腹腔镜。电子腹腔镜的主要构成部分有插入部、主体、一体化导光束和电缆、光源接头、信号接头。另外，还配备了一些辅助装置，如录像机、照相机、吸引器，以及用来输入各种信息的键盘和诊断、治疗所用的各种处置器具等。电子腹腔镜在临床应用上的优点如下。

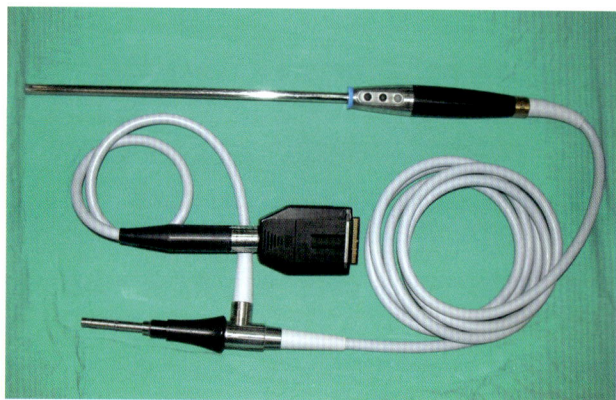

图 1-4　电子腹腔镜镜体

（1）降低图像失真度：由于电荷耦合器件（charge-coupled device，CCD）芯片的前置，信号的传输质量提高。电子腹腔镜的 CCD 位于镜体前端，图像进入镜体后即被 CCD 所采集，随即转换成电信号，图像在镜体和电缆中将以电信号的形式传导。与传统硬镜相比，由于不再使用光学柱状晶体传导光信号，避免了光本身的衰减、折射等因素，图像的失真降至最低，所采集到的图像更清晰。

（2）提高诊断能力：由于 CCD 的应用，与纤维内镜相比，电子腹腔镜的像素大大增加，图像更加清晰逼真，且有放大功能。因此，它具有很高的分辨能力，可以观察到黏膜的微细结构，故可以发现微小病变，达到早期发现、早期诊断、早期治疗的目的。除此之外，由于电子腹腔镜的视野宽阔，内镜前端的弯曲角度大，避免了盲区和漏诊，提高了诊断率。

（3）功能最全：目前，电子腹腔镜是所有内镜中功能最全、最有开发前景的临床内腔镜检查设备。除了由于电子技术的应用使图像更加清晰、逼真外，CCD 的开发潜力相当巨大，截至目前 CCD 已达 50万像素，资料显示，CCD 最高可达 200 万像素。在今后不断发展和完善过程中，CCD 的图像分辨力将会进一步提高，电子腹腔镜可发现更早期病变，做到早期治疗。

3. 高清腹腔镜　高清腹腔镜系统是当今最常用的光学成像系统，由于其拥有 200 万像素的高分辨率，并能进行全高清的信号处理、显示、记录等，在临床使用上有着独特的优越性。系统的分辨率由光学镜、光源、摄像头、摄像主机、监视器共同决定，系统的性能将以系统中最弱的元素决定。因此，每个元素都必须达到高清的标准，否则将降低系统的分辨率，高清系统也就名存实亡。另外，信号传输方式及传输距离均会影响到系统的分辨率。

(1)光源:冷光源系统提供色温(6 000±500)K的照明,接近日光,灯泡寿命长达500小时以上。同时可通过手动或自动模式连续调节光强,并内置整合了防雾泵。导光束由光导纤维构成具有高效的光传导性能。

(2)光学镜头:光学镜头的亮度、景深、放大倍率、对比度及分辨率的好坏直接影响成像质量的优劣。高清光学镜超广角、大视野及无球形失真的特点,帮助临床分辨器官表面最微小的细节。

(3)全高清监视器:高清医用监视器支持16∶9高清图像的播放,具有清晰度高、色彩还原度好、整机稳定性高的特点,并支持画中画功能。

(4)高清影像存储系统:高清影像存储系统为临床提供高效、便捷的全高清数字音频视频信息的输出和储存,以及手术报告的自动生成,并能通过DVD、CD、USB等接口储存资料。

4. 3D腹腔镜系统 3D(3 Dimension),即三维立体显示技术,主要原理是利用人眼左、右分别接收不同画面,经过大脑对两幅图像的叠加处理形成立体图像。与传统的腹腔镜相比,3D腹腔镜可使图像变得更加立体,便于判断纵向距离。3D腹腔镜技术可分为眼镜式和裸眼式。

(1)眼镜式3D技术:是通过眼镜左、右镜片的"过滤",选择性地使左、右眼分别看到两幅不同的图像,经大脑处理后形成立体视觉。眼镜式3D技术按照实现手段的不同,可细分为色差式、偏振光式、快门式。

1)色差式3D:由旋转的滤光片进行滤光,分解出两幅图像,经过被动式红-蓝(或红-青、红-绿)滤光眼镜后左右眼分别看到不同图像,这种方式会造成图像边缘偏色,较少应用临床上。

2)偏振光式3D:利用光线有"振动方向"的原理分解原始图像,具体分解成垂直向偏振光和水平向偏振光,使用被动式偏光眼镜,左、右眼单独接收一组图像,经大脑合成立体图像。偏振光式每只眼睛只看到一半的图像,导致画面的分辨率减半,亮度也有所降低,但图像比色差式图像效果好,目前市面上一般的3D腹腔镜多采用这种技术。

3)快门式3D:是把图像按帧数一分为二,形成对应左右眼的两组图像,同时通过红外信号发生器控制快门式眼镜左右镜片开关,使左右眼分别看到

对应的图像。为保证图像的连续性,不产生闪烁感,要求屏幕的刷新率达到120Hz以上,即单眼接收频率达60Hz以上。快门式3D可以保持图像的原有分辨率,也不会造成亮度降低,但对屏幕和眼镜的要求更高,价格更昂贵。

(2)裸眼式3D技术:最大的优势是不需要佩戴眼镜,极大地方便了医护人员,但对于硬件的技术、成本要求更高,目前制约裸眼3D应用临床主要是分辨率、可视角度、可视距离等因素。

二、光学成像系统

光学成像系统是运用光学视管、光纤和摄像主机、冷光源、监视器等仪器,为手术提供视野,充当医生的"眼睛"。光学成像系统的成像原理是利用光源所发出的光,经镜管内的导光纤维将光导入受检体腔内,光线在体腔内黏膜面反射,经光学视管将此光导入摄像头,将光学图像转换成电信号,或直接由电子腹腔镜前端的CCD转变成电信号,再通过导线将信号输送到摄像系统主机进行处理,最后传输到电视监视器中,在屏幕上显示出受检脏器的彩色图像。从光学角度看,冷光源、医用内镜、CCD摄像机与监视器构成一个光学整体系统。

(一)冷光源

进行腹腔镜手术必须要有清晰、明亮的腹腔内照明,白炽灯可将电能转变为热能,对腹腔内脏器造成损伤,因此只能使用对腹腔内不产生高温的冷光源。冷光源主要使用溴钨灯或氙灯的灯泡,灯泡发出的光线经镀有冷光膜的反光罩反射,并由反光凹面镜精确聚集成强光束,通过光导纤维组成的光纤和固定于镜体内的导光束传到镜体前方。冷光源的内部有一块隔热玻璃插在光源和光纤之间,进入光线就会有强度很高的照明度,而又不含有热的成分,这既为观察部位提供了良好的照明,又可将热能阻断在体外,故习惯上将其称之为"冷光"。冷光的使用避免了因高温而引起的局部组织损伤。冷光源是医用内镜的重要配套装置,其性能的优劣直接影响内镜的观察效果及手术的质量。医用冷光源按选用发光器件的不同可分成三大类,即卤素灯、氙气灯和LED灯。

1. 卤素灯 普通卤素灯价格较低,但寿命较短。由于色温低,所观察或显示的图像颜色偏红,色还原性较差,因此只能用于小腔体内的检查、手术。

金属卤素灯色温接近可见光,色彩还原性好,但稳定性差。

2. 氙气灯　氙气灯价格昂贵,但使用寿命长,一般可达 500~1 000 小时。氙气灯色温高(接近6 000K),接近日光,色彩还原性好,工作距离较长。目前低创伤外科使用的腹腔镜,广泛使用氙气灯冷光源。

3. 发光二极管(light emitting diode,LED)　即发光二极管,是一种半导体固体发光器件,利用固体半导体芯片作为发光材料。当两端加上正向电压,半导体中的少数截流子和多数截流子发生复合,放出过剩的能量而引起光子发射,属直接发光。随着科技的进步,LED 光源渐渐在临床上得到应用。

(二) 光纤

也称光导纤维或光缆。光缆用于连接冷光源主机与腹腔镜(图 1-5、图 1-6)。有两种光缆,即液体导光束和导光纤维束,常用后一种。光导纤维一般由 3 万根极细的光学玻璃纤维(石英晶棒)组成,每根纤维直径为 18μm。单纤维的制作是选用两种折光率不同的光学玻璃材料,在高温下拉成细丝,使每根纤维有芯及外鞘两部分。由于它们的折射率不同$(n_1 > n_2)$,入射的光线在内、外层的界面上产生全反射,光线经过来回上万次的反射,便从一端传到另一端。光导纤维外有一层折射率很低的石英光学隔离层,形成一根柔软的纤维光缆。因其对光的传导几乎无强度的衰减,而且柔软易弯曲便于手术操作,为内镜的使用提供了很大的方便。用于手术时使用的导光纤维束长度为 2 300~3 600mm。

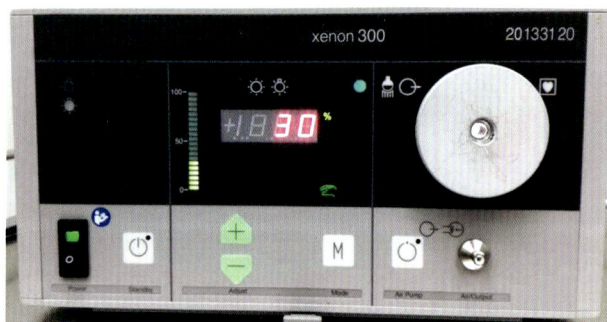

图 1-5　冷光源主机

三、摄像系统

摄像和监视系统相当于腹腔镜手术医生的眼睛,是将手术接触面形成内镜图像经摄像机头摄像,经图像处理器分析处理后,再将图像显示于监视器上,它真正体现了在腹腔手术中的微创价值。摄像系统包括摄像头和图像处理器(图 1-7、图 1-8)。

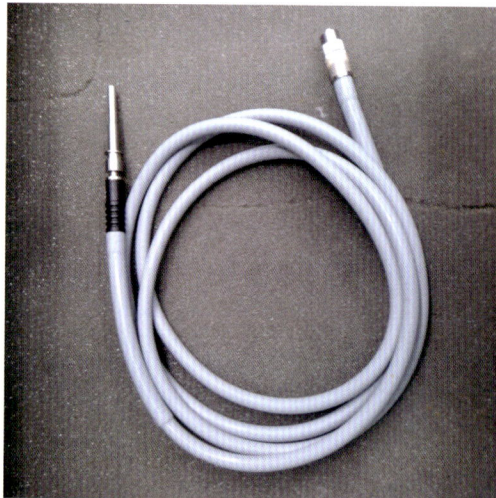

图 1-6　导光纤维束

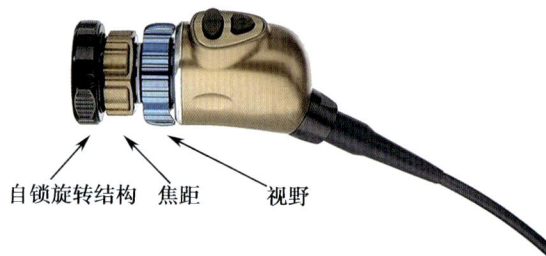

自锁旋转结构　焦距　视野

图 1-7　摄像头

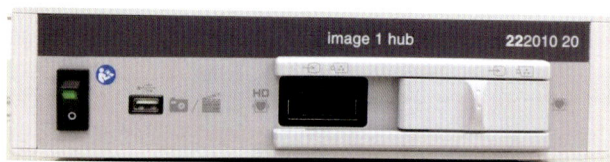

图 1-8　图像处理器

(一) 摄像主机

摄像主机通过监视器全高清输出 1 920×1 080 像素,同时能存储 1 920×1 080 像素的 JPEG 图片和(720×576 MPEG-4)1 920×1 080 AVI 录像,并可直接打印,或连接工作站、U 盘、移动硬盘(图 1-9)。摄像系统的输出模式主要有三种。

1. COMP VIDEO(component video)**输出**　为全视频模拟信号输出。

2. S-VIDEO 输出　又称 Y/C 模拟信号输出,

亮度与色度分离输出,可减少相互干扰,提高画面质量。

3. RGB 模拟信号输出　即红(red)、绿(green)、蓝(blue)三基色信号输出。

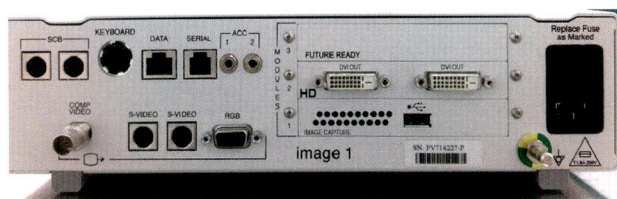

图 1-9　摄像系统的输出模式

（二）摄像机

摄像机是根据光电原理将光学图像转换为电信号。摄像头连接光学镜通过 CCD 将光学图像转化为数字图像。摄像头采用 3CCD 技术进行扫描图像,输出图像分辨率达 1 920×1 080,图像比例 16∶9,同时整合 2 倍齐焦光学变焦镜头、自动曝光技术、自动增益技术,可调图像亮度增强技术等,使输出的手术图像真正达到全高清。摄像头的关键元件是电荷耦合体件(charge coupled device,CCD),也称为“微型摄像机”,它使光信号转变为电能,经视频系统处理后将图像显示在电视监视器上,其显像失真性小,清晰度高。摄像机的清晰度由水平方向能分辨的线数表示,单晶片 CCD 的摄像机约有 300 线以上,它不能产生多种颜色的清晰图像,所产生图像的色调和清晰度都较差。三晶片 CCD 的摄像机可以有 600 线以上,它的镜头有 3 个分别能接收红、蓝、绿三种色的单晶片,不仅能提高分辨率,而且图像色调逼真,进行妇科腹腔镜手术,应该使用 3CCD 摄像机。

摄像机的镜头大多数都有焦距 20~40mm 的透镜,通常是 110° 视角、35mm 焦距。应用调焦的摄像机,即有较强的光源。近年来,随着科技的不断发展,摄像机趋向体积小、重量轻、使用方便、高分辨率、色彩逼真和数字化。目前,摄像机获取的手术图像可以传输到计算机的图文处理系统,进行实时录像和图片采集,并可将图像打印、保存或刻录光盘。

（三）白平衡

白平衡(B/W)是一个很抽象的概念,最通俗的理解就是让白色所成的像依然为白色,再加以平衡

其他颜色在有色光线下的色调,物体的影像就会接近人眼的色彩视觉习惯。手术时,将镜子接好后,对准一块白色的纱布,调好焦距,观察监视器的白色是否正常。如果发现监视器的白色不正常,则可以初步判定摄像系统需要进行白平衡调校。具体方法是到主机的白平衡按键,在镜子对准白色纱布后,按下白平衡键,成功后监视器上通常显示“B/W OK”。

四、监视系统

在腹腔镜手术中,监视系统是一个重要组成部分,它是接收摄像机输入的视频信号,显示电视图像。

（一）监视器分辨率

电视图像一般放大 8~14 倍,监视器的好坏直接影响摄像的回放效果。监视器的分辨率越高,图像越逼真,色彩还原性就越好。用摄像机拍摄的视频信号需在监视器上播放时,且换算成与监视器画质相同的单位。而监视器的画面清晰度是以水平清晰度作为单位。通俗地说,我们可以把监视器上的画面以水平方向分割成很多很多“条”,分得越细,画面就越清楚,且水平线数的数码就越多,这个单位是“电视行(TV Line)”,也称线。摄像机拍摄的信号,在监视器上播放,也换作线来计算。通常我们称为“监视器分辨率为多少线”。腹腔镜手术的监视器不同于一般的电视机,家用电视机分辨率在 300 线左右,清晰度低。一般认为,监视器的水平线的数量至少必须与摄像机的水平线数量相等,最好是监视器分辨率大于摄像系统分辨率。腹腔镜手术的监视器分辨率 400 线可达手术要求,但最好在 600 线以上。

目前市面上流行的高清腹腔镜分辨率是 1 080P 的标准,也就是 1 920×1 080 的分辨率,约合 200 万像素。而 DV 和 720P 标准的腹腔镜由于分辨率过低,主要适用于检查等要求相对较低的成像。随着工程技术的发展,4K 技术是未来的主流方向,数字显示技术中,1K 图像是由 1 920×1 080 个像素构成,表示的意思是水平方向 1 920 像素,垂直方向像素。同理,4K 图像是由 3 840×2 160 个像素构成,表示的意思是水平方向是 3 840 像素,垂直方向 2 160 像素。4K 图像的像素是 1K 的 4 倍。

注:DV=720×480 像素;720P=1 280×720 像素;1 080P=1 920×1 080 像素;4K=3 840×2 160 像素。

（二）监视器大小

常用的监视器为20~27英寸（1英寸＝2.54cm），其大小的选择取决于手术者和监视器的距离，距离越近监视器应越小。监视器应具有高分辨率，才能使医生便于观察，顺利进行手术操作。妇科腹腔镜手术最好选择20~27英寸的监视器。

五、气腹系统

腹腔是与外界不相通的潜在腔隙，腹腔镜手术时必须利用气体膨胀闭合的腹腔，使腹壁和内脏器官分离，形成足够的手术空间，才能在腹腔镜下进行诊断和治疗性的手术操作。建立气腹是开展妇科腹腔镜手术的第一步，稳定的气腹为手术空间和视野的暴露提供了重要基础。气腹系统包括气腹针、气腹机、与针相连的硅胶管，其中气腹机是进行人工气腹的主要设备，利用气腹机可以向腹腔内灌注高纯度的CO_2气体。气腹机应具有过压、过热、阻塞、供气不足等安全报警装置，保证快速、精确、安全，新一代的气腹机可自动调节输入到腔内的气体温度，不会造成镜面起雾、模糊。

（一）气体选择

人工气腹需要气体，选择适宜气体时应考虑的因素包括麻醉类型、生理适应性、毒性、易行性、安全性、灌气方法、费用和气体的非燃性。用于气腹的气体有二氧化碳（CO_2）、氧气（O_2）、氧化亚氮（N_2O）、氩气、氦气、空气等。目前，大多数腹腔镜手术医师都愿意采用CO_2充气。CO_2是一种半惰性气体，价格便宜，且CO_2的弥散系数高，是机体正常代谢的终末产物，很快被机体清除。CO_2极易溶于血液和组织中，系非燃性气体，在腹膜扩散不会形成任何气栓的危险。但是，CO_2有导致高碳酸血症的可能性，过长时间的腹腔镜手术操作可因CO_2潴留而引起心律失常和酸中毒，有人建议心脏病患者可采用N_2O气腹。

（二）气腹穿刺针

通常称为Veress针，也叫腹腔穿刺针，是腹腔镜手术人工气腹的必用工具。1918年法国Goetz发明了一种用于诊断性摄像的套管针并建议用于腹腔镜。1920年Orndoff设计了套管穿刺针自动阀防止漏气。1938年Veress发明了一种装有弹簧的穿刺针，原意是作为引流之用，后来演变成人工气腹的理想穿刺针并沿用至今，故称Veress穿刺针。Veress穿刺针类型多种，有反复用的金属穿刺针，也有一次

性的塑料穿刺针。临床上已有带阀门、带保护装置及带有光源的Veress针在应用。塑料Veress穿刺针直径1.5mm，不能拆卸，金属Veress穿刺针直径2mm，由多部件组合而成，芯上有弹簧装置及开关，像注射器一样，有针筒及针芯，针筒可以用于穿刺良性卵巢肿瘤并吸出囊内液体。气腹穿刺成功后，使用两端都安放有螺丝接头的输气胶管，一端接于气腹机，另一端接于Veress针的顶端（图1-10、图1-11）。

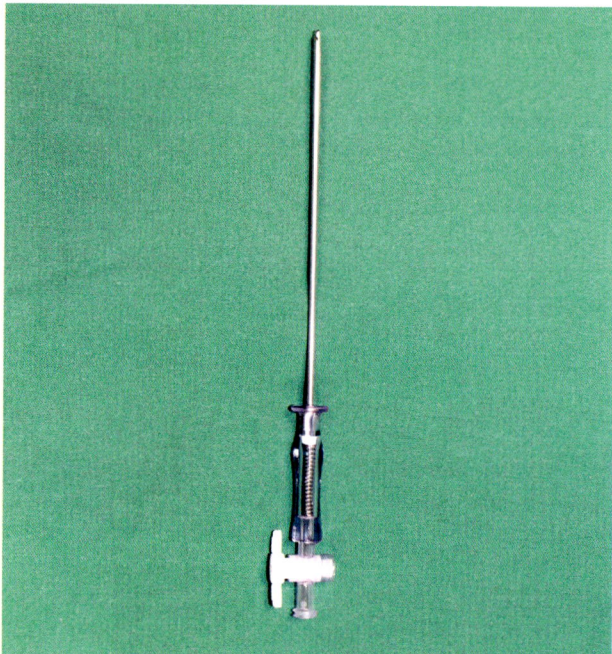

图1-10　塑料穿刺针

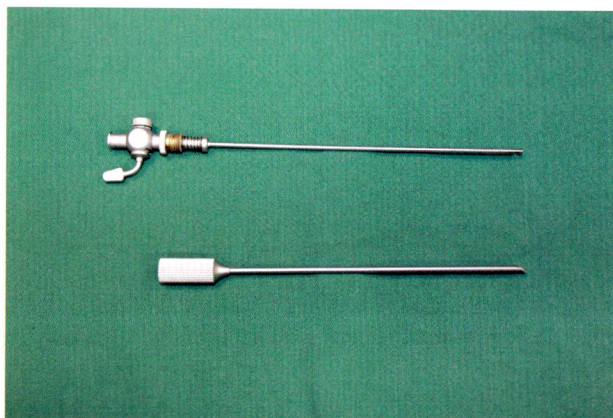

图1-11　金属穿刺针

（三）充气装置

充气装置由气腹机、贮气钢瓶或中心供气系统、气体连接胶管和弹簧气腹针组成。

1. 气腹机种类　气腹机是将气体注入腹腔并

维持腹腔一定压力的仪器。气腹机可分为半自动和全自动两种。目前使用的气腹机每分钟最大充气量在1~30L范围内自动调节。

（1）半自动气腹机：由贮气箱、钢瓶、气体输出连接管组成。先将钢瓶内气体输入贮气箱或钢瓶内，再将贮气箱或钢瓶内的气体通过压力调节输送管注入腹腔，不能直接利用钢瓶中的气体，故流量较低，充气速度慢。半自动气腹机属普通型机种，价格廉，故障少，仍适合于条件有限的医院使用。

（2）全自动气腹机：全自动气腹机是直接与钢瓶连接，机器的控制面板上有各种压力的数字显示，包括每分钟充气流量（L/min）、腹腔内压力（mmHg）、术中消耗的气体总量（L），能自动调控术前预先设定的气流量和腹腔压力（13~15mmHg）。一般情况下，腹腔镜手术时腹腔内的压力维持在12~13mmHg，当达到预定压力时能自动停止进气，低于13mmHg时自动进气，维持腹腔内设定的压力。手术过程由于需要排放烟雾，CO_2 随之被排出，腹腔内压力相对减低，如果不能快速充气，将会影响手术进行。因此，必须选择全自动气腹机，而且充气量应该每分钟在20~30L范围，才能快速充气，保证腹腔相对的压力。此外，气腹机应具有过压、过热、阻塞、供气不足等安全报警装置，保证快速、精确、安全进气。新一代气腹机可自动调节输入到腔内的气体温度，不会造成镜面起雾、模糊。全自动气腹机具备上述功能，其控制面板上有包括每分钟充气流量（L/min）、腹腔内压力（mmHg）、术中消耗的气体总量（L）等各种压力的数字显示，能自动调控术前预先设定的气流量和腹腔压力（图1-12）。人工气腹时，进入腹腔气体的温度比腹腔内的温度要低，镜体插入腹腔后马上产生一层雾气，影响术野。为了保持术野清晰度，临床上已有使用全自动的恒温气腹机，但临床使用并未普及。

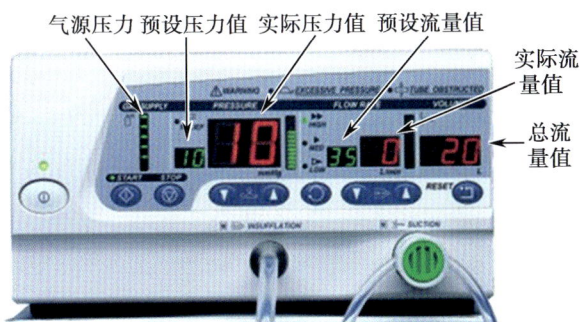

图 1-12　自动充气系统

2. CO_2 气体装置改进　最初用空气作为膨腹介质时，是人工将空气灌进腹腔。当 CO_2 气体作为腹腔镜手术的膨腹介质后，其储存一直都是采用灌装的方法，通过胶管的一头接气罐，另一头接气腹机，把气体注入腹腔。虽然是一种改进，但是这种原始的装置方法，如果连接的胶管过长，无疑会减小手术室的空间，如果连接的胶管过短，操作过程会碰倒储气罐甚至监视器。尤其是在手术中，储气罐气体用完得不到及时补充，或更换储气罐时花费时间，将会增加手术的危险性。其实，最理想的方法是使用中央输气管道，把 CO_2 气体储存在一个固定的地方，通过输送管道到达手术间，在腹腔需要充气时，只要把消毒的充气胶管一头接在穿刺针上，另一头接在中央输气管道上，便可以把 CO_2 气体注入腹腔。这样既可以保证手术间足够的空间，也可以保证手术时气体的连贯性。

（四）气腹监测装置

1. 气腹监测装置的演变　通常，在人工气腹过程中，腹腔内气体压力控制在 ≤13mmHg 时，气腹对循环系统影响不大，如果腹腔内气体压力 ≥16mmHg，对循环系统影响很大。在最初进行腹腔镜手术时，并没有使用气腹，而是套管穿刺插入腹腔后才进行腹腔充气，此种操作方法容易误伤腹内脏器，特别是使用过于锋利的穿刺锥，一旦刺破腹膜后大血管，将危及患者的生命安全。因此，临床上逐渐认识到套管穿刺前气腹形成及气腹压力监测的重要性。1963年，由 Eisenburg 和 Semm 根据临床需要设计了 CO_2 气体自动控制的注气装置，它是通过机械原理和方法监测时间、体积和压力来调控 CO_2 的注入。由于 CO_2 气体自动控制的注气装置使用，从而使手术的安全性大大提高。然而，随着腹腔镜手术的不断发展，单靠纯粹机械性的注气装置，已不能满足手术中把腹腔压力维持在恒定范围。1965年 Semm 教授设计了电子气腹注气装置，将腹腔内的压力调整在恒定的范围，并将监测结果显示在数字显示器上，从而满足了较大、较复杂的腹腔镜手术要求。该装置最重要的为以下三部分。

（1）气流速度观测表：可以控制气流量由低到高，防止瞬间快速充气造成对机体的不良影响。

（2）腹腔气体注入压：它可以清楚显示设定内的压力，防止腹腔内气体压力过高。

（3）腹腔内注入气体总量：对腹腔内静态压力和腹腔内气体蓄积量两者间关系的估算非常重要，它可以提示腹腔内注气是否正常。现在，一些全自动气腹机、加温气腹机已相继问世，极大地满足了各种腹腔镜手术的需要。

2. 气腹机在术中出现的故障及处理措施　气腹的建立是腹腔镜手术的基础，气腹的维持依靠气腹机的正常运行，运行是否正常关系到并发症的发生、手术的顺利完成和患者的生命安全。不同型号的气腹机在手术中都会出现同样的故障问题，原因与总气量、气腹机、通气管道、穿刺套管、患者情况等有密切的关系，均可直接影响气腹的建立、术野的暴露、手术的进展。

（1）气腹机显示压力过高：在建立气腹的过程中，出现气腹机报警，显示压力过高，不能正常注气，无法达到理想的气腹。其原因及处理方法如下。

1）未打开充气开关：手术台上穿刺套管连接注气管道的开关未打开，手术医生与护士共同检查手术台上穿刺套管的开关，并马上打开开关。

2）穿刺套管的注气孔移位或阻塞：经检查确认后，选择从另一穿刺套管注气或更换新的穿刺套管。

3）注气管道弯曲打折：由于注气管道弯曲、打折造成通气不顺。检查注气管道是否打折，及时整理注气管道，使通气顺畅。

4）患者腹肌紧张：可能是麻醉肌松弛效果不理想，触摸患者的腹部时腹肌紧张，排除器械因素后，需麻醉师及时处理，使患者的腹肌松弛以便于气腹的建立。

5）气腹针未进入腹腔：建立气腹时，若气腹机显示压力高于预设压力，提示气腹针没有进入腹腔，提醒手术医生检测气腹针是否确定已进入腹腔。通过滴水试验、气腹管道与气腹针连接后气腹机显示腹腔内压力为 0 或负数、随着注气的开始，腹腔内压力慢慢升高等明确气腹针是否入腹腔。

6）气腹针套管阻塞：用装有生理盐水的注射器冲洗气腹针套管，将阻塞物冲出，或更换气腹针。

（2）气腹机显示压力过低：其原因及处理方法如下。

1）无菌注气管道未连接气腹机：及时将注气管道连接气腹机。

2）气体输送管道未连接二氧化碳气体输出口：及时将气体输送管连接于气体输出口。

3）CO_2 供气中心的电源、总开关未打开，供气站气压偏低：检查中心 CO_2 供气站的电源、总开关，供气站气压表，逐一排除。

（3）漏气：其原因及处理方法如下。

1）气腹管道、穿刺套管连接处松动、不严密：检查各配件的连接情况，确保各配件紧密相连。

2）穿刺套管密封帽损坏：更换新的密封帽或更换新的穿刺套管。

3）非注气套管的侧孔开放及穿刺套管切口过大：关闭穿刺套管的侧孔，用缝线缝扎或皮钳钳闭穿刺孔以缩小穿刺套管过大的切口。

4）子宫切除后盆腔与外界相通：可用纱布堵塞阴道，阻止漏气。

六、冲吸系统

腹腔镜手术时必须保持术野清晰，而腹腔镜手术与剖腹手术一样，同样会术中出、渗血，为了保持手术区域的视野清晰，必须及时吸净血液。传统手术可以使用布类直接擦去术中的出、渗血，而腹腔镜手术则只能使用冲洗的方法，术中一边冲洗，一边吸净液体，保持手术野的清晰。冲、洗吸引器一般采用电动装置，由冲洗吸引头、冲洗器、吸引管、冲洗瓶、吸引瓶和电动装置组成（图 1-13、图 1-14）。通常冲洗吸引合二为一于冲洗吸引泵，由两条胶管分别接连于金属吸引管及负压瓶，术者在台上按压冲洗或抽吸按钮来控制。也可以自制简易冲、洗吸引系统，将普通的输液管接在冲洗管上，便是一个很好的冲洗系统。把胶管一头连接负压吸引器，一头连接吸引管，就是一个吸引系统。在手术中，冲吸管还有分离组织、吸收烟雾、注药等作用，是一种实用的特殊装置。良好的腹腔冲、吸系统应具有下列条件。

1. 具有电动装置　有足够的负压吸引力。

2. 具有无菌循环及保险装置　防止冲洗液溢出。

3. 冲吸管　管腔直径应在 5mm 以上以保证冲、吸系统畅通无阻。

4. 开关性能好

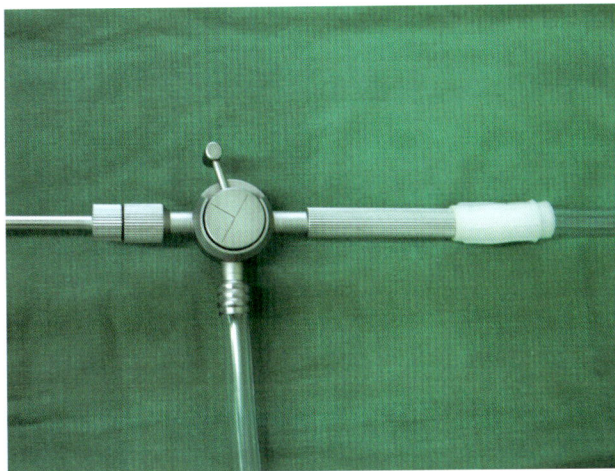

图 1-13 冲洗器

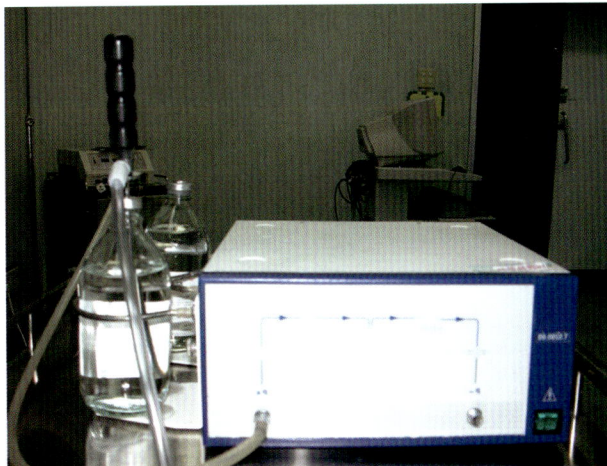

图 1-14 冲洗吸引泵

（李光仪 徐浩昌）

第二节 腹腔镜手术基本操作器械

一、穿刺套管

穿刺套管（trocar）是腹腔镜进入盆、腹腔及插入操作器械的必备工具。临床上也开始使用将所有操作器械从一个孔插入的叫"单孔"腹腔镜手术。

（一）穿刺套管类型

穿刺套管有金属与塑料两种，金属穿刺套管可以反复多次性使用，塑料穿刺套管大多是一次性使用。穿刺套管有斜面与钝面两种类型，斜面套管穿刺时容易刺透组织各层，且通过斜面先进入皮下，便不会扩大穿刺切口，其缺点是套管尖较锋利，容易损伤腹腔内脏器。钝面套管穿刺时，除非切口比套管直径大，否则套管有可能会卡着皮肤，导致皮肤损伤，其优点是即使碰到腹腔内脏器，也不会引起损伤（图 1-15～图 1-18）。建议临床选择斜面穿刺套管，有利于保护腹部皮肤。

（二）穿刺套管直径

穿刺套管直径可以有 5mm、10mm、15mm 和 20mm 等多种类型。穿刺套管都由穿刺锥与套管两部分组成，有些穿刺锥既长又锋利，特别是金属穿刺套管，进行腹腔穿刺时如果力度掌握不好，很容易刺破腹腔内脏器（图 1-19～图 1-22）。反复使用的穿刺

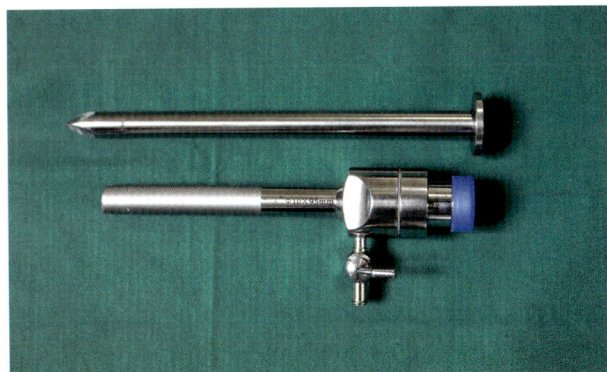

图 1-15 金属穿刺套管

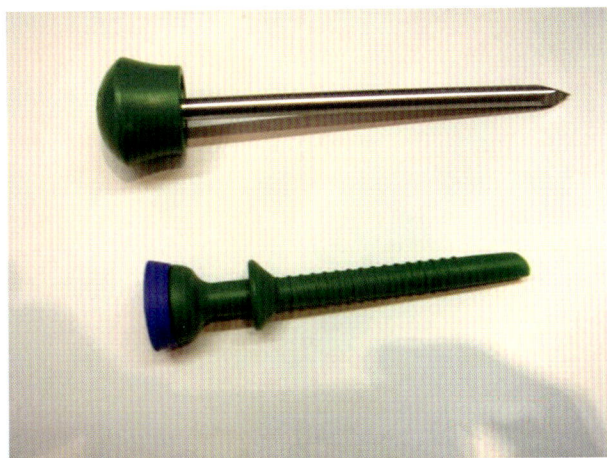

图 1-16 塑料穿刺套管

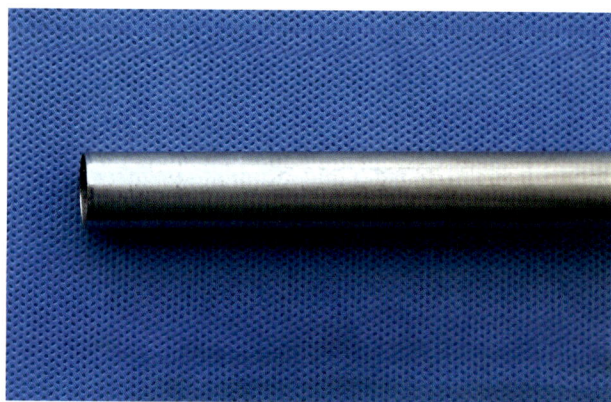

图 1-17   圆头形套管顶部

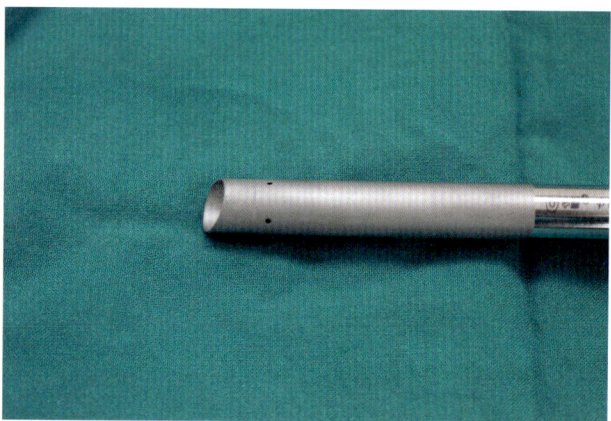

图 1-21   15mm 穿刺套管

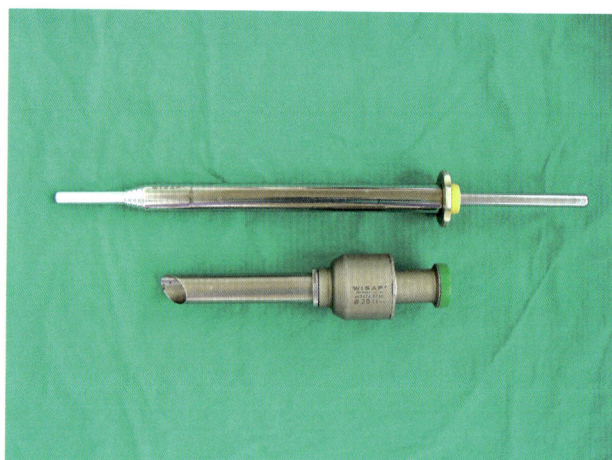

图 1-18   斜面套管顶部

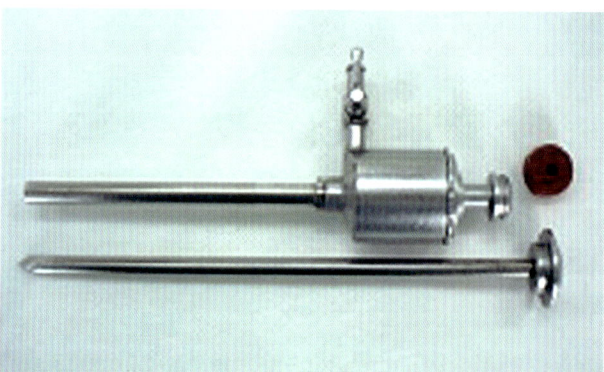

图 1-19   5mm 带排气孔穿刺套管

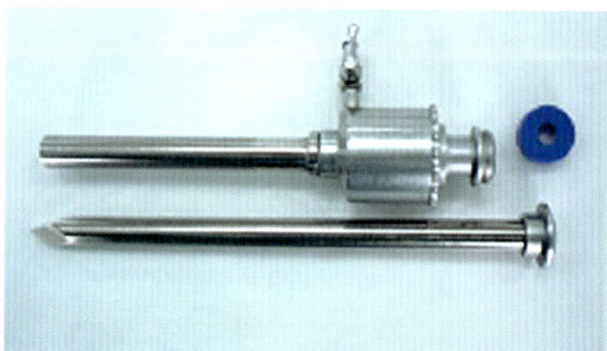

图 1-22   20mm 穿刺套管

套管每次使用完毕，必须拆开清洗，清除血污，并涂上防护油，防止生锈，特别是弹簧。如果保养不好，再次使用时套管就会泄气，影响手术顺利进行。

二、转换器

转换器是使穿刺套管由大变小而又不需要重新穿刺的必要配套器械。转换器有 10mm 转换 5mm、15mm 转换 5mm、20mm 转换 5mm、15mm 转换 10mm、20mm 转换 10mm 等多种类型。在一般腹腔镜手术中，大多使用 10mm 的穿刺套管，所以备用 5mm 转换器即可，术中需要转用 5mm 的操作工具时，如分离或缝合组织，只要把 5mm 转换器套入 10mm 的套管就能操作。也可以通过把 10mm 转换器插入 15mm 套管，再把 5mm 转换器插入 10mm 转换器的方法使 15mm 套管变成 5mm 套管，临床上灵活运用。如果是子宫肌瘤切除术或子宫次全切除术由于需要 15mm，甚至 20mm 的套管，所以必须配

图 1-20   10mm 金属套管

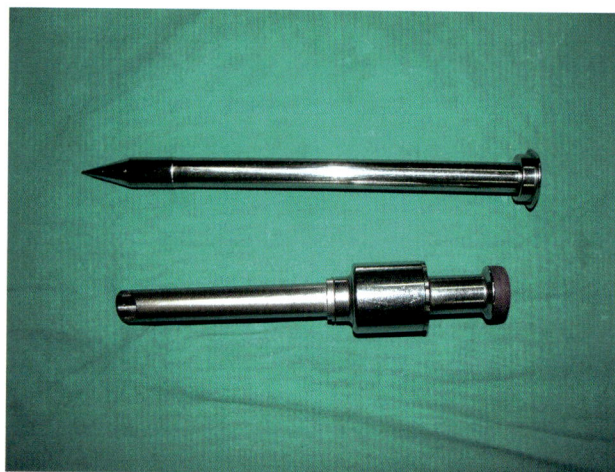

套相应大小的转换器,才能顺利进行手术(图1-23~图1-26)。

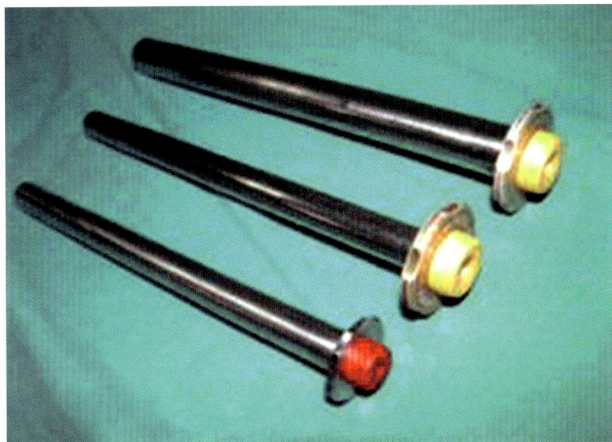

图 1-23 各种类型转换器

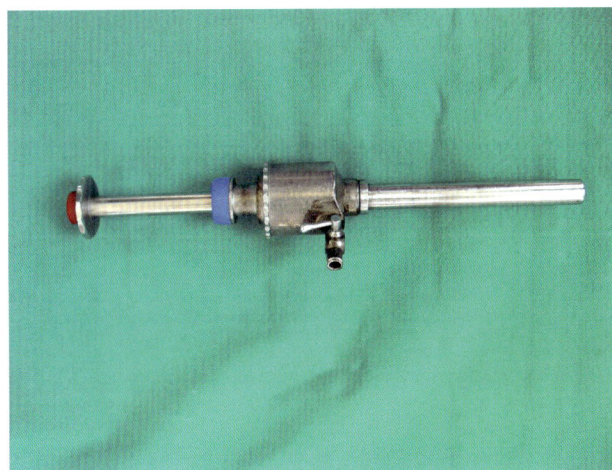

图 1-24 套入 5mm 转换器

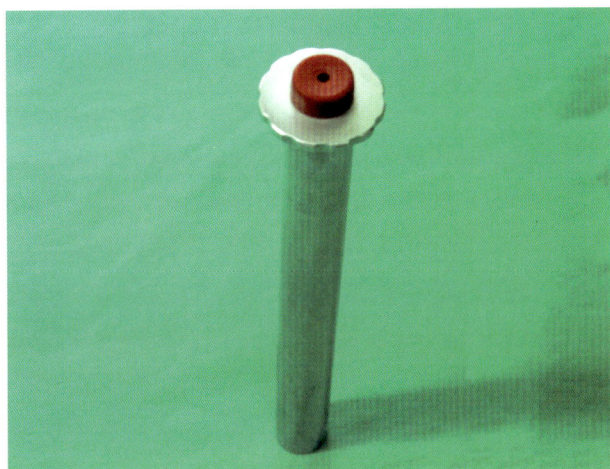

图 1-25 15mm 转 5mm

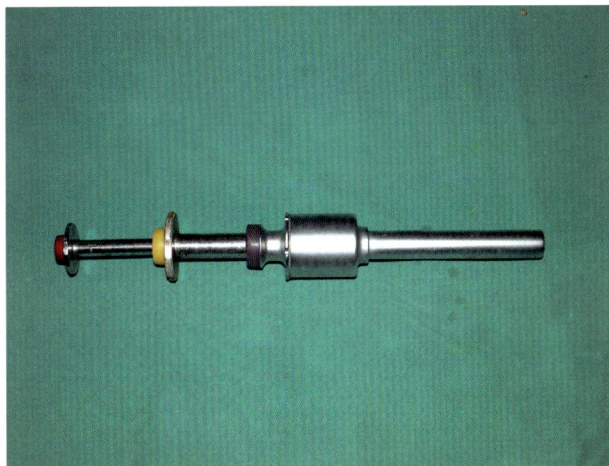

图 1-26 15mm 转 10mm 转 5mm

三、钳类

腹腔镜手术需要使用功能不同的操作钳进行,应该配有弯分离钳、无损伤钳、输卵管钳、直角钳、抓钳、齿钳等。由于具备了不同功能的腹腔镜的操作工具,才能使腹腔镜手术顺利开展。腹腔镜手术的操作钳类长度大都为320~350mm,尽管长度较传统手术钳类长,但其基本操作原理完全一样。手术工具同样如此,长度延长了,操作就要讲究技巧。因此,术者必须熟练掌握各种钳类的功能和操作方法,手术才能得心应手,以降低并发症的发生。手术台上,根据不同手术类型配备不同的操作钳,如一般手术只需要配备弯分离钳、无损伤钳、抓钳,如果是广泛全子宫切除,还要配备输卵管钳、直角钳。

(一)弯分离钳

1. 弯分离钳使用进展 这是腹腔镜手术中最常用、最基本、最简单的操作工具。弯分离钳直径都是5mm,在手柄的下方有一个旋钮,能旋转360°,用于调整钳尖的方位。弯分离钳上方还有一个插电源插座,插上电源就可以进行电凝、电切。分离钳都可以拆卸,便于清洗,也便于更换钳芯。在开展腹腔镜手术的早期,也许是为了手术者固定组织方便和防止分离钳损伤组织,厂商们设计了带锁和钳尖后部存在大空间的分离钳,对于简单的手术,这种分离钳可能有一定优势,但如果用在帮助出针、钳夹缝线等操作时,则显得比较拙劣。随着腹腔镜手术由简单到复杂,由单手操作到双手操作,带锁分离钳已变得越来越烦琐,甚至是妨碍了手术的进行,所以在进行复杂腹腔镜手术,特别是双手操作时,带锁分离钳及钳尖有大空间的分离钳已基本被摒弃,改为不带锁分离钳及钳尖只有小空间的分离钳,操作时更灵活、方便(图1-27~图1-30)。

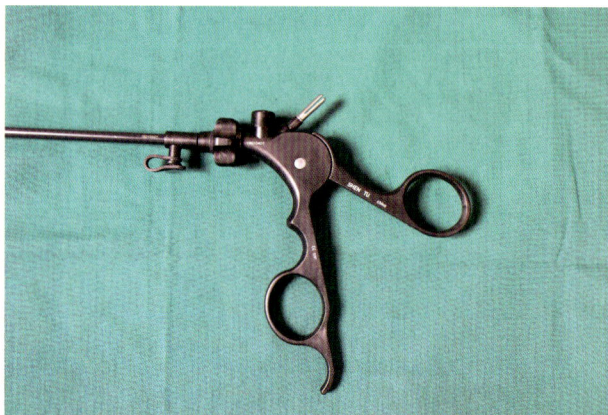

图1-27　不带锁分离钳

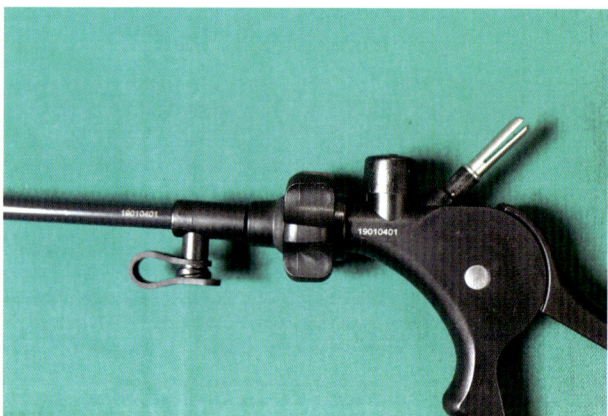

图1-28　手柄旋钮

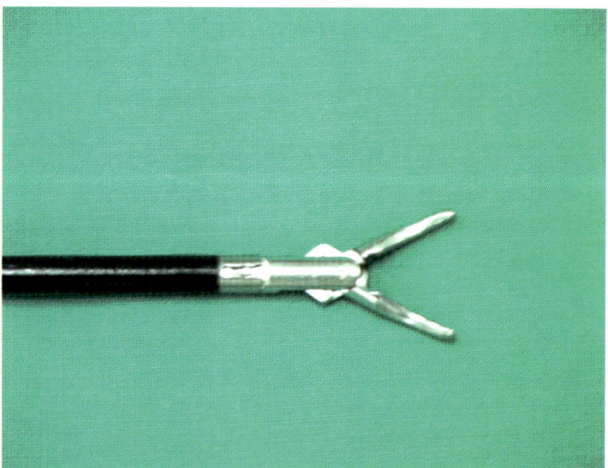

图1-29　弯分离钳头部

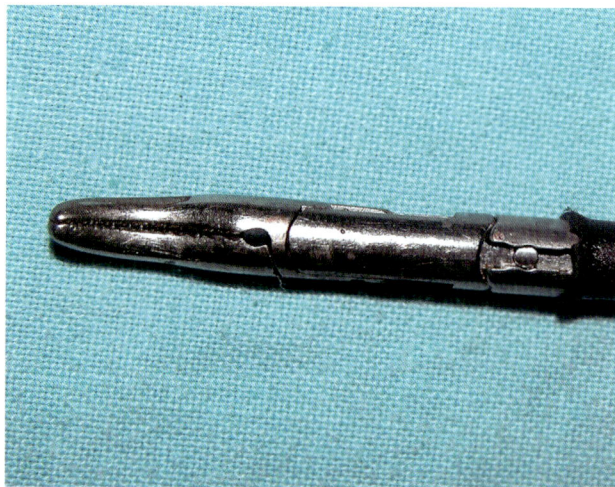

图1-30　小中空分离钳

2. 弯分离钳功能　弯分离钳的功能很多,它可以用于分离、钳夹组织、帮助出针、固定线结,插上单极电源可以用于电凝、电切组织,进行一台腹腔镜手术几乎离不开分离钳。

(1)正确调整分离钳方位:术中必须掌握使用双手来调整钳尖的方位。操作时,术者把示指放在旋钮上,根据钳尖需要的方位拨动旋钮。由于术者全神贯注或不习惯,总用摆动手臂的方法调整钳尖的方位,这种习惯可使操作不灵活,从而增加并发症的危险,只有术者们养成用手调整钳尖方位的习惯,方能使手术得心应手,才能最大限度地减少并发症发生。

(2)正确使用弯分离钳:因分离钳两页钳尖上有牙槽,因此不适用于钳夹血管、肠管、输尿管等有腔道的组织,只适用于钳夹非重要脏器组织如韧带等。由于弯分离钳的钳尖部分比较尖锐,术中不主张用钳尖对着肠管拨动,稍为用力就有可能损伤肠管浆膜层,如果使用弯分离钳拨动肠管,建议用钳的背面。

(二) 无损伤钳

其钳尖部分有长、短两种,直径均为5mm。长钳尖的无损伤钳也叫肠钳,多用于外科钳夹肠管之用,妇科腹腔镜手术中较少用,偶尔用于钳夹肠管以暴露术野。短钳尖的无损伤钳在妇科腹腔镜手术时使用较多,如用于拨开肠管、大网膜或钳夹肠管、血管或输尿管等脏器。虽为"无损伤",但在钳夹组织,特别是重要脏器时,应注意避免过度用力,否则"无损伤"也会变成了创伤,如过度钳夹输卵管或输尿管可能使其间质部组织损伤,导致术后功能障碍(图1-31、图1-32)。

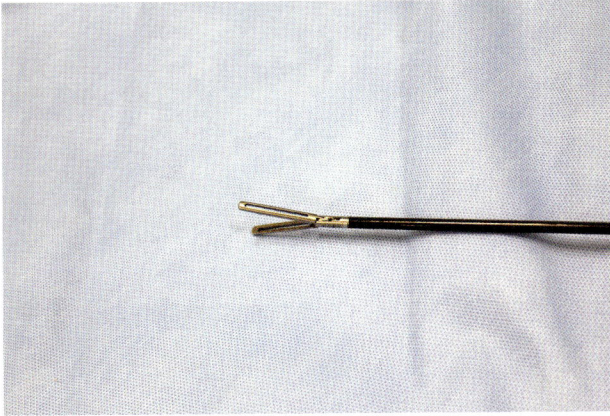

图 1-31　无损伤钳

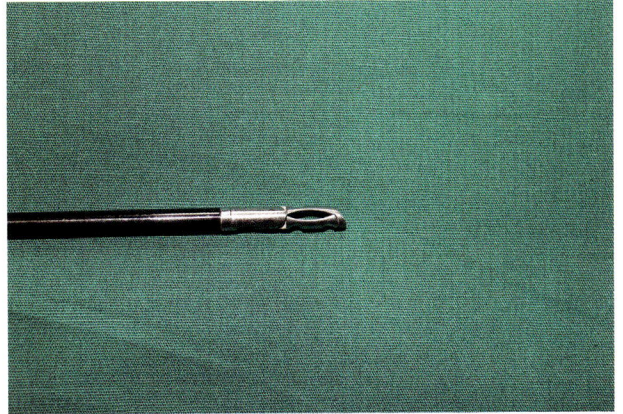

图 1-33　输卵管钳

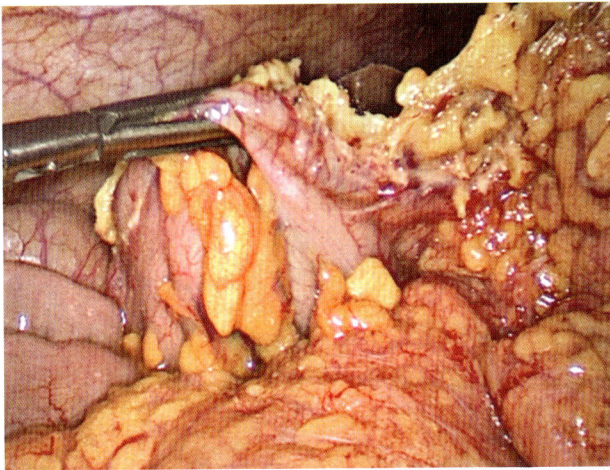

图 1-32　钳夹肠管

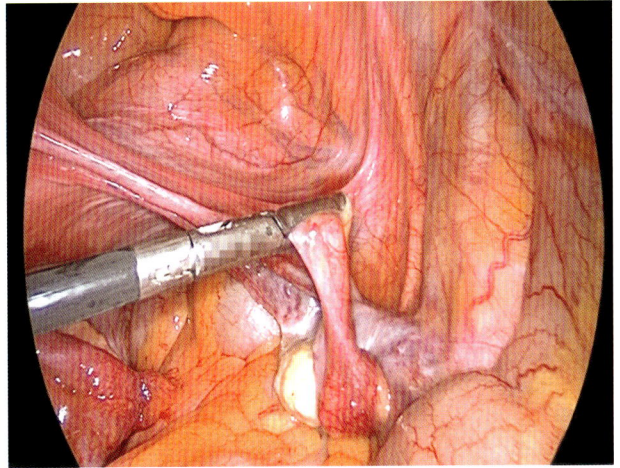

图 1-34　钳夹输卵管

（三）输卵管钳

输卵管钳属于无损伤钳类，直径为 5mm，其钳页合拢后中间有一空隙，在钳夹重要脏器时不会导致损伤。主要适用于腹腔镜不孕手术中钳夹输卵管而又不会导致输卵管腔损伤，也可以用于广泛全子宫切除、盆腔淋巴结清扫时钳夹输尿管或血管而不会导致管腔间皮组织损伤（图 1-33、图 1-34）。

（四）有齿抓钳

有大、小之分，小有齿抓钳习惯称为鼠咬钳，直径均为 5mm，根据钳尖上的齿数多少分为三齿鼠咬抓钳和四齿鼠咬抓钳，主要用于术时钳夹、固定组织。大有齿抓钳直径为 10mm，主要用于钳抓剔除子宫肌瘤及子宫体组织（图 1-35、图 1-36）。

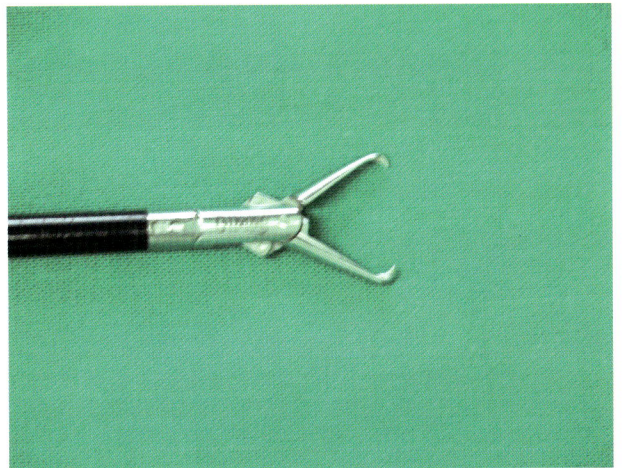

图 1-35　三齿鼠咬抓钳

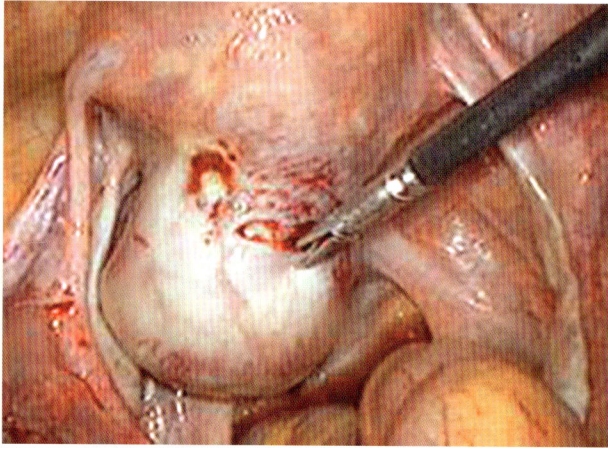

图 1-36 钳夹肌瘤包膜

（五）直角分离钳

直径有 5mm、10mm 两种，主要用于分离组织，尤其用于腹腔镜广泛子宫切除手术分离输尿管"隧道"，10mm 直角分离钳临床上极少用，现多用 5mm 直角分离钳（图 1-37、图 1-38）。

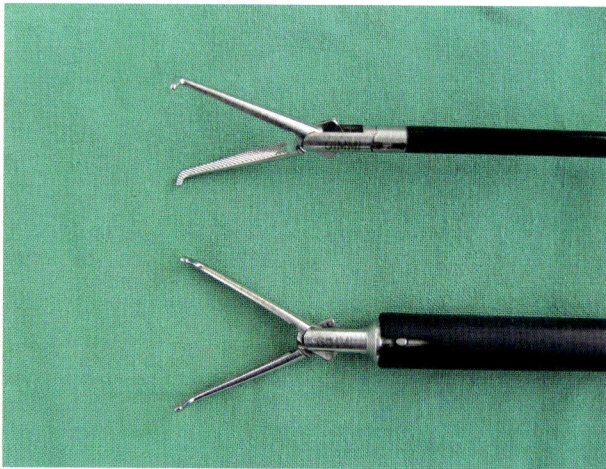

图 1-37 直角分离钳

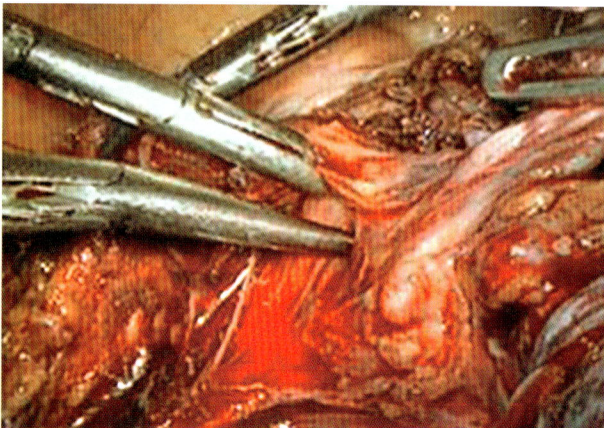

图 1-38 分离输尿管"隧道"

（六）双极电凝钳

目前用于妇科腹腔镜手术止血的双极电凝钳种类很多，根据其外形不同，分为扁平状、镊子状、弯分离钳状、螺丝状等，长度为 330mm，直径为 5mm。绝大部分双极钳可以拆卸，有利于更换和清洗（图 1-39、图 1-40）。

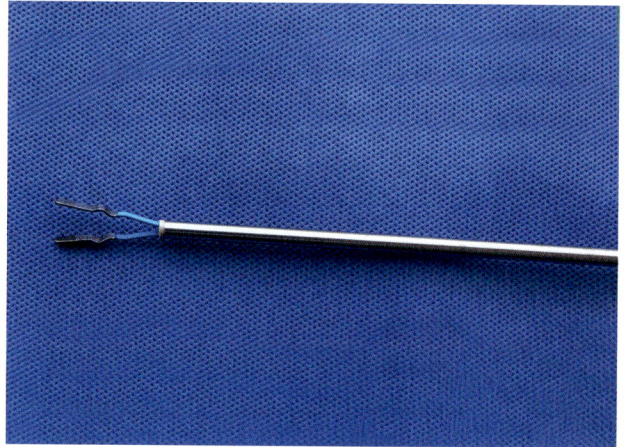

图 1-39 双极镊子钳

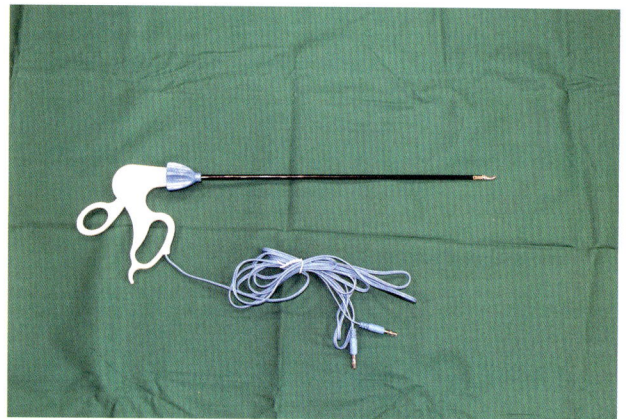

图 1-40 双极弯分离钳

四、剪刀类

主要用于腹腔镜手术时分离、剪断组织或缝扎后的线尾。刚开展腹腔镜手术之初，有直径为 10mm 的剪刀，现已被妇科领域淘汰，基本使用直径 5mm 的剪刀。根据其功能不同有直剪刀、弯剪刀和钩型剪刀。剪刀由各部件组成，可拆卸，便于使用过程变钝后更换，节省成本。根据临床使用习惯，弯剪刀一般用来分离组织，钩型剪刀用来剪断线尾（图 1-41~图 1-44）。直剪刀由于剪尖锋利，容易造成其他组织损伤，临床上越来越少用。

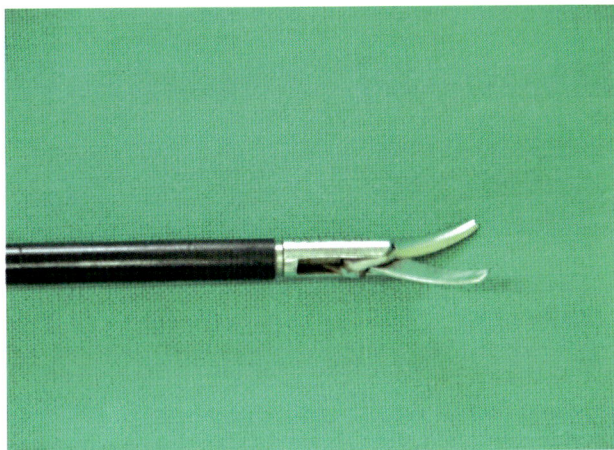

图 1-41　弯头剪刀

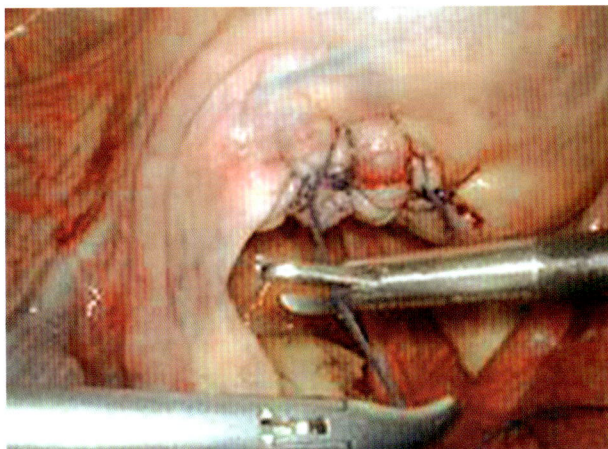

图 1-44　剪断线尾

五、单极电凝钩

用于单极操作的器械很多,包括不同类型的电凝钳、电凝剪、电凝铲、电凝针、带单极电凝的冲洗器等,由于双极电凝工具的普及,这些作为单极电凝的工具其使用适应证已越来越少,甚至放弃。但单极电凝钩临床应用依然较广,既可以用于肿瘤切除时切开包膜,也可以用于多囊卵巢的打孔,切开闭锁的输卵管伞端及粘连的组织(图 1-45、图 1-46)。单极工作时会产生大量烟雾影响术野,目前,临床上使用一种工具时,同时可以吸取烟雾的单极电刀,保持了术野的清晰(图 1-47、图 1-48)。如果单极电凝钩使用恰当,则为妇科腹腔镜手术的一种极佳工具。

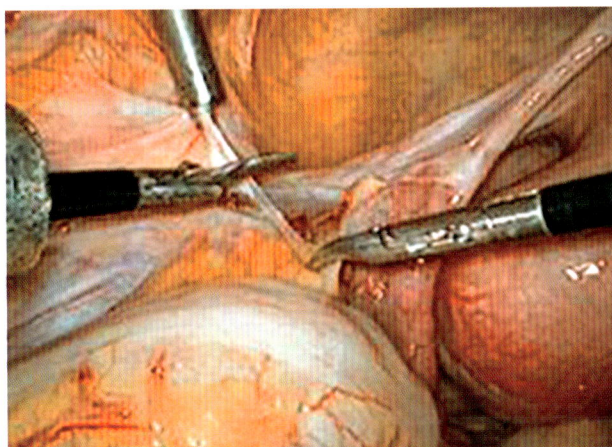

图 1-42　剪除粘连组织

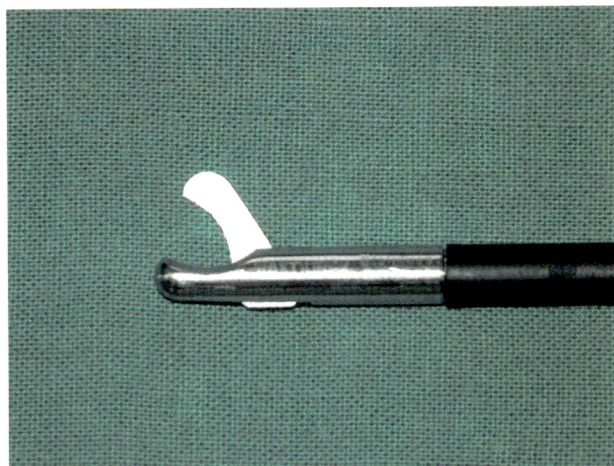

图 1-43　钩型剪刀

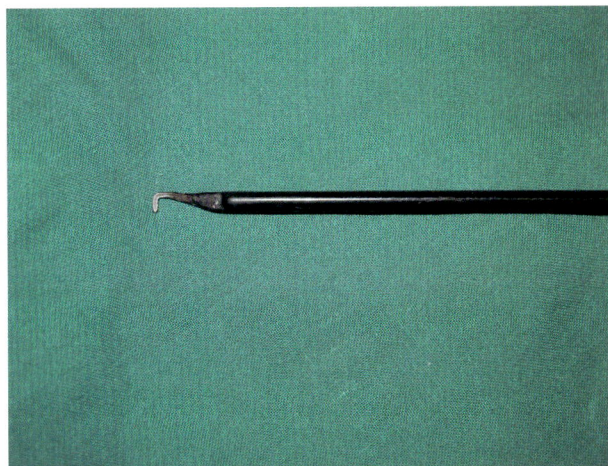

图 1-45　单极电钩

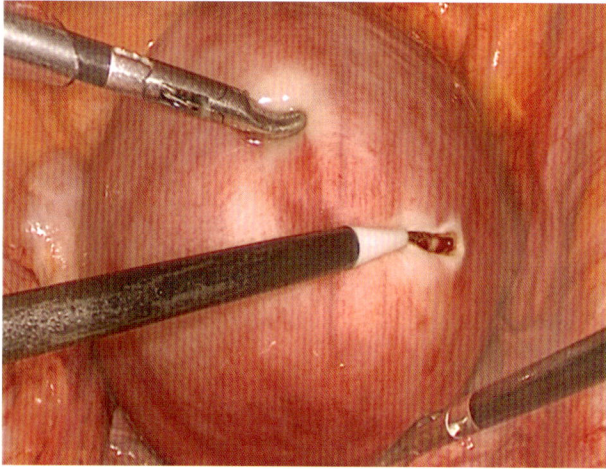

图 1-46   切开组织

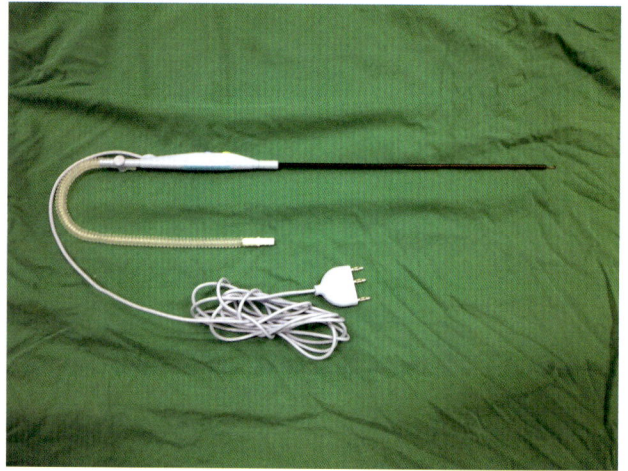

图 1-47   抽吸烟雾的单极刀

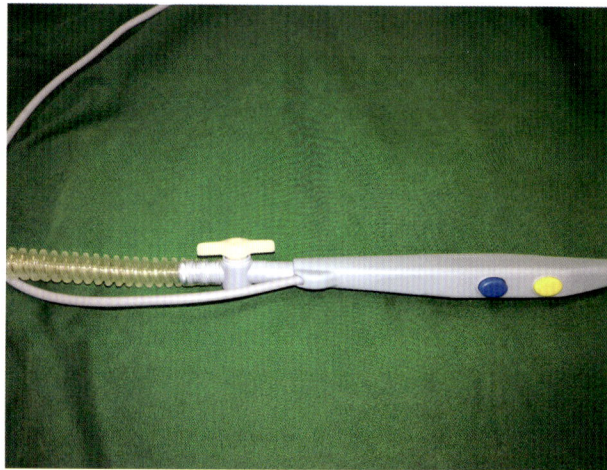

图 1-48   工作开关

（李光仪）

第三节   妇科腹腔镜手术专用器械

一、用于粉碎组织的器械

　　腹腔镜子宫肌瘤切除或次全子宫切除时，需要一套特殊的器械，包括子宫粉碎器、旋切刀管、子宫颈旋切器等。如果配套不完全，不仅手术不顺利，还会使并发症发生率明显增加。

　　（一）子宫粉碎器

　　是粉碎子宫体及肌瘤组织的主要设备，由粉碎器主机、马达组成。有国产与进口之分，在腹腔镜手术早期，使用的几乎都是进口子宫粉碎器，主机使用的是能充电的电池，随后也生产了用交流电的粉碎器。自从国产子宫粉碎器生产后，由于使用方便、价格便宜，得到了广泛的使用，进口子宫粉碎器已逐渐少用。在粉碎器主机上安装有旋转的速度及方向，根据术者的经验可以调节旋转速度，并同时调节顺时针或逆时针方向，以便于看清旋切的组织，防止损伤其他脏器（图 1-49～图 1-51）。

20mm 旋切刀管,可加快旋切速度,缩短手术时间 (图 1-52、图 1-53)。

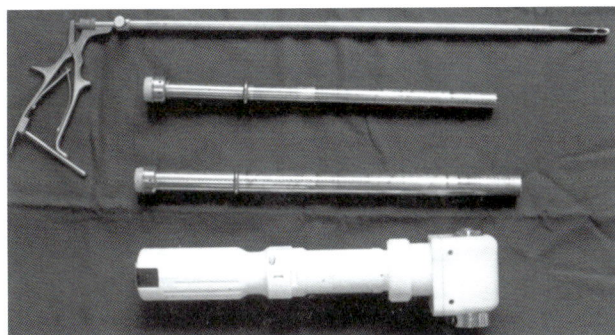

图 1-49　进口子宫粉碎器主机

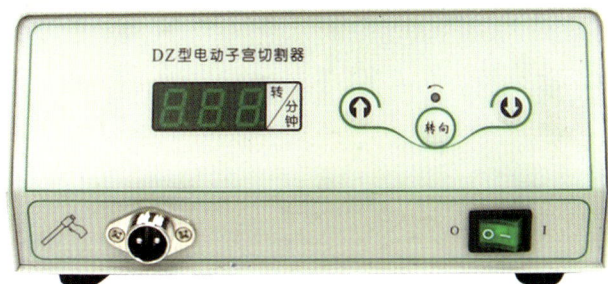

图 1-52　各种型号的旋切刀管

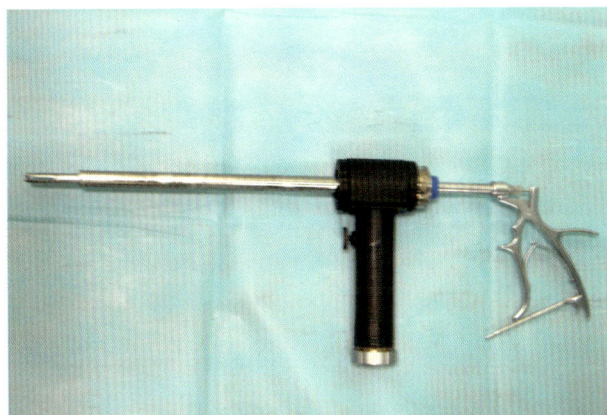

图 1-50　国产子宫粉碎器主机

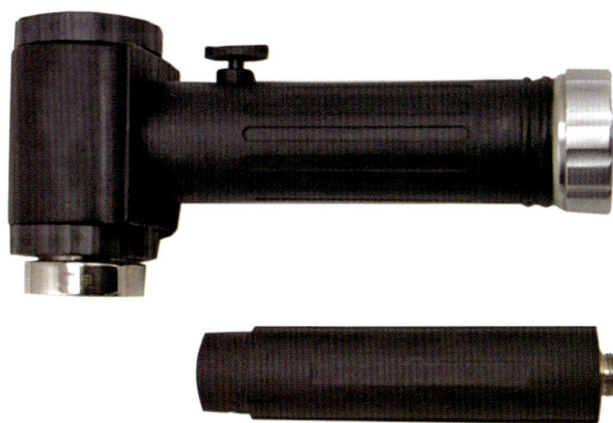

图 1-53　旋切器

(三) 抓钳

抓钳主要用于钳夹组织,有大小之分,大有齿抓钳直径为 10mm,小有齿抓钳直径为 5mm。当行子宫肌瘤切除术、子宫次全切除术需要粉碎子宫肌瘤及子宫体组织时,需要用大抓钳。

1. 牵拉组织　大抓钳主要用于子宫肌瘤切除时,钳夹已裸露的瘤核组织,将瘤核从包膜上分离。牵拉过程需要技巧,如果牵拉过度用力,经常使抓钳脱落,易损伤肠管,甚至还会损伤肝脏。建议操作时,术者站在患者的左侧,使用大抓钳钳夹肌瘤牵出的方向必须往右上方,即使抓钳脱落,触碰部位是肋下而不是肠管、肝脏,从而保护腹腔内脏器。

2. 钳夹组织　在粉碎组织时用于钳夹。术者

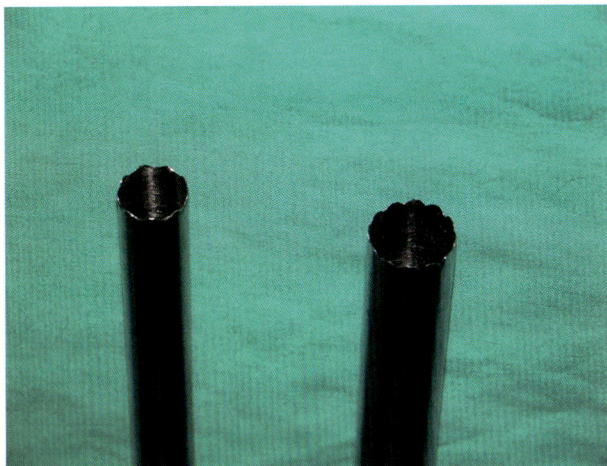

图 1-51　国产子宫粉碎器马达

(二) 旋切刀管

是粉碎子宫体及其肌瘤组织的必备工具,呈管状,直径有 10mm、15mm、20mm 等类型,可根据旋切组织的大小而选择不同直径的刀管。10mm 旋切刀管临床少用,偶尔用于腹腔镜探查时发现 ≤30mm 的子宫浆膜下肌瘤切除后的旋切。肌瘤 ≤10mm 或子宫 ≤ 孕 3 个月,一般选用 15mm 旋切刀管即可,如果肌瘤 ≥10mm 或子宫 ≥ 孕 3 个月,建议选用

紧握穿过旋切刀管的大齿抓钳钳夹肌瘤或子宫体组织，并在粉碎过程将组织取出，而助手则紧握小抓钳钳夹旋切刀管下的组织，与大齿抓的作用力相反，配合使用，取出组织（图1-54、图1-55）。

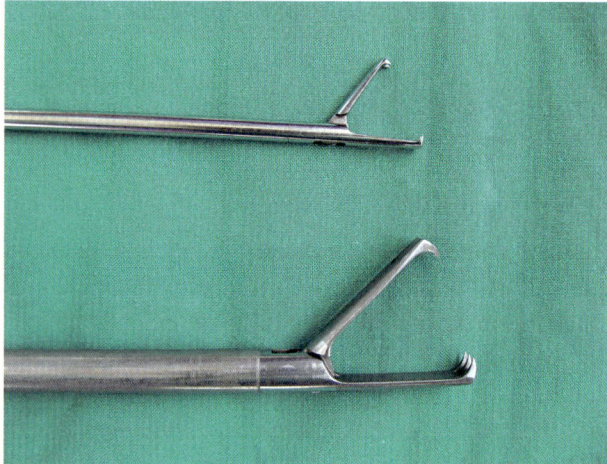

图1-54　大小有齿抓钳

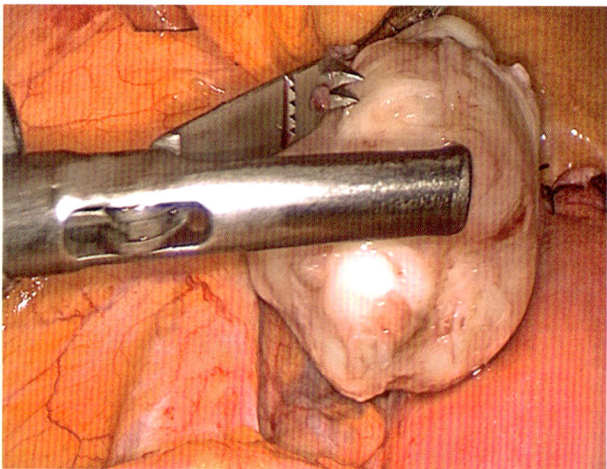

图1-55　钳夹子宫肌瘤

二、子宫颈旋切器

　　子宫颈旋切器主要是为腹腔镜筋膜内子宫切除术而配用，目的是旋切去除宫颈管移行上皮，以预防宫颈癌的发生。子宫颈旋切器由穿孔杆、校正棒和锯齿刀管组成，穿孔杆的两头分别是钝头与锐头。宫颈旋切锯齿刀管有15mm和20mm两种规格（图1-56、图1-57）。由于已知宫颈癌的病因是HPV持续感染引起的，只要定期进行宫颈细胞学及HPV检查，就能预防宫颈癌的发生，所以该手术已弃用，子宫颈旋切器也同时弃用。

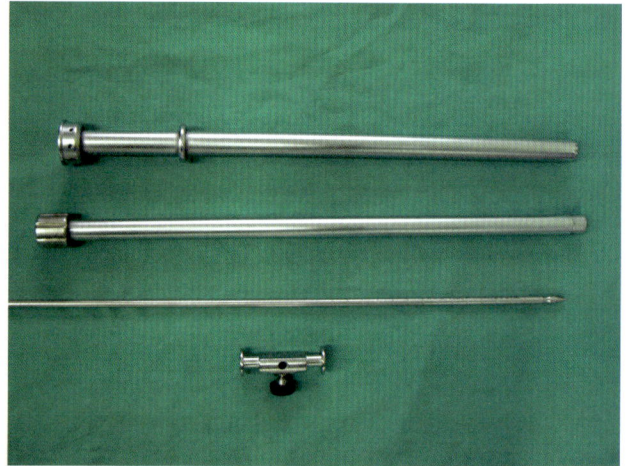

图1-56　子宫颈旋切器组件

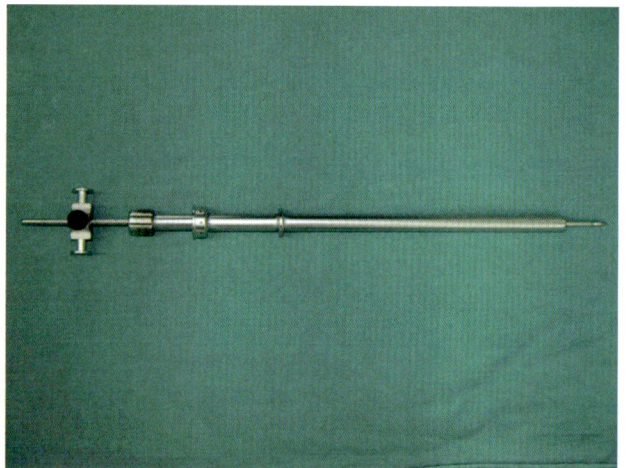

图1-57　组合后的宫颈旋切器

（李光仪）

第四节　腹腔镜手术电外科系统

如果说光学成像系统是医师眼睛的延伸，那么电外科设备则是医师手的延伸，在腹腔镜手术中取代机械手术刀进行组织切割。电外科系统主要包括高频电刀（单极、双极）、血管闭合器（Ligasure）、PK刀、百克钳、氩气刀、能量平台等。上述电外科器械都是以高频电为基础，通过高频电流发生器产生高频电，借助于单极、双极、Ligasure和PK刀进行腹腔镜下电凝、止血、电切、分离等各种操作，这些操作技术能否得心应手地运用，在很大程度上取决于是否掌握了高频电的发生及其工作原理。

一、高频电刀

（一）高频电刀基本原理

高频电刀是大功率的高压电输出电器。在外科手术过程中帮助切割和止血。高频电刀是由主机和电刀刀柄、患者极板、双极镊、脚踏开关等附件组成的。高频电刀使用的射频电流频率一般为300kHz~5MHz，比家用电源的频率（50~60Hz）要高得多。在这样高频率的电流作用下，神经、肌肉不再产生极化，心肌敏感度降低，细胞内离子快速往返运动，产生大量热能。高频电刀主要有两种工作模式，即单极和双极。高频电刀的极数是指电刀工作部分的电极数目。单极电刀的工作端只有一个正极，负极贴置于患者的腿或臀部。双极电刀的两极都位于工作端，两者间仅有很小的距离用于夹持组织。高频电刀的种类很多，老式高频电刀的功率"调档"都以数字表示，一般设为5档，根据手术的需要通过旋钮调整，新式高频电刀的功率"调档"也以数字表示，各种电刀的功率不同，从1到300不等，根据手术的需要通过人工按数字档设定所需要的工作功率。目前，高频电刀广泛采用了高性能的单片机作整机控制，实施了对各种功能下功率、波形、电压、电流的自动调节，各种安全指标的监测、程序化控制和故障的检测及指示。因此，大大提高了设备本身的安全性和可靠性，简化了医生的操作过程。

1. **高频电流**　高频电流由高频电流发生器产生，有两种不同类型的波形，一类是纯正弦波，各波均为等幅，另一类是脉冲调幅波。纯正弦波可分为持续性正弦波、间断性正弦波和混合性高频电流。持续性正弦波通常用于电切，间断性正弦波通常用于电凝，而混合性高频电流既可用于对组织进行电凝又可以同时进行电切。脉冲调幅波首先出现一个高幅波，然后递减并周期性重复，因调幅波中有高波峰，其峰值常高达280~400vp，甚至达>1 000vp。调幅波常导致组织脱水、凝固，因此称为电凝波。虽然两类波型功能各有侧重，但实际上均有电凝效果。正弦波中可掺入调幅波，即上述混合正弦波，以达到电凝、电切效果。单极、双极、Ligasure和PK刀主机通常是以高频电流发生器为基础，腹腔镜手术中电凝、电切是以高频电流的形式提供能量，这种电流频率为500~750kHz。

2. **高频电流发生器**　高频电流发生器一般有三种，即单极高频电流发生器、双极高频电流发生器和单、双极混合一体的高频电流发生器（图1-58、图1-59）。高频电流发生器通常安装了可以控制电流正弦波数量的控制器，手术医师根据需要选择电凝、电切或混合电凝、电切。高频电流用于电凝、电切和止血，是由其产生的热效所决定度，而其组织效应取决于它的单位面积内功率（单位面积功率 = 电功率 / 表面积）。腹腔镜手术中使用高频电流的电功率一般<100W，其中单极使用功率为30~50W即能满足基本的手术需要，双极电凝在70W以内即可满足手术需要，如果大于上述功率，容易造成组织损伤。

3. **高频电流对人体的作用**　高频电流通过人体时，虽对人体无刺激作用，但会使具有一定阻抗的人体组织产生热效应。高频电刀正是利用高频电流这一特征制成的，它是将高频电流聚集于电刀手柄电极的尖端，由于尖端与机体接触面积小，电流密度大，可产生较高热量，接触处的人体组织中的细胞会

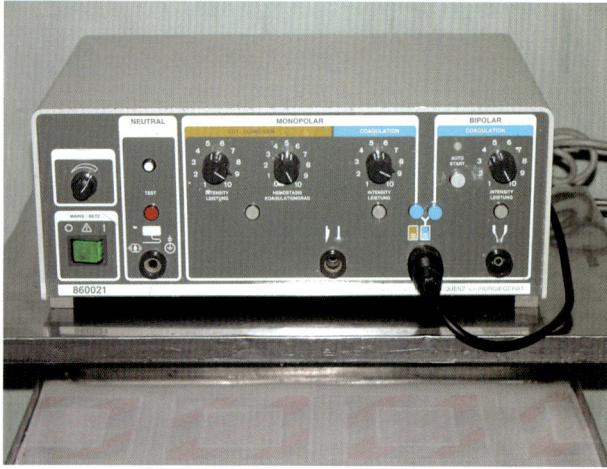

图 1-58　普通型高频电流主机

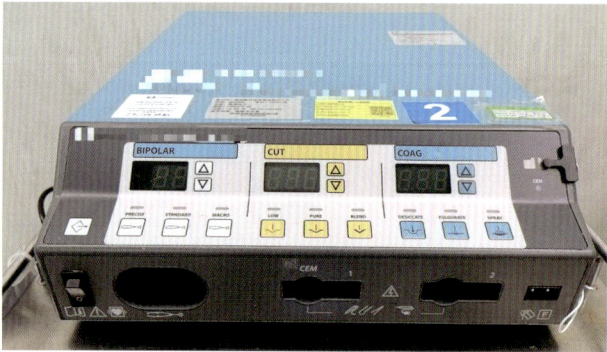

图 1-59　新型高频电流主机

受热。如果电流是连续的高频电流,细胞受到的热量会持续增加,当热量达到一定程度时,接触处的细胞会受热破裂,细胞破裂后其水分变成水汽,带走细胞的热量,但对切口周围细胞不会产生影响。随着刀头的移动,需切割处的细胞依次破裂,这就是电刀的切割作用。如果给刀头的电极上输出的是间断的高频电流,其产生的热效应也是间断的,细胞内部水分得不到足够的高温,细胞就不会破裂,但会慢慢脱水,在水分干燥后,细胞也会干燥凝固、结痂,同时产生热效应使人体组织蛋白质结构丧失而发生凝固,通常温度为 45~60℃ 时即可出现,外观表现为组织变白,通过干燥、凝固、结痂达到止血、凝血的作用。

(二)单极电刀

1. 单极电刀工作原理　在单极电刀模式中,用一完整的电路来切割和凝固组织,该电路由高频电刀内的高频发生器、患者极板、接连导线和电极

组成。在大多数的应用中,电流通过有效导线和电极穿过患者,再由患者极板及其导线返回高频电刀的发生器。工作时高频电流的流经路线是高频信号发生器→手术电极刀→患者组织→患者电极板→高频信号发生器,形成一个闭合回路。由于刀头接触人体面积小,接触处电流密度大,达到对组织的切割和凝固作用。单极电切又可分为纯切割和混合切割。纯切割时,刀口最为锋利,切割的阻力小,切口比较平整,对组织的损伤也较小。混合切割时,可同时对毛细血管和小血管进行封闭,既简化了止血过程,又提高了手术的速度。而通过人体其他部位的高频电流,由于电流密度小,对人体既无刺激,又无热效应产生。为避免在电流离开患者返回高频电刀时继续对组织加热以致灼伤患者,单极装置中的患者极板必须具有相对大的和患者相接触的面积,以提供低阻抗和低电流密度的通道(图 1-60~ 图 1-62)。

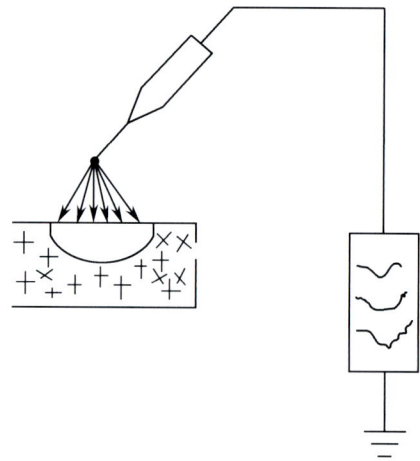

图 1-60　电灼原理

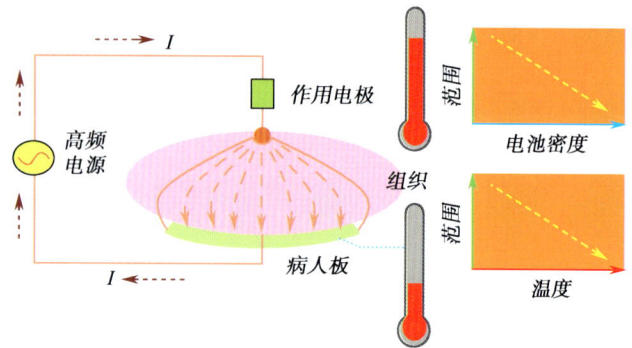

图 1-61　单极工作原理

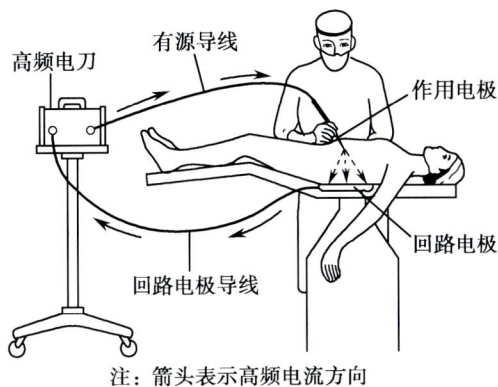

注：箭头表示高频电流方向

图 1-62 单极工作模式

2. 单极电刀应用技巧 由于各种双极器械不断更新，临床上单纯使用单极电刀的概率已大大减少，但由于单极具有电凝及电切的作用，临床依然继续使用，特别多用于分离剥离子宫肌瘤、卵巢囊肿、疏松的盆腔粘连等。但单极电凝不足之处是组织损伤大、烟雾多。因此，操作时不应贴近输尿管、膀胱、肠管等脏器，同时应边操作边排放烟雾，保持术野清晰。对于初学者，电凝后用剪刀剪断较为安全，熟练后电凝、电切可用同一把弯钳。电切时要稳、摆动幅度要小。只要操作恰当，单极电凝不失为一种简单、快捷、经济、有效的止血方法。由于高频电刀工作时其温度均>100℃，甚至在电凝组织时由于火花而使组织碳化，此时温度可高达 800℃，极易造成热损伤。因此使用单极器械操作时应注意以下方面。

（1）了解高频电流发生器的功率：使用电外科时，必须将低电压、低频率的交流电变成高电压、高频率的电流，才能进行电凝、电切等手术。然而，每一个高频发生器的功率不同，进行调控的设置亦不同。有些用档数调节，有些用瓦数调节。例如某品牌高频发生器最大的输出功率为 100W，设为 10 档（刻度为 10），每档 10W。而美国国家标准的 Bovie 高频发生器，最大输出为 350W，即使在最低设置的第一档，发生器也有 100W 的输出。此外，国产的各种高频发生器其最大输出功率也不一样。因此，使用前术者必须了解该高频发生器的最大输出功率，从低输出功率开始，逐渐调节到术者能掌握的功率，使用的功率不应该超过该高频器最大功率的 1/3。

（2）不同的组织使用不同的功率：电外科的基本原理是将电能变成热能，在不同的温度下对组织进行凝固、切割。热本身可以达到良好的止血效果和切割目的，但如过度则可造成手术的副作用。不同的组织采用不同的功率、不同的器械、不同的操作方法。如卵巢肿瘤剥离后卵巢皮质区的出血，特别是卵巢门的出血，常用电凝止血，此时，应该选用 30~40W 的功率，鼓点式电凝，止血即停，不可过长时间电凝，否则可伤及过多的卵巢皮质，造成卵巢功能的障碍。在接近重要脏器（如肠管、输尿管、膀胱等）的止血时，原则上不使用单极电凝止血，最好选用双极。如必须应用时，应选择最低功率，操作时鼓点式、表浅性电凝，止血即停。在处理子宫圆韧带或子宫次全扫除后残端加固电凝止血则选择的功率可以增加到 80W，电凝时间可以稍长。在凝、切过程，很可能在两钳尖之间产生无法控制的>140℃的高温，此热量可将蛋白质变成胶状，并黏附于两钳叶上，如试图用力将它们移除，将会撕破临界电凝区域的组织重新引起出血。因此，使用时，特别是电切时两钳尖之间应保持少许的间隙。

（3）手脚要协调：单极电凝器械操作时，持器械的手必须要保持稳定，原则上右手持器械，左手固定穿刺套管，以便集中精神。腹腔镜手术时，电源开关是由脚来控制的，操作时手和脚必须协调。电凝、电切时，先将电凝钳（或电凝铲，电凝剪，电凝针等）放于组织上，然后再用脚踏开开关，电凝（或电切）结束时，脚先离开开关，切断电流后，再取出电凝钳，切不可钳离开组织后电流仍未切断。

（4）排放烟雾：施行腹腔镜手术的过程中，应用电外科器械，由于温度多>100℃，在密闭的腹腔内产生大量的烟雾，是人体组织高温分解所产生的毒性化学产物。组织在低氧环境燃烧，增加 CO 的发散，毒性化学产物经腹膜吸收后形成一氧化碳血红蛋白，CO 对血红蛋白亲和力比氧气大 200~400 倍，所有的毒性物质可引起心律不齐或加剧术中和术后的并发症。同时，大量的烟雾严重影响术野，因此，手术过程必须及时排放烟雾。然而电凝、电切时所产生的烟雾，以及排放烟雾时大量的 CO_2 排出，将滞留在手术间，吸入过多会对人体肺支气管造成损害，必须将这种有害的气雾排出。尽管现代医院的手术间都安装了高流量的气体交换设备，但短时间内依然难以将高浓度的有害气体排出，建议手术时用一条长的消毒胶管连接于套管鞘的开关，当烟雾产生时，通过胶管将其排出手术间外。

3. 单极电刀应用注意事项

(1)检查操作器械的绝缘外套是否完整非常重要。用于腹腔镜手术操作的所有器械，外层都包裹着一层绝缘外套。但在反复的操作中，有可能导致绝缘外套的破损，如操作器械的绝缘外套稍有破损，一旦接触组织(如肠管，输尿管等)便会造成短路，导致组织烧灼伤，引起严重的并发症。因此，每次使用前都必须详细检查，如有损坏及时更换。此外，即使操作器械绝缘无破损，亦不能直接接触肠管等组织，否则同样会导致组织损伤。

(2)粘贴负极板：由于单极电刀工作时需电极回路，因此要在患者身上粘贴负极板。安放负极板时注意以下几点。

1)应使用双片负极板。

2)应摆好患者体位后再粘贴，并尽量靠近手术部位，或在手术部位的同侧。这样可以减小电刀工作(负载)阻抗，从而降低要求的电刀输出电压和功率，减少灼伤危险。如果极板与刀头离得太远，将使高频电流通道区域增加，引起非极板灼伤的危险性。

3)应粘贴于清洁、干燥、平整的皮肤表面，下方应为富含血管的肌肉组织，必要时，粘贴部位应备皮。粘贴时应沿皮肤表面抹平，不能绷紧或打皱。

4)应避开金属移植物的肢体。

5)避免消毒液或冲洗液浸湿。

6)接上夹头前检查夹头是否完整，金属线有无裸露。

(三)双极电刀

1. 双极电刀组成　双极电凝模式同样由主机、踏板开关、连线和不同类型及型号的双极镊子组成。某些高频电流发生器可同时具有单极、双极的作用。主机发出高频电流，具有 10 个不同档次功率，使用时根据需要使用不同档次的功率。

2. 双极电刀工作原理　双极电凝是通过双极镊子的两个尖端向机体组织提供高频电能，使双极镊子两端之间的血管脱水而凝固，以达到止血的目的。它的作用范围只限于镊子两端之间，对机体组织的损伤程度和影响范围远比单极方式要小得多，适用于对小血管(直径<4mm)的止血。故双极电凝在外科手术极为常用。双极电凝其电路是自动连接的，不用患者做地线，电流通过两个电极流通。因此，电流只经过介入的组织而不经过患者的身体，即腔外没有电流。工作时通过镊子的正极尖

端→镊子间的血管或人体组织→镊子的另一负极尖端。由于热效应的产生，两极镊子之间的组织或血管被脱水凝固或烧灼，达到止血或烧灼的作用，但不能同时切割，因为功率密度不能达到使组织细胞汽化的程度。双极电凝时仅有浅表的组织穿透，适用于对切除弥漫性浅表性的子宫内膜异位病灶及卵巢囊肿剥出后包膜止血。由于双极电凝的损伤较小，故可用于肠管、血管、输尿管、膀胱等脏器表面的止血。

二、PK 刀系统

PK 刀系统(Plasmakinetic system for laparoscopic procedures)类似于双极，具有双极电凝优点，又有双极电凝没有的独特功能。在电凝的同时具有切割等多种功能。它是以高频脉冲电流为基础，切割时组织细胞迅速加热到 200℃时，产生的蒸汽使得细胞破裂，形成切割。电凝固时，当细胞加热到 70℃时开始粘连，血液凝固，组织失去水分并被破坏，封闭血管的末端，达到止血。

(一)PK 刀系统组成

PK 刀由主机和器械组成。主机包括发生器、踏板开关、PK 连接线组成。器械包括 PK 针型电切刀、PK L 型电钩、PK 系统的五合一电刀、PK 系统的分离钳、PK 系统 MOLY 钳、PKMICRO/MACRO 钳、PK 系统 LP 剪刀。

(二)PK 刀系统工作原理

PK 刀电切时，主机可以识别不同的专用器械，自动设定能量输出，无须调节，做到随插即用，阻抗反馈系统有数字和声音提示可凝可切，减少由于过度电凝而引起的组织焦痂及粘连。同时 PK 刀的气化切割可以在不同的阻抗下产生相同的切割效果。电凝时是以汽化脉冲进行电凝，只输出组织所需的能量，保持组织及表面的湿润，因此减少烟雾、热损伤和术后粘连。热扩散在 2mm 以内，腹腔镜下可永久闭合 7mm 的血管。同时脉冲能量可以使接触的组织均匀凝固，而不是传统的由表及里的作用方法。主要原因是脉冲能量产生了很大的电流强度，使得组织的温度迅速提升并凝固组织，在凝固过程中，电流强度的变化和热量的传递速度很快，使组织均匀凝固。一旦组织已凝固，PK 系统提供视觉和听觉上反馈提醒医生组织已达到最佳凝固效果。当器械之间没有组织，发生短

路时,系统以视觉和听觉的反馈来提醒医生且自动停止工作。短路原因去除后,系统可以重新激活工作。

三、血管闭合系统

在所有的外科手术中,"减少出血"已成为内镜医生最关心的基本问题。随着外科手术逐渐采用微创化的同时,传统血管闭合方式包括钛夹、缝钉、缝线、超声闭合、单极或双极闭合止血方法等受到了挑战。缝钉设备可以适当地应用于大血管与组织束的结扎,但是成本较高。腔镜下使用缝扎、结扎等需较高的技术,且手术时间长,耗时太多。标准单极与标准双极可以用于较小血管引起的渗血,但会出现组织碳化与大量热传导等不利之处。临床上需要寻找一种止血迅速、效果好的工具,结扎速血管闭合系统(The Ligasure vessel sealing system)由于具有止血迅速、牢固而在临床上广泛应用,它大大地缩短了妇科腹腔镜手术的时间。

(一) 血管闭合系统组成

该系统由主机系统及标准型闭合钳组成,闭合钳有 5mm 和 10mm 两种,头部装有 360° 的旋钮,可以随意旋转闭合钳的方位。手柄为锁扣式,第一次锁扣为闭合钳尖(钳夹组织),第二次锁扣为分开钳尖(离断组织后)。旋钮后方装有切割开关,钳内安有切割刀片,两叶闭合钳内镶有倒置的"U"形金属槽,当闭合钳钳夹组织并电凝止血成功后,扣动切割开关,刀片经过金属槽,便可以离断血管等组织。旧式闭合钳刀头直径 10mm,只能用脚踏开关电凝止血,临床上基本弃用,新式闭合钳直径 5mm,顶部安有手控开关,便于术者操作(图 1-63~ 图 1-66)。

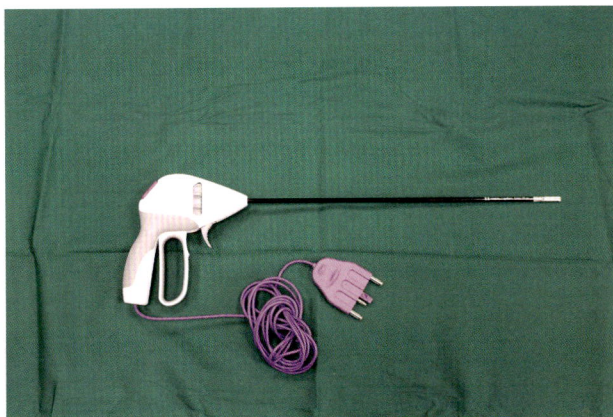

图 1-63 Ligasure 闭合钳

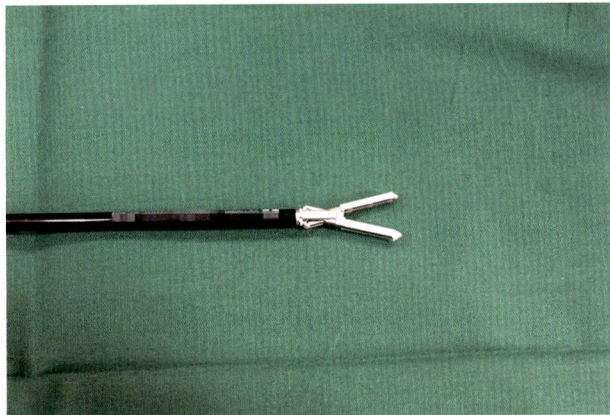

图 1-64 Ligasure 钳尖

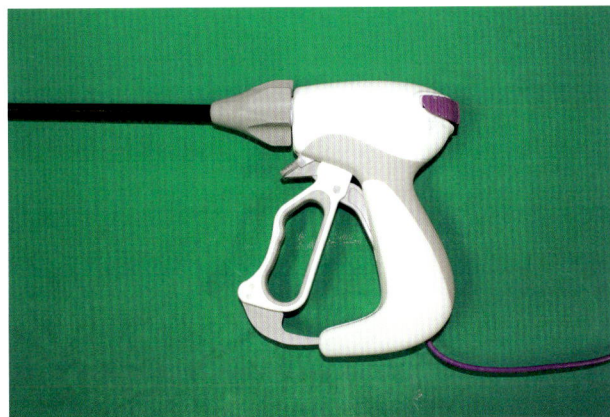

图 1-65 手控开关(红色部分)

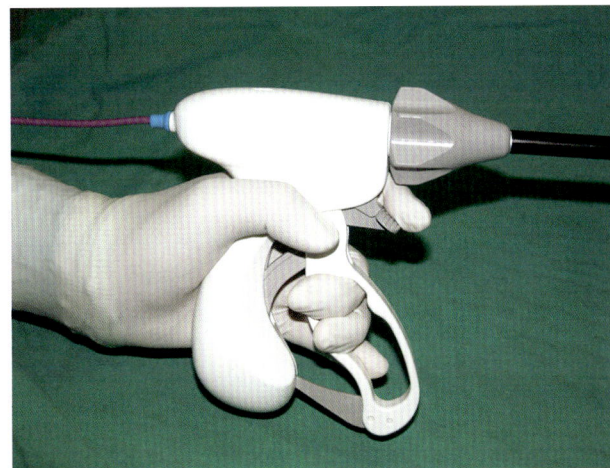

图 1-66 锁扣式手柄

(二) Ligasure 工作原理

Ligasure 是一种完全智能化血管闭合系统,相当于智能化的高频双极电刀,能够有效地闭合直径为 7mm 的血管,无须切开和剥离组织便可以直接闭合组织束,止血效果好,极大地缩短了手术时间。而且它所作用的闭合带能够承受正常人体 3 倍心脏收缩压的压力。这种设备能够提供精确的能量输出,结合血管钳口的压力,将胶原蛋白与纤维蛋白闭合为一道血管墙,产生半透明状、永久性、几乎没有粘连、碳化的闭合带。对于临近组织的热量传导为 0.5~2mm。由于结扎速血管闭合系统的问世,对于 7mm 以下动、静脉血管的处理,可以轻而易举地完成。无须切开和剥离组织而可以直接闭合组织束,只有极小的热扩散(侧向热传导距离 1~2mm),无或极少粘连和焦痂,体内无异物存留,可以极大地缩短手术时间,减少出血。该系统能在所控制的时间段内向组织精确提供能量输出和电极压力,使组织和脉管完全和永久熔合。系统的设计保证其所产生的粘贴、碳化或向邻近组织散热的程度都最小。在红外摄像下可以清楚地看到血管闭合器作用于组织、脉管的闭合与切割(图 1-67、图 1-68)。血管闭合器的应用,使离断附件、大网膜等血管相对较多的组织变得容易了。

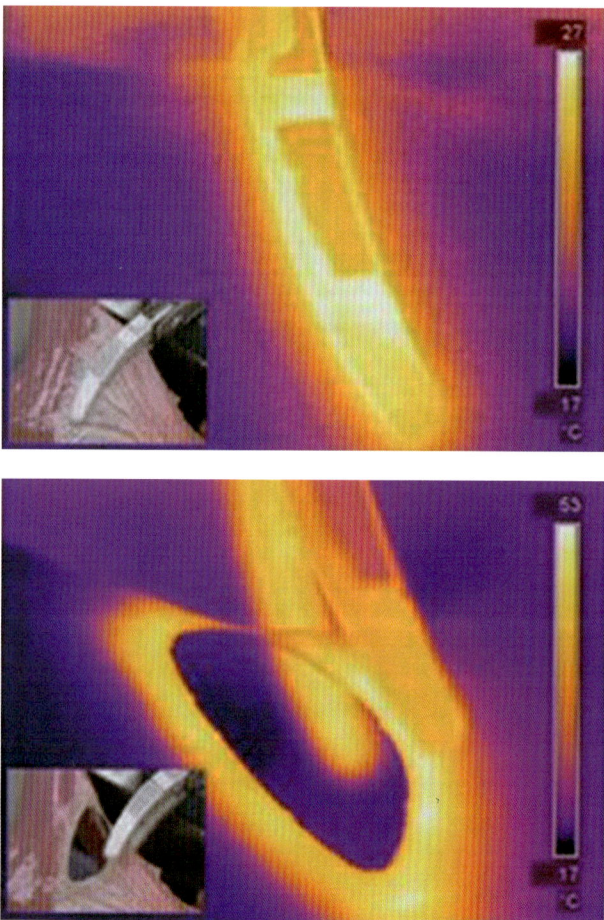

图 1-68　红外摄像下血管闭合器作用于脉管

(三)血管闭合器使用技巧

将闭合钳的电源线插头插进主机进入工作状态,右手握闭合钳通过 5mm 的套管放进腹腔到达需要切割的组织,用右手中指和示指将锁扣推开,血管闭合器便张开钳叶,钳夹组织后轻轻闭合锁扣,用右手按压顶部的手控开关,当听到"嘀嘀"声后,说明组织血管已凝闭,如果是切割少而小的血管,就可以扣动切割开关,组织便断裂。如果考虑血管较大,听到"嘀嘀"声后,不要扣动切割开关,而应将手控锁扣推开,退出血管闭合器,在距离闭合带约 5mm 的位置再次钳夹、电凝组织,形成第二条闭合带,在两条闭合带的中间再用闭合器钳夹、切断,如此操作,绝对保证术野清晰,离断组织后创面不会再出血(图 1-69~ 图 1-76)。

(四)Ligasure 使用注意事项

1. 操作时对血管或组织束施加适当压力,使主机根据初始探测结果分析组织,决定合适的输出能量,在传递能量的同时提供声音反馈。

图 1-67　红外摄像下血管闭合器作用于组织

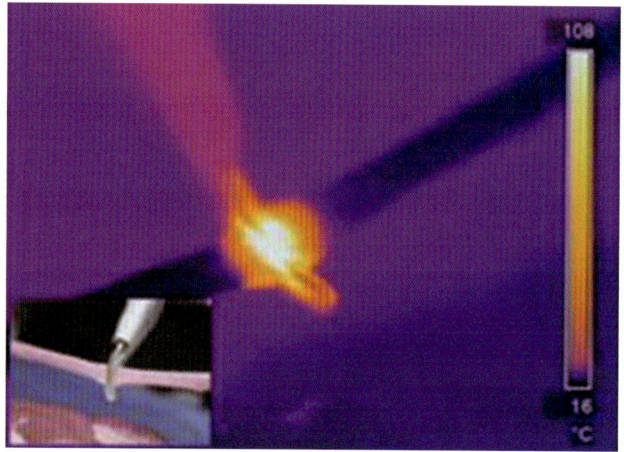

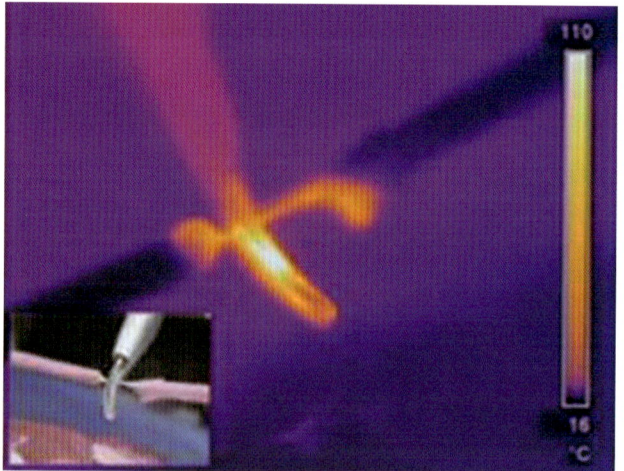

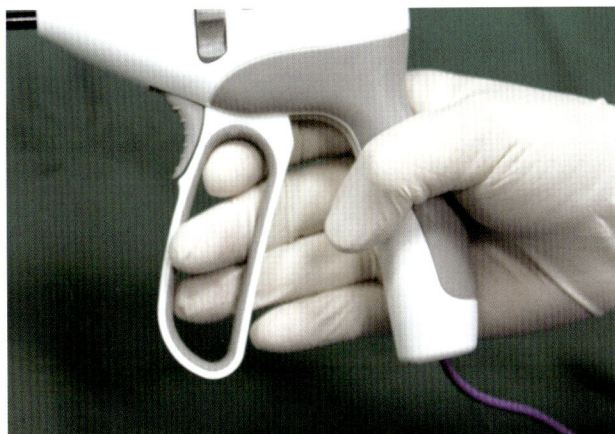

图 1-69 推开锁扣

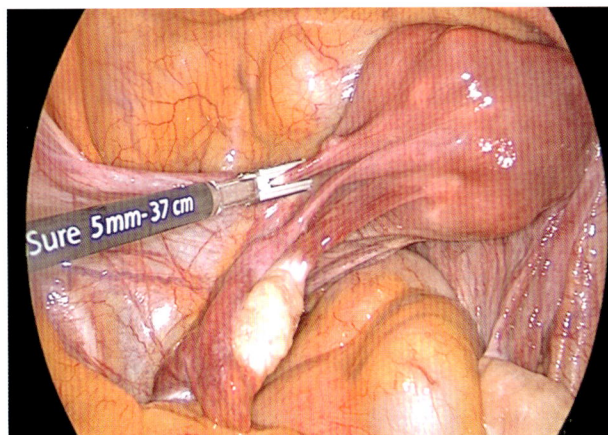

图 1-72 钳夹组织

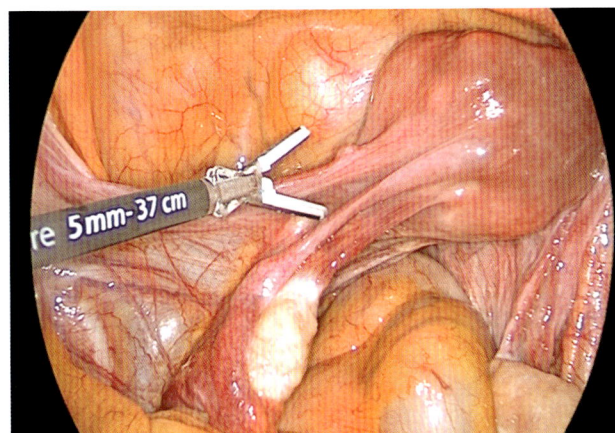

图 1-70 张开钳叶

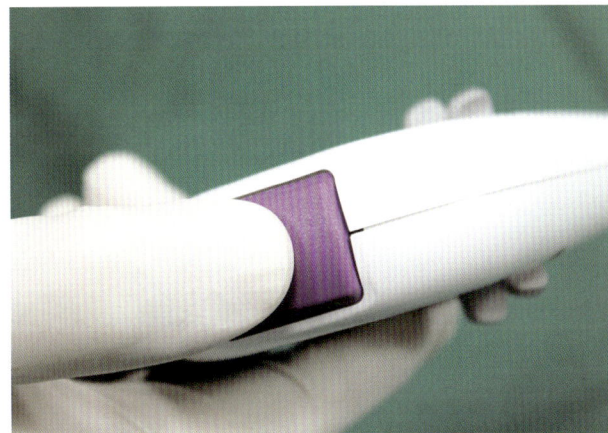

图 1-73 按压手控开关

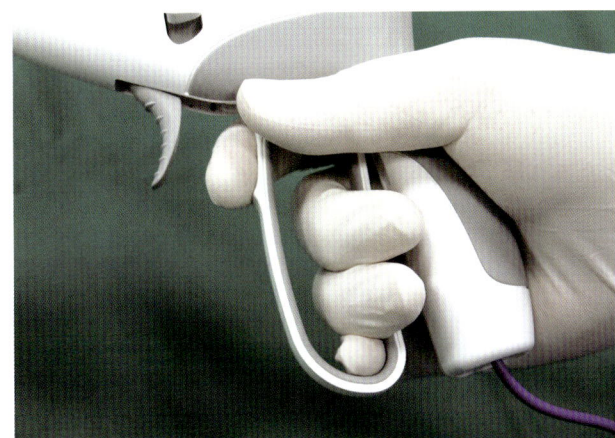

图 1-71 闭合锁扣

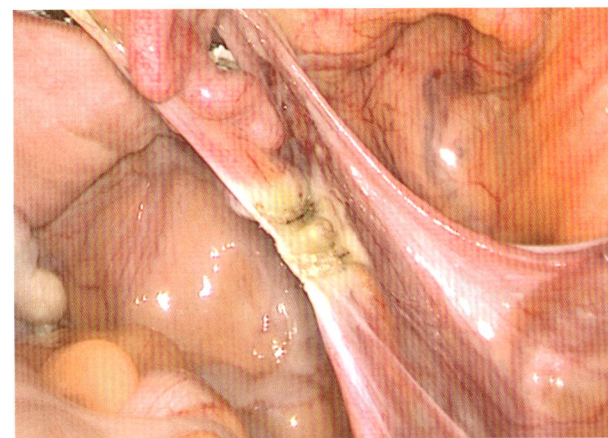

图 1-74 组织闭合带

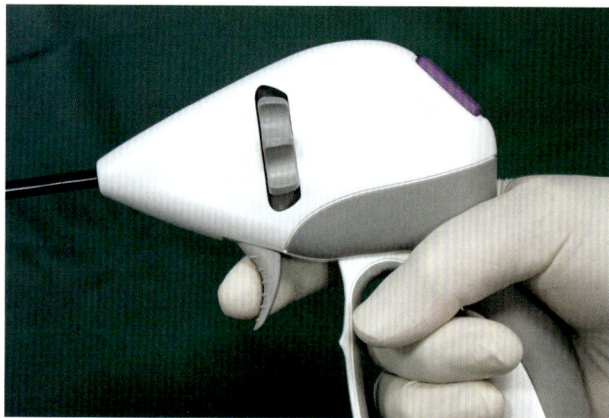

图 1-75   扣动切割开关

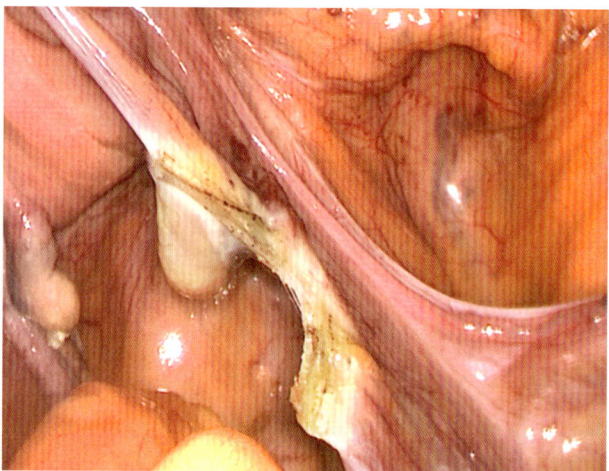

图 1-76   切断组织

2. 工作时手按手控开关,以激活主机。

3. 当血管或组织束闭合后,主机感知闭合完成,并提供连续两声短音,自动停止输出,提示闭合带完全形成。

4. 针对不同厚度的组织,适当掌握手持器械的咬合(闭合)力度。

5. 使用过程中,应保持钳口部分的清洁,如果出现焦痂凝集或过热,应及时用湿纱布进行轻轻清除和擦拭或放于生理盐水中冷却。使用后及时、迅速、彻底地清洁器械,注意不可伤及上面的咬合栓,否则会影响其工作效果。

6. 切断组织时,先钳夹闭合组织,再扣动开关,即可离断组织。

7. 使用后及时、迅速、彻底地清洁器械,注意不可伤及上面的咬合栓,否则会影响其工作效果。

四、超声刀

超声刀(Ultracision-Harmonic Scalpel,UHS),全

称为"超声切割止血刀",是 20 世纪 80 年代末期在国外开始应用于外科手术的一种新的医疗器械。无论是双极还是单极电刀,热量的产生及热量的损伤范围均具有不可控性,为解决所有电刀产生热量的副作用,人们把持续电流变成脉冲电流,以改变电的电能,同时将电能变成动能(超声能量)。人们一直在研究术中减少对组织的损害,按现有成熟的止血切割刀对周围组织损伤范围的比较(接触组织 5 秒计),单极电刀 3~5mm、双极电刀(如 Ligasure)2~4mm,超声刀 0.5mm。所以使用使超声刀对周边组织的损伤控制在最小范围内。而且,超声刀是集夹、分、切、凝多种功能的一种器械。超声刀凝血功能强,术中出血减少,使网膜和系膜的处理及粘连的分离变得简单,并具有切割精确,无烟雾,少焦痂,对周围组织误伤少,血管系膜组织切割凝固一体化的作用。使用时对机体无电生理干扰,相对传统高频电刀安全,是腹部外科腹腔镜手术的一种理想的切割、止血工具。

(一) 超声刀组成

超声刀由主机、超声传送索、超声刀钥匙及超声刀头组成。超声刀直径有 10mm 及 5mm 两种,老式超声刀其直径是 10mm,其刀头有平面和锐面,根据组织的厚薄、血管多少而选择,需要脚踏控制,现已少用。现在使用的都是直径 5mm、刀头呈"S"形的超声刀,除了可以使用脚踏开关外,还在手柄上设计了振荡频率快、慢两档的手控开关,并设有手控张合器。使用超声刀时,将超声传送索的电源插头插进主机,把超声传送索带有螺旋的一端插入手柄相的连接处,拧紧,再套进超声刀钥匙直到其尾部,旋转 2 圈(720°),启动主机进入工作状态。如选用手控功能,只要激活发生器上的手动按钮,按钮上显示弯剪手控按钮开启便可以开始工作(图 1-77~图 1-80)。

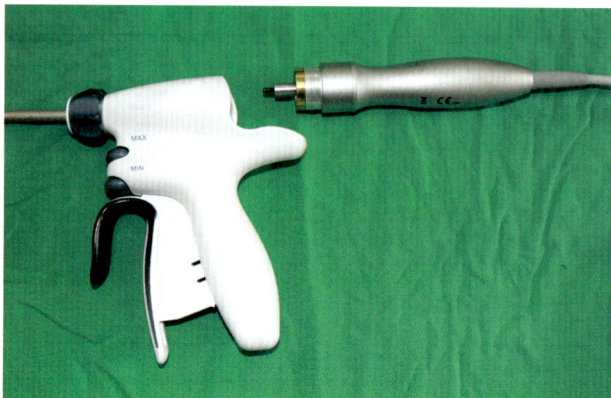

图 1-77   5mm 超声刀手柄

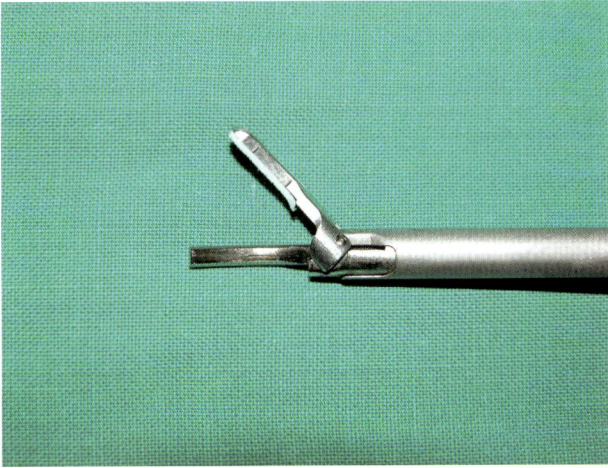

图 1-78　5mm 超声刀头

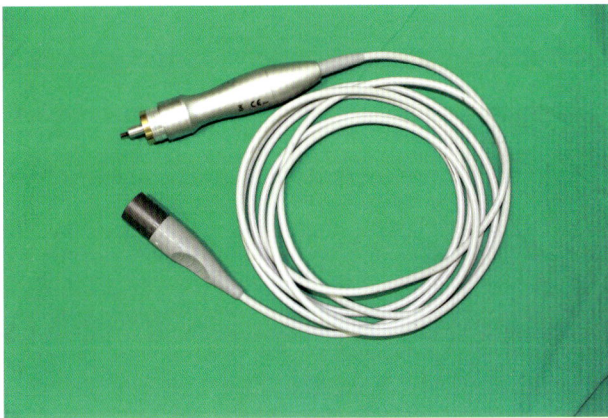

图 1-79　超声传送索

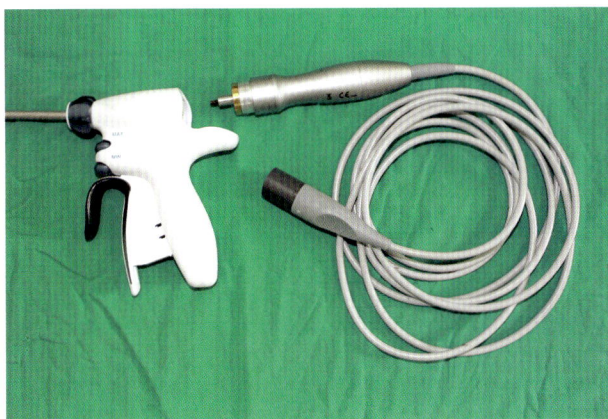

图 1-80　超声刀配置

（二）超声刀工作原理

超声刀的应用原理是通过特殊的超声频率发生器（转换装置），将电能转化为机械能，使金属刀头以 55.5kHz 的超声频率进行机械振荡。超声刀使用功率主要由振荡频率决定。当振荡频率为 24~35kHz 时，只能切割部分实质性组织，当振荡频率为 55.5kHz 时，可产生摩擦热及因组织张力而形成向两边的切力，使组织内的水分被汽化、蛋白氢键断裂、细胞分解而使组织被切开或凝固。同时，由于细胞内蛋白变性，从而形成胶状封闭血管以达到止血效果（图 1-81、图 1-82）。

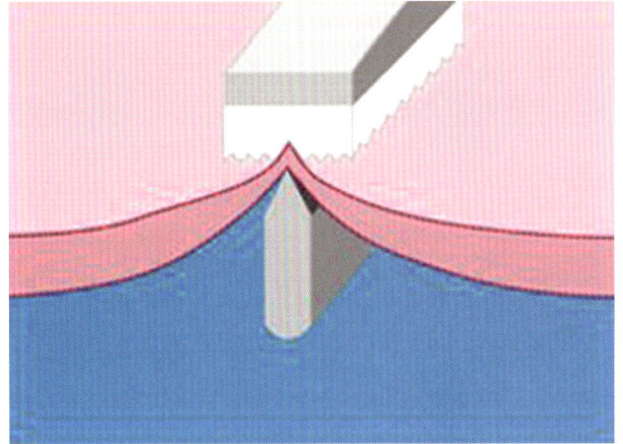

图 1-81　能量与压力呈平行

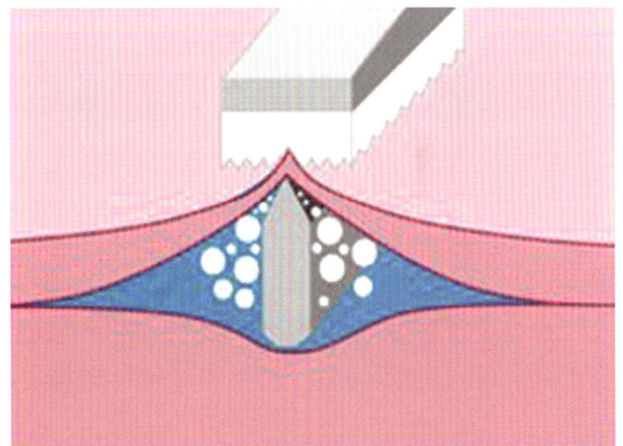

图 1-82　汽化使组织游离或切开

（三）超声刀优点

1. 超声刀对周围组织的损伤远小于电刀。对比研究发现单极电刀和超声刀凝固 1 秒、5 秒、9 秒，组织损伤范围分别为 2.5mm、6mm、7mm 与 0.8mm、2mm、3.5mm。其精确的切割作用，使它可安全地在重要的脏器和大血管旁边进行分离切割。

2. 少烟、少焦痂使腹腔镜手术视野更清晰、缩短手术时间。

3. 无电流通过人体使手术更安全，减少了并发症的发生。

4. 对应比较困难费时的腹腔内片状粘连及肠系膜的处理,应用超声刀后变得更加容易处理,减少了手术难度和术中出血量。

5. 用超声刀代替切割吻合器切割肠系膜,既可减少手术的总费用,还符合肿瘤手术的无瘤原则。

6. 超声刀使一些比较复杂的腹腔镜外科手术的推广普及成为可能,如腹腔镜肠道手术等。

7. 相对于传统电刀,超声刀凝固与切割的时间要长,止血效果更好。

(四) 超声刀使用技巧

利用 5mm 超声刀头弯月形的结构,在分离重要脏器粘连时看得更清楚,从而避免损伤。使用超声刀时,可以用脚踏开关,也可以用手控开关,因操作灵活建议用手控开关。切割血管少的组织(如腹膜)可以手控按压快档,切割较厚的组织或血管相对较多(如韧带)时应该使用慢档。先通过示指和中指扣压张合器,使刀头闭合进入腹腔,再用示指与中指轻轻往前推,张开超声刀头到达需要切割的组织,两指轻轻往后用力,超声刀头关闭,拇指轻按激活发生器上的手动按钮,按钮上显示弯剪刀手控按钮开启便可以开始工作(图 1-83～图 1-86)。

(五) 超声刀使用注意事项

1. 接通电源、启动主机,按压手控开关,待主机发出"嘀嘀"声后,超声刀便可以进入正常工作。

2. 工作中刀头一旦碰触到金属物品(如分离钳尖),立即发出"嗡嗡"声,此时立即重启主机,使其再次进入工作状态。

3. 超声刀是通过振荡频率达到切割组织,任何时候都应该避免用力扣压手控张合器企图钳夹组织,否则会加速超声刀的功能耗损。

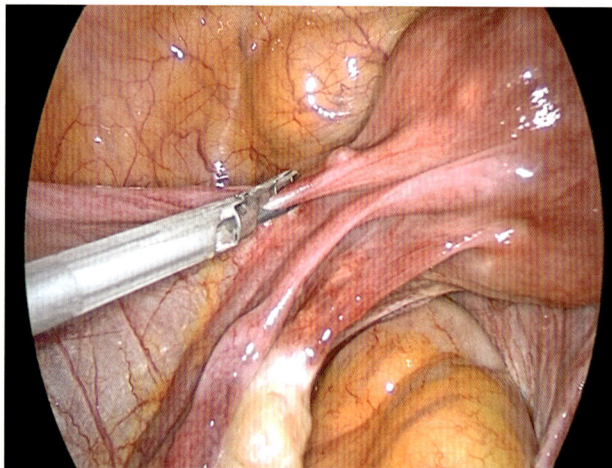

图 1-84　钳夹组织

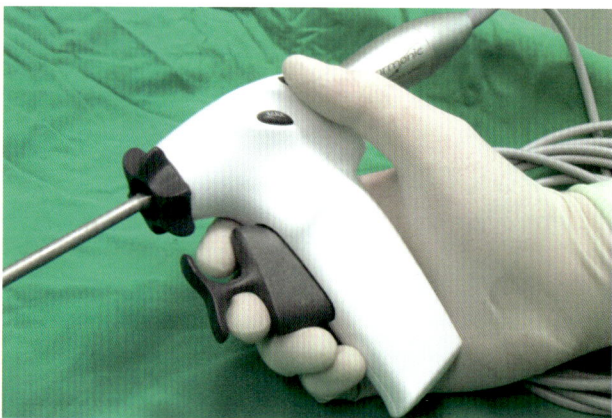

图 1-85　按压手控开关

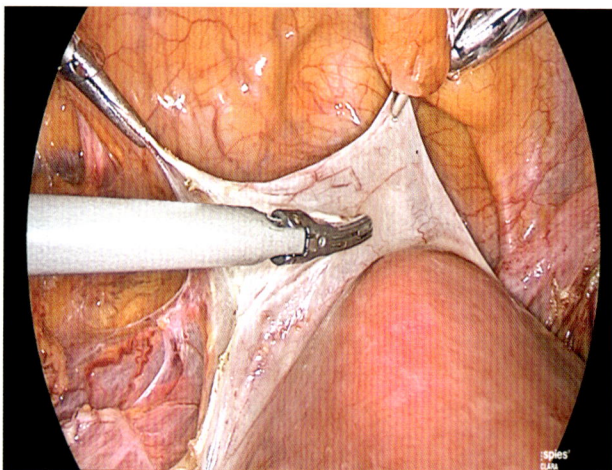

图 1-86　切割组织

4. 切割腹膜等薄的组织时只需要张开刀头少许,扣压工作开关,沿着组织缓慢向前,便可以切割、分离组织。

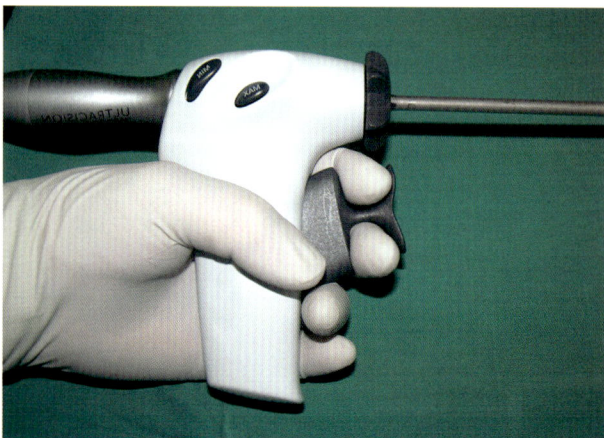

图 1-83　轻扣手控张合器

5. 超声刀头理论上属于一次性耗品,反复使用会导致振荡频率衰减,止血功能减弱。

6. 工作过程刀头粘上焦炭样组织时,可以用湿纱布块轻轻清除污物,最好将刀头放进水中(不得接触金属的器皿),扣动开关,通过超声振动清除污物。

五、氩气刀

高频氩气刀是近几年来在临床应用的新一代高频电刀。其工作原理是先利用高频电刀提供的高频、高压电流,再利用氩气的特性从而达到较好的临床效果。它具有止血快、失血少、无氧化和焦痂等作用,因而已成为高频电刀的更新换代产品。

(一)氩气刀组成

氩气刀由主机、脚踏板、长短配件组成,既可用于腹腔镜下操作,也可用于传统手术操作(图 1-87~图 1-90)。

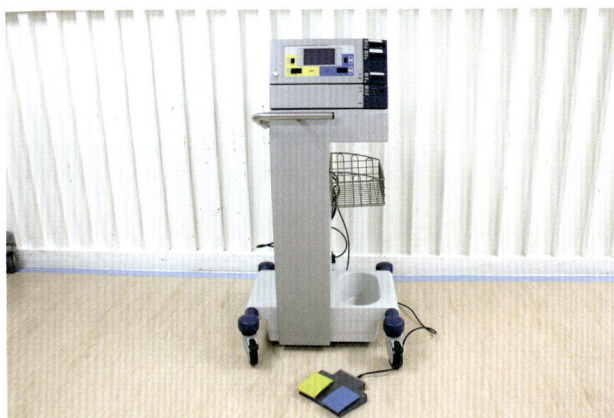

图 1-87　氩气刀脚踏板

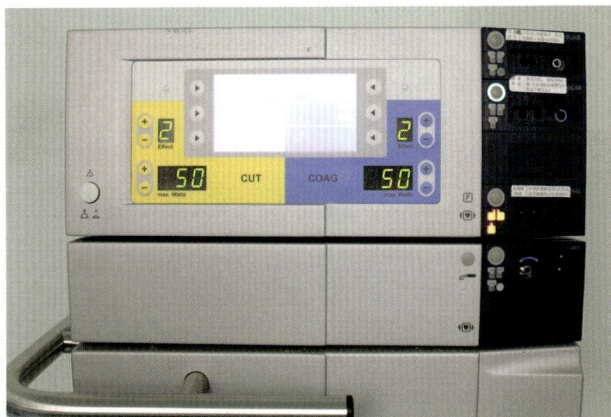

图 1-88　氩气刀主机

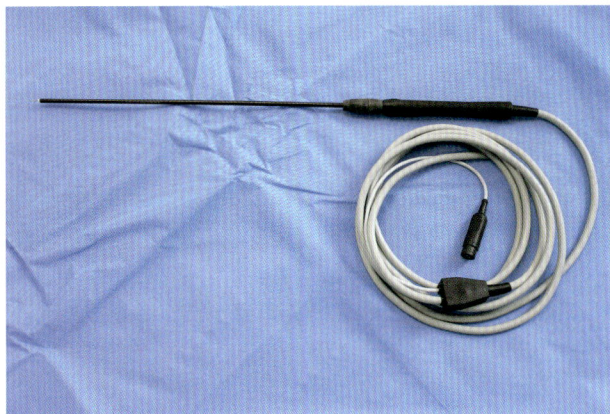

图 1-89　切割刀

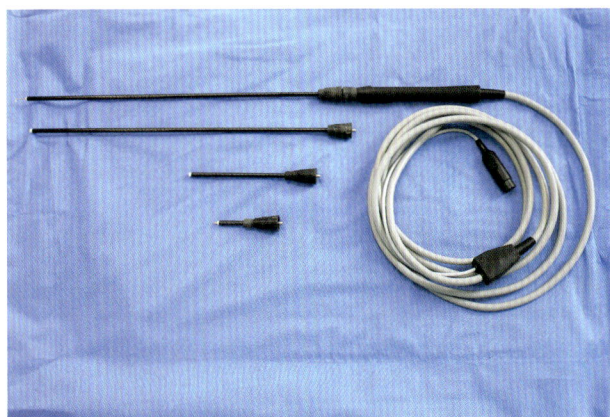

图 1-90　长短切割刀

(二)氩气的特点

氩气是一种性能稳定、无毒无味、对人体无害的惰性气体,在高频高压作用下被电离成氩气离子,这种氩气离子具有极好的导电性,可连续传递电流。而氩气本身惰性,在手术中可降低创面温度,减少损伤组织的氧化、碳化(冒烟、焦痂)。

(三)氩气刀工作原理

1. 氩气保护下的高频电刀切割　当氩气刀的高频高压输出电极输出切割电流时,氩气从电极根部的喷孔喷出,在电极周围形成氩气隔离层,将电极周围的氧气与电极隔离,从而减少了工作时和周围氧气的接触,以及发生氧化反应,降低了组织局部大量产热的程度。由于氧化反应及产热的减少,电极的温度较低,所以在切割时冒烟少,组织烫伤坏死层浅。另外,由于氧化反应少,电能转换成无效热能的量减少,使电极输出的高频电能集中于切割、提高了切割的速度,增强了对高阻抗组织(如脂肪、肌腱等)的切割效果,从而形成了氩气覆盖的高频电切割。

2. 氩气电弧束喷射凝血   当氩气刀电极输出凝血电流时,氩气从电极根部的喷孔喷出,电极和出血创面之间形成氩气流柱,在高频高压电的作用下,产生了大量的氩气离子。这些氩气离子可以将电极输出的凝血电流持续传递到出血创面。由于电极和出血创面之间充满氩离子,所以凝血因子以电弧的形式大量传递到出血创面,产生了较好的止血效果。而单纯高频电刀的血凝由于电极和出血创面之间充满成分较杂的空气,电离比较困难,故电极和出血创面之间空气离子浓度较低,导电性差,凝血电流以电弧形式传递到出血创面的凝血电弧数量较少,凝血效果较差。加电弧氩气后,由于凝血电弧数量成倍增加,所以无论对点状出血或大面积出血,氩气刀都具有非常好的止血效果。

六、等离子电刀

(一) 等离子电刀组成

由主机、脚踏板、带有电源插头的工作钳组成,具有电凝、电切的功能(图 1-91、图 1-92)。

(二) 等离子电刀工作原理

使用等离子电切时,需要使用灌注液(0.9% 氯化钠)作为电介质导体,由于人体的阻抗远远高于灌注液,因此电流以灌注液作为回流介质,电流不流经人体。等离子电切工作时,输出的高频电流通过电极时,蒸发灌注液,产生大量微气泡。高频电流电离气泡产生等离子体,等离子体具有很高的能量,与组织接触时可把细胞的有机分子键打断,从而使靶细胞融为基本分子,随即破碎,达到电切的目的。

(三) 等离子电切与传统双极电刀的不同之处

1. 等离子电切使用灌注液取代人体组织作为电介质,电流回路不经过邻近器官或组织,既避免了因手术对其他正常组织的损伤,也减少了高频电流对神经组织的刺激。

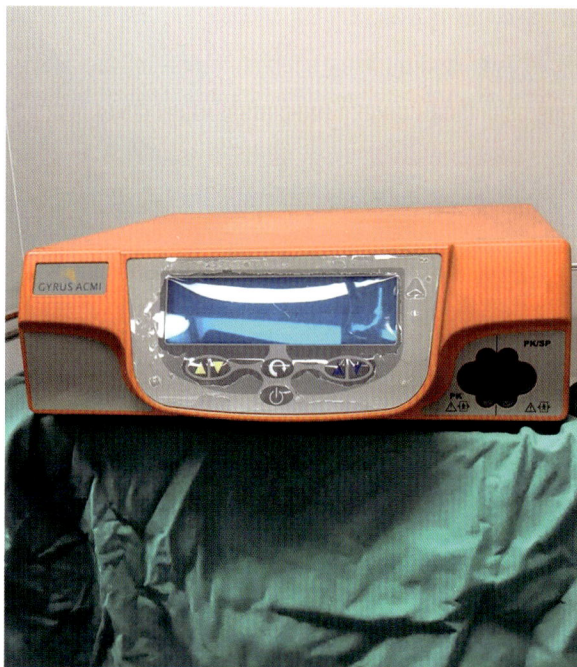

图 1-91   等离子电刀主机

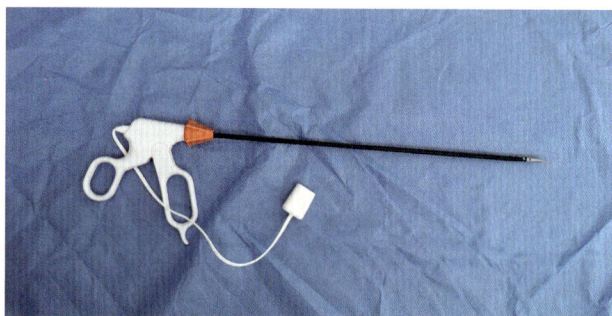

图 1-92   等离子刀工作钳

2. 等离子电切工作时产生等离子体汽化层,集中在电极工作端,组织与电极工作端的接触部位产生热效应。与普通电刀相比,等离子电切的工作温度为 40~70℃,温度较低,所造成的热损伤如碳化、焦痂相对较少。

(李光仪   徐浩昌)

第五节　腹腔镜器械的清洗与保养

为了保证腹腔镜设备的功能及正常运作,必须要做好保养与维护。内镜制造厂对其制作的内镜器械的维护和消毒都有特别的规定。良好的保养和维护关系到腹腔镜设备的使用寿命及使用效率。腹腔镜是一种侵入式诊疗器械和手术器械,必须遵循并符合卫生部颁发的《内镜清洗消毒技术操作规范》进行清洗,消毒,以保证器械使用的安全。

一、腹腔镜器械的管理

(一) 制定严格的管理制度

腹腔镜属于精密器械,除了严格依据《内镜清洗消毒技术操作规范》的要求,对腔镜器械进行规范的清洗,消毒及管理外,还应根据实际工作需要,建立器械档案及条形码管理,并对器械的使用,清洗,消毒,储存,维修等进行记录,做到对器械的动态管理。定期检查器械性能是否完好,使其时刻处于功能完好的备用状态,对磨损、老化器械及时更换,发挥器械良好功能,减少术中的安全隐患。

1. 专人管理　腹腔镜手术的设备一般都比较昂贵,建议由专业素质高、责任心强的工作人员管理。负责者必须充分了解各种内镜的功能及用途,尤其摄像机、摄像头等价值较高的精密光学仪器,要特别爱护,轻拿轻放,不得碰撞、摔坏。

2. 设立专用器械柜　将腹腔镜设备及器械分类放置,保管时应规则平放于柜内,避免堆积受压,损坏器械。按临床需要设立一定基数的后备器械。做好器械出入库房的登记。

3. 加强管理人员的培训　定期对腹腔镜管理和使用人员进行培训,使其能够熟练掌握腹腔镜器械的原理,性能,使用技巧,维护方法,以规范器械操作流程,提高其专业素质和业务水平,从而降低腹腔镜器械故障率和损坏率,延长其使用寿命。

(二) 制定保管流程

1. 非消毒仪器的保管　如气腹机、冷光源主机、光纤、监视器等应分别放在腹腔镜专用柜内,配置的专用柜应有足够的散热空间,且保证仪器不易碰撞而损坏。

2. 保护好导光光缆　光缆使用较长时间后,要检查光导纤维。距离 200mm 的位置用光去照光缆末端平面,暗点表示光导纤维损坏,中心区域呈褐色是氧化损坏,应考虑更换新的光缆。

3. 使用前准备　每次手术前先接好电源,使机器预运行一次,手术结束后立即将机器上的每一个电源开关关上,气腹机上所有压力指示表都置于 0 位,再切断总电源。

4. 设备相对固定　腹腔镜设备在安装调试好后尽量固定在手术房间内,不要随便移动。各仪器的电源插头必须固定于柜或车架上的多孔插座上,监视器、录像机不宜与电凝器、吸引器连接在同一电源上,避免工作时造成电压波动,干扰电子影像。

二、摄像系统维护

1. 监视器　在装机时已调好,一般不用再调整。监视器与术者的距离,应以术者视角舒适、清晰度最佳为宜,监视器屏幕应摆好角度,便于术者对准屏幕进行操作。

2. 摄像机　主机对白平衡有记忆功能,使用时不必每次对白平衡。摄像头最好用 3L 无菌塑料套,这样既可以防水,又可以达到无菌效果。在与窥镜连接前,应用擦镜纸擦拭摄像头的镜面,以保证清洁而不影响图像的清晰度。在与摄像机主机连接时,插头一定要小心地对准插孔,以免损坏插头内的插脚或摄像机主机的插孔而影响图像的质量。使用时根据情况进行调焦,术后应将插头拔下,以免其他物品碰撞而损坏。

3. 内镜　是腹腔镜器械中最精密而昂贵的,操作过程要非常小心,勿与硬物碰撞。使用时可用热水浸泡预热或在镜面上涂抹防雾油,这样可防止冷的窥镜进入腹腔时镜面产生雾气。

4. 冷光源　为了能够延长灯泡的使用寿命,手术过程尽量不要频繁开关电源,如果暂时不用只要将光亮度调到最暗,等要用时再将光亮度调亮即可,因为每次开关光源将对灯泡产生冲击,从而缩短了灯泡的使用寿命。使用时光源四周不能遮挡,以免妨碍机器散热。

三、导光纤维保护

因导光纤维极易折损,而损伤后将会大大地影响对光的传导,因此,导光束操纵导光束时不能折曲成角,不要与其他尖锐器械放在一起,以免刺破导光束的外皮,防止两端接头碰撞硬物,以免导光束端面损坏而影响导光能力。如果超过30%的纤维损坏或中心烧毁超过2mm,即应送修或更换。使用时与摄像头一样可用无菌塑料套。清洁时应用软布轻轻擦拭,不能用力拉伸擦拭,以免撕裂导光束的外皮。端面必须保持干净且没有刮花,端面清洁时可先用无水酒精擦拭,再擦干或吹干,放置时应盘旋放置。摄像头光源线、导光纤维线术后用湿纱布擦净,盘绕好放入底层铺有海绵的盒内,切忌挤压或锐角折叠,注意保护好镜片,盖好镜头盖(图1-93、图1-94)。

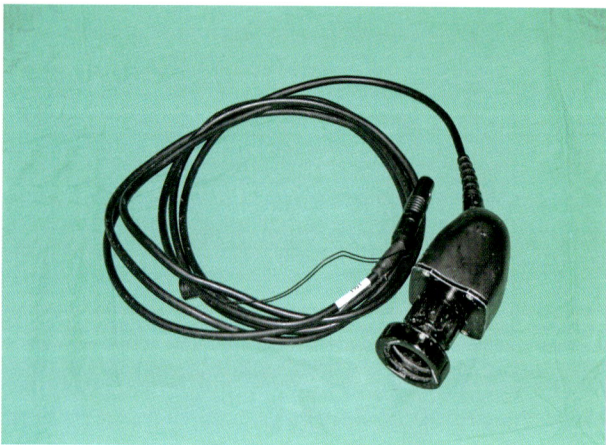

图1-93 盖好镜头盖

四、腹腔镜体消毒与维护

(一)一般维护

1. 清除污垢 硬式内镜使用后除去血污,观察镜身有无变形和完整性,镜子前端物镜是否被电刀,激光,动力等辅助治疗设备损伤。

2. 放置 硬式内镜消毒后单独放入专用容器中,避免和其他器械混装。

3. 清洗消毒设备 具备硬式内镜及器械的基本清洗消毒设备。包括专用流动水清洗消毒槽,超声清洗器,高压水枪,干燥设备,各种清洗用的刷子。

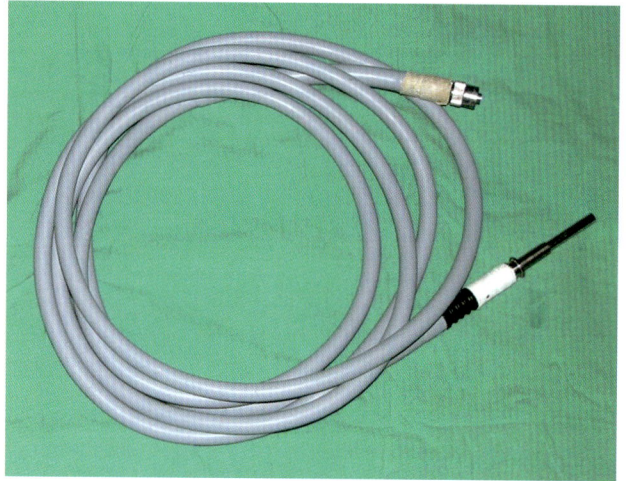

图1-94 盘绕好导光纤维

4. 清洗方法 硬式内镜宜采用手工清洗,不能使用超声波清洗。

5. 干燥 光学镜用清洁软布擦干或用气枪吹干。

(二)光学镜消毒与维护

1. 保护硬镜的柱状晶体 硬镜的内部核心是柱状透镜组,视乎硬镜的长度由若干个柱状晶体组成。因柱状晶体具有良好的透光性,但物理性质较脆,在手术过程中容易损坏,所以在使用时应避免外力撞击。若柱状晶体损坏,可影响光线的传播,图像质量下降。

2. 保持硬镜干燥 在使用硬镜前,应先确保目镜和导光束接口端干燥,否则会影响图像质量。由于体内外存在温差,且体腔内的湿度较大,硬镜从室温下进入体腔容易出现起雾现象,解决方法是擦拭硬镜前段的物镜,并用温水浸泡,减少腔体内、外的温差。

3. 硬镜常用高温高压消毒法 要求硬镜在密闭的容器内高温高压杀菌。

(三)电子腹腔镜消毒与维护

1. 切勿撞击 电子腹腔镜在使用、清洗、消毒过程中要小心谨慎,避免镜体受到大力撞击或者接触尖锐物品。电子腹腔镜的撞击可造成物镜的脱落和CCD组件的损坏。若电子腹腔镜被尖锐物体划伤,可使操作手把入水,造成CCD或者导光束的烧毁。

2. 切勿用粗糙物擦拭镜面 由于体腔内、外的温差,在手术过程中,电子腹腔镜的光学表面难免出现起雾,可用浸渍了酒精的棉球或软纱块擦拭,切勿使用金属棉签或粗糙物擦拭镜面。

3. 电子腹腔镜的清洗　电子腹腔镜消毒之前必须彻底清洗，除去微生物和有机物，如果有机物没有被彻底清除掉，将降低消毒过程的效果。清洗过程应与其他器具分开，确保导光束不接触带有锋利边角或尖针的物体。清洗后，必须确保摄像机插头的电触点干燥，否则可能会造成 OTV-S7V 主机电子触点生锈，影响电子腹腔镜寿命。

4. 电子腹腔镜的消毒　电子腹腔镜的消毒方法与硬镜相同，属于高温、高压消毒法。电子腹腔镜运输过程有专门的消毒盒，必须按照器械消毒盒中的安放图和标志把器械装入器械消毒盒中。安放顺序依次为导光束接头、摄像机电缆、摄像机插头、导光束、电子光学视管的主体（图 1-95、图 1-96）。

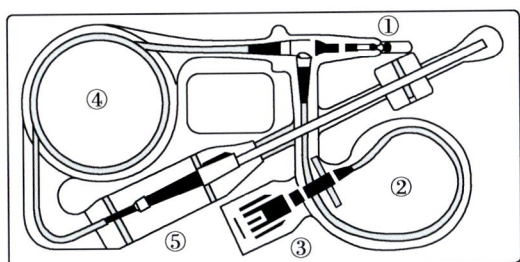

图 1-95　消毒盒器械安放示意图

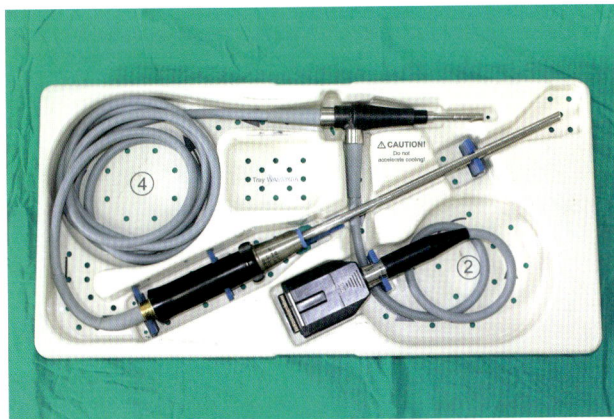

图 1-96　消毒盒器械安放

五、术后器械消毒与保养

腹腔镜是进入人体无菌腔室的内镜，必须灭菌。清洗是灭菌的前提，手术器械使用后残留的有机物质，如血液、脓液、蛋白质黏液、油污等都会有效地阻止微生物与消毒气体的接触，产生细菌的保护膜而影响灭菌效果，即使灭菌后，也极易形成异物微粒、分解产物等，因此，高质量的清洗对必须消毒的物品是最基本的要求，对必须灭菌的物品更是至关重要。

（一）清洗步骤

1. 凡可拆卸的器械必须拆卸，拆开后通过预洗彻底清除肉眼可见的血迹及残留物后，将器械及所有零部件全部放入多酶液超声自动清洗机中清洗 5~10 分钟。

2. 超声波清洗后用流动水冲洗器械表面，用高压水枪、专用毛刷反复多次交替冲洗管腔及轴节部位。

3. 放入 65~70℃ 的烘箱中烘干。

4. 涂专用器械润滑剂防锈润滑。

（二）器械的灭菌

采用较多的消毒灭菌方法是化学消毒法，即"冷灭菌"法，以往使用的是甲醛，甲醛冷却凝集后产生白色粉末状多聚甲醛，既损害腹腔镜器械，还具有强烈刺激气味，并与盐酸结合成为氯甲基醚，是对人体有害的致癌物质，危害医务人员健康、污染环境，此方法已被淘汰。戊二醛浸泡灭菌浸泡 10 分钟可达到高水平消毒，浸泡 10 小时可达到灭菌。但戊二醛具有腐蚀性、刺激性，且不易清洗易残留，浸泡时间长等缺点，同时也不易满足接台手术连续使用腹腔镜器械的要求，也被逐渐淘汰。目前，以过氧化氢低温等离子灭菌系统和环氧乙烷灭菌最为常用，最好的仍是高压蒸汽灭菌法。

1. 过氧化氢低温等离子灭菌系统　过氧化氢等离子灭菌原理如下。

（1）活性基团的作用：等离子体中含有的大量活性氧离子、高能自由基团等成分，极易与细菌、霉菌及芽孢、病毒中蛋白质和核酸物质发生氧化反应而变性，使各类微生物死亡。

（2）高速粒子击穿作用：在灭菌试验后，通过电镜观察经等离子体作用后的细菌菌体与病毒颗粒图像，均呈现千疮百孔状，这是由于具有高动能的电子和离子产生的击穿蚀刻效应所致。

（3）紫外线的作用：在激发 H_2O 形成等离子体的过程中，可伴随部分紫外线产生，这种高能紫外光子（3.3~3.6eV）被微生物或病毒中蛋白质所吸收，致使微生物或病毒分子变性失活。低温等离子灭菌方法安全、高效且无毒性，灭菌温度为 46~55℃，时间 75~105 分钟，物品灭菌后可存放半年，适用于腹腔镜连台手术的灭菌要求。但成本较重，且不兼容布类、纸类、油类、粉剂和水分，管道内径必须等于或大于 1mm，长度小于 2 000mm。

2. 环氧乙烷灭菌　环氧乙烷灭菌器内温度50~60℃,相对湿度60%~80%,可用于各种内镜的消毒与灭菌。环氧乙烷灭菌法安全有效,物品灭菌后可存放半年至一年。但灭菌时间需要12小时,不适用于腹腔镜连台手术的消毒要求。

3. 医用(内镜)灭菌器　该灭菌器应用二元包装灭菌剂灭菌的原理,使用含独特的抗腐蚀成分的碱性强氧化性灭菌剂,将进入灭菌器的水通过过滤芯的逐层过滤和杀菌水处理器处理后确保为无菌水,并使灭菌剂在恒温下溶解循环,使灭菌液体呈动态方式流动,整个过程以全密封式进行灭菌。灭菌及清除化学残留全过程只需30分钟,提高了精密昂贵医疗器械的使用率,且消耗品相对经济,可降低成本。但器械关节部位难以打开与消毒剂充分接触,因此建议用于无关节的光滑器械,灭菌后即用,不能存放。并对过滤芯要严密监测,应及时更换以确保水质。

4. 高压蒸汽灭菌　腹腔镜手术器械的灭菌以高压蒸汽最为有效。高压蒸汽炉进行高压灭菌时一定要将每把器械固定在专用的器械盒内,不能互相碰撞,灭菌时不能被其他重物压于其上。但高压蒸汽对光学镜镜头和锐器有一定影响。由于妇科内镜各部件结构由金属、塑料、玻璃和玻璃纤维组成,其热、胀、冷、缩情况不同,电凝、电切割的器械都包有管状绝缘层,高压灭菌过程中,虽时间较短,仍会出现小裂口或破碎,绝缘外层可收缩、裂开,导致部分或全部高频电漏电。即使方法正确,也可能会缩短内镜使用寿命,所以用此法灭菌时必须将其装在有孔容器内,在规定时间进行快速高压灭菌。

5. 其他　对于不能高压的摄像头、纤维导光束和超声刀手柄连接线等,可用一次性透明的无菌塑料套隔离保护无菌区。

(张兰梅　欧少瑛　甘楚明)

第六节　手术室基本配置

一、手术间配置

因开展腹腔镜手术需要摆放腹腔镜主机、气腹机、监视器,以及CO_2瓶等各种各样的设备,故手术间除正常所需的手术台、麻醉机、器械台等各种设备及抢救备用器械和药品外,还应相对较大,面积最好为40平方米。手术时,无论术者还是助手都需要观看监视器操作,有条件者建议在手术间安放最少2台的监视器。建议摒弃使用CO_2瓶,改用中心供气或改装为简易中心供气。由于设备多,手术间应有专人负责管理,手术结束后将各种器械、物品归位摆放,保持手术间干净、整洁(图1-97、图1-98)。

二、手术台选择

妇科腹腔镜手术主要针对盆腔脏器进行操作,由于失去了手的直接操作和纱布垫的暴露作用,因而借助于患者体位的变换来暴露靶器官就显得尤为重要。手术时可以通过头低臀高(Trendelenberg体位)使腹腔肠管因重力作用而自动移向上腹腔,从而增加盆腔手术野的操作空间,也可以通过头高臀低位使上腹腔的液体(如宫外孕或术后血液)流向盆腔,利于吸出。为了进一步协助暴露手术野并方便操作,部分妇科腹腔镜手术(如系列子宫切除术或复杂的盆腔手术)还需经阴道放置子宫操纵器。因此,妇科腹腔镜手术时应选择具有各种体位调节功能的手术台,并有膀胱截石位所配置的腿架及头低仰卧位时防止身体下滑的肩托,置腿架和肩托上均应配有海绵垫各两对。手术台应由上、中、下三部分组

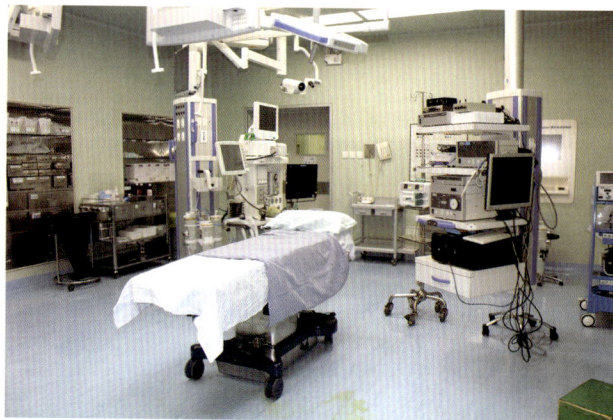

图1-97　手术间

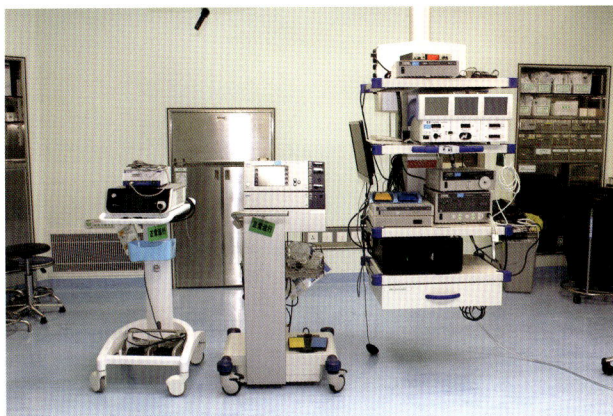

图 1-98　腹腔镜设备摆放

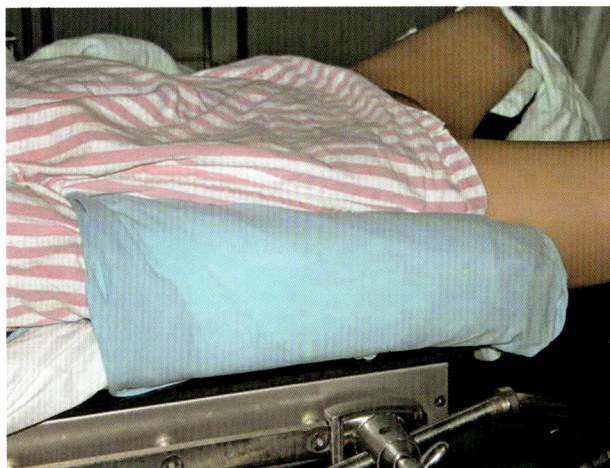

图 1-99　手臂保护装置

成，三部分各自都可以活动，下部可以分开、也可以拆除。拆除下部，安上大腿支架就可以改为膀胱截石位。一张功能完全的手术台能增加腹腔镜手术的成功率。电动手术台较符合这些要求。

三、手术体位

妇科传统手术只需仰卧位、头低臀高位就能完成各类式式，偶尔也会采用侧卧位。但腹腔镜手术由于其特殊性，术中需要用改变患者体位包括仰卧位、截石位、头低臀高位、头高臀低位等，以更好配合手术进行。

（一）仰卧位

这是最常用的手术体位。对于无性生活而又需要进行一些简单腹腔镜手术的患者，如腹腔镜探查、卵巢囊肿剥除、附件切除等，原则上都采用仰卧位。仰卧位是指手术时患者平躺在手术台上，两腿伸直，一般右手平放在手术台旁，放在手术床边的托手板上的左手外展不超 90°（用于术中输液及生命体征监测），必须用棉布垫包裹并固定好，防止术中松动、脱落（图 1-99、图 1-100）。

（二）截石位

对于已婚患者进行腹腔镜手术一般采用或备用膀胱截石位。根据佛山市第一人民医院妇科腹腔镜手术双人、双手的操作习惯，采用膀胱截石位时要求两腿不要过度分开，大腿放在支架上后，大腿支架与手术台的倾斜角度为 10°~15°，双侧大腿与身体纵轴夹角约 120°，两膝盖之间的距离约 300mm，这是妇科腹腔镜手术的最佳体位，术中将会扩大术者的操作范围和器械的移动范围。注意保护好与支架接触的大腿腘窝部，最好用专用的海绵垫垫好，防止腓总

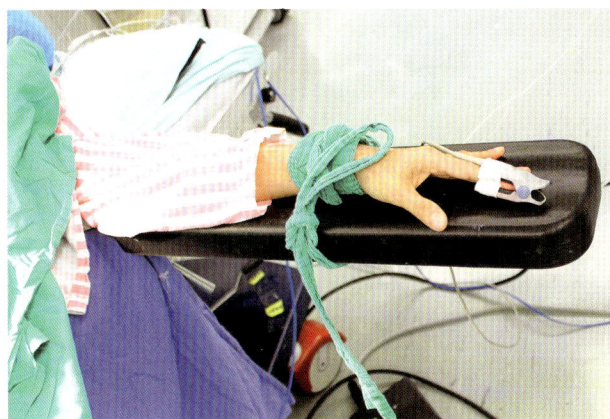

图 1-100　手臂固定板上

神经的损伤。患者的手臂垫好后应放在手术台上两侧并固定好，不可将患者的手臂垂放在手术台上的两侧，否则手术时间过长会导致臂丛神经损伤。截石体位摆放时患者臀部应距离手术床缘 20~30mm，利于术中操纵子宫体。如果患者臀部摆放在手术台的床沿内，将妨碍子宫操控，影响手术进行（图 1-101、图 1-102）。

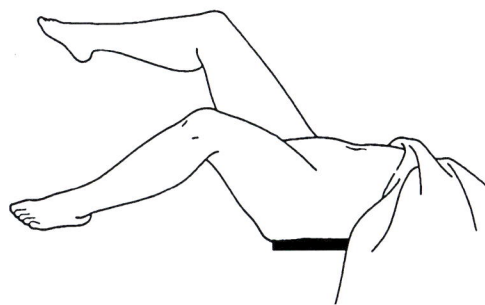

图 1-101　膀胱截石位示意图

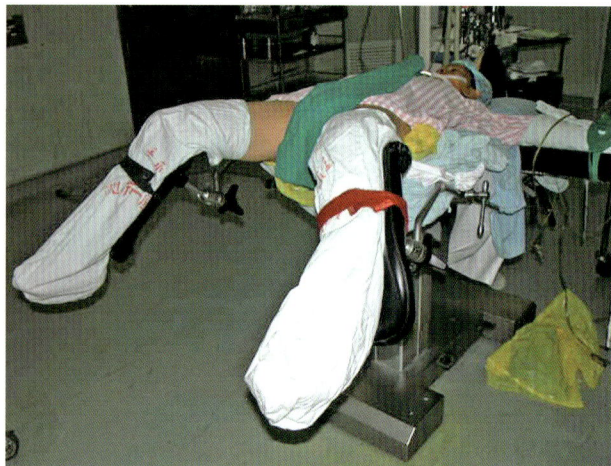

图 1-102   膀胱截石位

（三）头低臀高位

妇科腹腔镜手术除了 Veress 针穿刺腹腔进行人工气腹的早期，患者需要平卧位及手术结束前将术中的头低臀高位恢复至平卧位外，整个手术过程都需要采用头低臀高位。当腹腔内压力升到 6mmHg 时，将患者的体位慢慢转成头低臀高呈 15°～20°。由于腹腔内气体量的增加，可以使患者的肠管自动滑向上腹部，增加盆腔操作空间，减少术中并发症的发生。采用头低臀高位时，最好在患者肩旁放置有棉布垫的肩托，防止术中患者因头低臀高位导致身体下滑，影响手术进行（图 1-103、图 1-104）。

（四）臀低头高位

术中很少采用臀低头高位，建议用于出血比较多的手术如宫外孕破裂、子宫肌瘤切除术，以及其他术中出血较多的患者。由于盆腔积血往往会溢入上腹腔甚至肝曲和膈下，较难清除干净，手术结束前进行盆腹腔冲洗时可将患者由头低臀高位转变成呈

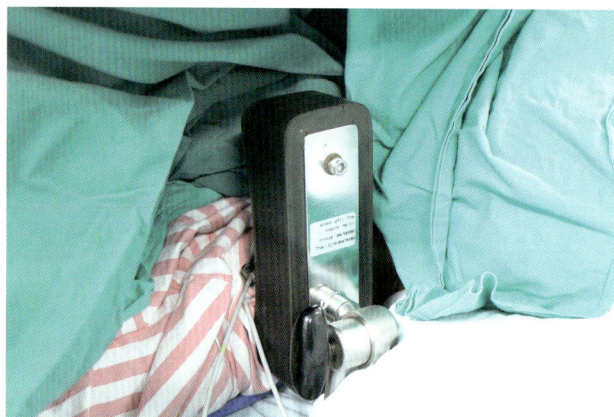

图 1-104   安放肩托

35° 的臀低头高位，并向肝区及脾区灌注冲洗液，使上腹部的血液随冲洗液流入盆腔，边冲洗边吸引，当血液基本冲洗干净后，再将患者恢复为水平位，吸净盆腔的液体（图 1-105、图 1-106）。

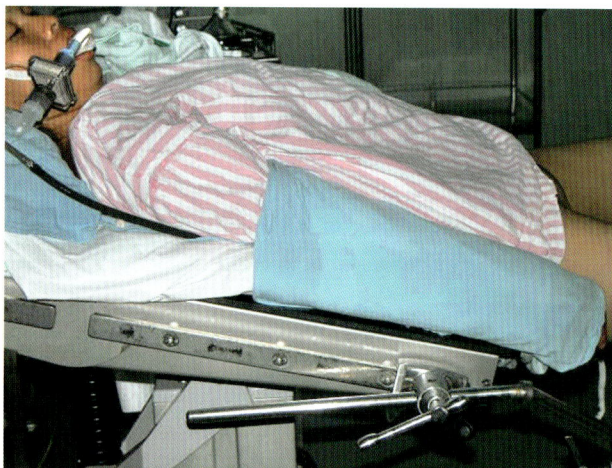

图 1-105   臀低头高位

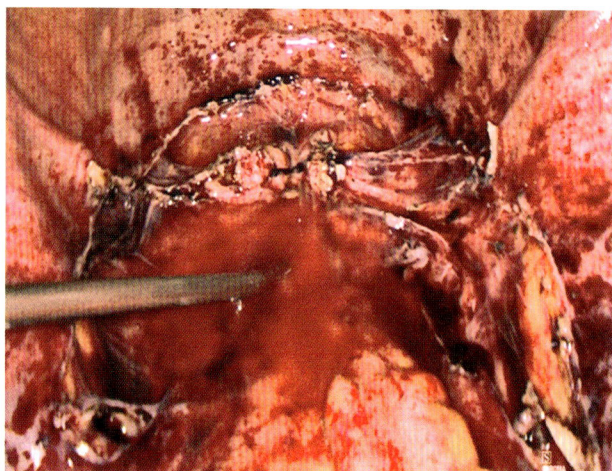

图 1-106   吸出盆腔液体

（张兰梅   甘楚明   欧少瑛）

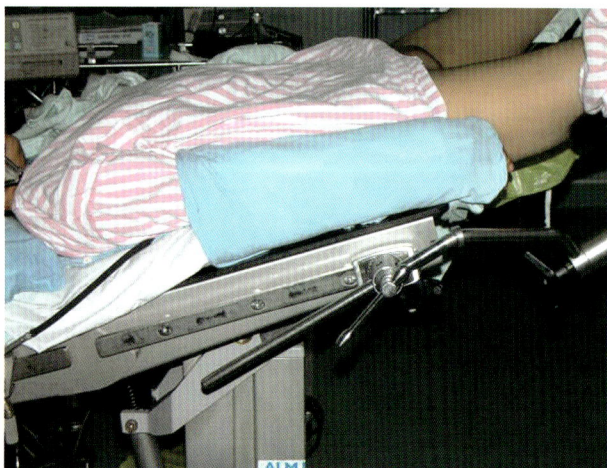

图 1-103   臀高头低位

第二章

妇科腹腔镜手术的麻醉管理

妇科腹腔镜手术遇到的主要问题是人工气腹和特殊体位对患者的病理生理造成的干扰,一般情况好的患者能够较好地耐受人工气腹和特殊体位变动,而危重患者对于由此而引起的呼吸和循环干扰的适应力则较差,常使麻醉处理复杂化。某些腹腔镜手术因持续时间难以预计,内脏损伤未能及时发现,失血量较难估计等因素也增加了麻醉处理的难度。因此,重视妇科腹腔镜手术的麻醉管理显得尤为重要。

第一节　妇科腹腔镜手术麻醉的特点

一、气腹和体位对呼吸系统生理功能的影响

目前,二氧化碳(CO_2)气腹是腹腔镜手术人工气腹的常规方法,其对呼吸的影响较大,包括呼吸动力学改变、肺循环功能影响、CO_2吸收导致的呼吸性酸中毒等。

1. 人工气腹造成的腹内高压引起膈肌上移,头低位加重对膈肌的挤压,使肺容量减少,胸肺顺应性减小,功能残气量下降,气道压力上升,严重时可干扰肺内气体交换,必须相应提高通气压。人工气腹建立并稳定后,胸肺顺应性一般不会再受头低位和调节潮气量的影响。腹内压14mmHg伴头高或头低位10°~20°不会明显影响生理无效腔,对无心血管疾病的患者也不增加肺内血右向左的分流。胸肺顺应性下降导致的肺泡通气量下降,腹压增高、体位影响、机械通气、心排血量减少等可导致肺泡通气/血流比例失调和生理无效腔量增加,以及CO_2通过腹膜的快速吸收等原因引起二氧化碳分压($PaCO_2$)升高。

2. 麻醉深度不足引起的高代谢、保留自主呼吸时的呼吸抑制也是引起$PaCO_2$升高原因之一。CO_2气肿、气胸或气栓等并发症则可导致$PaCO_2$显著升高。$PaCO_2$升高引起酸中毒,对器官功能有一定影响。人工气腹引起的$PaCO_2$升高一般通过增加肺泡通气量10%~25%即可消除。

3. 区域麻醉下保持自主呼吸的患者,主要通过增加呼吸频率进行代偿,$PaCO_2$可以保持在正常范围。机械通气保持每分通气量稳定,$PaCO_2$则渐进性升高,一般15~30分钟达到平衡,升高的幅度与腹腔二氧化碳压力有关。如果患者15~30分钟后$PaCO_2$仍继续升高,则必须查找其他方面的原因,如是否发生CO_2皮下气肿等。全身麻醉下保留自主呼吸的患者,因代偿机制受到一定抑制,包括中枢抑制和呼吸做功增加,故$PaCO_2$也逐步上升,一般于15~30分钟达到高峰,所以保留自主呼吸的腹腔镜手术操作应尽量缩短时间,并保持较低的腹内压,否则应进行辅助通气或控制呼吸。呼气末二氧化碳($PetCO_2$)监测可间接反映$PaCO_2$,怀疑CO_2蓄积时应检查动脉血气。

二、气腹和体位对循环系统生理功能的影响

1. 气腹、患者体位、高二氧化碳血症、麻醉,以

及迷走神经张力增高和心律失常等都是腹腔镜手术对患者循环功能造成影响的主要原因。10mmHg以上的气腹压力可影响循环功能,表现为心排血量下降、高血压、体循环和肺循环血管张力升高,其影响程度与压力高低有关。头高位减少回心血量,心排血量下降,下降程度为10%~30%,正常人均可耐受,扩容和头低位能帮助提高回心血量。气腹时,心排血量下降引起交感功能兴奋,以及患者头低位时外周阻力低于头高位均可引起外周血管阻力增高。下肢静脉血流淤滞并不能随时间延迟而改善,理论上增加了血栓形成的可能性,截石位要防止腿部血流不畅和血栓形成。腹腔内脏血流由于CO_2的扩血管作用对抗了压力引起的血流下降。脑血流因二氧化碳的作用而增加,维持CO_2正常,气腹和头低位对脑血流的不良影响较小,但颅内压会升高。眼压变化不大。

2. 轻度心脏病患者在腹腔镜手术中的循环功能变化与健康人差别不大,但术前心排血量低、中心静脉压低、平均动脉压高和外周阻力大的患者血流动力学变化大,应适当扩容,使用血管活性药物如硝酸甘油、尼卡地平和多巴酚丁胺等。因外周阻力的不良影响占主要地位,尼卡地平的选择性扩张动脉的作用可降低外周阻力而较少影响回心血量。因腹腔镜手术后的心血管功能恢复至少需要一小时,所以术后早期仍有可能发生充血性心力衰竭。高危患者用较低的腹腔压力并减慢充气速度是最重要的。

3. 快速腹膜膨胀等刺激引起迷走神经亢进是心律失常的原因之一,可导致心动过缓甚至停搏,服用β受体阻滞剂或麻醉过浅的患者更易发生麻醉亢进。虽然高CO_2可引起心律失常,但腹腔镜手术中心律失常的发生与CO_2的关系尚难肯定。处理包括腹腔放气、阿托品应用、加深麻醉等。心律失常还可继发于血流动力学紊乱,少见原因包括气栓等。

三、特殊腹腔镜手术技术对生理的影响

用惰性气体充气建立人工气腹可避免CO_2吸收引起的副作用如呼吸性酸中毒和心血管刺激作用等,但不能排除腹腔内压力高的影响,而且发生意外性气栓后果严重。

非注气性腹腔镜手术是通过悬吊牵拉腹壁而暴露腹腔内手术部位,无腹内高压的副作用,但显露程度有限,结合腹壁悬吊和低压注气能明显改善显露程度。

第二节　妇科腹腔镜手术的麻醉处理

一、麻醉适应证和禁忌证

(一)麻醉适应证

各种诊断性、治疗性妇科腹腔镜手术。

(二)麻醉禁忌证

1. 相对禁忌证

(1)病理性肥胖。

(2)困难气道。

(3)伴有出血性疾病、凝血功能障碍(椎管内麻醉绝对禁忌证)。

(4)颅内高压、脑室腹腔分流术后。

(5)低血容量。

2. 绝对禁忌证

(1)重要脏器功能不全,难以耐受手术、麻醉者。

(2)严重心律失常,二度以上房室传导阻滞。

(3)膈疝。

二、术前评估与处理

腹腔镜手术患者的术前评估主要应判断患者对人工气腹的耐受性。心脏病患者应考虑腹内压增高和体位要求对血流动力学的影响,一般对缺血性心脏病的影响程度比对充血性或瓣膜性心脏病轻。虽然手术中血流量的影响,腹腔镜手术大于开腹手术,但术后影响以腹腔镜手术为轻,所以应综合考虑。腹内压增高对肾血流不利,肾功能不全的患者应加强血流动力学管理,并避免应用有肾毒性的麻醉药物。由于术后影响轻,呼吸功能不全的患者应用腹腔镜手术更具优势,但术中管理困难加大。术前用

药应选择起效快和恢复快的药物以适应于腹腔镜手术术后恢复快的特点,术前应用非甾体抗炎药可减少术后疼痛,尽量避免使用镇痛药,可乐定等能减轻术中应激反应。

第三节　麻　醉　处　理

妇科腹腔镜手术的麻醉要点是提供适当的麻醉深度,保障循环和呼吸平稳,适当的肌松和控制膈肌抽动,慎重选择麻醉前用药和辅助药,保证术后尽快苏醒,早期活动和早期出院。

一、麻醉方法的选择与实施

(一) 局麻

腹腔镜用于诊断时,可采用局麻。

(二) 区域麻醉

硬膜外麻醉用于输卵管结扎等妇产科腹腔镜手术有较多报道,但要求患者一般情况好、能合作、人工气腹的腹腔内压力要尽量低、手术技术要求也高,所以仍不能作为主要的麻醉方法。由于手术原因常牵拉膈肌,麻醉平面要达到 $T_4 \sim T_5$,且腹腔脏器受操作影响,患者常有明显不适,要求镇静。高平面的硬膜外麻醉、人工气腹、镇静和特殊体位的综合影响,往往使上腹部腹腔镜手术的硬膜外麻醉应用受限。具体可选用腰硬联合麻醉或 $T_{11} \sim T_{12}$、$L_2 \sim T_3$ 两点穿刺硬外麻醉,控制麻醉平面 T_6 左右,静脉伍用镇静镇痛药物强化麻醉。

1. 腰硬联合麻醉选择 $L_2 \sim L_3$ 或 $L_3 \sim L_4$ 作腰硬联合穿刺,成功后蛛网膜下腔注入 0.5% 布比卡因 $2 \sim 3ml$,硬膜外向上置入硬膜外导管 $3 \sim 4cm$,仰卧后调整麻醉平面至 T_6。当腰麻平面较低时可在硬膜外加用 1% 罗哌卡因或 2% 利多卡因,但硬膜外追加局麻药物须分次小剂量给予,给予过程中密切观察麻醉平面,以免造成麻醉平面过高产生危险。

2. 硬膜外麻醉选择 $T_{11} \sim T_{12}$、$L_2 \sim L_3$ 两点作硬外麻醉穿刺,分别向上置入硬膜外导管 $3 \sim 4cm$,仰卧分别给予试验剂量后测试麻醉平面。根据麻醉平面在上管注入 1% 罗哌卡因和 2% 利多卡因各 10ml 的混合液 $5 \sim 10ml$,调整麻醉平面至 T_6。如果术中需要举宫或阴道操作,可在麻醉平面固定后在下管注入上述混合液或单纯 1% 罗哌卡因或 2% 利多卡因 $3 \sim 5ml$ 即可。

3. 无论采用腰硬联合麻醉还是硬外麻醉,麻醉平面必须控制在 T_6 左右,而且需静脉伍用镇静镇痛药物强化麻醉。常用的镇静药物可采用咪达唑仑 $0.05 \sim 0.1mg/kg$,镇痛药物可选芬太尼 0.1mg,或舒芬太尼 $5 \sim 10\mu g$,或氯胺酮 $20 \sim 30mg$ 静脉注射强化麻醉;也可采用丙泊酚 $1 \sim 2mg/(kg \cdot h)$、右美托咪定 $1 \sim 2\mu g/(kg \cdot h)$ 等镇静药物微泵输注,伍用芬太尼或舒芬太尼静脉注射,或者伍用瑞芬太尼 $2 \sim 4\mu g/(kg \cdot h)$ 微泵输注;有条件的还可以采用丙泊酚 $1.5 \sim 2.5\mu g/ml$ 复合瑞芬太尼 $1 \sim 2ng/ml$ 靶控输注,或丙泊酚 $1.5 \sim 2.5\mu g/ml$ 靶控输注,复合芬太尼、舒芬太尼静脉注射。应用镇静镇痛药物时,切忌太杂乱,最好只选用一种镇静药物伍用一种镇痛药物,术中要密切观察患者情况,特别是自主呼吸情况,及时调整镇静、镇痛药物的剂量,防止引起呼吸抑制。如果已经引起呼吸抑制,可采用面罩辅助呼吸,必要时果断改气管插管全身麻醉。

(三) 全身麻醉

腹腔镜下手术,多选用全身麻醉或硬膜外麻醉。腹腔镜手术选用气管内插管控制呼吸的全身麻醉最为常用和安全。麻醉的诱导和维持原则与一般手术的全身麻醉相同。对心血管功能较差的患者应避免应用直接抑制心肌的麻醉药,选择扩血管为主的麻醉药如异氟醚更为有利。氧化亚氮的应用虽有顾虑,但尚未发现氧化亚氮直接影响预后的证据。异丙酚的快速清醒特点和较少的术后副作用使其应用较多。良好的肌松有助于提供更大的手术空间,但尚无证据表明必须加大肌肉松弛药用量以提供比一般开腹手术更深度肌松。腹膜牵张能增加迷走神经张力,术前应给予阿托品,术中也要做好随时应用阿托品的准备。近年来,随着靶控输注技术的提高和普及,靶控输注全凭静脉全身麻醉良好的可控性使其成为妇科腹腔镜手术麻醉的新兴方法。

全麻保留自主呼吸的方法安全性较难保证,包括呼吸功能不全和呕吐、误吸,约 1/3 的死亡患者与这种麻醉方法有关。在短小手术,可用喉罩辅助通气,但腹内压增高后气道压一般也超过 20mmHg,喉罩有漏气的问题,所以喉罩也限于较瘦的健康患者。人工气腹期间通气量一般应增加 15%~25%,以保持呼气末 $PaCO_2$ 在 35mmHg 以下。慢性阻塞性肺疾病、有自发性气胸病史等患者应以增加呼吸频率为主来加大通气量。下面介绍两种常用的具体麻醉方法。

1. 咪达唑仑 0.10~0.15mg/kg,芬太尼 2~4μg/kg 或舒芬太尼 1.5~2.0μg/kg,维库溴铵 0.08~0.10mg/kg 或顺苯磺酸阿曲库铵 0.15~0.20mg/kg,丙泊酚 2mg/kg 诱导插管,术中丙泊酚 2.0~4.0g/(kg·h) 静脉泵注,异氟醚或七氟醚吸入,维库溴铵或顺苯磺酸阿曲库铵诱导剂量的 1/3 间断静脉推注维持麻醉。

2. 丙泊酚 3.5~4.5μg/ml,瑞芬太尼 3~5ng/ml 靶控输注,待患者意识消失,睫毛反射消失时静脉推注维库溴铵 0.08~0.10mg/kg 或顺苯磺酸阿曲库铵 0.15~0.20mg/kg 诱导插管,术中应用丙泊酚和瑞芬太尼靶控输注维持麻醉,根据血压、心率等调整麻醉深度,维库溴铵或顺苯磺酸阿曲库铵诱导剂量的 1/3 间断静脉推注维持麻醉。

二、术中监测及处理

由于人工气腹等因素对呼吸和循环有较大影响,术中和术后必须有相应的有效监测,以及时发现生理功能的紊乱。术中监测主要包括动脉压、心率、心电图、SpO_2、$PetCO_2$,心血管功能不稳定的患者,需中心静脉压和肺动脉压监测,必要时监测血气,因有心脏或肺疾病的患者 $PetCO_2$ 和 $PaCO_2$ 可能存在较大差异。

第四节　术后镇痛

一、腹腔镜术后疼痛原因

开腹手术患者主诉的疼痛主要为腹壁伤口疼痛,而腹腔镜手术后患者疼痛主要为内脏性疼痛,如输卵管手术后有盆腔痉挛性疼痛,肩部疼痛不适多与膈肌受牵扯有关,术后 24 小时内 80% 患者有颈肩部疼痛。CO_2 气腹所引起的术后疼痛比氧化亚氮气腹重,腹腔残余 CO_2 加重术后疼痛,所以应尽量排气。疼痛治疗方法一般均有效,包括镇痛药、非甾体抗炎药、硬膜外阻滞等。于右侧膈下腹腔内注射局麻药(0.5% 利多卡因或 0.125% 布比卡因 80ml,含肾上腺素)可防止腹腔镜下盆腔小手术术后的肩痛。

二、腹腔镜术后疼痛处理

1. 腹腔内创伤比较小的妇科腹腔镜手术术后疼痛多是颈肩部疼痛,腹部创口疼痛反而不明显,因此可采用单纯的非甾体抗炎药作术后镇痛,如子宫全切术、子宫次全切术,多个子宫肌瘤切除术等造成腹腔内较大创面的妇科腹腔镜手术,术后镇痛可采用抗炎配伍阿片类镇痛药。简单妇科腹腔镜手术如单纯的卵巢囊肿切除术后镇痛可采用长效非甾体抗炎药单次注射,较复杂、创伤较大的妇科腹腔镜手术可采用患者自控镇痛微泵作术后镇痛。

2. 女性患者行妇科手术多紧张,对术后疼痛的预期非常害怕,经常要求应用两天的术后镇痛。麻醉医师应该正确引导,避免过度使用术后镇痛。镇痛药物切忌大量使用阿片类药物,适当伍用止呕药物,以免引起恶心、呕吐造成患者的更大痛苦。

第五节 常见麻醉并发症处理

一、呼吸影响

手术结束腹腔降压后，残留的二氧化碳吸收加快，能引起一过性二氧化碳呼出增加，加之组织内潴留的二氧化碳逐渐释放进入血液，所以术后短期内 $PaCO_2$ 仍会偏高，此时麻醉、肌肉松弛药的残留作用对呼吸仍有抑制，故应注意呼吸监测和支持。腹腔镜手术术后对呼吸功能的影响比开腹手术轻，包括术前慢性阻塞性肺疾病、吸烟、肥胖、老年等患者，但这些患者呼吸功能影响仍较正常人严重。

二、气胸

多与手术操作损伤膈肌或先天性膈肌缺损有关，也有并不存在上述问题而仍然发生气胸的实例，但气体通过完好的膈肌进入胸腔的机制目前尚不清楚。

三、皮下气肿

最可能原因是充气针或套管针于经过皮下组织过程中，有大量 CO_2 弥散入皮下组织，气腹针没有穿透腹壁而进行充气所致；另外，腹内压过高、皮肤切口小而腹膜的戳孔较松弛致气体漏进皮下也是其另一诱因。因此，腹内正压应保持适度，以维持在 1.3~2.0kPa 为佳（因为腹内压保持在 1.8kPa 时，正好与毛细血管压力相等，而且可以防止空气进入血管形成致命的空气栓塞，同时减少出血）。麻醉中一旦发现皮下气肿，应立即观察呼吸情况，首先应排除气胸。如已出现气胸，请术者立即解除气腹，施行胸腔穿刺和胸腔闭式引流术，并通过腹腔镜迅速查看膈肌是否有缺损。皮下气肿术后检查可以发现捻发音，主要最常见于皮肤松弛处，一般不用特殊处理，但应该注意严重的皮下气肿可致高碳酸血症、纵隔气肿、喉头气肿，最严重者可导致心力衰竭。

四、反流误吸

清醒患者常有胃肠不适的感觉；全麻患者则有吸入性肺炎之虑。因此，要求术前常规禁食至少 6 小时，禁水 2 小时，术中经胃管持续胃肠减压。术前应用抗酸药和 H_2 受体阻滞药可提高胃液 pH 值，以减轻误吸的严重后果。气管插管选用带气囊导管、气腹过程中常规将气囊充足。

五、气体栓塞

高压 CO_2 气体经破损静脉血管进入循环系统所致。此时往往有穿刺部位出血或手术操作部位出血。出现气栓必须具备两大条件：①有较大的静脉血管暴露在 CO_2 气体中；②有较高的 CO_2 压力。表现为：①早期包括食管超声心动图中可见气栓，或心前区多普勒检查时发现空气，潮气末 CO_2 张力升高。②后期表现包括 CVP 升高，低氧血症，低血压，心室异位节律，心前区持续性"大水轮"样杂音。处理：停止手术、排尽腹腔内 CO_2 气体患者左侧卧位，若有中心静脉导管可经此将气体抽出，用补液及血管活性药物维持血压。当气体栓塞时是否用 PEEP 通气仍有争议。它可升高中心静脉压来防止气体进入，但同时将影响静脉回流，从而使心排血量降低。

六、心律失常

自主呼吸麻醉下，CO_2 气腹过程中注意高碳酸血症。然而，腹腔镜术中出现心律失常是否与升高的 $PaCO_2$ 相关被提出疑问。实际上，心律失常与 $PaCO_2$ 并不相关，而在充气早期，$PaCO_2$ 并不可能升高的时候，也可出现心律失常。突然牵拉腹膜可能反射性增加迷走神经张力。心动过缓、心律失常，甚至心脏停搏都可能发生。如果患者麻醉过浅或患者已经服用 β 受体阻滞剂。输卵管电凝可激发迷走神经反射。这些反应可以容易而快速地逆转。治疗包括终止充气，给予阿托品，在心率恢复后加深麻醉。心律失常通常出现在病理生理改变最剧烈时的充气早期。因此，心律失常通常反映了有已知或潜在心脏疾病者对血流动力学改变的耐受性差。最后，气栓也会造成心律失常。

七、心血管效应

头低位和气腹对于心血管系统影响较大,前文已述,任何可能导致循环功能不全的附加因素都应尽量避免。下肢不要捆绑过紧,腘窝部位尽量避免压力,以免加大下肢血栓的风险。

八、神经损伤

在头低位神经受压是潜在的并发症,必须避免过度伸展上肢。要小心使用肩托,以免损伤臂丛神经。已有报道腹腔镜术后出现轻度周围神经病变(如腓神经病、感觉异常性股痛、股神经病)。腓总神经最易受损,当患者位于截石位时必须注意保护。某些腹腔镜手术需要长时间截石位,会导致下肢间隔综合征。

九、恶心、呕吐

腹腔镜手术术后恶心、呕吐的发生率较高,达40%~70%,术中应用阿片类增加其发生率,而异丙酚能减少其发生。可常规应用止呕药物。

十、术后躁动

主要与镇痛不全、麻醉药物残留作用和二氧化碳潴留等因素有关。注意做好术后镇痛,特别是术中和术后镇痛药物的衔接应用;充分排出二氧化碳;应用局麻药软膏减轻尿管刺激等措施均可减少术后躁动的发生。

第六节　特殊患者的麻醉处理

一、孕妇

孕妇腹腔镜手术常为卵巢囊肿切除术、阑尾切除术和胆囊切除术,主要考虑流产和早产、子宫损伤、对胎儿等三方面的影响。文献报道均显示在孕4~32周,腹腔镜手术不危及正常妊娠过程,但一般认为在孕12~23周流产和早产可能性最小,同时腹腔空间也较大,便于手术操作,大于24周的手术必要时可应用抑制子宫收缩的药物;通过调整气腹穿刺针、镜鞘等位置可以防止对增大的妊娠子宫损伤的危险;腹腔内压增加和二氧化碳对胎儿有一定影响,包括胎儿酸中毒、心率和血压增高,但程度较轻,且术后很快恢复,主要是二氧化碳的影响,而不是腹压高的作用。用氧化亚氮气腹胎儿的这些变化则消失。术中胎儿监测可用经阴道超声。孕妇术中机械通气可调节至动脉二氧化碳在正常值的低限。

二、肥胖患者

1. 术中严密监测　肥胖患者容易合并重要器官的功能受损,在腹腔镜手术中,因气腹和体位的影响,肥胖患者更容易出现呼吸和心血管系统的紧急情况,故术中严密监测非常重要。

2. 不适用于椎管内麻醉　肥胖患者椎管内阻滞比正常人困难得多,且肥胖患者椎管内麻醉用药量是正常人用量的2/3,阻滞平面不易调节,平卧后仍会继续上升。如果阻滞平面在 T_5 以下,对潮气量的影响很小;阻滞平面超过 T_5 水平,则可产生呼吸抑制,对伴有呼吸系统疾病的肥胖患者影响更大。高平面阻滞时,自主神经的阻滞平面比躯体神经的阻滞平面更高,可导致心血管功能抑制,这种抑制可能在牵拉腹膜时突然加重。在妇科腹腔镜手术中,体位和气腹对肥胖患者的影响尤为剧烈。故肥胖患者行妇科腹腔镜手术,不建议采用椎管内麻醉。

3. 首选全身麻醉　肥胖患者行妇科腹腔镜手术首选全身麻醉。肥胖患者特别是病理性肥胖患者气道管理困难是围手术期死亡率高的原因之一。气管插管的主要困难在于喉镜不能显露声门,故麻醉诱导前必须详细评估气管插管困难的程度及风险,应备好困难气管插管所需的器具,如氧气面罩、口咽通气道、鼻咽通气道、导管芯、枪式喷雾器、多种型号的喉罩、各种型号的咽喉镜片及纤维喉镜等。必要时可考虑清醒插管,充分吸氧,静脉注射适量抗胆碱类药、镇静药或镇痛药,在完善表面麻醉下进行气管插管。当然也可在纤维支气管镜引导下完成插管。应用肌肉松弛药宜持续监测神经 - 肌肉阻滞程度，并尽量使用最低有效剂量，以免术后出现神经 - 肌肉阻滞的残余效应。肥胖患者全身麻醉药物异氟烷可列为首选，阿片类药物，芬太尼消除半衰期在肥胖患者与非肥胖患者之间并无差异，而吗啡会延长通气支持的时间，应谨慎使用。在吸入低浓度麻醉药的同时加用异丙酚 6mg/（kg·h）（其体重按矫正值计算，即理想体重 IBW+［0.4× 超出体重］），可产生满意的麻醉效果。肌肉松弛药以阿曲库铵较为理想，如阿曲库铵 1mg/kg 的作用时间在肥胖患者与非肥胖患者相似。

4. 通气管理 肥胖患者全麻后，特别在平卧位时可进一步关闭小气道，使功能余气量降低，甚至低于闭合容量，因此，肥胖患者全麻手术中必须重视通气。为减少肥胖患者引起的呼吸做功及耗氧量增加，采用大潮气量人工通气较为有利，而不宜应用呼气末正压通气（positive end expiratory pressure，PEEP）。肥胖患者取头低位时，胸壁顺应性及氧合可进一步降低，围手术期持续监测脉搏血氧饱和度或血气分析具有十分重要的意义。

5. 严格掌握气管拔管指征

（1）患者完全清醒。

（2）肌肉松弛药及阿片类药残余作用已完全消失。

（3）吸入 40% 氧时，pH = 7.35~7.45，PaO_2>10.7kpa（80mmHg）或 SpO_2>96%，$PaCO_2$<6.7kpa（50mmHg）。

（4）呼吸器显示的最大吸气力至少达 25~30cmH_2O，潮气量>5ml/kg。

（5）循环功能稳定。拔管后仍应继续面罩吸氧，并监测 SpO_2 1~3 天。

（李渭敏　王汉兵）

第三章

妇科腹腔镜手术的围手术期管理

围手术期是指患者入院后在手术前、手术中及手术后的一个相连续的过程。围手术期的管理重点是配合治疗方案有效落实各项措施,对患者实施整体的个性化的护理,全面评估患者的心理状态,提高患者对手术的耐受力,减轻焦虑,解决与患者有关的健康问题,提高手术的安全性,避免术后并发症的发生,促进患者早日康复。妇科护士认真做好腹腔镜手术的围手术期护理,以及并发症的观察和处理,是进一步体现腹腔镜手术治疗优势的重要环节。

第一节　腹腔镜术前患者心理护理

患者因需要手术住进了一个环境陌生的地方,对手术的不了解、对疼痛的恐惧、对术后的担心等,都可导致患者产生焦虑和恐惧。如何解除或缓解腹腔镜手术前患者心理负担,是保证术后康复的重要课题。

一、对医护人员要求

1. 无论是医生还是护士,都必须认知解除患者术前恐惧心理的必要性与重要性。如果患者在手术前总是失眠,将会导致机体内分泌混乱,影响术后康复。

2. 无论是医生还是护士,除掌握本专业的基本理论、基本知识和基本技能外,还要掌握一些与腹腔镜手术有关的心理学知识。

3. 护士除掌握本专科护理知识外,还应该掌握一些常见病的防治,急、危、重症救护知识。

4. 培养细致的观察力、敏锐的判断力和专科的临床思维,及早发现患者的心理变化,及时疏导。

5. 了解术前患者的心理问题及产生心理问题的原因。

6. 掌握良好的沟通技巧,运用语言或非语言的方式,与患者进行有效的沟通,减少患者的恐惧感。

7. 在工作中要尊重、关心、理解患者,对患者要有爱心、耐心、细心、责任心和同情心,始终把关注患者在生理、心理、健康及生活上的需求贯穿在护理工作过程中,随时让患者感受到我们的关爱和诚意,减少陌生感。

8. 通过正确的评估,及时发现患者现存的或潜在的护理问题,协助医生进行有效的处理,为患者提供安全优质的护理服务,增加患者对医院的认同感。

9. 应该组织护士参观本科室开展的腹腔镜手术,全面了解手术的过程、麻醉方法、手术方式,以及医生对护理方面的要求,一方面可以及时观察病情变化,以便实施有针对性的护理;另一方面,更利于向患者进行与手术相关的健康教育。

二、建立良好的护患关系

（一）心理支持和疏导

鼓励患者表达内心感受,让其有诉说的空间,帮助患者宣泄不良情绪。如女性患者会担心身体过度暴露,更担心手术可能会使自己丧失某些重要的功能,以致改变目前安稳和谐的生活方式。一些妇女视子宫为女性特征的重要器官,错误地认为切除子宫会引起早衰,影响夫妻关系等。因此,妇科的手术可能会对部分患者或家属造成精神压力,针对这些情况,护士应该主动运用专业的知识,采用通俗易懂的语言耐心解答患者及家属的问题,并提供专业的信息和资料,使患者相信,她将得到最专业的治疗和照顾,顺利度过手术治疗的全过程。

(二)介绍腹腔镜手术的优点

虽然腹腔镜技术已逐渐普及和应用,但部分患者仍存在恐惧心理,因此,护士要详细地向患者解释为什么要手术,特别是为什么要做腹腔镜手术,让患者及家属知道手术将提高她的生活质量,手术可以帮助她减轻痛苦、去除病灶、恢复生理功能,主动介绍腹腔镜与普通开腹手术相比的优越性,既可诊断又可治疗,腹腔镜手术将减少疼痛、恢复快,手术后她的健康将比手术前好,从而消除患者的顾虑,让其感受到护士的关爱和诚意。

(三)术后患者现身说法

邀请手术成功的患者介绍其切身体会,讲述自己接受治疗、护理及主动配合的全过程,重点说明腹腔镜手术疼痛少、恢复快的优点。通过现身说法,既可提供患者沟通互动的平台,也可有效地消除患者手术前不必要的顾虑,增强患者手术治疗的信心。

(四)制定健康教育计划

帮助患者认识疾病,手术的相关知识及术后用药的注意事项,通过视频、小册子、面对面等多渠道多形式等方法,向患者说明术前准备的必要性,让其逐步掌握术前后的配合技巧及康复知识,使患者对手术的风险及可能出现的并发症有足够的认识及心理准备。

(聂建英　赵艺敏)

第二节　腹腔镜术前护理与准备

一、术前护理评估

(一)护理评估

通过对患者健康史、现病史、既往史、婚育史、家族史等全面评估,重点了解本次疾病有关或可能影响患者手术耐受力及预后的病史,从而制订有效护理措施。

(二)患者身体状况评估

1. 评估患者术前的身体功能状况详细,了解有无影响麻醉、手术的伴随疾病。

2. 评估有无专科的潜在高危风险因素,如下肢深静脉血栓风险、跌倒风险等。

3. 评估主要器官及系统的功能状况,判断患者对手术的耐受性,术前是否需要进行特殊的准备,患者的睡眠状态等。

(三)心理-社会状况评估

评估亲属对患者的关心程度、心理支持力度、家庭经济状况、社保医疗系统情况。

(四)安全评估

作为护士必须了解本科的高危患者、高风险环节及高危时段,尽力为患者提供安全的住院环境,确保其住院期间的安全,防止护理不良事件的发生。

1. 凡65岁以上的患者入院必须进行跌倒风险的护理评估,对于存在高危风险、行动不便或自我照顾有困难的患者建议有人陪伴,同时要提高患者及家属对跌倒风险的认识,告知防跌倒的注意事项,如保持地面干燥、穿防滑鞋,不能跨床栏下床,夜间保持夜灯照明等,使用安全标识提示,重点交接班。

2. 对于有高血压、糖尿病等基础疾病的患者要有重点的观察内容,落实交接班。

二、术前护理

(一)术前一般护理

1. 术前饮食

(1)根据患者的手术方式手术前一天选择进食流质物,如粥、粉、面等,避免进食纤维丰富的蔬菜和水果。

(2)为防止麻醉或术中呕吐引起窒息或吸入性肺炎,目前大多数择期手术的患者要求术前禁食8~10小时,禁水4小时,但要注意个体差异,因此,当班护士要做到有效巡视,为特殊患者提供个性化的饮食指导。

（3）2017年1月3日，Anesthesiology在线发表最新版的美国麻醉医师学会（ASA）《健康患者择期手术前禁食及降低误吸风险的药物使用实践指南》，随着国内外相关研究的开展与深入，禁食时间的标准不断在更改。简言之，禁食时间比我们预想的要短一些。但要注意的是，如果要缩短禁食水时间，必须与手术医生、麻醉师达成共识，共同循证，确保手术患者安全。

2. 充足睡眠　保证患者充足睡眠有利于提高患者的手术耐受性，因此，护士要尽力为患者营造安静舒适、有利于休息和睡眠环境，必要时建议医生给患者服用适量镇静催眠药。

3. 完成各项术前检查排除手术禁忌证　协助患者完善术前相关检查，如血液常规、大小便常规、白带常规、宫颈细胞学检查、胸透、心电图、盆腔B超、腹部B超、宫腔镜、阴道镜等。另外，老年患者要求进行肺功能检查、尿动力学检查及与基础疾病有关的检查，特别强调做好检查前的风险评估，对高危、高风险的患者必须专人陪伴，落实好交接班，确保检查顺利完成。

4. 生命体征监测　入院24小时内、术前1天常规监测体温、脉搏、血压，特别要注意体温和血压的情况，如有异常应该重测并寻找分析原因，及时报告医生处理，动态持续关注处理结果并记录。

5. 术前健康教育　管床护士通过用通俗易懂的语言向患者讲解术前准备的内容及各项准备工作所需的时间，必要的检查流程，如何接受检查，检查中可能出现的不适及应对方法。

（二）术前一日护理

1. 皮肤准备

（1）据美国疾病感染控制中心发表的有关伤口部位感染的预防资料（1999年）提示：手术患者不必常规去除毛发，除非毛发密集在切口或周围干扰手术进行时需要，并建议采用脱毛剂或剪毛器去除毛发，以免刮毛时损伤皮肤，增加感染的机会。

（2）有资料表明，备皮时间越接近手术时间感染率就越低。

（3）经过不断的探索和改进，现在的妇科腹腔镜手术，对不需要进行阴道操作的大部分腹腔镜手术患者，不需要进行手术区域的皮肤准备，但要指导患者术前个人的清洁卫生，如沐浴、洗头、更衣、剪指/

趾甲等。

2. 脐部消毒　脐部组织薄、血管少，是腹腔镜手术时进镜的理想部位。脐部的形态各种各样，有扁平型、深锥型等。不同类型的脐部采用不同的消毒方法。

（1）扁平型脐部：几乎没有污垢物，用一般酒精或聚维酮碘消毒即可，可以作为选择进镜的部位。

（2）深锥状脐部：深锥状的脐孔污垢物较多，即使用汽油、松节油清洗，也很难清洗干净，容易导致脐孔深部损伤，而引起术后感染。因此，护士在清洗此类脐孔过程中，要注意动作轻柔，尽量避免损伤脐部皮肤，并交代患者清洗后如何进行自我观察，同时也作为床边交接班的重点内容，及时将观察情况向管床医生反馈，与手术室护士做好交接班。

3. 阴道消毒

（1）术前1天用聚维酮碘或安尔碘Ⅲ型皮肤黏膜消毒剂彻底清洁阴道，可减少术后残端蜂窝织炎的发生，在清洁过程中注意观察阴道分泌物的情况，发现异常及时报告并处理。

（2）对于绝经后阴道萎缩的妇女，在术前局部应用雌激素阴道栓或雌激素软膏，可以使变厚的阴道黏膜容易分离。

4. 肠道准备　妇科腹腔镜手术对肠道准备要求较高。因此，管床护士必须全面评估患者的排便习惯，根据评估结果及手术方式决定肠道准备的方法。目前，大部分妇科腹腔镜手术使用的肠道清洁方法如下。

（1）手术前一天晚上20:00用0.1%肥皂水1 000 ml行大量不保留灌肠一次，以清洁下段结肠，手术当天早晨5:00再用0.1%肥皂水1 000ml行大量不保留灌肠一次，保证有足够的时间使灌肠液完全排空。

（2）术前晚20:00和21:00分别采用磷酸钠盐灌肠液灌肠一次。

（3）术前一天口服灌肠液。无论采用何种肠道清洁的方法，护士必须有效观察患者的排便情况，以便及时采取补救措施。如果估计手术可能要损伤肠道或需要肠道手术（如卵巢癌细胞减灭术）时，应该做彻底的肠道准备，如采用清洁灌肠使结肠内的大便完全排净，也可以口服灌肠液促进排便。灌肠有助于降低粪便嵌塞的发生率，促进术后正常肠功能的恢复。

（三）手术当天护理

1. 送手术前再次测量体温、脉搏、呼吸、血压，了解患者的睡眠情况和自我感受。

2. 再次予以阴道清洁抹洗。

3. 再次交代禁食水。

4. 不要随便离开床位，等待通知。

5. 检查患者是否已取下活动的义齿、发夹、首饰及贵重物品。

6. 是否已排空尿液。

7. 再次核对医嘱并填写好"术前准备单"，携带病历或术中用药。

8. 根据患者情况选择合适的运送方式，在家属的陪同下送患者至手术室。

9. 到达手术室后必须与手术室的接班护士认真核对患者资料，如手腕带、姓名、住院号、床号、手术方式、药物过敏史等。无误后交接双方确认签名。

（四）接台手术的护理

对于接台等候手术的患者，护士要再次交代相关注意事项，加强巡视，观察有无头晕、冷汗等不知症状，必要时予静脉输液以补充能量。

三、急症手术护理

异位妊娠破裂出血、卵巢瘤扭转等急症的患者，均为抢救性手术。医生开好医嘱后（紧急时可以先开口头医嘱，后补正式医嘱），护士必须在最短的时间内执行医嘱，做好急救处理，同时立即建立静脉通道、交叉配血、吸氧、监测生命体征等，并尽快车送手术室。

（杨月婷　赵艺敏）

第三节　腹腔镜术后护理

一、术后护理评估

（一）了解术中情况

了解手术方式和麻醉类型，手术过程是否顺利，术中出血、输血、输液量、尿量及引流管情况等，以判断手术的大小及对机体的影响。

（二）身体状况

从以下几方面对身体状况进行评估，做好记录。

1. **生命体征**　评估患者回病房时的神志、体温、脉搏、呼吸、血压、血氧饱和度。

2. **切口及全身皮肤情况**　切口有无渗血、渗液，敷料是否准确覆盖切口，全身受压皮肤有无异常。

3. **管道情况**　查看静脉输液连接是否牢固，有无留置镇痛泵。了解引流管、尿管的位置及连接情况，以及标识是否清楚，引流是否通畅、引流液的颜色、量、性质等。

4. **肢体功能**　了解术后肢体感觉的恢复情况及四肢的活动情况。

5. **术后不适及并发症**　了解有无疼痛、恶心、呕吐、腹胀等不适，评估不适的种类和程度。评估有无术后出血及下肢深静脉血栓形成的危险因素。

二、术后一般护理

（一）做好迎接患者准备

患者送入手术室后，病区护士应根据患者手术及麻醉方式，准备好相应的物品。

1. 一般情况下，妇科腹腔镜手术后的患者应准备好输液架、吸氧装置、多功能监护仪。

2. 对于盆腔粘连、盆腔脓肿、宫颈癌、内膜癌等手术的患者，应准备连接引流装置的用物。

3. 要准备好消毒的外阴垫，更换干净的被服，调节好室温，为患者回病房做好准备。

（二）手术后交接

1. 患者清醒后由麻醉医生或麻醉护士送回病房，在手术交接、安置患者体位时，必须做到动作轻柔、缓慢、协调一致，既不影响术中带回的输液管、尿管、引流管等，也不能因体位安置不当而引起脱管。一般情况下，妇科腹腔镜手术后的患者体位以去枕（或低枕）平卧、头偏向一侧为宜，如有引流管应相对卧向患侧。

2. 详细了解患者麻醉及手术方式、手术过程生命体征是否平稳、术中出血量、静脉输液量、用药情况及术中出现的异常情况等,全面评估患者的意识状态、呼吸及循环功能、肢体运动情况和感觉等,判断患者麻醉的恢复程度。

（三）生命体征监测

1. 监测要点

（1）一般妇科腹腔镜手术对生命体征影响不大,但体温、血压、脉搏、心率、呼吸是评估术后患者生命活动质量的重要客观资料,相互之间关系密切,是判断病情变化的重要依据,一般情况下术后应监测生命体征3~4小时,并根据手术方式、手术的范围及患者生命体征是否稳定而决定监测的具体时间。

（2）对手术范围大、手术时间长、盆腔粘连较严重、术中出血多等腹腔镜手术的患者,术后应监测生命体征24小时,严密观察生命体征数据的变化,一旦有异常应及时报告医生,并客观、实时、动态记录,做好交接班。

2. 术后吸氧　一般妇科腹腔镜手术不会导致血液酸碱平衡紊乱,也不会引起血氧饱和度下降。笔者曾对腹腔镜术后患者在吸氧与不吸氧情况下的血氧饱和度、血气分析进行了对照比较,结果没有太大差异。亦有学者对吸氧能否减轻由于CO_2积聚引起术后不适进行了统计分析,发现吸氧可减轻术后由于CO_2积聚引起的膈肌、肩背酸痛等不适。

（1）建议腹腔镜术后的患者应该给予常规吸氧3~4小时,并根据手术范围的大小、时间的长短等决定吸氧的时间。

（2）对复杂的子宫全切术、广泛性子宫切除术加淋巴清扫术等患者,应适当延长吸氧时间,按医嘱及时准确抽查血气分析或急诊生化,以了解血液的酸碱平衡情况,作为护士,应了解本科的检验危急值,及时跟进检验结果,随时向医生反馈。

（四）饮食和输液

手术是一种创伤,手术患者的营养状况不仅关系到抵御感染的能力,也关系到患者的康复。虽然,妇科腹腔镜手术对胃肠功能的干扰相对少,一般只要麻醉清醒后就可以进食半流质饮食,但在临床的观察中发现,部分消瘦的患者术后肠蠕动恢复较慢,容易出现术后不完全肠梗阻,部分患者进食后可引起腹胀不适等,对于以上情况,医护人员应予重视,进食的时间及种类应因人而异。

1. 妇科腹腔镜术后的患者,遵循术后加速康复的理念,患者手术完毕回病房3~4小时后,清醒、有

吞咽功能的可先少量饮水,然后根据胃肠功能的恢复情况逐步过渡流质、半流质到普通饮食,开始以少食多餐、进食后无感觉不适为宜。

2. 对于少部分全身麻醉后短期内食欲减退、恶心、呕吐、消化功能暂时被抑制而进食少的患者,护士应多关心,并留意观察其进食的种类及量,耐心地做好解释,讲清饮食与术后康复的关系,为其创造良好的进食环境,尽量征求并满足患者对饮食的需求,逐渐过渡到正常饮食。

3. 对于严重盆腔粘连、重度的内膜异位症或广泛性子宫切除术,以及淋巴结清扫等复杂的妇科腹腔镜手术患者,应予以暂时禁食观察,待肠蠕动恢复,肛门排气后方可进食。在禁食期间应予以静脉输液,补充水、电解质及营养,以维持机体的需要,并详细记录24小时的输入量及排出量,评估患者的水、电解质平衡情况,输液量以既能满足机体需要又不影响术后早期活动为宜。

4. 对于术中发生肠管损伤需要禁食者,根据医嘱及时调整饮食。

（五）早期鼓励患者活动

妇科腹腔镜手术一般为气管插管全身麻醉,由于术中使用镇静药,通常患者术后均处于昏睡状态。因此,患者从复苏室回到病房后,只要患者清醒就应该鼓励早期活动。

1. 告知患者早期活动的优点

（1）术后早期活动可增加肺活量、利于肺扩张和分泌物的排出、预防和减少并发症、改善血液循环、防止局部皮肤受压过久及减少下肢静脉血栓的形成。

（2）早期活动可促进肠蠕动、增进食欲、防止腹胀和肠粘连。

（3）早期活动还有利于膀胱功能的恢复。

（4）预防术后下肢深静脉血栓。

2. 早期活动内容

（1）下床活动:对于手术相对简单的患者,护士经综合评估后根据其麻醉的恢复情况及清醒程度,鼓励患者2小时后开始在床上活动,如翻身、活动四肢等,麻醉完全清醒后可进行腹腔镜操练习,拔尿管后尽早下床活动。

（2）床上运动:对于手术时间长、手术难度大、手术范围大的患者,由于术中多采用膀胱截石位,如术中对腘窝保护不好,有术后发生下肢深静脉血栓的

危险,因此,对这部分患者更应该鼓励术后早活动,可在床上进行包括踝关节运动、屈腿伸腿运动等,以防止下肢深静脉血栓的发生。

3. 早期活动注意事项

(1)患者起床时要严格遵循"起床三部曲"的原则,开始时要求护士或家人陪伴、搀扶,让患者先从床上坐起片刻、再逐渐过渡到床边站立、室内慢行、最后至户外活动等,所有的活动必须坚持循序渐进、安全的原则。

(2)部分对早期活动有顾虑、怕引起伤口痛或管道脱出的患者,护士应耐心、细致地做好解释,并根据患者的具体情况,给予个性化的指导。

(3)对所有初次离床活动的患者,护士均要注意观察面色、脉搏、呼吸及其他自觉症状,连接并固定好各管道,防止管道脱出或意外的发生。

(4)早期活动时,要告诉患者,活动强度及时间要根据个人耐受能力而定,一般以不觉疲劳为宜。

(5)如病情不稳定、出血较多、术式特殊或合并基础病的患者,必须与手术医生沟通后再进行离床活动。

(六) 手术切口护理

1. 切口护理的内容包括观察切口有无出血、渗血、渗液,敷料有无脱落,局部有无红、肿、热、痛等。

2. 妇科腹腔镜手术,一般采用 5~15cm 的小切口,在术后第一天更换敷料时,要注意观察有无渗液、红、肿等,并要求保持伤口敷料清洁、干燥、防止感染。

3. 由于腹腔镜手术伤口小,最多皮内缝一针,腹腔冲洗液易从伤口渗出,影响愈合,因此,敷料潮湿时,应及时更换,注意观察腹腔渗液的颜色和量,与术后出血相鉴别。

4. 正常情况下,妇科腹腔镜手术后 1 周,腹部切口敷料可去掉,可淋浴,并可恢复正常活动。

三、术后特殊护理

(一) 引流管护理

引流管护理的基本要求是固定牢固、引流通畅、观察记录、防感染、标识清楚。妇科腹腔镜手术后的引流管有尿管、阴道引流管、腹腔引流管三种。

1. 尿管护理
要求妥善固定尿管和尿袋,注意留有足够的长度,方便患者翻身活动,防止脱管,保持引流通畅,做好观察及记录。一般简单的妇科

腹腔镜手术待麻醉清醒后 6 小时即可拔除尿管,但在复杂的手术中,停留尿管的时间会适当延长,一般是术后 2~10 天。在停留尿管期间应注意以下要点。

(1)注意观察并记录尿液的性状、颜色、透明度、尿量、引流情况等,尿液鲜红提示可能有输尿管或膀胱损伤。尿量较少时,应检查尿管有无打折、受压或堵塞,怀疑阻塞时,可在无菌操作下用无菌生理盐水或蒸馏水 10~20ml 试通管,以检查是否通畅,当出现原因不明的阻塞时,必须及时报告医生处理,并实时、动态记录。

(2)保持外阴清洁,每天用碘消毒剂清洗外阴 2 次,及时排放尿液,尿袋高度不能高于膀胱,更换尿袋时要严格执行无菌操作原则,防止逆行感染及医源性感染;如停留尿管时间超过 7 天以上者,必须及时留取尿标本进行培养,根据病情需要重插尿管。

(3)停留尿管时间较长者,可在拔尿管前 2~3 天适当夹闭尿管,2~4 小时开放一次,或根据患者的进食饮水情况按需放尿,以训练膀胱功能;拔除尿管后,护士要教会患者诱导排尿的方法,并观察排尿的频次和每次排出量,注意检查膀胱区是否充盈,必要时测残余尿,如残余尿量多于 100ml,应根据患者的具体情况适当延长观察时间或重插尿管。

2. 引流管护理
妇科腹腔镜手术放置的引流管主要引流盆、腹腔内的渗血、渗液及冲洗液,观察有无内出血及感染。术后留置引流管可以从腹腔引出,也可以从或阴道引出。广泛性子宫切除术、盆腔淋巴结清扫术后防止渗出液停留腹腔,必须做好引流管护理。

(1)标识引流管:要求必须妥善固定、标识清楚、防止脱出,如有两条或两条以上引流管的应分别标识,易于辨识,摆放整齐。

(2)保持引流管通畅:引流管不得受压、扭曲、折叠,防止阻塞。经常向离心方向挤捏(每 2~3 小时一次),以保持引流通畅,维持一定的负压,做好观察及记录。在患者翻身及进行护理操作时,要注意避免牵拉。

(3)引流管位置摆放:引流袋放置最好低于腹部水平 20~30cm 处,确保引流通畅,随时观察引流液的性质和量,若引流液每小时大于 100ml,且为鲜红色,应考虑有内出血,若引流液量多且为粉红色或淡黄色,要警惕有无输尿管或膀胱损伤,及时报告医生

并做好记录。

（4）防止逆流：引流期间，防止引流液发生逆流，定期在无菌操作下更换引流装置，严防感染。

（5）若 24 小时引流液小于 20ml 时，可结合病情考虑拔管。

（二）尿潴留护理

尿潴留的发生不仅与术中根治性切除宫旁和阴道旁组织不可避免地损伤支配膀胱和尿道的交感神经和副交感神经有关，还与子宫切除后导致膀胱颈失去支撑和膀胱后倾相关。有学者采用术后 10 天拔尿管后 B 超测残余尿，尿量多于 100ml 定义为尿潴留，术后膀胱功能恢复中位时间 8 天（4~40 天）。对于尿潴留的患者，护士必须全面评估排尿情况，采取恰当的护理措施，促进排尿功能的恢复，预防泌尿道感染。

1. 膀胱功能训练的具体方法

（1）饮水训练，日间给予饮水，每小时 100~150ml，每日摄入量 1 500~2 000ml，对于心、肾功能不全的患者不宜进行饮水训练，注意入睡前限制饮水量，减少夜间尿量，保证肾脏的休息。

（2）间断夹闭尿管，每 2~4 小时开放一次。

（3）盆底肌肉训练，视患者情况取卧位或坐位，试做排尿或排便动作，先慢慢收紧肛门，再收缩阴道、尿道，使盆底肌上提，大腿和腹部肌肉保持放松，每次收缩不少于 3 秒，放松时间 10 秒，连续 10 次，每日 3~5 次，训练过程中应注意观察患者的情况；另外，亦可采取针灸或低频理疗促进膀胱功能的恢复。

2. 诱导排尿方法

（1）拔尿管后的患者，如能离床者则协助其到洗手间，坐在坐便器上，打开水龙头听流水声，切忌用力按压膀胱区，以免造成膀胱破裂。

（2）用温热的毛巾外敷膀胱区，或用温水冲洗外阴，边冲洗边轻轻按摩膀胱的膨隆处。

（3）用开塞露塞肛，使患者在排便的同时排尿，在诱导排尿过程中，随时关注患者的感受及症状，如出现面色苍白、出冷汗、眩晕等不适时，应立即处理。

（三）术后不适的护理

1. 术后疼痛护理　手术后的患者会有不同程度的疼痛，通常发生在麻醉作用消失后，术后 24 小时内最为剧烈，2~3 天后自然缓解。任何增加切口张力的动作，如咳嗽、翻身、腹胀、尿潴留、呃逆等，都能引起或加剧疼痛。作为护士应该了解引起术后疼

痛的原因。

（1）腹腔出血：妇科腹腔镜手术有可能存在残端出血，而引起腹腔出血导致腹膜刺激征的症状，故术后应予以严密观察腹痛情况，及时向医生汇报。

（2）腹胀：手术时间较长的腹腔镜手术，由于术中长时间气腹，较高的腹内压力对胃肠道静脉回流造成影响，CO_2 经腹膜或末梢肠管静脉吸收，可造成胃肠道静脉高碳酸血症和酸中毒。虽然术后可解除气腹，但静脉回流不畅并不能马上缓解，因此，在一定程度上造成术后腹胀发生的增加。若因腹胀引起的疼痛，可鼓励患者尽早下床活动，或在腹部以顺时针方向按摩，以促进肛门排气。

（3）CO_2 刺激：因 CO_2 气腹引起的双肋或肩部疼痛，可指导患者进行腹腔镜操练习或采取膝胸卧位，使 CO_2 气体向盆腔聚集，以减轻对膈肌的刺激，亦可以适当延长术后吸氧的时间以缓解症状。有研究表明，术后延长吸氧至 6~8 小时能加快氧与 CO_2 的交换，促进 CO_2 的排出，从而减轻对膈神经的刺激强度，缩短刺激的时间，对缓解因气腹造成的术后肩部、双肋疼痛有明显的作用。因此，对于手术时间长、刺激症状明显的腹腔镜手术患者，可适当延长吸氧时间。

作为护士，通过对疼痛的观察，可进行相关的对症处理：①妥善固定引流管，防止患者因疼痛而移动身体牵拉引流管加重疼痛。②指导患者在翻身、深呼吸或咳嗽时向切口方向按压，减少因切口张力增加引起疼痛。③适当使用止痛剂，以缓解皮肤和肌肉性疼痛。④指导患者正确使用镇痛泵，向患者及陪伴人员介绍镇痛泵各按钮的使用方法，并注意观察使用的效果。

2. 恶心、呕吐　对恶心、呕吐的患者，要稳定其情绪，判断引起恶心、呕吐的原因，观察恶心、呕吐的时间，呕吐物的量、内容、性质等，并做好记录。

（1）为常见的麻醉镇痛后的反应，一般随麻醉作用消失而缓解。

（2）糖尿病、酸中毒、水电解质平衡失调（低钾、低钠）、低血糖、缺氧等也可引起呕吐。

（3）协助患者取舒适的体位，头偏向一侧，温开水漱口，必要时按医嘱使用镇吐药物。

3. 咽喉部不适　由于气管插管全麻损伤气管黏膜，再加上麻醉没有完全清醒，咳嗽反射较弱，易发生咽喉部疼痛、咳嗽、痰多等不适。因此，应鼓

患者早下床活动,多做深呼吸,协助翻身、拍背,及时咳出呼吸道的分泌物,必要时给予雾化吸入。

四、术后并发症护理

(一)皮下气肿

1. 为腹腔镜手术特有的并发症,偶见于体重较轻或手术时间过长的患者。

2. 由于气腹时腹腔内压力升高,气体从气针处分散于皮下或致气腹时直接灌入皮下所致。因此,患者从复苏室送回病房时,接班护士应认真检查全身情况,如面色、皮温、皮下有无气肿或血肿等,以便及早发现异常。

3. 如有皮下气肿压之有捻雪音,可给予被动运动,增加血液循环,观察呼吸的频率、节律的改变,有无腹痛、咳嗽等症状,一般情况下,CO_2 能自行吸收,无须特殊处理,如病情较重,可按医嘱对症处理。

(二)脏器损伤

在妇科腹腔镜手术领域中,随着手术难度的加大,内脏损伤的发生率有所增加,由于输尿管、膀胱等与盆腔解剖关系密切,子宫内膜异位病灶等关系,妇科腹腔镜手术有可能造成肠管损伤、膀胱损伤、输尿管损伤及血管损伤等并发症。因此,护士必须全面评估患者术前、术后的情况,了解手术的方式及术中的情况,清楚各种手术可能出现的并发症,对术后患者做到有重点、有针对性地巡视,发现各类异常情况,及时报告医生并处理,以更好地发挥微创手术在妇科诊断治疗中的作用。

1. 肠管损伤　多见于重度子宫内膜异位症引起的严重粘连、腹腔镜手术对盆腔炎进行粘连松解时,由于术中大量使用高频电发生器的单、双极电凝而引起肠管电灼伤。有学者报道,15% 的肠管损伤不能在术中发现,从而导致严重的术后并发症。肠穿孔可能会导致脓毒血症累及多器官功能衰竭,甚至死亡。因此,要注意观察患者术后有无恶心、呕吐、腹痛、腹肌紧张、发热等症状,症状是否日渐好转。当术后脐孔有持续、多量液体流出,而其他穿刺孔无液体流出时,应警惕肠穿孔的发生。

2. 输尿管和膀胱损伤　是腹腔镜子宫根治术的主要并发症,其症状常在术后数日出现,术后必须注意观察尿管的引流情况,有无血尿及尿性腹膜炎的体征,如有漏尿、腹痛、腰痛、发热等症状,应报告医生行进一步检查。

3. 血管损伤　是腹腔镜手术行盆腔淋巴结清除术中常见的并发症,因此术后要严密观察血压、脉搏、心率的变化。腹部体征及腹围的大小,切口渗血及阴道出血情况,尤其要重点观察腹腔引流液的量及颜色。

(三)腹腔内出血

出血是腹腔镜术后严重的并发症,其原因多为术中意外损伤或电凝止血不彻底。患者术后出现血压下降、心率加快、脸色苍白、冷汗、腹部膨胀、肠鸣音消失等症状,血液可从腹壁切口或阴道流出。因此,术后必须严密监测生命体征,注意观察腹部切口敷料有无渗血,评估腹腔有无移动性浊音、腹围的大小及引流管情况,若引流液呈鲜红色或短时间内引流量多(每小时大于 100ml)时,尤其要注意,并迅速建立静脉通道、交叉配血、吸氧、保暖,做好输血或再次手术的准备。

(四)预防下肢静脉血栓

近年来,国内外较多的报道认为妇科手术与下肢静脉血栓(DVT),形成有一定的相关性,因此,预防下肢静脉血栓形成引起了妇科医护人员的高度重视。

1. DVT 形成主要原因

(1)手术患者术中或术后体位不当导致静脉受压。

(2)手术创伤或经静脉输注刺激性药物造成静脉壁损伤。

(3)卧床时间长致血流缓慢等。

2. 临床表现

(1)术后 48 小时内表现为腓肠肌疼痛及紧迫感,继而出现凹陷性水肿。

(2)沿静脉走行可见皮肤发红、肿胀和发热,局部有压痛和浅静脉扩张,可触及索状变硬的静脉管,伴有皮温改变和脉搏持续增快等症状。

3. 预防 DVT 护理

(1)术后及早进行下肢活动和早期离床活动。

(2)如需静脉滴注高渗液体,应选用血流丰富的上肢血管,避免下肢静脉穿刺。

(3)一旦出现症状,可将患肢抬高于心脏水平 20~30cm,膝关节微屈 15°,腘窝处避免受压。

(4)指导进行活动踝关节及踝泵运动,可有效预防 DVT 的发生。

(5)严密观察外周循环的情况。

（6）严禁按摩及热敷患处，防止栓子脱落。

五、安全护理

随着医疗卫生保障需求的不断增加，医疗服务市场竞争日趋激烈的情况下，护理安全已成为衡量护理服务的重要指标，也是患者就医选择的最直接、最重要的指标之一。因此，在妇科护理工作中如何确保手术患者的安全，提高护理质量，消除影响护理安全的不良因素，保证患者的满意度，营造温馨和谐的就医环境，是每一个护士要面对和思考的问题。

（一）防脱管

根据病情及手术的需要，妇科腹腔镜手术后的患者一般留有外周静脉或少数深静脉留置针、静脉或硬外自控镇痛泵、尿管、引流管等。如何有效地防止各管道松脱是安全护理的重点工作之一。因此，患者手术复苏送回病房时，接班护士必须认真检查各管道连接是否牢固，放置是否妥当，并予标识清楚，便于观察。告知患者及陪伴人员相关注意事项，定时有效巡视，并作为床边交接班的重点内容之一，如一旦发生脱管，必须沉着镇静，按照相关应急预案进行初步处理并记录，同时，报告医生行进一步处理。

（二）老年患者的安全护理

随着妇科腹腔镜手术的不断开展，此术式应用于老年妇女也逐渐增多，然而，随着年龄的增长，其伴随的合并症亦相对增加，常多病并存、一病多症、一症多病，临床表现复杂且不典型，术后意外及并发症相对增加，因此，在手术风险大大增加的同时，护理观察亦增加了难度，因此，在护理老年患者时，必须认真落实以下护理措施。

1. 防跌倒　据调查，大于 65 岁和大于 80 岁的人群中，每年发生跌倒的概率分别为 30% 和 50%。其中轻者可引起软组织损伤，重者可发生骨折、硬膜外出血甚至危及生命。因此必须加强护理安全管理，有效落实各项护理措施。

（1）术前全面评估患者的既往病史、意识状态、步态、平衡和自理能力，并根据跌倒风险的高低，制订各项预防措施，在床尾悬挂"防跌倒"的安全标识，告知患者及陪伴人员预防跌倒的方法及注意事项。

（2）地面保持清洁、干燥，浴室地板要有防滑装置，坐便器装有扶手，病房内灯光明亮，设施简化，生活用品放置合理，便于取用。

（3）加强预防跌倒意识教育，对部分自我能力评价过高的患者，责任护士要多沟通，并用类似案例增强说服力，在生活上给予帮助，指导患者下床时动作要慢，避免因自身平衡力减弱而引起跌倒。

2. 用药安全　掌握最佳的用药时间，根据医嘱指导患者按时服药。

（1）饮食与药物的关系：合并糖尿病的患者在使用降糖药时，应按照药物起效的快慢，分餐前、餐中、餐后服用；通过药物开始作用时间正好是血糖开始上升时间，而药物作用最强时间正好是血糖达高峰时间的原理起到控制血糖的目的；每日定时测血糖，根据结果安全应用降糖药。

（2）生理与药物的关系：有些老年高血压的患者喜欢睡前服药，这是误区。因老年人血脂高、血黏稠度高，服用降压药后心率减慢，血流缓慢，易引起心脏供血不足，甚至导致急性脑血栓、冠脉血栓。一天内血压波动有两个高峰期，分别是 5：00-8：00、13：00-17：00，服用降压药应在高峰前 1 小时，只有掌握规律才能更好地达到药效。

（三）预防心脑血管意外的发生

既往有高血压、糖尿病、高脂血症是老年患者发生脑血管意外的主要危险因素。而术后卧床、用力排便、长时间使用止血药等易诱发脑血管意外。因此，要特别关注患者的第一次进食、第一次下床和第一次排便。

1. 第一次进食　进食前做好口腔清洁，戴上义齿，食物配搭合理，注意色、香、味，少量多餐，适当补充含钾的食物。

2. 第一次下床　起床速度一定要慢，下床前先摇高床头坐起，适应后移至床边，双下肢下垂端坐，感到无头昏时由护士或家人扶起站立后再行走。

3. 第一次排便　患者因卧床时间长，肠蠕动及肠黏液分泌减少，加之术后进食少，易便秘；而老年患者由于血管脆性大，心脏负荷差，用力排便易诱发心脑血管意外。因此，在术前应训练床上排便，术后早期床上活动，腹部按摩，促进肠蠕动，肛门排气后进食含纤维素的食物，促进排便。

六、术后心理护理

1. 手术后患者，尤其是大手术者，一旦从麻醉中清醒，首先是想知道手术是否成功，疾病是否根治,机体功能是否恢复等,心里总是不踏实,希望得到确切的答案。因此,当患者清醒后,护士应以欣喜的表情、温暖的语句向其表示祝贺,告诉她由于她的配合,手术的效果很好、很成功,现在情况稳定,但对于手术中的不顺利或病灶未能切除者,应做好保护医疗措施,只能告诉家属,暂时不让患者知道。

2. 疼痛是术后患者主要的生理反应,由于怕疼痛,患者不敢活动,不敢咳嗽及深呼吸,容易导致并发症;疼痛又是患者心理上的主观体验,使其精神紧张、焦躁不安。因此,对于术后疼痛,除必要的药物止痛及安慰外,护士要给予同情和理解,指导患者暗示自己"术后疼痛是正常的,手术都挺过来了,这点痛算什么呢?"

3. 由于术后患者角色的转变,被动依赖心理趋于合理化,特别在亲人面前显得十分娇气,完全依赖医护人员和家属照顾。因此,护士应耐心向患者说明依赖对术后恢复可能带来的不良后果,而妇科腹腔镜手术一般情况下自理能力不会受太大的影响,通过对术后患者自理能力的评估,应鼓励并协助患者进行自理,并为其提供必要的帮助,逐步消除依赖心理,促进术后各脏器功能的恢复。

(杨月婷　赵艺敏　陈秋玉)

第四节　常见内分泌疾病合并症的管理

对于伴有内分泌功能障碍的患者,其围手术期的处理是临床医生所面临的独特挑战。糖尿病是最常见的内分泌疾病,围手术期应引起高度重视。众多研究表明,如果临床医师能正确和细心地管理围手术期糖尿病患者的血糖,可以大大减少术后并发症和死亡率的发生。对于甲状腺功能亢进症和甲状腺功能减退症等内分泌疾病来说,术前要尽可能地调整内分泌代谢及血流动力学状态,使之正常化。而肾上腺皮质功能减退常发生在术中或术后,因此,围手术期临床医生应熟悉其症状和体征,以便及早捕捉到该病的发病征兆,并立即进行治疗和干预。

一、糖尿病

对于拟行妇科腹腔镜手术的患者,围手术期可能会出现血糖增高。造成高血糖的原因既可以是由于已知的或未诊断的糖尿病,也可以是由于急危重症所致的应激性高血糖(stress-induced hyperglycemia)。一般围手术期高血糖以合并糖尿病(diabetes mellitus)者居多。目前,我国糖尿病患病率逐年增高,合并糖尿病的妇科手术患者也日趋增多,其中相当比例的患者术前并未得到正确诊断和有效控制。有国外研究报道,择期手术中10%以上的患者合并隐匿性糖尿病。与普通人群相比,合并糖尿病尤其是未发现、未治疗的糖尿病患者血糖升高更加显著,其带来的后果包括感染、内皮功能紊

乱、脑缺血及伤口延迟愈合等。糖尿病患者围手术期死亡率和并发症发生率也更高,应在术前加以识别。而单纯由于应激导致血糖显著增高者往往提示手术应激强,或合并感染、败血症等并发症,可能为危重患者。

因此,围手术期的血糖评估和管理十分重要。但无论高血糖的原因如何,患者是否伴有糖尿病,高血糖均会增加住院患者的并发症和死亡风险。如果处理不当,轻则导致手术伤口感染而延迟愈合,重则导致原有糖尿病病情加重,严重者可诱发糖尿病急性并发症如酮症酸中毒、高血糖高渗状态、乳酸酸中毒伴高血糖危急状态等。

(一)入院时病情评估

1. 既往无糖尿病史患者入院后出现血糖水平持续并显著高于 7.8mmol/L,则需重新评估,制订诊治方案,HbA1c ≥ 6.5% 提示入院前已存在高糖状态。

2. 既往有糖尿病史患者,既往 3 个月内如未行 HbA1c 检测,入院后则需进行 HbA1c 检测,HbA1c ≤ 7% 提示血糖控制满意,围手术期风险较低。HbA1c > 8.5% 者建议考虑择期手术。合并糖尿病酮症酸中毒、高渗综合征是急诊手术的禁忌。病程长的糖尿病患者可能并发冠心病等心脑血管疾病,且心肌缺血症状往往不典型、容易漏诊,应引起警惕。

3. 对于糖尿病患者还应询问既往有无低血糖事件,评判发生低血糖的风险程度。

4. 原发疾病的病情评估

(1)年龄、预期寿命、是否存在器官功能不全、精神或智力障碍、心脑血管疾病既往史和/或风险程度、是否需重症监护、手术的类型(急症、择期手术)。

(2)患者的营养状态、进食情况(禁食、正常摄食或胃肠外营养)等。

(二)血糖控制目标分层

1. 一般控制

(1)空腹血糖或餐前血糖:6~8mmol/L。

(2)餐后 2 小时血糖或不能进食时任意时点血糖水平:8~10mmol/L。

2. 宽松控制

(1)空腹血糖或餐前血糖:8~10mmoL/L。

(2)餐后 2 小时血糖或不能进食时任意时点血糖水平:8~12mmol/L。特殊情况可放宽至 13.9mmol/L。

3. 严格控制

(1)空腹血糖或餐前血糖:4.4~6.0mmoL/L。

(2)餐后 2 小时血糖或不能进食时任意时点血糖水平:6~8mmol/L。

(三)合理的血糖管理目标

经上述评估后,对围手术期高血糖患者血糖管理目标进行分类。

1. 普通大中小手术

(1)若以 HbA1c 为标准,术前 HbA1c<8.5% 即可。若以血糖为标准,术前、术中及术后采用宽松标准,即空腹血糖或餐前血糖 8~10mmol/L,餐后 2 小时血糖或不能进食时任意时点血糖水平 8~12mmol/L。短时间<15mmol/L 也可接受(E 级)。

(2)对于低血糖高危人群,即糖尿病病程>15年、有无感知性低血糖病史、有严重伴发病如肝肾功能不全或全天血糖波动大并反复出现低血糖症状的患者,住院治疗期间加强血糖监测、避免低血糖的发生是血糖管理的前提条件,采用宽松标准(B 级)。

(3)对非老年患者,如身体状况良好,无心脑血管并发症风险,或单纯应激性高血糖,可采用一般标准,即空腹血糖或餐前血糖 6~8mmoL/L,餐后 2 小时血糖或不能进食时任意时点血糖水平 8~10mmol/L(B 级)。

2. 精细手术(如整形等)　采用严格标准,即空腹血糖或餐前血糖 4.4~6.0mmoL/L,餐后 2 小时血糖或不能进食时任意时点血糖水平 6~8mmol/L(E 级)。

3. 器官移植手术　采用一般标准,即空腹血糖或餐前血糖 6~8mmol/L,餐后 2 小时血糖或任意时点血糖水平 8~10mmol/L(E 级)。

4. 急诊手术术中及术后　血糖控制目标与相应手术类型的择期手术术中及术后相同(E 级)。

(四)术前准备

1. 术前血糖监测　一般采用床旁快速血糖仪测量指尖(毛细血管血)血糖。血糖仪需定期校准,在血糖出现极值状态下(即低于 3.0mmol/L 或高于 30mmol/L),应与中心实验室测量的静脉血结果进行对照,以避免较大的误差。

(1)术前处于正常饮食的患者一般监测空腹血糖、三餐后、2 小时血糖和睡前血糖。

(2)禁食患者每 4~6 小时监测一次血糖。

(3)术前血糖波动较大,有低血糖反复发作的患者,则血糖监测频度要加大,必要时 1~2 小时监测1 次。

2. 降糖治疗方案的调整　对于单纯通过饮食控制或口服降糖药物血糖控制良好,无糖尿病急、慢性并发症的患者,可以维持原治疗方案不变。但如患者接受大、中型手术,同时手术时间>1 小时的患者,胰岛素是围手术期唯一安全的降糖药物。术前应将原有降糖方案过渡至胰岛素治疗方案,并根据禁食情况调整控制餐后血糖的胰岛素剂量。

(1)糖尿病患者手术当日停用口服降糖药。磺脲类和格列奈类口服降糖药可能造成低血糖,术前应停用至少 24 小时。肾功能不全者术前停用二甲双胍 24~48 小时。近年来出现了一些新型的口服降糖药,如 DPP-4 抑制剂,应用此类药物不易发生低血糖,故手术当天停用即可,但停药期间需监测血糖。

(2)对入院前已长期使用胰岛素治疗或需接受大、中型手术者,胰岛素治疗方案多为控制基础血糖的长效胰岛素(类似物)联合控制餐后血糖的短效胰岛素或速效胰岛素类似物皮下注射。长时间大手术、术后无法恢复进食的糖尿病患者,手术日给予半剂量中性低精蛋白锌胰岛素,或全剂量长效胰岛素类似物,或持续皮下胰岛素输注(continuous subcutaneous insulin infusion,CSII)基础量。禁食期间每 4~6 小时进行血糖检测,超过血糖控制目标时给予短效或速效胰岛素类似物。

（3）近年来，持续皮下胰岛素输注在围手术期的应用越来越广泛。术前 2~3 天根据血糖监测的结果，调整胰岛素泵的基础率和三餐前追加剂量。手术当日停用三餐前追加剂量，在严密监测血糖的基础上，仅用基础率维持血糖稳定。

（4）对于急诊腹腔镜手术的糖尿病患者，术前应同时检测血糖和酮体水平。如果患者随机血糖 ≥13.9mmol/L，可予生理盐水 + 小剂量胰岛素 0.1U/（kg·h）持续静脉滴注，每小时监测血糖一次，保持血糖以每小时 4~6mmol/L 的速度平稳下降至理想范围。

（5）避免术前不必要的长时间禁食，糖尿病患者择期手术应安排在当日第一台进行。禁食期间注意血糖监测，必要时输注含糖液体。由于术前精神紧张应激，手术患者发生低血糖的风险低于普通住院患者。

（五）术中血糖管理

1. 血糖监测

（1）对于手术时间<1 小时的小型腹腔镜手术，若患者术前血糖控制较好，可在手术开始时和结束后分别检测指尖血糖水平各一次即可。

（2）对于大、中腹腔镜手术，则血糖监测的频率以每小时 1 次为宜。并根据血糖监测的结果调整胰岛素用量。需要警惕的是，若患者在术前血糖波动较大，有低血糖发生史，在全麻镇静状态下，患者的低血糖症状可能被掩盖，不易及时发现，此时血糖监测频率可以更密。如 0.5~1 小时监测 1 次血糖。若血糖 ≤3.9mmol/L（70mg/dl）时每 5~15 分钟监测一次直至低血糖得到纠正。

2. 胰岛素及葡萄糖的平衡应用　在针对糖尿病患者的大、中型腹腔镜手术中，由于腹腔原有疾病、感染、疼痛等可使患者基础代谢率增高，再加上术前常规禁食易导致葡萄糖摄入不足、消耗增加，体内脂肪和蛋白质加快分解供能，血中游离脂肪酸水平增加，发生酮症酸中毒的危险性也随之增高。因此，为了减少酮体合成和酸中毒风险，术中常规应补充葡萄糖供能。同时，为保持血糖的平稳，术中短效胰岛素或速效胰岛素类似物的应用也十分重要。一般采用静脉输注的方式，也可采用持续皮下胰岛素输注的方式。目前多采用双通道方法，即一通道给予生理盐水 + 短效胰岛素持续静脉输入（或泵入），或胰岛素泵皮下胰岛素基础量持续输

入，另一通道给予静脉葡萄糖或加入氯化钾的极化液营养支持。术中葡萄糖需要量，成年人为 2~4mg/（kg·min），儿童为 5mg/（kg·min）。葡萄糖与胰岛素比例，一般为 2~4∶1，即 1 小时静脉输注 10g 葡萄糖需 2~4U 胰岛素；肥胖患者需 4~6U；如合并肝功能不全需 5~6U；如同时应用糖皮质激素治疗或感染严重者需 6~8U；肾功能不良者需减少胰岛素用量为 1~2U 即可。

胰岛素 + 糖双泵同时输注有利于减少血糖波动，但可能促使钾向细胞内转移，进一步加重低钾血症。因此，持续静脉泵注胰岛素时应注意监测血钾，可预防性补钾。

（六）术后血糖管理

1. 由于术后患者机体处于高分解状态，同时术后的常规进食和应激状态下较不稳定的血糖水平（血糖波动），直接影响患者营养代谢和术后恢复情况。因此，手术后的营养支持对糖尿病患者尤为重要。一般将每日的总热量供给维持在 20~30kcal/（kg·d）。

2. 对于接受小型腹腔镜手术，术后可常规进食的患者，可继续沿用术前的降糖方案，通过调整口服降糖药的剂量和种类，将空腹血糖控制在 6~7mmol/L，餐后 2 小时血糖控制在 <10mmol/L，必要时可联合应用基础胰岛素以达到血糖控制目标。

3. 对于接受大中型腹腔镜妇科手术的患者，由于手术创伤、感染应激等状态，胰岛素拮抗激素分泌增加，胰岛素分泌存在相对不足，同时术后禁食、水引起血液浓缩，易引发酮症酸中毒。因此建议术后 24 小时内继续采用静脉输注胰岛素方案。术后常规每 3~4 小时监测血糖 1 次，并根据血糖水平调整胰岛素剂量，将血糖控制在 7~10mmol/L。

4. 患者病情稳定并恢复进食后，可将静脉胰岛素输注过渡到皮下注射胰岛素。初始可应用静脉输注胰岛素总量 80% 作为皮下注射胰岛素的总剂量。各 1/2 分别用于基础和餐前胰岛素的应用剂量，一般采用餐前短效胰岛素（或速效胰岛素）+ 睡前中效胰岛素或长效胰岛素类似物的治疗方案。皮下注射和静脉输注胰岛素应有 2 小时左右的重叠，便于平稳过渡。待患者伤口愈合后，可根据血糖情况决定是否继续使用胰岛素或改为口服降糖药。

5. 对于术前无明显糖尿病史，但围手术期发现血糖增高（应激性高血糖）患者，建议术后 4~6 周到

内分泌科门诊随诊,必要时行 OGTT 试验,以诊断或排除糖尿病。

6. 对于围手术期新发现的糖尿病及调整过治疗方案的患者,应进行出院前宣教,安排内分泌科随诊。

二、甲状腺功能亢进症

（一）病因及临床特点

1. 病因 引起甲状腺功能亢进症（hyperthyroidism,简称甲亢）的病因十分繁杂。目前认为,最常见的原因是 Graves 病。Graves 病是一种甲状腺激素分泌增加的自身免疫性疾病,是由促甲状腺激素（TSH）受体产生抗体（TR-Ab）引起的。

2. 临床特点 甲亢的临床症状和体征包括心动过速、房颤、发热、手足震颤、甲状腺肿大和突眼。其他表现包括易怒、消瘦和胃肠道症状,如腹泻、恶心、呕吐。但必须引起注意的是,并不是所有的患者都有典型的临床症状或实验室检查结果。部分患者无明显临床症状,实验室检查发现游离 T_3（FT_3）和游离 T_4（FT_4）水平正常,仅表现为 TSH 水平受到抑制,临床上称为亚临床（隐匿性）甲亢,这种情况在老年人群中更为常见。

3. 实验室检查 一般情况下甲亢患者的实验室检查表现为游离甲状腺激素（FT_4 和 FT_3）水平通常轻至中度升高,TSH 受到明显的抑制。严重者,游离 T_4（FT_4）水平可显著增加。

（二）病理生理机制

1. 由于 T_3 和 T_4 对心脏有直接的正性肌力和正性频率作用,可使患者出现心搏动增强,心率增快等症状。

2. 甲状腺激素还可直接影响血管平滑肌,使全身血管阻力下降,舒张压下降和脉压增大,从而导致肾素 - 血管紧张素 - 醛固酮系统被激活,钠重吸收增强,循环血量增加,此时心排血量增加 50%~300%。故甲亢患者活动时,左心室射血分数可能不会正常增加,但心输出量是增加的,因而可能会限制甲亢患者在手术过程中的心脏储备。

3. 基于上述病理生理机制,长期升高的甲状腺激素水平可能会限制患者对手术压力的反应能力,在手术、感染及应激等情况下,易导致心血管衰竭。因此,对于围手术期的甲亢患者,围手术期心脏功能的评估和管理是必要的。如果临床医生不能正确地

发现和治疗,可大大增加患者的死亡率。

（三）围手术期甲亢处理原则

1. 对于甲状腺功能已稳定或轻度甲亢患者,可以进行妇科腹腔镜手术,但手术当日早上仍应服用相应剂量的抗甲状腺药物（antithyroid drug, ATD）。

2. 对于甲状腺功能水平未控制正常的中、重度甲亢患者,建议待甲状腺功能稳定后进行择期手术,以降低发生甲状腺危象的风险。

3. 对于甲亢未完全控制的患者,但需要行急诊妇科腹腔镜手术,术前的准备要十分充分。麻醉师需要采用一些药物以阻断过量的甲状腺激素所导致的全身性作用。这些药物包括 β 受体阻滞剂、抗甲状腺药物（包括丙硫氧嘧啶和甲巯咪唑）、碘及糖皮质激素等。

（四）围手术期甲亢危象的处理

甲亢患者围手术期最严重的并发症是甲亢危象,常发生于未被术前发现诊断的甲亢及未规律系统治疗的甲亢患者。由于甲状腺危象的死亡率较高达 10%~75%,因此必须在重症监护病房（ICU）中对患者进行监测。

1. 甲亢危象的主要临床症状 包括高热（可达 41.1℃）、心动过速（>140 次 /min）、烦躁谵妄、恶心、呕吐、腹泻等症状,严重者可有心力衰竭、休克及昏迷。因此,任何术后出现的发热、心动过速和神智紊乱的患者都应警惕甲状腺危象。由于上述症状是非特异性的,还需与恶性高热（malignant hyperthermia）、神经阻滞剂恶性综合征（neuroleptic malignant syndrome）、嗜铬细胞瘤等疾病相鉴别。甲状腺功能的实验室检测对患者的诊断、鉴别诊断非常重要。

2. 甲亢危象的治疗

（1）抗甲状腺药物:优先使用 PTU,首剂量 600mg 口服或经胃管注入,继之 200mg,每 8 小时 1 次,或甲巯咪唑首剂 60mg 口服或胃管内注入,继之 20mg,每 8 小时 1 次。

（2）β 受体阻滞剂:无心力衰竭者或心脏泵衰竭被控制后,可使用普萘洛尔 20~40mg,每 6 小时 1 次。但有心力衰竭者禁用。

（3）碘剂的应用:使用上述抗甲状腺药物 1 小时后使用碘剂,可用复方碘溶液 5 滴,每 6 小时 1 次,或碘化钠 1.0g,溶于 500ml 液体中静脉滴注,且第一个 24 小时可用碘化钠总量为 1~3g。

（4）糖皮质激素及退热药物的应用：糖皮质激素的治疗在甲亢危象的治疗过程中也起到非常重要的作用。研究显示，糖皮质激素治疗甲状腺危象患者的预后可得到明显改善。如氢化可的松 50~100mg，每 6~8 小时静滴 1 次，或地塞米松 2mg 每 6~8 小时静脉滴注 1 次。由于水杨酸类解热镇痛药可能通过抑制甲状腺蛋白结合，从而增加 FT_3 和 FT_4 水平，加重甲状腺毒症状态，因此应选用对乙酰氨基酚类药物进行退热治疗。必要时采用物理降温或人工冬眠，如降温毯、冰帽等。

（5）应积极寻找甲状腺危象的诱因：目前围手术期诱发甲亢危象最常见的原因是感染（败血症）等。因此，应进行血液、尿液和痰培养查找病原体，但不建议经验性使用抗生素。最后，对于那些有效循环容量减少的长期甲亢患者，应使用葡萄糖和右旋糖酐补充容量。每日补充液体量为 3 000~6 000ml。但心力衰竭患者补液量要酌情减少。

一般甲亢危象经上述处理有效者病情在 1~2 天内可明显改善，1 周内恢复，此后碘剂和糖皮质激素应逐渐减量，直至停药。在上述常规治疗效果不满意时，可选用血液透析、腹膜透析或血浆置换等措施迅速降低血浆甲状腺激素浓度。

三、甲状腺功能减退症

（一）甲状腺功能减退症病因及临床特点

1. 病因　甲状腺功能减退症（hypothyroidism）（简称甲减）是由于甲状腺激素合成和分泌减少或组织作用减弱导致的全身代谢减低综合征。主要分为临床甲减（overt hypothyroidism）和亚临床甲减（subclinical hypothyroidism）。是一种常见的内分泌疾病。国外报告临床甲减患病率约为 1%，所有甲减（包括临床、亚临床）的患病率为 5%~10%，亚临床甲减患病率高于临床甲减。其中 95% 的病例为原发性甲状腺功能减退症，特点是正常和 / 或低甲状腺激素水平（$FT_4 < 5pmol/L$）伴升高的 TSH 的水平（常 >5.0mIU/L）。根据 2010 年我国十城市甲状腺疾病患病率调查，以 TSH>4.2mIU/L 为诊断切点，甲减的患病率为 17.8%，其中亚临床甲减患病率 16.7%，临床甲减患病率为 1.1%。女性患病率高于男性，随年龄增长患病率升高。

2. 临床特点　由于甲减可累及多系统器官，因此临床表现也多种多样。甲状腺功能减退症的常见症状和体征包括嗜睡、疲劳、厌食、头痛、声音嘶哑、抑郁和寒冷不耐受等症状。最常见的非医源性原因是慢性自身免疫性甲状腺炎（桥本甲状腺炎）。同时，围手术期临床医师必须了解一些导致甲减的医源性因素，如既往甲状腺手术切除史或甲状腺碘 131 放射治疗史。还要警惕一些少见状况如希恩综合征、颅脑外伤所致的垂体下丘脑功能紊乱等。然而，最容易被临床医师忽视的一些导致甲减的原因是临床用药，如长期应用碳酸锂、胺碘酮、铁剂、考来烯胺等。

3. 麻醉特点　全身麻醉及手术应激状态下，也可诱发经典的正常甲状腺病态综合征，由于严重非甲状腺的系统性疾病，临床上表现为正常甲状腺而有异常甲状腺功能改变为特征的一种综合征，又称非甲状腺疾病综合征。具体表现为在全麻诱导后，血总 T_3 水平下降，并至少维持 24 小时。因此，只有围手术期充分了解患者的甲状腺功能减退状况，并采取相应的干预措施，才能预防和减少术后甲减的并发症和死亡率。

（二）病理生理机制

1. 心血管系统　α- 和 β- 肾上腺能活性出现失衡，β- 肾上腺能受体功能受到抑制，α- 肾上腺能占主导地位，而血浆儿茶酚胺水平总体在正常范围内。一般情况下，甲状腺功能缺失可抑制心脏功能，表现为心肌收缩力下降，心率减慢，而全身血管阻力增加。

2. 呼吸系统　表现为对 CO_2 的潴留和低氧血症的反应下降，严重者可出现肺弥散功能下降。另外，肾素 - 血管紧张素 - 醛固酮的反应主要是通过排钠（大于排水）导致低钠血症和血管内容量不足。

（三）围手术期甲减处理原则

目前，对确诊甲减的患者主要采用左甲状腺素钠片（L-T_4）补充和替代治疗。原则上在患者进行妇科腹腔镜治疗前应使甲状腺功能恢复正常。国外也有采用活性更强的 T_3 制剂进行治疗的报道，但由于该类药物在细胞内转化为 T_4 不够稳定，因此目前我国尚无较多使用经验。

1. 甲减患者口服左甲状腺素钠片控制良好者，腹腔镜手术当日早上可不必服用。因为左甲状腺素钠片的半衰期约为 1 周。

2. 亚临床甲减及大多数轻至中度甲状腺功能减退症患者可以接受手术，围手术期风险无显著增加。

3. 对于轻至中度甲状腺功能欠佳的甲减患者，因急诊腹腔镜手术，但又不能口服左甲状腺素钠片者，也可以采用静脉注射制剂，其注射剂量应为口服剂量的一半。

4. 对伴有缺血性心脏病或冠状动脉血管重建术病史的甲减患者，应缓慢增加左甲状腺素钠片的剂量，以避免快速补充甲状腺功能可能带来的增加心肌氧需求导致缺血的风险。同时，也需要避免延迟使用左甲状腺素钠片的情况，以预防黏液性水肿昏迷这一严重并发症的发生。

5. 重点监控中度以上和重度甲减未控制的患者。此类患者术前镇静麻醉应尽量减少剂量，因为这些患者对麻醉剂和苯二氮䓬类药物非常敏感。用药过程中较大剂量的麻醉药和镇静药易诱发和加重黏液性水肿昏迷。同时，术后尚需注意患者的临床变化。若患者出现神智改变、谵妄、肠梗阻、不伴发热的感染，以及黏液性水肿昏迷等要提高警惕，审视左甲状腺素钠片的剂量，必要时进行调整。

6. 对于存在低通气风险的甲减患者，推荐手术麻醉过程中采用控制通气的方法。术中补液应用含葡萄糖的生理盐水。

7. 术前出现下列情况可考虑静脉应用左甲状腺素钠片

(1)伴有抑郁、中、重度以上心包积液及心力衰竭者。

(2)需进行急诊腹腔镜手术，但既往未诊断甲减也未治疗的患者，由于其甲状腺功能储备严重不足，T_3 和 T_4 水平严重降低者。

(3)静脉给药的剂量为左甲状腺素钠(L-T_4)200~400μg 缓慢静滴 30 分钟以上，术后维持静脉滴注左甲状腺素钠 50~100μg/ 日，并逐步过渡到口服药物替代。

(4)许多甲减患者同时伴有肾上腺皮质功能不全(甲状腺替代可能导致肾上腺危象)，因此在给予左甲状腺素钠替代治疗前，应先给予糖皮质激素治疗。

(四)围手术期黏液性水肿昏迷的处理

1. **发病率**　黏液性水肿昏迷(Myxedema coma)是严重甲状腺功能减退症的极端表现，临床上罕见，其发病率约为每年 0.22/1 000 000。围手术期发生的黏液性水肿性昏迷通常发生在手术后，其中 80% 发生在 60 岁以上的老年妇女，死亡率高达 50%~80%。

2. **发病原因**　其发病诱因通常为严重感染、长时间低温暴露、术中过量镇静剂和麻醉药的使用，以及其他各种药物的应用(如抗抑郁药等)。

3. **临床特点**　黏液水肿性昏迷的特点是严重的抑郁心理状态(有时昏迷或癫痫发作)、体温过低、心动过缓、低钠血症、心力衰竭及低通气(呼吸浅慢伴 CO_2 潴留)。

4. **治疗**　该危重状态一经诊断，须立即采取如下措施。

(1)替代治疗：有条件者可采用静脉注射左甲状腺素钠(L-T_4)针剂，初始静脉注射 200~400μg，以后每天静脉给予 L-T_4 50~100μg。患者清醒后可改为口服 L-T_4 维持。若无静脉制剂也可考虑口服或鼻饲 L-T_4 片 100~200μg 或甲状腺素片 80mg，每 8 小时 1 次，如果症状无改善，可改用 T_3(Liothyronine)静脉注射 10μg，每 4 小时 1 次，或者 25μg，每 8 小时 1 次，病情好转后改为维持量。

(2)保持正常体温：有条件者可采用保温毯进行保温。但需注意不宜加热升温，否则患者易出现血管扩张并导致出现血管内容量不足的状态。

(3)对低通气呼吸衰竭者可采用机械通气，以改善 CO_2 潴留和低氧血症。

(4)维持血糖和电解质的稳定，改善低钠血症。可给予葡萄糖和生理盐水补充容量不足状态。但有心力衰竭或严重心包积液患者补液要非常小心，以避免加重心脏负荷。

(5)糖皮质激素的应用：甲减患者伴肾上腺功能不全并不少见，因此可给予患者静脉滴注糖皮质激素，如氢化可的松 200~400mg/ 天。

(6)去除诱因，如积极控制感染等。

四、肾上腺皮质功能不全

(一) 病因及临床特点

下丘脑 - 垂体 - 肾上腺轴(hypothalamic-pituitary-adrenal axis，HPA)是维持患者对手术、创伤和感染等应激反应能力的中心。手术应激可激活 HPA 轴并使促肾上腺皮质激素(adrenocorticotropic hormone，ACTH)水平上升，从而增加皮质醇分泌。因此，HPA 轴的任何一个缺陷或病变都会对围手术期产生较大的影响。对于原发性肾上腺功能不全(adrenal insufficiency，AI)，半个世纪以前结核是主要原因，但现在最常见的原因是自身免疫性肾上腺炎。其他原因还包括感染、肾上腺切除和败血症。另外，围手术期中所发生的继发性 AI，也应引起临床医师的高度警觉。继发性 AI 的特点是肾上腺皮质萎缩的同时，刺激 ACTH 释放不足。最常见的原因是由于医源性糖皮质激素的应用，抑制了下丘脑促肾上腺皮质激素释放激素（corticotropin releasing hormone，CRH）和垂体 ACTH。虽然不同患者对不同剂量和治疗时间的类固醇反应不同，但一般情况下，任何接受过 5 天以上 20mg 剂量泼尼松治疗的患者都有 HPA 轴被抑制的风险，如果患者应用类固醇类药物 1 个月以上，即使停止治疗，HPA 轴仍然会被继续抑制 6~12 个月。还需要引起注意的是，类固醇类药物其他给药途径如注射、雾化吸入（如丙酸氟替卡松剂量 ≥0.8mg/天）或局部涂抹（≥2g/天）等也可抑制肾上腺皮质功能。但目前认为，如果泼尼松的剂量低于 5mg/天，且为早上一次顿服，即使应用时间较长，也不会显著抑制 HPA 轴的功能。但若患者晚上服用泼尼松，即使剂量较低，仍可能抑制正常的 ACTH 释放，影响患者对手术的应激的反应。

（二）病理生理机制

糖皮质激素本身没有直接的血管活性，但它可通过增加儿茶酚胺的反应来调节血管张力。这种效应发生在局部组织水平（即没有中枢介导的），可能是通过抑制前列环素的生成而实现的。由于盐皮质激素（醛固酮）的分泌主要是受肾素-血管紧张素系统调节，糖皮质激素给药所引起的 ACTH 不足不会导致醛固酮减少。

（三）围手术期 AI 的诊断评估和处理

1. 术前评估　对于那些妇科腹腔镜手术前曾长期服用糖皮质激素的患者，须在术前了解患者的肾上腺储备功能。但现有的一些临床功能试验检测，敏感性和特异性均不高。目前认为，小剂量快速 ACTH 兴奋试验能够可靠地评估肾上腺皮质功能。即静脉推注 ACTH 1-24 1μg 或 1μg/1.73m^2（体表面积）后，检测 30 分钟和/或 60 分钟血浆皮质醇浓度。若皮质醇峰值 <12.5μg/dl，就要考虑患者存在 AI。国外也有报道采用静脉推注较大剂量 ACTH 1-24 250μg 后，检测 30 分钟血浆皮质醇浓度，若血浆皮质醇浓度 >18~20μg/dl，视为肾上腺皮质功能正常，低于此数值则视为 AI，此时应补充围手术期糖皮质激素。如果围手术期肾上腺抑制的风险是显著

的，术前则应该采取系统评估方法来确定是否需要补充糖皮质激素。这种系统的评估是综合性的，包括病史、糖皮质激素用药史、体格检查的状态、对手术的耐受性及手术的复杂程度等多种因素。

2. 围手术期 AI 的处理原则和注意事项

（1）对于急诊腹腔镜手术：如果术前高度怀疑患者存在 AI，或围手术期有加重皮质功能减退的风险，应该立即使用糖皮质激素。

（2）对于择期腹腔镜手术：术前疑似该症的患者，则应行 ACTH 兴奋试验，以了解患者肾上腺的储备功能。

（3）部分患者在术前 ACTH 兴奋试验中各项指标基本正常，但结合患者病史、用药史等特点，以及手术创伤、感染等因素，可能存在 AI 高危风险。如术中出现难以解释的低血压状态，虽已给予足够的容量补给，低血压仍不能纠正，则应考虑 AI 的存在，此时应尽快给予相应的糖皮质激素。

（4）术中麻醉药物的选择要慎重：对疑似 AI 或有 AI 高危风险的患者，应尽量避免选择依托咪酯进行诱导麻醉。主要原因是该药有抑制类固醇合成的作用，对高危患者可能导致急性 AI。

（5）为防止应激反应的发生：建议术后继续应用糖皮质激素 48 小时。若术后患者出现不明原因的恶心、呕吐、体位性低血压、精神状态改变、低钠血症或高钾血症等表现，应立即检查 T$_4$、TSH 和随机血浆皮质醇水平，并视患者的检查结果和紧急程度尽快补充糖皮质激素，必要时还要补充左甲状腺素钠（L-T$_4$）。

（四）围手术期补充糖皮质激素的治疗路径和方案

1. HPA 轴未受抑制患者，围手术期维持原有糖皮质激素剂量不变。包括如下情况。

（1）每天泼尼松用量 <5mg，无论其应用时间长短。

（2）隔日清晨单次服用短效糖皮质激素者，无论其应用剂量大小和应用时间长短。

（3）应用糖皮质激素时间少于 3 周的患者，无论其应用剂量大小。

2. HPA 轴有受抑制的证据或临床推断存在 AI 者。包括如下情况。

（1）每天泼尼松（或其他短效剂型相当剂量）用量 >20mg，且应用时间在 3 周以上者。

（2）有明显的库欣样临床表现。

（3）小剂量 ACTH 兴奋试验结果提示存在 AI 者。

3. 此类患者的治疗方案要根据手术及麻醉的类型、创面的大小及应激状态给予不同的处理方式。

（1）对于采用局部麻醉或手术时间<1 小时的小手术，可以根据患者的状况，术前给予既往常规剂量的糖皮质激素。甚至有些患者一般情况良好，围手术期可暂时不用追加糖皮质激素，但要密切观察。

（2）对中等程度的腹腔镜手术或患者存在中度应激状态。可在诱导麻醉前先给予氢化可的松 50mg 静脉输注，以后每 8 小时给予 25mg，维持 24~48 小时。然后可恢复患者原有剂量。

（3）对大型腹腔镜手术（创面大、时间长及难度大的手术）或应激状态明显者，可在诱导麻醉前先给予氢化可的松 100mg 静脉输注，以后每 8 小时给予 50mg，维持 48~72 小时。然后视病情变化恢复患者原有剂量。

4. HPA 轴疑似受到抑制者。包括下列几种情况。

（1）每天泼尼松（或其他短效剂型相当剂量）用量为 5~20mg，应用时间在 3 周或以上者。

（2）虽近期未服用糖皮质激素，但本次手术前 1 年内有长期服用糖皮质激素史，且每天泼尼松（或其他短效剂型相当剂量）用量在 5mg 以上，应用时间在 3 周以上者。

（五）其他特殊情况

局部外用和雾化吸入糖皮质激素也可以抑制 HPA 轴，但很少引起临床 AI。因此这些患者在手术前一般不需要补充糖皮质激素。另外，要引起我们特别注意的是，如果患者围手术期（特别是手术后）出现严重的术后并发症，如感染或心脑血管的梗死等，糖皮质激素治疗可能会维持较高剂量或更长的时间。此时，应尽量避免快速减量或停用糖皮质激素。

（胡　晖　栾晓军）

第四章

妇科腹腔镜手术基本技能

妇科腹腔镜手术是设备依赖性手术,除了熟练掌握手术本身的适应证、禁忌证、操作步骤、并发症处理以外,还要熟悉各种操作器械、能源工具、特殊设备的功能,更要掌握各种组织分离、钳夹、缝合、打结等基本操作技能的正确使用,才能顺利完成一台腹腔镜手术。

第一节　腹腔镜技术及设备的改进

妇科腹腔镜手术发展了 25 年,随着各种手术器械的不断发展,腹腔镜的操作技巧也在不断改进,使妇科腹腔镜手术进入一个全新的时期,手术耗时缩短了,并发症减少了,更能真正体现了腹腔镜手术创伤少、恢复快、出血少的最大优势。

一、腹腔镜器械发展

(一) 镜体发展

腹腔镜手术开展之初,使用的单晶片,视野不太清晰。逐步由三晶片、高清镜体代替,使腹腔镜手术图像更清晰。

(二) 监视器发展

腹腔镜手术开展之初,使用的 14 英寸的监视器,视野范围较窄。现在已经全部用 32 英寸的监视器代替,视野范围更大。

(三) 超声刀改进

20 世纪 90 年代末,超声刀进入腹腔镜手术,当时使用的超声刀直径 10mm,刀头是直的,操作不太灵活。现在已经被直径 5mm、刀头弯月形的所代替。操作更灵活、方便,减少患者皮肤损伤。

(四) 血管闭合器改进

20 世纪 90 年代末,血管闭合器已进入腹腔镜手术,当时使用的是直径 10mm 的血管闭合器,操作不太灵活。现在已经全部由直径 5mm 的血管闭合器所代替。操作更灵活、方便,减少患者皮肤损伤。

二、腹腔镜下操作技巧改进

(一) 电凝代替了缝扎

开展腹腔镜手术之初,处理子宫血管或卵巢血管等较大血管时,采用的是缝扎或"钛夹"钳夹后再切断的手术方法,现在采用的是电凝后切断的方法,使手术更简单、快捷、安全。

(二) 血管闭合器代替了缝扎

自从血管闭合器问世后,由于血管闭合器的独特功能,在处理漏斗韧带时可以直接钳夹、凝闭、切断,操作简单、快捷且无出血。

第二节　腹腔镜手术人员组合模式

无论技术多么高超的医生,手术也要有人配合才能得心应手。然而,在已基本普及妇科腹腔镜手术的今天,除了在腹腔镜培训基地培训外,越来越多的年轻医生需要通过手术掌握各种腹腔镜手术技能。上级医师有责任和义务带教其他医师,让其掌握这项技术,服务于患者。

与开腹手术一样,腹腔镜手术由一般由术者、助手、麻醉师、器械护士和巡回护士等组成。其中,助手的数额可根据手术的大小和各自的习惯进行调整。目前,在妇科腹腔镜手术操作中,医生最常用的是单人、双手操作或双人、双手操作法,其各有优、缺点,术者应根据自己的操作习惯及经验选择。

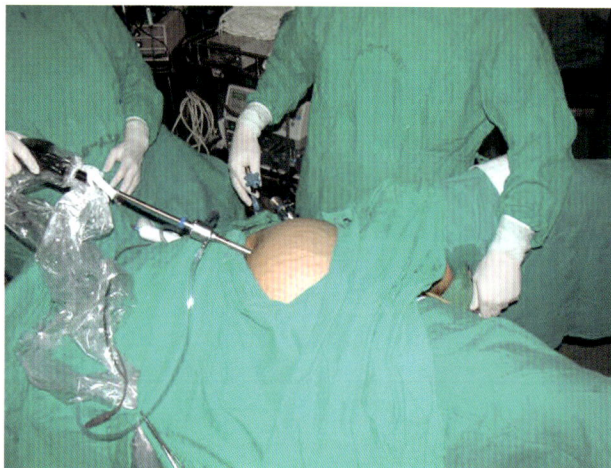

图 4-1　单人单手操作法

一、单人操作法

又可以分为单人单手及单人双手操作法。

(一) 单人单手操作法

此种组合模式只需 2 个穿刺孔、2 名医生,扶镜者即是助手,其余的操作全部由术者完成。此种模式最大的优点是节省人力,只需 2 个穿刺孔,但其所能完成的手术操作极为有限,仅限于非常简单且没有盆腔粘连的腹腔镜探查术,对于复杂的手术该操作方法难以完成。开展腹腔镜手术之初可见于外国专家简单的手术演示,临床上不主张应用(图 4-1)。

(二) 单人双手操作法

此种组合模式需要 3 个穿刺孔、2~3 名医生,如果不需要举宫的简单手术只需要 2 名医生,一人扶镜,术者操作。如果是子宫切除则需要 3 名医生,一人扶镜,一人掌握子宫操纵器,术者左手操纵左侧的器械,右手操纵右侧的器械。扶镜者站在患者右侧,必要时也可充当助手的职责。此种组合最大的优势是术者镜下操作自如,不需要助手帮忙,临床上可以完成大多数的妇科腹腔镜手术,但缺失培养助手的机会(图 4-2)。

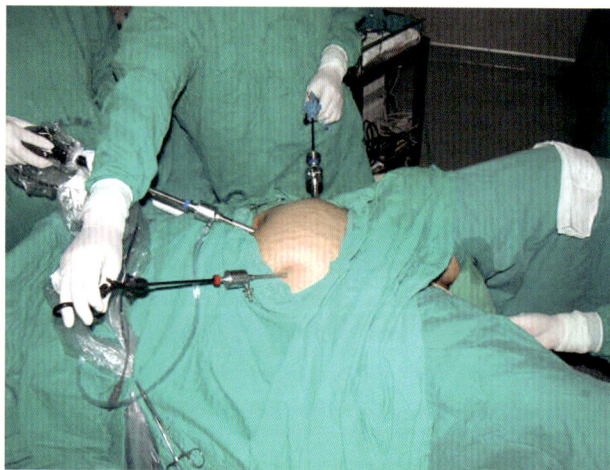

图 4-2　单人双手操作法

二、双人配合操作法

(一) 双人单手配合操作法

此种模式通常需要配备 3 名医师。该方法只适用于不需要举宫的简单手术,一人扶镜,术者操作,助手配合。如果是子宫切除等较困难手术,则需要4 名医生,一人扶镜,一人控制子宫操纵器,一人做助手。施术者站在患者的左侧,助手站在患者的右侧,由术者和助手共同完成各种镜下手术操作。该种组合为助手和接受培训的各级医生提供了镜下手术操作的机会,并有利于培养术组人员的协作与团队精神。不足之处是,即使是简单的附件手术,也需要 3 个穿刺孔(图 4-3)。

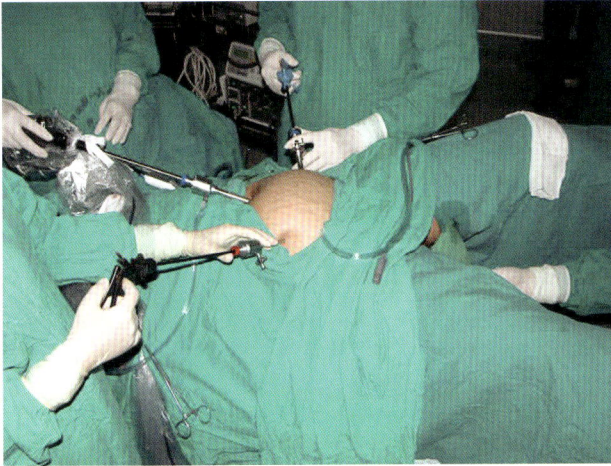

图 4-3　双人单手配合操作法

(二) 双人单、双手配合操作法

该操作模式需要 4 个穿刺孔,与双人单手配合操作法基本相同,只是术者是双手操作,是目前妇科腹腔镜手术最常用的操作模式(图 4-4)。

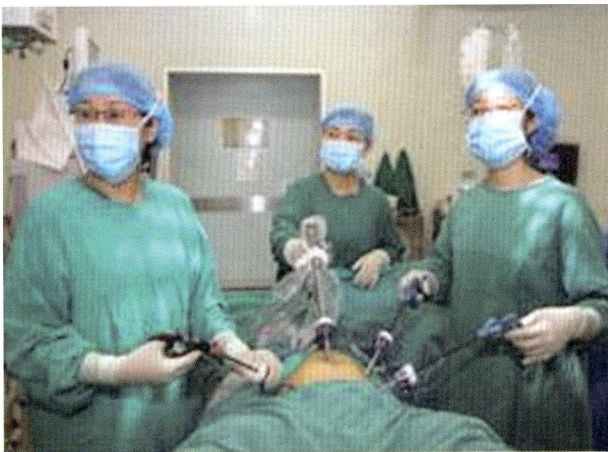

图 4-4　单、双手配合操作法

(三) 双人双手配合操作法

该方法只适用于广泛性子宫切除术、腹主动脉及盆腔淋巴结清扫等妇科恶性肿瘤的根治等复杂的手术,需要 4 名医生,同时需要 4~5 个穿刺孔(图 4-5)。

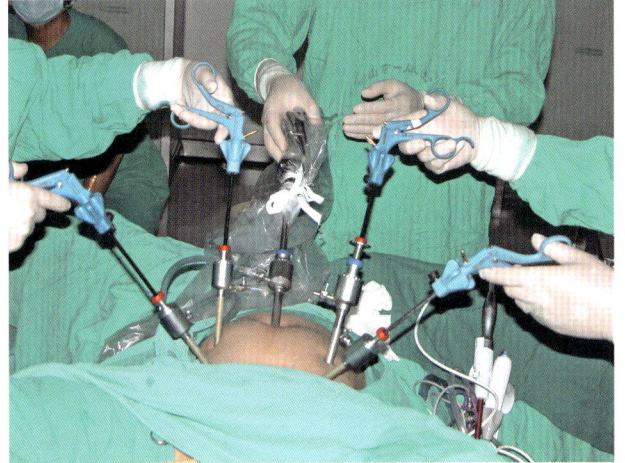

图 4-5　双人双手配合操作法

三、单孔腹腔镜操作法

所谓单孔,只是切开脐孔 30mm,将"单孔"置于脐孔,然后放进各种操作器械,由单人双手操作。单孔腹腔镜可以用于相对简单的手术,熟练掌握该技术者,也可以用于盆腔淋巴清除及广泛性子宫切除术(图 4-6)。

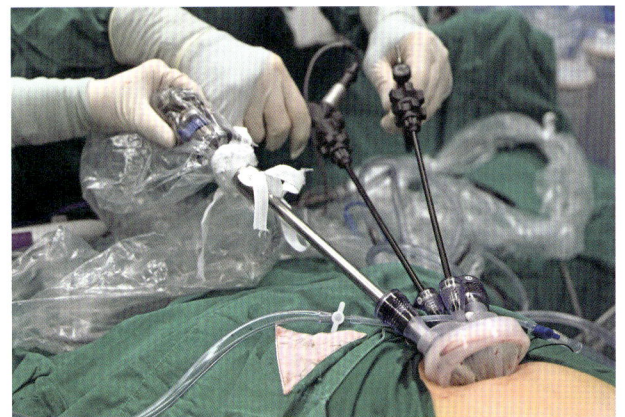

图 4-6　单孔操作法

第三节　穿刺孔选择

绝大多数的腹腔镜手术需要借助于人工气腹来充分暴露手术视野。对于有气腹腹腔镜手术而言，人工气腹是关系手术成败的第一步。进行人工气腹之前，应常规检查气腹针各腔道是否通畅，弹簧推进功能是否正常。但最关键的是穿刺孔选择，这是Veress针穿刺是否成功的主要因素。既往穿刺孔选择在脐孔上方或下方弧形切口，也有选择在腹部正中，现在基本选择脐孔正中。

一、脐孔穿刺点选择

妇科腹腔镜手术时脐部为最常用的套管穿刺部位。脐部是腹壁最薄之处，由外到内依次为皮肤、腹直肌前、后鞘联合部及腹膜，各层紧密连接在一起，无皮下脂肪组织及肌肉组织，血管分布少，取该部位穿刺点，出血少，术后几乎看不到瘢痕。通常情况下，脐部的左下方正对腹主动脉分杈和下腔静脉，熟悉脐部解剖及体表投影下的血管位置，穿刺时可以避免损伤。脐孔的位置和形态可因年龄、体态、胖瘦程度和腹肌张力等情况而有所变化，有些呈扁平形、凹陷型，有些呈深锥形（图4-7、图4-8）。

（一）脐孔正中穿刺方法

扁平型脐孔是最理想的穿刺类型，也适用于凹陷型的脐孔，不主张选择锥型，特别是深锥型脐孔作为穿刺点。操作时，先用皮钳夹起脐缘两侧皮肤并轻轻提起，右手紧握柳叶尖刀，用尾指顶着皮肤为支撑点，用刀尖轻轻纵形切开脐孔中央皮肤10mm，直达筋膜层，去除皮钳，改用巾钳夹脐孔两侧皮肤，提起巾钳，增加腹内空间，使腹壁远离网膜及肠管，做好Veress针腹腔穿刺准备（图4-9~图4-12）。佛山市第一人民医院妇科腹腔镜手术开展之初采用的是脐孔上缘穿刺方法，在术后随访中，发现患者脐部上缘的瘢痕比较明显，不适合"美"的观念，1999年改用脐孔正中、提起脐孔皮肤再穿刺的方法，该方法并发症少，一直沿用至今。

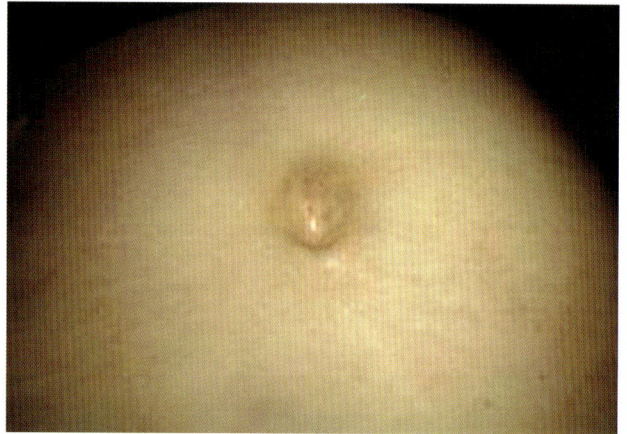

图4-7　凹陷型脐孔

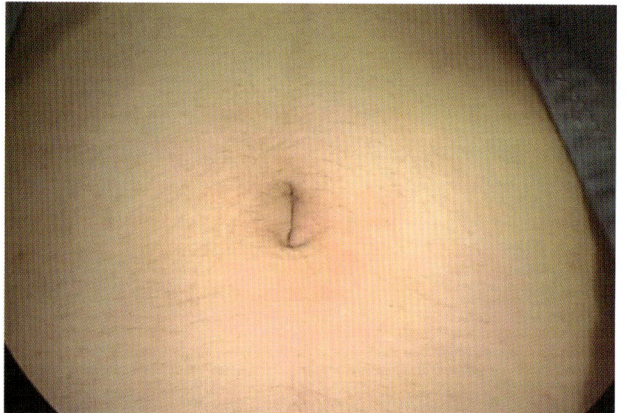

图4-8　锥型脐孔

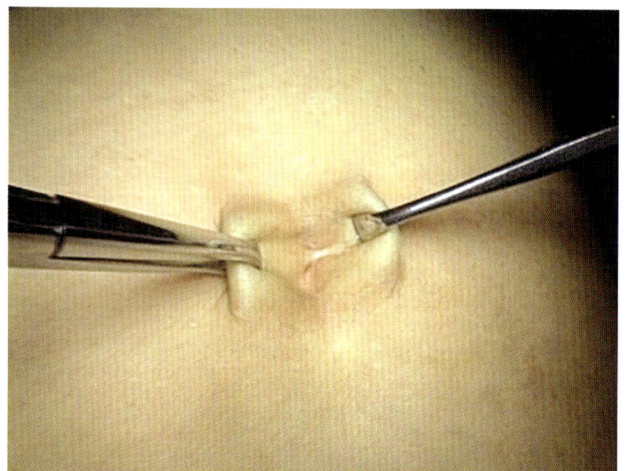

图4-9　钳起脐缘两侧皮肤

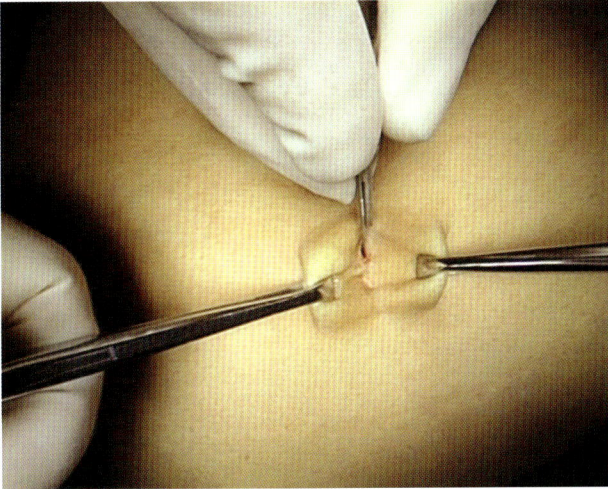

图 4-10　切开脐孔皮肤

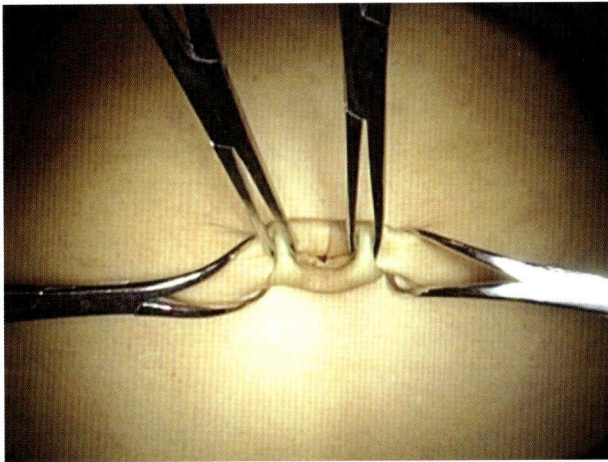

图 4-11　提起皮钳

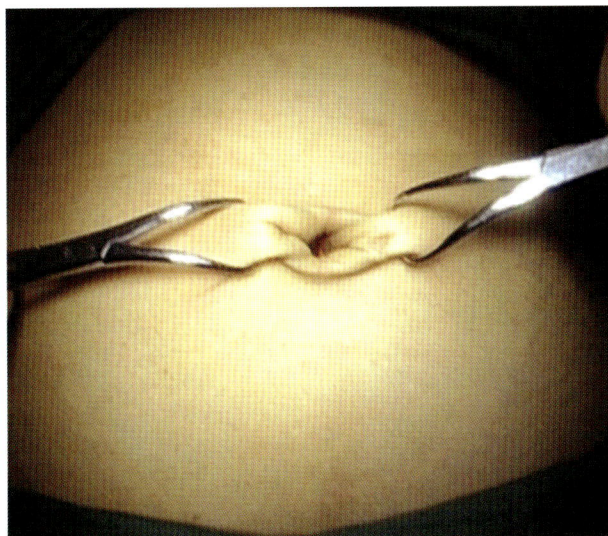

图 4-12　改用巾钳夹脐孔皮肤

（二）脐孔上缘穿刺方法

适用于深锥型脐孔,因为这种形状的脐孔污垢物较多,不易清洗干净,如果采用脐孔正中切口,术后容易引起创面感染。操作时术者左手将脐孔上缘皮肤往上腹部推,增加皮肤张力,右手握柳叶尖刀紧靠脐孔纵行切开皮肤 10mm,用巾钳夹切口两侧皮肤,提起腹壁,增加腹内空间,做好 Veress 针腹腔穿刺准备(图 4-13、图 4-14)。

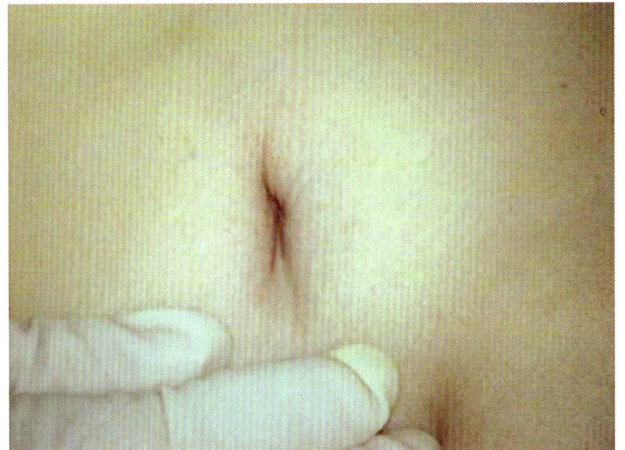

图 4-13　上推脐孔皮肤

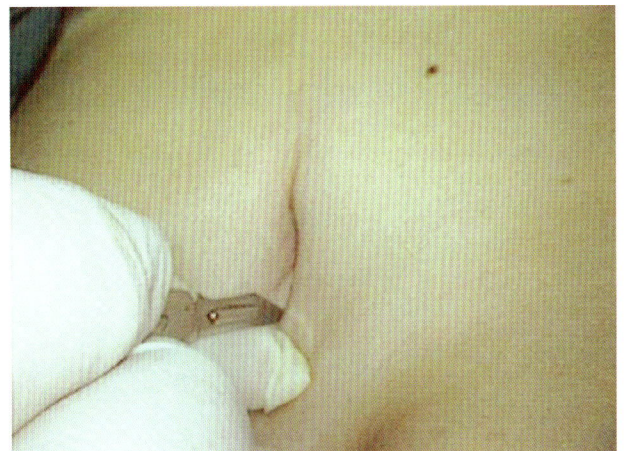

图 4-14　切开脐孔皮肤

二、脐 - 剑突间穿刺点

盆腔巨大肿物且肿物上极没有超出脐部、临床评估为良性、预估可以在腹腔镜下切除时,可以选择脐 - 剑突间穿刺点。操作时术者用左手示指与中指推开脐 - 剑突间皮肤,增加张力,右手握柳叶尖刀纵行切开皮肤 10mm,再用巾钳夹切口两侧皮肤,提起腹壁,增加腹内空间,利于 Veress 针穿刺(图 4-15、图 4-16)。选择巨大盆腔肿物进行腹腔镜手术必须要慎重,因为即使是良性,由于肿物巨大,盆腔空间少,镜下操作困难,并发症也会增加。此外,肿物容易破裂,污染盆、腹腔。因此,如果术者没有丰富、娴熟的腹腔镜下操作的经验,建议盆腔巨大肿物以开腹手术为好。

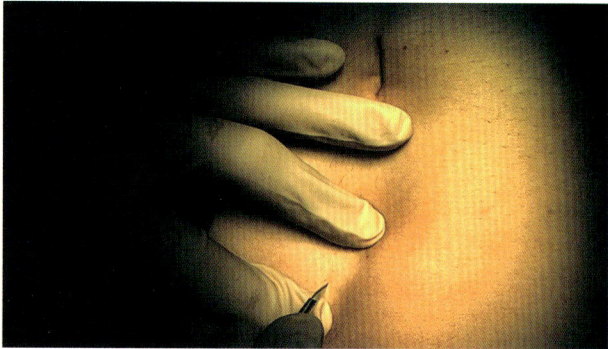

图 4-15   张开脐 - 剑突间皮肤

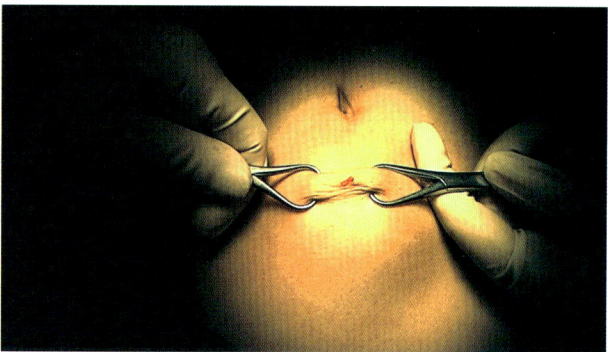

图 4-16   脐 - 剑突间切口

三、腹壁瘢痕穿刺点

对于有腹部手术史,特别是多次腹部纵形切口的患者,选择脐孔穿刺点应谨慎。根据经验,许多有腹部手术史的患者都会出现肠管、大网膜的粘连。目前,妇科腹部手术最常见的是剖宫产,特别是两次以上或合并其他腹部手术史,其粘连的发生率更高。由于皮肤弹性比较好,腹部纵形切口时,皮下切口往往要比皮肤切口长,甚至切开腹直肌前鞘及腹膜时有可能已超越了脐孔,术后估计肠管会粘连在脐孔的下方甚至脐孔以上,如果直接从脐孔穿刺,就有可能刺破与腹壁粘连的小肠。所以,正确选择穿刺孔能减少肠管损伤的发生。根据术者的经验,穿刺孔应该选择在距离瘢痕顶端>30mm 的位点,可避免损

伤粘于脐孔上的肠管。操作时,术者左手将瘢痕上方的皮肤上推,增加张力,利于切开皮肤,右手握柳叶尖刀纵形切开皮肤 10mm,用巾钳夹切口两侧皮肤,提起腹壁,增加腹内空间,做好 Veress 针腹腔穿刺准备(图 4-17~ 图 4-20)。如果术者没有丰富、娴熟的腹腔镜下操作的经验,建议有多次开腹手术史的患者以开腹手术为佳。

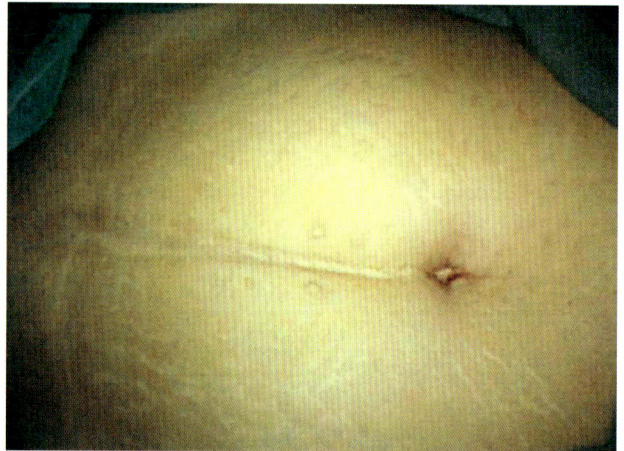

图 4-17   腹部手术瘢痕

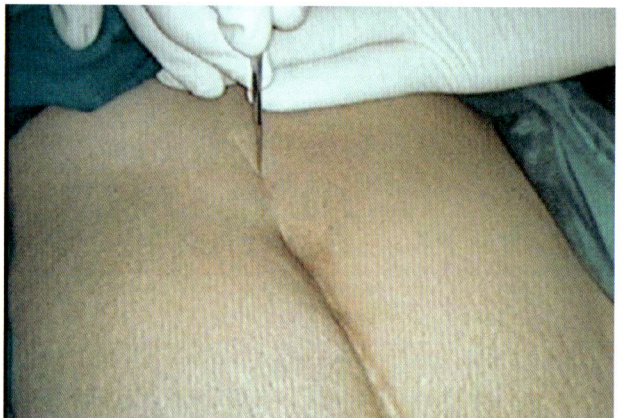

图 4-18   将脐部皮肤往上推压

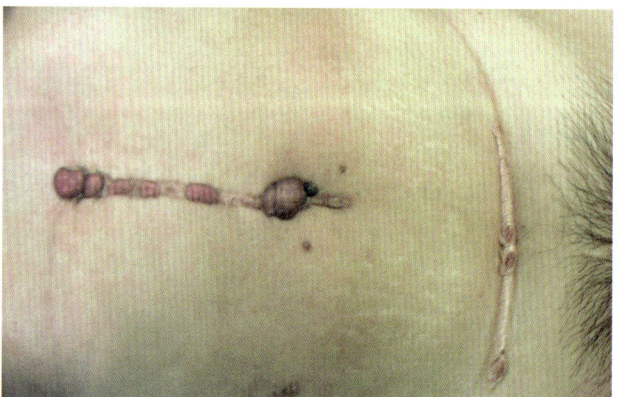

图 4-19   腹部多次瘢痕

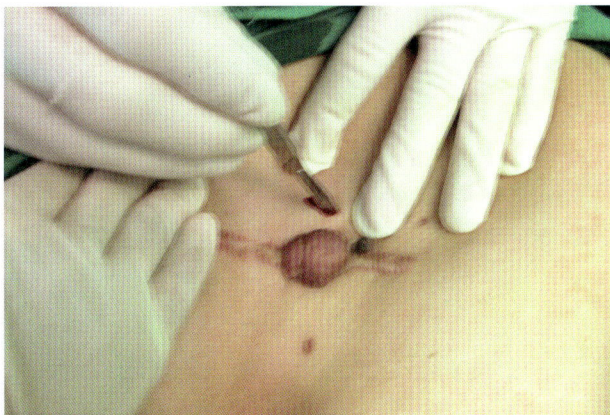

图 4-20　瘢痕外侧切口

第四节　人工气腹操作方法

一、Veress 针腹腔穿刺

1. **穿刺方法**　术者先用右手持 Veress 针放入切口内,右手腕关节最好接触上腹部皮肤作为支撑点,再缓慢将 Veress 针穿刺进入腹腔。

2. **Veress 针的穿刺角度**　穿刺时先垂直进针 10~15mm,一旦感觉到穿刺针已穿过筋膜(第一个落空感),就将穿刺针改成 45° 角再推进 10~20mm,直到有穿过壁腹膜的落空感(第二个落空感)。感觉 Veress 针进入腹腔后,拔出约 5 mm,这样 Veress 针尖撕裂大网膜、肠系膜血管或埋于大网膜、肠袢的机会就很少。对于较瘦的患者(BMI<25kg/m²),其脐部组织薄,应以 45° 角倾斜进针,如果直接采用垂直穿刺,极易损伤腹腔内脏器(图 4-21、图 4-22)。

3. **腹部瘢痕穿刺方法**　对于手术瘢痕已超越脐孔,甚至曾经是上腹部的外科手术,估计盆、腹腔粘连比较严重,选择穿刺孔十分困难。有学者建议,结合超声检查的内脏滑行技术可以评估盆、腹腔粘连程度,尽管这是一种值得参考的办法,但正确掌握穿刺技巧更为重要。根据笔者经验,术前应先了解前次腹部手术的术式、位置,然后决定穿刺部位。如果前次手术位于右侧,则选择左侧外侧 20mm 为穿刺点。切开皮肤后,用力提起切口皮肤,术者用右手持 Veress 针插入切口内并缓慢将 Veress 针穿刺入腹腔。这种部位的穿刺大多数并没有穿过腹直肌前

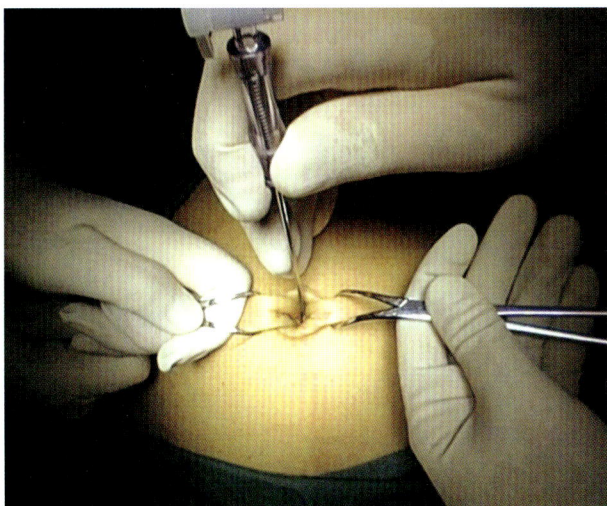

图 4-21　气腹针垂直穿刺

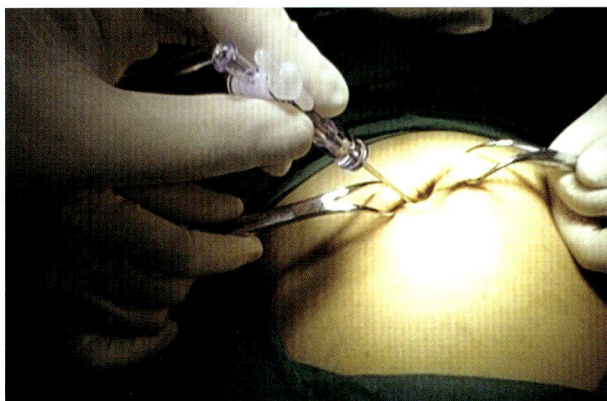

图 4-22　45° 斜穿进入腹腔

鞘及腹膜时的落空感,只有做滴水试验得以证实,有时候需要经过反复穿刺才能穿刺成功(图4-23、图4-24)。

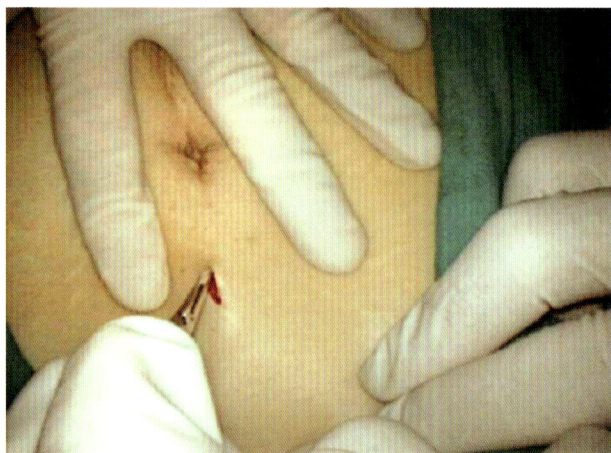

图 4-23   切开皮肤

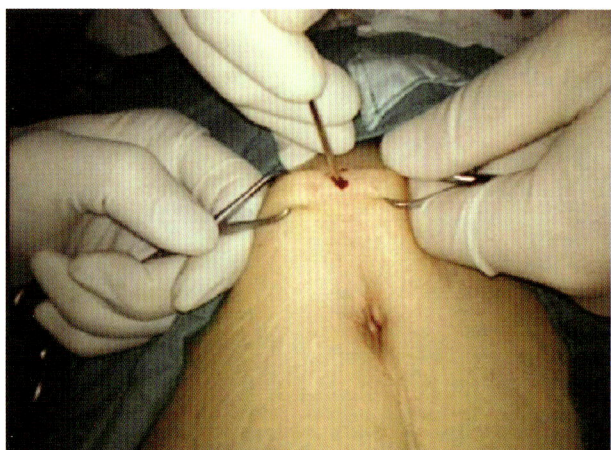

图 4-24   Veress 针穿刺

二、Veress 针进入腹腔的客观指标

1. **Veress 针两次落空感**   取 Veress 针垂直穿刺,当气腹针尖端突破筋膜时有第一个突破感,甚至可听到针内芯弹出时发出的声响,然后稍向下用力即可穿透腹膜,此时可有第二个突破感,但常常不太明显。此时,可将气腹针以45°角向盆腔中央方向推进20~30mm。

2. **回抽试验**   穿刺时的抽吸试验对发现 Veress 针尖在腹膜前的位置极为重要,但因为腹膜前组织是疏松结缔组织,加压生理盐水可流入,而且

常常能够重新吸回 1ml 以上生理盐水,如果不经意地注入气体,由于腹膜前组织对气体无明显阻力,故见不到压力表太大的改变。此外,偶见肝浊音界叩诊消失,气体积聚于腹腔外面,造成腹膜前气肿,在插入腹腔镜套管前不易诊断。

3. **滴水试验**   所谓滴水试验是在 Veress 针尾滴入生理盐水,提起腹壁时见到针管上的水很顺畅滴入腹腔,说明 Veress 针已进入腹腔,腹腔充气时很顺利。若滴水缓慢则可能未穿透腹膜,腹腔充气时,一开始气压就较高,且进气速度慢,提示穿刺未成功。笔者对滴水试验进行了改良,其方法是将针尾连接含生理盐水的小针筒,由于腹腔内负压,则针筒内的生理盐水自动徐徐地进入腹腔,针筒内液平面顺利下降(图4-25~ 图4-28)。

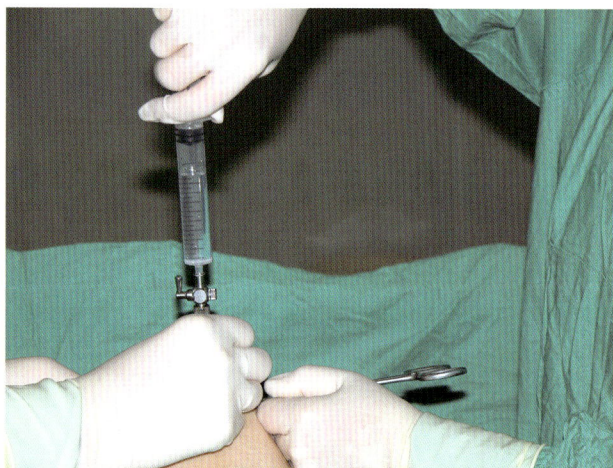

图 4-25   回抽试验

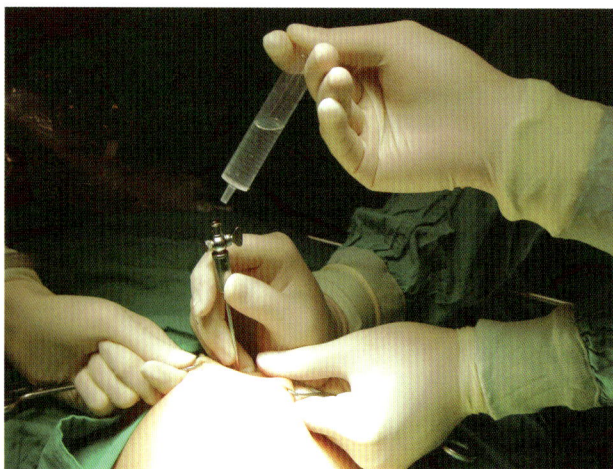

图 4-26   滴水试验

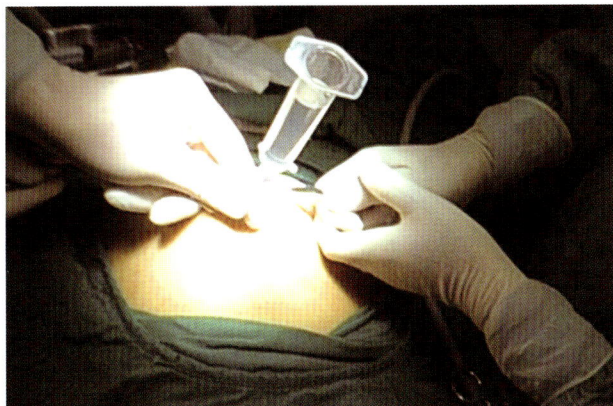

图 4-27　负压试验

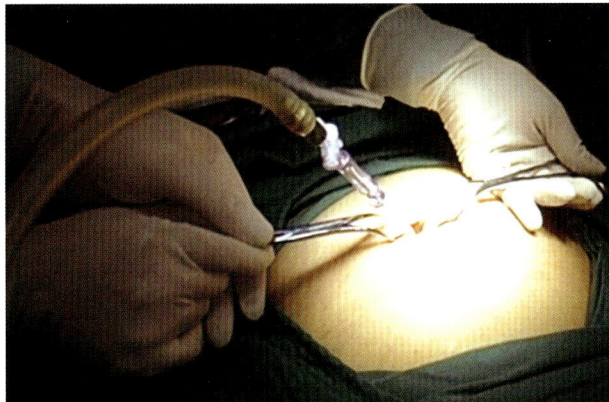

图 4-28　接上充气管

三、充气成功的客观指标

1. 压力表读数指针缓慢上升　Veress 针末端接上 CO_2 导管接头充气管后，打开充气开关，由于腹腔内压力为负值，压力表读数指针置于"0"并缓慢上升，说明 CO_2 已进入腹腔。

2. 在注入 0.5~1L 时可用手叩诊下腹部呈鼓音，肝浊音界消失。

3. 压力表读数指针上升至 13mmHg 时，腹部呈鼓型，敲之为鼓音。

四、充气速度

充气前，应设定气腹机内的各种参数。一般设定腹内压为 12~13mmHg，建议不要超过 15mmHg。一旦确定 Veress 针已进入腹腔，便可以开始充气。充气速度不宜过快，气流量设定 0.5~1L/min，使 CO_2 缓慢进入腹腔，这样既有时间判断注气是否正常，也可以防止腹压急骤升高影响心、肺功能。

第五节　套管安放操作方法

一、置入主套管

妇科腹腔镜手术主套管的选择几乎都使用 10mm。主套管是进入腹腔的首枚套管，一般选择在脐部。腹腔镜套管置入的方式有开放式和闭合式穿刺两种。主套管穿刺是盲穿，掌握不好会出现腹腔脏器，甚至是腹膜后大血管损伤，不仅手术失败，还会造成严重的并发症，甚至危及患者的生命。所以，必须掌握正确的穿刺方法，才能最大限度地避免并发症的发生。

（一）提起皮肤穿刺置入法

当腹压达到 13mmHg 时，拔出气腹针，在原穿刺点戳入 10mm 套管针。在腹腔镜手术发展过程中出现了多种的穿刺方法，包括捏起腹壁穿刺法、压迫腹壁穿刺法、潜行穿刺法等。笔者经过多年临床探索，总结了一套新的穿刺方法，很少发生并发症，可适用于有开腹史的患者。

1. 脐孔部位穿刺　用巾钳钳夹并提起腹壁，充分增加盆腔空间，术者右手示指与中指紧夹 10mm 套管锥，鱼际肌置于套管顶部，将套管锥插入原充气切口，用掌力将套管锥缓慢、旋转向腹腔推进。开始穿刺时套管锥与皮肤垂直，当有第一个落空感时，估计穿刺锥已穿过筋膜层，立即将穿刺锥改成 45° 再向前推进约 10mm，当有第二个落空感时，套管已进入腹腔，取出穿刺锥，同时打开活塞，可听到腹腔内气体从穿刺针后柄孔中冲出，置入腹腔镜，镜下确信进入腹腔后，接上 CO_2 导管，持续充气，保持腹内压力 13mmHg（图 4-29~ 图 4-32）。

2. 瘢痕（旁）上方穿刺　对于瘢痕没有超出脐孔者，可以在瘢痕上方 30mm 处穿刺，如果瘢痕在脐孔上方，可以先选择在瘢痕左旁或右旁 30mm 处钳夹提起皮肤，再进行穿刺，这样就可以减少盆腹腔脏器损伤(图4-33、图4-34)。

3. 可视性套管穿刺 对于过度肥胖、多次手术史、或已知前次手术盆腹腔严重粘连的患者,可以使用可视性套管,术者可从监视器上看清套管针穿过各层组织进入腹腔,更有效地避免了腹腔脏器损伤(图4-35~图4-40)。

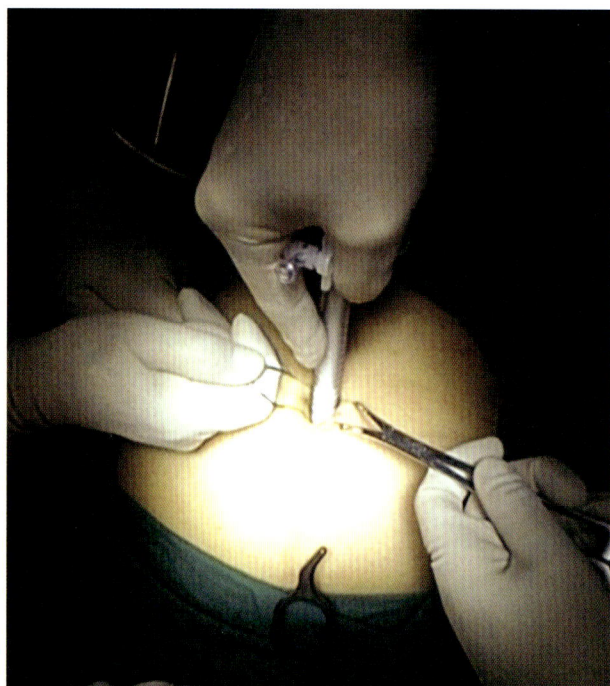

图 4-29   垂直穿刺

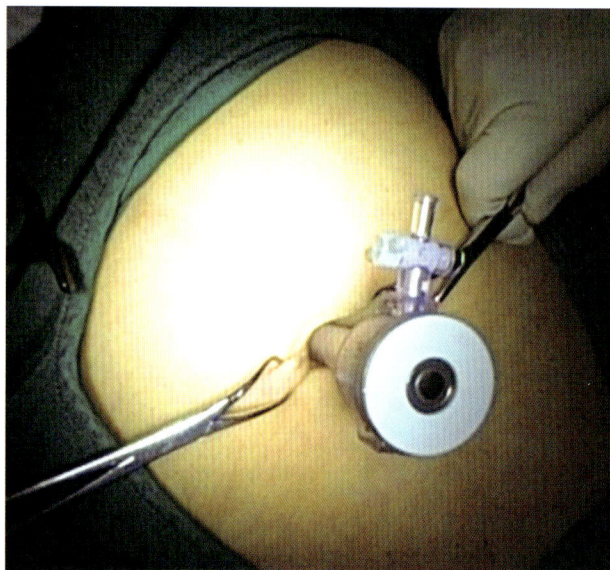

图 4-30   斜形穿刺

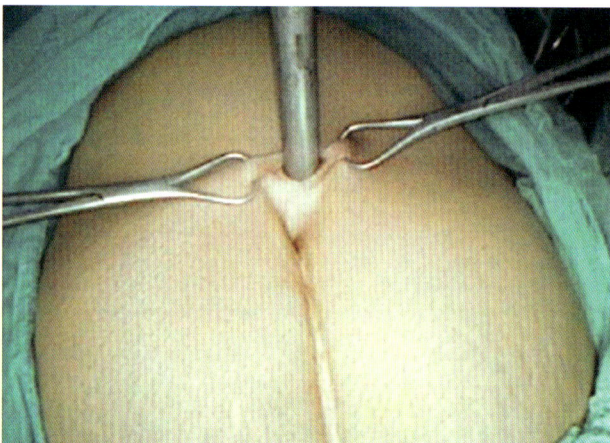

图 4-31   套管进入腹腔

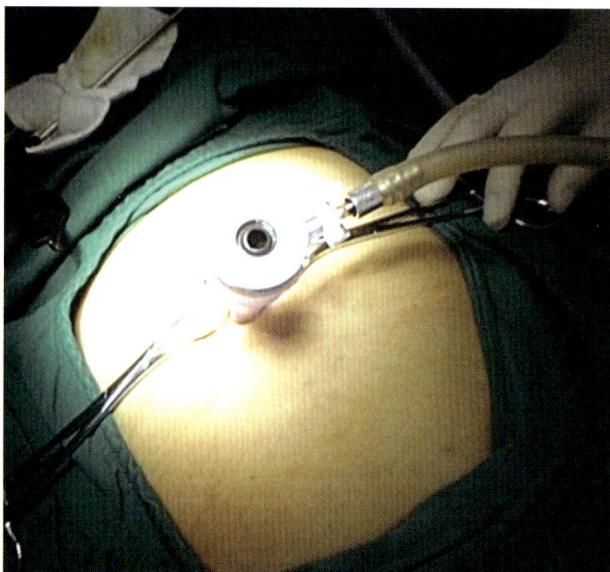

图 4-32   接上 CO_2 导管

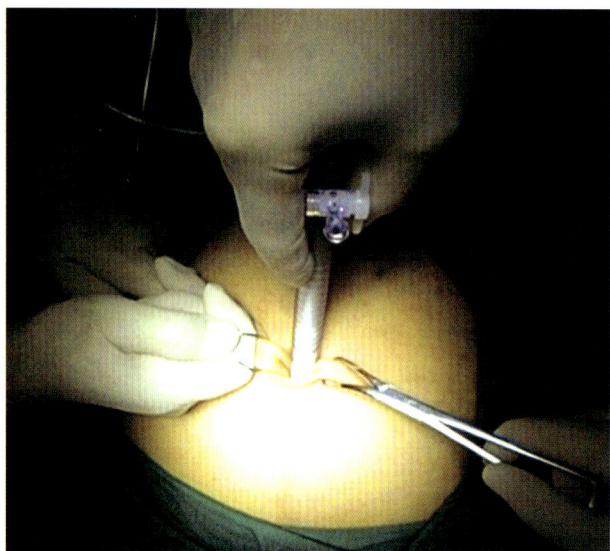

图 4-33   瘢痕上方穿刺主套管

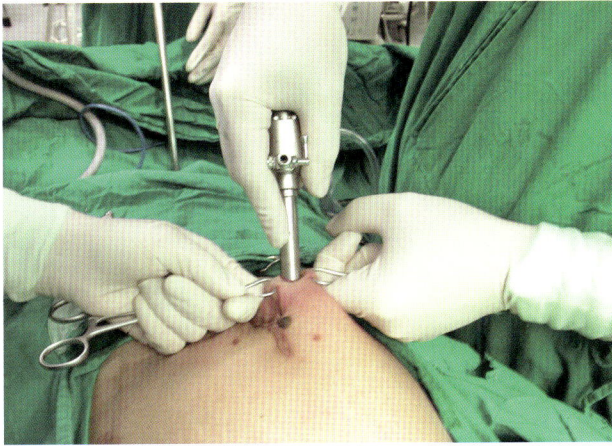

图 4-34　瘢痕外侧的套管

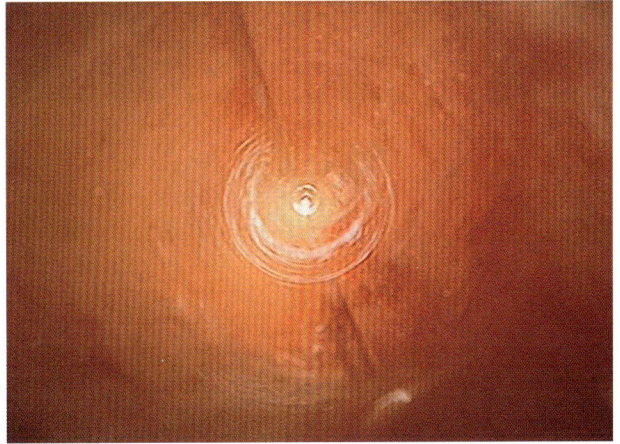

图 4-37　穿过脂肪层

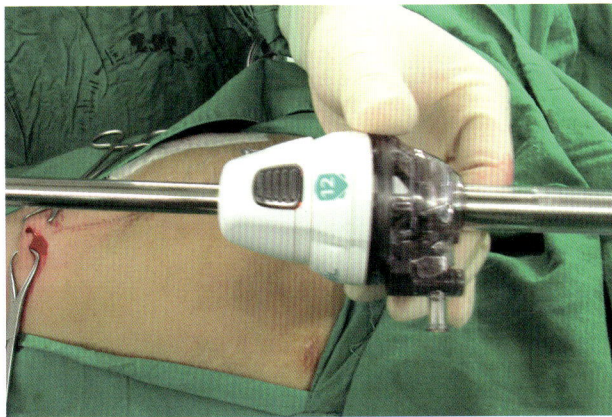

图 4-35　可视性穿刺套管外面观

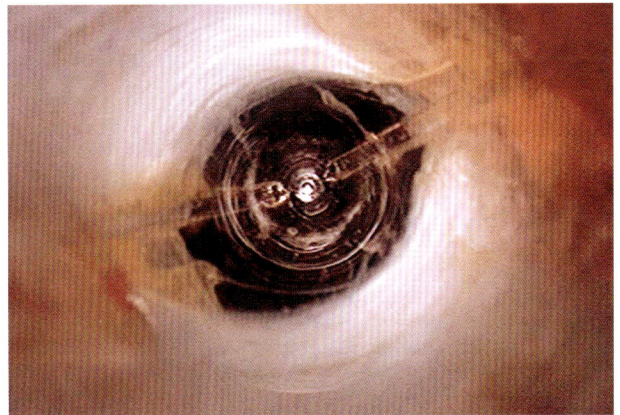

图 4-38　穿过筋膜层

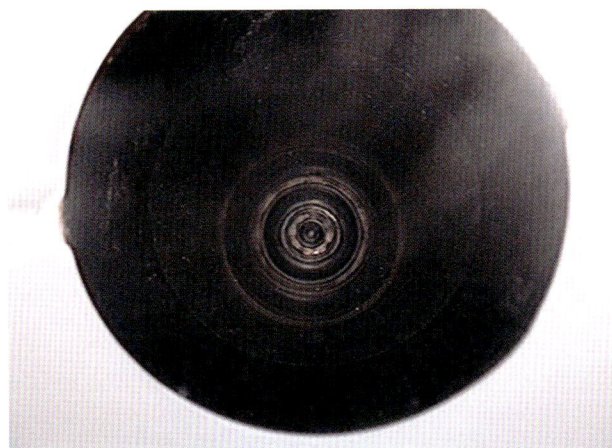

图 4-36　可视性穿刺套管内面观

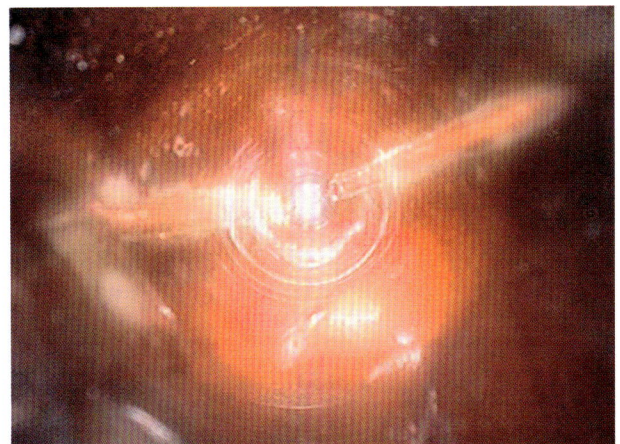

图 4-39　穿过腹膜层

（二）开放置入法

多用于术前诊断巨大良性、囊性卵巢肿瘤而坚决要求腹腔镜手术者。由于巨大卵巢囊肿使上腹部隆起，脐孔也变得扁平，一般选择脐孔切口 20mm，逐层切开皮肤、筋膜、腹膜到达腹腔，见到囊壁后用 7 号棉线在囊壁表面做一荷包缝合。用气腹针的外鞘穿刺进入囊肿内,吸出囊内液体后封闭创口,避免液体外溢。然后,直视下置入套管鞘,在皮肤周围缝一荷包并收紧缝线,防止泄气,再接上 CO_2 气管进行人工气腹(图4-41、图4-42)。

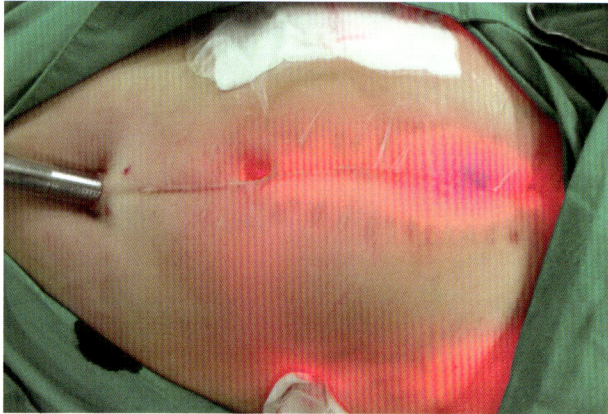

图4-40　插入腹腔镜

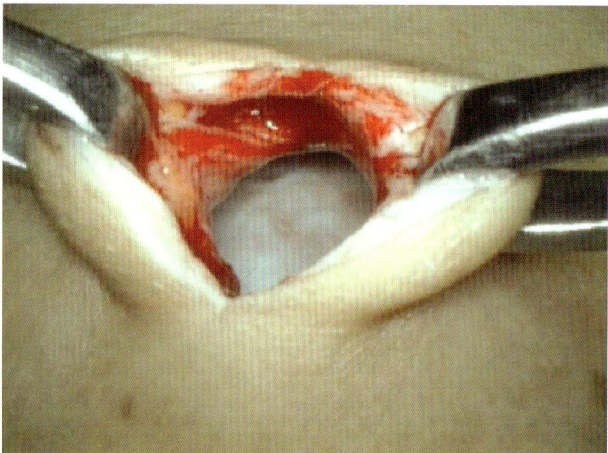

图4-41　切开脐孔皮肤

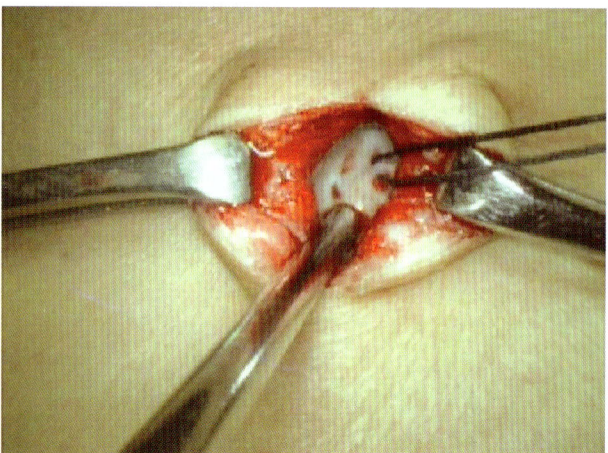

图4-42　牵拉囊肿

二、辅助套管置入方法

辅助套管也称工作套管,是腹腔镜手术进操作工具的通道,根据手术方式选择不同部位的穿刺孔及直径不同的套管。

(一)工作套管穿刺孔的选择

由于妇科的手术多在下腹部进行,一般以脐孔为界,将其分为五个穿刺孔。位于脐孔者为第一穿刺孔,也称进镜孔或主穿刺孔,左、右下腹部相当于麦氏点部位为第二、三穿刺点孔,也称辅助穿刺孔或工作孔,必要时在耻骨联合上方做第四,甚至第五个穿刺孔(图4-43)。穿刺孔位置与数量根据手术的大小选择,穿刺孔的多少及套管大小的选择应根据手术种类而定。原则上,主套管采用10mm,其余的根据术式需要选择。

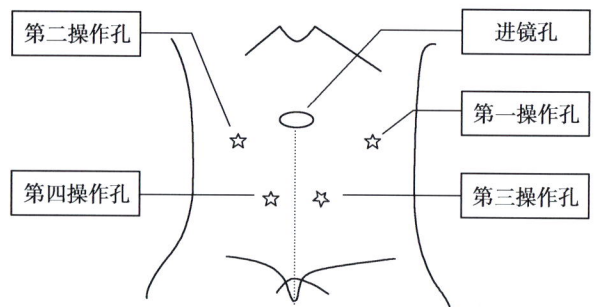

图4-43　穿刺孔选择示意图

1. **两个工作套管穿刺孔选择**　适用于Ⅰ~Ⅱ类简单手术或单人操作的手术。第一个辅助穿刺孔的位置选择在患者左侧(术者位置)髂前上棘与脐之间连线的中点相当于麦氏点的对应部位,根据手术类型选择10mm或5mm的套管针。第二个辅助穿刺孔选择在患者右侧(助手位置),与第一个辅助穿刺孔的位置相对称,选择5mm的套管针。

2. **三个工作套管穿刺孔选择**　主要适用于双人操作的手术。在两个辅助穿刺孔的基础上,于耻骨联合上缘20mm、左旁开正中线20~30mm做第三套管穿刺。目前,妇科腹腔镜手术大多采用三个工作套管穿刺孔,利于操作。如果是不孕症手术、良性卵巢囊肿切除术或子宫全切术,建议选用5mm的套管,如果是子宫肌瘤切除术或子宫次全切除术,建议左下腹(术者位置)选用10mm的套管。

3. **四个工作套管穿刺孔选择**　主要用于子宫恶性肿瘤的根治性手术,在三个辅助穿刺孔的基础上,于右侧耻骨联合上与左侧对应的位置选用 5mm 的套管针进行穿刺(图 4-44)。施行子宫恶性肿瘤的根治性手术时,建议四个工作套管都选用 5mm 的套管针。

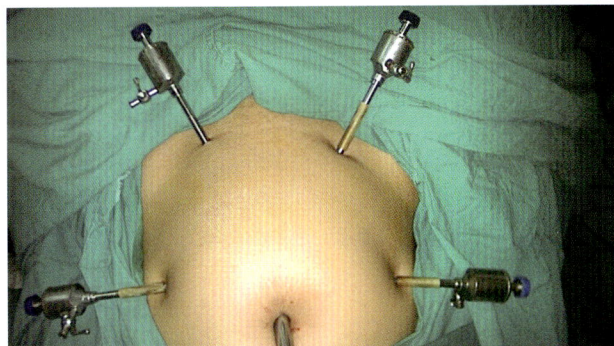

图 4-44　五个穿刺孔

(二) 工作套管穿刺方法

工作套管穿刺一般应在腹腔镜直视下进行,原则上不会造成盆腹腔脏器损伤,但如果穿刺方法掌握不正确,同样会发生意外。此外,穿刺时最好根据妊娠纹的走向切开相对应的皮肤,术后几乎看不到瘢痕,保证患者皮肤的"美"。

1. 下腹部工作套管穿刺方法　一般手术均需在下腹部做 3 个辅助穿刺孔。如果术者位于患者左侧,应该在左下腹髂前上棘与脐部连线中点、相当于麦氏点位置做第一个辅助穿刺孔,助手在患者右侧与第一辅助穿刺孔对应位置做第二个辅助穿刺孔。该部位穿刺时最容易损伤的是腹壁浅血管和旋髂浅血管,于腹股沟韧带中点下方 15mm 处向髂前上棘作一连线,此线的上、下 10mm 范围为该血管的体表投影区,恰好是下腹部 trocar 穿刺的位置,腹腔镜透照下可以看清该血管(图 4-45)。在无血管区的位置,用左手拇指和示指分开皮肤,右手握柳叶尖刀切开皮肤 5mm 或 10mm,左手拇指和示指不变,右手转握 5mm 或 10mm 的 trocar,腹腔镜监视下,用鱼际肌及掌力缓慢将套管针推向腹腔。穿刺锥进入小切口后,左手紧握 trocar,稍用力到达筋膜前,不要急于穿透腹膜,而是退出套管针少许,通过摆动套管,避免错位穿刺。这种穿刺的目的是使 trocar、皮肤、筋膜成一直线,再垂直穿透腹膜,保证 trocar 与皮肤有较紧的闭合度,可以减少气体逸入皮下的概率(图 4-46~图 4-50)。

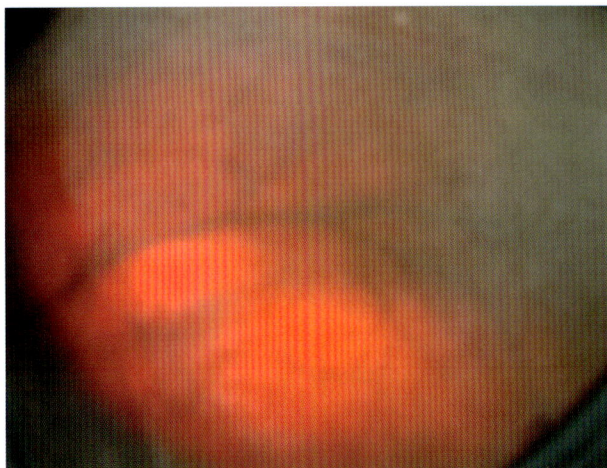

图 4-45　透照下的浅层血管

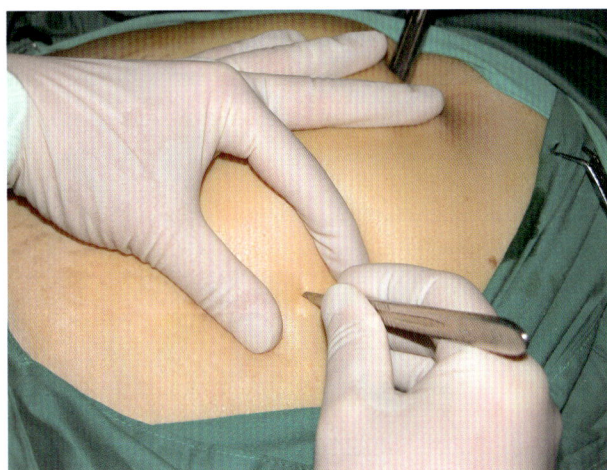

图 4-46　切开皮肤

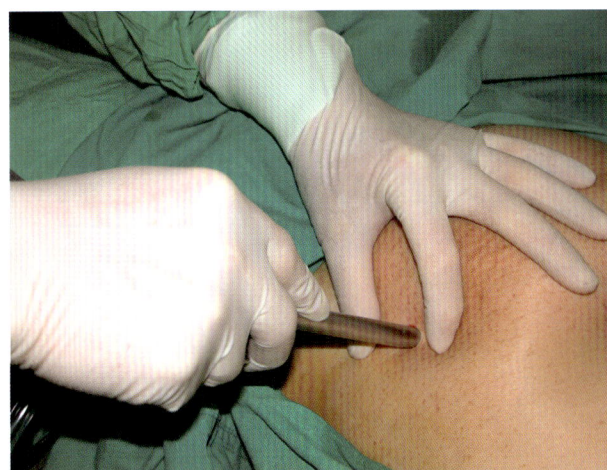

图 4-47　trocar 进入皮下组织

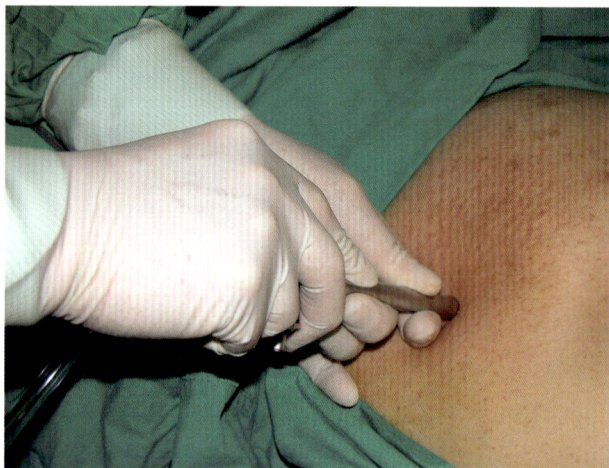

图 4-48　垂直穿刺

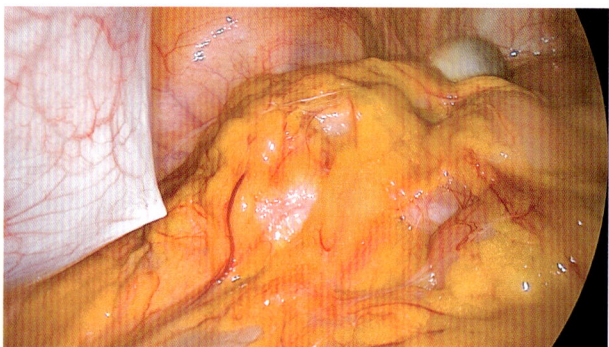

图 4-49　直视辅助穿刺

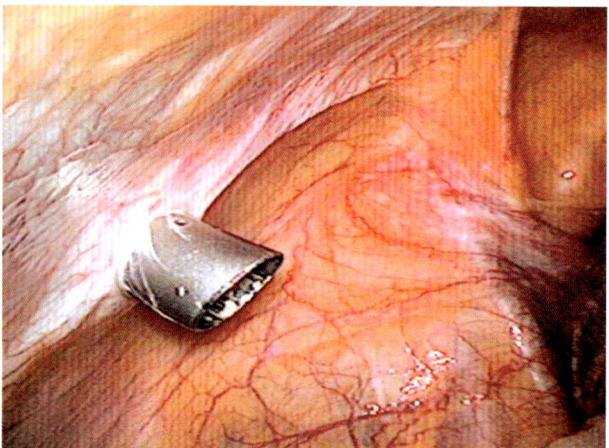

图 4-50　trocar 与皮肤紧闭

2. 耻骨联合上工作套管穿刺方法　为了操作方便,在行子宫肌瘤切除术、卵巢囊肿切除或子宫切除时,建议术者在左侧耻骨联合上做第三个辅助穿刺孔。如果是广泛性子宫切除术,还建议助手在右侧耻骨联合做第四穿刺孔。该部位穿刺时最容易损伤的是腹壁下血管,其体表投影可用腹股沟韧带内中 1/3 交点到脐部连线来表示,腹腔镜下可以

看清该血管的走向(图 4-51)。操作时于耻骨联合上30mm、左下腹正中线旁开 20~30mm,相当于脐韧带外侧做第三穿刺孔,切开皮肤后,选用 5mm 的套管针,穿刺的方向斜向外侧,腹腔镜直视下可看清腹壁下血管的解剖位置,穿刺锥在脐侧韧带的外侧进入腹腔,必要时助手用操作钳暴露脐侧韧带或顶起腹膜,避免穿刺锥进入盆腔时损伤脏器(图 4-52~图 4-54)。

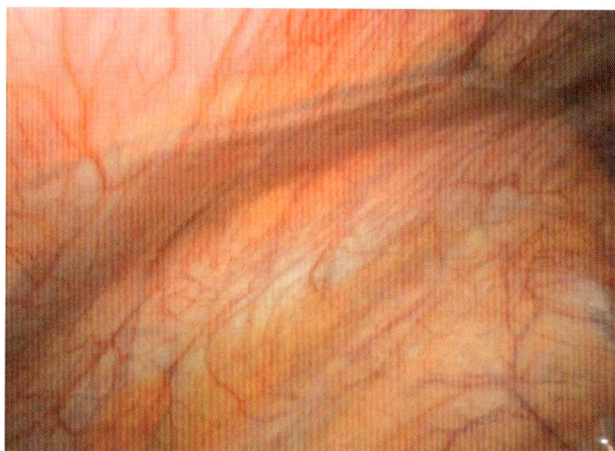

图 4-51　腹壁深层血管

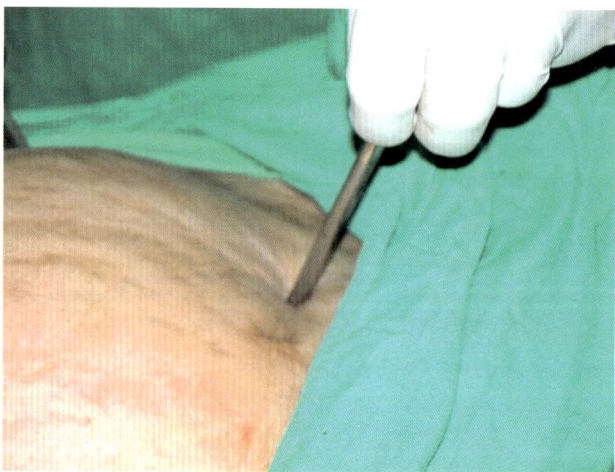

图 4-52　耻联上穿刺孔

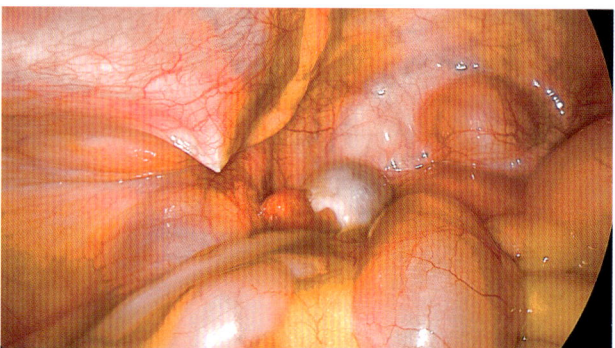

图 4-53　避开血管穿刺

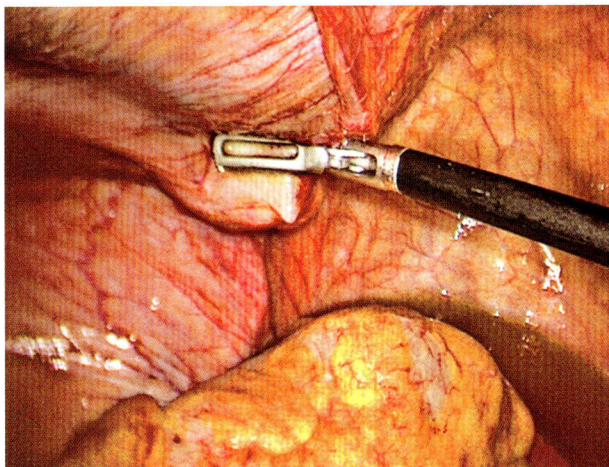

图 4-54　助手上顶腹膜

第六节　腹腔镜下缝合技巧

腹腔镜技术的发展,缘于止血方法的改进。一台成功的腹腔镜手术,就必须要熟练掌握腹腔镜下的缝合、结扎等技术。缝合是开展腹腔镜手术的基础,掌握缝合技术,是开展腹腔镜手术的信心。止血、脏器损伤修补等都需要缝合,它是最理想、最彻底的止血方法,可使腹腔镜手术无论在方法、过程上更接近开腹手术。缝合技术可以贯穿于手术中的多个环节,如子宫肌瘤切除术后的创面修复、子宫全切术后阴道残端的缝合等。此外,用于血管、膀胱、肠管等组织损伤的修补也需要缝合。腹腔镜下缝合不同于传统手术缝合那么轻巧,由于视觉差,钳夹缝针、缝合组织等操作容易造成错位,操作难度极大,每缝一针都是一种"痛苦"。一个初学腹腔镜下缝合的医师,每缝一针都需要消耗较长的时间,故必须勤学苦练,才能熟练掌握。

一、持针器的选择

腹腔镜下缝合需要持针器。持针器其实也是钳类的一种,主要用于钳夹缝针、缝合组织之用。由于钳夹缝针的力度大,所以持针器的钳尖部位相对较厚。腹腔镜手术常用的持针器主要有"直头"持针器、弯头持针器和自动复位持针器,并有国产和进口之分。国产持针器价格便宜,进口持针器价格昂贵。"直头"持针器由于钳尖与持针器手柄成一直线,不

能清楚看到钳尖的针和需要缝合的组织,故较少用。用于妇科腹腔镜下缝合的持针器最好选用头部呈弯月形、手柄呈齿轮状锁扣型,这种类型的持针器操作方便,有利于钳夹缝针(图 4-55、图 4-56)。

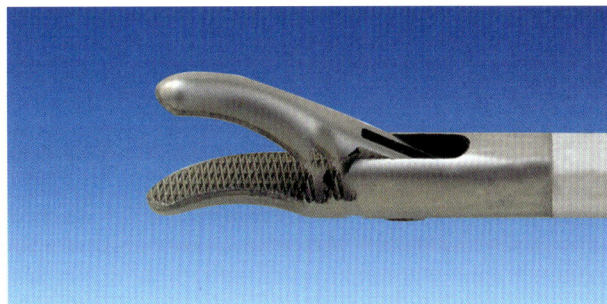

图 4-55　弯月形持针器

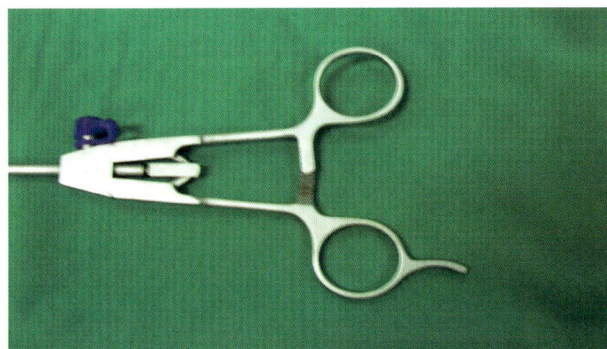

图 4-56　齿轮状锁扣持针器

二、缝线放进盆腔的方法

子宫肌瘤切除术后创面、子宫全切术后阴道残端等的缝合，都需要 1 号带针可吸收线，进行缝合前必须先将缝线放进盆腔内。把带针的缝线放进盆腔的方法有多种，各有特点，术者手术台上可灵活应用。

（一）穿过腹壁将缝针送进腹腔

多应用于只使用 5mm 辅助套管的患者，如子宫全切术后创面修复。操作时，将开腹用的持针器钳夹缝针的后 1/3，通过手腕旋转将缝针变成 90°，直接从耻骨联合与脐孔之间的腹正中线进针，穿过皮肤、筋膜，腹腔镜直视下进入腹腔，看到缝针进入腹腔后，用持针器钳夹针头，逐步将缝针及缝线将拉进腹腔（图 4-57、图 4-58）。

（二）从 15mm 的套管将缝针送进腹腔

多应用于使用 15mm 辅助套管的患者，如子宫肌瘤切除术、子宫次全切除术后创面修复。直接用 15mm 套管变成 5mm 的转换器，也可以先将 10mm 的转换器套进 15mm 转换器，再套进 5mm 转换器，就变成 15mm 转 5mm 的转换器。持针器从转换器顶部穿过到达出口，张开持针器针头，缝针及缝线一起钳夹，轻轻拉进转换器内，将转换器放进 15mm 套管内，腹腔镜直视下把缝针及缝线送进腹腔（图 4-59、图 4-60）。

（三）从阴道残端将缝针送进腹腔

只适用于子宫全切术的患者。从阴道取出子宫体后，消毒阴道残端，用卵圆钳钳夹缝针及线，轻轻送进阴道内，腹腔镜直视下通过阴道残端将缝针及缝线一起送进腹腔（图 4-61、图 4-62）。

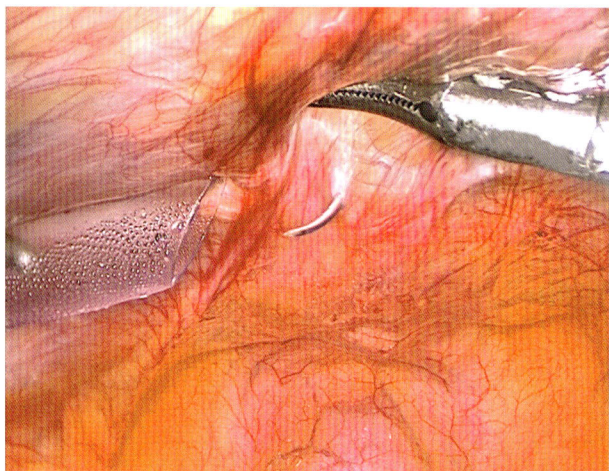

图 4-57   腹正中线进针

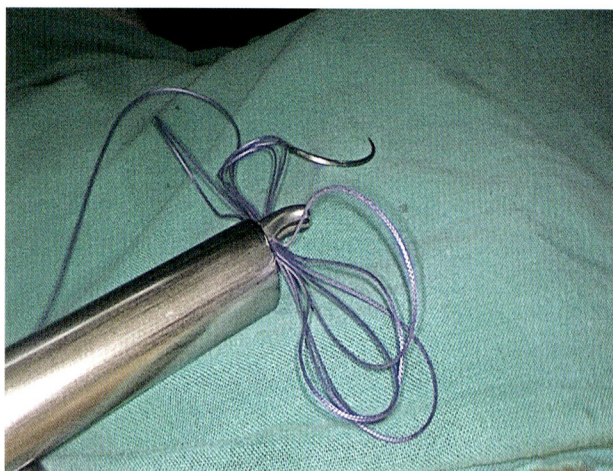

图 4-59   缝线放进转换器内

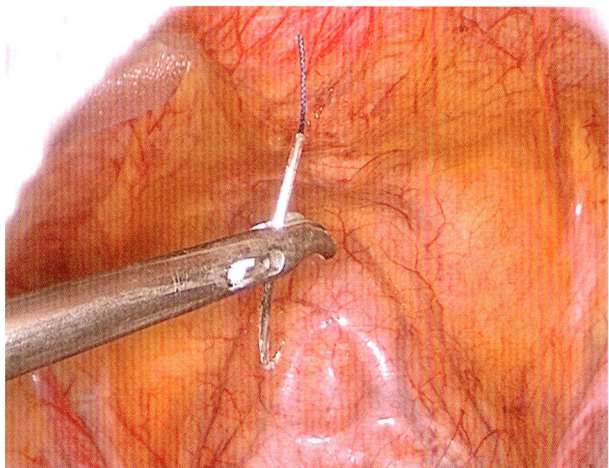

图 4-58   镜下牵拉缝针

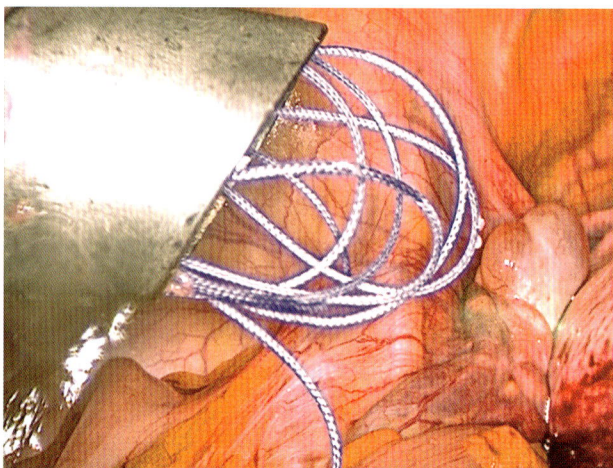

图 4-60   缝线送进腹腔

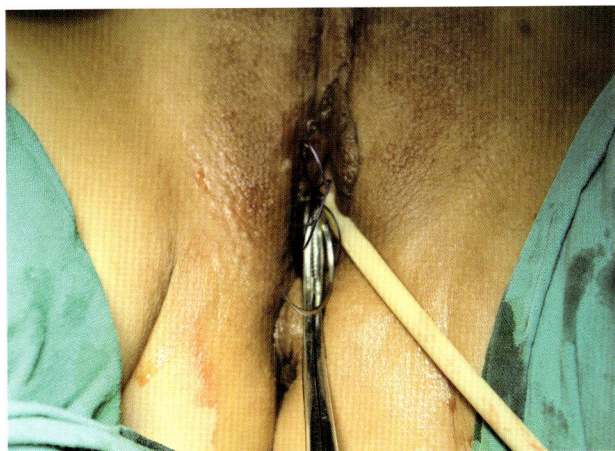

图 4-61　将缝针及线送进阴道内

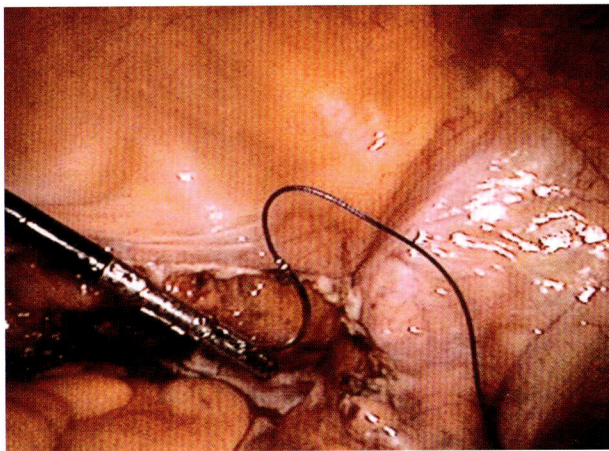

图 4-63　钳夹缝针

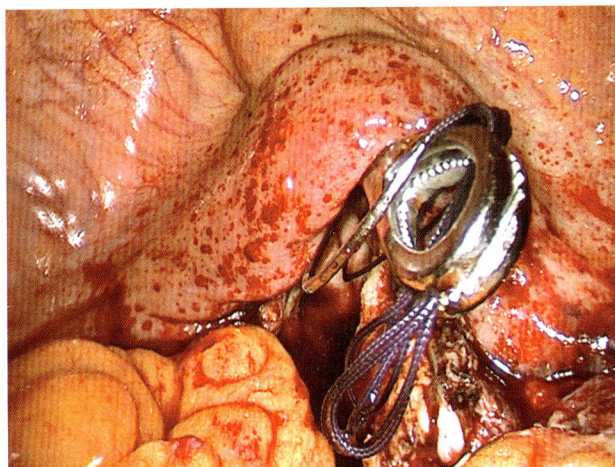

图 4-62　盆腔内缝针

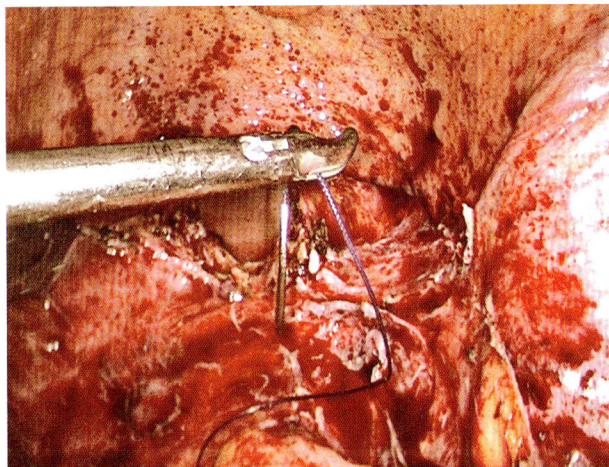

图 4-64　钳夹缝线

三、腹腔镜下变换缝针技巧

腹腔镜下缝合其操作难度大,关键在于把缝针变成缝合状态。缝合前必须掌握钳夹缝针、牵拉缝线、旋转缝针、摆成缝合状态等四步手法。如果腹腔内缝针复位掌握不好,针尖就有可能刺破肠管浆膜层。缝合薄而软的组织如腹膜,使用任何的持针器、钳夹缝针的任何部位都可以,但如果缝合较硬的组织如子宫肌瘤切除术后的创面修复、阴道残端的封闭等,则必须用持针器的尾部钳夹缝针,这样缝合才不会使缝针变位,乃至脱落。缝合的四步手法分述如下。

（一）第一步

术者左手握弯分离钳钳夹盆腔内缝针的前半部,也可以先用右手握持针器钳夹盆腔内缝针的线部(图 4-63、图 4-64)。

（二）第二步

左手握弯分离钳钳夹缝针不变,右手握持针器钳夹缝线。也可以右手握持针器钳夹缝线不变,左手握持针器钳夹缝针(图 4-65、图 4-66)。

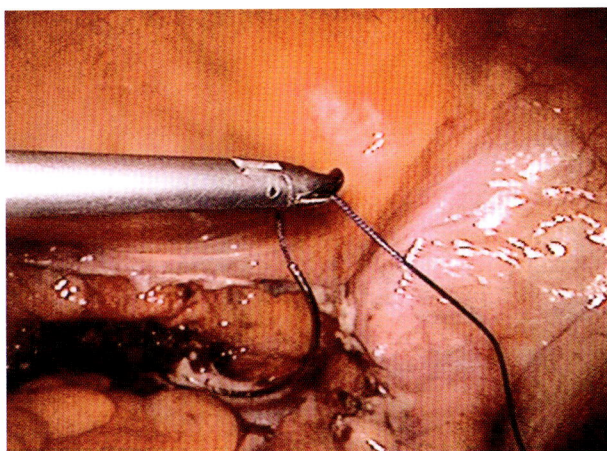

图 4-65　右手钳夹缝线

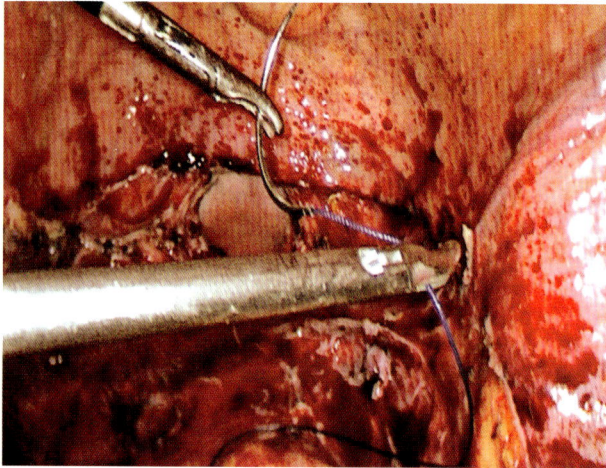

图 4-66 左手钳夹缝针

（三）第三步

左手握弯分离钳钳夹缝针不变,右手握持针器将缝线向前推。也可以右手握持针器钳夹缝线不变,左手握持针器钳夹缝针向前推,使持针器、缝线、缝针摆成同一水平(图 4-67、图 4-68)。

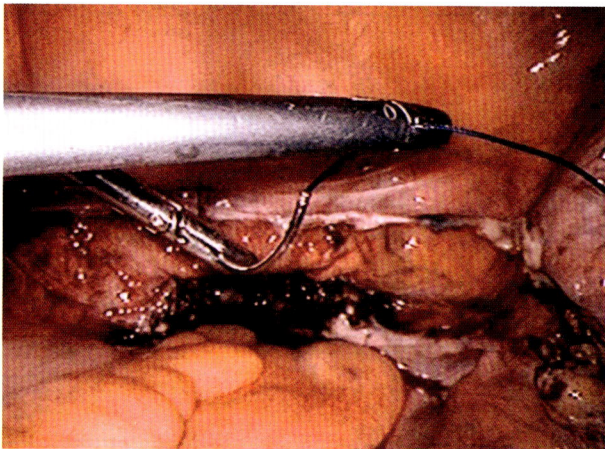

图 4-67 右手将缝线向前推

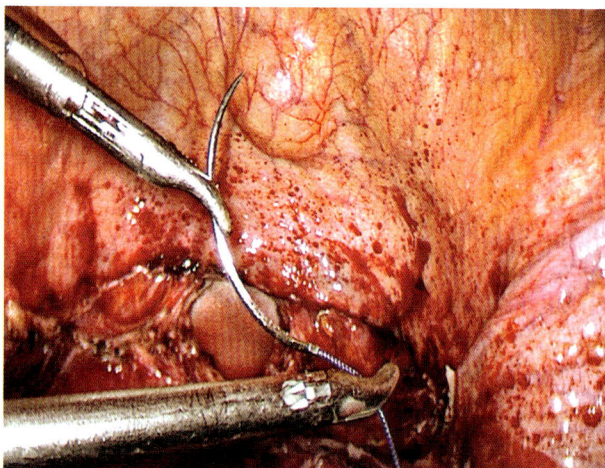

图 4-68 左手将缝针向前推

（四）第四步

持针器钳夹缝针尾部约 1/3,将缝针摆成缝合的状态(图 4-69、图 4-70)。

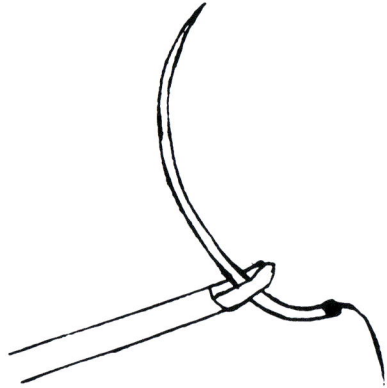

图 4-69 缝针摆成缝合状态示意图

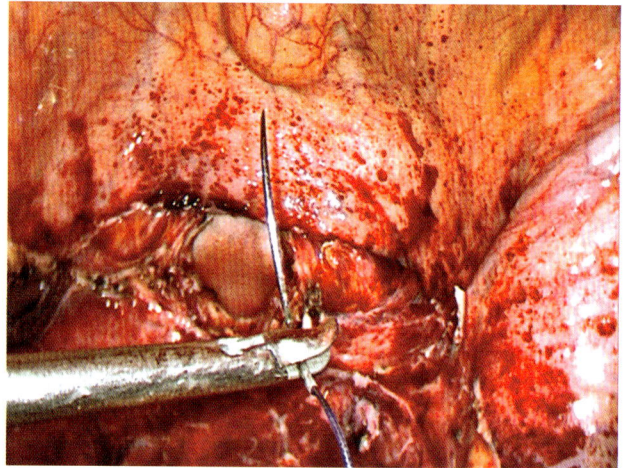

图 4-70 缝针摆成缝合状态

四、腹腔镜下组织缝合技巧

（一）持针器使用技巧

缝合腹膜或浆肌层等又薄又软的组织相对容易,缝合较硬、较厚的组织如子宫肌层组织缝合则比较困难,有时候缝针已进入组织内,但无论怎样摆弄,也无法从对侧组织露出缝针,往往会消耗很多的时间,其关键还是没有真正掌握组织缝合的技巧。对于缝合较硬的子宫深层肌层组织(如缝合肌瘤切除术后的创面),缝合前用右手的拇指和无名指握持针器,当缝针进入组织后,松开拇指,将拇指放在持针器手柄的中央,这样就更能灵活操纵持针器,然后通过右手腕旋转 90°,使缝针的针尖也呈 90° 进针,当缝针进入组织 10~20mm 后,右手反方向旋转 90°,左手用分离钳帮助向下压组织,使缝针的针尖从肌层穿出，松开持针器钳尖，向缝针尾部移动，再钳夹缝针尾部并向组织方向推送，露出更多的针尖，左手用分离钳夹紧缝针，右手松开持针器，转而钳夹露出组织的缝针，缓慢完整牵出缝针。为了使缝合更容易，钳夹缝针时应注意两个技巧，一是钳夹缝针约 2/3 即应靠近针尾部位，二是缝针应在持针器的根部，这样在缝合时缝针不会打转，缝合才能比较顺利（图 4-71~ 图 4-76）。

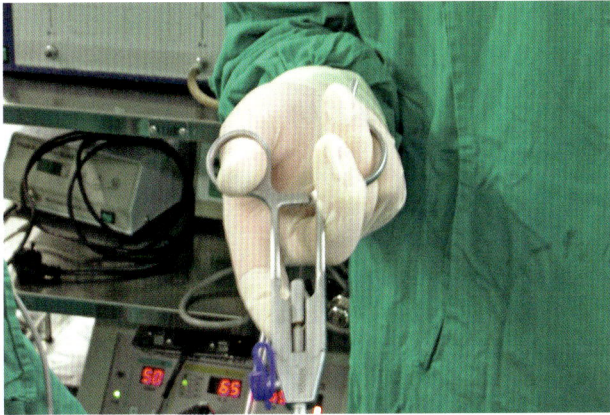

图 4-71　进针前握持针器方法

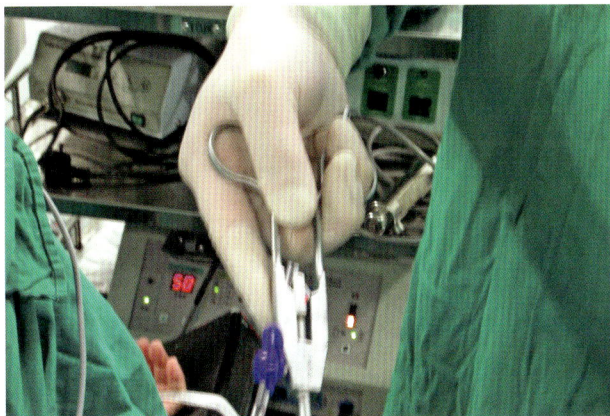

图 4-72　进针后握持针器方法

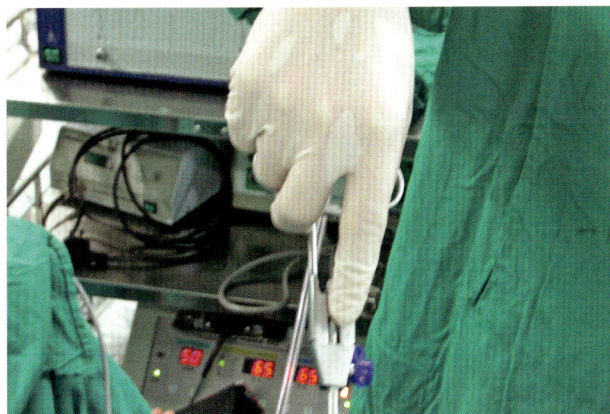

图 4-73　右手腕旋转 90°

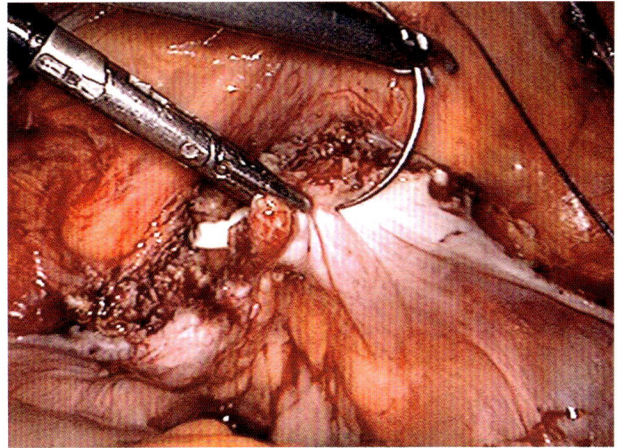

图 4-74　针尖也呈 90° 进针

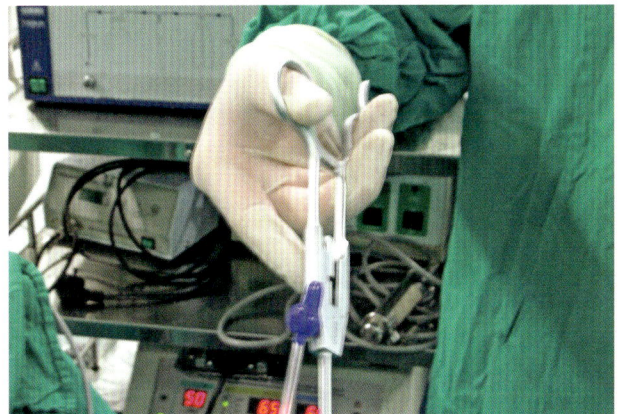

图 4-75　右手反方向旋转 90°

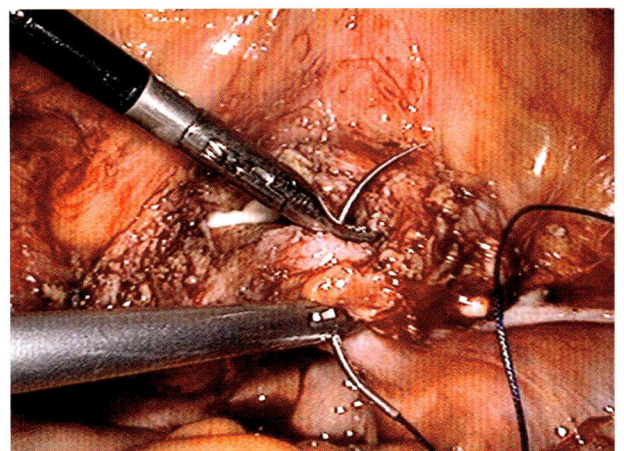

图 4-76　往下压组织出针

（二）缝合的方法

腹腔镜下缝合有间断缝合、"8" 字形缝合及连续锁扣缝合等多种技巧，术中根据需要选择不同的缝合方法。

1. 间断缝合法　也是单针缝合，即在腔内打方便结,这是最常用、最简单的缝合方法,可以缝合任何的组织或创面,初学者容易掌握。以子宫肌瘤切除术后创面修复为例加以简述。缝合时,右手握持针器钳夹1号线缝针尾部,从肌层后壁进针,左手配合压迫组织前壁组织,使其针尖露出,右手放开持针器,转为钳夹露出组织的缝针,拉出缝针及线,术者左手持弯分离钳钳夹缝线尾部,右手握持针器通过缝线绕一周(也可以绕两周),张开持针器钳夹弯分离钳上的线尾并将其拉出呈打结状,分离钳与持针器分别钳夹缝线并向相反方向用力,将缝线拉紧,助手固定线结,重复上述操作,便完成一个间断缝合(图 4-77~ 图 4-82)。

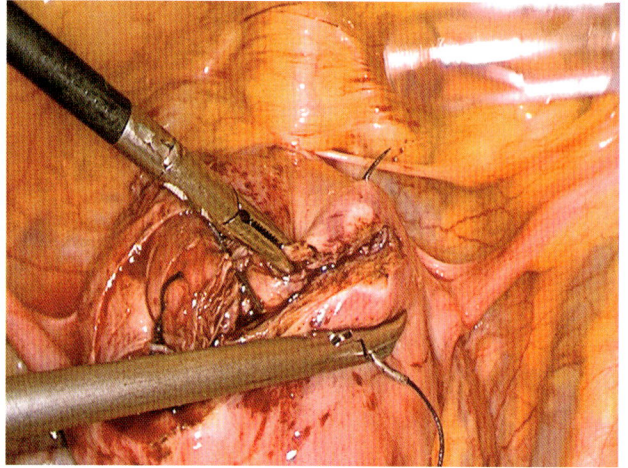

图 4-79　对合创面

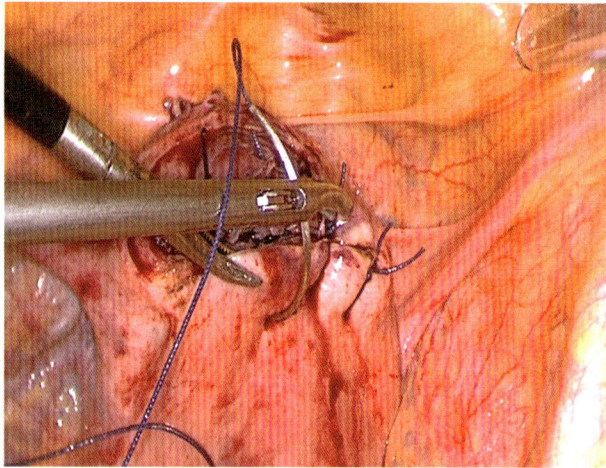

图 4-77　子宫肌层后壁进针

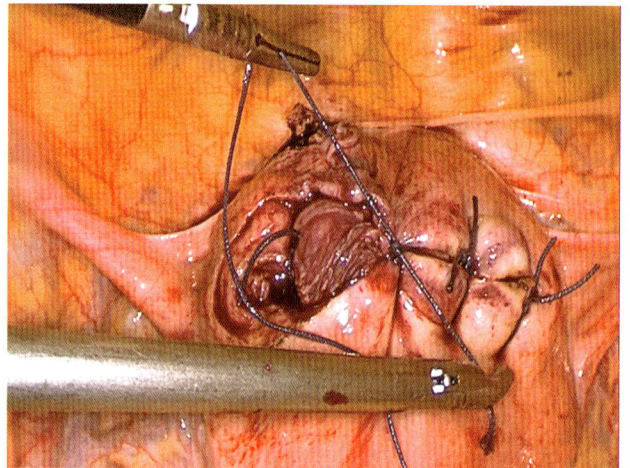

图 4-80　收紧缝线

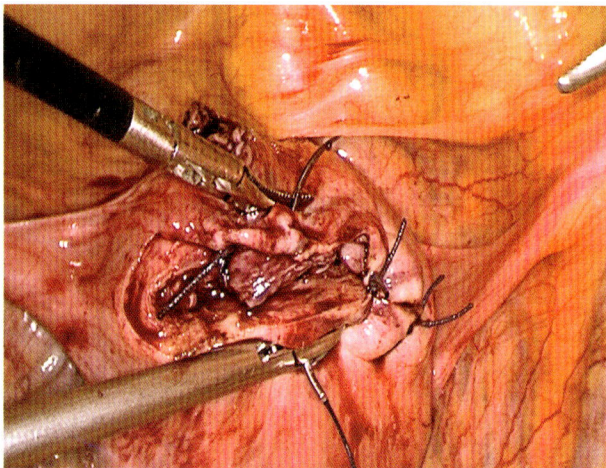

图 4-78　子宫肌层前壁出针

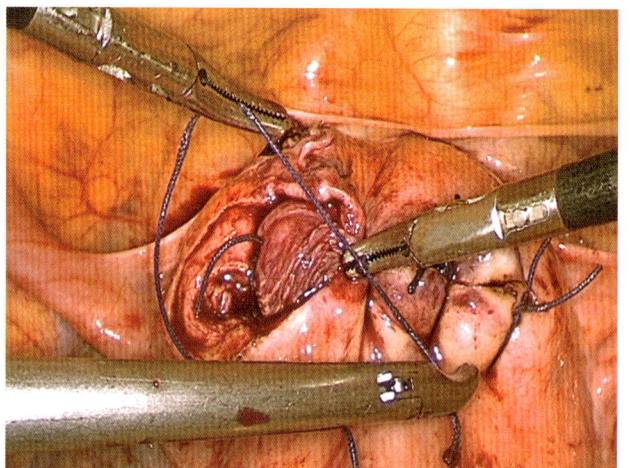

图 4-81　固定缝线

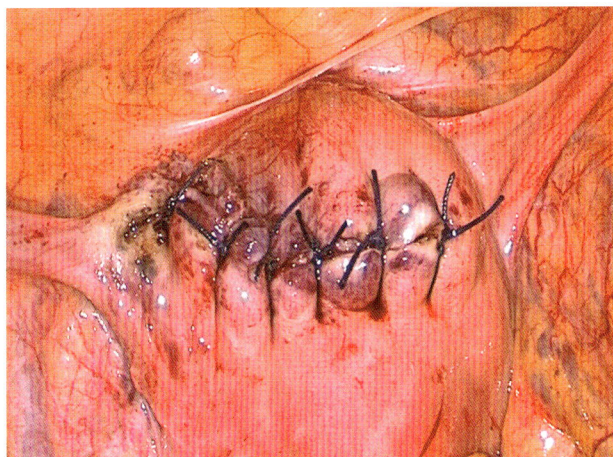

图 4-82　间断缝合的创面

2. "8" 字形缝合法　该方法缝合牢固、止血彻底,用于加固型缝合或肌瘤切除术后残腔的封闭性缝合,更多用于脏器损伤的缝合。以缝合子宫浆肌层为例,用带针的 1 号可吸收线从创面右下方 8~10mm 处进针,穿过后壁肌层及创面底部,从左前方 8~10mm 处穿过前壁肌层出针,再从左下方 8~10mm 处进针,穿过后壁肌层及创面底部,从右前方 8~10mm 处穿过前壁肌层出针,便是一个 "8" 字形缝合,按间断缝合的方法打结。"8" 字形缝合时,两针之间的距离约 10mm(图 4-83~ 图 4-94)。

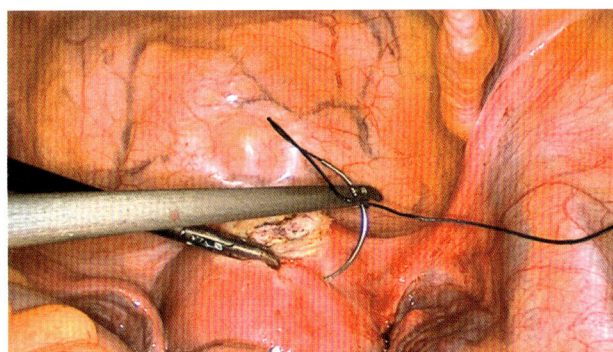

图 4-83　创面后下方进针

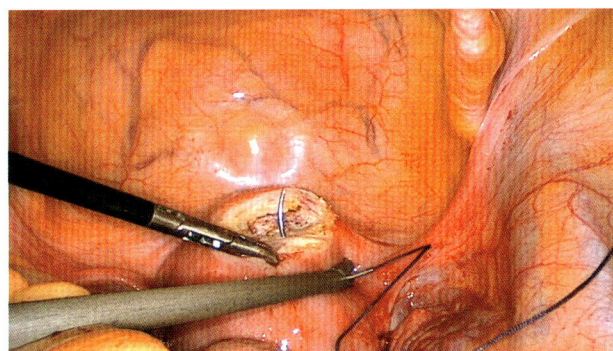

图 4-84　穿过肌层

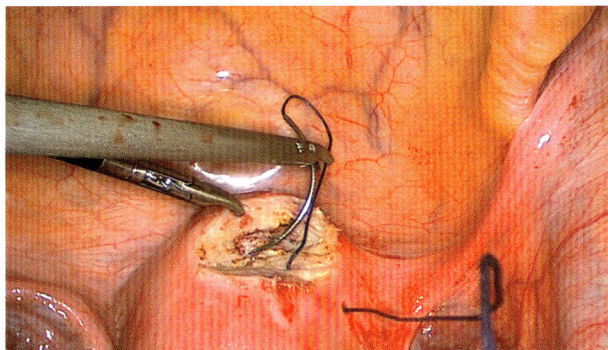

图 4-85　穿过创面底部

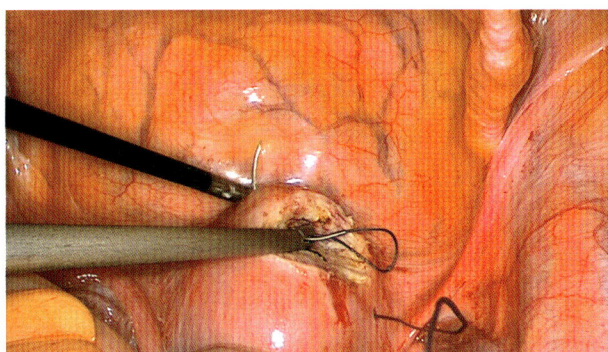

图 4-86　创面前方出针

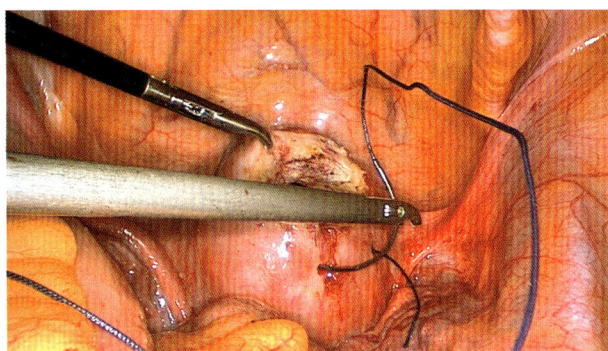

图 4-87　创面左下方进针

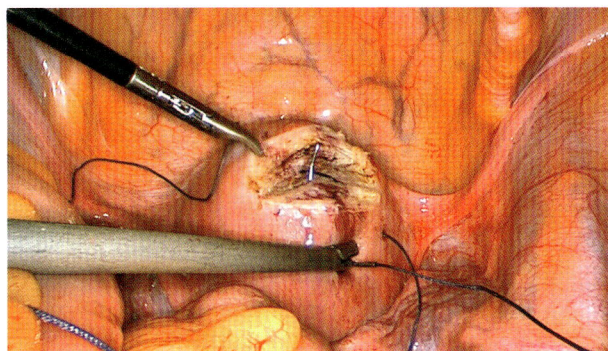

图 4-88　创面右前方出针

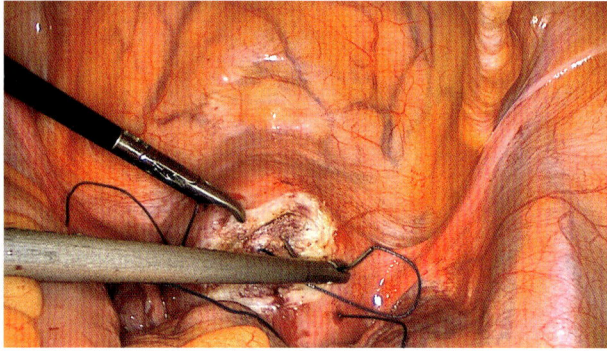

图 4-89   穿过右侧创面底部

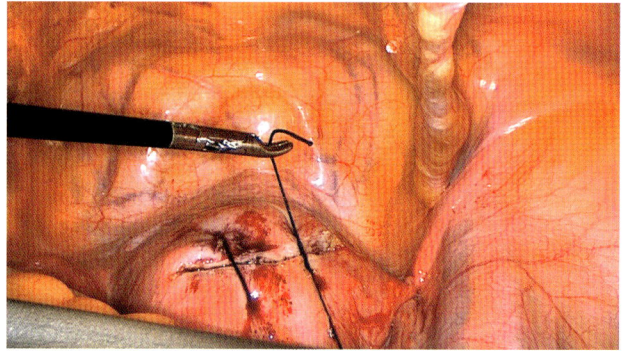

图 4-90   创面右前方出针

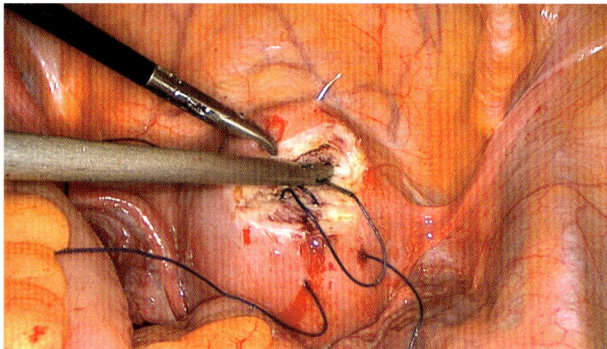

图 4-91   提起缝线

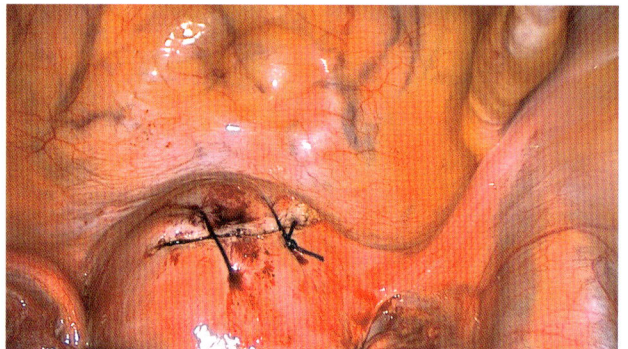

图 4-92   收紧缝线

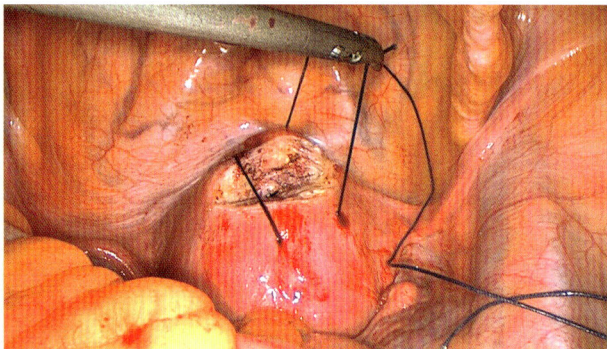

图 4-93   镜下打结

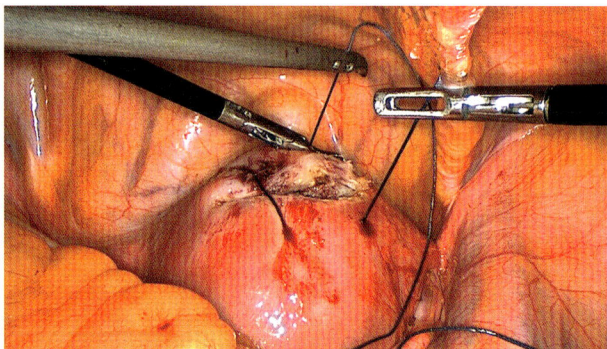

图 4-94   缝合后的创面

3. 连续锁扣缝合法   其实是利用一条线连续缝合,为了加固止血作用,每缝一针都需要锁扣,称连续锁扣缝合,两针之间的距离约 10mm。该方法既节约了缝线,也减少了因没有线结而残留过多的缝线,同时还有加固止血的作用,可使伤口创面对合整齐,多用于子宫肌壁间肌瘤切除术后的创面缝合。操作时,用带针缝线穿过浆肌层,针从缝线的下方穿出,收紧缝线,左手固定线结,再拉紧缝线,完成连续锁扣缝合打结法(图 4-95~图 4-98)。

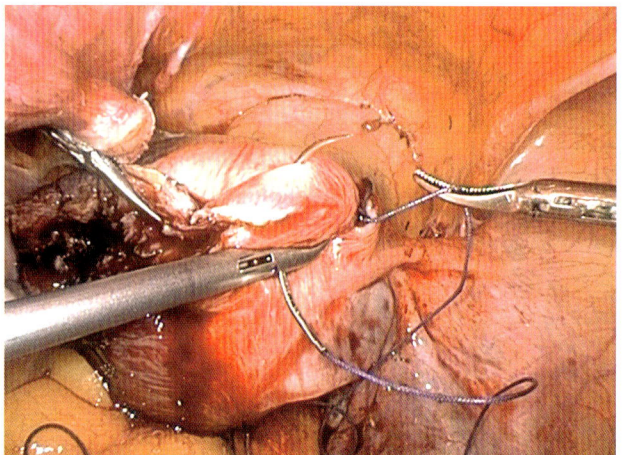

图 4-95   缝线穿过浆肌层

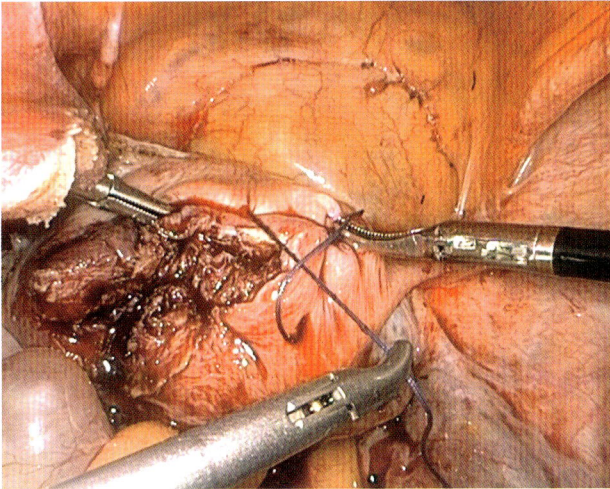

图 4-96　锁扣缝线

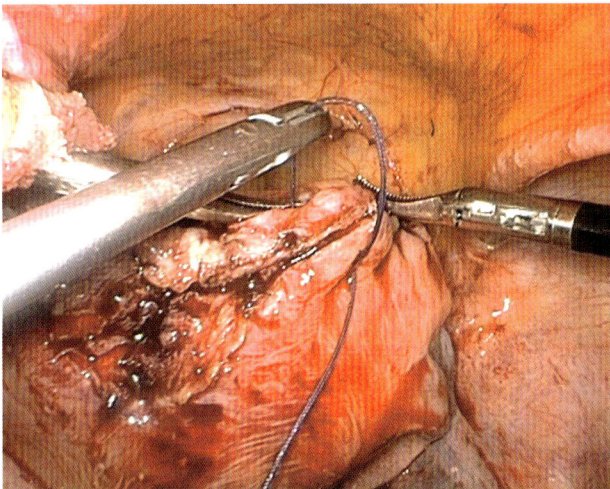

图 4-97　收紧缝线

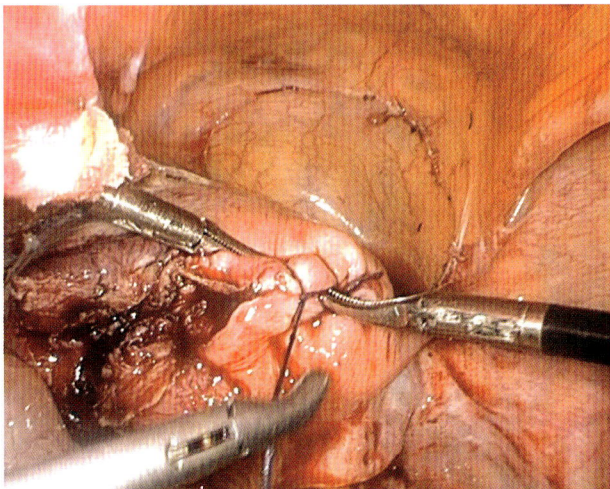

图 4-98　锁扣缝合的创面

4. 双层锁扣缝合法（"二浅一深"缝合法）　笔者探索出"二浅一深"连续锁扣的"双层"缝合法，

该缝合方法既能保持创面对合整齐，又能封闭残腔。所谓的"二浅一深"连续缝合法是采用一条缝线两层锁扣缝合法，先缝合两针浅肌层，每针距离约 10mm，然后，在浅肌层的第 2 针（相当于距离20mm）缝合深肌层，这种缝合方法既能使创面对合整齐，又能封闭残腔，保证创面愈合和防止术后残腔血肿。其缝合方法是先从右侧创面顶端 5~10mm处开始进针，全层缝合创面的起始部，打结后，每相隔 10mm 锁扣式缝合浅浆肌层两针（即缝针穿过创面两侧的边缘），在缝合浅浆肌层第二针的位置上，再深层锁扣式缝合创面全层（即缝针穿过肌瘤残腔的底部）。此种缝合方法就是先缝二针浅，再缝一针深，实际上是每隔 20mm 缝合时必须穿透残腔底部，以防残腔血肿。这种连续循环锁扣的缝合方法能保持创面对合整齐，促进愈合，减少粘连，又能达到止血效果，保证血运的供应，减少术后组织坏死和瘢痕的形成（图 4-99~ 图 4-102）。

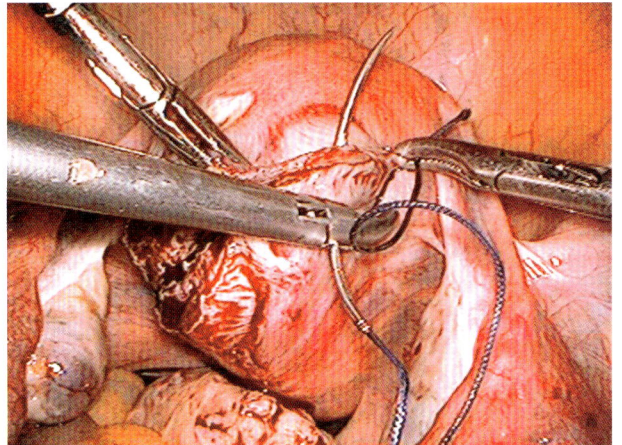

图 4-99　缝合浅肌层

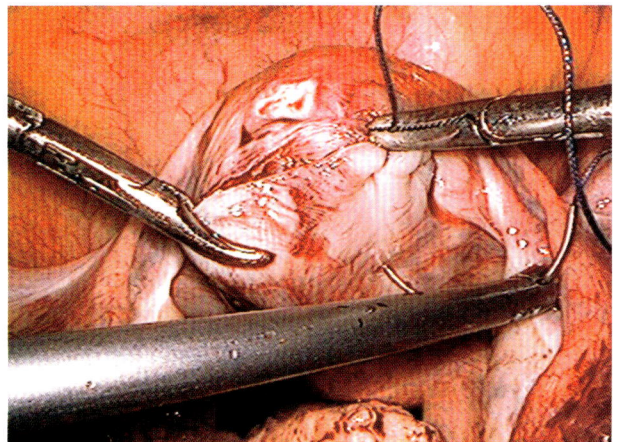

图 4-100　创面下方 2cm 进针

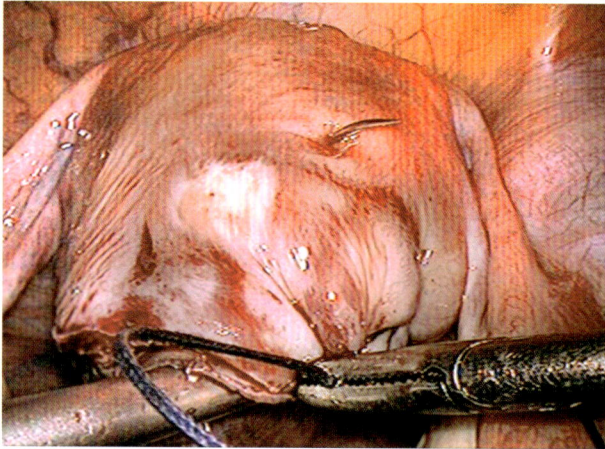

图 4-101 缝合深肌层

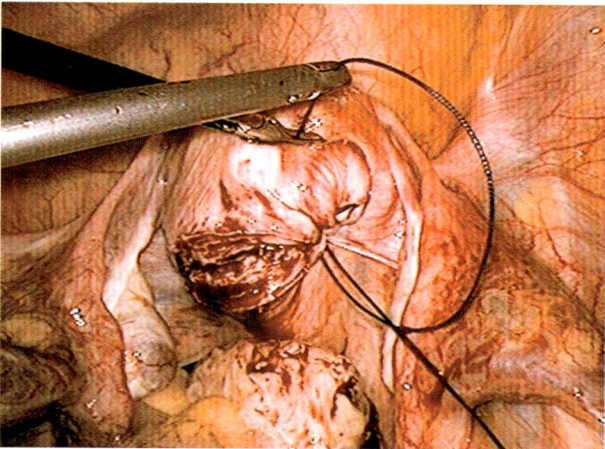

图 4-102 收紧缝线

5. 褥式缝合法 是连续缝合的另一种方法,操作时将缝针从创面后下方约 10mm 处进针穿过子宫浆肌层,从靠近创面边缘下方约 3mm 处出针,缝针穿过创面后缘整个浆肌层。出针后再从创面上缘约 3mm 处进针,然后再从创面上缘约 10mm 处出针,穿过创面前缘整个浆肌层,收紧缝线,把浆肌层埋藏在创面内(图 4-103~图 4-108)。该法使创面修复后表面非常光滑。但由于要把浆肌层埋藏在创面内,如果大范围的褥式缝合,有可能使子宫肌层组织缺血坏死,导致术后妊娠子宫破裂。对于术后需要生育的患者,建议少用该缝合法。

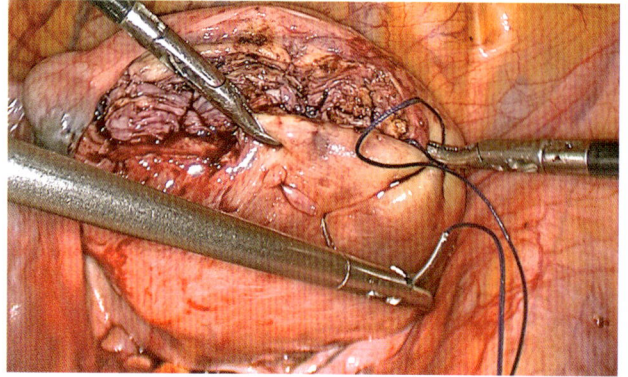

图 4-103 创面后下方 10mm 进针

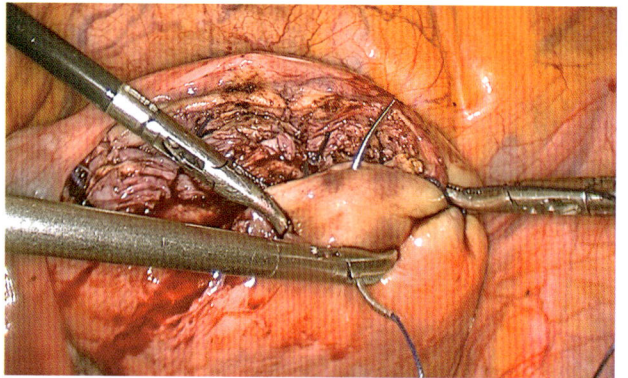

图 4-104 创面后下方 3mm 出针

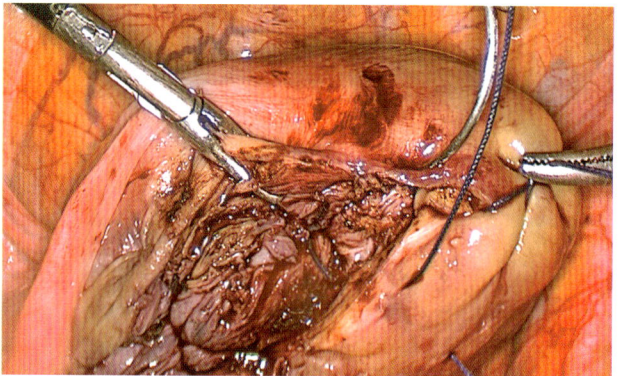

图 4-105 创面上缘约 3mm 进针

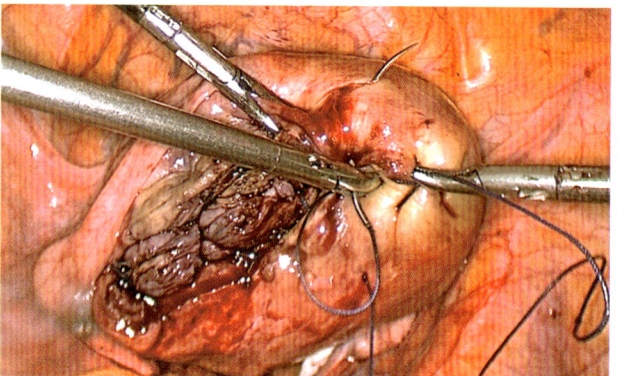

图 4-106 创面上缘约 10mm 出针

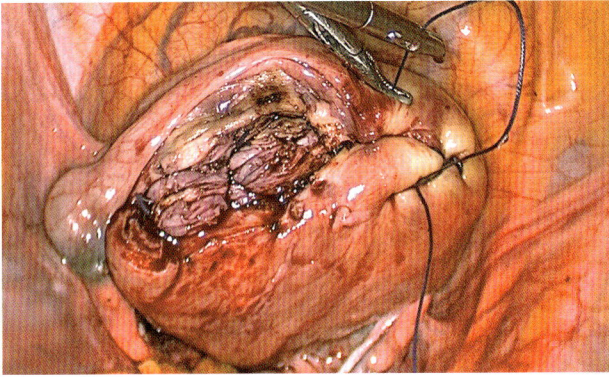

图 4-107　埋藏浆肌层

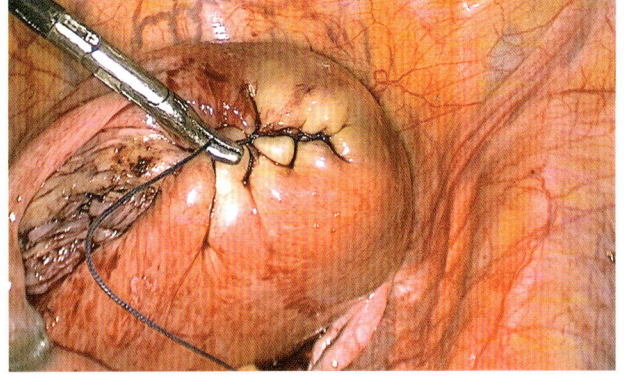

图 4-108　缝合后的创面

第七节　腹腔镜下打结与结扎技巧

与传统开腹手术一样,如果医生没有掌握缝合、打结的基本技巧,是不可能完善腹腔内手术操作。尽管手术过程某些步骤不需要缝合,但绝大部分的手术则需要缝合,缝合后又必须要打结,因此,掌握打结技术非常必要。腹腔镜手术中镜下打结与结扎是又一种难度较大的操作。目前用于镜下打结的方法很多,最常用的是腔外打结法和腔内打结法。

一、腔外打结法

在体外先将线结打好,然后用推进杆把线结推入腹腔内需要结扎的组织,收紧线圈。有两种常用的体外打结方法,即路德(Roeder)结法和传统结法。

(一) 传统结腔外打结法

这是早期外科腹腔镜手术常用的打结技巧,此种打结方法是用抓钳夹住缝线的一端,从转换器送入腹腔内,绕过结扎点或缝合组织后,再从同一转换器将缝线拉出体外,打一个外科结后,用"V"形或"C"形推结杆将线结通过转换器推至结扎点或缝合处,使外科结的两端成一条直线,拉紧线结,完成一个腔外打结(图 4-109、图 4-110)。这种打结方法虽能迅速完成,但缝针必须将缝线全长穿过欲缝合的两侧创缘,对于简单的创面缝合尚可进行,而对于需作荷包或"8"字形缝合,因其"缝径"过于复杂,故极少应用。妇科腹腔镜手术开展的早期曾使用该方法,随着妇科内镜医师们镜下缝合、打结技巧的不断娴熟,这种腔外打结法已基本弃用。

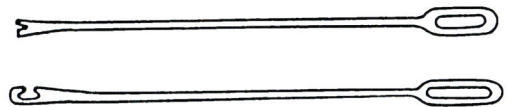

图 4-109　腔外推结器

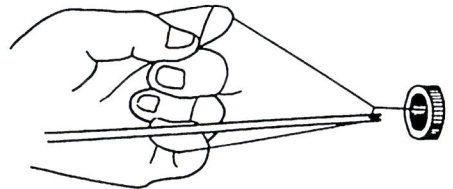

图 4-110　腔外打结法示意图

(二) 路德打结法

路德结其实就是套扎线圈,是 19 世纪末由 Roeder 介绍用于切除儿童扁桃体的一项补充技术,逐步演变用于妇科腹腔镜手术。早期,由于没有对路德结的使用经验,几乎都是使用市面现成的套扎线圈,但价格非常昂贵。为了节约成本,妇科内镜专家们通过不断积累临床经验,探索出一种自行制作的路德打结器。根据打结推杆的原理,研制了一种推结器。用一条长 300mm、直径 5mm 的钢管,在其顶部打一个小孔,用 1 号可吸收缝线穿过该小孔,然后通过路德打结法制作成套扎线圈,放于 5mm 转换器内将线圈送进腹腔,并置于结扎的组织部位,通过推杆把路德结推进并扎紧组织根部(图 4-111~图 4-113)。

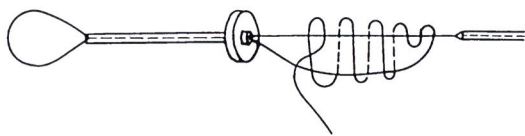

图 4-111　路德打结法示意图

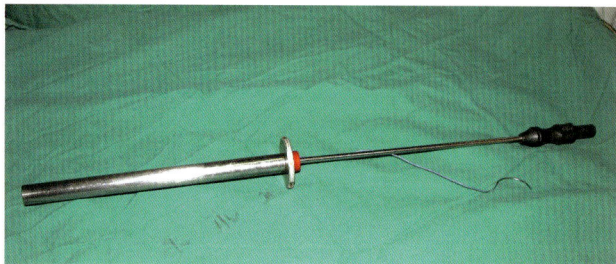

图 4-112　腔内推结器

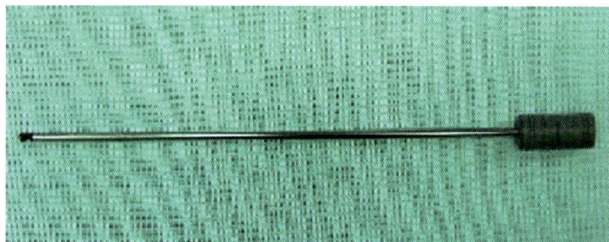

图 4-113　自制线圈

二、推结器使用技巧

推结器主要用于子宫次全切除术时套扎子宫下段以阻断子宫血流之用。操作时将自制好的 Roeder 线圈通过 15mm 转 5mm 转换器将其送进腹腔,将线圈分开,分别套于子宫颈的前后部位。通过推杆之力把路德结推进,从而扎紧子宫下段,达到套扎子宫血管的作用(图 4-114~ 图 4-119)。

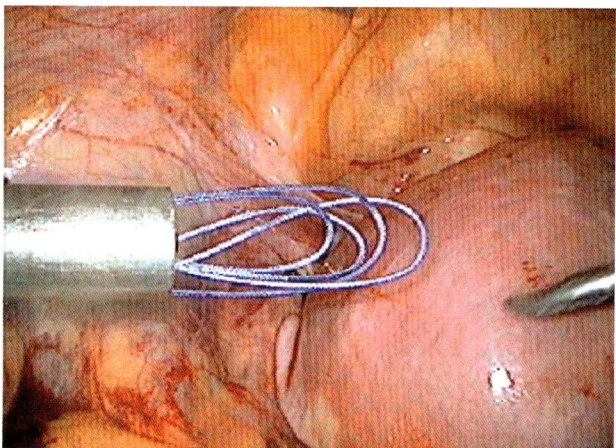

图 4-114　线圈置于转换器内

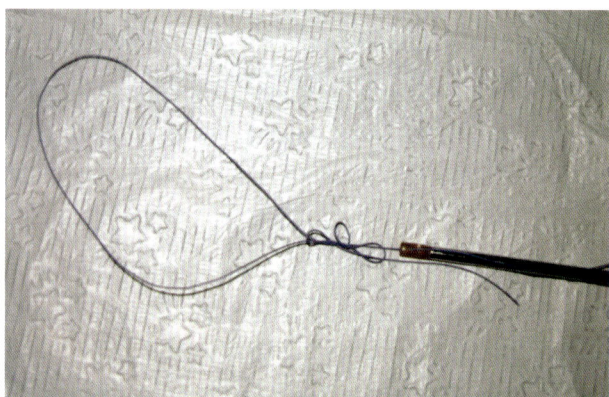

图 4-115　线圈置于套管内

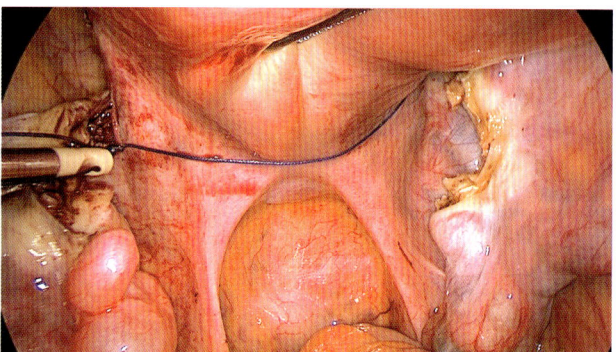

图 4-116　把线圈放进腹腔

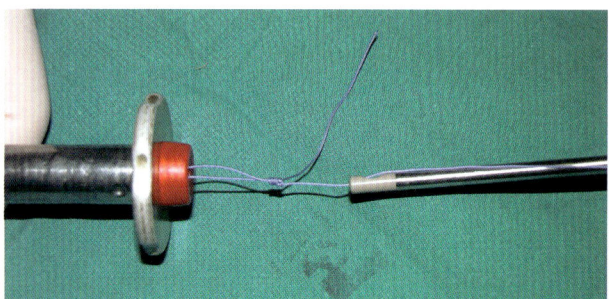

图 4-117　线置于子宫下段

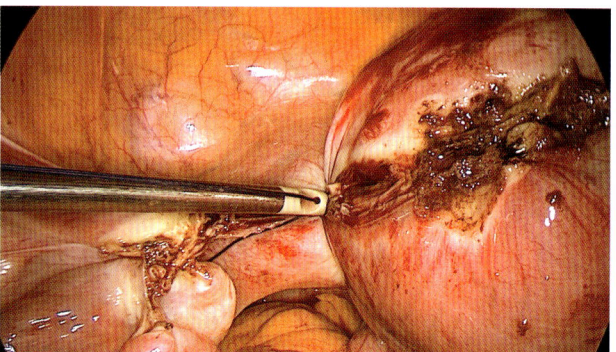

图 4-118　推紧线结

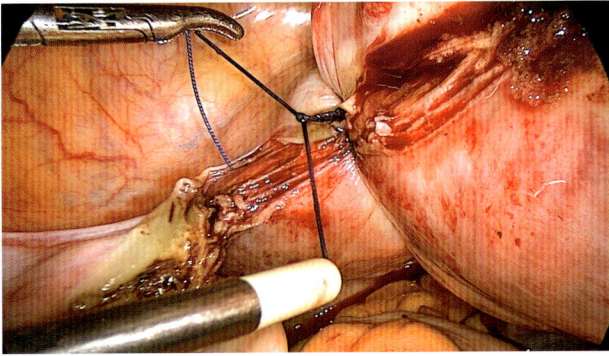

图 4-119　加固线结

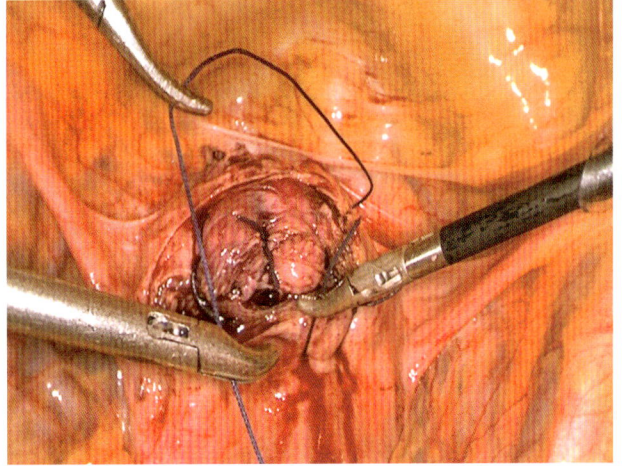

图 4-120　钳夹缝线

三、腔内打结法

腔内打结的方法有多种,最接近传统手术的打结方法是方便结,此外,还有腔内简易打结法、连续锁扣打结法等。腹腔镜下腔内缝合打结对初学者难度极大,第一次缝合打结,可能要耗费 20~30 秒,但当你一旦掌握了该技术,常用的腔内打结法有以下三种。

(一) 腔内方便结打结技巧

是腹腔镜手术时较常用的一种打结方法,主要用于创面修复,如子宫肌瘤切除术后创面修复。缝针穿过肌层组织后,腔内打方便结有以下两种方法。

1. 双人配合打结技巧　打结的全过程都需要助手协作。术者用右手握持针器钳夹住带针一方的缝线,左手握分离钳夹住线尾并将其穿过缝线,助手握分离钳夹住术者分离钳上夹住的线尾并将其拉出,术者改用右手握持针器钳夹住线尾,左手握分离钳夹住靠近创面的缝线,各向相反方向用力,拉紧缝线,助手固定线结,重复上述操作,再打一个结以作加固之用,用可吸收线缝合时一般都需要三个固定结。此种打结方法随着腹腔镜下操作技巧改进,现已弃用。

2. 单人操作打结技巧　术者用左手握分离钳将线夹住,右手握持针器绕缝线一圈,再去抓缝线的另一端,拉紧缝线后便完成了第一个结。助手固定线结,用同法再打第二个或第三个结,加强线结牢固性(图 4-120~图 4-123)。

图 4-121　拉出线尾

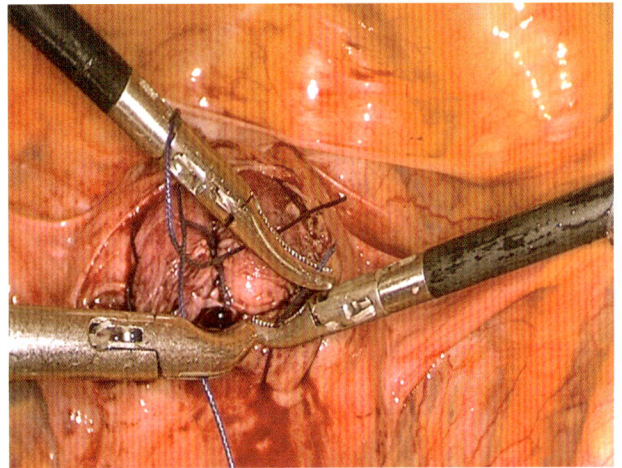

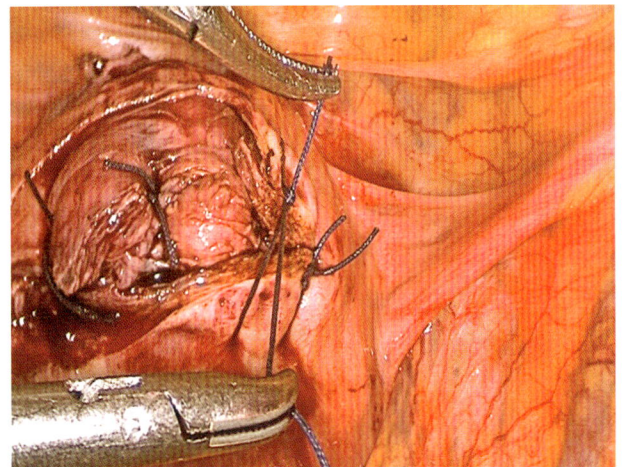

图 4-122　收紧缝线

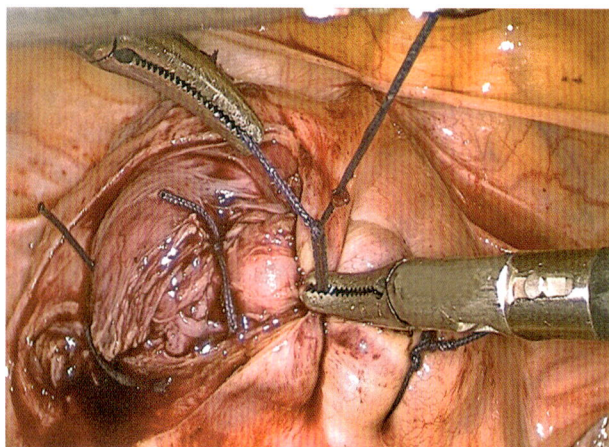

图 4-123　完成方便结

（二）腔内传统结打结技巧

腹腔镜下腔内传统结的打结方法可分四步完成。

1. 第一步　左手持弯分离钳钳夹缝线，右手持持针器逆行绕缝线两圈（图 4-124、图 4-125）。

2. 第二步　右手握持针器钳夹缝线尾部并将线尾拉出缝线外，形成打结状态（图 4-126、图 4-127）。

3. 第三步　将缝线向两边分开，做好打结的准备（图 4-128、图 4-129）。

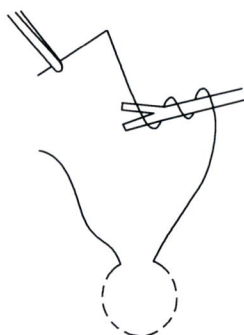

图 4-124　逆行绕缝线两圈示意图

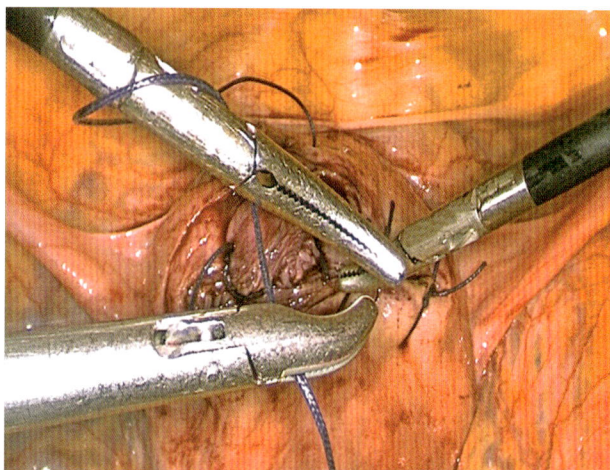

图 4-125　逆行绕缝线两圈

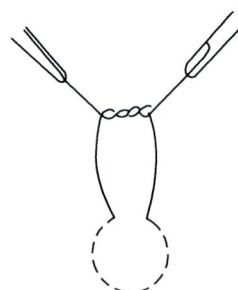

图 4-126　钳夹缝线尾部示意图

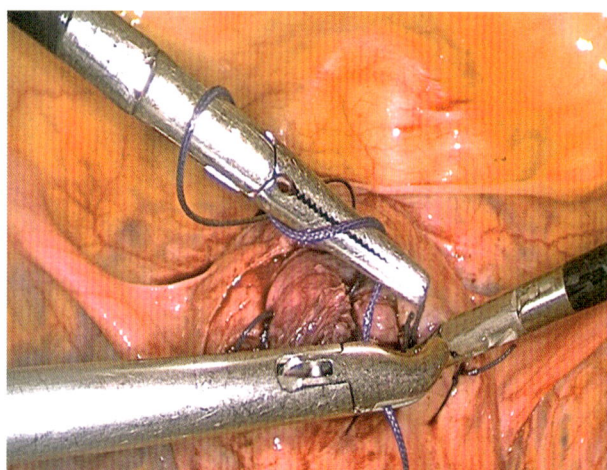

图 4-127　钳夹缝线尾部

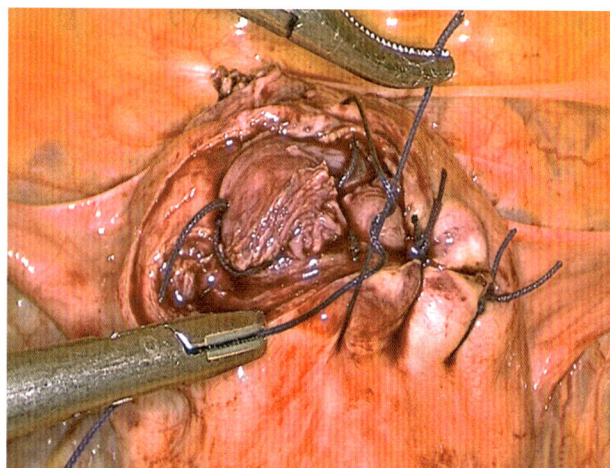

图 4-128　牵拉缝线示意图

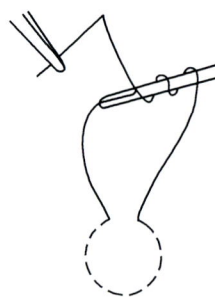

图 4-129　牵拉缝线

4. 第四步　收紧缝线,助手用弯分离钳固定线结。其操作原理与开腹手术时用止血钳打结的方法相同(图 4-130、图 4-131)。

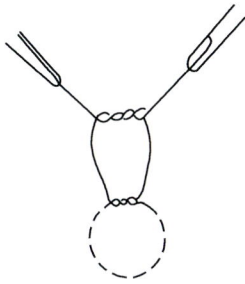

图 4-130　拉紧缝线示意图

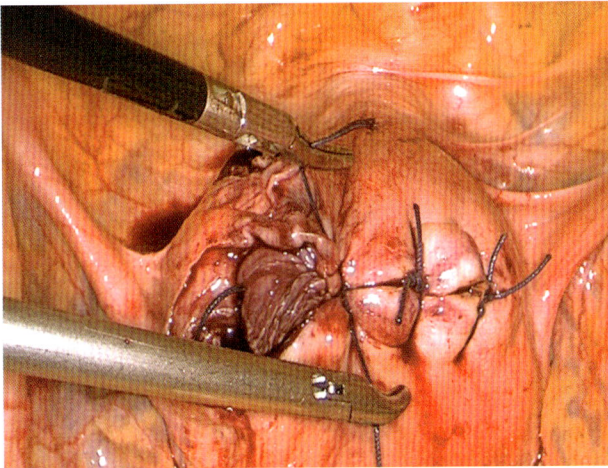

图 4-131　收紧缝线

(三) 腔内简易结打结技巧

腔内简易结其实就是创面缝合最后一针的打结方法,是笔者在腹腔镜手术操作过程中采用的一种打结方法,该方法实际上是改良的腔内传统打结法,主要用于非彻底止血创面的连续缝合最后一缝针的打结,该打结法简单、快捷、容易操作。具体操作方法:缝针穿过创面最后一针时,拉出缝线,助手固定组织上的线结,术者右手握持针器钳夹并拉直缝线,左手握分离钳穿过缝线下方,并张开钳尖,钳夹由右手持针器送来的线尾,向内上方向拉出缝线,完成第一个线结。右手再握持针器钳夹并拉直缝线并将缝线送至弯分离钳尖,重复上述操作一次,完成第二个线结。术者握持针器钳夹缝线,轻轻拉紧缝线,缩短与创面距离。术者左手用弯分离钳靠近创面钳夹缝线并慢慢将缝线拉紧,再用右手握持针器用力

下压靠近创面缝线,完成腔内简易结打结(图 4-132~图 4-141)。

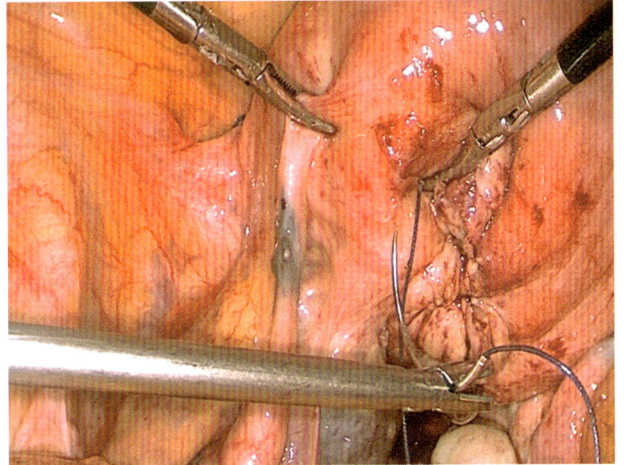

图 4-132　缝合创面最后一针

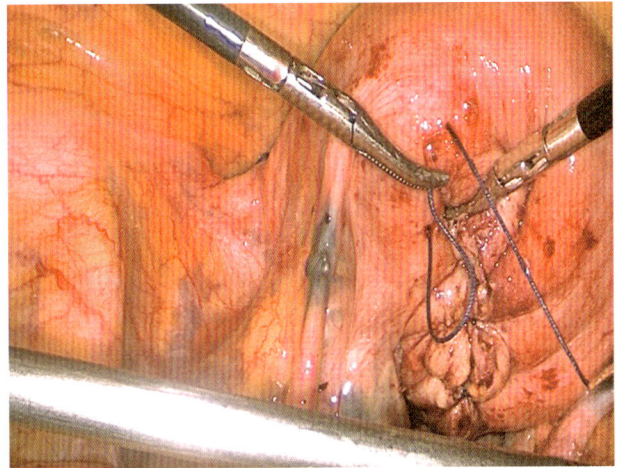

图 4-133　拉直缝线

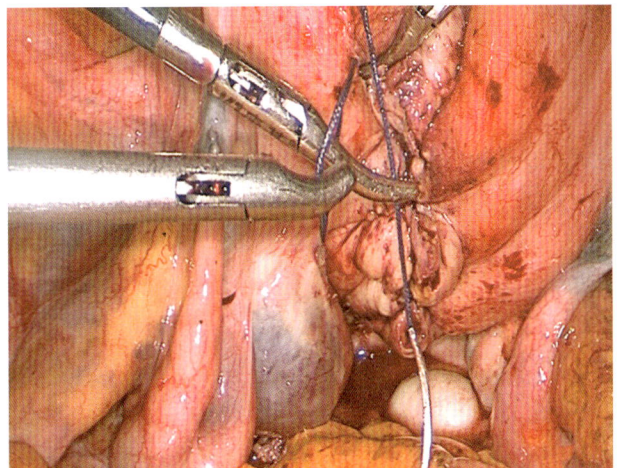

图 4-134　钳夹线尾

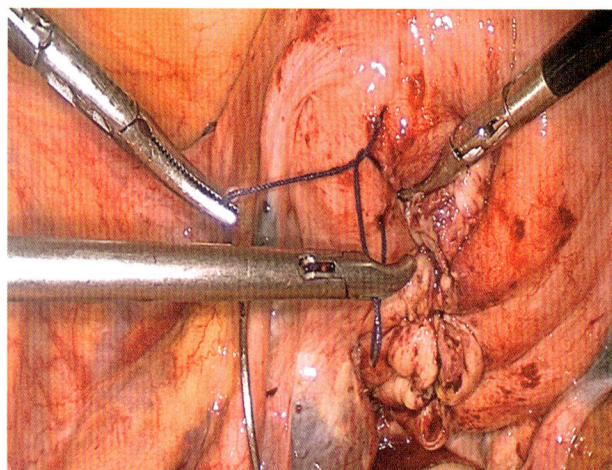

图 4-135　拉出缝线

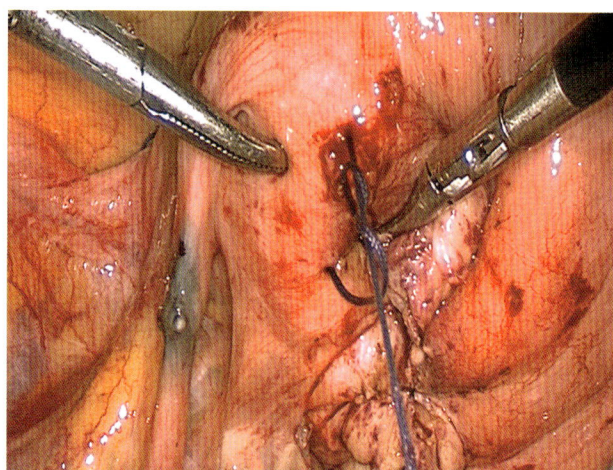

图 4-138　牵拉缝线

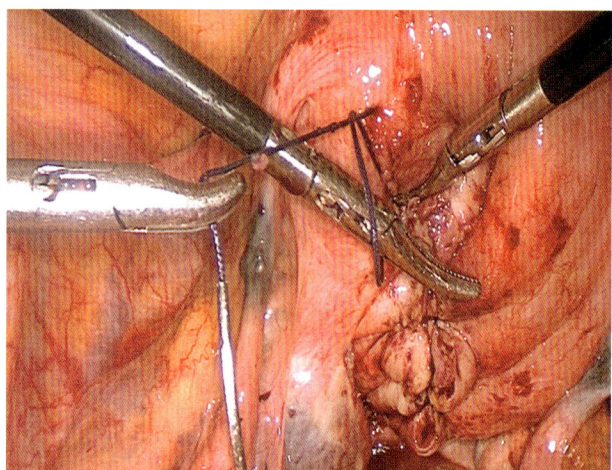

图 4-136　再次拉直缝线

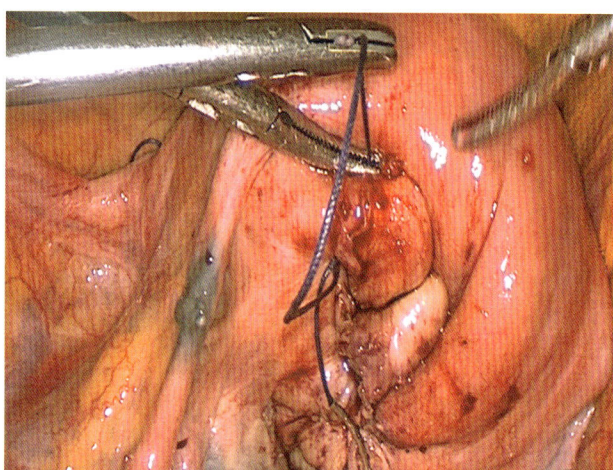

图 4-139　收紧缝线

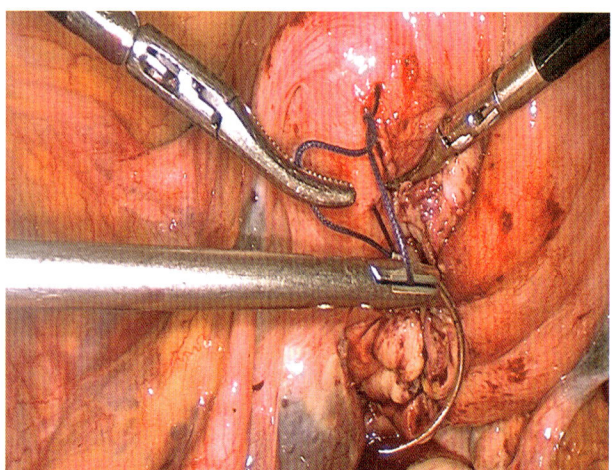

图 4-137　再次牵出缝线

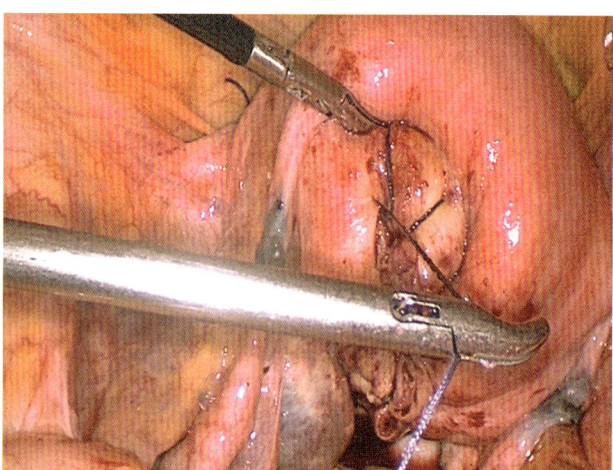

图 4-140　拉紧缝线

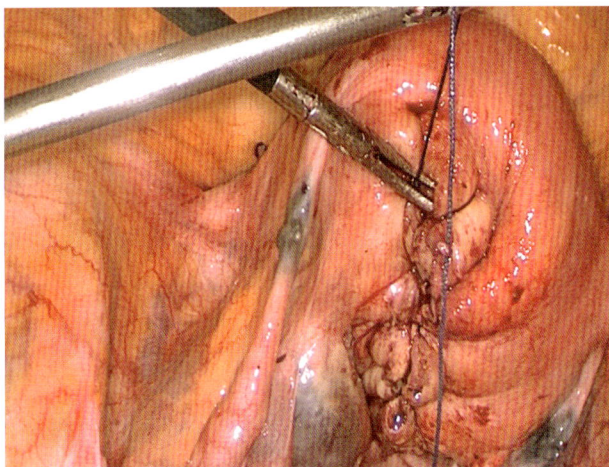

图 4-141　再次压紧缝线

第八节　举宫器的使用技巧

举宫器也称举宫杯,用于手术时上推子宫,以协助手术。腹腔镜手术早期,由于镜下操作不熟练,为了能在腔内摆动子宫,充分暴露盆腔空间,无论什么手术,只要是已婚,都常规使用简易举宫器,认为安放举宫器就等于增加了一个助手。随着腹腔镜下操作技巧不断娴熟,即使是子宫肌瘤切除术也不需要再常规上举宫器,但对于子宫次全切除术或镜下操作不熟练者进行子宫肌瘤切除术时,还是可以安放举宫器,利于操作。举宫器有简易举宫棒、双桶举宫杯、复杂举宫杯等类型,术者根据手术的难易及使用习惯选择不同类型举宫器。

一、简易举宫棒安放技巧

（一）简易举宫棒组成

简易举宫棒是将宫颈钳的后叶前部分切除,在其断端焊上一条 6 号的扩宫棒。这是笔者刚开展妇科腹腔镜手术时,设计的一种简易举宫器(图 4-142),一直沿用至今。

（二）简易举宫棒安放技巧

操作时,窥开阴道,暴露宫颈并消毒,先将宫颈钳从窥器的左侧(操作者的方位)伸进阴道钳夹左侧宫颈,再将简易举宫器从窥器的右侧伸进阴道,通过宫颈管把简易举宫器插入宫腔,钳夹右侧宫颈,将 2

把宫颈钳合拢一起固定,便完成了简易举宫器的安放(图 4-143~ 图 4-146)。

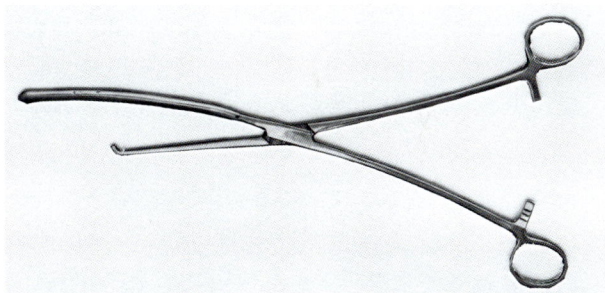

图 4-142　简易举宫器

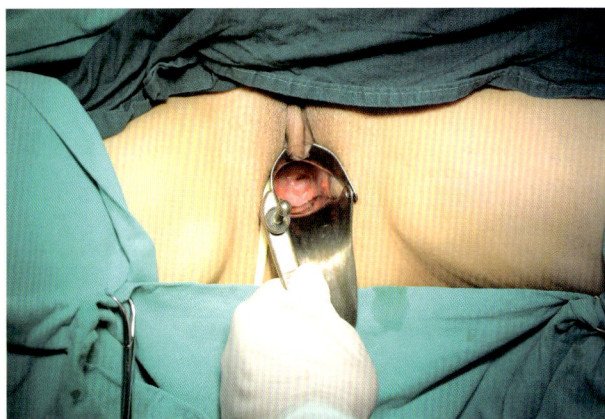

图 4-143　暴露宫颈

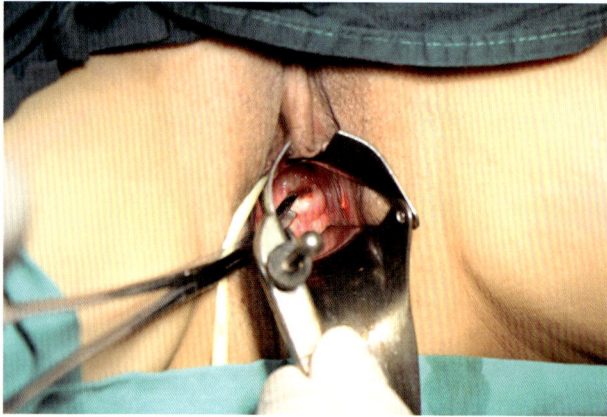

图 4-144   钳夹左侧宫颈

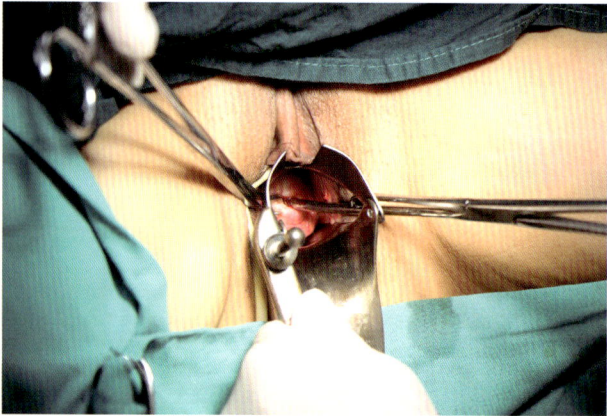

图 4-145   举宫棒插入宫腔

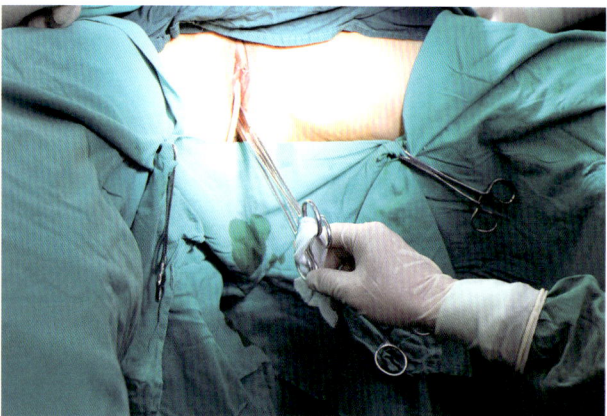

图 4-146   固定举宫棒

二、双桶举宫器安放技巧

(一)双桶举宫器组成

双桶举宫器是由一条长 500mm 的导引棒、两个分别为 25mm 和 45mm 的杯子及固定杆组成。导引棒上刻有 1~20 的刻度,并有固定槽。这是笔者根据腹腔镜手术临床经验设计的一种相对简单而又实用的举宫杯(图 4-147、图 4-148)。由于双桶举宫杯的特殊结构,其摆动幅度大、上举宫体力度强,且阴道密封性能好。由于该举宫器没有螺旋,更适用于腹腔镜下广泛性子宫切除术,使复杂的手术变得相对简单,既减少了手术中的出血,又节省了时间,摒弃了过去从阴道填塞消毒绷带或纱布卷的方法。

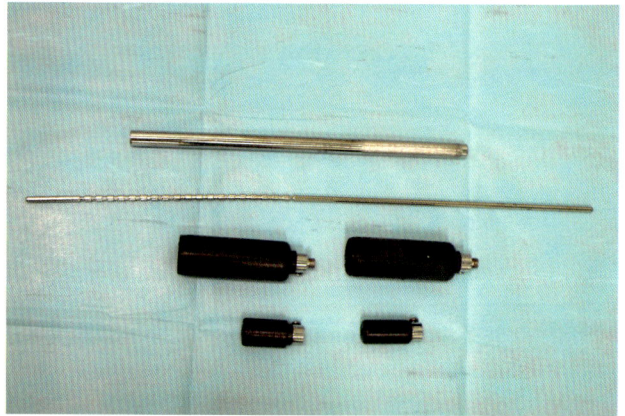

图 4-147   双桶举宫杯配件

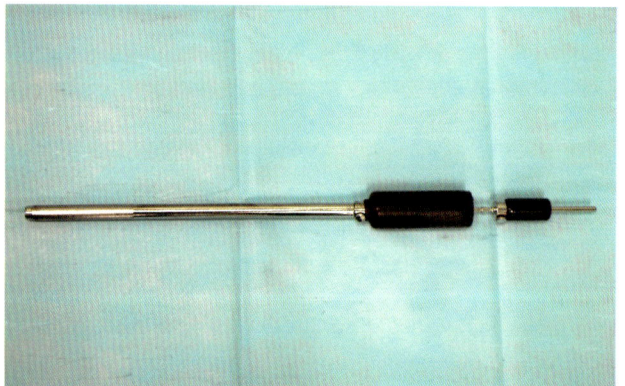

图 4-148   双桶举宫杯外形

(二) 小举宫杯安放方法

单纯小举宫杯安放主要应用于子宫次全切除术或盆腔粘连分解时需要摆动子宫的手术。操作时,先探查宫腔的深度,将小杯尾部的螺钉向内压,然后套在导引杆的刻度上(宫腔的深度)的小槽里,松开螺钉,小杯便自动固定在小槽上。窥开阴道,钳夹宫颈并将小杯前面的导引杆插入宫腔,小杯同时紧贴宫颈,用于上推宫颈,尾端不需要连接操纵杆,直接用导引杆摆动宫体(图4-149、图4-150)。

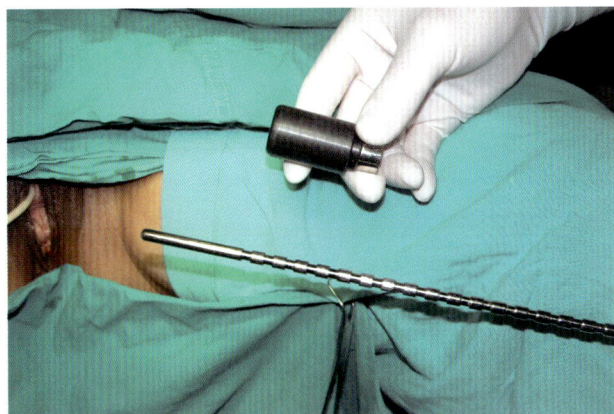

图4-149　小举宫杯与导引杆

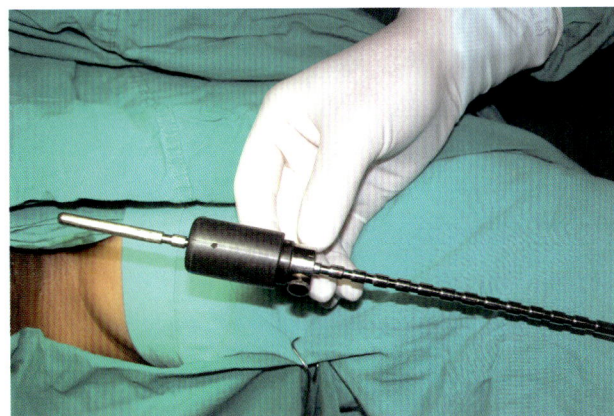

图4-150　导引杆上小举宫杯套

(三) 双桶举宫杯安放技巧

大举宫杯的作用主要用于填塞阴道穹窿,使阴道前、后穹窿充填、饱满,切开阴道前壁时,也不会将CO_2气体外泄,主要用于腹腔镜子宫全切术或广泛性子宫切除术。操作时,先探查宫腔的深度,将小举宫杯套在导引杆上宫腔深度的位置并将其插入宫腔,小举宫杯紧贴宫颈,导引杆插入宫腔内,再套上大举宫杯并将其送进阴道内,套住小举宫杯,然后连接

操纵杆并上紧螺旋予以固定。当剪开阴道穹窿看见举宫杯时,退出大举宫杯少许,小举宫杯依然紧贴宫颈,保证有离断穹窿空间,同时又能防止气体外泄,这种举宫杯在离断阴道穹窿时就显得非常容易,可以应用于各种良、恶性的妇科手术(图4-151~图4-156)。

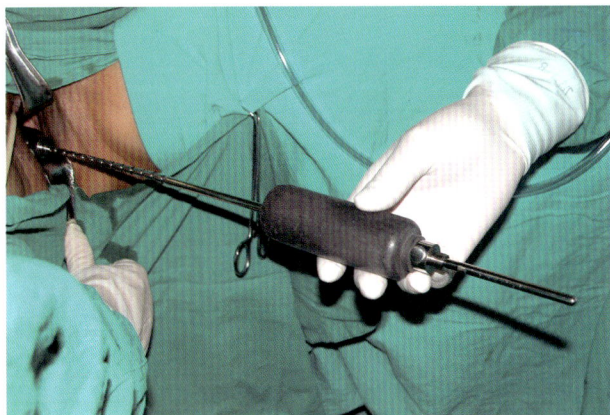

图4-151　套上大举宫杯

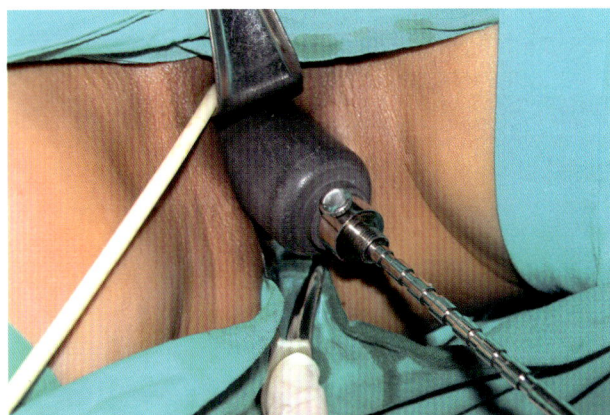

图4-152　往阴道推送

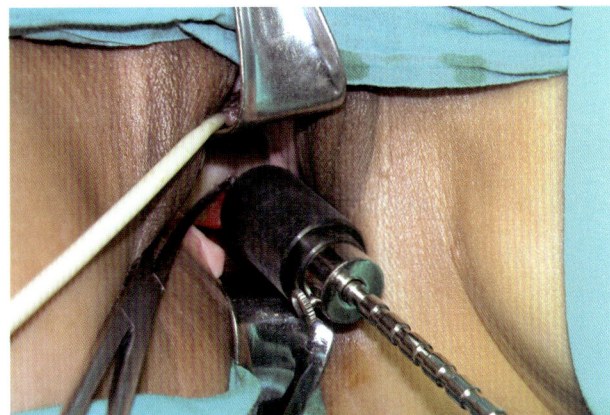

图4-153　送进阴道内

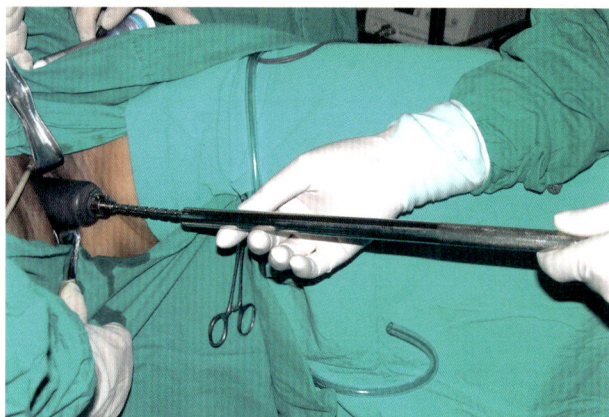

图 4-154　连接操纵杆

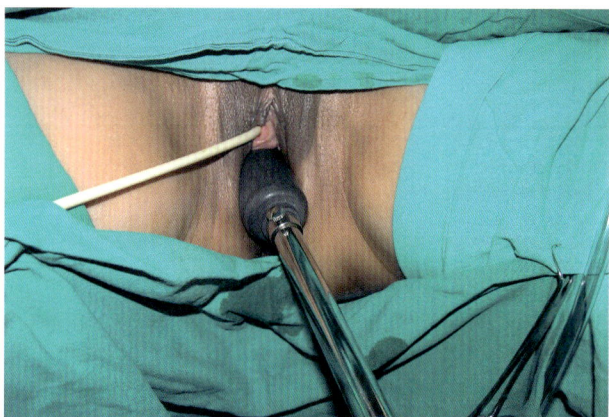

图 4-155　阴道内的双桶举宫杯

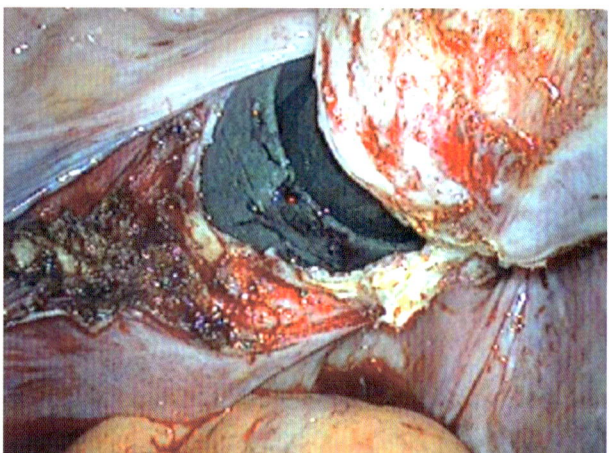

图 4-156　镜下举宫杯

三、复杂举宫杯安放技巧

(一)复杂举宫杯组成

该举宫杯的构件相对复杂,故称之为复杂举宫杯。由大小导引棒、杯状器、固定杆及固定螺丝组成。宫颈抬举器有螺旋状与非螺旋状之分,故宫颈抬举器与导引杆是独立分开。大小导引棒之间通过螺丝可以固定。固定杆呈丁字形,中空,其左侧有螺丝与大导引棒固定。固定棒顶部有螺纹,杯状器尾部也有螺纹。螺旋举宫杯主要用于腹腔镜子宫全切术,非螺旋状举宫杯主要用于广泛性子宫切除术(图 4-157、图 4-158)。

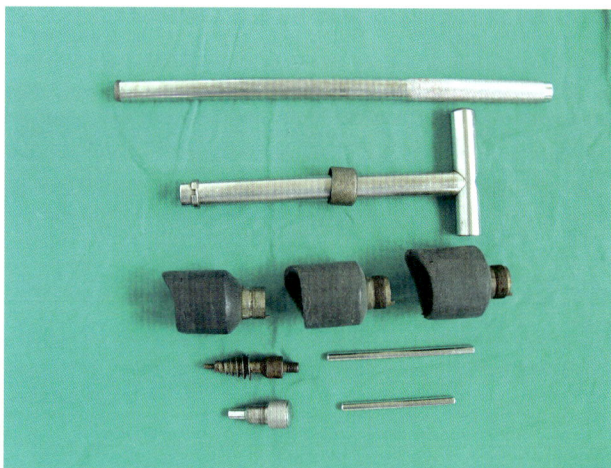

图 4-157　复杂举宫杯配件

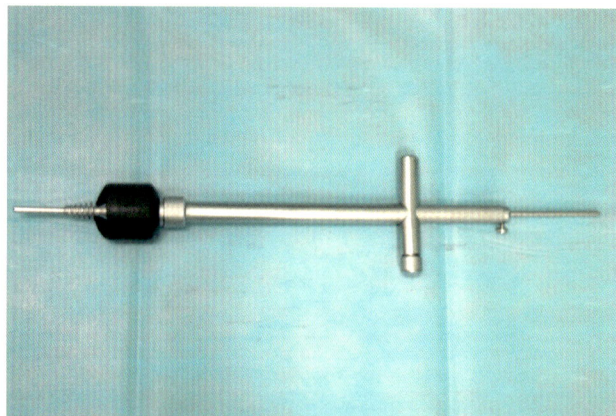

图 4-158　复杂举宫杯外型

(二)复杂举宫杯安放技巧

将杯状器尾部套进固定器的顶部,拧紧螺丝予以固定,把大导引棒套进固定杆并穿出固定杆,将宫颈抬举器通过拧紧螺丝予以固定。根据探查宫腔的深度,将小导引棒套进大导引棒内并向外伸出<宫腔深度约 20mm,套上螺丝并旋紧以固定大、小导引棒。用阴道拉钩暴露宫颈,再次消毒后钳夹宫颈组织,将小导引棒插入宫腔,退出阴道拉钩,宫颈固

定器顶向宫颈,如果是单纯子宫全切术可以先用螺旋状宫颈固定器并旋紧,然后拧紧固定杆左侧的螺丝,复杂举宫杯安装完毕,可以用于术中摆动子宫体(图4-159~图4-172)。

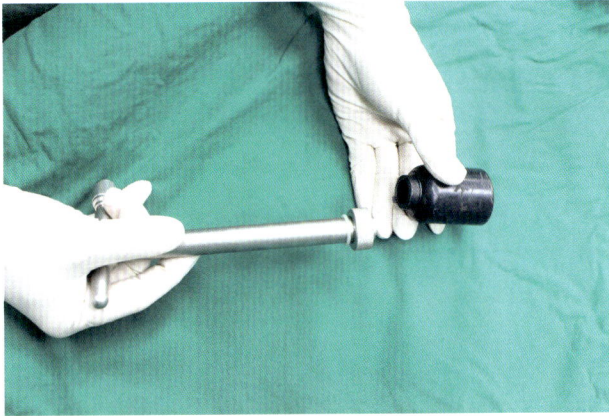

图 4-159　杯状器连接固定杆

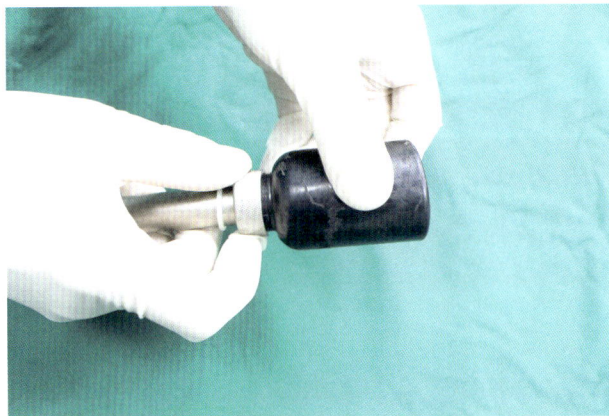

图 4-160　固定举宫杯

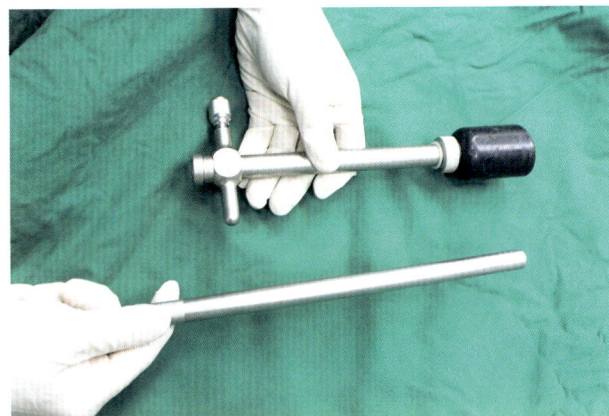

图 4-161　大导引棒与固定器

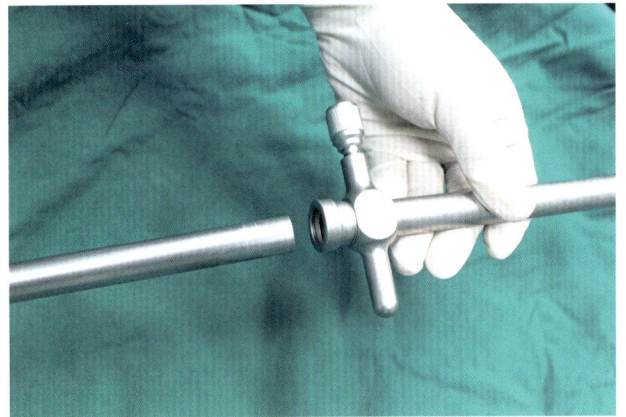

图 4-162　大导引棒套进固定器

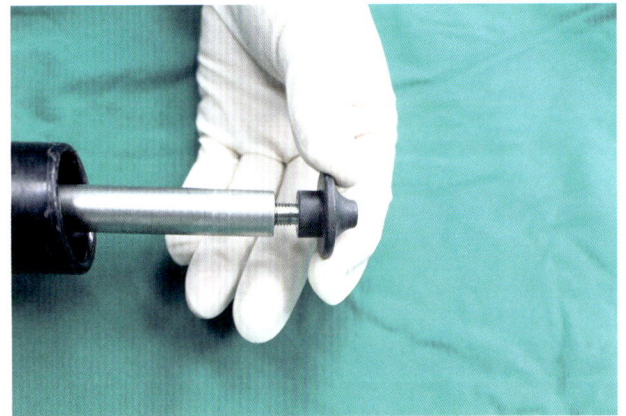

图 4-163　宫颈抬举器

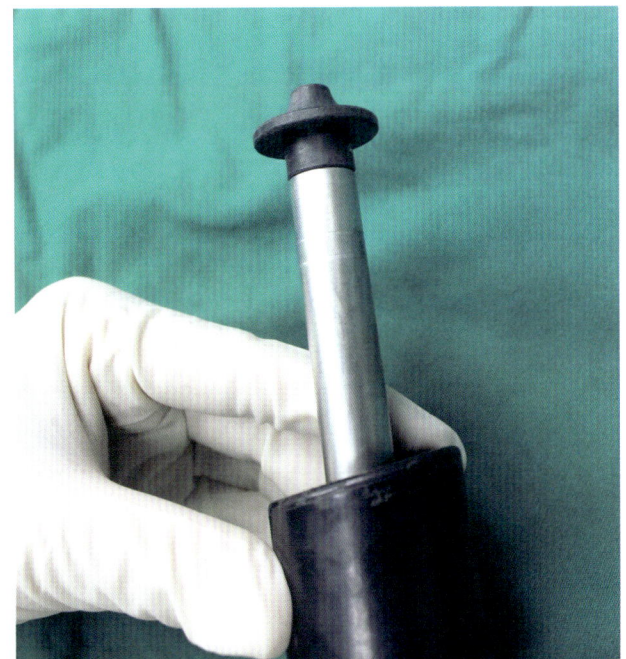

图 4-164　固定宫颈抬举器

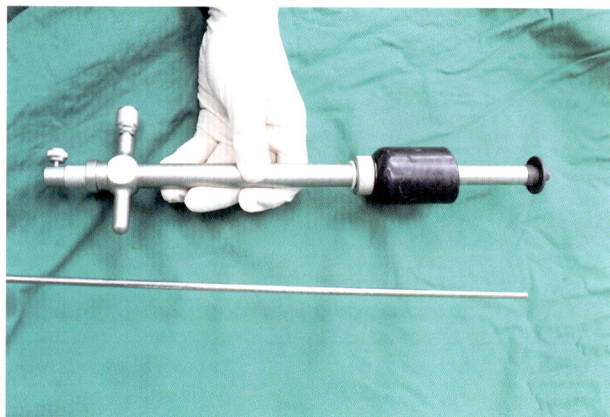

图 4-165 小导引棒

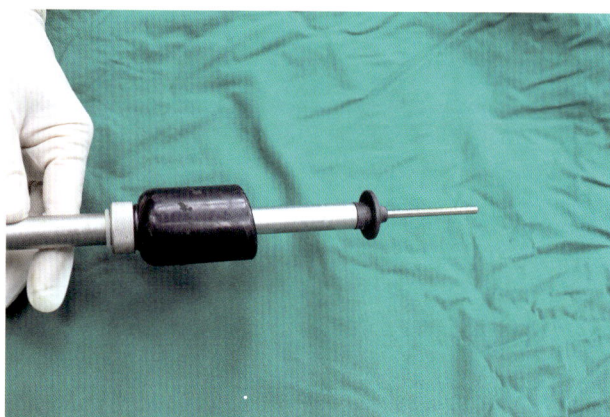

图 4-168 举宫杯与导引棒

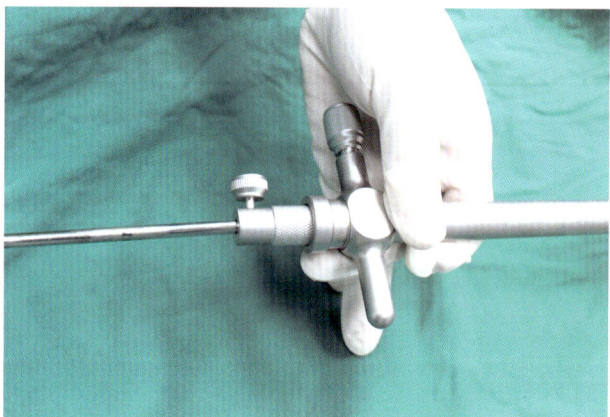

图 4-166 小导引棒套进大导引棒

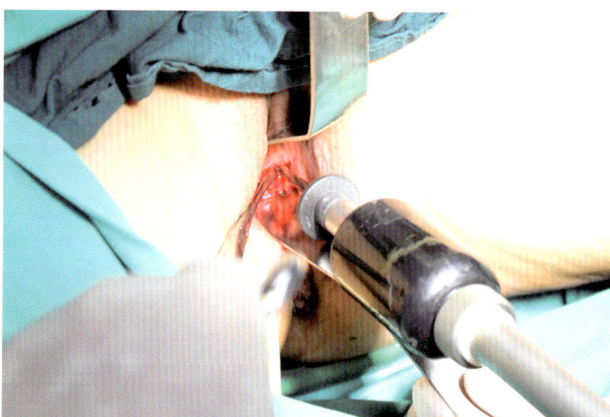

图 4-169 小导引棒插入宫腔

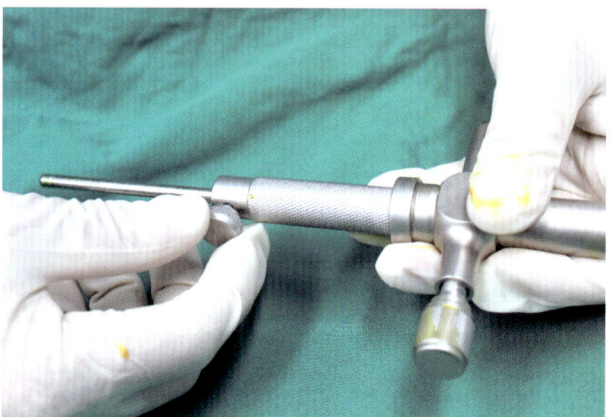

图 4-167 固定小导引棒

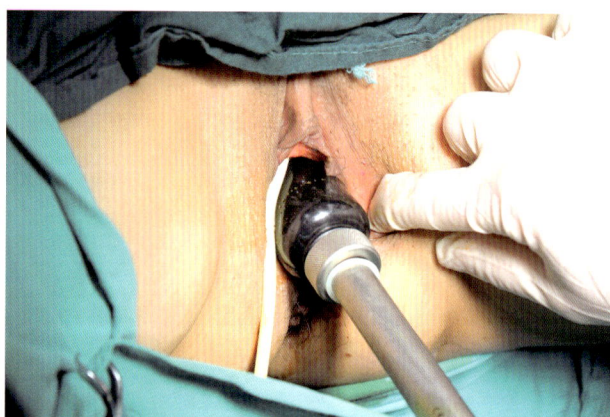

图 4-170 举宫杯放进阴道内

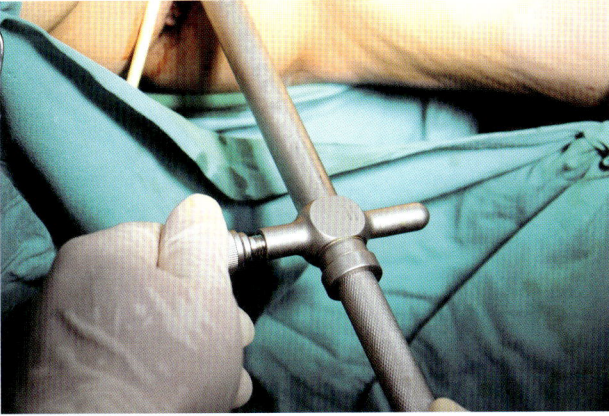

图 4-171　固定大导引杆

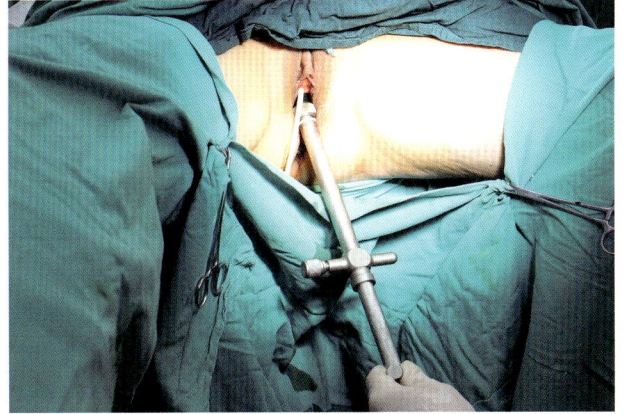

图 4-172　阴道内的举宫器

（李光仪）

第五章

腹腔镜下不孕症手术治疗

第一节　概　　论

严格说,不孕症不是病,只是一种生殖健康缺陷,但由于涉及患者的生理、心理因素,以及影响夫妻感情、家庭不和等,故不孕症不只是个人问题,也是家庭和社会问题。近年来,随着社会发展、观念改变、环境污染、饮食习惯、生活压力增大等综合因素,不孕症的发生率不断上升。不孕症的患者甚至夫妻双方为了实现生育愿望,不辞艰辛,四处求医,导致她们身心疲惫,影响了家庭和工作,甚至健康。因此,治疗不孕症意义重大。

一、不孕定义

不孕症是指有正常性生活1年未采取避孕而未妊娠者。根据既往有无妊娠史分为原发不孕和继发不孕。

1. 原发不孕　是指有正常性生活1年未采取避孕措施而未妊娠者。

2. 继发不孕　是指曾有妊娠史,包括足月妊娠、早产、流产、异位妊娠、葡萄胎等,未采取避孕措施1年而未再次妊娠者。

二、宫腹腔镜联合在不孕治疗中的作用

宫腔因素是女性不孕的重要原因,近年来,宫腹腔镜联合已列入女性不孕的诊断及治疗中。在腹腔镜探查不孕原因的同时,通过宫腔镜下观察,了解子宫腔的内部解剖形态,包括子宫内膜、双侧输卵管开口是否正常,有无宫腔粘连、宫腔瘢痕化、内膜息肉、黏膜下肌瘤、子宫纵隔、内膜血管等,同时结合腹腔镜下探查,明确子宫的外形轮廓,输卵管是否正常、有无粘连、伞端有无积水等。通过宫腹腔镜联合检查,对不孕的原因有了初步的诊断。

三、手术时机选择

(一)常规手术时机

一般选择月经干净后3~7天内。这是传统的手术时机,不孕症手术都常规行输卵管通畅试验,月经干净7天内子宫内膜还处在增生早期,输卵管通畅试验时避免了子宫内膜进入盆腹腔。

(二)根据需要选择手术时机

如果想同时了解卵泡的生长、发育及排卵情况,结合激素检查、体温测定等多方面确定检查时间。要了解卵泡生长是否正常,应该选择在月经前14天,结合月经周期、卵泡大小、内膜厚度、激素水平是否符合,要了解卵泡是否排卵,应该选择在月经第15~18天,要了解黄体生长是否正常,应该选择在黄体中期月经前7天。尽管此时子宫内膜已进入增生晚期,甚至黄体期,如果同时进行输卵管通畅试验虽有可能将部分子宫内膜带进盆腹腔,易造成医源性子宫内膜异位症,但由于在腹腔镜直视下也需要用大量生理盐水冲洗盆、腹腔,即使被带进盆腹腔的子宫内膜也会完全清除,造成医源性子宫内膜异位症的概率应该极少。

(张四友　李光仪)

第二节　术　前　准　备

一、一般准备

1. 常规检查　血、尿、大便常规,阴道分泌物滴虫、霉菌、清洁度化验,胸部正、侧位 X 线片检查,心电图、肝功、肾功、凝血功能,必要时做心肌酶谱、血脂等化验检查。

2. 腹部皮肤消毒　准备同一般腹腔镜手术,特别注意脐部清洁,可用松节油或汽油擦洗脐孔。

3. 阴道准备　术前 2 天,每日用 1‰ 新洁尔灭酊或 1/20 碘伏进行阴道擦洗,每日 2 次。

4. 肠道准备　术前晚予 2% 肥皂水灌肠一次,10 点以后禁食,手术当日晨清洁灌肠。若为急诊手术,可以不进行肠道准备。

5. 宫腔镜检查术前准备　术前晚及手术当日晨阴道后穹窿放置米索前列醇 1 粒,以利术时扩宫。

6. 生育力评估　术前应了解和评估卵巢储备功能和男方精液质量。

二、器械准备

（一）常用器械

1. 气腹针 1 支。

2. 5mm 穿刺套管 3 个,10mm 穿刺套管 1 个。

3. 弯分离钳 3 把。

4. 左弯头剪刀、钩型剪刀各 1 把。

5. 弯头持针钳 1 把。

6. 冲洗系统 1 套。

（二）常用工具

1. 双极电凝钳 1 把。

2. 单极钩 1 把。

3. 最好配上超声钩 1 套。

4. 无损伤抓钳 1~2 把。

5. 输卵管钳 1~2 把。

三、手术准备

（一）麻醉

气管插管全身麻醉或持续硬膜外麻醉。

（二）体位

一般选择仰卧位,但可以选择膀胱截石头低位。

（三）留置导尿管

消毒皮肤术野及外阴阴道并铺好无菌巾后,留置导尿管,以保证膀胱排空情况下进行手术。

（四）穿刺位点的选择

气管插管麻醉成功后,选择脐孔为充气孔。Veress针进入腹腔后,充 CO_2 并维持腹腔内压力 13mmHg,用 10mm 套管针穿刺脐孔并置腹腔镜,在左下腹(术者位置)相当于麦氏点略高的位置及右下腹麦氏点(助手位置)、耻骨联合上 2 横指偏左 20~40mm 处各穿刺 5mm 套管。

（张四友　李光仪）

第三节　腹腔镜下女性不孕探查术

女性不孕的原因错综复杂,腹腔镜探查的目的:一是诊断存在的疾病,判断可能导致不孕的因素和不孕环节。因为有些诊断明确的疾病并不是不孕原因,如浆膜下宫肌瘤,有些诊断相同的疾病导致不孕的环节不同,如盆腔内异症可引起盆腔环境、输卵管、卵巢、子宫、宫内膜改变等。二是了解引起不孕的相关原因并及时处理。它是女性不孕治疗的前提,只有明确了影响不孕的因素才能解决不孕的问题。所以,不孕症患者有指征时应常规进行腹腔镜检查,而认识不孕症的腹腔镜下表现则有重要的意义。

自然生殖永远是人类种族繁衍的最佳选择。在不孕症的治疗上，随着腹腔镜下操作技巧的不断熟练、器械设备的改进、腹腔镜技术的应用越来越广泛，许多不孕症可以通过腹腔镜下明确诊断的同时完成手术治疗，且治疗效果越来越好。腹腔镜下不孕症的手术操作并不复杂，关键在于手术操作中要精细、准确，手术的目的是恢复盆腔内各生殖器官的正常解剖及功能。

一、手术适应证与禁忌证

（一）手术适应证

1. 各种不明原因的不孕症。

2. 输卵管通畅性检查提示输卵管不通或通而不畅（通液阻力大、有倒流、造影剂弥散不佳、造影剂团块积聚或片状积聚、输卵管增粗积液等）。

3. 怀疑有盆腔子宫内膜异位症者。

4. 怀疑有子宫腔内病变，如畸形（单角子宫、鞍形子宫、纵隔子宫）、黏膜下肌瘤、宫内膜息肉、宫腔粘连等。

5. 不孕伴有卵巢肿瘤或诊断多囊卵巢综合征。

6. 绝育术后输卵管复通。

（二）手术禁忌证

1. 各种生殖道急性炎症。

2. 月经期。

3. 合并其他内科疾病不宜手术者，如心肺功能不全、肝肾功能异常、凝血功能障碍等。

4. 患有暂时不宜妊娠的疾病。

5. 丈夫患有不育症。

二、手术体位与麻醉

1. 麻醉选择　可以选用区域性麻醉（连续硬膜外麻醉），最好选用气管插管全身麻醉，保证手术顺利及手术安全。

2. 体位选择　采用膀胱截石位，头低脚高呈15°~30°。

3. 插入双腔管　通过阴道插入"双腔管"以备术中输卵管通液。

三、探查方法与观察项目

取脐孔穿刺气腹针并人工气腹，维持腹内压13mmHg。于脐孔切口穿刺10mm套管针，将已接上光源和摄像系统的腹腔镜从套管鞘中缓缓置入，边进镜边观察，确认套管鞘已在腹腔正确位置后方

能接上注气管并打开充气阀门继续充气以维持腹腔内气压。分别于左、右下腹（相对于麦氏点位置）穿刺5mm套管，分别放进操作器械，对盆腔脏器进行系统探查。探查目的是明确病因和疾病。

（一）探查盆腹腔

助手握无损伤钳上抬子宫体，术者握无损伤钳分别拨动肠管、大网膜、输卵管，探查杜氏窝有无积液，积液的量及性质，如果腹水是血性或淡红色，基本考虑是内膜异位症引起的血性腹水。特别要注意盆腔腹膜有无子宫内膜异位病灶，腹膜上内异病灶的表现多样化，典型的是蓝紫色结节或火焰状病灶、出血性、内膜息肉样、水泡样、煤渣样、绒毛样渗出，腹膜缺损（腹膜袋），筛状腹膜挛缩等改变，更重要的是寻找非典型病灶。注意盆腔的粘连程度，特别是卵巢、输卵管与腹膜的粘连，镜下可以同时进行粘连分解（图 5-1、图 5-2）。

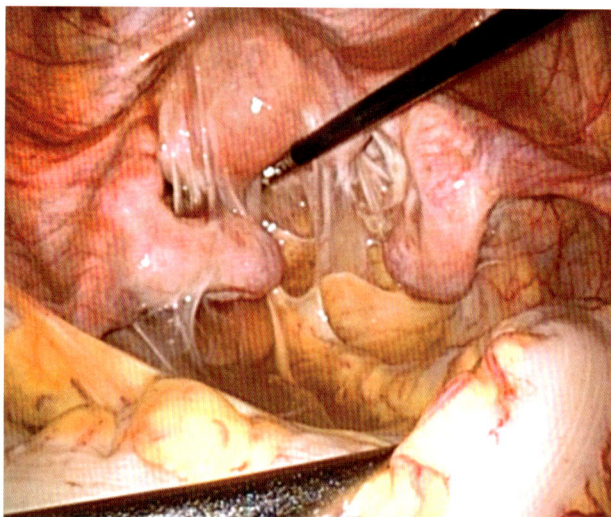

图 5-1　盆腔粘连

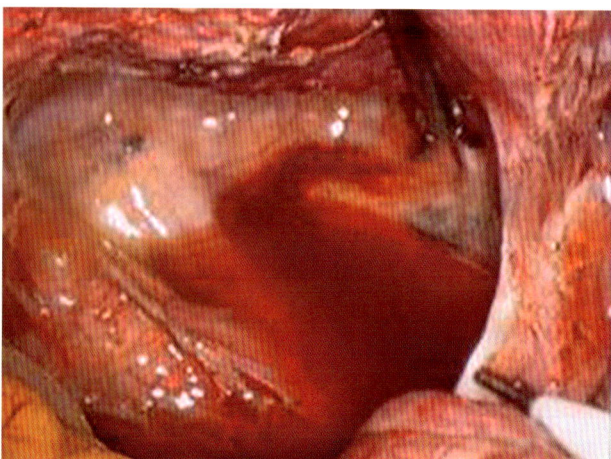

图 5-2　盆腔内膜异位症

（二）探查子宫

探查子宫的大小、活动度、是否后倾后屈、子宫与盆腔器官是否粘连、子宫骶骨韧带是否有内膜异位结节。注意子宫外形有否畸形样改变，如鞍形、心形、单角子宫等。查找、识别子宫内膜异位症细微病变可以找到不孕的原因。必要时，结合宫腔镜检查，及时发现宫腔异常改变（图 5-3、图 5-4）。

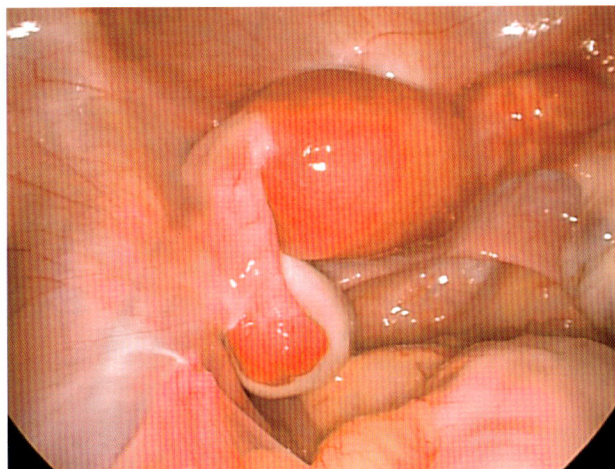

图 5-3 残角子宫合并输卵管畸形

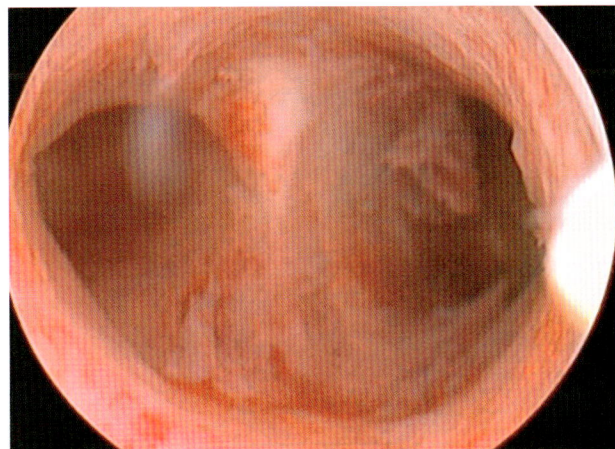

图 5-4 子宫纵隔

（三）探查卵巢

探查卵巢的大小是否正常，有无卵巢囊肿及活动度是否正常。卵巢表面有无正常发育的卵泡，卵巢与输卵管、盆后侧壁是否粘连。通过腹腔镜下发现可以初步判断：卵巢表面有红色小孔，表示已经排卵。卵巢表面可见淡黄色组织，表示黄体已形成。

卵巢表面饱胀光滑者多提示既往有排卵障碍，卵巢表面较多大卵泡突起、卵巢增大、灰白色、卵巢包膜厚韧或较多小卵泡位于卵巢表面皮质包膜下，多提示有多囊卵巢改变。卵巢表面灰白色或呈条索状，提示卵巢萎缩。卵巢表面较小的蓝紫色或褐色点状病灶、卵巢与盆底的紧密粘连多提示卵巢子宫内膜异位症。有时卵巢无明显增大但可能分离粘连过程中流出巧克力样内容物，提示有卵巢内膜异位囊肿。有时在卵巢表面可见很薄的一层膜状粘连包裹，或一些条索状粘连带附着，这种隐匿的病变是其他检查不能发现的，但可导致排卵障碍或拾卵障碍，最终影响妊娠（图 5-5~ 图 5-8）。

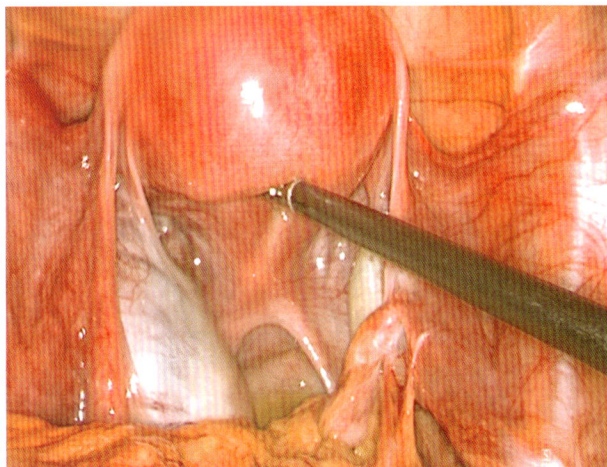

图 5-5 卵巢囊肿

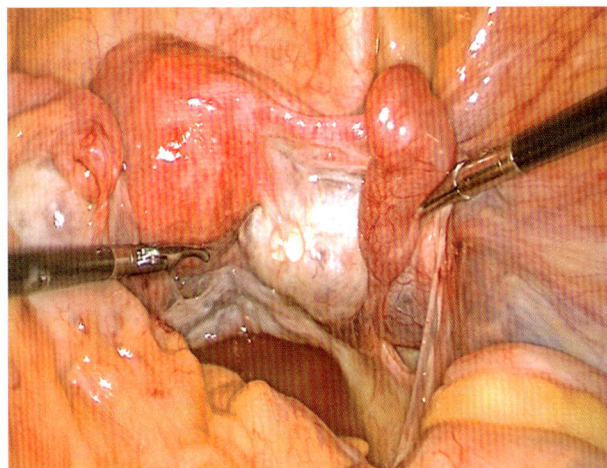

图 5-6 卵巢粘连

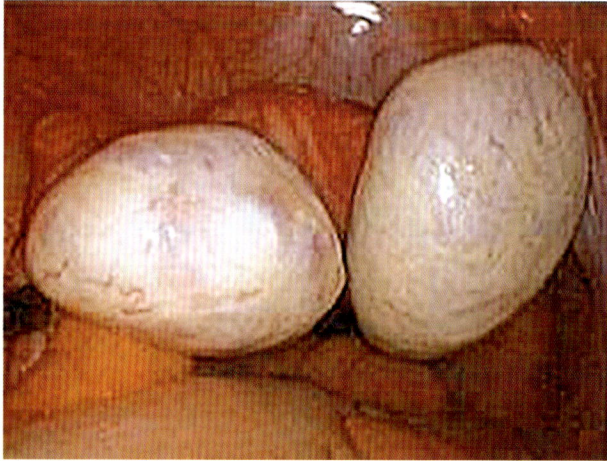

图 5-7   多囊卵巢

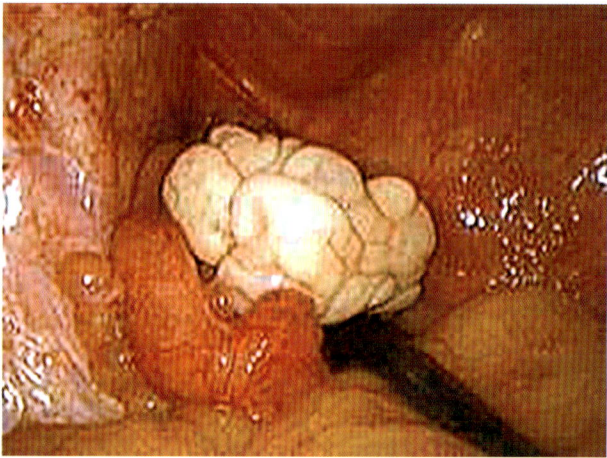

图 5-8   卵巢纤维化

（四）探查输卵管

输卵管病变是不孕的主要原因，包括输卵管积液、粘连扭曲、伞端狭窄、闭锁或游离度减少、先天性缺失、输卵管系膜缩短、管壁缺损（憩室）等，主要在于影响输卵管的拾卵功能和运送配子功能。腹腔镜探查时观察输卵管外形是否正常、连续性是否完整、有无扭曲折叠、管壁是否柔软。输卵管与卵巢间是否粘连，输卵管间质部是否增粗、变僵硬或积液。壶腹部是否肿大、僵硬，是否有瘘管或憩室。伞端形态是否完整，是否粘连或闭锁，开口是否狭窄。特别应注意伞端是否游离，正常情况下伞端至卵巢间游离度要＞20mm（图 5-9~ 图 5-16）。

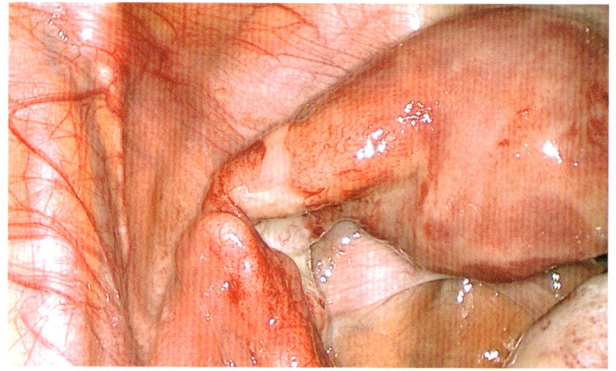

图 5-9   输卵管间质部硬化

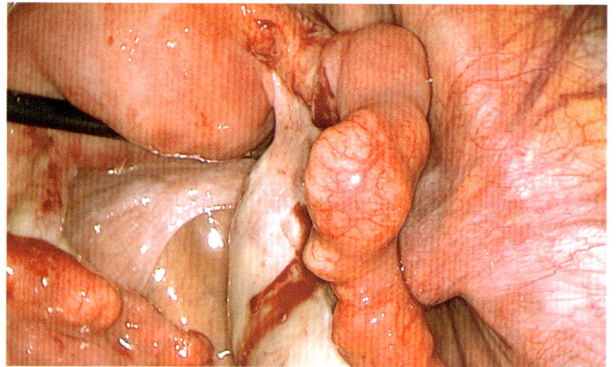

图 5-10   输卵管硬化

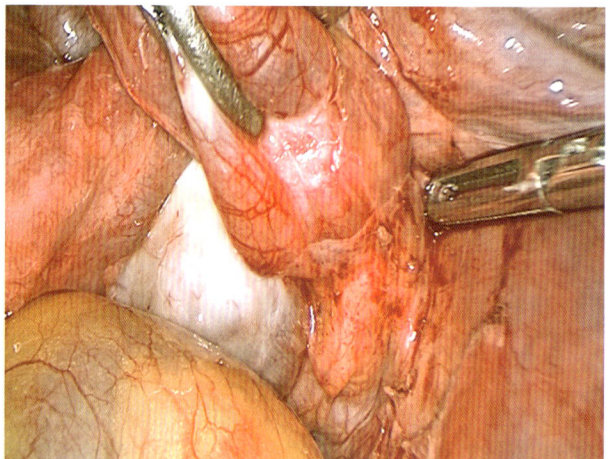

图 5-11   输卵管粘连

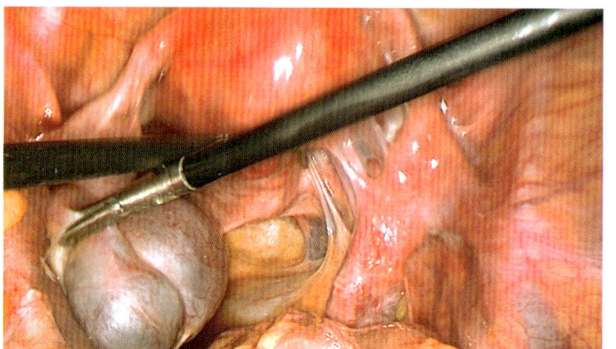

图 5-12   输卵管积水

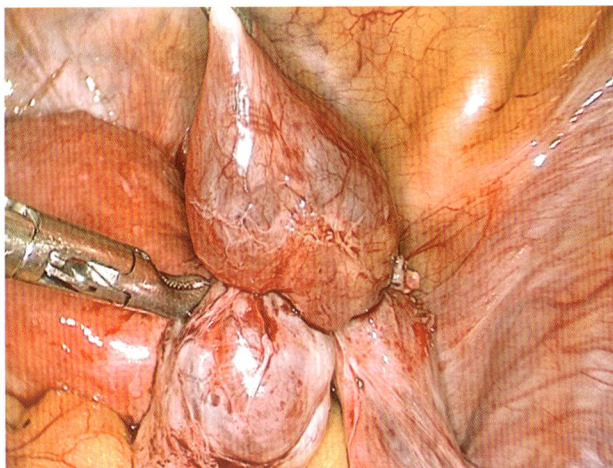
图 5-13 输卵管伞端积水

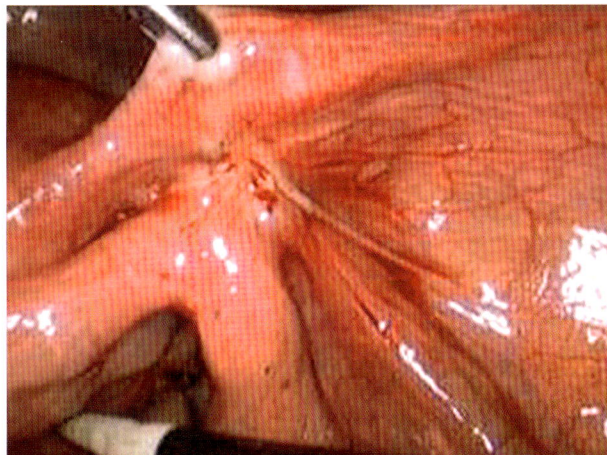
图 5-16 输卵管内膜异位

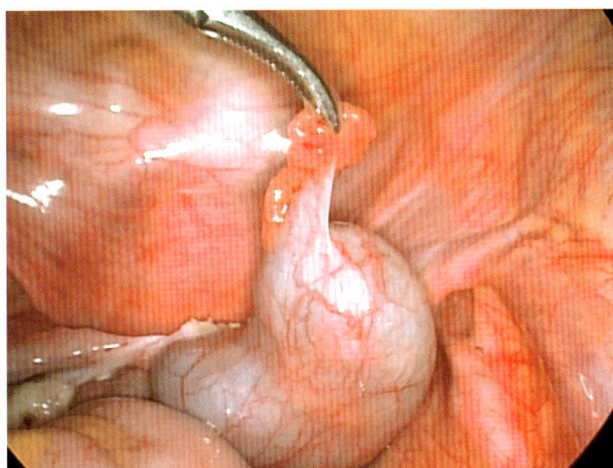
图 5-14 输卵管伞端闭锁

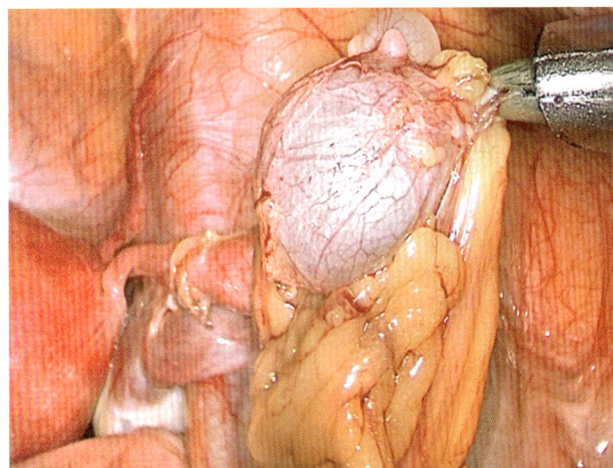
图 5-15 输卵管伞端囊肿

四、伞端泡状附件切除

（一）伞端泡状附件诊断

输卵管伞端是输卵管末端，长约 15mm，开口于腹腔，游离段呈漏斗状，四周有许多的指状突起，称输卵管伞，有拾卵功能。正常伞端色泽鲜红，可张合。由于泡状附件生长很小，不会影响人体健康，许多仪器也检查不到，只有在腹腔镜下探查及治疗其他妇科疾病时才会发现泡状附件的存在。在不孕症患者腹腔镜探查中，经常发现伞端附着充满液体的小泡，这种小泡会给伞端造成负重压力，从而影响输卵管伞端蠕动及张开，导致拾取卵子失败，这可能是不孕的原因之一。故在腹腔镜探查中发现伞端的泡状附件，建议将其清除，增加术后受孕概率（图5-17、图5-18）。

（二）伞端泡状附件切除

切除伞端泡状附件的手术非常简单，最关键的是手术时保护伞叶的完整性及避免挛缩。操作时，术者左手及助手用弯分离钳尖钳夹囊泡包膜，术者右手握电钩在囊泡的上部切开包膜，术者右手改握分离钳钳夹并向下分离包膜，直到游离囊泡，再用超声刀或血管闭合器切断粘连带，清除囊泡，也可以直接穿刺囊泡（图5-19~图5-24）。

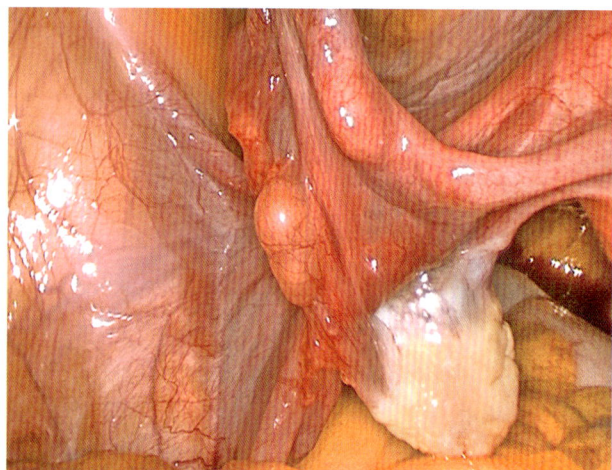
图 5-17   输卵管系膜囊肿

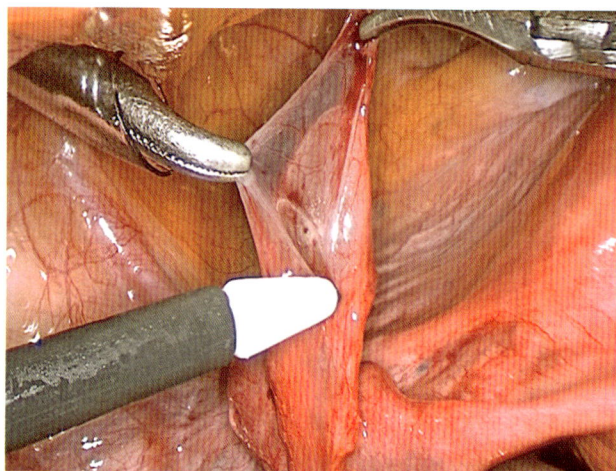
图 5-20   切开囊泡包膜

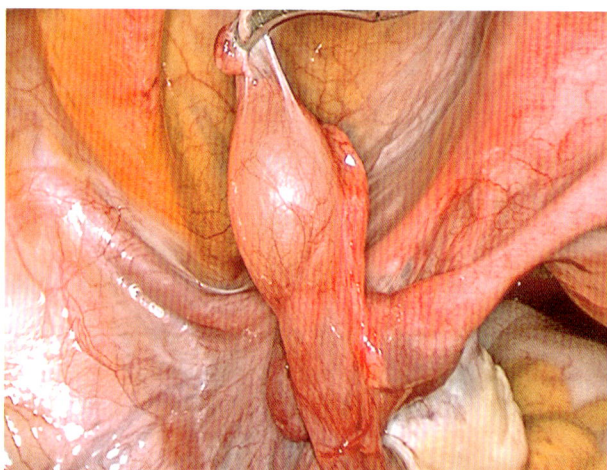
图 5-18   泡状附件

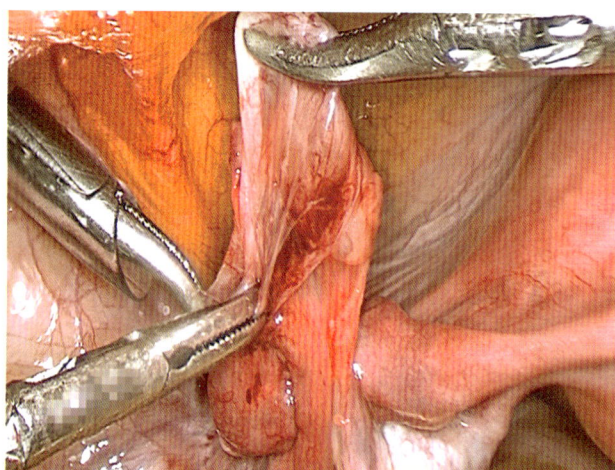
图 5-21   剥离包膜

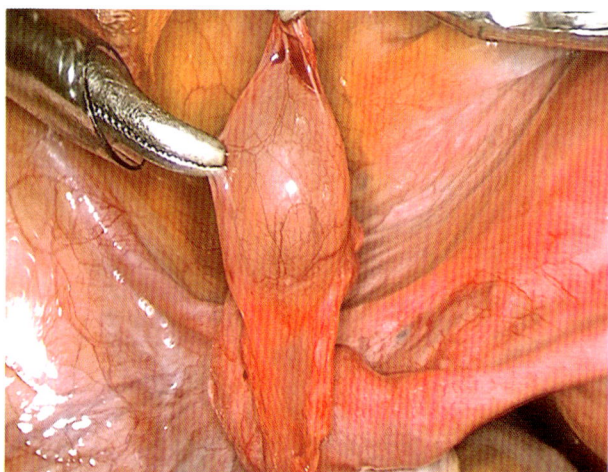
图 5-19   钳夹提起囊泡

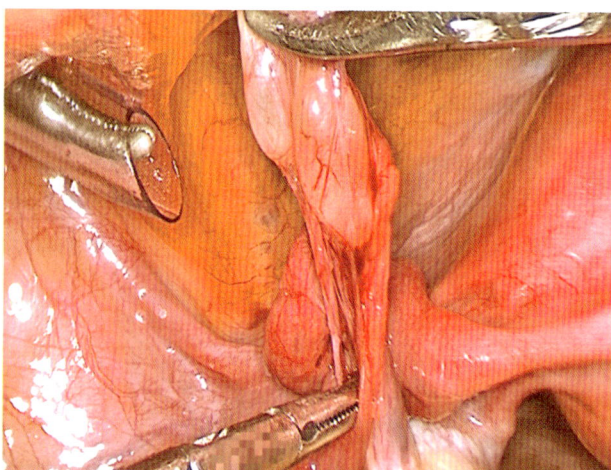
图 5-22   游离囊泡

器的解剖界线,先易后难,先分离粘连的大网膜,再分离两侧的粘连带,然后分离盆底粘连组织。疏松的膜状粘连可以用弯剪刀贴近子宫底部剪断,较粗的粘连或有血管的粘连部位,可以用超声刀剪断,无超声刀者用双极钳电凝后再切断,逐步把粘连组织分离。也可以从卵巢漏斗韧带下方开始分离,即从外向内分离。当解剖界限不清晰时,切不可强行分离,可以转换另一个方位,辨别清楚脏器的解剖位置后再进行分离,直到完全清除盆腔的粘连组织(图 5-25~图 5-28)。

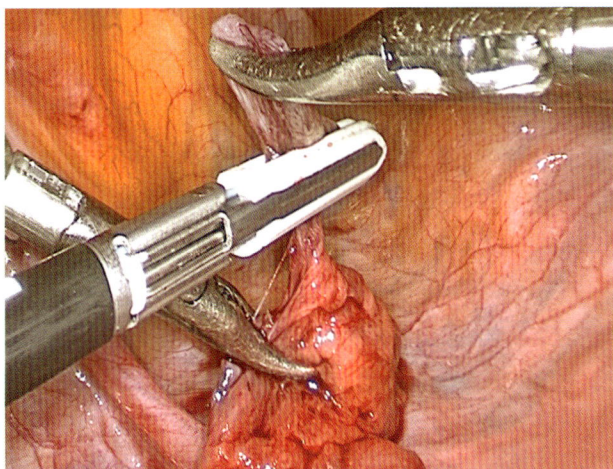

图 5-23　切除囊泡

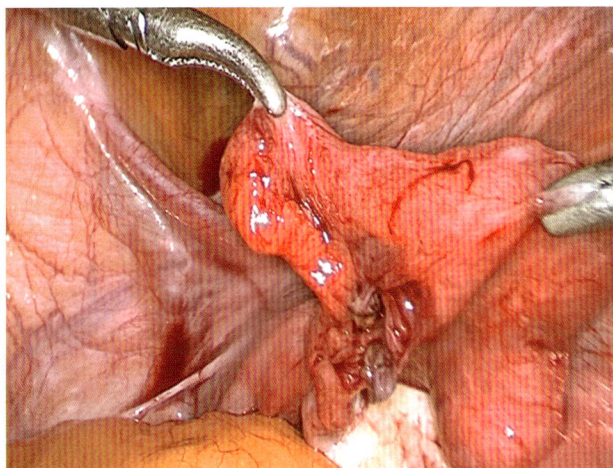

图 5-24　清除囊泡输卵管

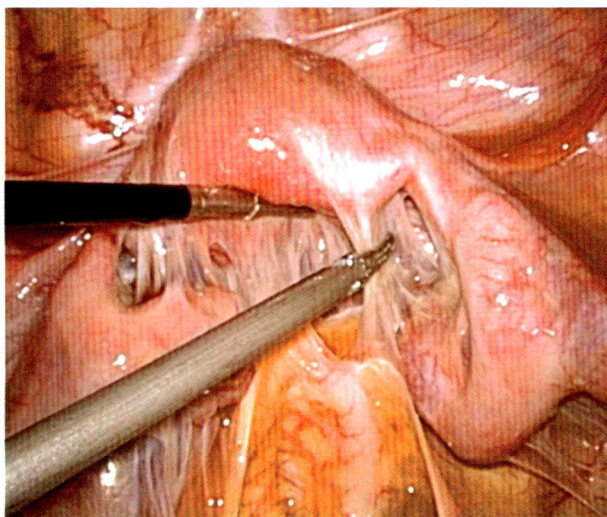

图 5-25　分离子宫后壁粘连

五、分离粘连

不孕患者盆腔都会发生粘连,轻重不一,严重者子宫、附件、肠管可粘连成团。有时腹腔镜下分离粘连十分困难,既要保证输卵管的完整性,又要防止肠管损伤。对于粘连带的处理,最好采用锐性的方法松解后将其切除,避免残留的粘连带由于存在血液供应导致炎性渗出,增加术后再次粘连的概率。切除粘连组织时应从两脏器界面开始,而不是从中间切断,避免清除粘连带时重复操作,但应掌握其粘连带与器官表面的界线,避免损伤器官。

(一)分离盆腔粘连

分离时用无损伤钳上抬子宫后壁,看清各脏

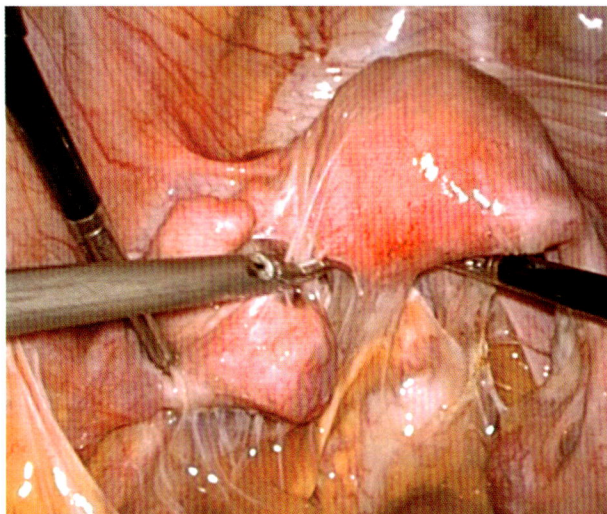

图 5-26　分离左侧子宫粘连

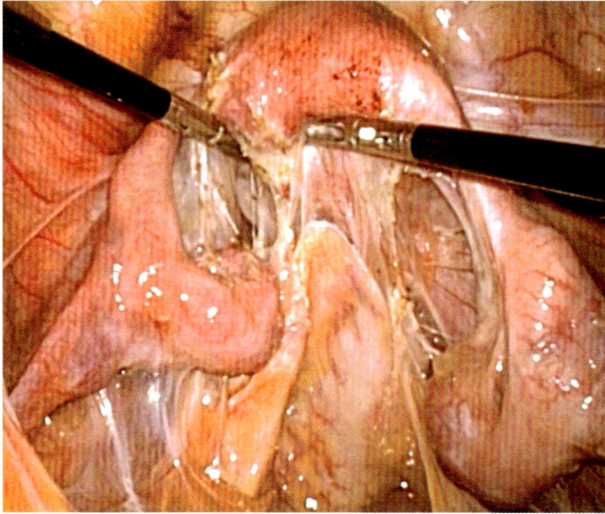
图 5-27　显露盆底粘连带

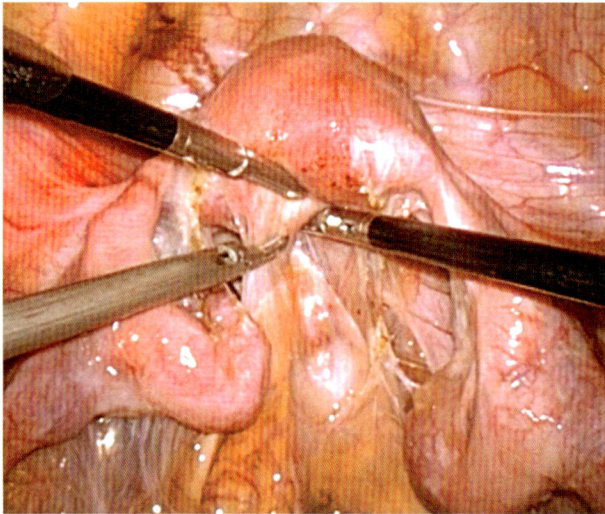
图 5-28　分离盆底粘连带

持分离钳钳夹卵巢上方组织,充分显露粘连带,先用电钩逐步分离粘连带,助手同时上抬子宫体,显露并切断左侧输卵管与子宫之间的粘连带。钳夹提拉输卵管时,分离钳不能用力钳夹,否则可致输卵管钳夹部位坏死,致输卵管瘘或输卵管节段样坏死。最好使用"阑尾钳"钳夹并提起输卵管,离断卵巢与输卵管、卵巢与盆底之间的粘连,游离左侧卵巢及输卵管上段。将整条输卵管与周围组织器官的粘连松解后,提拉输卵管检查输卵管间有无粘连,用剪刀或电钩分离切断其粘连带后冲洗盆腔,去除碳化组织及粘连碎片,再次注入清澈的液体,将输卵管伞端放入液体中,观察输卵管伞端的情况,探查伞端开口情况,如有伞端有粘连,再行伞端粘连分离或造口术(图 5-29~ 图 5-34)。

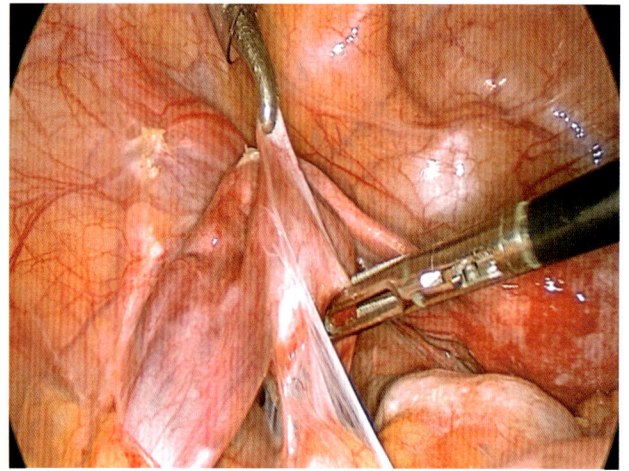
图 5-29　显露卵管伞粘连带

(二)分离输卵管粘连

1. 分离输卵管与卵巢粘连　输卵管粘连最常见。对于输卵管壶腹部与卵巢间的致密粘连,应从输卵管峡部开始分离粘连,分离前可以先于输卵管壶腹部系膜注入垂体后叶素,促使组织收缩,减少术中出血。分离过程要注意输卵管的走行,用电钩离断输卵管与卵巢间的致密粘连,特别要注意输卵管壶腹部末端与卵巢间有系膜联系在一起,不要误认为是粘连带予以切除,这样可能损伤系膜血管,从而引起术中出血,止血又会使术后输卵管及卵巢血供受到影响,也可能发生止血后创面的粘连。操作时,术中左手持分离钳钳夹输卵管壁上粘连组织,助手

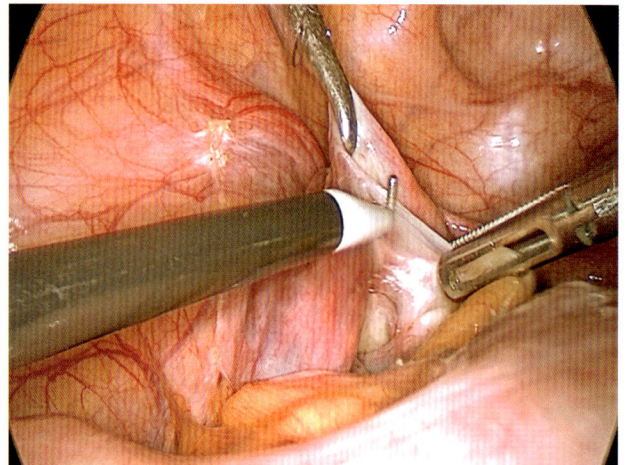
图 5-30　电钩分离伞部粘连带

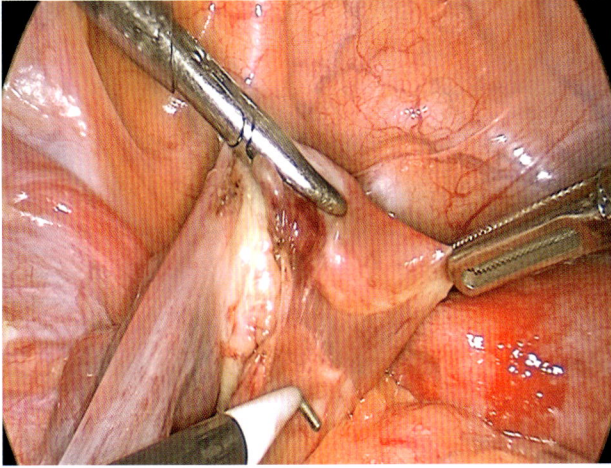

图 5-31　显露输卵管粘连带

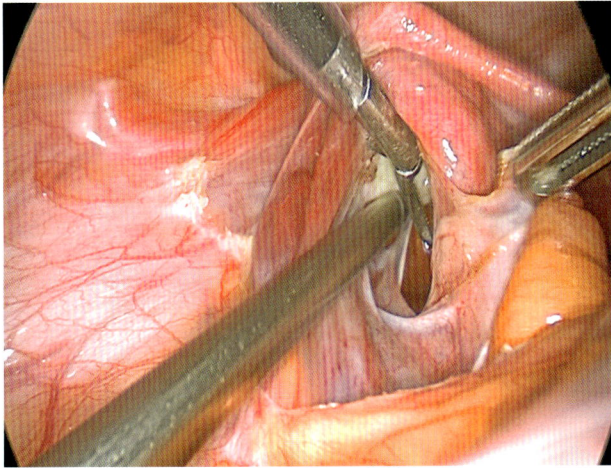

图 5-32　钝性分离盆底疏松粘连

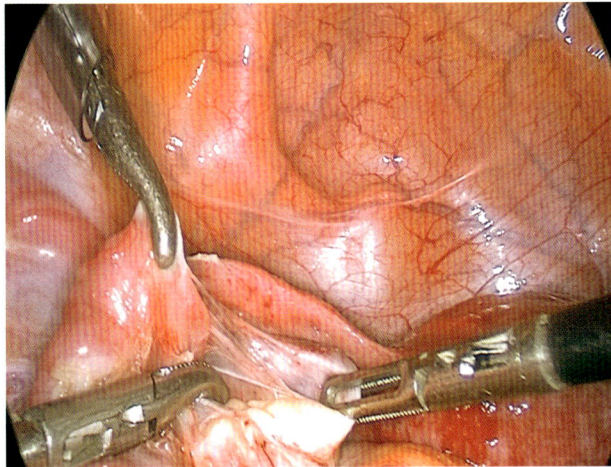

图 5-33　输卵管与卵巢粘连

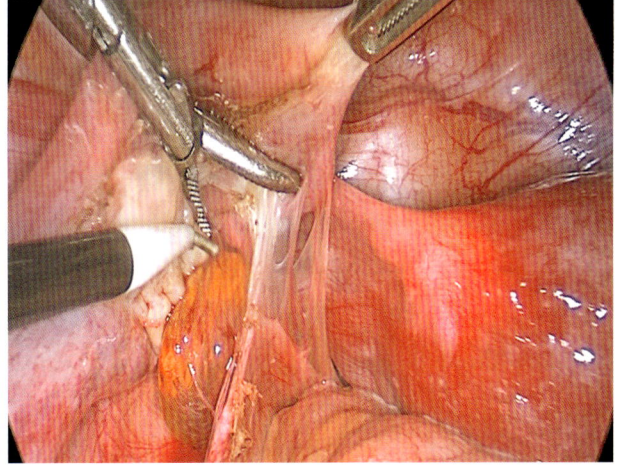

图 5-34　电钩分离输卵管粘连带

2. 清除输卵管浆膜上粘连组织　游离输卵管后,其浆膜面会有光滑膜状粘连组织,这些粘连带会影响输卵管蠕动,是术后异位妊娠的好发因素,应予以清除。不要采用撕拉的方法清除,容易损伤输卵管浆膜层。最好采用单极电切汽化的方法清除,以保证输卵管浆膜完整性。分离过程中要仔细观察输卵管及系膜与卵巢的解剖关系,既要尽量地切除其附着在输卵管浆膜面的粘连带,又要尽可能地避免或减少其浆膜或肌层受损,防止损伤系膜血管及卵巢组织,以避免术后再次发生粘连(图 5-35~图 5-38)。

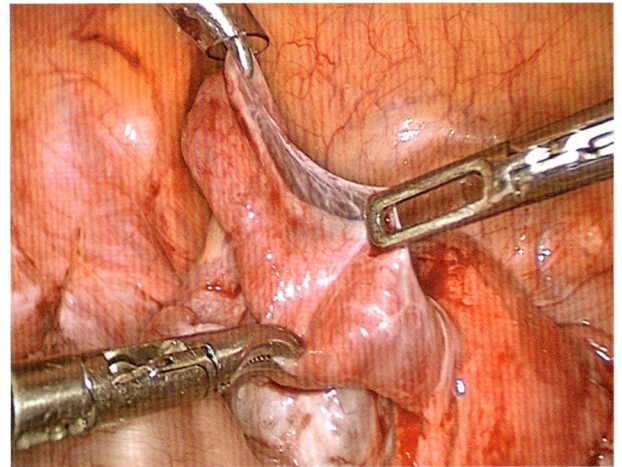

图 5-35　输卵管浆膜上粘连带

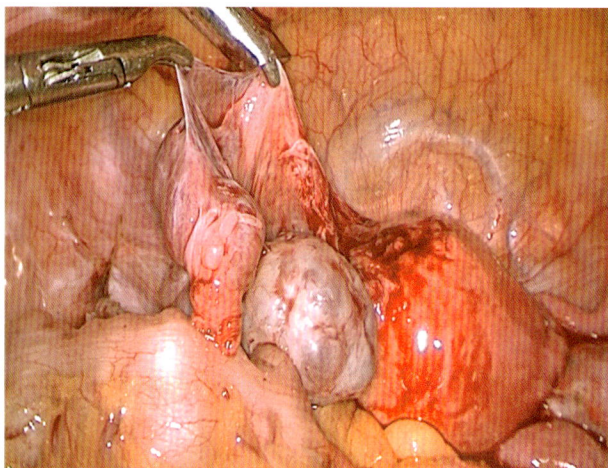

图 5-36　提起粘连带

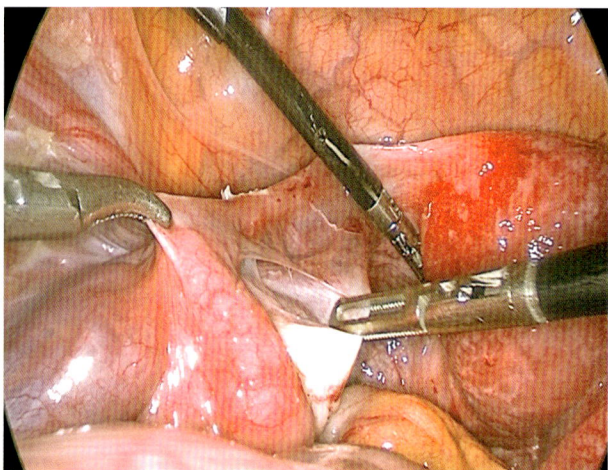

图 5-37　输卵管内侧粘连带

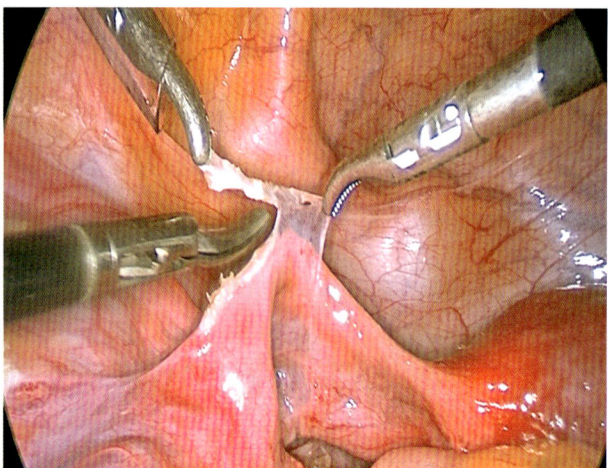

图 5-38　清除粘连带

六、输卵管整形

（一）游离伞端

在不孕患者腹腔镜探查中，经常发现输卵管伞端粘于卵巢，使伞端与卵巢间的游离度<10mm，影响拾卵功能，同时引起伞端闭锁，导致不孕。因此，手术时必须游离伞端。先在伞端周围注射稀释后的垂体后叶素，可以减少术中出血，同时达到水垫分离伞端与卵巢之间的粘连，看清解剖界面。术者左手及助手握分离钳分别钳夹靠近伞端的输卵管浆肌层，用剪刀或超声刀紧贴卵巢，从外到内切断伞端与卵巢的粘连带，把伞端从卵巢上分离。再用无损伤钳钳夹并轻轻提起伞端，充分显露伞端与卵巢的解剖界线，逐步切断伞端下方系膜，使伞端游离度>10mm，保证术后伞端的拾卵功能。用钳尖轻轻插入伞端，以了解是否真正伞端开口（图 5-39～图 5-44）。

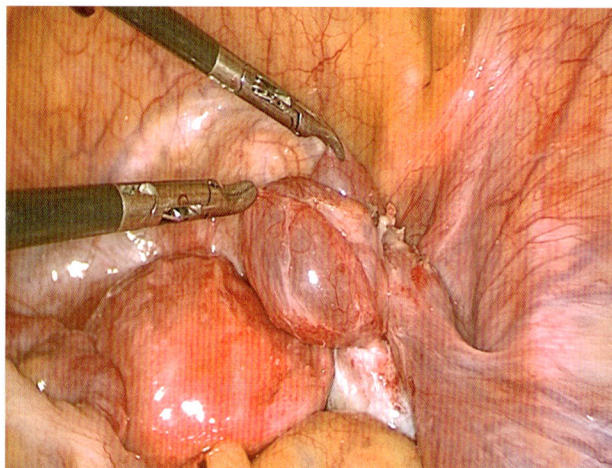

图 5-39　伞端粘连

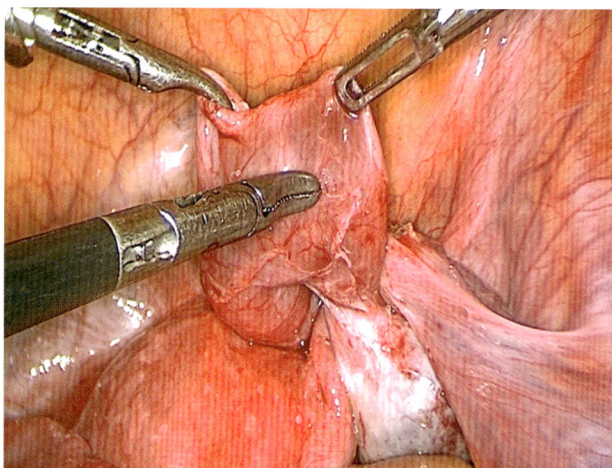

图 5-40　伞端闭锁

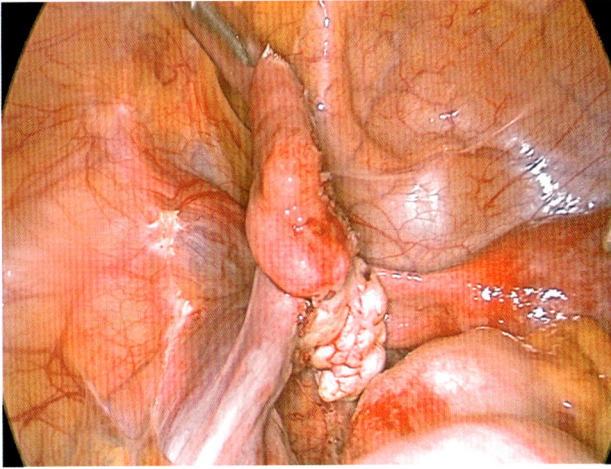

图 5-41　游离输卵管

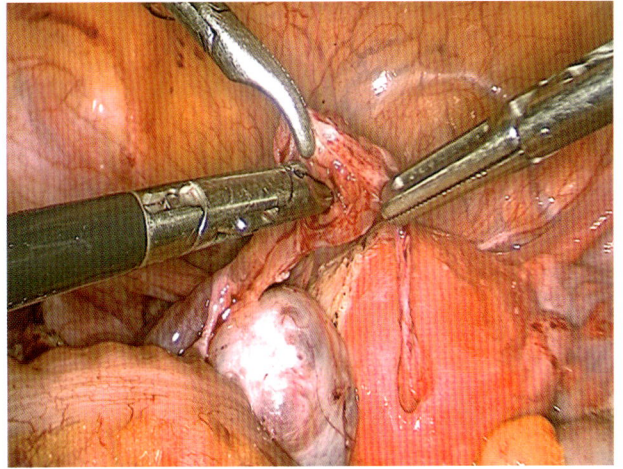

图 5-44　探查伞端开口

（二）恢复伞端功能

伞端表面闭锁大多都是膜状粘连，也是伞开口缩窄原因。打开伞端开口前，应该先彻底分离伞端边缘粘连带，伞端开口才会舒展、暴露清楚，且不会损伤黏膜。伞端表面粘连清除后，用单极钩在闭锁伞端正中轻轻切开膜状粘连，开口自动暴露。再用剪刀或电钩清除伞端开口边缘的膜状粘连组织，恢复完整的伞端结构和保护正常的黏膜组织。无损伤钳钳夹、提起伞端组织，另一分离钳尖插入伞端口，通过钳尖一张一合，扩张伞端开口。伞端开口分离后，用电钩在伞端边缘外侧轻轻电凝浆膜层，使伞端外翻，将造口后的伞端呈喇叭形，减少术后再闭锁概率（图 5-45~ 图 5-48）。

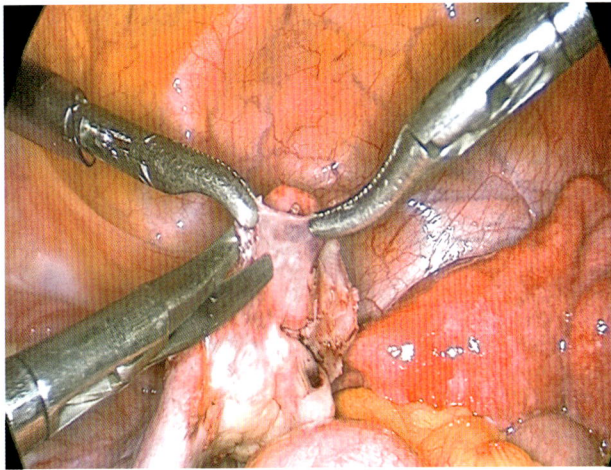

图 5-42　分离伞端粘连

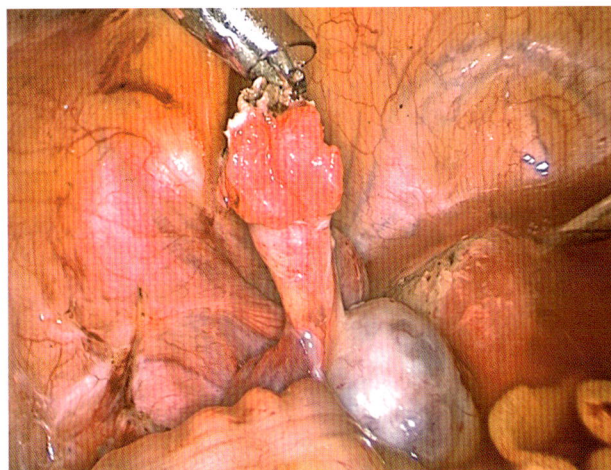

图 5-43　游离伞端

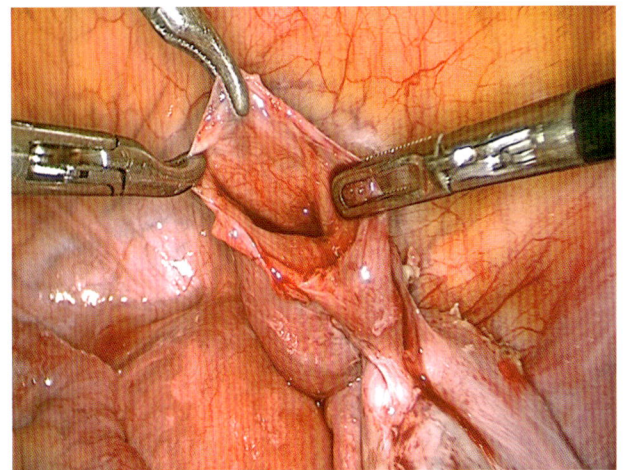

图 5-45　打开伞端开口

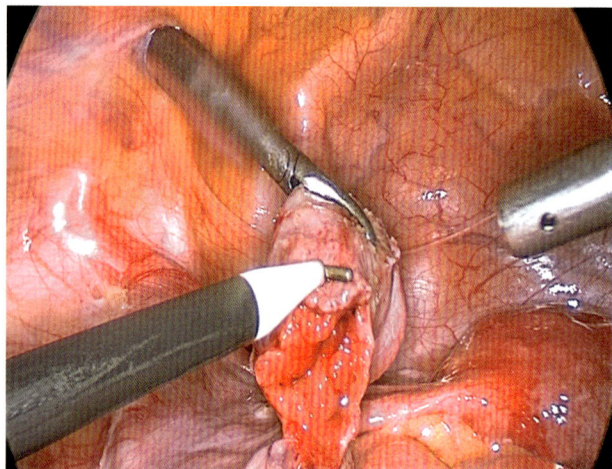

图 5-46 电凝伞端浆肌层

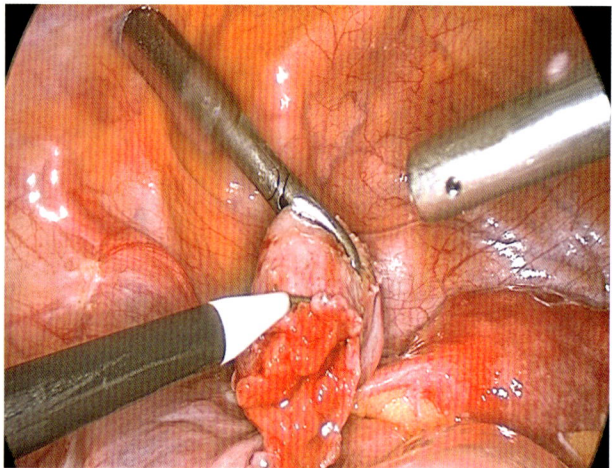

图 5-47 电凝后伞开口外翻

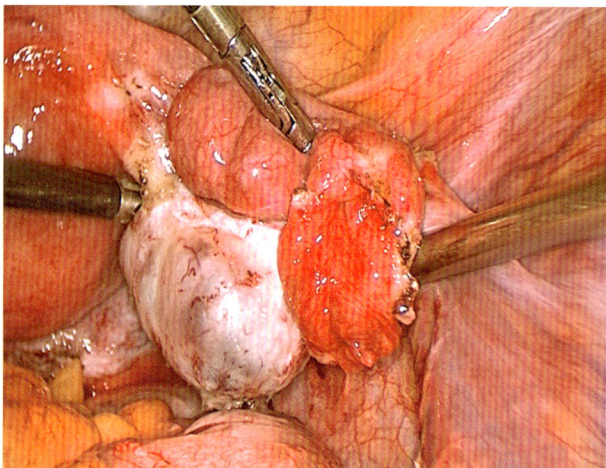

图 5-48 恢复伞端解剖

七、输卵管通畅性检查

如果探查盆腔无粘连,子宫、双附件正常,或只有少许粘连及小的表浅的内膜异位病灶,可以分离粘连及用双极钳贴于病灶表面进行电凝破坏病灶,再进行输卵管通畅试验,观察双侧输卵管伞端有无亚甲蓝流出及顺畅度,若无亚甲蓝流出,观察输卵管的充盈度以判断阻塞部位,最好使用 COOK 导丝行宫腔镜下输卵管插管术进行通液试验。游离输卵管、伞端整形后,腹腔镜监视下行输卵管通畅试验,通过输卵管高压注液术,进一步扩张其管腔,并将其管腔内的碎屑等冲出管腔,确保输卵管腔的通畅性。然后用大量生理盐水、甲硝唑或低分子右旋糖酐冲洗盆腔,结束手术(图 5-49、图 5-50)。

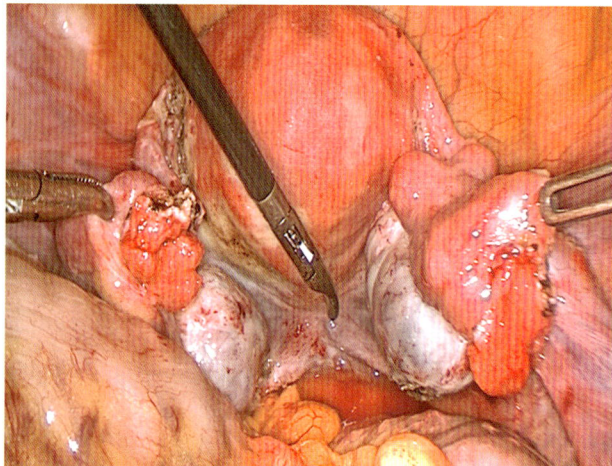

图 5-49 双侧卵管伞分离后

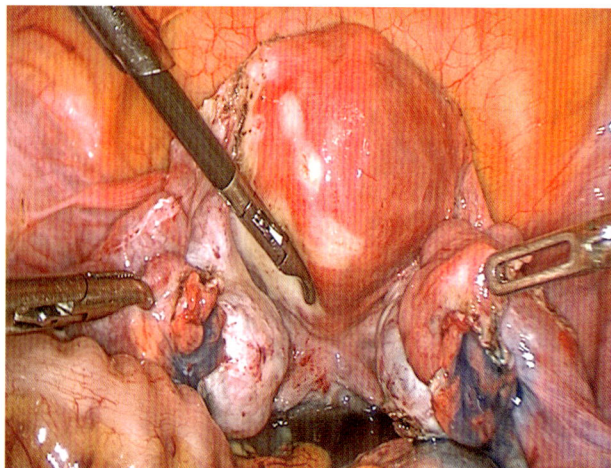

图 5-50 双侧输卵管通畅

八、术后处理

手术分离脏器间的致密粘连术后就会导致盆腹腔粘连,故此类手术效果一般较差,为了预防术后再次粘连,可以考虑综合使用防粘连的方法。预防粘连的方法最重要的在于手术中的无创伤操作,应尽可能减少术中的组织的创伤。

(一)冲洗盆腹腔

手术结束时可以使用 1 500~2 000ml 的生理盐水或低分子右旋糖酐冲洗盆腹腔,将盆腹腔内可能存在的及术中产生的粘连物质彻底冲洗干净,同时腹腔内放置低分子右旋糖酐 500~1 000ml。

(二)药物预防粘连

方法很多,但疗效有待总结。

1. 腹腔内放置药物 临床上也有使用冲洗盆腹腔后再放置生理盐水 500ml 加庆大霉素 24U 及地塞米松 10mg,此方法预防粘连的作用机制不太清楚,估计与地塞米松抑制渗出有关。

2. 腹腔内放置防粘连剂 目前使用比较广泛,种类也比较多,使用方法很简单,只是术后在创面涂上一层防粘连的油状药物,希望尽可能减少术后再次粘连的发生。

3. 防粘连纱布 术后用纱布状可以吸收物质覆盖在创面上,形成一层防粘连膜,阻隔脏器之间的接触,达到预防再粘连的发生。

(张四友 钟沛文)

第六章

腹腔镜输卵管端端吻合术

手术过程详见视频 6-1。

视频 6-1
腹腔镜输卵管吻合术

第一节　概　　论

腹腔镜输卵管吻合术是在腹腔镜下切除输卵管阻塞部分并吻合输卵管两断端。中段的输卵管病变（阻塞）是指输卵管中间部位阻塞或缺失性改变，引起疾病的原因为输卵管妊娠与输卵管绝育（结扎）术。常应用于曾经行结扎现有生育要求的患者，在不孕症探查术中发现输卵管峡部或壶腹部节段性阻塞，或输卵管妊娠行中段部分切除，但间质部和伞部形态良好的患者也可选择此术式。以往多为开腹显微手术，现在多数医生及患者愿意选择腹腔镜下的此类术式。

一、输卵管吻合最佳时机

（一）结扎时间

输卵管结扎后因闭塞最常引起输卵管积水，导致管腔黏膜受损、纤毛脱落甚至缺失、黏膜息肉形成等病理变化，严重影响复通后的再孕率。随着绝育时机的延长，管腔内的变化加重。据文献报道，这种管腔内的病理改变从绝育 3 年后的 28% 上升至 10 年后的 72%，但 5 年以内及 5 年以上病变输卵管有显著性差异。因此，绝育 10 年以上者建议首选辅助生殖技术。

（二）年龄选择

近年来，特别两孩政策开放以来，结扎后要求的输卵管复通术患者显著增多。接受输卵管吻合术女性年龄在 35 岁以下为合适，有报道称，年龄<35

岁的患者复通后的妊娠率>70%，>35 岁的患者复通后的妊娠率<50%。所以，35 岁以上，尤其是年龄>40 岁以上妇女是否给予手术，需慎重考虑，如果要复通，术前要通过超声检查窦卵泡数目、抗米勒管激素（AMH）、基础 FSH 水平检测等评估卵巢功能，术后加强随访，监测排卵指导试孕。

二、输卵管吻合支架放置

关于输卵管吻合术是否放置支架依术者习惯及用途而选定。传统手术进行输卵管吻合后，常规放置支架，至少 2 周后才取出，以保证吻合口愈合、通畅。但腹腔镜下输卵管吻合后，不主张常规放置支架，因为支架本身对于人体而言就是异物，可发生异物反应，局部出现非细菌性炎症反应，不利于创面的愈合。文献也有报道，输卵管复通放置输卵管支架与不放置输卵管支架相比较，保留支架组的输卵管上皮损伤及粘连发生率高，无支架组妊娠率明显高于放支架组。

三、输卵管吻合注意事项

（一）术前先行宫腔镜检查

了解输卵管开口情况，若宫腔有粘连等严重病变先行处理。

（二）输卵管阻塞部位确认

1. 通过标志物辨认　腹腔镜下可以通过结扎

缝线或银夹等标志辨认阻塞部位。

2. 输卵管通液辨认　经腹腔镜电灼输卵管或炎症导致输卵管管腔阻塞时，无明显标志物，需近端经宫腔通亚甲蓝液远端逆行插管明确结扎阻塞部位。若输卵管远端较长且有扭曲，经伞端逆行插管后仍判断困难时，可经软导管尾部注入亚甲蓝液，远端输卵管充盈，近端输卵管不充盈，两者交界处为阻塞部位。

（三）吻合端切口选择

于输卵管近端距结扎瘢痕 5mm 处切断输卵管。切除阻塞部位时，一定要断面齐整，以利于缝合后创面愈合良好，故要求剪刀锋利，争取一次性切断管腔。如果是峡部与峡部之间的吻合，由于管腔相差不大，比较容易吻合，如果是峡部与壶腹部的吻合，由于管腔相差大，切断输卵管时一般采用斜形切断的方法，有利于创面缝合。进行输卵管断端通畅检查后，一定要将其显露于断端的纤毛修剪，特别是对于输卵管纤毛较丰富的近壶腹部或输卵管壶腹部端端吻合，更要清除干净，避免纤毛外露于吻合口，从而影响术后愈合或发生术后吻合口瘘。输卵管吻合时多选用 5-0 或 6-0 带针缝线，一般在管腔的 2 点、6 点、10 点位置各缝合 1 针，分别缝合黏膜层和浆肌层。

（四）操作精致

输卵管吻合术是一种非常精细的整形手术，目的是恢复输卵管腔的通畅，达到术后怀孕。因此，操作时每一手术步骤都必须轻柔、细致、精巧而准确，特别应注意勿使管壁及内膜受到损伤。手术每一步都力争一次性完成，避免多次、反复操作造成输卵管组织挫伤，影响术后的效果。分离组织时不要钳夹所保留的输卵管管芯，避免因钳夹而造成输卵管管壁及黏膜的损伤。

（五）术野充分显露

根据结扎后两侧输卵管情况，可选择先行复通较容易的一侧输卵管或根据个人习惯选择。但无论先选择哪侧，术野的显露对于任何一个手术都是十分重要的，特别是输卵管吻合术，如果术野暴露不清，必将影响手术效果。当术野暴露困难时，可考虑放置子宫操纵器用于摆动子宫体，充分显露术野。也可以经宫腔镜行输卵管插管术，将输卵管导丝穿过输卵管管腔，在输卵管导丝的引导下，再进行吻合。

（六）术中止血

输卵管吻合术中止血尤为重要，既要保持术野清晰，又要避免损失输卵管。出血一般多发生于断端的输卵管系膜。剪开输卵管浆膜前，注射水垫分离系膜，切断梗阻段输卵管后，其下方即为输卵管系膜，其内有一条比较粗的血管（输卵管血管弓），应尽量保护该血管，当发现出血时，必须看清出血点后用双极钳定点电凝止血。输卵管管芯旁的小血管最好也先用双极钳电凝后再切断。对于其他部位的小出血点，可以先观察，待其自然止血。在断端吻合前，一定要再次检查输卵管系膜有无出血，彻底止血后再进行吻合，避免术后吻合出血，甚至造成术后输卵管系膜血肿，影响吻合口愈合。

四、手术适应证与禁忌证

（一）适应证

1. 输卵管中段阻塞的不孕症。

2. 输卵管正常通畅部分长度达 4cm 以上。

3. 输卵管近端能够进针缝合。

4. 绝育时间<10 年。

5. 年龄<40 岁，卵巢储备功能正常。

（二）禁忌证

1. 各种生殖道急性炎症。

2. 严重的子宫内膜异位症。

3. 年龄>40 岁，经检查提示卵巢储备能力低下或卵巢功能衰竭。

4. 合并其他内科疾病不宜手术者，如严重心肺功能不全、肝肾功能异常、凝血功能障碍等。

五、术前准备

（一）一般准备

1. 各项术前常规检查。

2. 术前腹部皮肤及脐部准备。

3. 术前停留尿管。

4. 有术中中转开腹条件。

（二）手术准备

1. 麻醉选择　多选用连续硬膜外麻醉或气管插管全身麻醉。

2. 体位选择　平卧位或膀胱截石位，术中头低脚高呈 15°~30°。

3. 手术时机　月经干净后 3~7 天内为宜。

第二节 手术步骤及技巧

一、探查盆腔

(一)人工气腹

多选脐部做 10mm 切口气腹针穿刺,充 CO_2 气体形成气腹,气腹机压力设定 13~14mmHg。

(二)置入操作穿刺套管

气腹形成后,穿刺 10mm 套管,插入腹腔镜,直视下分别于左、右下腹部适当位置做 5mm 切口置入操作套管。可选择微型腹腔镜操作器械,如直径 3mm 的持针器及钳尖细长的分离钳。

(三)探查盆腔

助手握无损伤钳上抬子宫体,重点观察子宫、双侧输卵管及卵巢、直肠子宫陷凹情况,确定结扎部位及周边组织的改变,若有粘连应予以分离,充分暴露术野(图 6-1、图 6-2)。

二、处理右侧输卵管阻塞部

(一)切断阻塞部近端输卵管

为了减少术中出血及用于水垫分离输卵管阻塞部浆膜层,用 6U 垂体后叶素加入生理盐水 20ml,直视下腹腔穿刺针自腹壁穿刺进入腹腔。此时,术者用无损伤钳上抬子宫体,助手用无损伤钳轻轻拨动输卵管,显露结扎部位,注射针头在输卵管阻塞部系膜下注入,形成水垫,使浆膜层与管芯分离。剪刀垂直于输卵管走行方向纵行剪开输卵管系膜,暴露管芯,分离系膜营养血管,管芯周围细小血管必要时予以双极电凝,距近端阻塞处 2mm 近心端剪断输卵管,可见亚甲蓝顺利流出(图 6-3~图 6-12)。

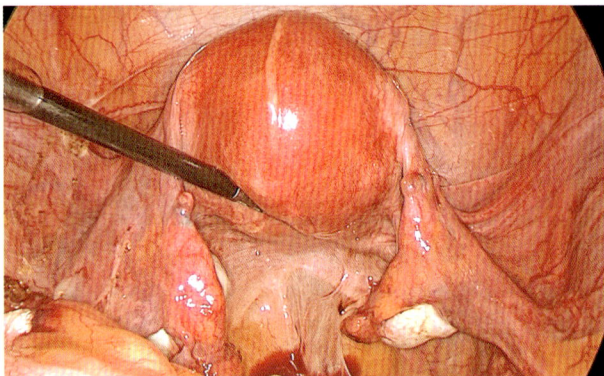

图 6-1 探查杜氏窝

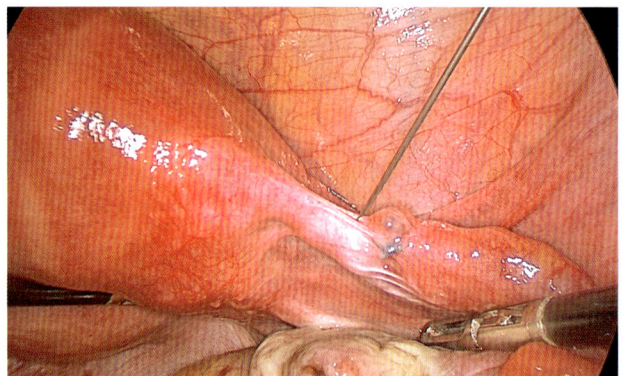

图 6-3 注射垂体后叶素

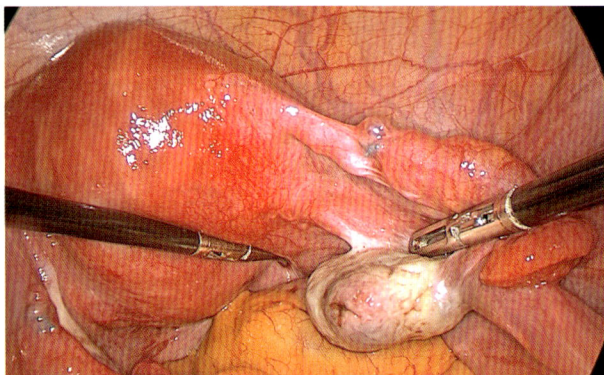

图 6-2 结扎部位

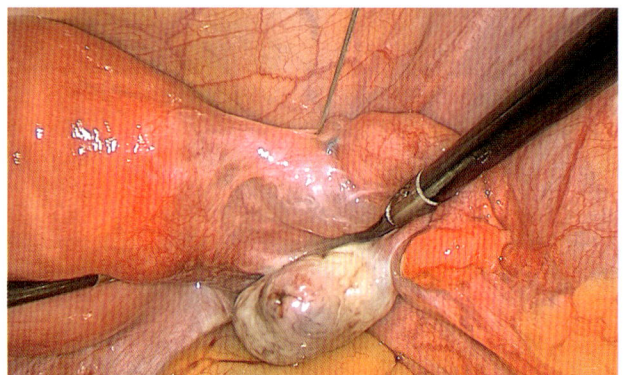

图 6-4 水垫分离近端浆膜层(1)

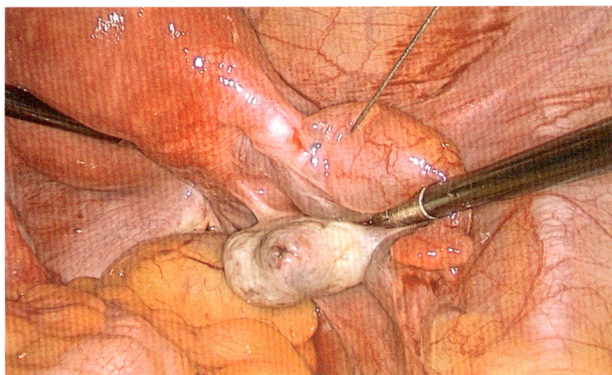

图 6-5　水垫分离近端浆膜层(2)

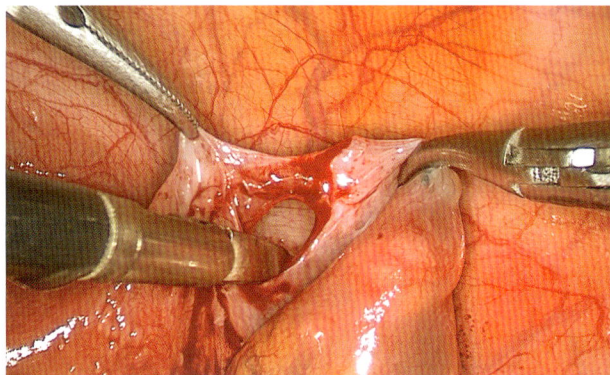

图 6-9　游离近端输卵管管芯

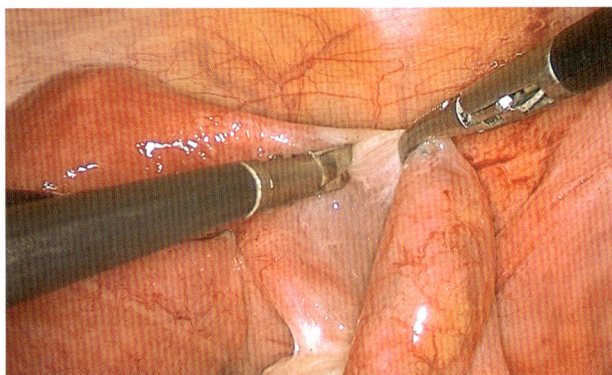

图 6-6　剪开近端浆膜层(1)

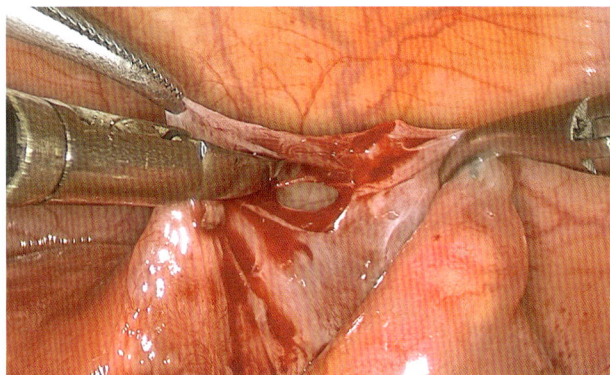

图 6-10　保护系膜血管

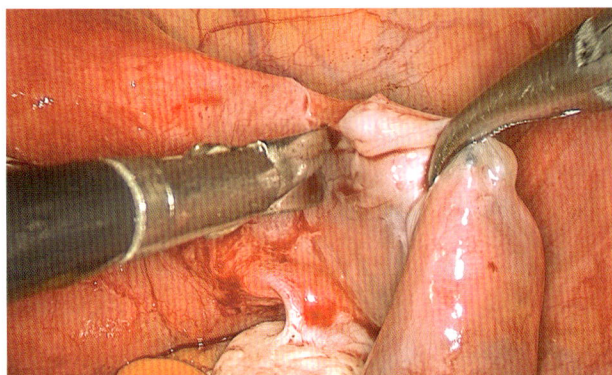

图 6-7　剪开近端浆膜层(2)

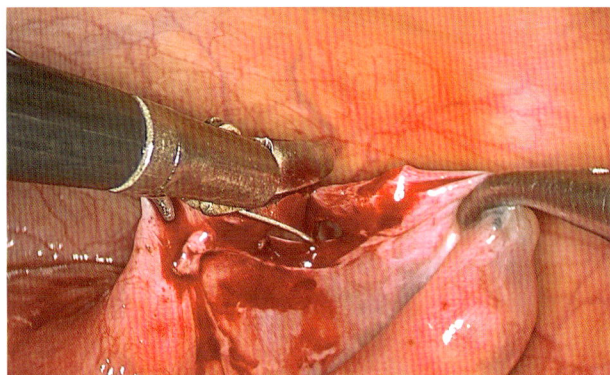

图 6-11　切断近端输卵管管芯

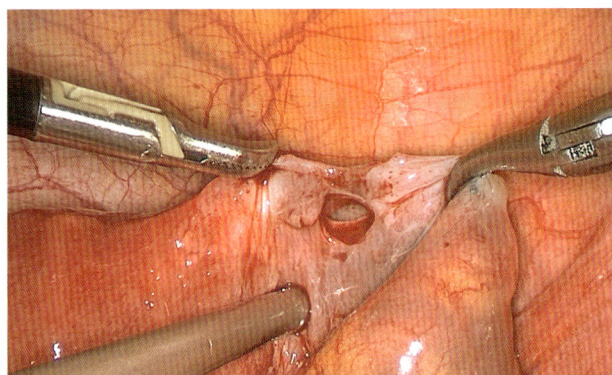

图 6-8　检查输卵管管芯

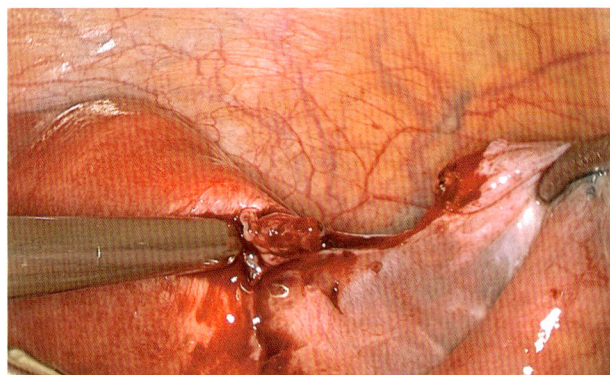

图 6-12　确认输卵管通畅

（二）切断阻塞部远端输卵管

自输卵管伞端逆行插入软导管，确定阻塞远端位置。软导管可选用硬膜外麻醉穿刺的带刻度的硅胶软管，其头部比较圆钝，不会损伤输卵管黏膜。靠近阻塞部位剪开输卵管远端系膜，分离系膜供应血管，游离瘢痕远端输卵管芯，自远端阻塞处外2mm，剪断输卵管管芯，并将软导管贯穿远端输卵管。随后剪除阻塞段输卵管及瘢痕组织，这时两个输卵管断端相距较大，可用3-0或4-0可吸收线间断缝合输卵管系膜，使两断端处于相邻位置，减少输卵管管腔缝合的张力。缝合时注意顺应输卵管走行，勿造成输卵管因系膜牵拉扭曲（图6-13～图6-22）。

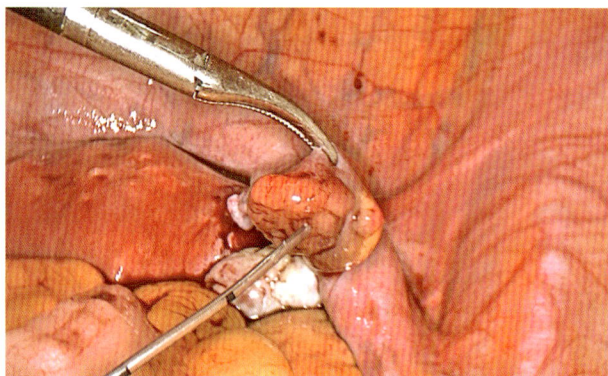

图 6-13   导管插入伞端

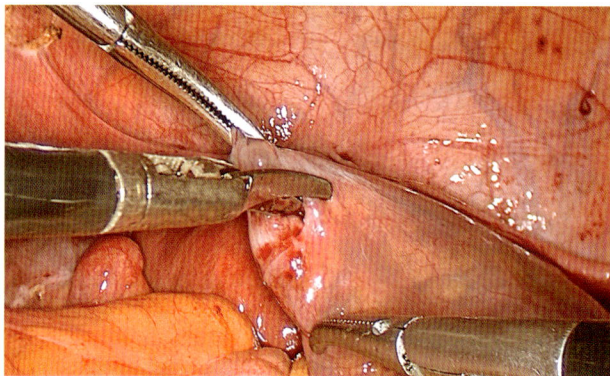

图 6-16   剪开远端浆膜层(2)

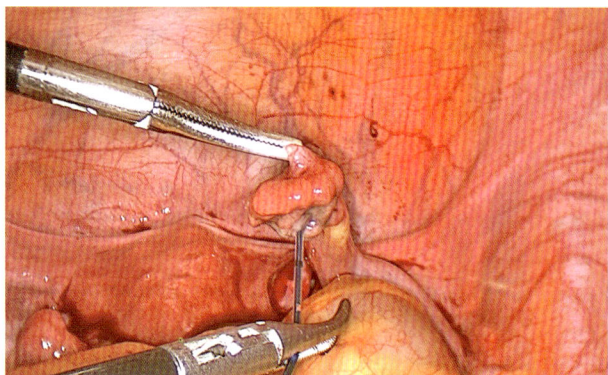

图 6-14   推送导管入伞端

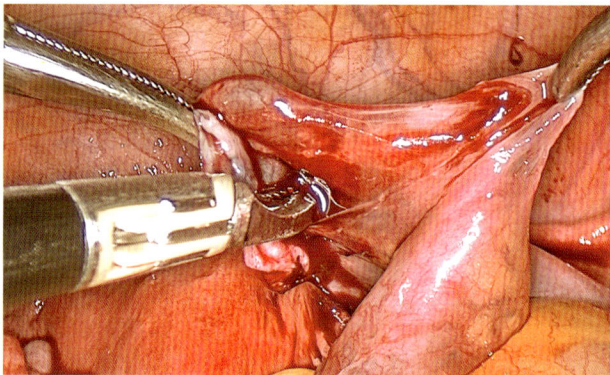

图 6-17   游离远端输卵管管芯

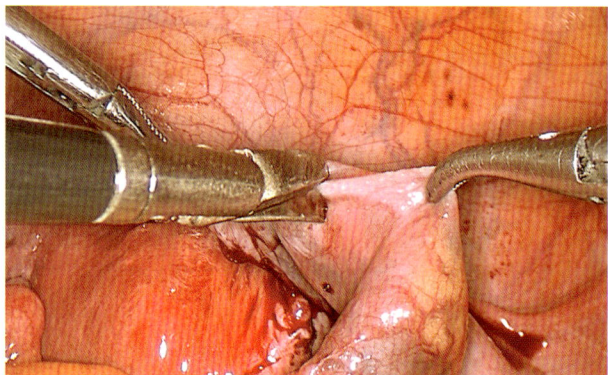

图 6-15   剪开远端浆膜层(1)

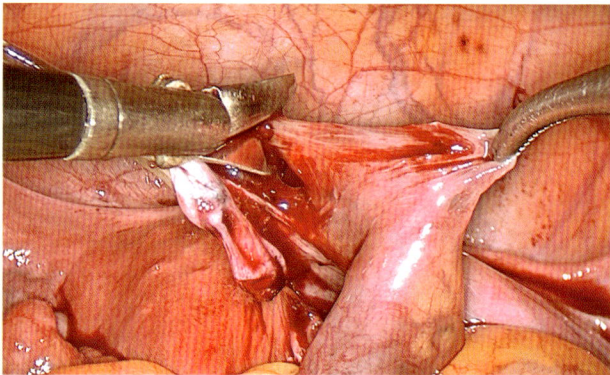

图 6-18   切断远端输卵管管芯

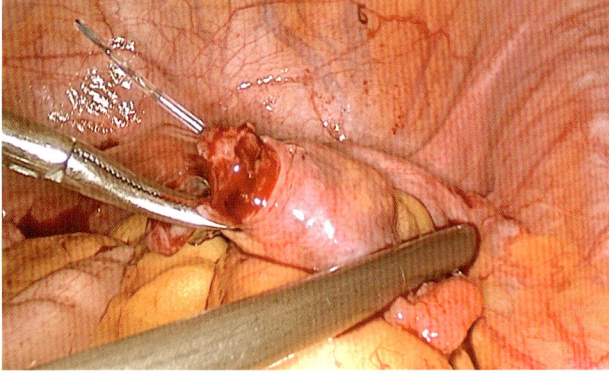

图 6-19　导管通过输卵管远端

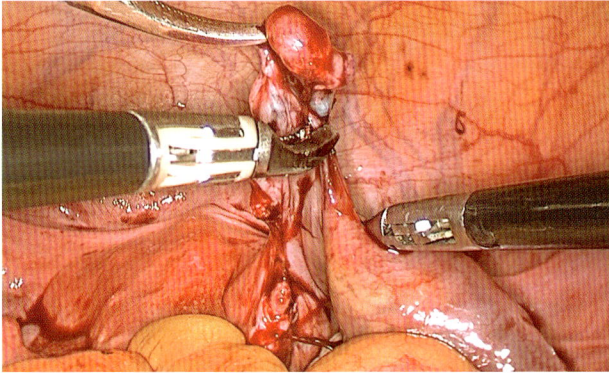

图 6-20　清除阻塞组织

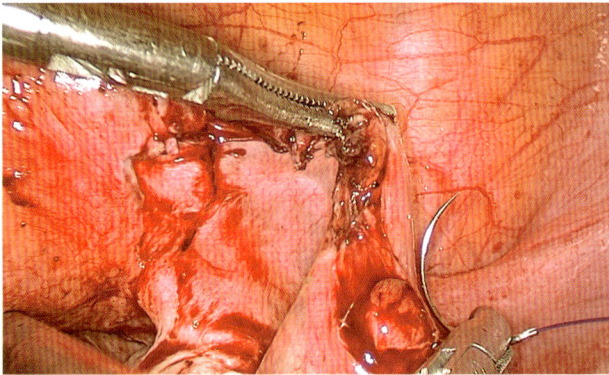

图 6-21　缝合输卵管系膜远端

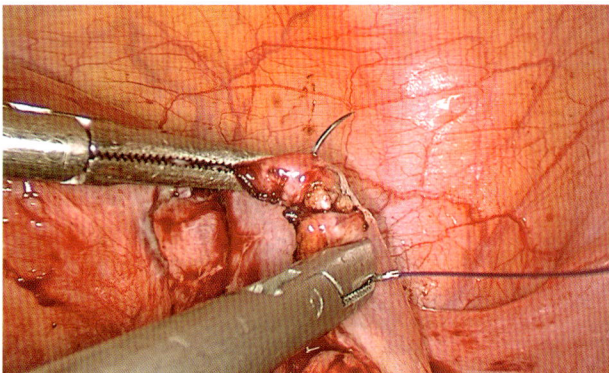

图 6-22　缝合输卵管系膜近端

（三）吻合右侧输卵管管腔

用 5-0 或 6-0 可吸收线缝合管腔，只需缝合 3 针。第一针从近端管腔 6 点处浆膜面进针，贴近黏膜面出针，再从远端管腔 6 点处贴近黏膜面进针，浆膜面出针，确保缝线结位于管腔之外，可暂不予打结，继续间断在 10 点、2 点处各缝合 1 针，均待缝合完成后依次打结，注意不可过紧，以免局部组织坏死导致吻合失败，打结后便将管腔吻合。为了检查吻合后管腔是否通畅，自通液管往宫腔注入亚甲蓝液，若管腔对合良好，腹腔镜下可见输卵管壶腹部呈紫色并慢慢充盈，亚甲蓝从伞端通畅流出。若壶腹部颜色不变或无充盈，或大部分亚甲蓝液自吻合口渗出，说明吻合处对合不良或扭曲，需拆除线结重新缝合。若壶腹部充盈，但吻合口渗出也较多，说明缝合位置间距过大，可在渗出最明显处增加一针缝合并打结，然后再进行通畅试验，直到亚甲蓝从伞端通畅流出。确定输卵管通畅后，用 3-0 或 4-0 可吸收线间断缝合管腔表面系膜，缝合避免过紧，防止术后系膜挛缩导致管腔迂曲（图 6-23～图 6-32）。

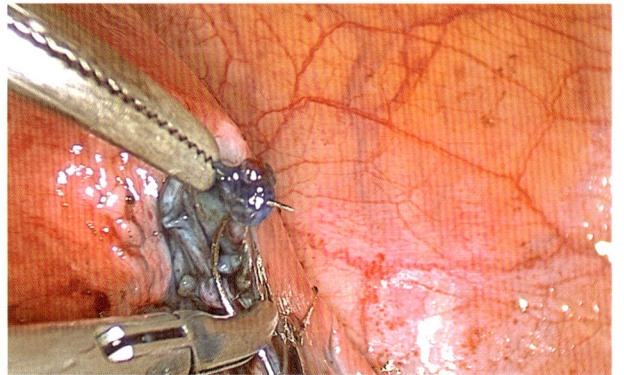

图 6-23　近端 6 点浆膜面进针

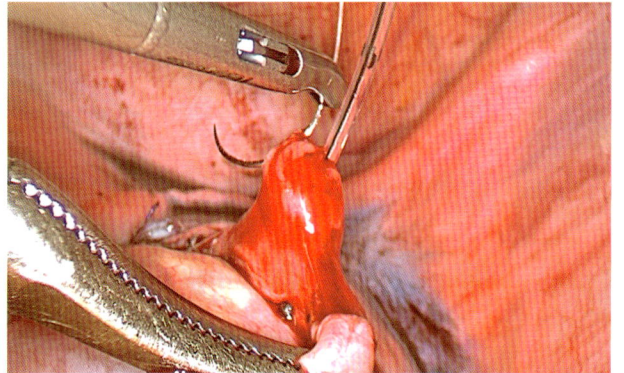

图 6-24　远端 6 点黏膜面进针

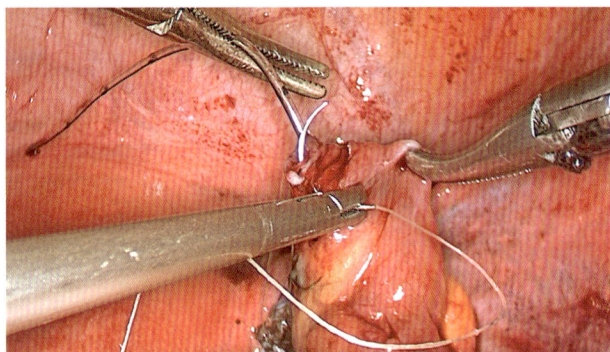

图 6-25　近端 2 点浆膜面进针

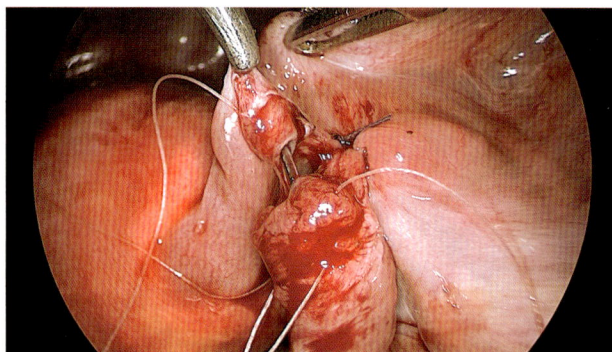

图 6-29　吻合管腔的缝线

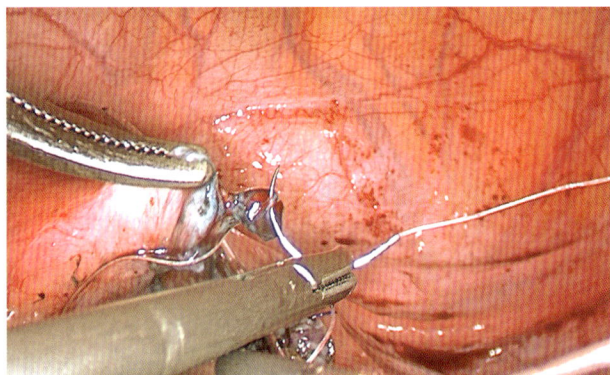

图 6-26　远端 2 点黏膜面进针

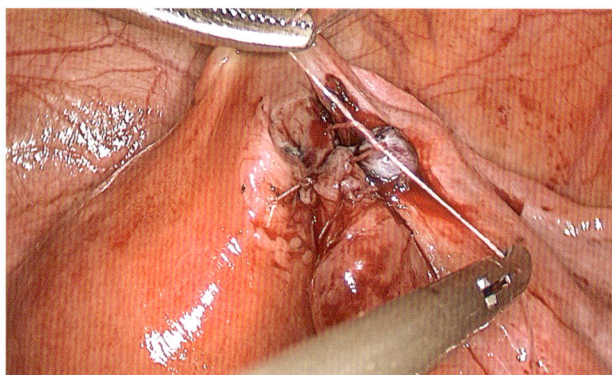

图 6-30　收紧缝线

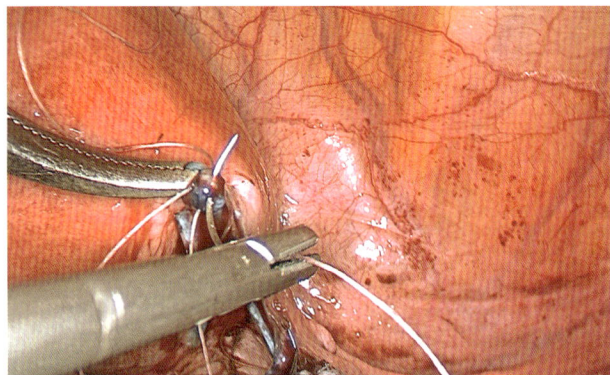

图 6-27　近端 10 点浆膜面进针

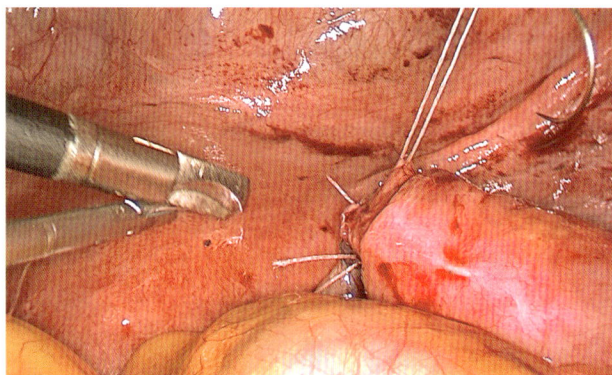

图 6-31　吻合后创面

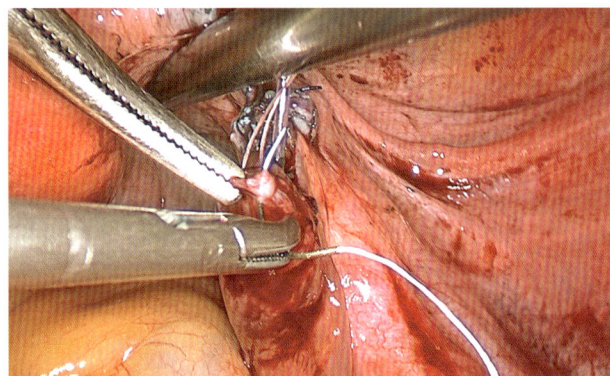

图 6-28　远端 10 点黏膜面进针

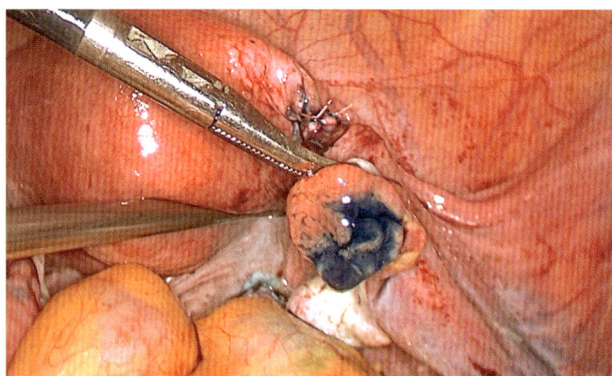

图 6-32　管腔通畅试验

三、处理左侧输卵管阻塞部

（一）切断阻塞部近端输卵管

腹腔镜直视下用腹壁穿刺针于输卵管阻塞部浆膜层注射加入 6U 垂体后叶素生理盐水，水垫分离输卵管浆膜层，游离管芯，按上述方法切断阻塞部近端输卵管（图 6-33~ 图 6-36）。

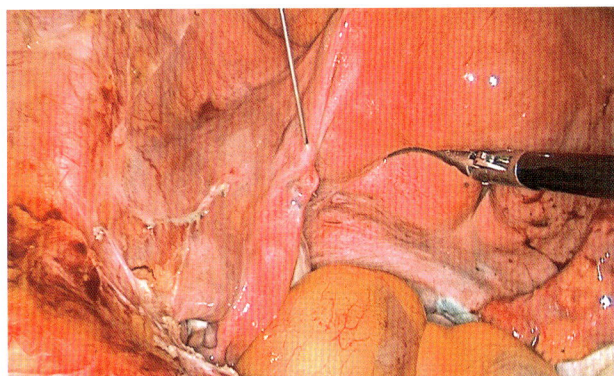

图 6-33　水垫分离近端浆膜层

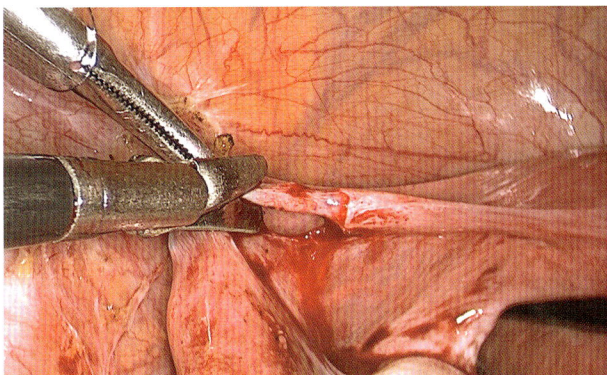

图 6-34　分离近端浆膜层

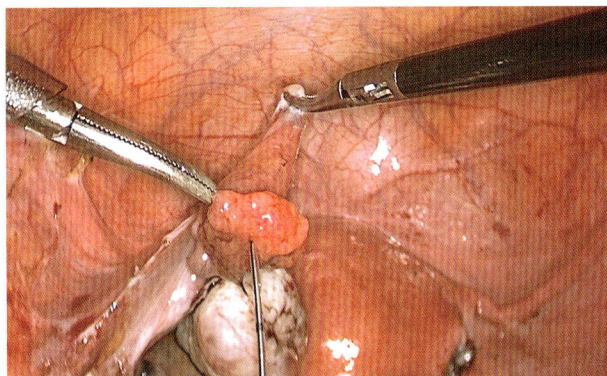

图 6-35　游离近端管芯

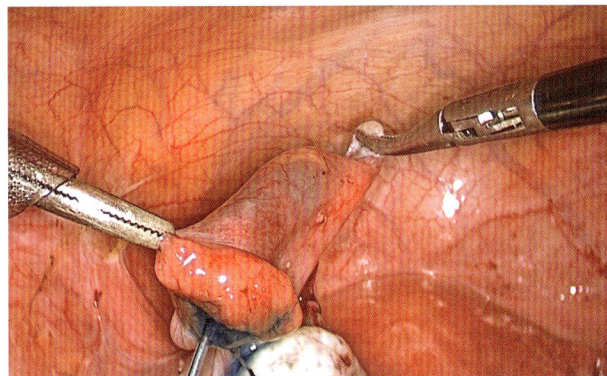

图 6-36　切断近端管芯

（二）切断阻塞部远端输卵管

在自远端逆行插入软导管确认阻塞部远端位置时，若插管不易通过迂曲输卵管，可自软导管尾部注入亚甲蓝液，能清楚显示输卵管通畅的部分，为远端输卵管切开部位做指引。按上述步骤与方法剪开左侧输卵管远端系膜，离断阻塞部远端，清除阻塞部组织，缝合左侧输卵管系膜以利于管芯吻合（图 6-37~图 6-46）。

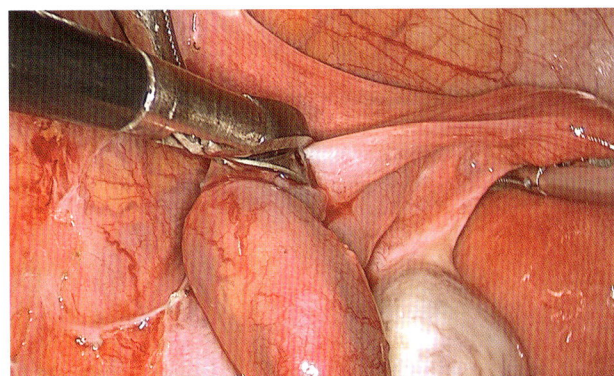

图 6-37　伞端插入导管

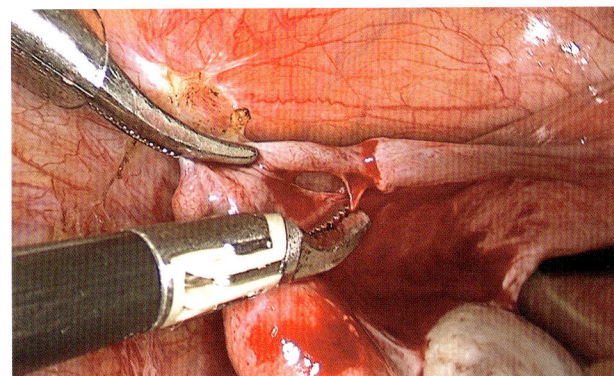

图 6-38　确定阻塞部位

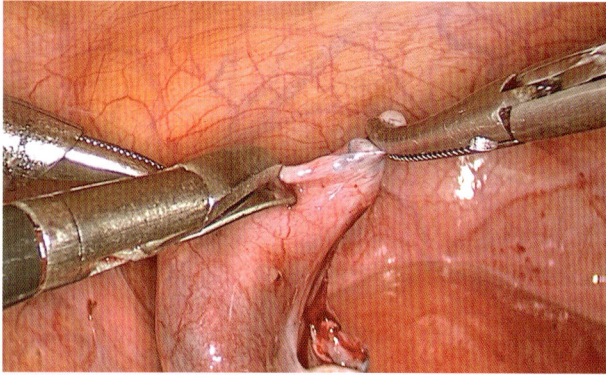

图 6-39　剪开远端浆膜层

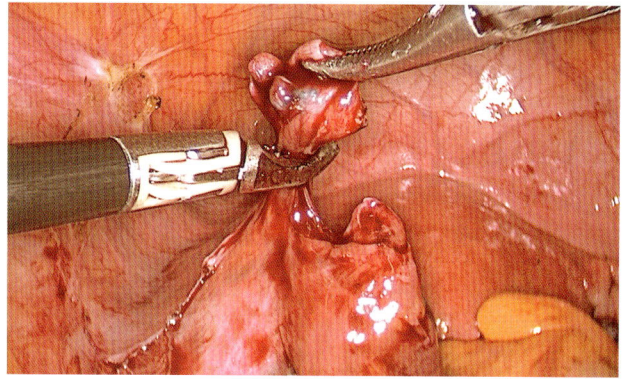

图 6-43　电凝阻塞部组织

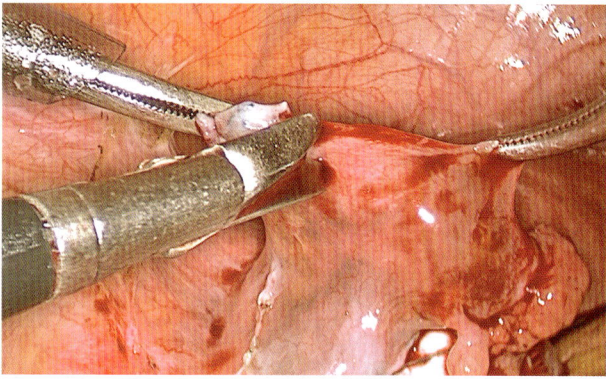

图 6-40　分离远端浆膜层

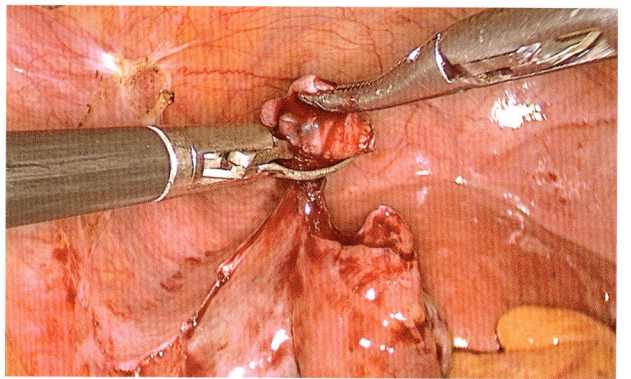

图 6-44　清除阻塞部组织

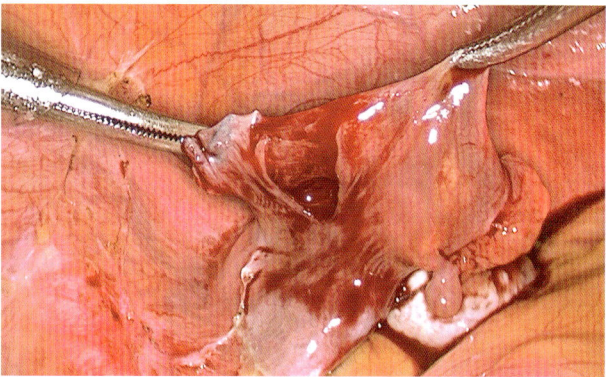

图 6-41　游离远端管芯

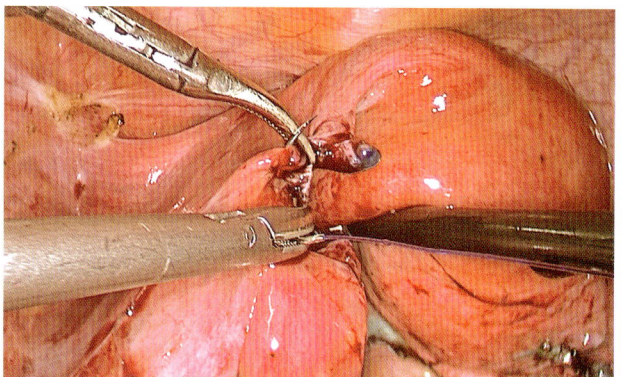

图 6-45　缝合系膜组织

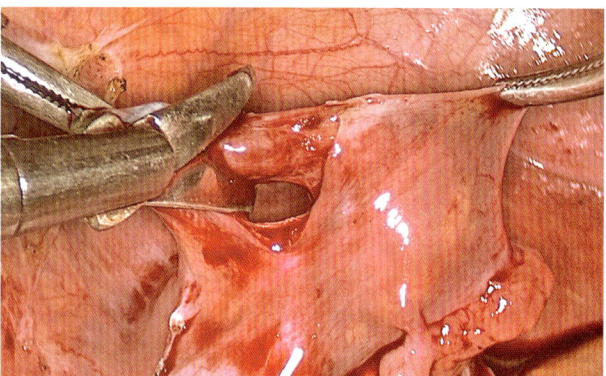

图 6-42　切断远端管芯

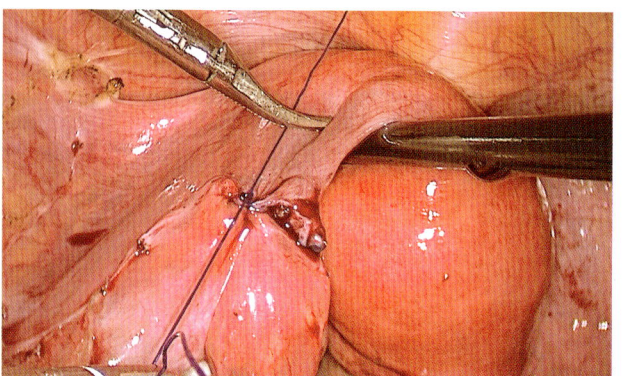

图 6-46　镜下打结

（三）吻合左侧输卵管管腔

用 5-0 或 6-0 可吸收线缝合管腔,只需缝合 3
针。吻合左侧输卵管管腔时,术者站在患者左侧更
易于操作。可选 12 点、8 点、4 点位置分别进针。第
一针从远端管腔 12 点处浆膜面进针,贴近黏膜面出
针,再从近端管腔 12 点处贴近黏膜面进针,浆膜面
出针,确保缝线结位于管腔之外,暂不予打结,继续
间断在 8 点、4 点处分别缝合第二、第三针,均待完
成缝合后依次打结,注意不可过紧,以免局部组织坏
死导致吻合失败(图 6-47~ 图 6-56)。

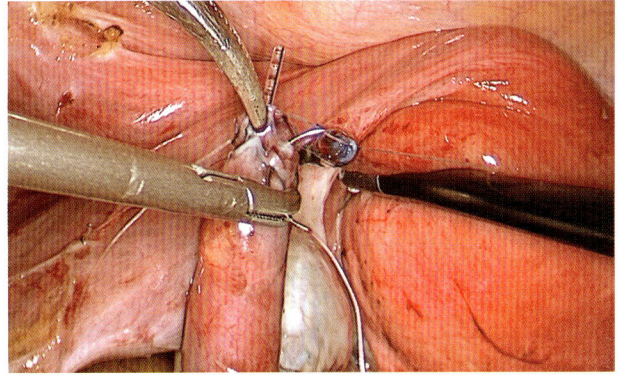

图 6-50　远端管腔 2 点进针

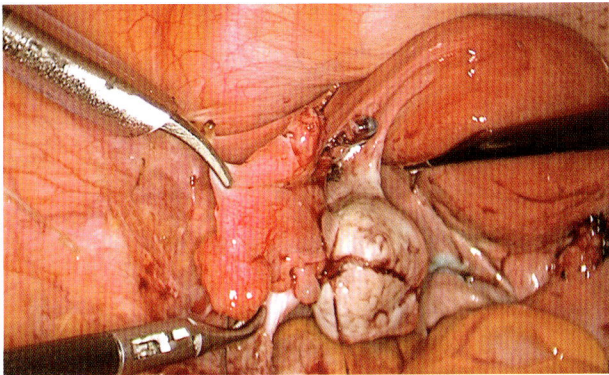

图 6-47　导管贯穿输卵管远端

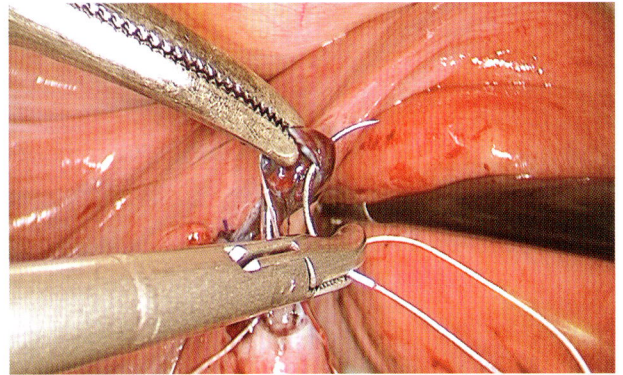

图 6-51　近端管腔 2 点进针

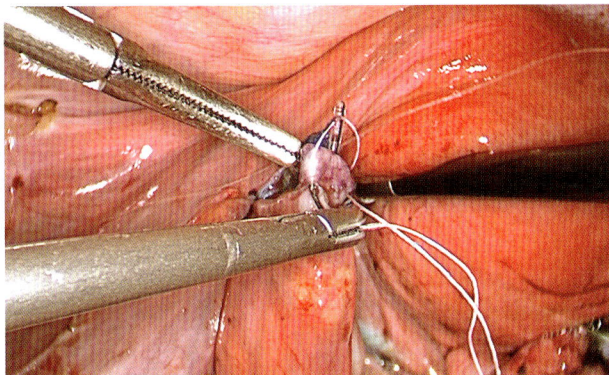

图 6-48　远端管腔 12 点进针

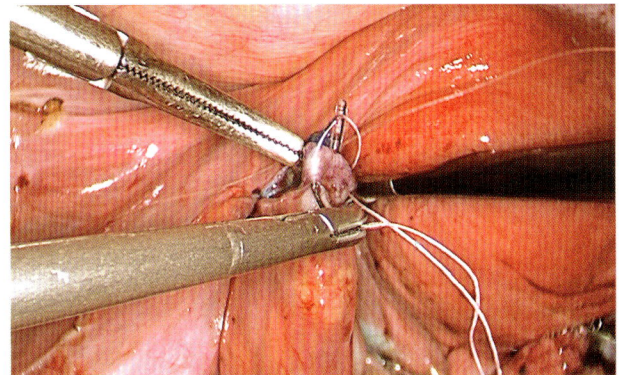

图 6-52　远端管腔 8 点进针

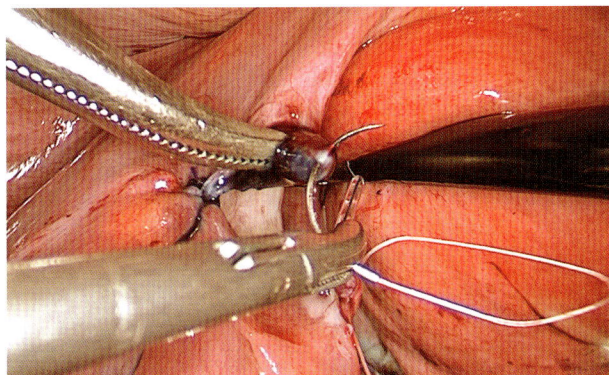

图 6-49　近端管腔 12 点进针

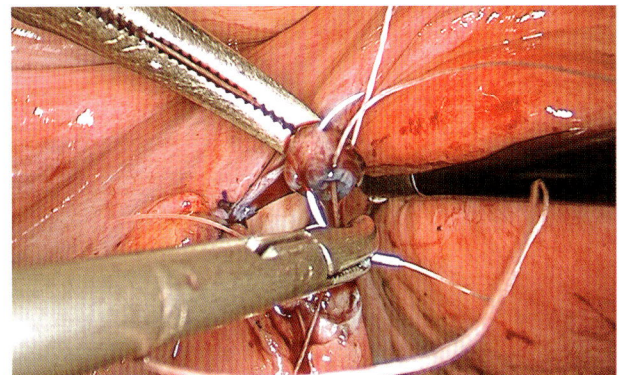

图 6-53　近端管腔 8 点进针

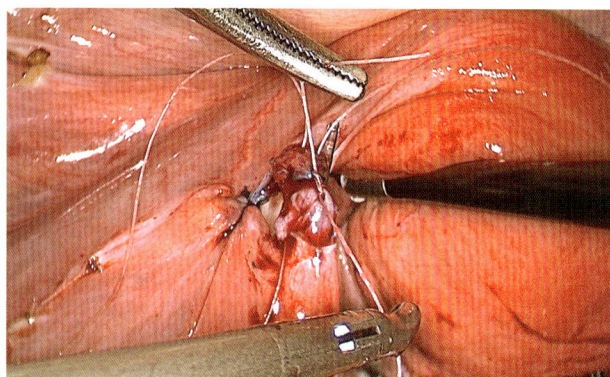

图 6-54 镜下分别打结

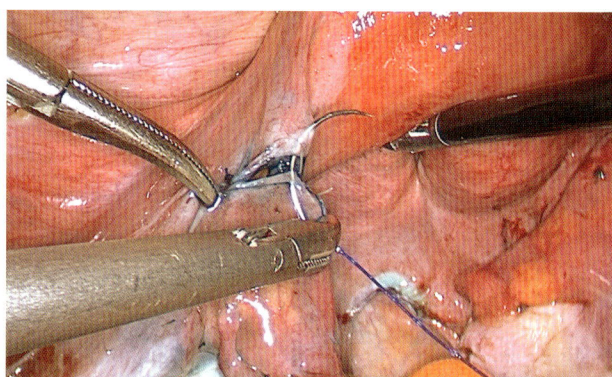

图 6-55 吻合后的管芯

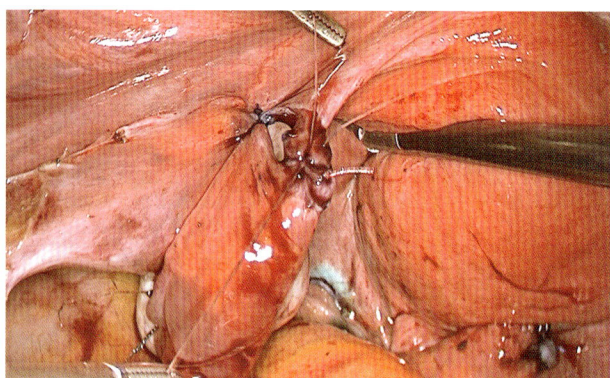

图 6-56 剪断缝线

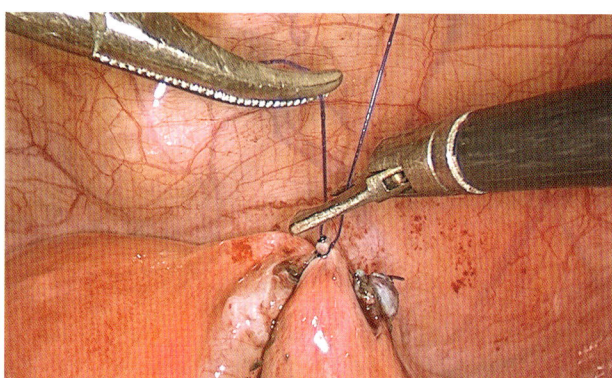

图 6-57 缝合浆膜层

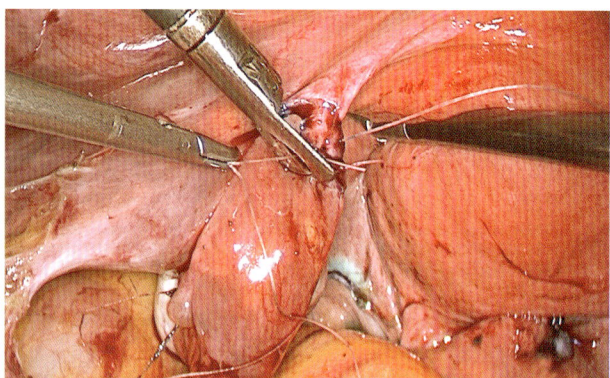

图 6-58 修复后的输卵管

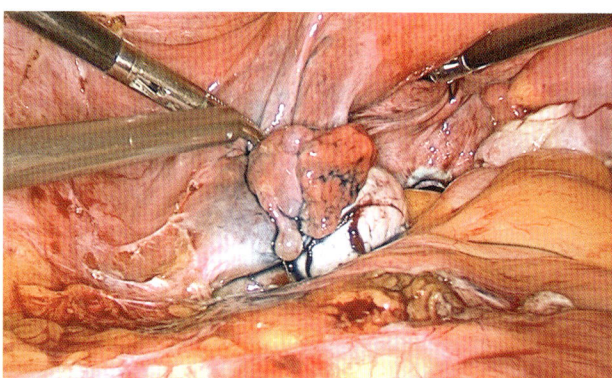

图 6-59 通畅试验

四、缝合管腔表面系膜

用 3-0 或 4-0 可吸收线间断缝合管腔表面系膜，缝合避免过紧，防止术后系膜挛缩导致管腔迂曲。缝合结束后再次自宫腔注入亚甲蓝液，确认双侧输卵管均通畅（图 6-57~ 图 6-60）。再次检查各创面有无渗血，用生理盐水冲洗盆腔。创面周围可放置防粘连耗材，排空腹腔气体，退镜及取出各穿刺套管，各切口依层缝合。

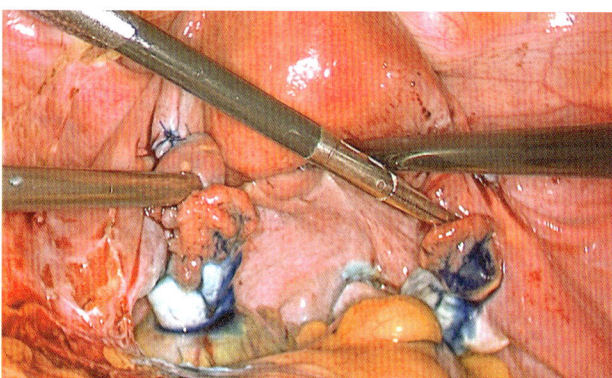

图 6-60 双侧输卵管通畅

第三节　术　后　处　理

重要的是立即评估术后妊娠时机的选择及妊娠的概率。不同的手术方式选择术后妊娠的时机不同。

1. 腹腔镜探查已明确双侧输卵管无法复通,建议患者选择体外受精。

2. 输卵管吻合术后,应该建议患者术后第三次月经干净后试孕。

3. 伞端造口、输卵管修补术后,应该建议患者术后第一次月经干净后立即选择妊娠。

4. 如果术后性生活正常而 1 年内还没怀孕,建议选择体外受精 - 胚胎移植。

（梁　栋　李光仪）

第七章

腹腔镜下异位妊娠手术治疗

第一节 概　　论

血清 β-hCG 测定、B 超、腹腔镜探查是诊断异位妊娠的金标准，腹腔镜手术是治疗异位妊娠最好的方法，其手术方式根据患者的生育状况、双侧输卵管的状况、血流动力学等综合判断，选择一个既能保证患者安全，又能保证术后生育功能的理想手术方式。腹腔镜输卵管切开取胚术、输卵管切除术是治疗异位妊娠最主要的方式。

一、异位妊娠发生部位

异位妊娠是指受精卵在子宫腔以外或子宫腔非正常部位着床发育的妊娠。异位妊娠可以发生在腹腔内任何部位，根据孕卵着床部位不同，可分为输卵管妊娠、腹腔妊娠、卵巢妊娠、阔韧带妊娠、宫颈妊娠、宫角妊娠、残角子宫妊娠及子宫瘢痕妊娠等。输卵管妊娠是最常见的异位妊娠，占所有异位妊娠的 95%~98%，输卵管的任何部位都可以发生妊娠，以壶腹部最多见占 55%~60%，峡部占 20%~25%，伞端占 17%，间质部占 2%~4%。原发性腹腔妊娠、卵巢妊娠、宫颈妊娠及子宫残角妊娠均极罕见。

二、异位妊娠诊断

（一）典型诊断

可以根据停经史、血清 hCG 值、B 超、后穹窿穿刺等可以做出诊断。

1. **临床表现**　停经、腹痛、不规则阴道出血。腹腔内出血较多时可出现面色苍白、脉搏快而细弱、血压下降等休克症状。

2. **血清 hCG 测定**　正常子宫内妊娠时 hCG 增长速度以其倍增所需天数计算，妊娠最初 3 周内约每 2 天增加一倍，孕 10 周达最高水平。异位妊娠时，滋养细胞发育不良，合体细胞合成 hCG 明显减少。

3. **血清孕酮测定**　异位妊娠时，滋养细胞发育不良导致其活性降低。正常妊娠时，4、5、6 周的血清孕酮分别是 16nmol/L、32nmol/L、64nmol/L，异位妊娠血清孕酮<15nmol/L。

4. **B 超**　根据输卵管妊娠时其管腔壁水肿、管腔内妊娠物及血块共同形成了一个低回声光团，通过 B 超获得诊断。

5. **后穹窿穿刺**　腹部叩诊出现移动性浊音，后穹窿穿刺抽出不凝血，结合停经史、血清 hCG 增高，基本可以确诊。

（二）非典型诊断

1. **无停经史**　哺乳期或月经紊乱的患者，临床上只出现不规则阴道流血，没有明显的停经史。此时，必须要立即查血清 hCG，如果增高，要高度警惕异位妊娠，结合 B 超得以确诊。

2. **人工流产后**　人工流产后出现腹痛、不规则阴道流血，往往容易误诊。此时，应立即进行 B 超及血清 hCG 检查，如果持续增高，应高度警惕异位妊娠。建议人工流产时常规将刮出物送病理检查并术后追踪复查血 hCG。

3. 内科症状掩盖　当患者只表现为急腹痛、消化道症状时,首诊是内科。往往忽略了停经史、阴道流血。生育年龄妇女出现腹痛、阴道流血,首先考虑异位妊娠,并做相应检查。

第二节　术　前　准　备

一、一般准备

（一）选择性腹腔镜手术准备

1. 常规检查　血、尿、大便常规,阴道分泌物滴虫、霉菌、清洁度化验,胸部正、侧位 X 线片检查,心电图、肝功能、肾功能、凝血功能、必要时做心肌酶谱、血脂等化验检查。

2. 腹部皮肤消毒　准备同一般腹腔镜手术,特别注意脐部清洁,可用松节油或汽油擦洗脐孔。

3. 阴道准备　术前 2 天每日用 1‰ 苯扎溴铵酊或 1/20 碘伏进行阴道擦洗,每日 2 次。

4. 肠道准备　术前晚予以 2% 肥皂水灌肠一次,10 点以后禁食,手术当日晨清洁灌肠。若为急诊手术,可以不进行肠道准备。

5. 术前配血　每一例手术术前都应该做好配血备用。如果已经确认为异位妊娠破裂并有腹腔内出血,必须做好输血准备。

6. 术前沟通　与患者及其家属充分沟通,本着自愿选择的原则使其知情同意并签署手术同意书。

（二）急诊手术准备

1. 急查血常规及凝血功能检测,了解出凝血功能及贫血程度。

2. 做好配血、输血准备。

3. 麻醉成功后插尿管,排空膀胱,术后停留尿管。

4. 术前沟通　与患者及其家属充分沟通,说明为输卵管妊娠破裂出血,必须手术。如果是腹腔内出血合并休克,一边急送患者到手术室,一边与家属沟通,说明患者目前病情危急,必须立即手术,并在手术过程输血,家属知情同意并签署手术同意书。

5. 手术结束前消毒阴道一次。

二、器械准备

（一）常用器械

1. 气腹针 1 支。

2. 5mm 穿刺套管 3 个,10mm 穿刺套管 1 个。

3. 弯分离钳 3 把。

4. 左弯头剪刀、钩型剪刀各 1 把。

5. 弯头持针钳 1 把。

6. 冲洗系统 1 套。

（二）常用工具

1. 双极电凝钳 1 把。

2. 单极钩 1 把。

3. 输卵管钳 1~2 把。

4. 无损伤抓钳 1~2 把。

（三）特殊器械

1. 最好配上超声刀 1 套。

2. 血管闭合器。

三、手术准备

1. 麻醉　气管插管全身麻醉或持续硬膜外麻醉。选择性腹腔镜手术可以考虑持续硬膜外麻醉,急诊手术建议选择气管插管全身麻醉。

2. 体位　一般选择仰卧位,也可以选择膀胱截石头低位。

3. 留置导尿管　消毒皮肤术野及外阴、阴道并铺好无菌巾后,留置导尿管,以保证膀胱排空情况下进行手术。

4. 穿刺位点的选择　气管插管麻醉成功后,选择脐孔为充气孔。Veress 针进入腹腔后,充 CO_2 并维持腹腔内压力 13mmHg,用 10mm 套管针穿刺脐孔并置腹腔镜,在左下腹(术者位置)相当于麦氏点及耻骨联合上 2 横指偏左 20mm 处各穿刺 5mm 套管,在右下腹(助手位置)穿刺 5mm 套管。

四、腹腔镜探查

典型的异位妊娠诊断容易,可以直接用腹腔镜手术治疗,但对于非典型异位妊娠,有时难以确诊,经常采用保守治疗,而保守治疗时间长,治疗过程可能出现病灶破裂。建议有下列指征者进行腹腔镜探查,在探查过程能够得到及时诊断、及时治疗。

（一）腹腔镜探查指征

1. 血 β-hCG>2 000U/ml,超声扫描未发现宫腔内孕囊。

2. 血 β-hCG<2 000U/ml,诊断性刮宫未见绒毛,且术后血 β-hCG 未下降或者继续升高。

3. 排除宫内妊娠后,如在宫旁或输卵管旁发现混合性包块或腹腔积液。

4. B 超检查发现输卵管低回声光团,或见类孕囊、卵黄囊或胚点颤动,提示输卵管妊娠。

（二）决定手术方式

腹腔镜下确诊为异位妊娠后,根据妊娠部位、有无破裂、输卵管破坏程度,以及患者是否需要再生育等综合判断,决定选择适当的手术方式。间质部妊娠原则上要采用输卵管切除或妊娠病灶切除,输卵管妊娠可以采用输卵管切除、输卵管大部分切除或输卵管开窗取胚胎的方式。

第三节　腹腔镜输卵管切除术

手术过程详见视频 7-1。

视频 7-1
腹腔镜输卵管切除术

腹腔镜输卵管切除术也称腹腔镜输卵管妊娠根治性手术。腹腔镜输卵管切除术是指将妊娠的输卵管大部分切除,包块切除输卵管伞端、壶腹部、峡部,直至子宫角。该术式简单、出血少、手术时间短,几乎没有并发症。最常用的工具是电刀、超声刀、血管闭合器。使用电刀时可以先电凝,再切除,使用超声刀、血管闭合器时可以直接切断输卵管。

一、手术适应证与禁忌证

（一）手术适应证

1. 患者不需要保留生育能力。

2. 输卵管妊娠破裂或胚胎活性较强,保留输卵管手术过程中出血难以控制。

3. 患侧输卵管合并严重炎症、粘连或畸形。

4. 妊娠的输卵管结构破坏严重。

5. 妊娠输卵管扭转、坏死。

6. 疑有输卵管性不孕患者拟行胚胎植入前,患者要求切除输卵管以提高移植成功率。

（二）手术禁忌证

1. 异位妊娠破裂腹腔大量积血,患者休克或血流动力学不稳定无法耐受麻醉和手术。

2. 盆腹腔严重粘连无法人工气腹或无法置入

穿刺器。

3. 全身并发症不能耐受腹腔镜手术。

二、手术步骤与技巧

（一）置镜探查盆腹腔

气腹成功后先经脐部置入腹腔镜,在下腹两侧及耻骨联合上方分别置入 5mm 套管,腹腔镜下详细探查盆腹腔的情况。

1. **探查盆底积血**　如果腹腔镜下发现盆腔积血,应该了解血液的量、有无凝血块。如果盆腔积血影响寻找病灶,可以先吸净积血,再查找输卵管病变部位。一般而言,腹腔内出现大量不凝血,估计是输卵管妊娠破裂,如果是少量腹腔血伴有血凝块,大多是输卵管妊娠流产型。估计破裂口还有活动性出血时,最好先将子宫上抬,暴露出血点,让助手钳夹出血部位,初步止血后再将血液吸净,残留血凝块可以在切除输卵管后再清除（图 7-1~ 图 7-4）。

2. **明确病灶部位**　异位妊娠的表现因妊娠部位、有无破裂、胚胎是否死亡及死亡时间等不同而有较大差异,镜下也有各种不同类型的表现及形态。输卵管峡部妊娠容易发生早期破裂,壶腹部妊娠可以出现明显的包块,伞部妊娠容易导致流产。如果妊娠病灶没有破裂,其表面充血并有紫蓝色结节,如果破裂可见破裂口。如果输卵管上没有找到病灶,必须详细检查双侧卵巢、大网膜、肠间隙甚至肝、脾区的部位,找到异位妊娠的病灶（图 7-5~ 图 7-8）。

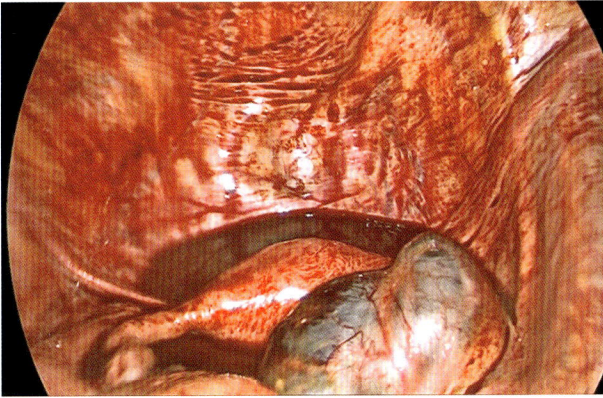

图 7-1　盆腔积血

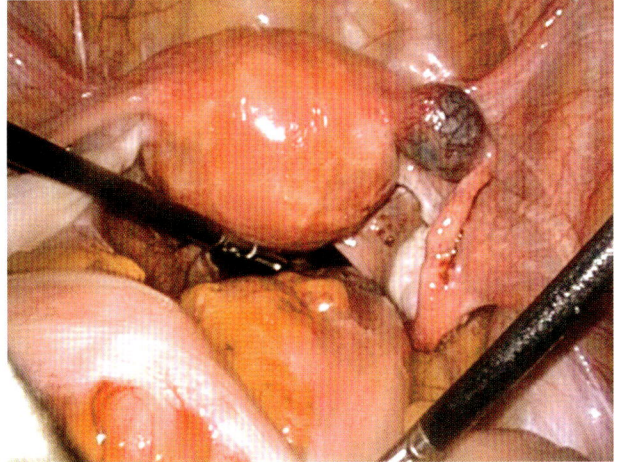

图 7-2　盆腔血块

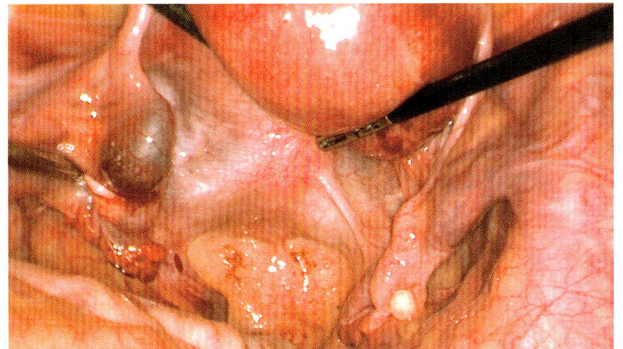

图 7-3　输卵管峡部妊娠破裂

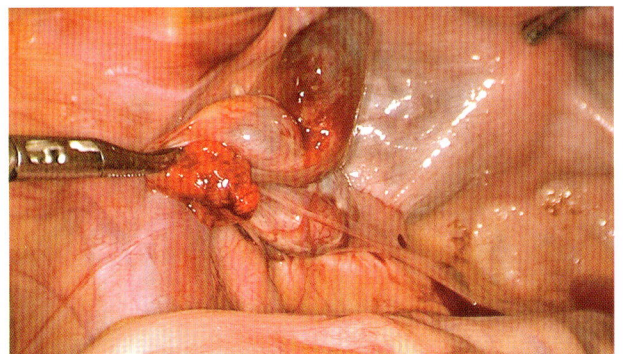

图 7-4　输卵管壶腹部妊娠破裂

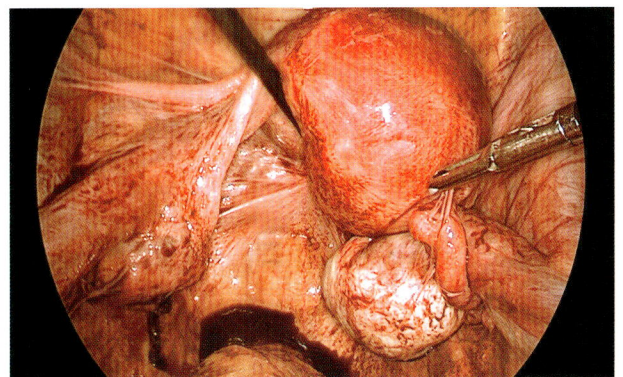

图 7-5　输卵管间质部妊娠

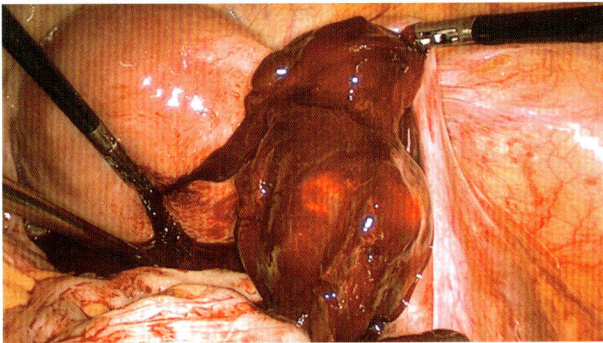

图 7-6　输卵管壶腹部妊娠

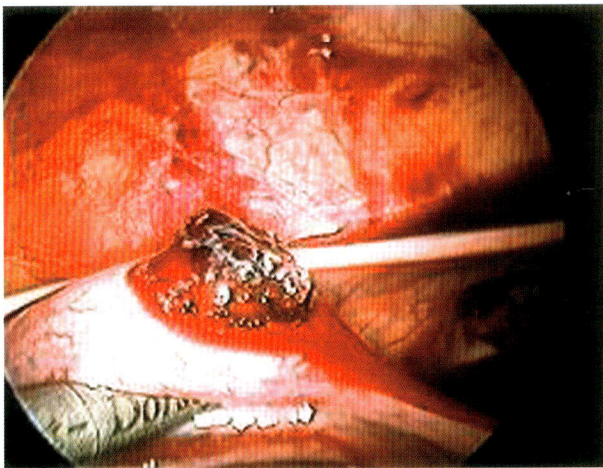

图 7-7　盆腔粘连带

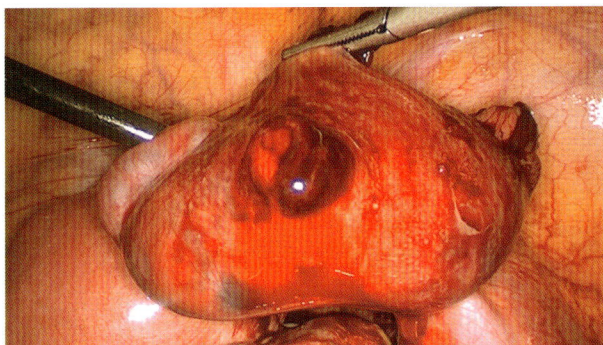

图 7-8　卵巢输卵管粘连

（二）分离粘连

输卵管妊娠大多都会发现盆腔粘连,出现输卵管、卵巢之间相互粘连,输卵管、卵巢之间与盆腔粘连。发现盆腔粘连时,应该详细了解脏器相互粘连程度,将粘连组织离断,尽量游离输卵管,充分暴露病变输卵管,并观察对侧输卵管情况。离断粘连组织时,可以使用单极电钩、剪刀、超声刀、血管闭合器等工具(图7-9~图7-12)。

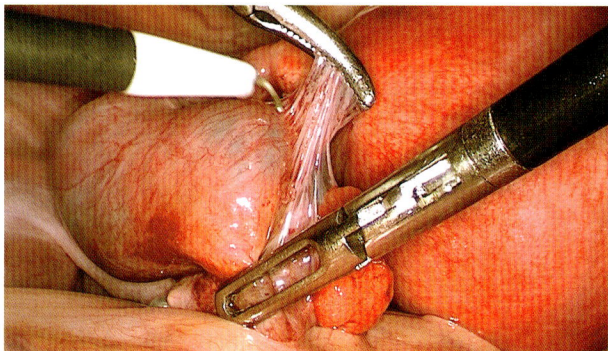

图 7-9   离断粘连带

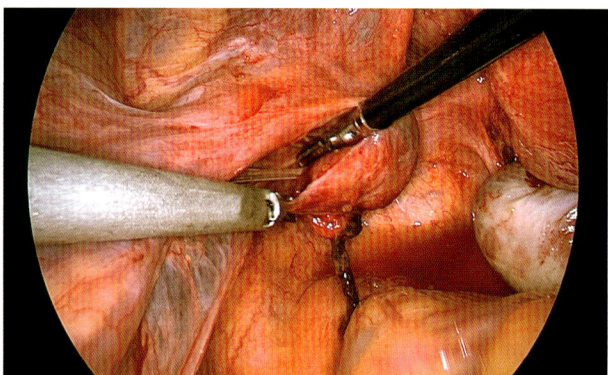

图 7-10   分离粘连伞端

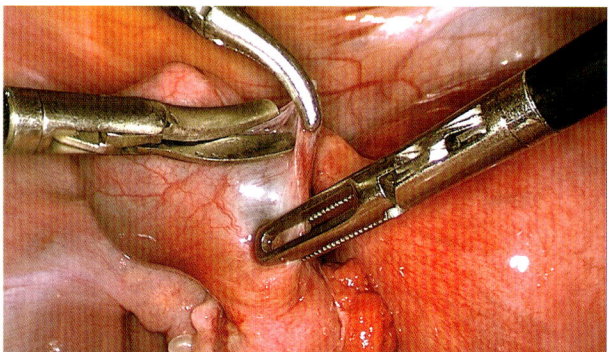

图 7-11   分离粘连输卵管

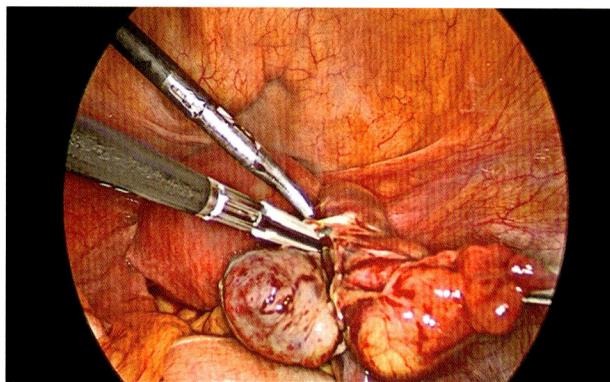

图 7-12   分离粘连卵巢

（三）切除输卵管

输卵管切除方法很多,腹腔镜手术开始之初,最常用的是套扎后切断法。输卵管套扎的方法是使用一次性或自制的套扎圈放入腹腔,将输卵管系膜套扎,然后切除输卵管。该方法的不足之处是不能将整条输卵管全部切除,往往靠近子宫角部分的输卵管峡部被遗留。目前,切除输卵管最常应用的工具是电刀、超声刀或血管闭合器。

1. 切断输卵管系膜   术者左手持分离钳钳夹并提起输卵管伞端,助手钳夹输卵管伞端下方系膜,充分暴露患侧输卵管系膜,在卵巢门上方紧贴输卵管用双极钳或单极钳电凝后分次切断,直至输卵管宫角部。最好使用超声刀或5mm血管闭合器直接切断输卵管系膜(图7-13~图7-20)。

2. 切断输卵管   游离输卵管系膜至子宫角,单极或双极电凝后,离断近子宫角的输卵管下方组织,用超声刀或血管闭合器直接切断输卵管(图7-21、图7-22)。

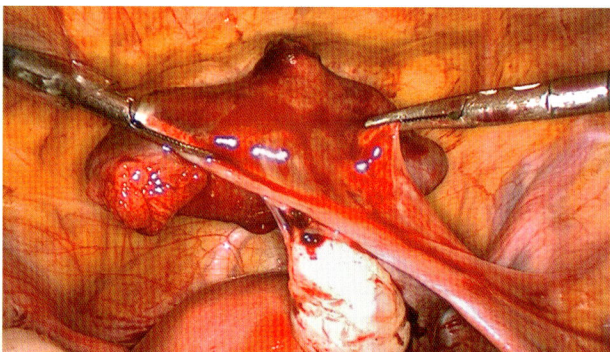

图 7-13   显露输卵管系膜

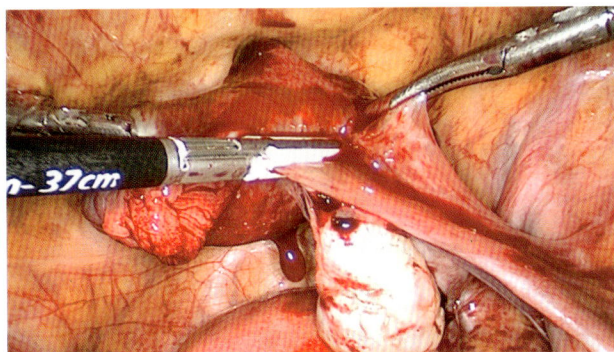

图 7-14　钳夹输卵管系膜

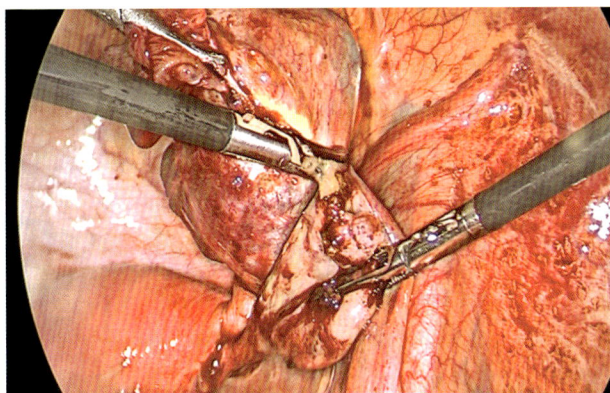

图 7-18　剪断输卵管系膜

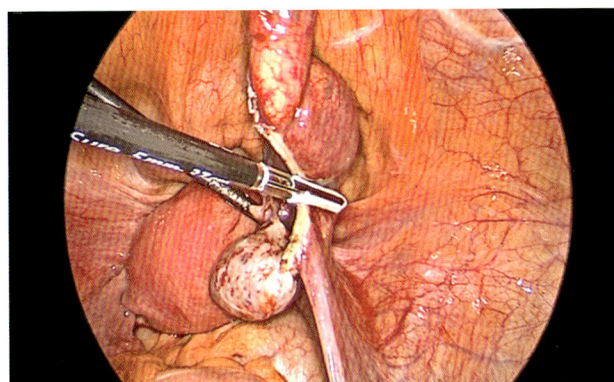

图 7-15　切断输卵管系膜

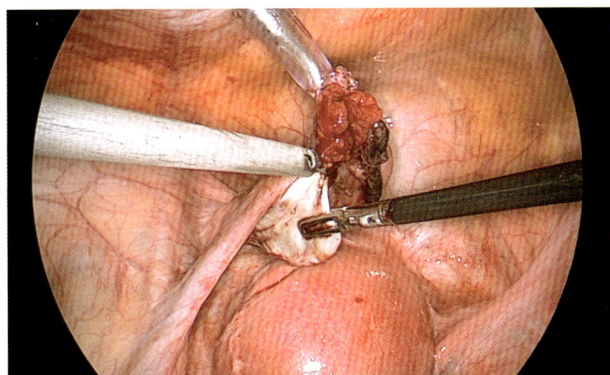

图 7-19　超声刀切断输卵管系膜

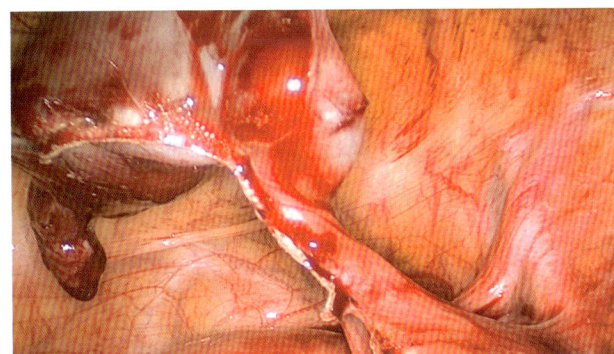

图 7-16　游离后的输卵管

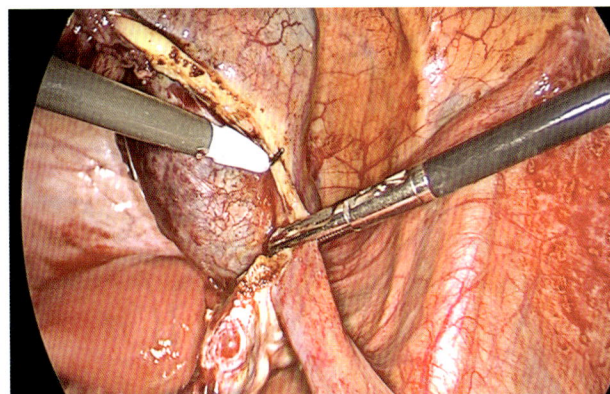

图 7-20　单极离断输卵管系膜

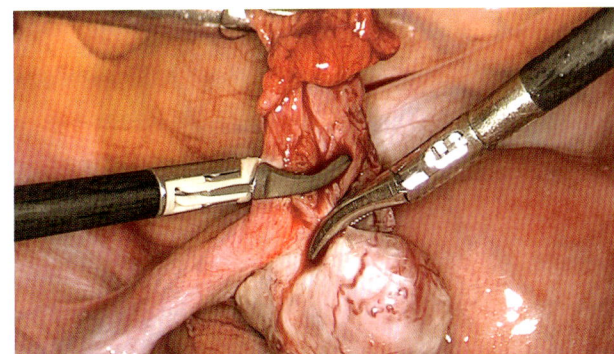

图 7-17　电凝输卵管系膜

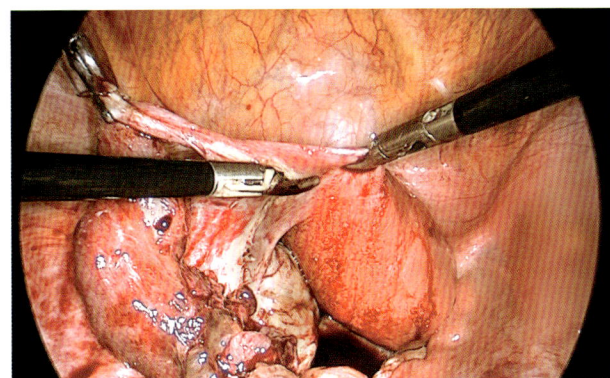

图 7-21　离断近宫角组织

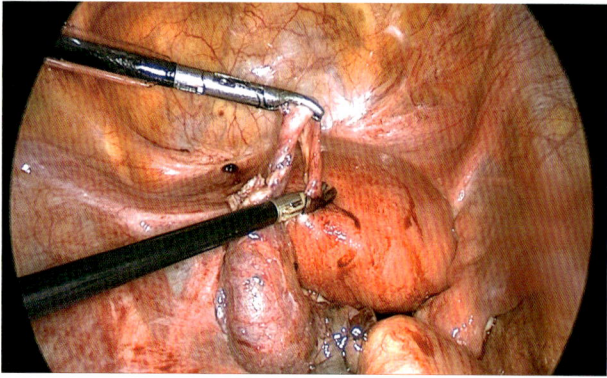

图 7-22　切断输卵管

三、手术注意事项

1. 如果盆腔积血量大,估计破裂口还有活动性出血时,最好先清除积血,找出妊娠部位及出血部位,钳夹止血后再继续手术。

2. 如果盆腔有粘连,先分解粘连,充分游离输卵管后再切除,尽量避免损伤邻近器官。

3. 如果使用双极电凝后再切断的方法,其电凝程度以组织变白为好,不必过度电凝。

4. 电凝切断输卵管系膜应尽量靠近输卵管,尽量在输卵管下方无血管区操作,减少损伤卵巢血供,保护卵巢功能。

5. 切除扭转输卵管时,应紧靠扭转输卵管顶端,双极电凝后切断,尽量保留正常卵巢组织及血栓风险。

6. 有生育要求患者切除输卵管应尽量贴近宫角部位,减少术后输卵管残端妊娠机会。

7. 如离断系膜后残端出血应使用双极电凝止血,尽量减少损伤卵巢组织。

8. 手术处理异位妊娠病灶应同时注意探查盆腔情况,判断本次异位妊娠发生的高危因素并尽量处理,以便术后再次妊娠指导。

第四节　腹腔镜输卵管间质部切除术

输卵管间质部妊娠是一种特殊类型异位妊娠,指孕卵附着在输卵管间质部发育。由于输卵管间质部位于子宫角内,周围有较厚肌层,血管丰富,一旦出现妊娠灶破裂,将致腹腔内大出血。输卵管间质部妊娠病灶可以达到孕 2 个月大,早期诊断只有通过 B 超。其治疗原则是以病灶切除为主。因切除病灶需要将部分输卵管切除,故间质部妊娠手术也是输卵管切除术。可以先切除间质部病灶,再切除输卵管,也可以只切除病灶,保留正常输卵管。

一、手术适应证与禁忌证

（一）手术适应证

1. 有停经史。

2. β-hCG 增高。

3. B 超提示输卵管间质部妊娠。

4. 间质部妊娠破裂前。

（二）手术禁忌证

1. 异位妊娠破裂腹腔大量积血,患者休克或血流动力学不稳定无法耐受麻醉和手术。

2. 盆腹腔严重粘连无法人工气腹或无法置入穿刺器。

3. 全身并发症不能耐受腹腔镜手术。

二、手术步骤与技巧

（一）置镜探查盆腹腔

气腹成功后先经脐部置入腹腔镜,在下腹两侧及耻骨联合上方分别置入 5mm 套管,腹腔镜下详细探查盆腹腔。腹腔镜置入腹腔后,首先要寻找病灶的位置、包块的大小、表面的色泽、病灶与正常输卵管的距离及卵巢等情况,再探查对侧附件是否正常,盆腔有无粘连,以及粘连的程度(图 7-23~图 7-26)。

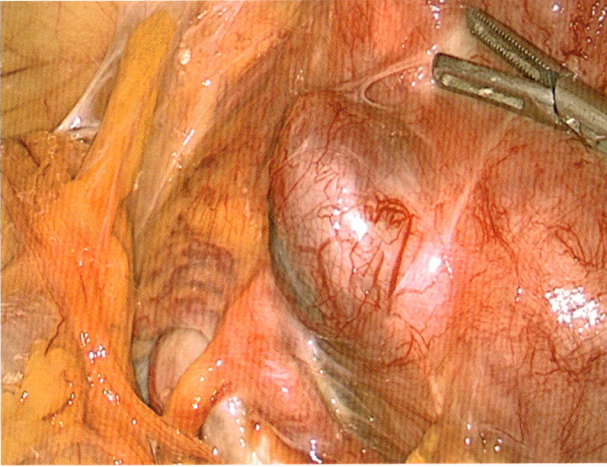

图 7-23　左侧间质部妊娠

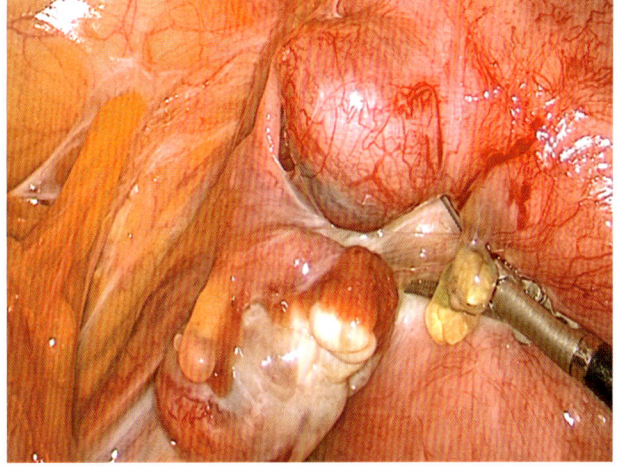

图 7-26　卵巢粘连

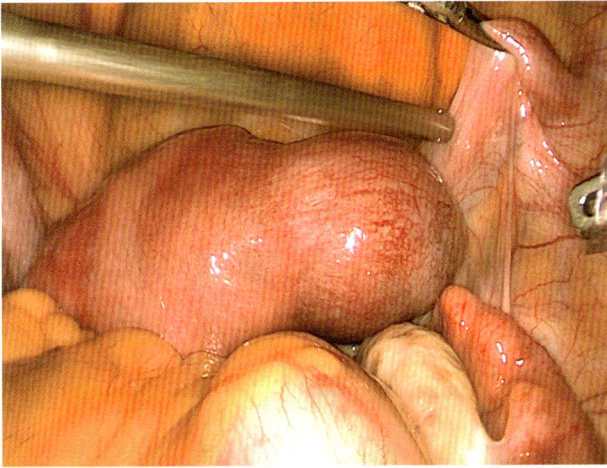

图 7-24　右侧间质部妊娠

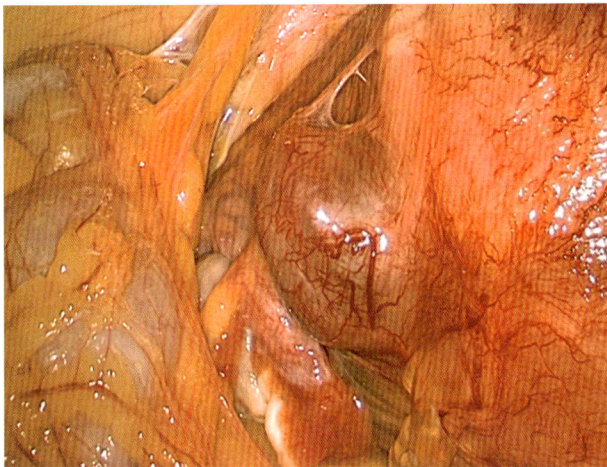

图 7-25　肠管粘连

（二）分离粘连

助手将子宫上抬,增加盆底空间,先分离子宫体的粘连组织。术者左手握分离钳钳夹靠近输卵管的粘连带并往外牵拉,充分显露粘连带,术者右手握超声刀或单极钩离断粘连带。离断子宫体粘连带后,钳夹卵巢组织并向外牵拉,暴露卵巢与子宫体之间的粘连带,用超声刀或单极钩离断,完全游离子宫体及双侧附件,显露妊娠病灶(图 7-27~图 7-32)。

（三）注射子宫收缩剂

输卵管间质部是输卵管进入子宫腔的最后一段,位于子宫肌壁内的一部分,管腔周围肌层较厚,血管丰富,该部位妊娠时,组织充血,血管更丰富。为了减少术中出血,切除病灶前于子宫体或病灶旁注射子宫收缩剂,促进子宫肌层收缩。可以用垂体后叶素 6U(1 支)或 12U(2 支),以原液或生理盐水稀释至 10ml,注射器在病灶周围子宫肌层回抽明确未穿刺进血管后直接注射,用药 30 秒至 1 分钟,可见子宫体出现强烈收缩,表面组织缺血、苍白,此时切除病灶可以明显减少出血。

（四）电凝病灶周边组织

输卵管间质部妊娠时,子宫角部明显增粗、变大、充血,如果直接切除病灶,出血明显,最好采用先电凝病灶周围组织,再切除病灶,这种方法可以减少术中出血。如果术者站在左侧,而病灶位于左侧,操作时术者用无损伤钳上抬子宫体,暴露妊娠病灶,助手用双极钳在妊娠病灶底部的外侧、紧靠宫体电凝间质部浆肌层。开始电凝时,电凝钳在病灶外,将该部位的浆肌层电凝变白,钳尖再深入病灶电凝,将病灶内侧的浆肌层完全电凝止血(图 7-33~图 7-36)。

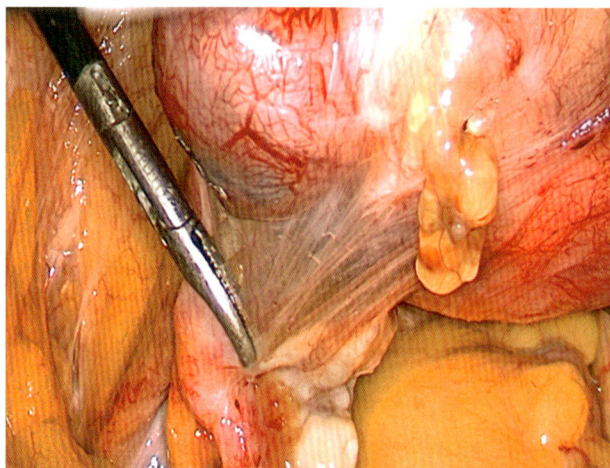
图 7-27　显露粘连带

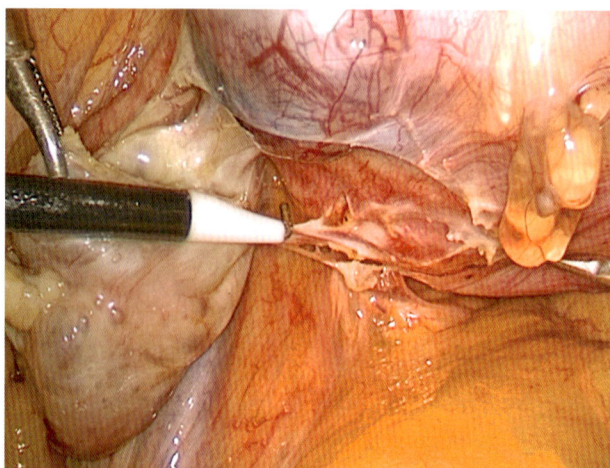
图 7-30　分离子宫后壁粘连带

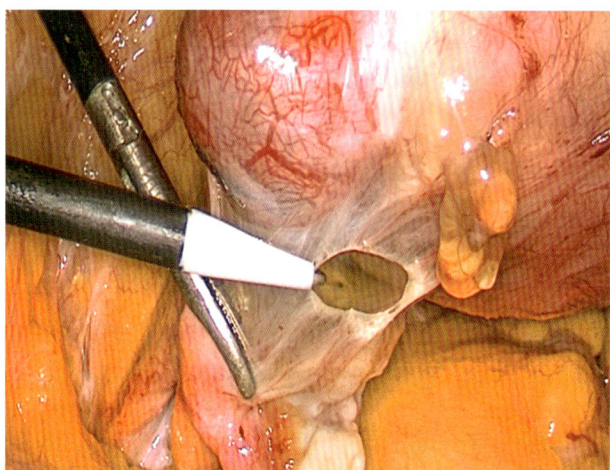
图 7-28　切断粘连带

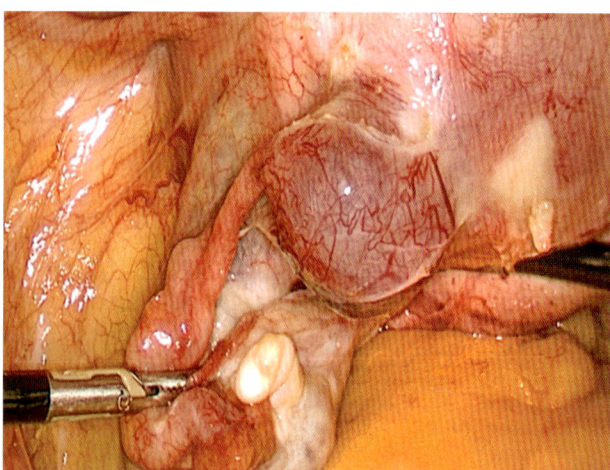
图 7-31　显露卵巢粘连带

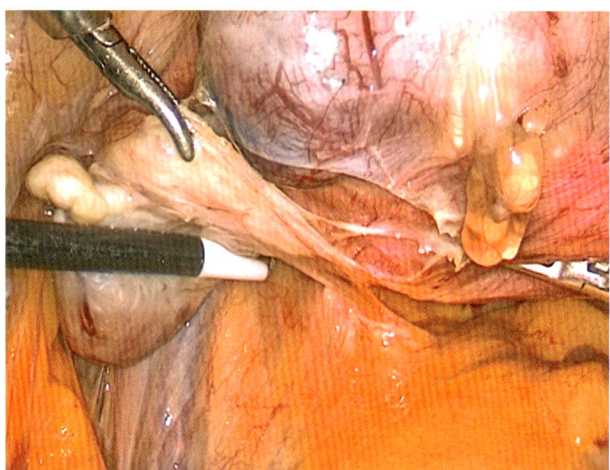
图 7-29　显露子宫后壁粘连带

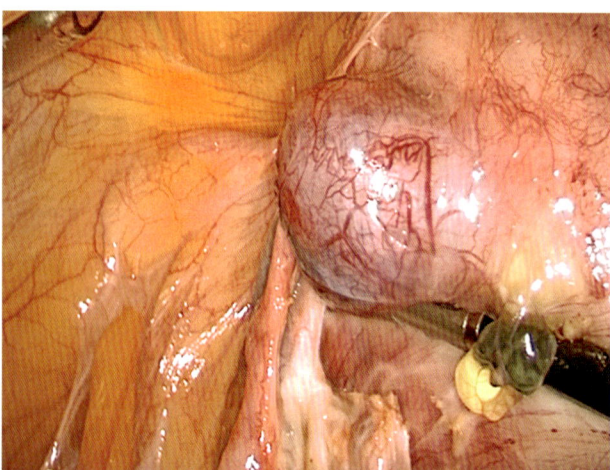
图 7-32　分离卵巢粘连带

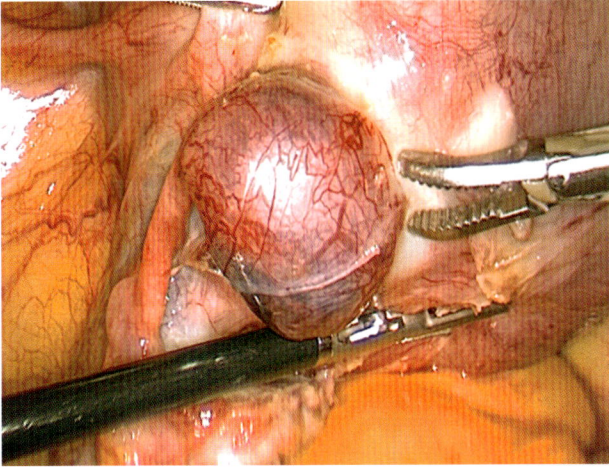

图 7-33 电凝肌层

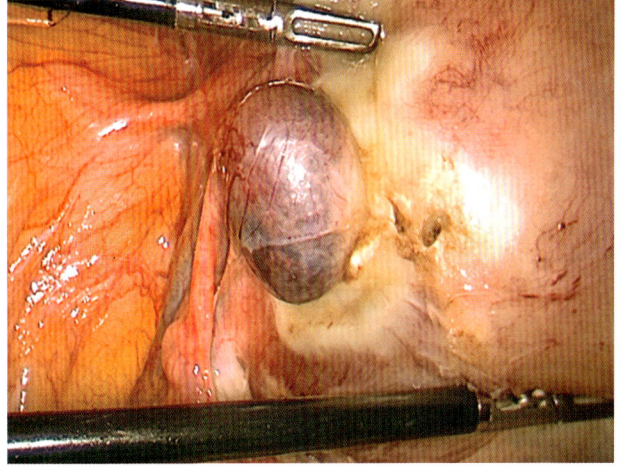

图 7-36 电凝后的创面

（五）切除病灶

1. 离断病灶内侧浆肌层 若要切除妊娠病灶，则需要先离断病灶内侧的子宫浆肌层。电凝子宫浆肌层后，钳夹、提起间质部浆肌层组织，用超声刀分次离断病灶下方的子宫浆肌层，助手用无损伤钳将病灶轻轻往外压，显露并离断病灶底部部分组织，同时显露上、下方的子宫浆肌层，分别离断（图 7-37～图 7-42）。

2. 清除病灶 离断异位病灶内侧的子宫浆肌层后，提起病灶，充分显露病灶底部组织，用超声刀紧贴子宫肌层，分次离断异位病灶底部组织，把病灶完整从子宫肌层分离，直到圆韧带外侧。显露输卵管峡部，双极钳分别电凝峡部及输卵管系膜后切断，也可以直接用超声刀离断。提起病灶，显露并离断内侧浆肌层，完整切除间质部（图 7-43～图 7-52）。

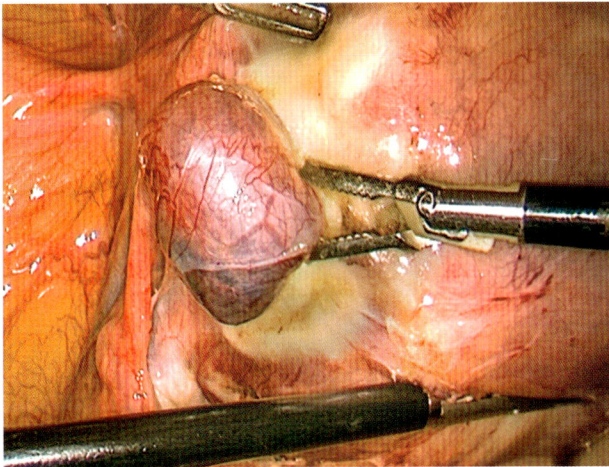

图 7-34 钳夹病灶底部

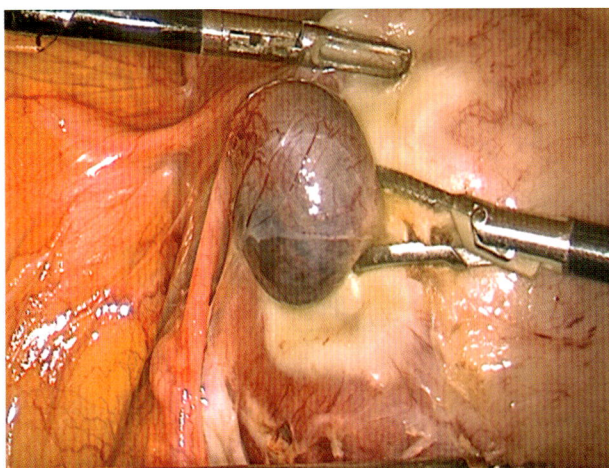

图 7-35 电凝病灶

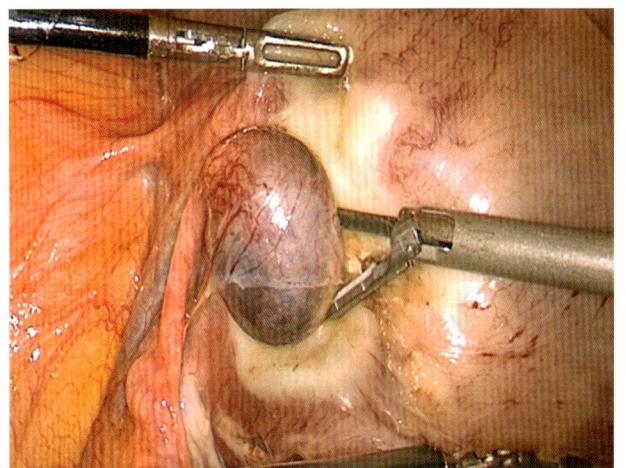

图 7-37 离断病灶外侧浆肌层

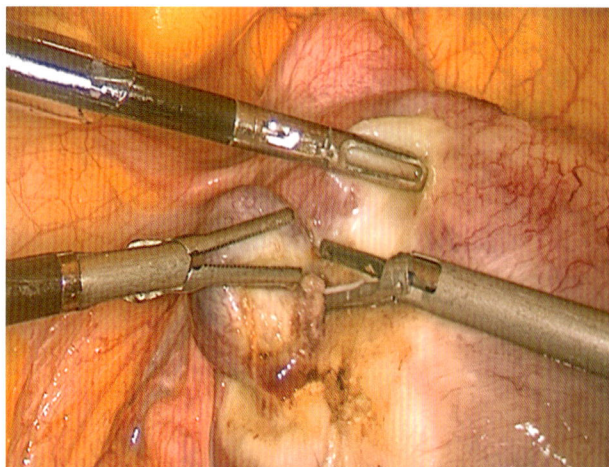

图 7-38 离断病灶底部外组织

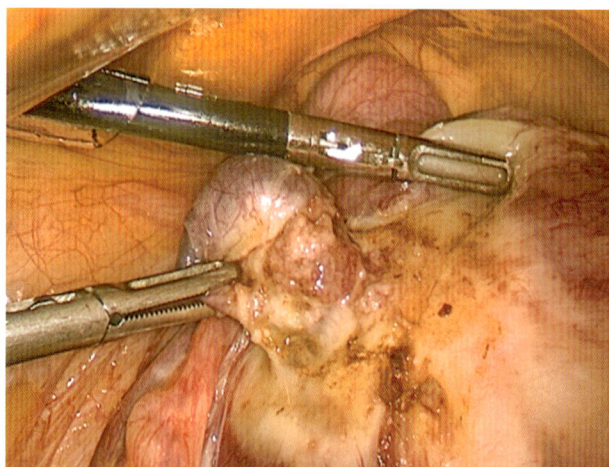

图 7-41 显露病灶下方浆肌层

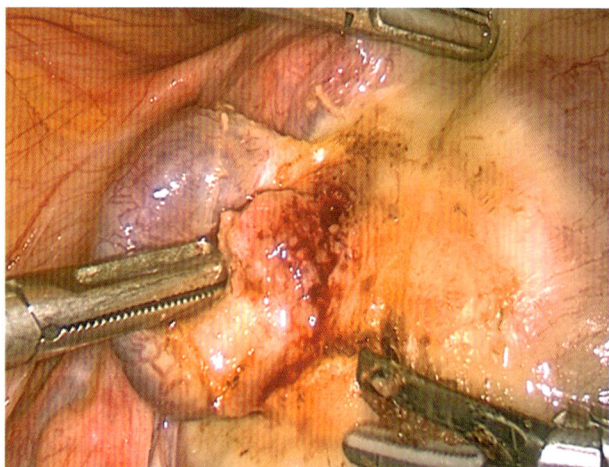

图 7-39 显露病灶上方浆肌层

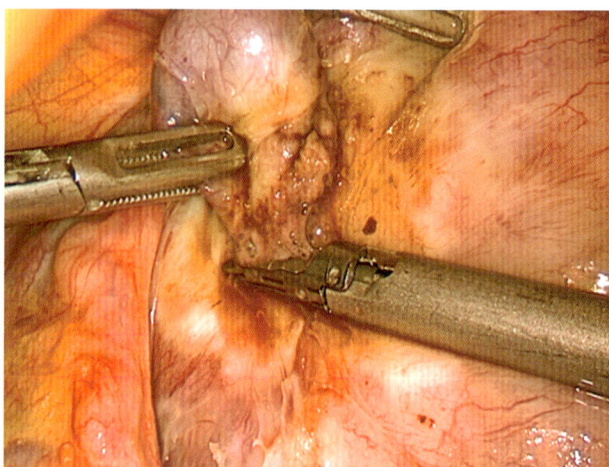

图 7-42 离断病灶下方浆肌层

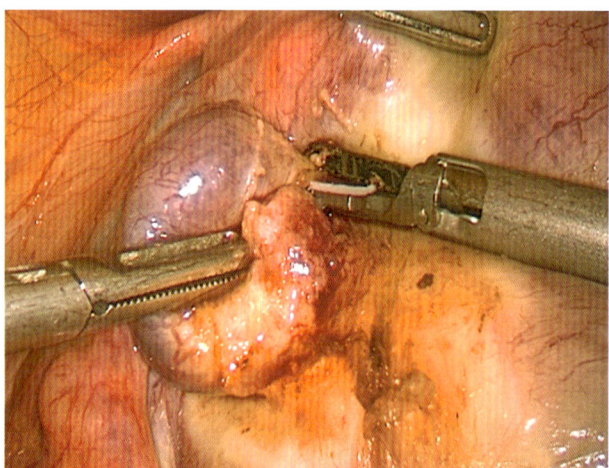

图 7-40 离断病灶上方浆肌层

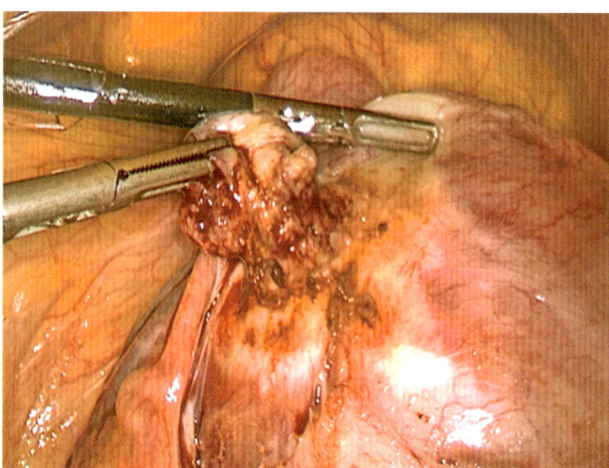

图 7-43 显露病灶底部

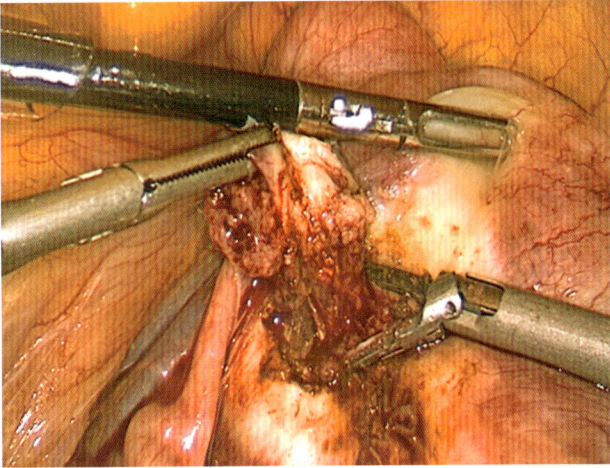

图 7-44　离断病灶底部组织(1)

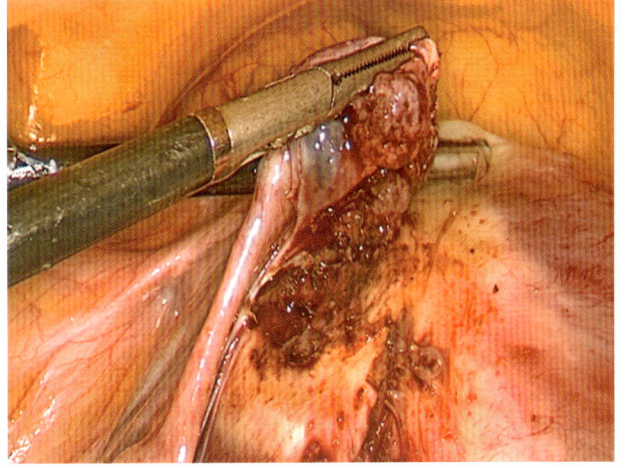

图 7-47　显露输卵管峡部

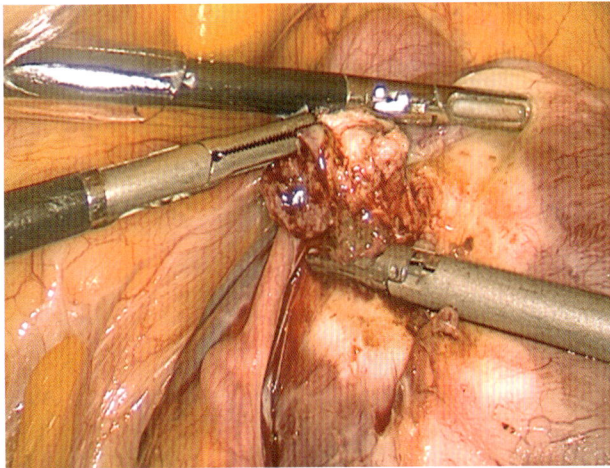

图 7-45　离断病灶底部组织(2)

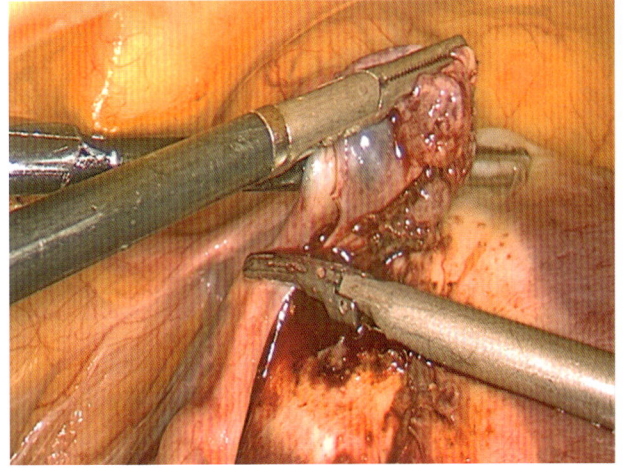

图 7-48　切断输卵管峡部

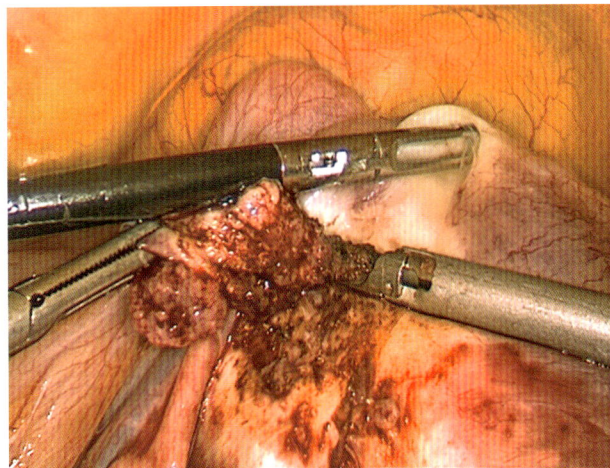

图 7-46　离断病灶底部组织(3)

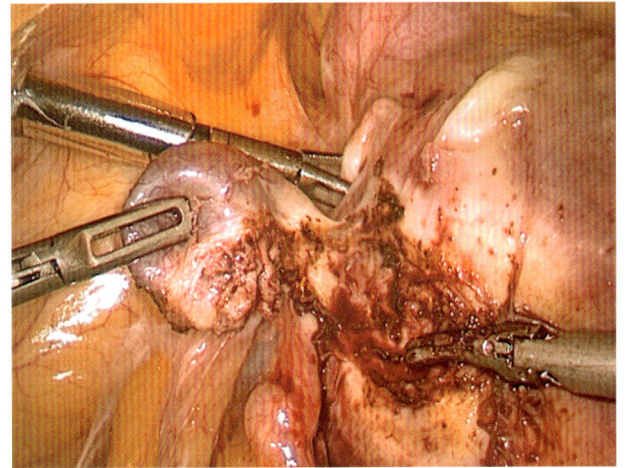

图 7-49　显露病灶后方浆肌层

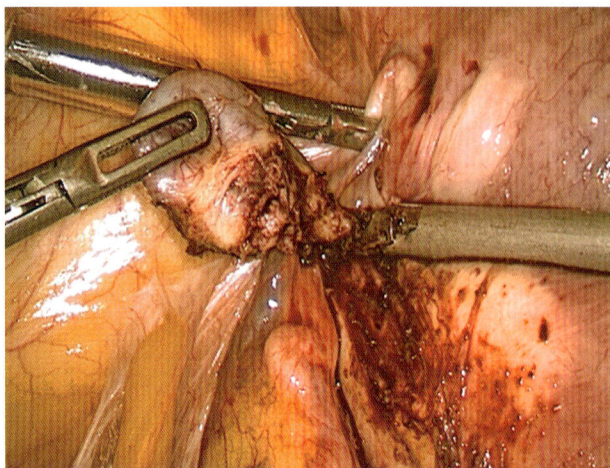

图 7-50   切断病灶后方浆肌层

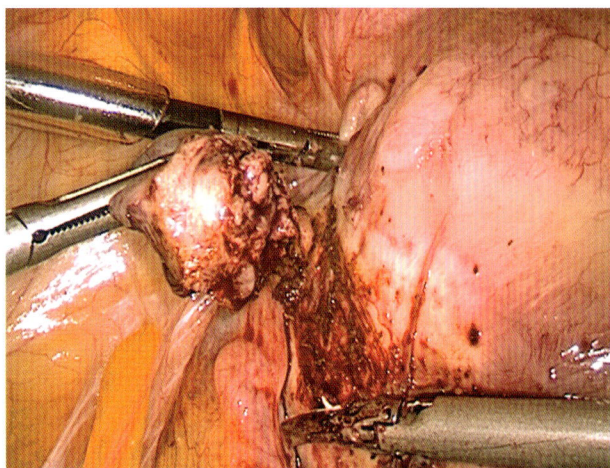

图 7-51   清除的异位妊娠病灶

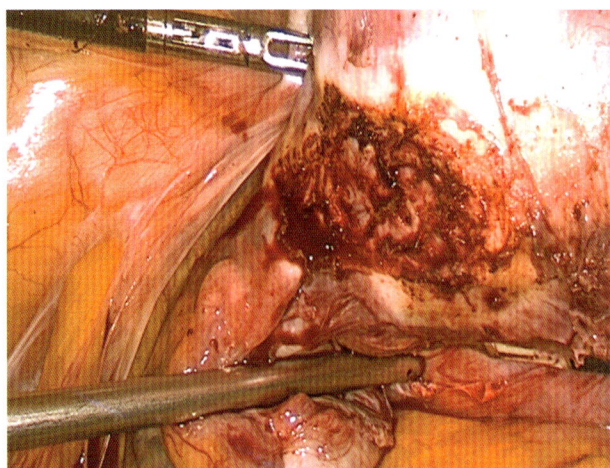

图 7-52   术后创面

3. 电凝创面   清除异位妊娠病灶后,先将标本置于杜氏窝,用生理盐水冲洗创面,寻找出血点并用双极电凝止血。无论妊娠病灶是否清除干净,均建议用双极钳在创面的表面电凝一次,彻底破坏残留的妊娠组织物。再次冲洗盆、腹腔,确认创面无出血、渗血后,取出标本(图 7-53、图 7-54)。

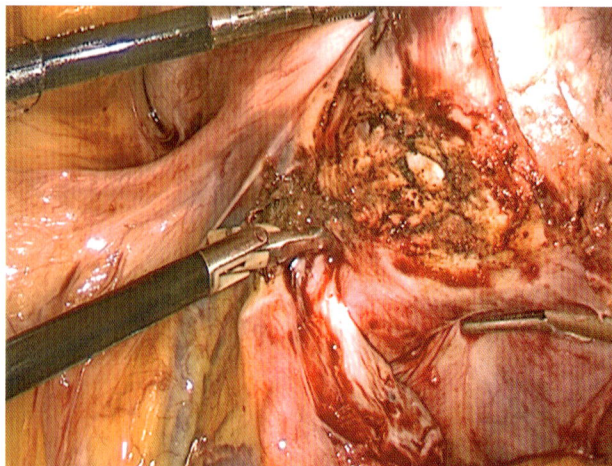

图 7-53   电凝出血点

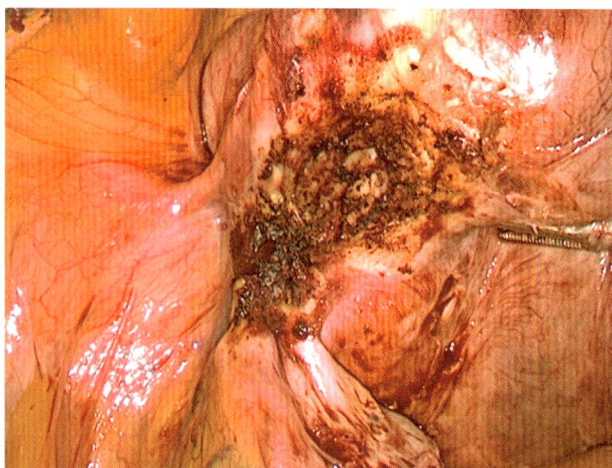

图 7-54   电凝后创面

(六) 取出标本

将标本袋从 10mm 穿刺孔放入腹腔内,术者两手分别握分离钳钳夹袋口边缘并将袋口张开,助手钳夹标本放入标本袋内,术者松开右手握的分离钳转而钳夹袋口两边,直视下从 10mm 穿刺孔拉出袋子至腹膜外,将标本及袋子一起取出(图 7-55、图 7-56)。

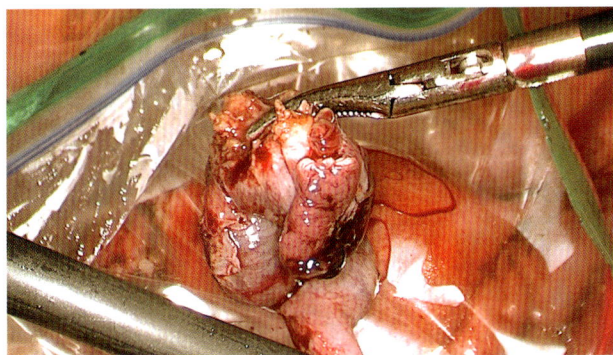

图 7-55 标本放入袋内

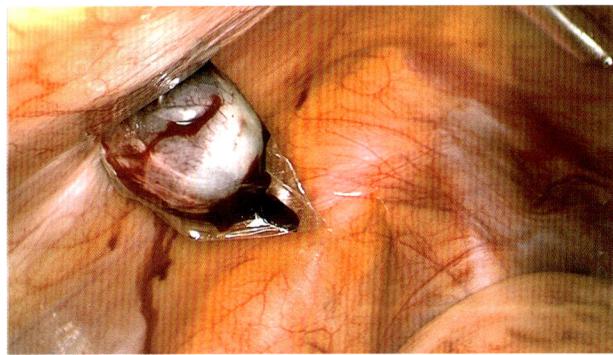

图 7-56 穿刺孔取出标本

第五节　腹腔镜输卵管切开取胚胎术

腹腔镜输卵管切开取胚胎术,也称输卵管妊娠保守性手术。其目的是保留完整的输卵管,以利于术后再孕。该术式相对难度较大,出血也较多,还会遗留术后持续性异位妊娠的可能。

一、手术适应证与禁忌证

(一) 手术适应证

1. 患者要求保留生育功能。

2. 输卵管妊娠病灶包块<40mm、孕囊直径≤30mm、未破裂。

3. 输卵管壶腹部或伞部妊娠流产型。

4. 输卵管妊娠破裂口直径≤30mm,边缘整齐。

5. 患者血流动力学稳定。

(二) 手术禁忌证

1. 患者不需要保留生育能力。

2. 输卵管妊娠破裂口≥40mm,或胚胎活性较强,保留输卵管手术过程中出血难以控制。

3. 患侧输卵管合并严重炎症、粘连或畸形。

4. 妊娠的输卵管结构破坏严重。

5. 妊娠输卵管扭转、坏死。

6. 盆腹腔严重粘连无法人工气腹或无法置入穿刺器。

7. 全身并发症不能耐受腹腔镜手术。

二、输卵管切口大小选择

输卵管切开取胚胎手术的输卵管切口选择多大为宜,应视妊娠包块的大小、妊娠的部位及病灶有

无破裂等决定。理论上切口越大,妊娠组织物取出就越彻底,但创面大,术中容易出血,电凝止血时容易损伤输卵管,术后愈合相对就较差,易造成输卵管腔狭窄、闭锁。切口过小,清除妊娠组织物较困难,过度钳夹管腔容易造成输卵管间质损伤,也容易引起妊娠物遗留,导致持续性异位妊娠。建议输卵管切口以能顺利取出妊娠物为宜,一般为包块直径的1/2~2/3,如果术中清除妊娠组织物较困难时,可以适当延长切口。

三、创面修复选择

输卵管切开取胚胎后是否要修复创面,应根据切口大小、部位及其取胚后的对合情况而定。

(一) 自然愈合

如果病灶位于峡部且切口小,切开输卵管、取出绒毛及血块后,管壁即塌陷,又无活动性出血,切口可以不需缝合,术后会自然对合并快速腹膜化,输卵管切口不缝合形成瘘管的可能性就很小。

(二) 缝合创面

对于妊娠发生在壶腹部且病灶大、切口也较大的创面,应该进行修复处理。如果术中已发现病灶破裂、但破裂口不大的输卵管,修复前最好修剪创面边缘,有利于对合。腹腔镜下的缝合虽然比较困难,但对输卵管破坏小,使切口准确对合在一起,有利于切口愈合。因血管收缩剂作用消失后血管可再次扩张出血,缝合还可以预防切口继发性出血,虽然其可能性较小。如取胚后发现管腔创面内有少许活动性出血,电凝止血

过程中可能损伤输卵管黏膜及纤毛层继而影响术后该侧输卵管功能,此时,可以考虑先缝合浆肌层,通过缝合对管壁起压迫止血作用,缝合后仔细观察,如果创面没有出现紫色结节或包块,说明已达到止血作用,否则应该考虑再次电凝止血甚至切除输卵管。缝合时应间断缝合浆膜层,注意不要把管腔封闭。

四、手术步骤与技巧

(一)置镜探查盆腹腔

气腹成功后先经脐部置入腹腔镜,在下腹两侧及耻骨联合上方分别置入 5mm 套管,腹腔镜下详细探查盆腹腔。腹腔镜插入腹腔后,首先要寻找病灶的具体位置、包块的大小、有无破裂或破裂口大小,决定是否进行切开输卵管取出胚胎的手术。如果发现妊娠病灶破裂且破裂口直径 ≤30mm,边缘整齐,或已经看到妊娠组织向外突出,可以用水压分离,沿包块边缘利用冲洗器将妊娠物与管壁分离,使妊娠物自破裂口排出,彻底清除妊娠物后再进行破裂口修补(图 7-57、图 7-58)。

(二)注射血管收缩剂

由于妊娠部位周围血管丰富、组织充血,为了减少术中出血,在切开输卵管壁之前,可以在输卵管系膜处注射血管收缩剂。常用的血管收缩剂有 1:10 000 肾上腺素溶液或垂体后叶素。操作时,助手上抬子宫体,充分暴露妊娠包块,抽取垂体后叶素 12U 用长注射器穿过耻骨上 20mm 皮肤进入腹腔,直视下直接在输卵管包块旁注射。注射血管收缩剂后常可见局部组织因缺血而变白,此时可切开输卵管腔(图 7-59、图 7-60)。

(三)切开输卵管腔

切口一般选择在输卵管妊娠包块最突出部位的输卵管系膜对侧缘,用输卵管抓钳钳夹并轻轻提起输卵管,暴露要切开的部位,术者右手握单极电钩沿着输卵管长轴纵行切开浆肌层,术者左手握分离钳钳夹切口边缘,右手握单极电钩延长切口,也可先用双极电凝输卵管管壁,再用剪刀剪开。切口太小难以取出妊娠物,切口太大影响术后愈合,切口的长度以能够完全取出妊娠物为宜(图 7-61~图 7-64)。

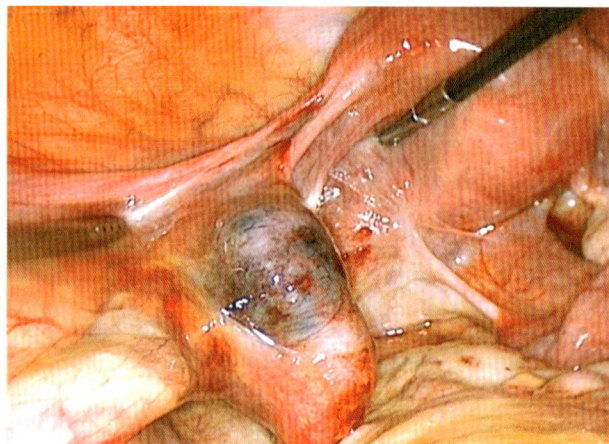

图 7-57　壶腹部妊娠

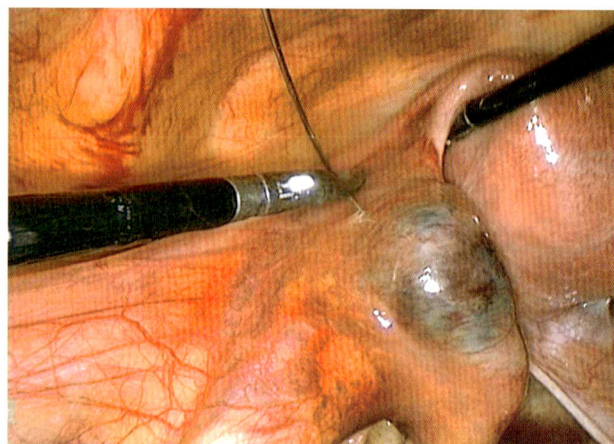

图 7-59　注射血管收缩剂

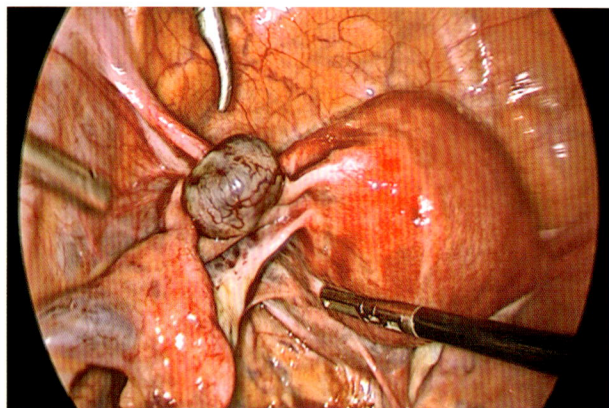

图 7-58　峡部妊娠

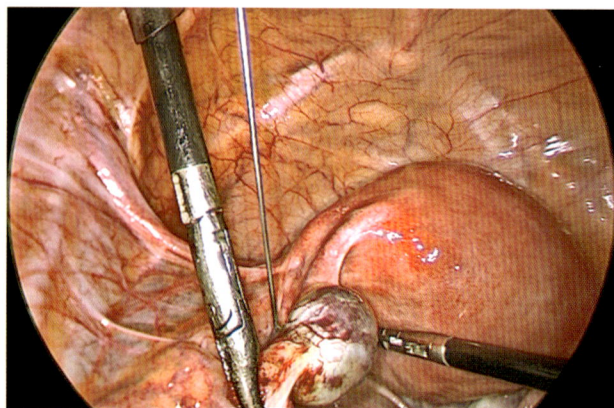

图 7-60　包块旁注射收缩剂

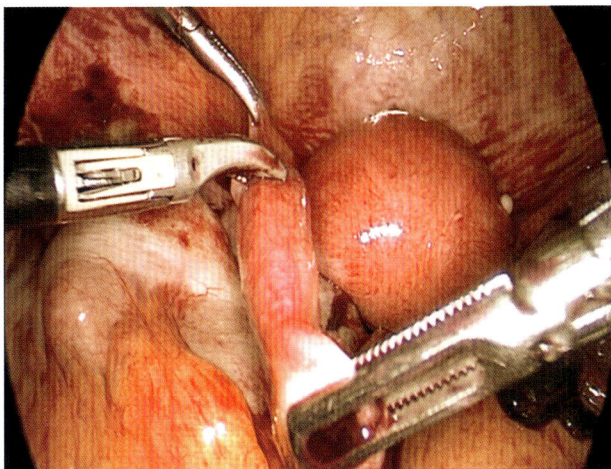

图 7-61　电凝输卵管管壁

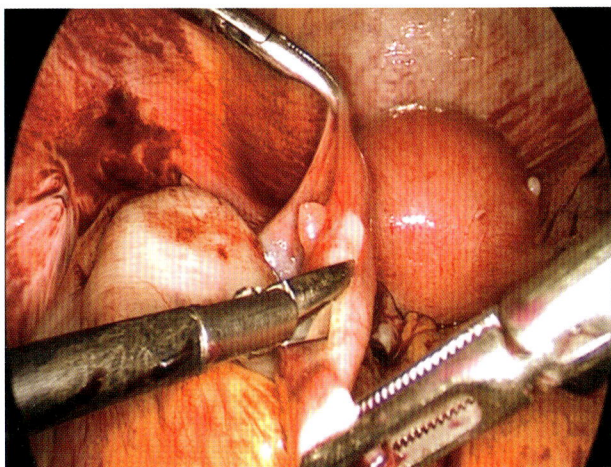

图 7-62　剪刀剪开切口

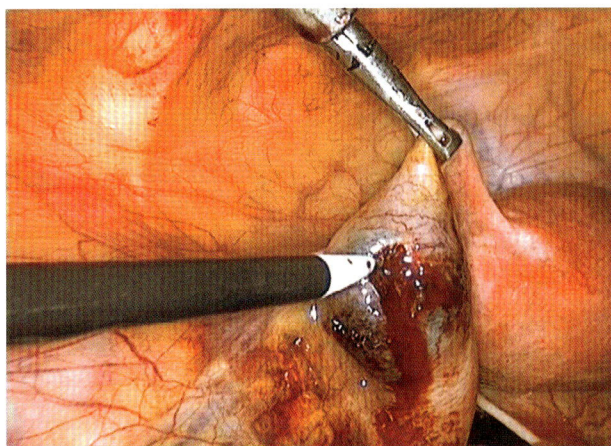

图 7-63　切开输卵管浆肌层

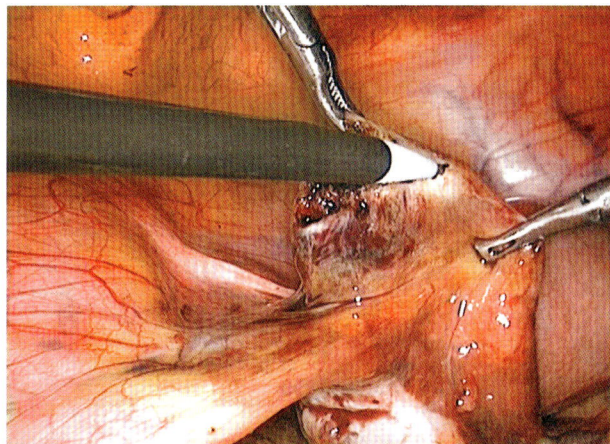

图 7-64　延长切口

(四) 清除胚胎组织

切开输卵管管壁后即见管腔内血块及绒毛组织突出于切口，术者左手及助手握分离钳分别钳夹切口两侧缘，术者右手握吸管从妊娠包块的下方逐渐向切口方向挤压，将胚胎组织挤出输卵管切口，同时将其吸出。建议不要使用分离钳钳夹输卵管挤压妊娠组织的方法，避免损伤输卵管腔内间皮组织。从输卵管腔内吸出妊娠物后，再将吸管沿着管壁插入管腔，打开冲洗开关，利用水压分离的作用从包块远端向近端，将绒毛及血块与管壁分离，并在水流的带动下，使绒毛及血块自切口完整排出。水压分离过程，用另一把无损伤钳轻轻推动输卵管切口上下缘，促使绒毛及血块排出。水压分离妊娠组织时可将输卵管病灶置于标本袋内操作，减少腹腔种植发生。如果绒毛及血块与管壁粘连较紧，水压不能完全分离，可以用 5mm 分离钳轻轻牵拉取出，注意不可钳夹输卵管黏膜，以免引起出血。如果妊娠组织物较多或粘连较紧，而切口又太少，可以适当延长切口，保证能够彻底清除妊娠物。估计基本将胚胎组织清除干净后，用生理盐水反复冲洗输卵管腔，以确保无绒毛组织残留。取出组织放入标本袋完整取出，检查盆腹腔是否有可疑组织物残留，避免腹腔种植可能（图 7-65~ 图 7-72）。

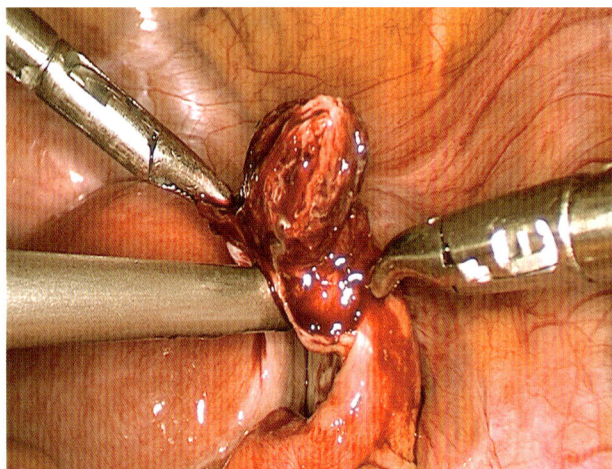

图 7-65　挤压胚胎组织

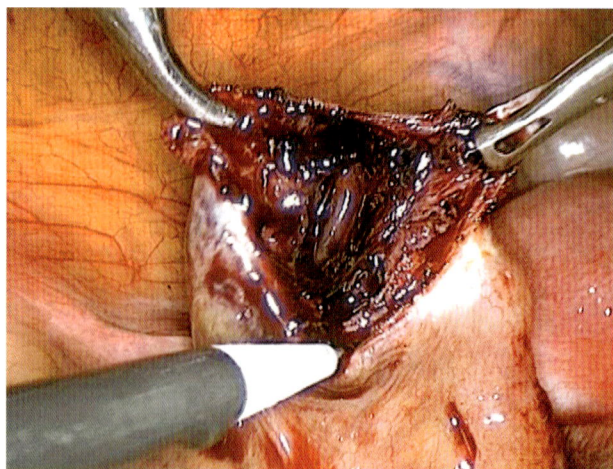

图 7-68　延长切口

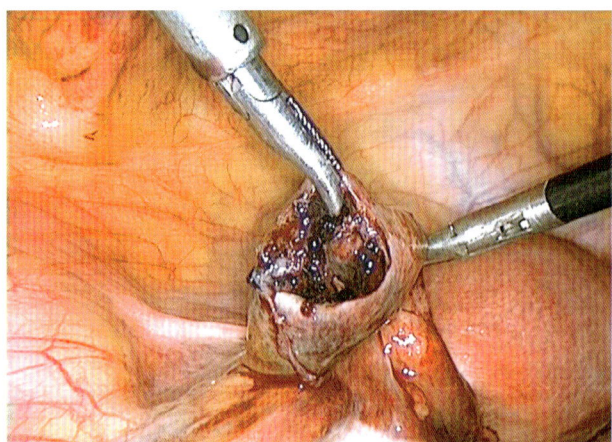

图 7-66　挤出的胚胎组织

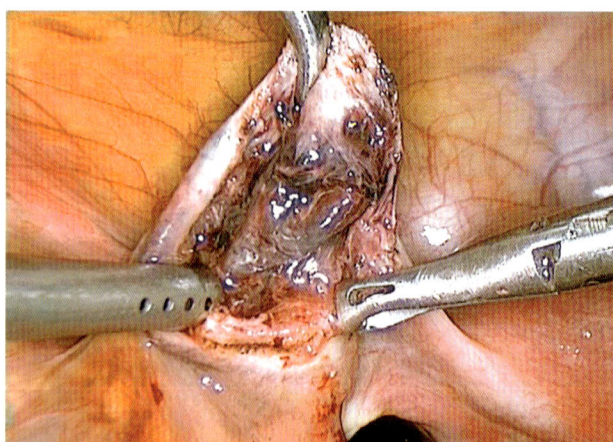

图 7-69　暴露深部的胚胎组织

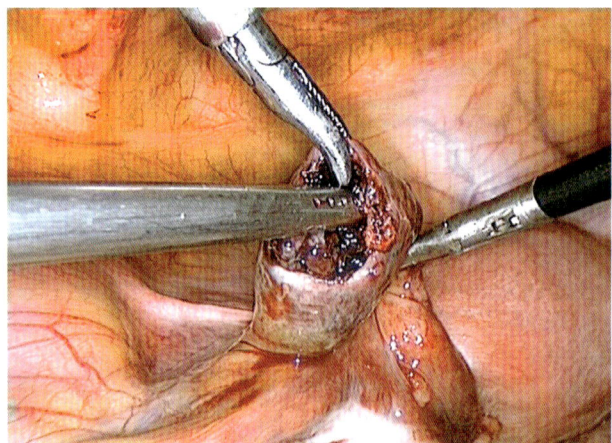

图 7-67　吸出胚胎组织

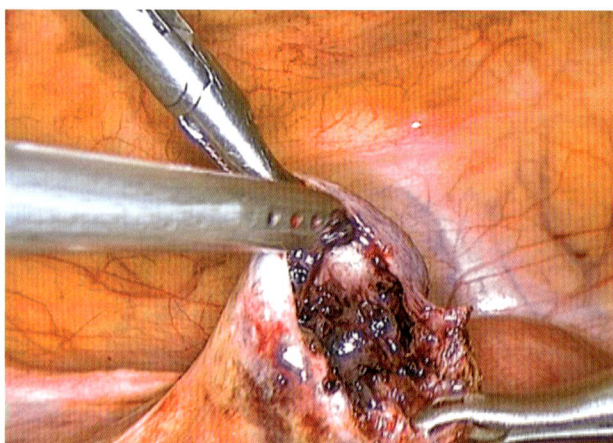

图 7-70　清除周围的胚胎组织

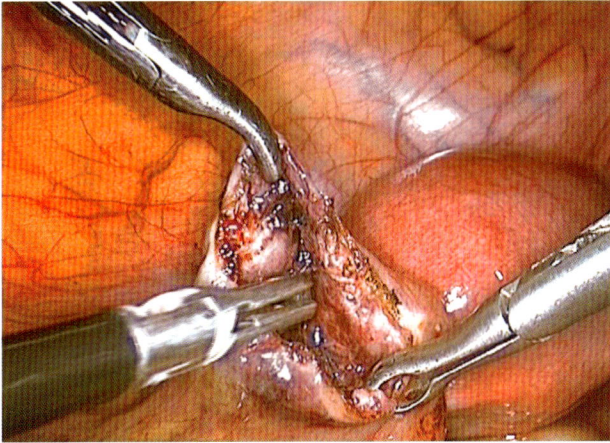

图 7-71 钳夹残留的胚胎组织

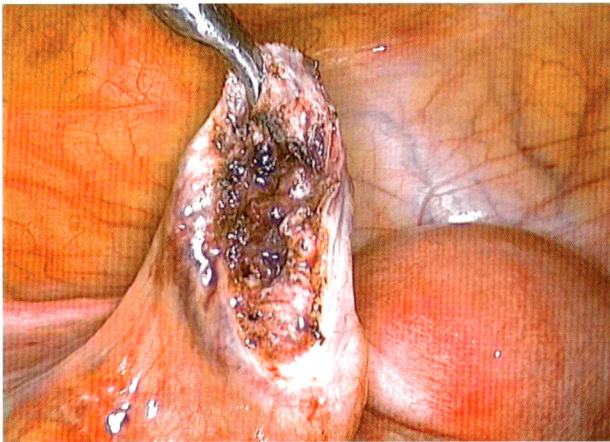

图 7-72 清除胚胎组织后的创面

（五）术中止血

保留输卵管主要是为了保留生育功能。在切开输卵管时，虽然使用了止血药及血管收缩剂，但出血仍然较多，如果使用大功率电凝止血，将会破坏该段输卵管，失去保留输卵管的意义。此时，术者应该一手拿冲洗管、另一手拿低功率的双极钳，冲洗出血面，看清出血点，用双极钳定点快速电凝止血。如果术中止血不满意或止血过程对输卵管损伤太大，应果断与家属沟通后切除输卵管。决定输卵管部分切除时，尽量保留近端及远端正常输卵管组织，以便日后有条件进行输卵管吻合术。输卵管伞端妊娠取出妊娠物后局部弥漫性渗血较常见，双极电凝止血对伞端功能破坏较明显，可以使用蘸有 1：10 000 肾上腺素溶液的纱布压迫止血。

（六）修复输卵管创面

彻底冲洗盆、腹腔，双极钳电凝出血点，创面确定没有活动性出血后，修复输卵管。修复输卵管创面时，如有条件，最好使用 3mm 的微型工具，包括持针器、分离钳、剪刀等，可使修复后的输卵管浆膜层表面保持光滑，减少术后粘连。修复输卵管创面一般采用 0/4~0/5 带针可吸收缝线进行间断缝合法，也可以采用连续缝合法，无论使用何种缝合方法，缝合时均应注意不要把管腔封闭，收紧缝线时不能太紧，否则会影响输卵管血运，导致术后组织缺血、坏死、瘢痕形成，引起输卵管腔狭窄，增加术后再次输卵管妊娠的概率。建议采用"8"字形间断缝合法。操作时，助手握无损伤钳上抬子宫体，显露创面，术者左手握分离钳钳夹、提起创面切缘，术者右手握持针器从创面左下方约 5mm 处进针，穿过浆肌层，在创面右上方 5mm 处出针，完成了"8"字形的第一次缝合。出针后，在距离第一针约 10mm 的距离，再从创面右下方约 5mm 处进针、左上方 5mm 处出针，完成一个"8"字形缝合，轻轻提拉并收紧缝线，镜下打结后，完成"8"字形缝合。按上述多个"8"字形缝合方法，完整修复输卵管创面（图 7-73~图 7-82）。值得注意的是，在取胚后妊娠组织附着局部创面较顽固的渗血往往提示有绒毛组织残留，应警惕持续性异位妊娠的发生，当手术较难把握时，术中可在输卵管局部注射氨甲蝶呤（methotrexate，MTX）作为补充治疗或果断与家属沟通行输卵管切除术。

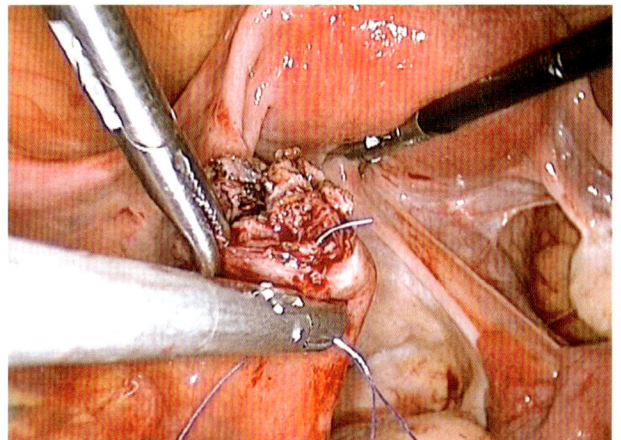

图 7-73 左下方进针

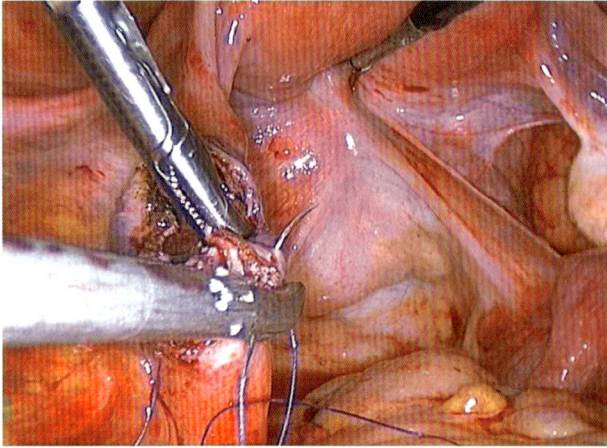

图 7-74　右上方出针

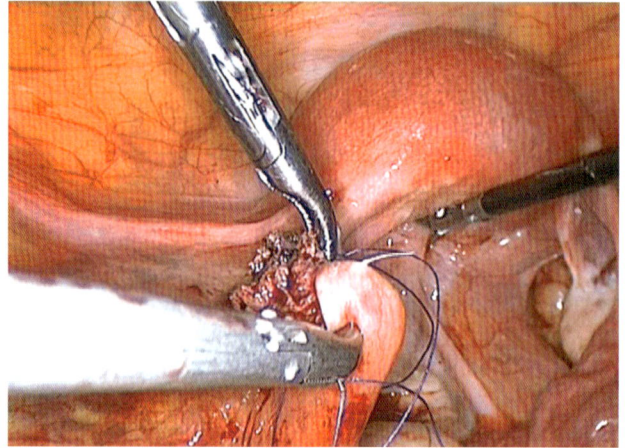

图 7-77　左上方出针

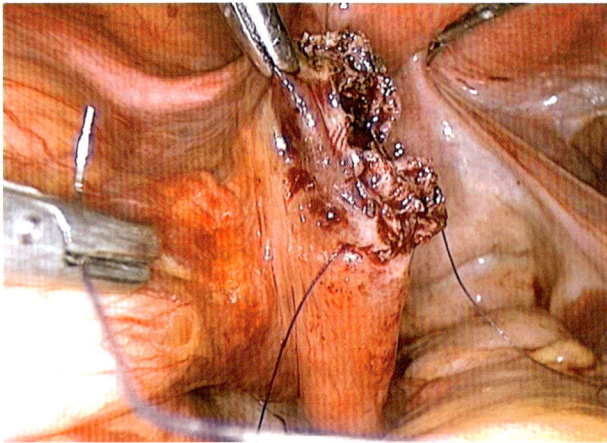

图 7-75　第一针缝线

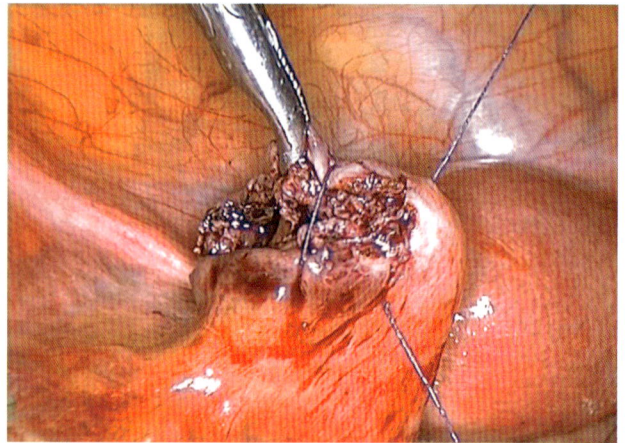

图 7-78　"8"字形缝合

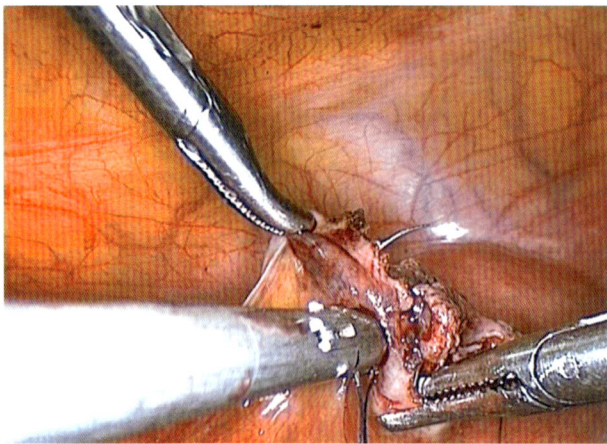

图 7-76　右下方进针

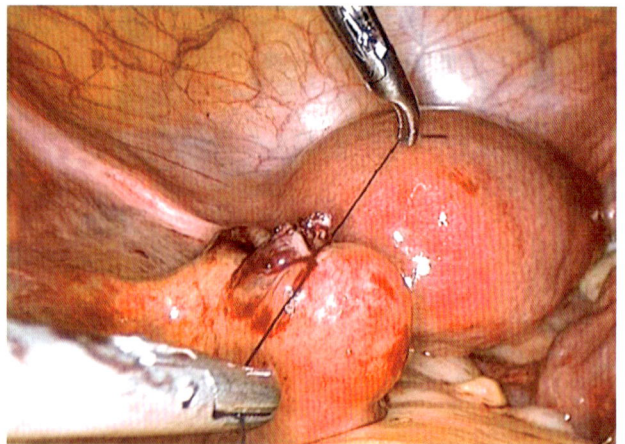

图 7-79　镜下打结

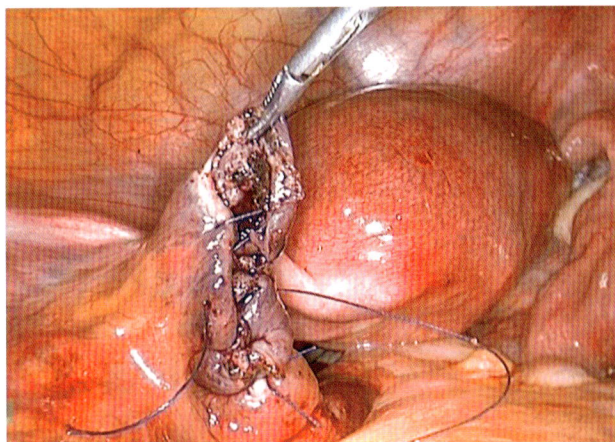

图 7-80　重复"8"字形缝合

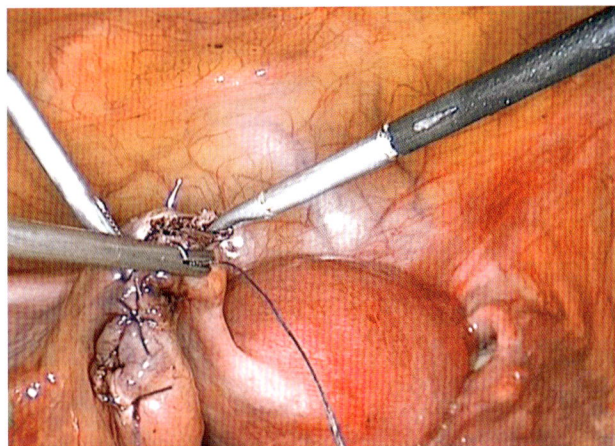

图 7-81　修复创面

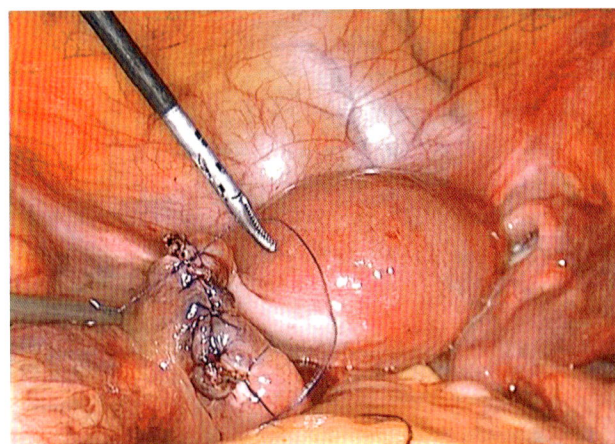

图 7-82　修复后的创面

五、手术后持续异位妊娠

输卵管妊娠保守性手术潜在持续异位妊娠（persistent ectopic pregnancy PEP）的问题，发生率为

5%~10%。PEP 是指在异位妊娠保守治疗过程中，不完全地去除或杀死胚囊，或取出妊娠组织时散落在盆腹腔内继续生长。其特点是术后仍有残余滋养细胞存活，β-hCG 不下降。PEP 的诊断主要依靠术后 β-hCG 的监测，若术后第一天血 β-hCG 水平下降<50%，PEP 机会明显增高。这是因为滋养叶细胞可穿入输卵管壁，浸润输卵管肌层甚至可深达浆膜层。而保守性手术只能清除输卵管黏膜层及管腔的绒毛，无法清除侵入管壁肌层的滋养叶细胞。所幸的是，大块的胚胎组织去除后残留的细胞常发生变性，因此 PEP 发生率不高。

（一）PEP 的高危因素

PEP 的高危因素很难确定，可能有以下几点。

1. 停经时间短（<40 天）　异位妊娠的孕囊<20mm，停经天数<40 天，导致持续性异位妊娠的概率较高。这是因为早期异位妊娠滋养细胞层与输卵管种植部位缺少一个明确的界面，手术时妊娠组织不易剥离引起。

2. 术前血 hCG 高　血 hCG>3 000U/L 或每天增加 100U/L 或孕酮>34.98nmol/L（11ng/ml），说明绒毛活性较强，术后即使残留少许的绒毛组织，这些活性极强的滋养细胞仍可继续生长并造成严重的危害。血孕酮的半衰期短，仅为 10 分钟，其水平的高低反映了取血时妊娠黄体的功能状态。

3. 术后血清 β-hCG 水平　有报道，以术前 2 天内患者血清 β-hCG>3 000mU/ml，结合术后第 4 天隔日下降率 20% 为阈值，预测发生 PEP 的联合灵敏度为 0.79，而联合特异度则明显提高至 0.93。血清 β-hCG 活性由早、晚期 2 个半衰期决定，早期半衰期（术后 0~48 小时）依赖于术前血清 β-hCG 水平，晚期半衰期（术后 2~7 天）则不依赖于术前水平。在 PEP 患者中，晚期半衰期显著延长，故将晚期半衰期延长作为异位妊娠术后 PEP 的预测指标。术后第 1 天血清 β-hCG 水平具有较大的预测价值，若较术前下降<50%，PEP 的发生率明显增加，相对风险率为 3.51。也有人认为术前、后血清 β-hCG 在预测 PEP 方面灵敏度（0.38~0.66）和特异度（0.74~0.77）均较低。

（二）保守手术后预防 PEP

1. 术中黄体剥除　黄体能分泌孕酮，对维持妊娠起重要作用。术中将妊娠黄体剥除，可使残留滋养细胞尽快凋亡，β-hCG 迅速下降，从而减少持续性异位妊娠发生。但应注意的是,术中剥除黄体可能造成卵巢损伤影响术后卵巢功能,决定手术前应充分评估并知情沟通。

2. 术中用药　整复好输卵管后,如没有明确输卵管腔残留有绒毛组织,应该在手术结束前注射单剂量 MTX。MTX 是一种叶酸拮抗剂,作为酶的竞争性抑制而干扰叶酸的代谢,从而影响 DNA 的合成,抑制滋养细胞的增生,导致血 β-hCG 分泌降低。具体使用方法是 MTX $10\sim40mg$ 溶于 $3\sim5ml$ 生理盐水或注射用水中,使用腹腔镜专用注射针头或 $18\sim20$ 号腰穿针将药物注入输卵管创面周围,期望能将残留的绒毛组织杀灭。术后严密观察血 hCG 变化。

3. 术后用药　术后使用米非司酮片 100mg 口服,每天 2 次。用药后每周查一次血 hCG,直到正常为止。米非司酮是具有强烈抗孕激素活性的药物,它与内源性孕酮竞争结合受体,为黄体酮拮抗剂,可抑制滋养层发育,使绒毛组织变性、坏死、内源性的前列腺素释放,促使 LH 下降,黄体溶解,滋养细胞失去功能。米非司酮还能直接抑制滋养细胞增殖,诱导和促进其凋亡发生。它对早孕绒毛的作用是直接的,可杀死保守性手术中残留在输卵管肌层、浆膜层,以及穿破肌层进入腹腔或术中散落入腹腔的滋养叶细胞,预防持续性异位妊娠的发生。

(钟沛文　李光仪)

第八章

腹腔镜卵巢肿瘤切除术

手术过程详见视频 8-1。

视频 8-1
腹腔镜卵巢肿瘤切除术

第一节 概 论

卵巢是由胚胎时期的中肾旁管形成,胚胎 4 周时发育为原始性腺,5~7 周形成未分化腺。成年女性卵巢大小约 40mm × 30mm × 10mm,重 5~6g,呈灰白色。卵巢组织学由内、外胚层组成,故肿瘤类型很多。卵巢肿瘤有良、恶性之分,也有介乎于良、恶性之间的交界性肿瘤。卵巢肿瘤恶变率高(10%),而且卵巢深埋盆底,表面无腹膜,发现恶变,几乎晚期,预后极差。所以,卵巢肿瘤一经发现,应立即手术,腹腔镜下切除是手术治疗良性卵巢肿瘤的方法之一。由于卵巢肿瘤类型很多,本章只描述卵巢畸胎瘤及卵巢子宫内膜异位囊肿切除术,其他类型肿瘤切除手术技巧可参考《实用妇科腹腔镜手术学》(第 2 版)第八章"腹腔镜下良性卵巢肿瘤切除术"。

一、良性卵巢肿块的类型

卵巢的良性肿块可分为非赘生性和赘生性两大类。卵巢肿瘤临床多无症状,常在妇科检查或 B 超检查时发现。腹腔镜下可以发现各种类型的卵巢肿瘤。

(一)卵巢非赘生性囊肿

包括卵泡囊肿、黄体囊肿、黄素化囊肿、卵巢冠囊肿等(图 8-1~ 图 8-4)。

(二)卵巢赘生性囊肿

指卵巢的良性肿瘤,包括良性卵巢上皮性肿瘤、生殖细胞肿瘤、性索间质肿瘤和非特异性间质肿瘤等。卵巢肿瘤可出现破裂、蒂扭转、坏死等改变(图 8-5~ 图 8-10)。

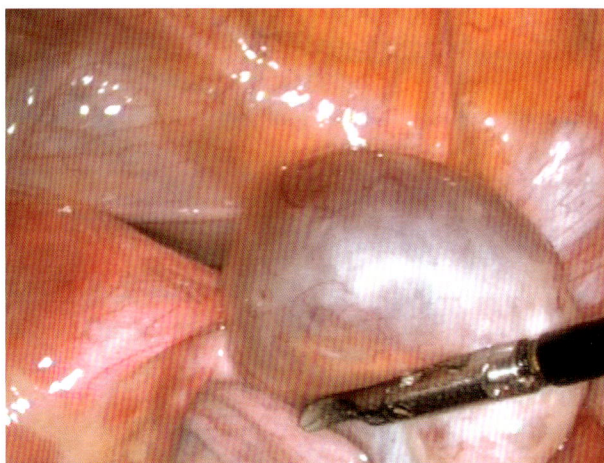

图 8-1 卵泡囊肿

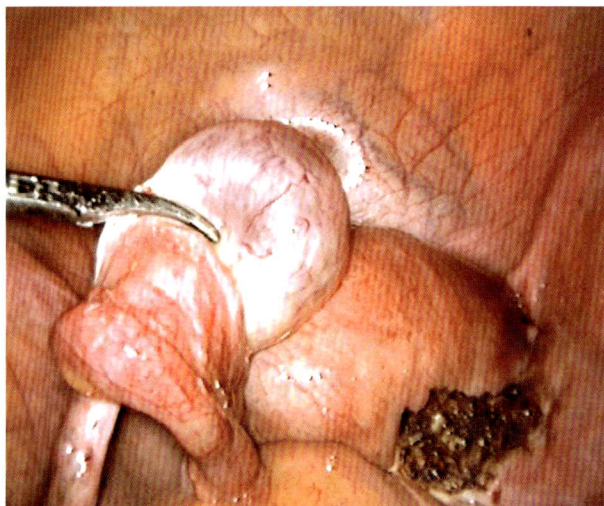

图 8-2 黄体囊肿

145

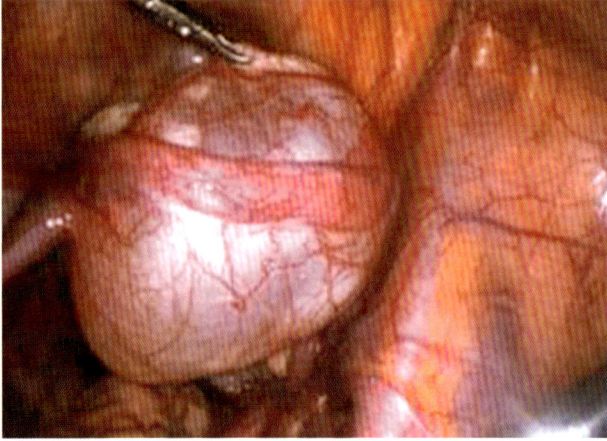

图 8-3 卵巢冠囊肿

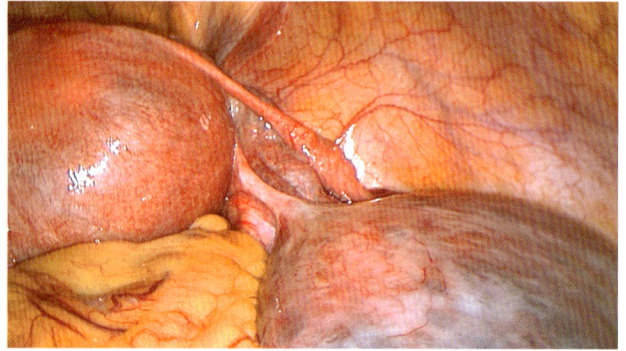

图 8-6 妊娠合并卵巢浆液性瘤

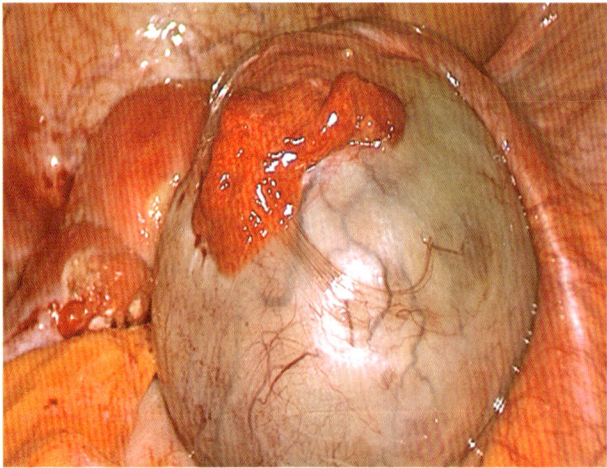

图 8-4 内膜异位囊肿

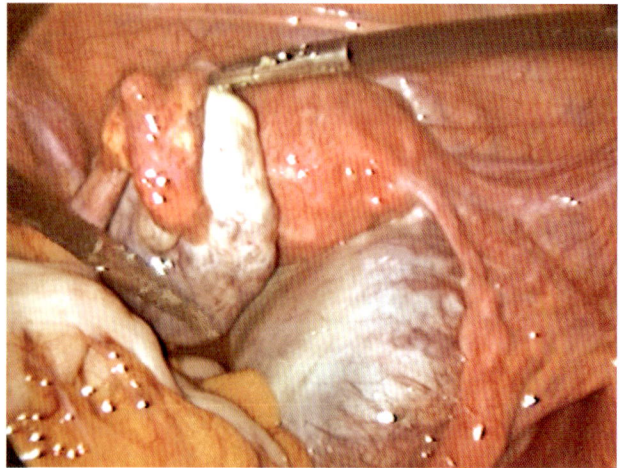

图 8-7 右卵巢黏液性囊腺瘤

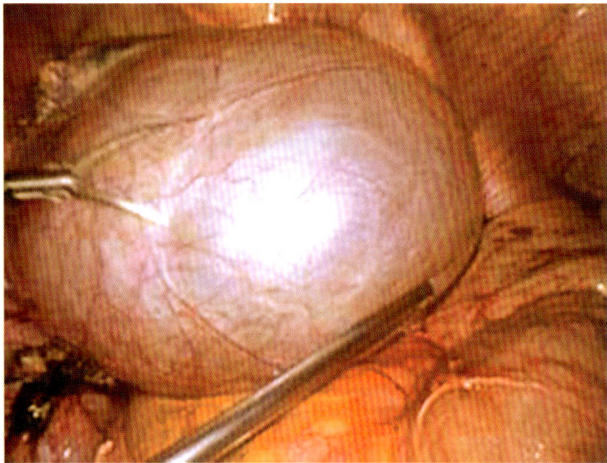

图 8-5 卵巢浆液性囊腺瘤

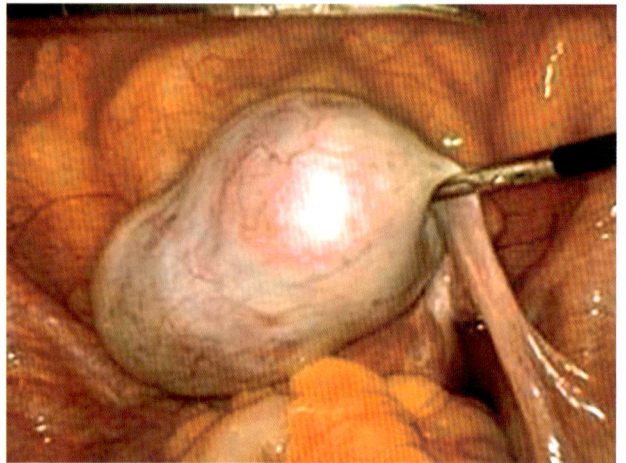

图 8-8 卵巢畸胎瘤

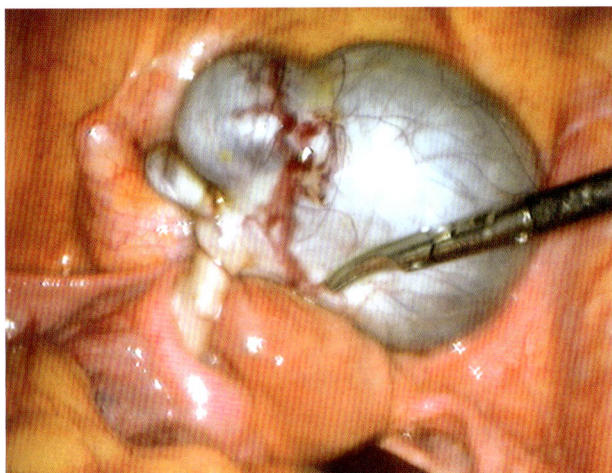

图 8-9 卵巢囊肿蒂扭转(1)

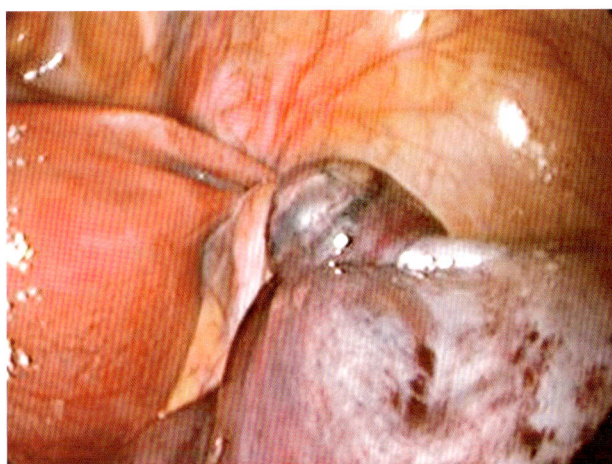

图 8-10 卵巢囊肿蒂扭转(2)

二、卵巢肿瘤的诊断

(一) 良性卵巢肿瘤的诊断

1. 发病年龄 多发生于生育年龄妇女。

2. 肿瘤生长史 发展缓慢,逐渐增大,病情>2 年。

3. 临床症状

(1)肿瘤小无任何症状。

(2)肿瘤大可以出现尿频、尿急、便秘等压迫症状。

(3)并发扭转、破裂则出现急腹症症状。

4. 全身检查

(1)起病后无体重减轻。

(2)妇科检查时肿瘤大多单侧,呈球形、囊性、活动、表面光滑。

5. 辅助检查

(1)B 超检查:根据声像图可以提示良性卵巢肿瘤。

(2)CT 检查:表现为外形光滑、边缘清楚、壁薄、圆形的低密度均匀肿块。

(3)MRI 检查:可以提示良性卵巢肿瘤的诊断。

(4)肿瘤标志物检查:所有的肿瘤标志物检查都正常。

(二) 恶性卵巢肿瘤的诊断

1. 发病年龄 多发生于青少年或老年妇女。

2. 肿瘤生长史 发展迅速,病情<半年。

3. 临床症状

(1)明显腹部包块。

(2)短期内出现腹胀、腹痛、腹水。

(3)出现食欲减退、恶心、呕吐等胃肠道症状。

4. 全身检查

(1)起病后出现消瘦。

(2)妇科检查时肿瘤多为双侧性,实性或囊实性、活动度差。

(3)多伴有腹水。

(4)锁骨上、腹股沟淋巴结肿大。

5. 辅助检查

(1)B 超检查:根据声像图可以提示恶性卵巢肿瘤。

(2)CT 检查:表现为外形不规则,增强扫描见肿块内有小灶状增强灶。

(3)MRI 检查:可以提示恶性卵巢肿瘤的诊断。

(4)肿瘤标志物检查:早期卵巢癌所有肿瘤标志物检查都正常,晚期则有不同程度增高。

三、良性卵巢肿瘤的处理原则

(一) 密切随访

生育年龄妇女如果肿块直径<50mm,B 超及妇科检查确定囊性、囊内无乳头,无症状,可密切随访,大部分可自然消退。随访期间,如囊肿持续 2~3 个月不消退,或持续增大,或出现实性成分,或提示恶性可能,则应手术切除。

(二) 手术切除

良性卵巢肿瘤手术方式和范围应先依据肿瘤性质、大小、有无并发症,以及患者的年龄等情况综合分析,再确定手术方案。

1. 腹腔镜卵巢肿瘤切除术 适用于未生育及年轻患者,排除恶性后,尽量行肿瘤切除术,保留正常卵巢组织。

2. 腹腔镜一侧附件切除术　适用于年龄较大、已生育过的妇女，或怀疑恶性者、对侧卵巢外观无异常。

3. 腹腔镜双侧附件及子宫切除术　适用于年龄较大合并子宫良性病变者。若年龄≤50岁，应保留正常一侧的卵巢，>50岁或绝经后的患者可以考虑行双侧附件切除术，但必须征得患者及家属同意并签署手术志愿书。

四、良性卵巢囊肿剥除切口选择

选择恰当的切口有利于术者找到解剖界线，既能容易而完整剥除肿瘤，又能减少术中出血，更有利于保护卵巢功能。

（一）直径≤80mm 切口选择

对于直径≤80mm 的卵巢囊肿，可以在囊肿表面薄弱、无血管区沿卵巢纵轴方向做一切口，用单极电钩或超声钩快速切开囊肿表面包膜层，再以组织钳和剪刀结合，分离卵巢皮质与囊肿壁间的间隙，逐步扩大切口呈半环状，达囊肿周径的 1/2~2/3，然后用弯分离钳钳夹包膜切缘，钝、锐性剥除肿瘤。

（二）直径 80~120mm 切口选择

对于直径为 80~120mm 的囊肿，可于囊肿与正常卵巢组织交界上方做一环形切口，呈"摘帽式"切除部分卵巢囊肿包膜，再钝、锐性剔除肿瘤。

（三）巨大卵巢肿瘤切口选择

对于巨大卵巢肿瘤，则选择开放性腹壁切口穿刺抽液缩小肿块或进镜后直视下穿刺放液缩小肿块后再进行手术，卵巢切口的选择原则应尽量保留多一些正常的卵巢组织。

五、腹腔镜卵巢肿瘤切除技巧改进

（一）切开包膜技巧

腹腔镜卵巢肿瘤切除手术的优点是切口小、创伤少、恢复快，但术中发生卵巢囊肿破裂、内容物外溢造成污染的机会也相应增加。因此，掌握腹腔镜下卵巢肿瘤切除技巧非常重要。

1. 寻找肿瘤包膜间隙　切开肿瘤包膜时一般采用单极电切，电切功率应低于电刀最大功率的 1/3，以 1/10 秒的速度电切肿瘤包膜，当切开一小口后，用弯分离钳插入肿瘤与包膜之间的间隙（注意钳尖一定要向着包膜），逐渐张开分离钳，用剪刀沿着张开的分离钳上的包膜逐步剪开。因极易刺破囊

壁，故不能用电钩锐面切开包膜。

2. 保持肿瘤完整性　当切口扩大达囊肿周径的 1/2~2/3 时，助手钳起肿瘤包膜，利用分离钳上的旋钮，反方向将肿瘤包膜卷起，术者用弯分离钳的背面轻压肿瘤，当剥离到卵巢门时，往往出血较多，此时先用双极钳先电凝止血，再用剪刀剪断粘于卵巢门的组织，只要把肿瘤与卵巢门分离，整个肿瘤便能完整地游离出来。

（二）肿瘤取出技巧

卵巢肿瘤切除后取出是一个演变的过程，初期因害怕肿瘤破裂污染腹腔而限制了腹腔镜卵巢肿瘤切除术。

1. 避免肿瘤破裂　对于已经完整切除的卵巢囊肿，最好采用"袋装法"取出。先把剔除后的肿瘤置于髂窝，将无菌塑料袋经套管放入盆腔，分开袋口，术者与助手互相配合，将剔除的囊肿或其他组织放入袋中，两边合拢，由一人钳夹，与脐部 trocar 摆成一致方向，在腹腔镜指引下将钳和袋一起推入脐孔穿刺套管内，然后连同穿刺套管一起拉出腹壁外。此时，应该将充气管接到腹部 5mm 的套管上继续充气，保持腹压为 13mmHg，以利于标本取出。从脐孔取出标本袋后，看清标本，用穿刺针芯穿刺、抽吸囊内液体，逐一取出囊内物及囊壁，最后完整取出标本袋。穿刺抽吸时应注意不要穿破塑料袋，也不能在袋内容物尚多时大力牵拉以免造成塑料袋破裂和囊内容物外溢。对于含有骨骼等坚硬物质，必要时可适当扩大脐孔切口以将其完整取出。切忌暴力拉出，以免挤破标本袋，将组织物遗留腹腔，甚至有发生夹破肠管的危险。

2. 10mm 辅助套管孔直接取出　早期开展腹腔镜卵巢肿瘤切除术需取下腹部 10mm 辅助套管穿刺孔，对切除后的卵巢肿瘤用有齿钳直接钳夹肿瘤组织取出，从 10mm 的辅助穿刺孔与套管针一并牵拉出切口外，再用 4 把小血管钳分别钳夹肿瘤的周边，穿刺瘤体，吸出囊内液体，如遇毛发等组织，逐一钳出，最后取出囊壁。对单纯囊性的浆液性卵巢肿瘤，此法尚可实施，但对于黏液性或畸胎瘤，特别是疑有恶变者，该法极易污染伤口，现已弃用。

3. 10mm 辅助套管孔取出　为了防止直接取出卵巢肿瘤破裂时污染腹腔，试用了进口的标本袋，从 10mm 套管放进标本袋，再将剥除的肿瘤放进标本袋内，分离钳通过从 10mm 转 5mm 的套管孔钳

夹标本袋边缘并随同套管一起退出腹膜外。尽管方便、实用,但价格昂贵。

4. 脐孔取出　为了进一步减少患者的创伤,现在辅助套管基本采用 5mm,剔除的肿瘤也是从脐孔取出。使用的标本袋是"废物"利用,将包装吸管的袋子当作标本袋。操作时,先将标本袋放入脐孔 10mm 转 5mm 的转换器内,通过 10mm 的置镜孔(第一穿刺孔)再放进腹腔,腹腔镜直视下用分离钳打开标本袋口,钳夹标本放进袋子内,钳夹对齐的标本袋口边缘,将标本袋送入脐部穿刺套管,腹腔镜监视下连同套管逐步将标本袋送至脐孔外。把整个塑料袋口游离出来,肉眼可见塑料袋内的肿瘤组织后,用腹腔穿刺针(去掉针芯)穿刺瘤体,如果是浆液性肿瘤,则很容易吸净瘤内液体,然后将包膜连同塑料袋一并取出。若为畸胎瘤,由于有头皮、毛发、牙齿等组织,需要用钳子钳出,此时切不可用力牵拉塑料袋企图将组织取出,而是用血管钳轻轻伸入塑料袋内(注意不得穿透塑料袋)钳夹组织,慢慢把组织牵出塑料袋口外,完全取出肿瘤组织后,再将塑料袋取出。这样不会污染盆、腹腔。若遇较大、坚硬的组织如牙齿、骨骼等,也可适当开大切口取出,以免增加不必要的手术时间及风险。若遇内容物不慎溢入腹腔,一定要用大量溶液冲洗。

(三) 创面止血改进

卵巢肿瘤切除后留下来的是卵巢皮质,即所谓的包膜,薄且内含大量卵细胞。包膜创面都会出血,也必须要止血。止血的方法是缝合及电凝。采用何种方法止血而不损伤卵巢皮质,一直是腹腔镜医生思考和探索的问题。

1. 剥离面电凝止血　卵巢囊肿剥离后创面出血多见于解剖层次不清。电凝止血是比较常用的方法。卵巢肿瘤剥出时,全层切开肿瘤包膜直达瘤壁,紧贴瘤壁用弯分离钳剥离包膜后再剪开包膜,如此操作,出血极少。同时,术者钳起剪开的包膜,反"卷地毯式"剥离肿瘤,边剥离、边用双极钳快速电凝止血,肿瘤剥出时,止血过程也已完成。术时尽量避免先剥出肿瘤后再止血,这样止血过程比较困难。对于创面出血,切忌长时间盲目电凝,这样不仅止血效果差,对正常卵巢的损伤也大。电凝止血的方法有单极电凝止血与双极电凝止血。

(1) 单极电凝止血:早期曾使用单极电铲电凝止血,认为电铲与创面接触面大,不容易灼伤卵巢皮质。但单极电凝时损伤面大,难以控制损伤的深度,建议尽量少使用单极电凝止血。

(2) 双极电凝止血:由于双极电凝时损伤面小、深度浅,能很好保护卵巢皮质,建议选择双极电凝止血。如果出血靠近卵巢门,由于接近卵巢动脉,出血多、止血也困难,不能反复多次电凝,否则会造成卵巢血管损伤,影响卵巢血运。如果估计卵巢门出血电凝不能止血,应缝扎止血。

2. 剥离面缝扎止血　这是传统的止血方法,理论上是最好的止血方法。尤其是遇到卵巢门出血时更是最好的选择。肿瘤剥离到达卵巢门或卵巢固有韧带附着处附近,由于该处组织致密,大多与卵巢相连,而且血管丰富,容易造成出血,可以用双极钳电凝出血点,如果止血困难,不可过多电凝,否则可造成对卵巢组织及血管的损伤,可使用缝扎止血,效果好,损伤也小。但腹腔镜下缝合止血需要娴熟的镜下缝合技巧,否则耗时延长反而会增加出血机会。

第二节　良性卵巢肿瘤剥除指征

卵巢良性肿瘤唯一的治疗方法是手术切除。手术方式和范围应依据肿瘤性质、大小、有无并发症等情况综合分析,然后确定方案。以往良性卵巢肿瘤都是开腹手术,现在腹腔镜手术是治疗良性卵巢肿瘤的首选方法。

一、手术适应证与禁忌证

(一) 手术适应证

1. 未生育或年轻患者初步诊断为卵巢良性、囊性或以囊性为主的附件包块。

2. 年轻患者的附件包块逐渐增大并 ≥50mm 或

肿块直径<50mm,经2个月以上期待治疗仍未消失。

（二）手术禁忌证

1. 合并严重内、外科疾病不能耐受麻醉或腹腔镜手术。

2. 严重盆、腹腔粘连,不能顺利置入腹腔镜。

3. 高度怀疑卵巢恶性肿瘤　凡是病程短、肿瘤生长迅速、B超或MRI扫描发现囊内有乳头状或不均质性、血CEA或CA125升高,任何一项异常都应慎重选择腹腔镜切除术。

二、手术指征的变迁

1. 肿瘤大小　开展腹腔镜卵巢肿瘤切除之初,

肿瘤直径≥12cm,一般不主张腹腔镜手术,主要是操作和取出困难。但随着腹腔镜下操作技巧的娴熟,≥120mm甚至达200mm的巨大卵巢良性囊肿也可以在腹腔镜下完成切除手术。

2. 盆腔粘连　在分离粘连时容易损伤盆腔脏器,因此,过去腹腔镜手术时被剥除的卵巢肿瘤必须是活动的,但随着操作技巧的娴熟和器械的不断改进,即使是比较严重的粘连,也可以将肿瘤剥除。因此,盆腔粘连已不再是手术的禁忌证,但是严重的粘连,估计在分离粘连时会造成肠管等脏器严重损伤,还是考虑及时中转开腹。

第三节　良性卵巢肿瘤剥除术前准备

一、术前沟通

（一）手术方式告知

术前应该明确告知患者本人及其家属,目前良性卵巢肿瘤诊断初步明确,建议施行腹腔镜卵巢肿瘤切除术,并说明先进行腹腔镜检查,再次明确诊断后再手术的必要性、优缺点向患者解析清楚,并在自主选择的原则上签署知情同意书。

（二）告知卵巢切除的必要性

施行腹腔镜卵巢肿瘤切除术,大多为年轻女性。告知患者卵巢主要的作用是排卵（繁殖后代）和分泌激素（维持女性功能）。由于目前依然谈"瘤"色变,年龄≥40岁的妇女,特别是没有生育要求者,首先考虑的是切除整个卵巢。因此,告知患者,卵巢实质的功能是在包裹肿瘤的包膜内,如果整个卵巢切除,将会影响女性的内分泌功能,再三说明保留卵巢的必要性。如果再三解析患者依然要求切除整个卵巢,则必须在手术知情同意书上清楚地写上"本人坚决要求切除整个卵巢"。

（三）术中冰冻病理检查告知

虽然术前综合分析了病史、症状、体征和辅助检查结果,初步诊断为良性卵巢肿瘤,并已告知实施腹腔镜下切除手术,但由于卵巢肿瘤的多样性,且目前仍然没有诊断卵巢恶性肿瘤的特异方法。因此,明

确告知患者及家属,为了排除术中遇到可疑的恶性变,必要时还需要预约术中冰冻病理检查。

（四）术中沟通

腹腔镜手术中,根据镜下盆腔无粘连、无腹水、肿瘤活动、边界清晰、囊性,或初步判断为畸胎瘤,可以按术前制定的手术方案进行。如果发现异常,特别是怀疑恶性者,需要进行冰冻病理检查或改变手术方式,必须再次告知家属,并再次在手术知情同意书上签字。

二、排除其他恶性病变及全身疾病

1. 排除宫颈病变　术前应该常规做液基薄层细胞学检查（thin-prep cytology test,TCT）、人乳头瘤病毒（human papilloma virus,HPV）检查,必要时阴道镜检查及阴道镜下宫颈组织活检,排除宫颈病变。

2. 排除宫腔病变　对于合并月经紊乱、月经增多或B超提示内膜异常的患者,建议常规做宫腔镜检查,必要时刮取内膜做病理组织学检查,排除子宫内膜病变。

3. 会诊　通过检查,发现全身疾病,及时请相关科室会诊。

三、手术前准备

1. 常规检查　血、尿、便三大常规,心电图,胸

部 X 线检查,盆腔 B 超或 CT、MRI 扫描,必要时 PET-CT 扫描,排除恶性。

2. 肿瘤标志物检测　抽血查 CA125、CA19-9、CA15-3、AFP、hCG 等,以及女性激素六项(E_2、P、FSH、LH、T、PRL)检查。

3. 皮肤准备　术前 1 天按一般下腹部手术要求清洁和准备腹部皮肤,特别要注意脐孔的清洁,可用松节油或汽油擦洗脐孔。

4. 肠道准备　术前晚 8 点予以 2% 肥皂水灌肠一次,10 点以后禁食水,手术当日晨予以 2% 肥皂水"三三"清洁灌肠,防止术时肠管胀气及大便溢出。

5. 阴道准备　已婚者术前 3 天每日用 1‰ 新洁尔灭酊或 1/20 碘伏进行阴道擦洗,手术时备上举宫器。

6. 术前饮食　术前一天晚上流质饮食,可减少术后恶心、呕吐的发生。

7. 术前服用镇静药　由于对手术的恐惧常使患者焦虑不安,术前一晚给予镇静剂如艾司唑仑 1mg,让患者得到充分休息。

8. 术前用药　术前半小时可以预防性静脉注射抗生素。

四、器械准备

(一) 常用器械

1. 气腹针 1 支。

2. 5mm 穿刺套管 3 个,10mm 穿刺套管 1 个。

3. 弯分离钳 3 把。

4. 左弯头剪刀、钩型剪刀各 1 把。

5. 弯头持针钳 1 把。

6. 冲洗系统 1 套。

(二) 常用工具

1. 双极电凝钳 1 把。

2. 单极电钩 1 把。

3. 最好配上超声钩 1 套。

4. 无损伤抓钳 1~2 把。

5. 输卵管钳 1~2 把。

五、手术准备

1. 麻醉　建议麻醉医生选择气管插管全身麻醉,保证手术顺利。

2. 体位　备用改良膀胱截石位。

3. 留置导尿管　消毒皮肤术野及外阴阴道并铺好无菌巾后,留置导尿管,以保证膀胱排空情况下进行手术。

4. 穿刺位点的选择　气管插管麻醉成功后,根据肿瘤大小选择在脐孔与剑突连线的任何一点进行气腹针穿刺,一般选择脐孔为充气孔。Veress 针进入腹腔后,充 CO_2 并维持腹腔内压力 13mmHg,用 10mm 套管针穿刺脐孔并置腹腔镜,在左下腹(术者位置)相当于麦氏点及耻骨联合上 2 横指偏左 20mm 各穿刺 5mm 套管,在右下腹麦氏点(助手位置)穿刺 5mm 套管。

第四节　腹腔镜良性卵巢畸胎瘤剥除术

一、关键步骤提示

良性卵巢畸胎瘤临床常见,大小不一,囊内含有脂肪、毛发、头皮、牙齿,甚至神经组织。目前,最好的手术治疗方法是腹腔镜切除术。由于卵巢畸胎瘤包膜很薄,而切开包膜层的工具大多都采用单极电钩,如果用电钩的直角部分切开,就非常容易导致包膜破裂,即使用电钩背部切开,如果用力稍大也会导致包膜破裂。此时,由于囊壁非常薄弱,在剥离过程因用力压迫,也可能导致囊壁破裂。当畸胎瘤囊壁破裂时,脂肪、毛发就会溢出。此时,应控制破裂口不扩大,尽量将溢出的囊内液用吸管迅速吸去,将毛发等组织塞进囊内,如果囊内液黏稠,则只将溢出的部分清除即可,尽量不要过多吸出囊内的脂肪,否则会导致破裂口扩大,加剧脂肪液外溢,增加污染盆腹腔的可能。清除卵巢囊内液后,继续将畸胎瘤剥除。对于散落在腹腔内的皮脂,可用大量温热生理盐水反复冲洗,特别要注意冲洗大网膜、肠管,将残留的脂肪彻底清除,防止术后发生化学性腹膜炎(图 8-11、图 8-12)。

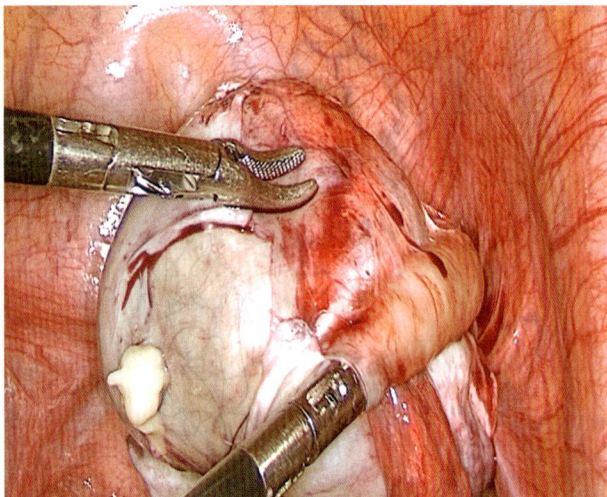

图 8-11   包膜破裂

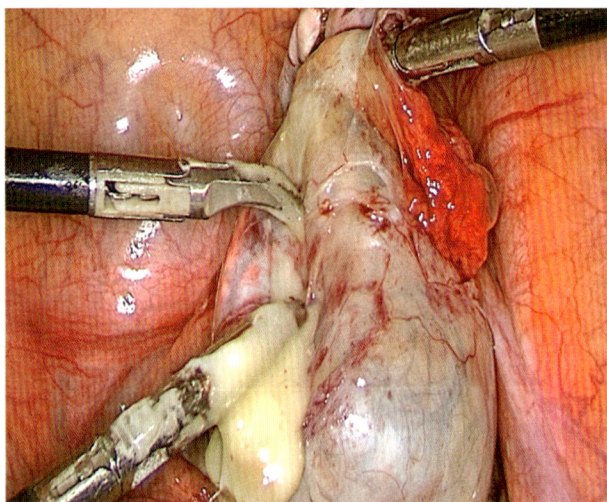

图 8-12   吸出囊液

二、腹腔镜下探查

根据妇科及 B 超检查结果,尽管术前已初步诊断为卵巢畸胎瘤,但还需详细探查盆腔情况,排除恶性。

（一）探查盆腔

注意子宫的大小、色泽及浆膜是否光滑完整,双侧输卵管是否正常,子宫骶骨韧带是否增粗或缩短,盆腔有无积液、是否粘连,盆腔腹膜及盆段直肠是否正常等。特别要注意卵巢囊肿的大小、位置、质地、色泽、活动度、表面有无血管及有无粘连等。最后依次检查阑尾、升结肠及肠系膜、肝、横膈、脾、胃、大网膜、横结肠、降结肠、小肠及其系膜、乙状结肠等,可疑之处应镜下活检送冰冻切片病理检查。

（二）明确卵巢畸胎瘤诊断

除了腹腔镜下可以看到肿瘤单侧、椭圆形、活动、边界清晰等以外,更能看到肿瘤表面呈淡黄色或紫黑色,甚至可见囊内的毛发。

（三）暴露卵巢畸胎瘤

腹腔镜下确定了卵巢的位置后,必须探查对侧卵巢的大小及盆底,只有对侧卵巢正常,才能进行肿瘤剥除,如果对侧卵巢也发现囊肿,应该先剔除囊肿小的一侧,再剔除囊肿较大的一侧,预防剔除困难时需要切除一侧附件而保留另一侧正常的卵巢组织。现在腹腔镜卵巢肿瘤剥除基本已不需要上举子宫器,≤80mm 的囊肿,特别是畸胎瘤大多位于杜氏窝内,剥除前必须将肿瘤从盆底找出,如果囊肿与盆壁间有粘连,应先分离粘连,游离卵巢。术者用无损伤钳将子宫上抬,并用分离钳钳夹固有韧带,助手用无损伤钳自卵巢囊肿下方向上挑起,协助术者将肿瘤从杜氏窝取出,将肿瘤完全暴露在术野视线,并摆到切除的正常位置(图 8-13~ 图 8-16)。

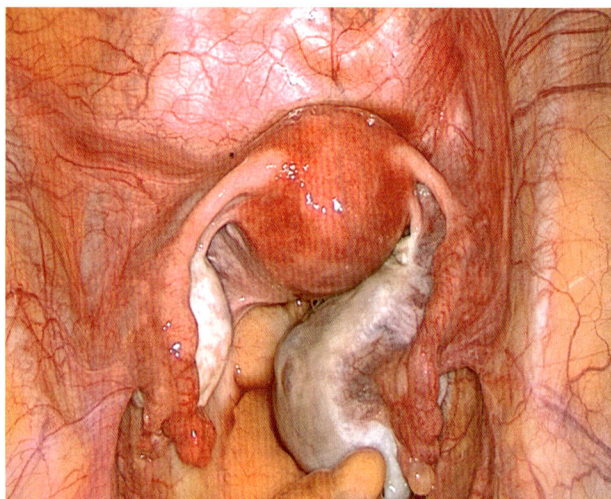

图 8-13   盆底内的畸胎瘤

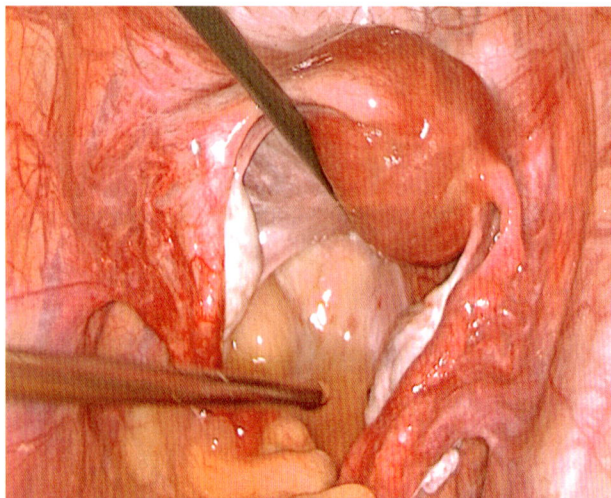

图 8-14   探查盆腔

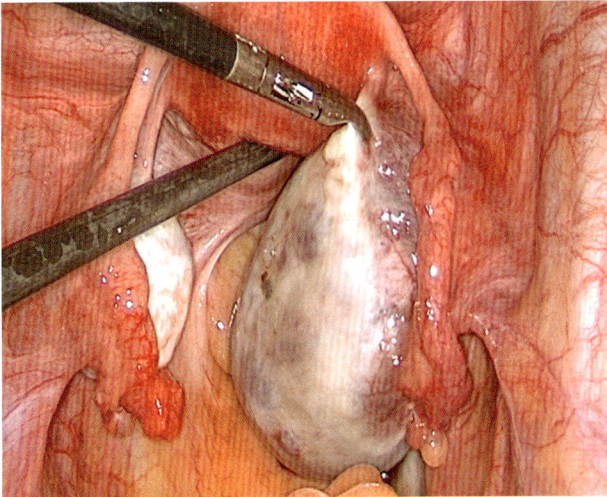

图 8-15　钳夹固有韧带

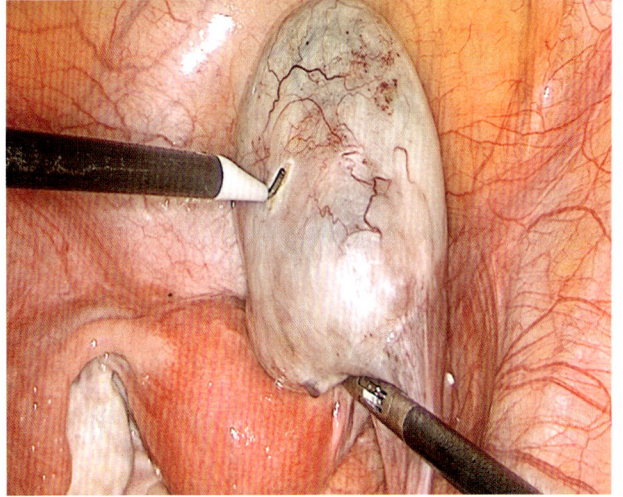

图 8-17　电钩切开包膜

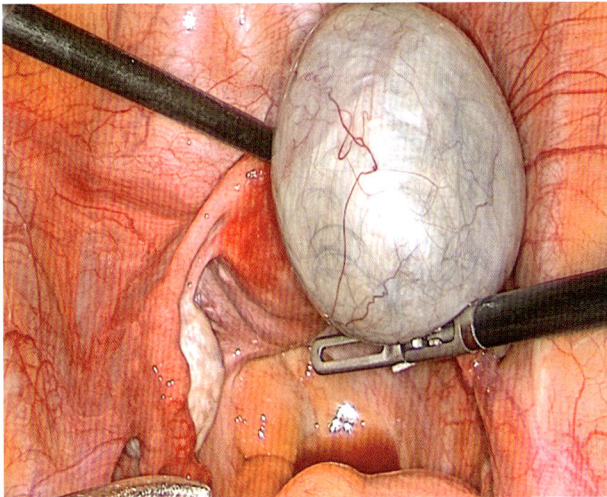

图 8-16　显露肿瘤

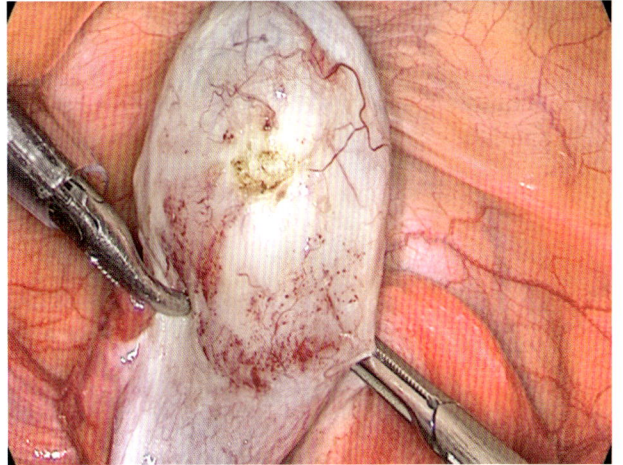

图 8-18　电钩切开的创面

三、剥除囊肿

（一）切开包膜

术者右手握单极电钩在卵巢门上方约 30mm 的位置,用其背面轻轻置于要切开的包膜上,轻踩电极开关,点到即止,只需要切开少许包膜,以能用弯分离钳钳夹切缘两侧包膜即可。电切包膜时切忌用力压迫肿瘤,否则容易导致囊壁破裂。切开少许包膜后,术者及助手分别钳夹包膜两侧,用弯分离钳插入包膜与囊壁之间,慢慢分离包膜(图 8-17~图 8-20)。

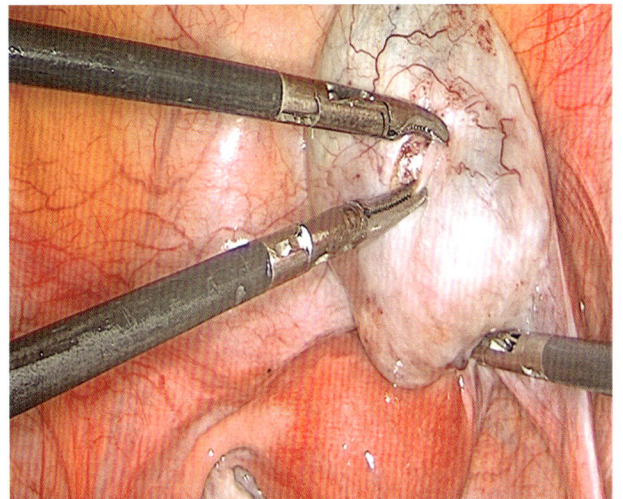

图 8-19　钳夹两侧包膜边缘

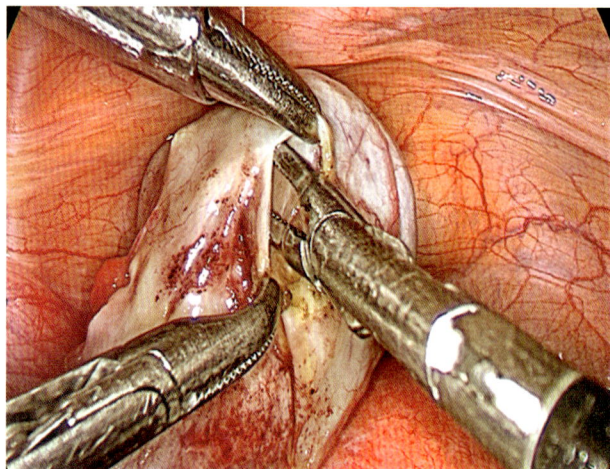

图 8-20　插入包膜与囊壁间

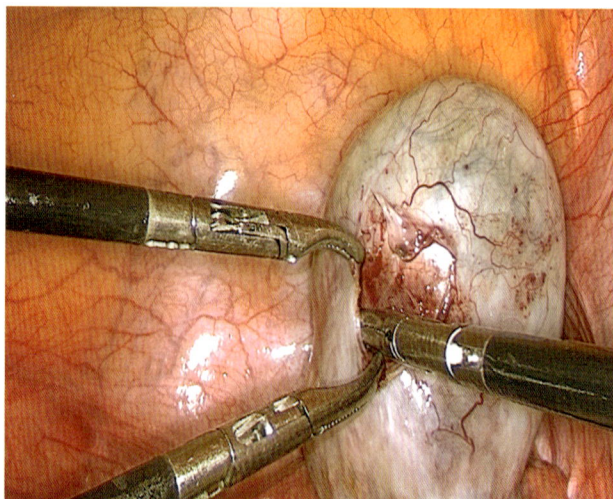

图 8-21　分离包膜

(二) 分离包膜

助手固定肿瘤并显露包膜,术者左手钳夹切开的包膜,右手持弯分离钳并将半月形的钳尖朝上,轻轻分离并逐步插入包膜内约 10mm,张开分离钳,扩大肿瘤与包膜间隙。助手松开固定卵巢的钳,用以钳夹分离的包膜,同时术者用左手钳夹包膜的中点,右手利用弯分离钳朝上的半月形钳尖,插入包膜与肿瘤之间的间隙,再次分离包膜,退出分离钳,张开剪刀,紧贴皮质层剪开包膜。术者两手分别钳夹包膜两切缘并向两侧稍用力,钝性撕拉包膜,当撕拉式剥离包膜变得越来越薄时,停止撕拉,再次用钳分离、剪开包膜及撕拉式剥离包膜,逐步将包膜呈环状切开。在分离、剪开包膜时,必须随时检查切口与卵巢门的距离,防止切口过于靠近卵巢门而导致损伤血管引起出血。沿着肿瘤"盖帽式"切开包膜后,术者左手及助手用分离钳同时钳夹已分离的包膜,旋转分离钳手柄上的旋钮,"卷地毯"式剥离残留的包膜,术者右手以钳背或吸管以相反的方向向下轻压瘤体,将肿瘤完全剥离。剥离至卵巢门时,此处往往有致密的纤维组织与肿瘤相连,且血管丰富,极易出血,可用双极钳电凝后再剪断,这样可避免出血(图 8-21～图 8-28)。

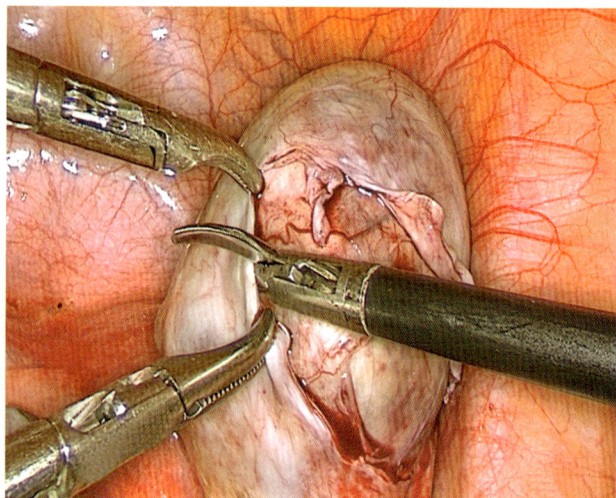

图 8-22　剪开包膜

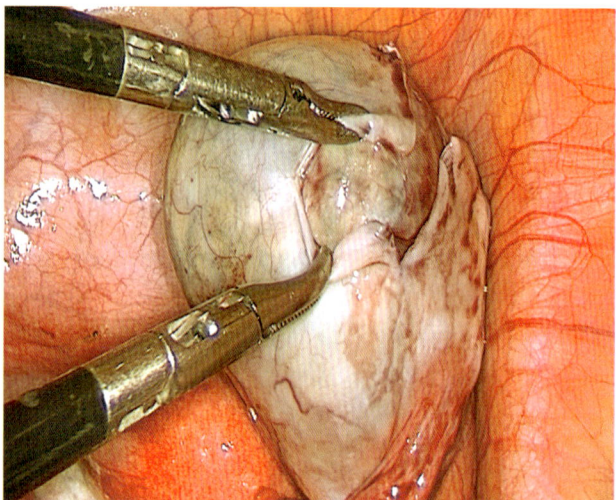

图 8-23　钝性分离包膜

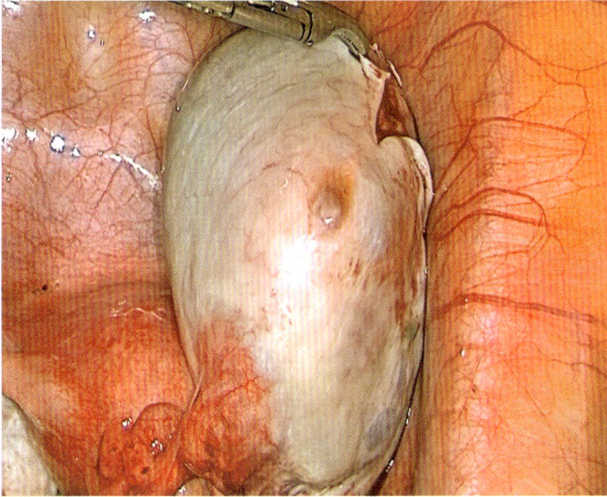

图 8-24　检查包膜与卵巢门距离

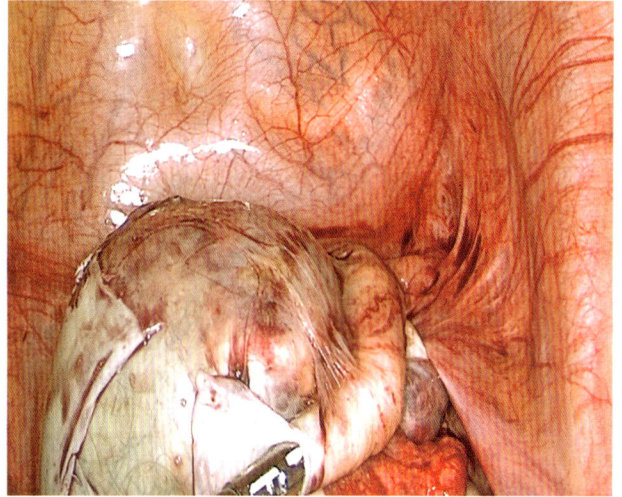

图 8-27　卷地毯式剥离包膜

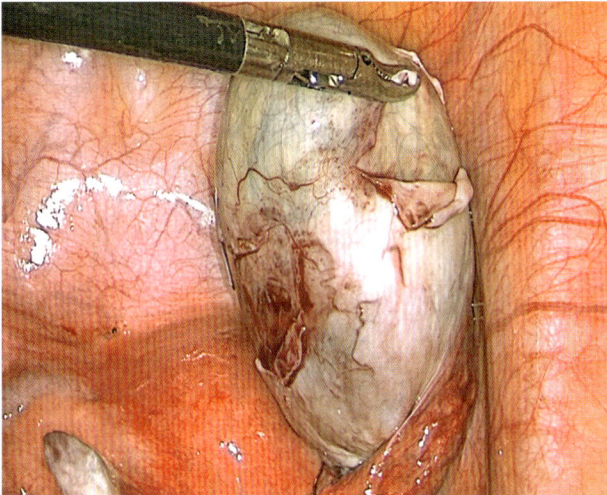

图 8-25　检查切缘

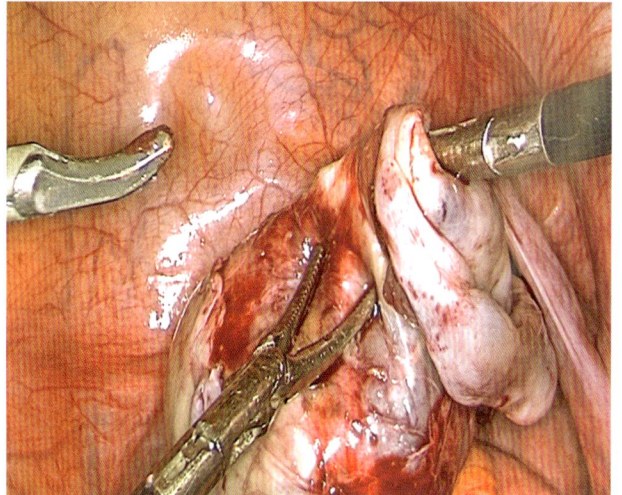

图 8-28　下压囊壁

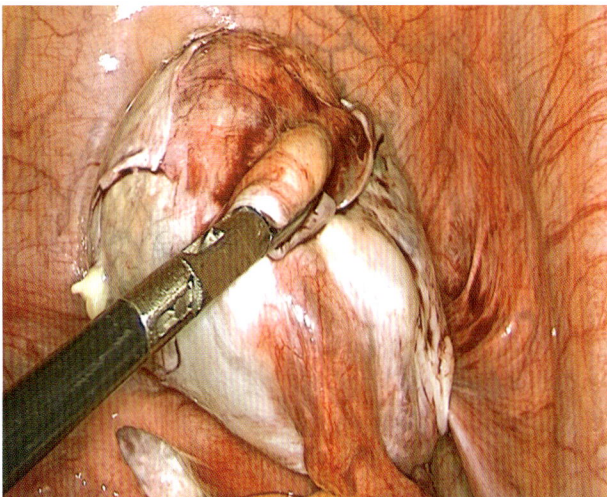

图 8-26　横形钳夹包膜

四、处理创面出血点

这是保护卵巢皮质、即卵巢功能最关键的步骤。创面出血的处理可以采用电凝止血或缝合止血两种方法。

(一)电凝止血的方法与技巧

卵巢皮质对热损伤比较敏感,且残留的皮质非常薄。开展卵巢肿瘤切除术之初,创面采用单极铲电凝止血,由于单极电凝对卵巢皮质损伤太大,现在都采用双极电凝止血。尽管双极电凝止血损伤范围、深度均比单极少,但操作时不能大范围电凝,应该定位止血。最好是在"卷地毯式"剥除肿瘤过程中,边剥离边止血。具体操作技巧是在剥除肿瘤的过程中,助手持分离钳钳夹包膜,术者右手拿双极钳,左手拿冲吸管,用水冲洗创面,看清出血点,用双极钳对着出血点"闪电式"进行电凝,点到即止,再冲水检查创面是否还出血,如果没有则继续剥离瘤体。一般而言,瘤体完全剥除后,包膜创面上的出血也基本止住。此时,将"地毯式"的包膜恢复原样,重新冲洗创面,特别注意卵巢门或卵巢固有韧带附着处的部位,此处血供丰富,出血较多。电凝止血顺序一般先内后外,或先上后下。因为先电凝外周,会导致卵巢皮质内卷,卵巢门附近创面暴露不良,如果先电凝下方出血点,则上方血液向下流,混淆创面,导致出血点不清晰,破坏过多的皮质(图 8-29~图 8-32)。

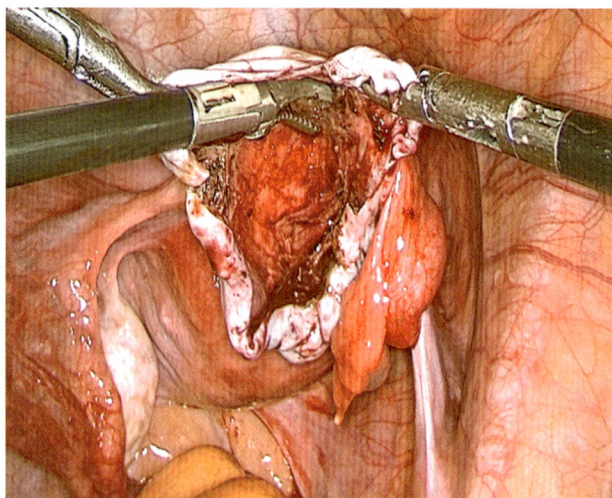

图 8-31　电凝止血后创面

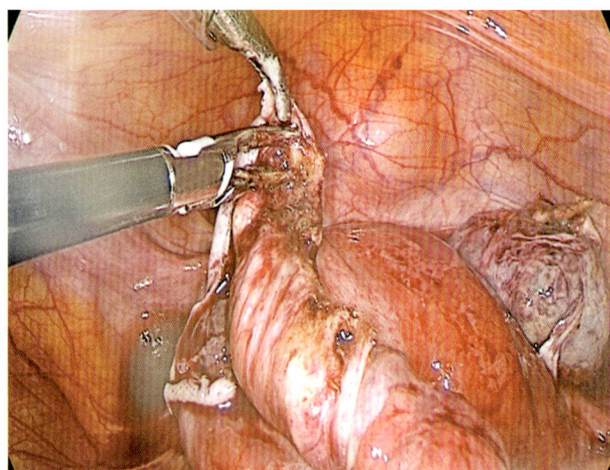

图 8-29　电凝出血点

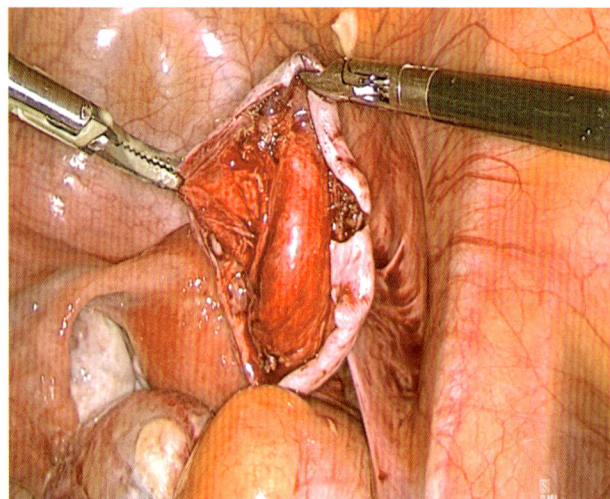

图 8-30　剥除肿瘤后创面

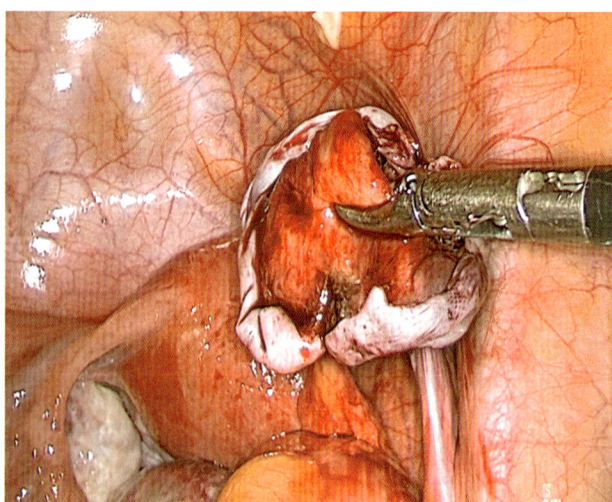

图 8-32　术后卵巢

(二)缝合止血的方法与技巧

缝合止血更接近传统手术的方法,对残留的卵巢组织损伤较少,但需要有较好的缝合技巧。卵巢组织比较脆弱,特别是肿瘤剥除后的包膜,更是单薄,所以缝线不要太粗,最好选择 3-0 或 4-0 的带针可吸收线,修复卵巢创面 3 个月自然溶解,不留异物。操作时,将带针缝线通过穿刺孔送进盆腔,助手用分离钳钳夹包膜固定卵巢,术者左手钳夹包膜,显示术野,右手持针从靠近卵巢门包膜下方约 5mm 处进针,由于缝针较小,先出针,缝针穿过创面底部,再出针,然后从卵巢门包膜上方 5mm 处出针,重复上述操作一次,收紧缝线,完成一次"8"字形缝合。只要两个"8"字形缝合,基本就能修复卵巢创面(图 8-33~图 8-40)。

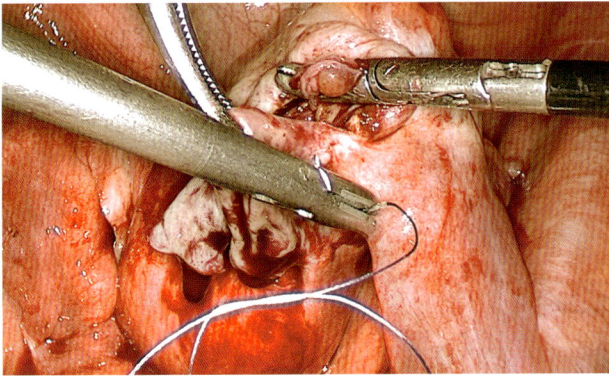

图 8-33　卵巢门下方进针

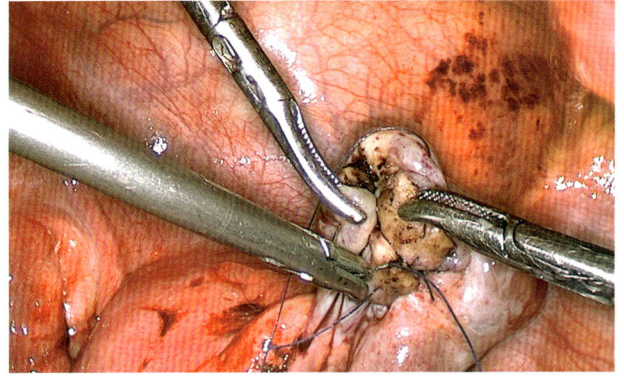

图 8-37　包膜下方进针

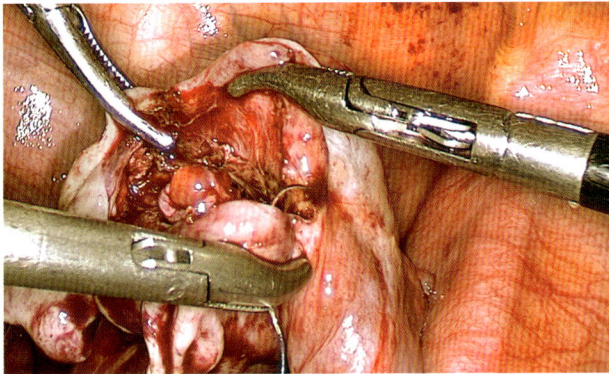

图 8-34　卵巢门下方出针

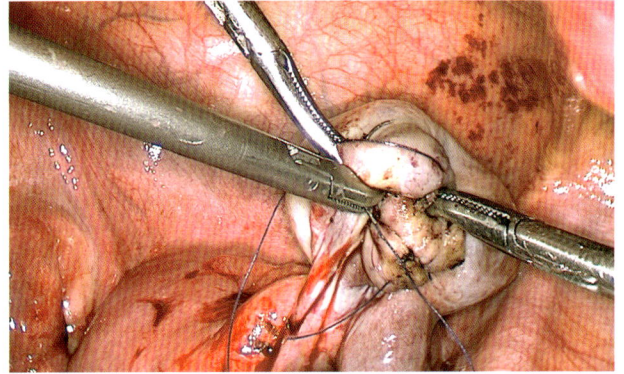

图 8-38　包膜上方出针

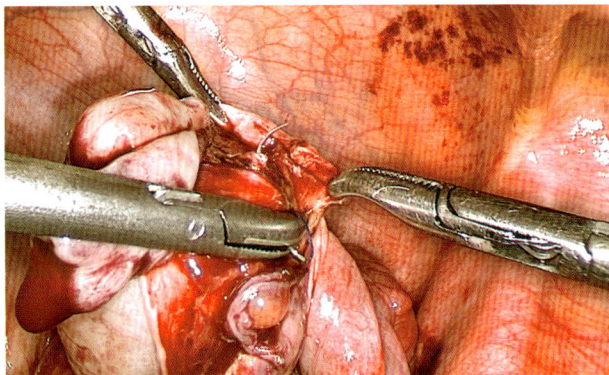

图 8-35　缝合创面底部

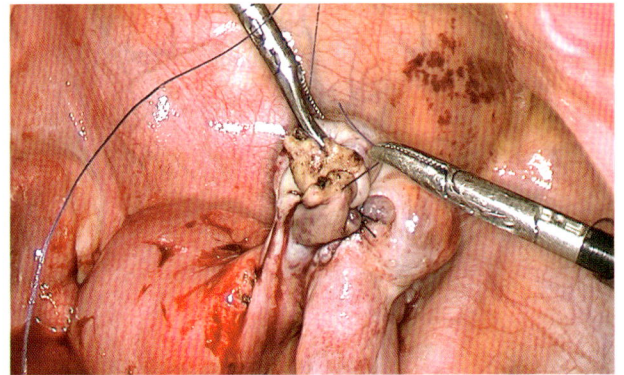

图 8-39　收紧缝线

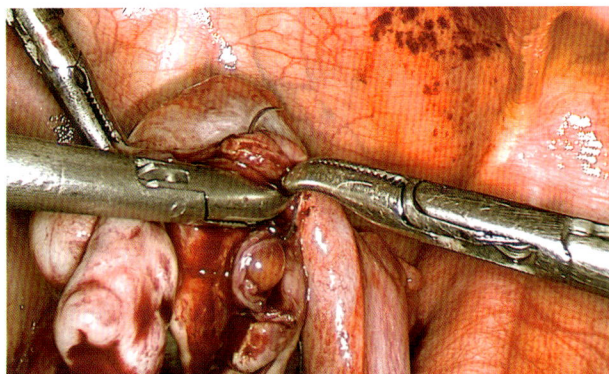

图 8-36　卵巢门上方出针

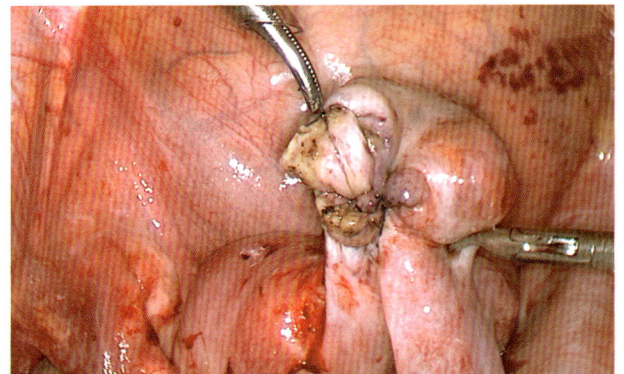

图 8-40　修复后的卵巢

五、取出标本

（一）取出标本袋

将标本袋从脐孔 10mm 的穿刺孔送进腹腔，术者左、右手分别钳夹标本袋口两侧并分开，张开标本袋口，助手用分离钳钳夹标本组织放进标本袋内，术者右手用弯分离钳将标本袋口夹紧，腹腔镜直视下将钳尖送进脐孔 10mm 穿刺孔，逐渐退出套管，同时将弯分离钳及标本袋送至脐孔外，用血管钳钳夹标本袋口，逐步将标本袋拉出脐孔外，再用 3 把血管钳分别钳夹标本袋口，显露标本袋内的组织（图 8-41~ 图 8-44）。

（二）取出标本

用气腹针的外管抽出囊内脂肪液体，逐步牵拉出囊壁，遇到毛发组织，逐一钳夹拉出，如果遇到头皮、牙齿等，由于组织物较硬，必要时可以适当扩大脐孔切口，取出较硬组织。如果遇到脑脊液或其他神经样组织，恶性可能大，应该及时送冰冻切片病理检查，如果是恶性，根据患者具体情况调整手术方案，并与家属沟通，再次签署手术同意书（图 8-45、图 8-46）。

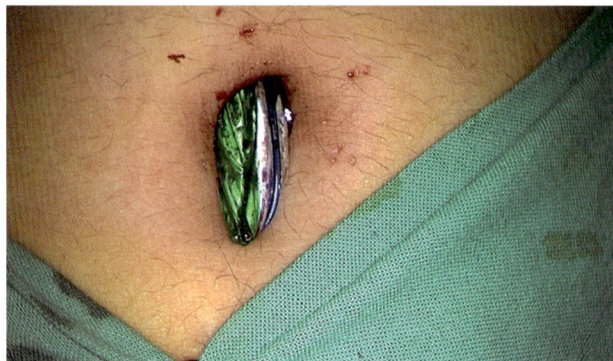

图 8-43　脐孔的标本袋

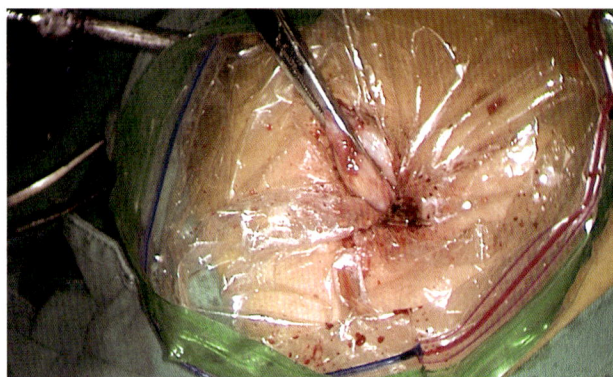

图 8-44　取出标本

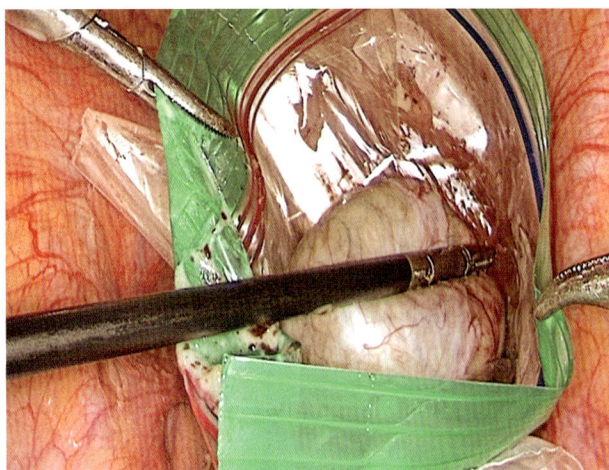

图 8-41　将标本放进标本袋

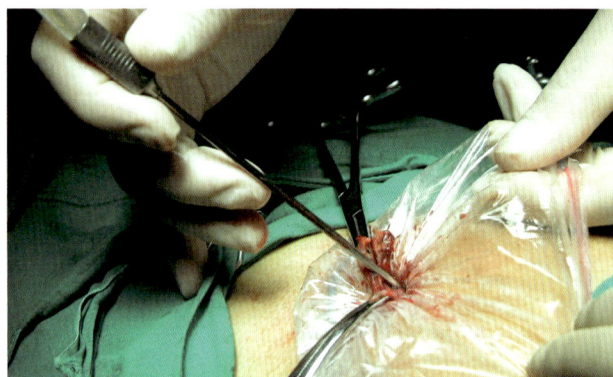

图 8-45　吸出囊内液体

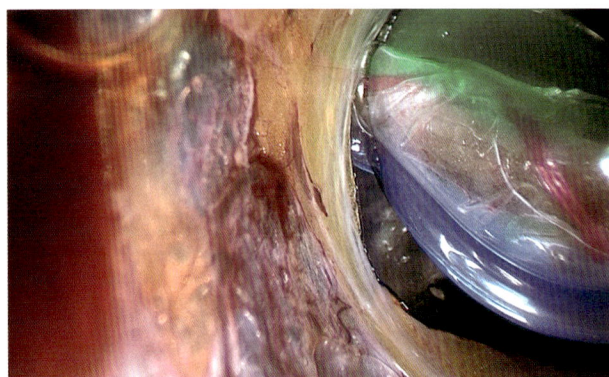

图 8-42　标本袋从脐孔送出

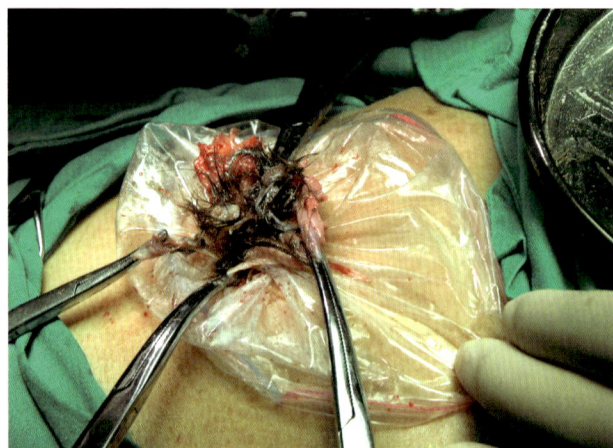

图 8-46　取出标本

第五节　腹腔镜卵巢子宫内膜异位囊肿剥除术

一、简述

卵巢子宫内膜异位囊肿(又称"巧克力囊肿")本应归类于子宫内膜异位症,但它的手术处理方法与卵巢肿瘤几乎一样,为了叙述方便,故将它列入腹腔镜卵巢囊肿剥除术一章。卵巢巧克力囊肿十分常见,占子宫内膜异位症的一半以上,有单、双侧之分,发生双侧卵巢异位病灶时,囊肿可以是两侧对称性增大,也可以大小不等,往往都与盆壁粘连,接近卵巢门皱褶处的卵巢前沿处最常累及。

(一)卵巢子宫内膜异位囊肿类型

卵巢子宫内膜异位囊肿可分为微小病变型(原发性)和典型病变型(继发性)两类。

1. 微小病变型　位于卵巢浅表层的红色、蓝色或棕色等斑点或小囊,病灶只有数毫米大小,常导致卵巢与周围组织粘连,内容为黏稠的棕褐色物质,难以去除其囊壁,常需分割切除。

2. 典型病变型　由于异位组织侵犯卵巢皮质并在卵巢皮质内生长,随月经周期激素变化反复出血,形成单个或多个囊肿。随着囊肿内压增加发生破裂,液体溢出,引起卵巢局部炎症反应及组织纤维化,使卵巢与邻近组织粘连而固定于盆底。卵巢子宫内膜异位囊肿通常囊内含有血性、黄色液体、胶状凝块或黏稠的棕褐色物质,包膜容易撕剥,其表面亦可有异位灶,但不突破包膜,多数可见黄素化。另一类继发性卵巢子宫内膜异位囊肿通常为70~80mm,囊壁容易从卵巢上撕脱,内含棕褐色液体,或退变的血凝块。如果囊肿表面有明显的异位灶,并侵入囊壁,即囊壁浸润形成,由于有多个区域的浸润和明显的周围组织粘连,故剥除囊壁时会遇到困难和卵巢实质会遇到严重的破坏。

(二)卵巢子宫内膜异位囊肿处理意见

卵巢子宫内膜异位囊肿的处理以手术为主,根据患者的年龄、生育与否、大小而决定。

1. 查找不孕原因　有30%~50%的不孕患者合并子宫内膜异位症,而子宫内膜异位症的患者中几乎一半发生不孕。子宫内膜异位导致不孕的因素甚多,如盆腔粘连可以影响输卵管的运动,其中腹腔内环境占很大的比重。在子宫内膜异位症患者的腹水中,含有大量的巨噬细胞及其所产生的各种因子,影响着输卵管的功能。因此,即使卵巢子宫内膜异位囊肿<50mm,只要患者合并不孕,都应该进行腹腔镜探查,术中游离卵巢、输卵管,冲洗、清除盆腹腔内的巨噬细胞及其所产生的各种因子,增加受孕率。

2. 剥除术　囊肿>50mm,年龄<45岁,建议行腹腔镜下囊肿剥除。

3. 保守治疗　年龄接近绝经,囊肿<50mm,可以不用处理,待其绝经后自然消失。如果伴有月经疼痛,可以使用GnRH-a或散结镇痛胶囊。

二、手术步骤与技巧

(一)腹腔镜探查

1. 腹腔镜下探查目的　不仅是为了明确诊断,更重要的是探查盆腔是否有腹水,腹水的量、性质、子宫及附件的粘连程度、各异位病灶的具体部位、大小、与周围脏器的关系等。

2. 腹腔镜下探查顺序　仔细观察盆腔每一个部位,以免漏诊。用无损伤钳协助暴露卵巢后腹膜,全面观察腹膜情况。如直肠子宫陷凹有较多积液,可先吸净液体,再观察直肠窝腹膜有无病灶。按前腹壁腹膜→子宫前壁→圆韧带→乙状结肠→输卵管→卵巢→右侧腹壁→阑尾→输尿管→膈下、肝、胆→胃→肠的顺序全面地进行检查,确定病灶部位、大小。

(1)探查盆底:了解直肠子宫陷凹有无积液,如果腹水是血性或淡红色,注意是否有卵巢排卵后的出血,以排除内膜异位症引起的血性腹水。特别要注意盆腔腹膜有无子宫内膜异位病灶,腹膜上内异病灶的表现多样化,典型的是蓝紫色结节、火焰状出血、内膜息肉样、水泡样、煤渣样、含铁血黄素沉着、血管增生、腹膜缺损(腹膜袋)、筛状腹膜等改变,更重要的是寻找非典型病灶。注意盆腔的粘连程度，特别是卵巢、输卵管与腹膜的粘连。

（2）探查卵巢：具体了解卵巢异位囊肿是单侧还是双侧，囊肿的大小、表面是否光滑、囊肿与盆底的粘连程度、囊肿与输尿管及直肠的关系等，为下一步手术提供安全系数（图8-47、图8-48）。

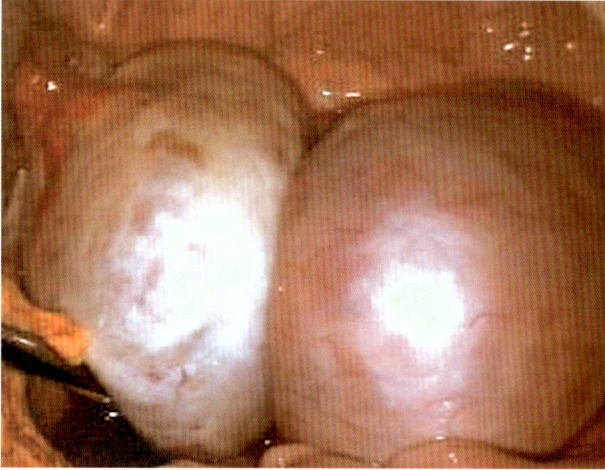

图8-47　双侧异位囊肿

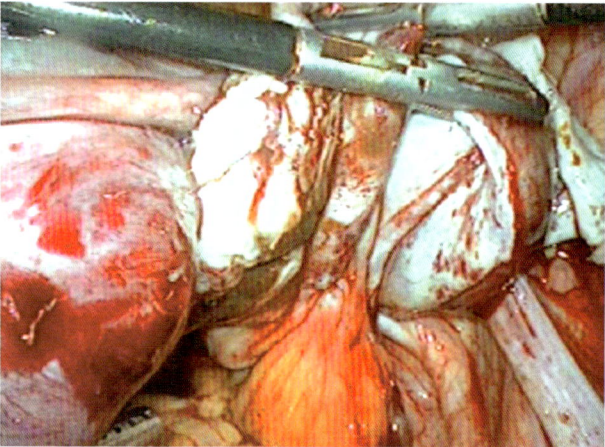

图8-48　输尿管穿过囊肿底部

（3）探查输卵管：对于术后需要怀孕的患者，特别要注意双侧输卵管的形态及粘连程度，连续性是否完整、有无折叠、管壁是否柔软等。输卵管与卵巢间是否粘连，输卵管间质部是否增粗、变僵硬或积液。壶腹部是否肿大、僵硬、是否有瘘管或憩室。伞端形态是否完整，是否粘连或闭锁，开口是否狭窄。特别注意伞端是否游离，正常情况下伞端至卵巢间游离度要＞10mm。做好详细记录并进行初步评分，根据评分结果进行分期及提供术后正确治疗方案。

（4）分离粘连：用超声刀对盆腔周围粘连进行锐性分离，尽量将粘连的组织游离，然后再进行囊肿剥除术。

（5）腹膜病灶的处理：对于术后需要怀孕的患者，小而表浅的病灶可用双极钳电凝清除，如果病灶靠近输尿管，电凝清除病灶时必须谨慎、小心，避免损伤。

（二）剔除囊肿

与良性卵巢囊肿剔除的方法相同。如果异位囊肿没有明显粘连，可以采用完整剥除囊肿。但绝大部分的卵巢异位囊肿都会有粘连，难以完整剥除，几乎都在剥除过程破裂，此时，可以采用先吸出囊内巧克力样液体，再完整剥除囊壁。

1. 切开囊肿包膜　暴露囊肿前部，在其正中用电凝钩切开囊肿表面包膜，助手用分离钳钳抓包膜边缘，术者手握弯分离钳（钳尖朝上）插入包膜，通过分离钳一张一合将包膜与囊肿分离，剪刀剪开包膜。大部分卵巢巧克力囊肿在分离包膜过程中发现囊肿包膜与囊肿壁紧密粘连，分离过程会导致囊肿破裂。也有部分囊肿包膜能够顺利分离，此时，可以看到囊肿内咖啡色的液体（图8-49～图8-52）。

2. 先吸出囊内液　剥除囊肿前，可以先不游离整个卵巢，因为异位囊肿几乎都与盆侧壁粘连，游离整个卵巢后，创面容易出血。故建议剪开异位囊肿包膜后，可以在囊肿表面电凝切开一小口直达囊腔，用吸管插入囊肿内吸出巧克力样液体，由于囊内液比较黏稠，边吸出囊内液体边用生理盐水冲洗囊腔，就能全部清除囊肿内的液体。将囊肿破裂口适当扩大，全面检查囊壁没有乳头状物，必要时送冰冻病理检查，排除恶性（图8-53～图8-56）。

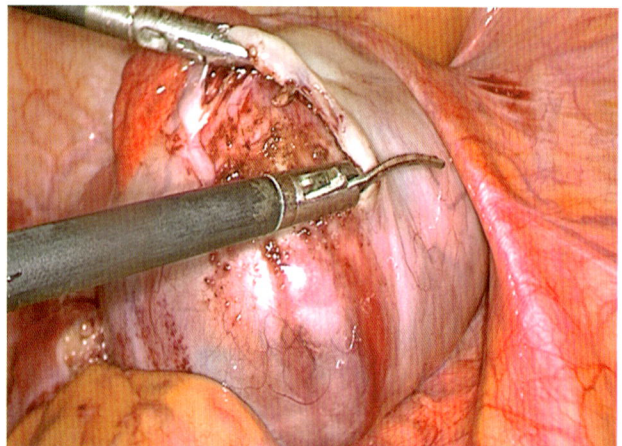

图8-49　向右侧剪开包膜

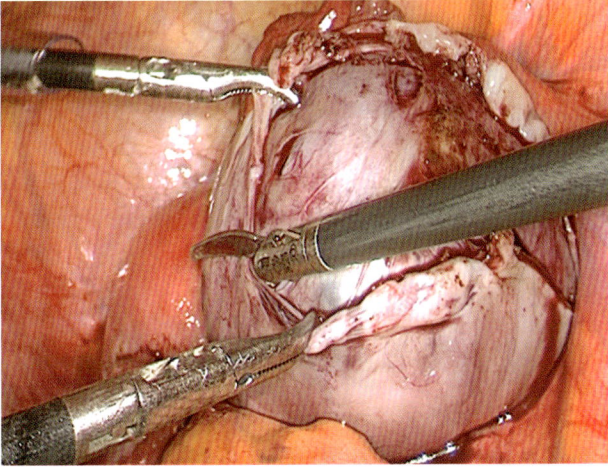

图 8-50　向左侧剪开包膜

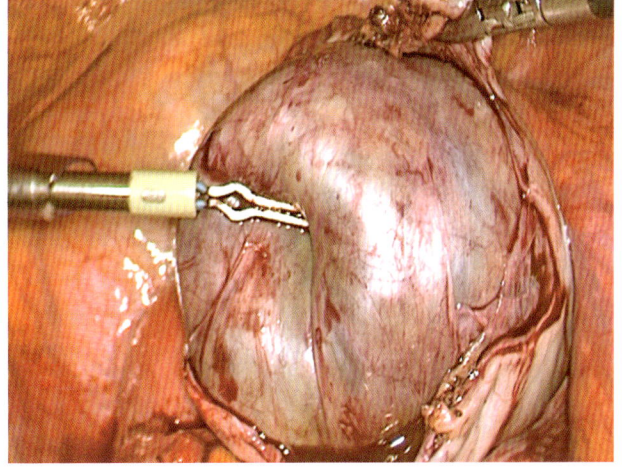

图 8-53　裸露囊肿

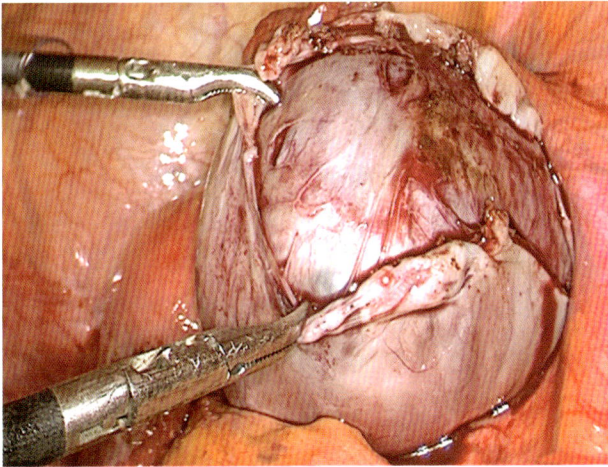

图 8-51　分离包膜

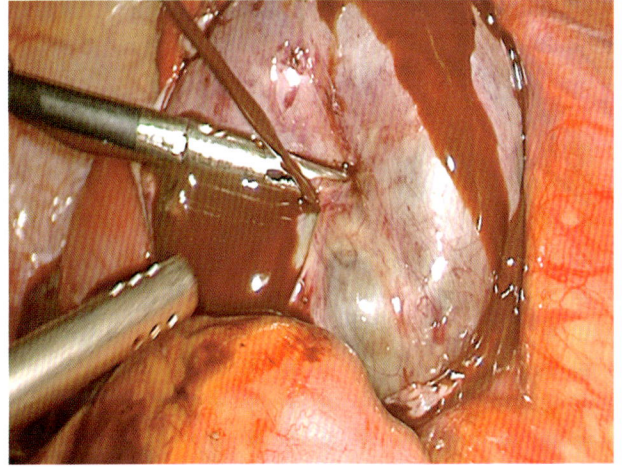

图 8-54　囊肿破裂

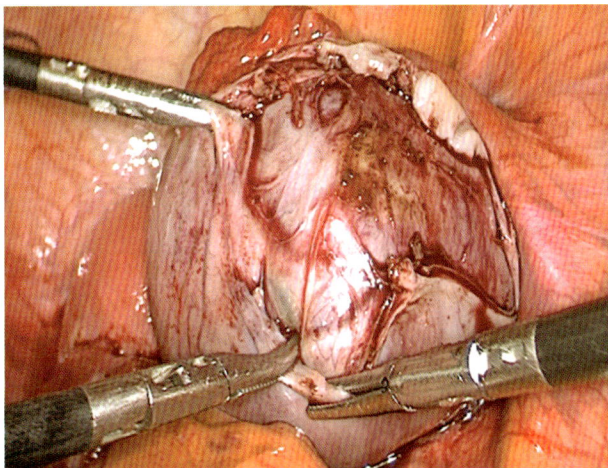

图 8-52　囊壁粘连

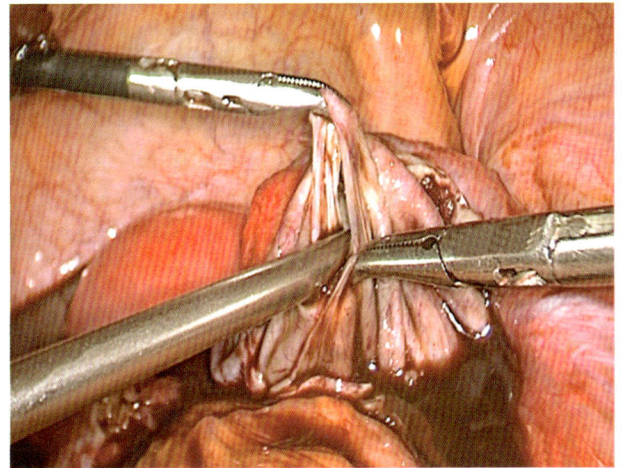

图 8-55　吸出囊内液

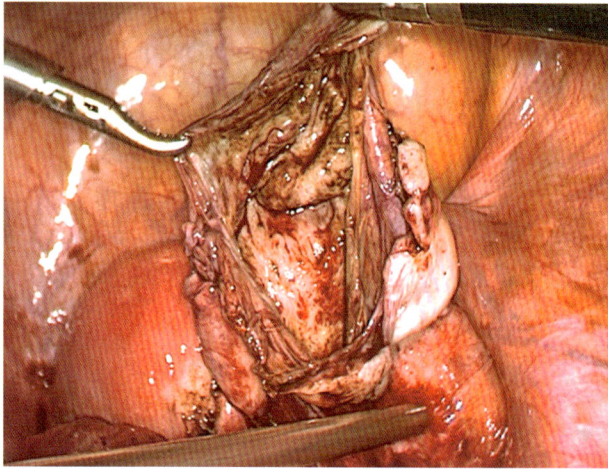

图 8-56　检查囊壁

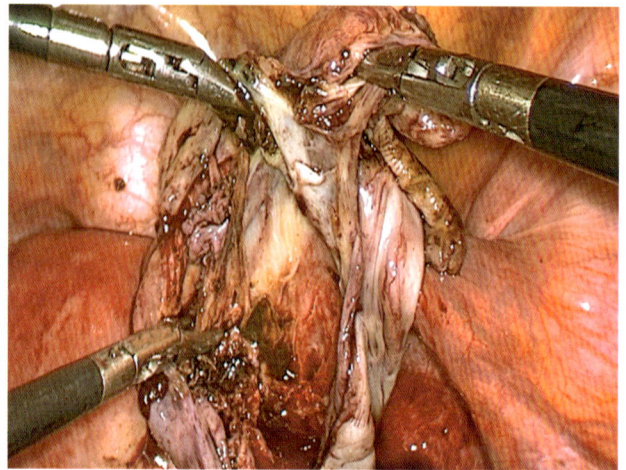

图 8-58　牵拉囊壁

3. 剥除囊壁　彻底清除囊内液、排除恶性变后,术者左手用分离钳抓住包膜边缘,右手钳夹囊壁,两手反方向用力,将囊壁与包膜分离。然后,助手握分离钳钳夹包膜,术者两手握分离钳钳夹囊壁,与助手反方向用力将囊壁从包膜上逐步分离。或者助手钳夹囊壁,术者钳夹卵巢包膜,将包膜从囊壁上剥离。剥除囊壁后,用超声刀或剪刀适当修剪较薄的包膜,但应尽量保留大部分卵巢皮质(图 8-57~图 8-60)。

（三）创面止血

卵巢内膜异位囊肿发生时,由于囊肿与腹壁粘连,导致盆侧壁腹膜增生、挛缩,甚至输尿管就与腹膜、囊肿包膜融为一体,游离卵巢后创面有时止血比较困难。临床上我们采用以下三种方法,达到止血效果(图 8-61~图 8-64)。

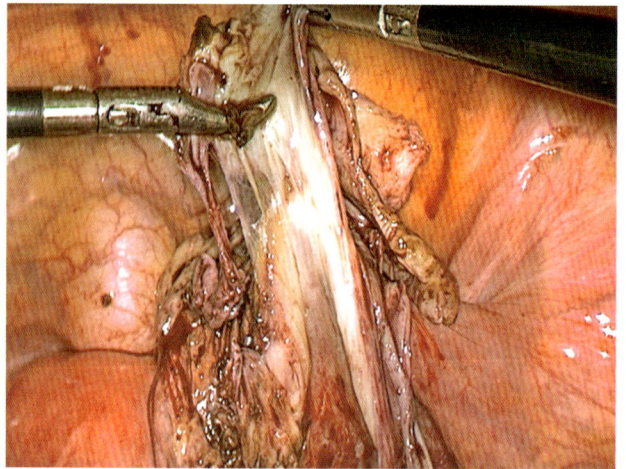

图 8-59　清除囊壁

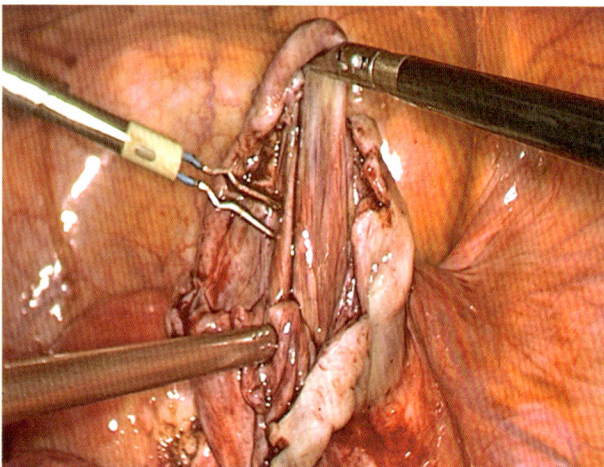

图 8-57　钳夹囊壁

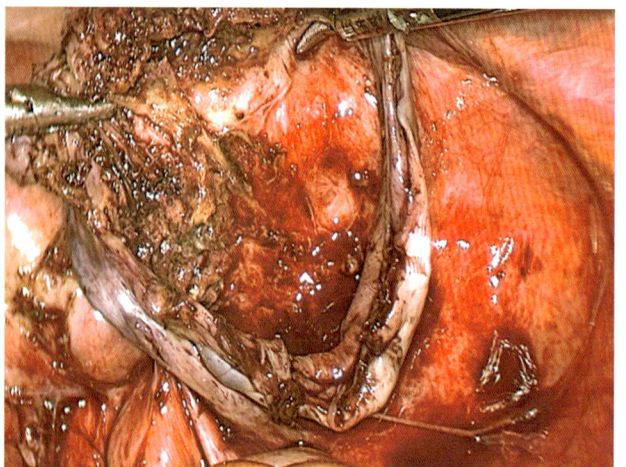

图 8-60　剥除囊壁后创面

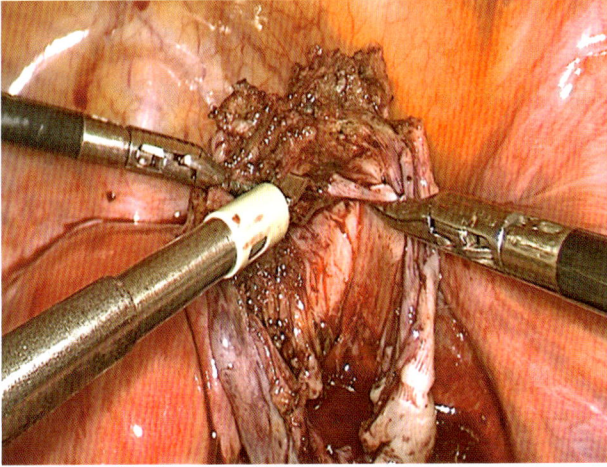

图 8-61 电凝包膜出血点

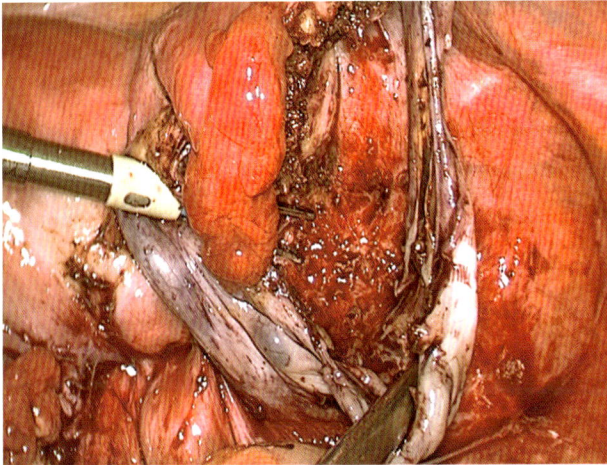

图 8-62 电凝创面出血点

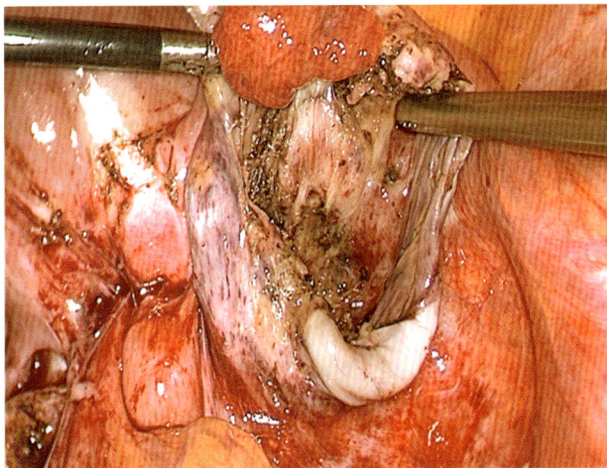

图 8-63 止血后创面

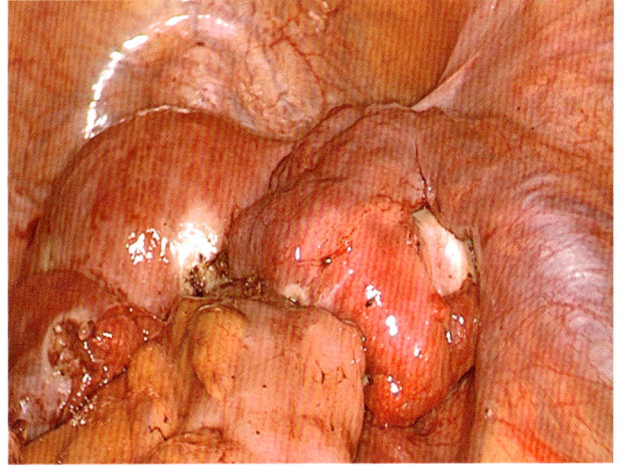

图 8-64 术后创面

1. 边剥离边止血 在剥除囊壁的过程中,如剥除畸胎瘤一样,发现包膜出血,及时止血,既可以保持术野清晰,也增加创面止血的效率。

2. 卵巢门部位止血 囊肿剥离后,包膜上的出血点容易止血,而位于卵巢门的出血,如果用电凝,时间过短,止血效果差,时间过长,破坏卵巢皮质,影响卵巢功能,此时,配合就显得十分重要。助手用弯分离钳钳起卵巢门的组织,暴露出血点,术者左手握吸引管,右手握双极钳,用水冲洗创面,看清出血点,双极钳定点电凝止血即可。

3. 盆腔侧壁创面止血 这是卵巢内膜异位囊肿剥除后止血的关键技巧,因此该部位就是输尿管穿过之处,盲目电凝止血会导致输尿管热损伤,即使采用缝合止血,由于解剖不清,也可能损伤输尿管。如果无法看清创面出血点与输尿管的解剖关系,建议从腹膜的正常部位开始剪开盆侧壁腹膜,游离输尿管后再逐一电凝止血,如此可避免输尿管热损伤。

(四)结束手术

将患者臀高头低位改为头高臀低位,最少用1 500ml 生理盐水从上腹部开始,冲洗腹膜、肠管及大网膜表面,再冲洗盆腔。开始冲洗时可以看到生理盐水呈浑浊,边冲洗边将液体吸净,直到冲洗液清澈为止。

三、术后处理

1. 麻醉苏醒后拔除尿管,鼓励患者尽早下床活动,促进肠蠕动,减少肠粘连。

2. 术后定期检测血清性激素六项,及时了解卵巢功能,并注意月经情况。如果性激素六项异常,必须密切观察卵巢功能的恢复,必要时人工周期疗法,促进卵巢功能恢复。

3. 对于Ⅰ~Ⅱ期的轻度子宫内膜异位症患者,建议尽早怀孕,可期待半年,如不成功怀孕,及时行辅助生殖治疗。重度子宫内膜异位症患者术后建议尽早予以辅助生殖治疗。

4. 无生育要求的Ⅲ~Ⅳ期中、重度子宫内膜异位症患者,术后要辅助药物治疗,以防复发。

5. 定期检测血清CA125及B超盆腔扫描,尽早发现子宫内膜异位症复发。

(廖 敏 李光仪)

第九章

腹腔镜子宫肌瘤切除术

手术过程见视频 9-1。

视频 9-1
腹腔镜子宫肌瘤切除术

第一节　概　　论

一、子宫肌瘤发生率

子宫是由副中肾管发育而成,其平滑肌来自副中肾管周围的中胚叶组织,副中肾管的各部位都有发生肌瘤的可能。子宫肌瘤最常发生于肌纤维组织丰富的部位,由平滑肌和结缔组织组成,又称子宫平滑肌瘤,是女性生殖器官中最常见的良性肿瘤,在生育年龄的人群中,4%~11% 的妇女患子宫肌瘤,根据尸体解剖资料,子宫肌瘤发病率高达 50%,约占住院病例的 10%。子宫肌瘤多见于中年妇女,发病高峰年龄 45 岁(41~50 岁),占50%~60%。

二、子宫肌瘤类型

任何部位都可以发生子宫肌瘤。生长于子宫浆膜层称子宫浆膜下肌瘤(uterine subserous myoma),生长于子宫肌层称子宫肌壁间肌瘤(uterine intramural myoma),根据其生长部位又可以分为前壁肌瘤、后壁肌瘤,肌瘤突向宫腔称子宫黏膜下肌瘤(uterine submucous myoma),生长于阔韧带称子宫阔韧带肌瘤,生长于子宫颈称子宫颈肌瘤。肌瘤单个发生,称之为单发性子宫肌瘤,同一部位多个肌瘤生长,称之为多个性子宫肌瘤,多部位肌瘤同时存在,称为多发性子宫肌瘤(图 9-1~ 图 9-9)。

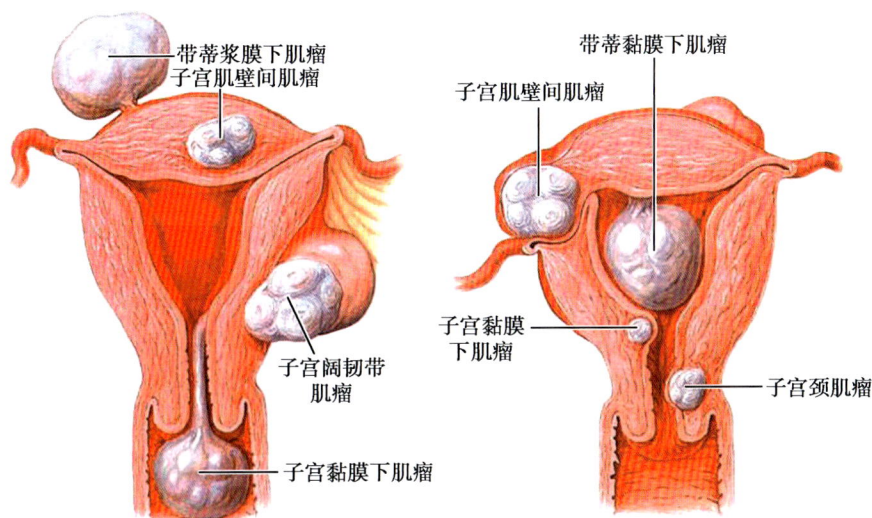

图 9-1　各型子宫肌瘤示意图

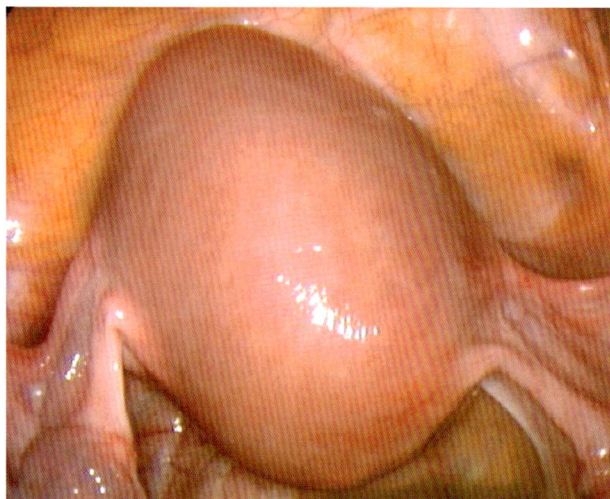

图 9-2 宫体肌瘤

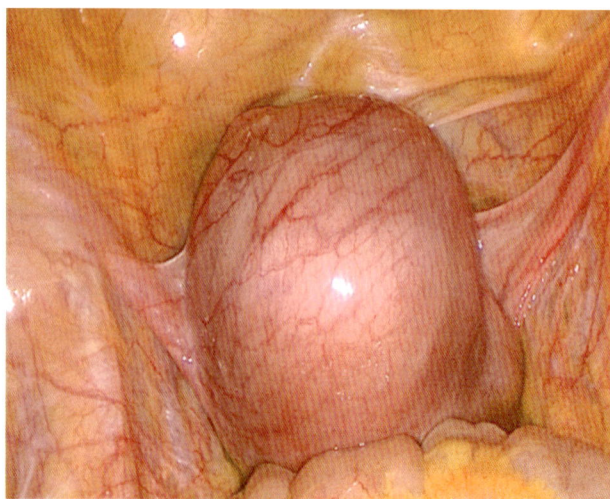

图 9-5 子宫前壁间肌瘤

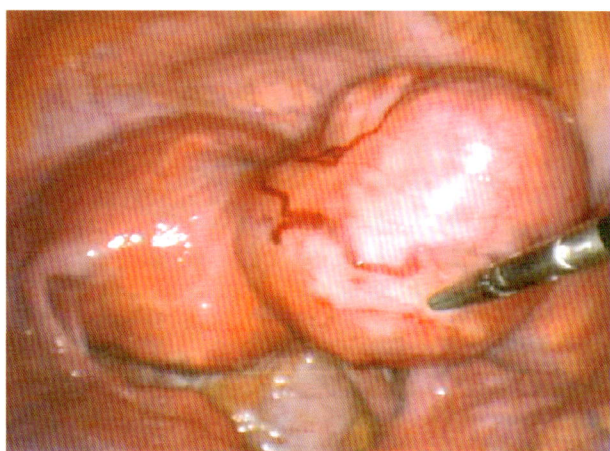

图 9-3 子宫浆膜下肌瘤

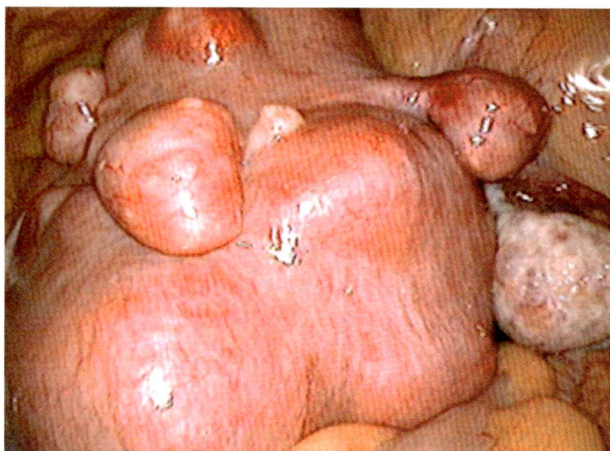

图 9-6 多发性子宫肌瘤

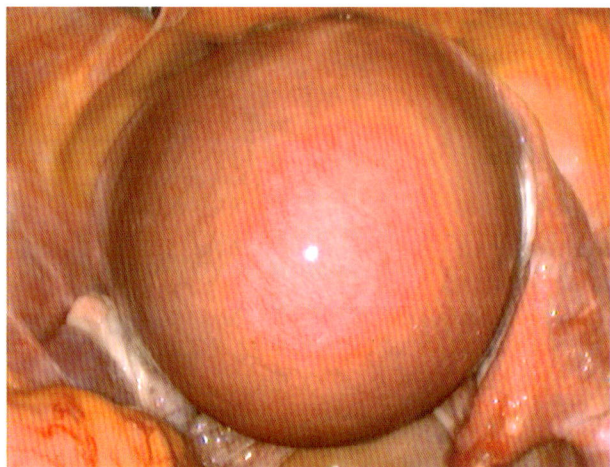

图 9-4 子宫后壁间肌瘤

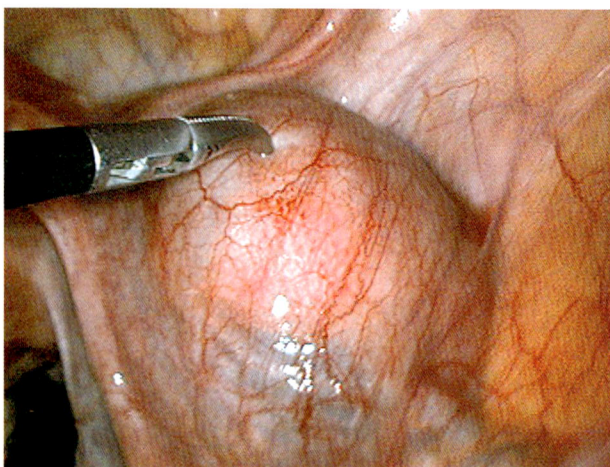

图 9-7 子宫阔韧带肌瘤

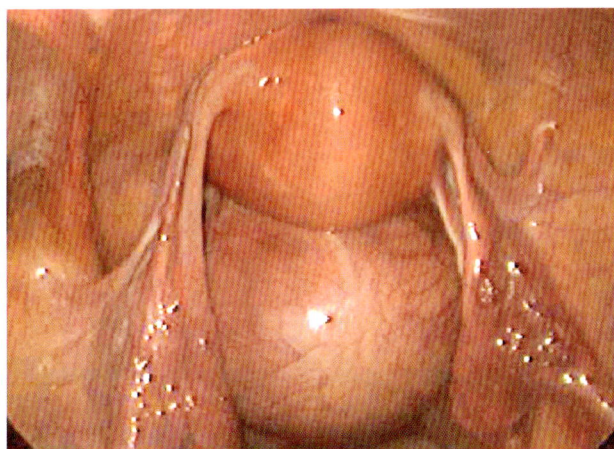

图 9-8　子宫颈肌瘤

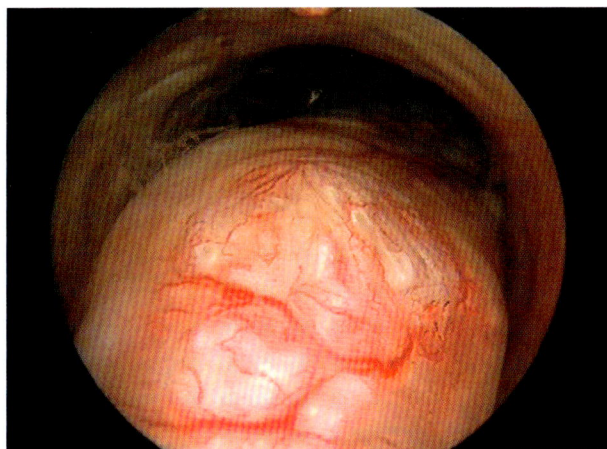

图 9-9　子宫黏膜下肌瘤

第二节　子宫肌瘤临床处理

一、子宫肌瘤处理意见

（一）保守治疗

子宫肌瘤无症状时对月经、生育及健康几乎没有影响。如果肌瘤生长使子宫<孕 3 个月大，临床无症状，或已接近绝经和已绝经的患者，可以暂时观察，不必处理。观察期间，每 3~6 个月做一次详细的妇科检查及 B 超，了解是否出现症状、肌瘤是否增大、有无并发症出现等，确定进一步处理。

（二）手术治疗

如果肌瘤生长使子宫达到孕 12 周大小，应该考虑手术治疗，对于子宫颈肌瘤，如果直径 ≥ 30mm，也应尽早手术，因为太大的子宫颈肌瘤会增加手术困难，容易损伤输尿管。

（三）手术的方式

子宫肌瘤手术方式有剔除、子宫次全切除术、子宫全切术等，手术的途径有腹式、阴式、腹腔镜等。选择手术方式时应该根据患者的年龄、生育状况等决定，但无论如何，必须保证患者术后的生活质量。决定子宫肌瘤切除时必须根据患者的年龄、症状、肌瘤的部位、大小、数量、婚姻、生育情况及全身状况等充分考虑，处理后以保证或提高患者生存质量为根本。由于腹腔镜手术创伤少、出血少、恢复快，腹腔镜子宫肌瘤切除术（laparoscopic myomectomy，LM）不失为一种较好的选择。

二、LM 手术适应证与禁忌证

（一）LM 手术适应证

1. 伴随症状

（1）月经过多致继发贫血，阴道不规则出血。

（2）伴有严重腹痛、性交痛、慢性腹痛、有蒂肌瘤扭转引起的急性腹痛、退行性变或发生感染等。

（3）出现膀胱、直肠明显压迫症状。

2. 能确定肌瘤是不孕或反复流产的唯一原因。

3. 绝经后肌瘤不缩小，反而增大。

4. 术者镜下操作技巧熟练，这是最主要的先决条件。

（二）LM 手术禁忌证

1. 单个肌瘤直径>100mm，术者镜下缝合技术不熟练。

2. 年龄 ≥ 45 岁，肌瘤个数超过 3 个者，患者坚决要求子宫切除。

3. 高度怀疑子宫肌瘤恶变或未排除子宫颈、子宫内膜病变。

4. 急性阴道炎。

5. 急性盆腔炎。

6. 月经期。

7. 合并严重的内、外科疾病。

（三）伴有以下情况者慎重选择 LM

1. 对于未能完全排除子宫恶性病变或具有子宫内膜癌高危因素且年龄偏大、不需要保留生育功能者。

2. 肌瘤生长较快,怀疑有恶变。

3. 如伴有下列情况建议选择子宫全切术

（1）年龄≥50 岁伴有不规则阴道流血。

（2）年龄≥45 岁,子宫内膜诊断性刮宫病理检查结果为"子宫内膜腺瘤型增生过长"或"子宫内膜不典型增生"。

（3）子宫颈组织活检病理结果为"不典型增生"。

（4）年龄≥45 岁,合并肥胖、糖尿病和高血压。

（5）年龄≥45 岁,有子宫内膜癌家族史。

（四）LM 手术指征变迁

1. 既往观点

（1）生长在宫颈的肌瘤、黏膜下肌瘤、肌瘤≥3 个、直径≥60mm、子宫最大直径≥90mm,都是腹腔镜下切除的禁忌证。

（2）≥45 岁、肌瘤≥3 个、黏膜下肌瘤,特别是伴有月经增多的患者,绝大部分都选择了子宫切除。

2. 当前观点

（1）随着妇女社会和经济地位的不断提高,她们对保留子宫有强烈的愿望。即使≥50 岁的子宫肌瘤患者,大多数仍强烈要求保留子宫。

（2）妇科内镜医生们腹腔镜下的操作技巧已经非常娴熟,无论是多发性肌瘤、宫颈肌瘤或>100mm 的肌瘤都能在腹腔镜下切除。如果同时合并黏膜下肌瘤,可以先用宫腔镜切除黏膜下肌瘤,再在腹腔镜下切除其他肌瘤,如果黏膜下肌瘤较大,也可以同时在腹腔镜下切开宫腔取出肿瘤。

3. 特殊处理 尽管 LM 的手术指征随着设备的更新、术者镜下操作技巧的熟练在不断改变,但也要严格掌握手术指征。瘤体≥50mm、无伴随症状的子宫肌瘤,是否需要剔除,应该尊重患者的意见。由于患者专业知识比较缺乏,谈"瘤"色变,大多数均希望剔除,医生必须明确告知患者,没有伴随症状的子宫肌瘤不用处理,可以保守治疗或定期观察,如果患者仍然坚持切除肌瘤,则必须让患者及家属在手术知情同意书签上"坚决要求切除肌瘤,自愿承担手术风险"。

三、LM 术前准备

（一）术前评估

主要根据临床妇科检查、B 超等影像学检查确定诊断,准确判断子宫肌瘤的大小、数量、部位,从而决定患者是否适合作腹腔镜肌瘤切除术并选择合适的手术方式,制订最佳手术方案。

（二）术前用药

1. 缩小肌瘤 如果肌瘤太大,伴有严重出血,估计剔除时出血多时,为了减少术中出血,术前可以考虑使用促性腺激素释放激素激动剂（GnRHa）,使肌瘤体积缩小,减少术中出血,同时要纠正贫血。术前一般使用 3 个月,每个月一次,可以用诺雷德,每次 3.6mg,也可以用达菲琳,每次 3.75mg 等。

2. 使用抗生素 手术开始前 30 分钟静脉推注足量抗生素一次,如果手术时间超过 3 小时,可以再追加一次抗生素,术后原则上不再使用抗生素。

（三）术前检查

1. 常规检查 血、尿、粪三大常规、心电图、肝肾功能、凝血功能检查及阴道分泌物滴虫、霉菌、清洁度等检查。同时行胸部正、侧位 X 线片检查,必要时行心肌酶谱、血脂等化验检查,了解心功能情况。

2. 宫颈细胞学检查 已婚、年龄≥30 岁应该常规做阴道及液基薄层细胞学检查（TCT）、人乳头瘤病毒（HPV）检查,必要时阴道镜检查及阴道镜下宫颈组织活检,排除子宫颈病变。

3. 宫腔镜检查 对合并月经紊乱、月经增多、多发子宫肌瘤的患者,应该常规做宫腔镜检查,排除子宫黏膜下肌瘤,必要时刮取内膜做病理细胞学检查,排除子宫内膜病变。对已上环者最好同时取出节育环。

（四）术前消毒

1. 腹部皮肤消毒 腹部皮肤准备同一般腹腔镜手术,不需要备皮,但必须做好脐部清洁,可用松节油或汽油擦洗脐孔。

2. 阴道及肠道准备 术前 2 天,每日用 1‰ 新洁尔灭酊或 1/20 碘伏进行阴道擦洗,每日 2 次。术前晚给予 2% 肥皂水灌肠一次,10 点以后禁食,手术当日晨清洁灌肠。

（五）签署手术知情同意书

与患者及其家属充分沟通,说明保留子宫与切除子宫的利弊,本着自愿选择的原则使患者及其家属充分知情并签署"要求腹腔镜肌瘤切除"的手术知情同意书。

四、器械准备

（一）常用器械

1. 气腹针1支。

2. 皮钳2把，切开脐孔前用于钳夹脐孔皮肤。

3. 巾钳2把，穿刺套管前用于钳夹脐孔皮肤。

4. 穿刺套管一套

（1）5mm穿刺套管2个，用于耻联上辅助套管之用。

（2）10mm穿刺套管2个，用于脐孔置镜及辅助套管之用。

（3）15mm穿刺套管1个，用于粉碎子宫≤3个月孕时的工作套管。

（4）20mm穿刺套管1个，用于粉碎子宫≥3个月孕时的工作套管。

5. 转换器一套

（1）5mm转换器1个，用于10mm转5mm套管。

（2）10mm转换器1个，用于15mm转10mm套管。

（3）15mm转5mm转换器1个，用于15mm转5mm套管。

（4）15mm转10mm转换器1个，用于15mm转10mm套管。

6. 弯分离钳3~4把。

7. 左弯头剪刀、钩型剪刀1把。

8. 持针钳（弯头持针钳）1把。

9. 冲洗系统1套。

（二）辅助器械

1. 双极电凝钳1把（备1把）。

2. 电凝钩1把。

3. 无损伤抓钳1~2把。

4. 最好配上超声钩1套。

5. 5mm鼠咬钳1~2把。

（三）必备器械

1. 子宫粉碎器1套。

2. 旋切刀管1套（15mm、20mm）。

3. 10mm大有齿抓钳1把。

第三节 手术注意事项

一、手术准备

（一）麻醉

建议麻醉医生选择气管插管全身麻醉，保证手术顺利。

（二）体位

采用改良膀胱截石位，即头低15°~30°，臀部边缘应远离手术床缘20~30mm，两腿夹角约120°，左大腿与身体纵轴夹角120°~150°，右大腿与身体纵轴夹角约120°，手术时备上举宫器。

（三）留置导尿管

消毒皮肤术野及外阴阴道并铺好无菌巾后，留置导尿管，以保证膀胱排空情况下进行手术。

二、关键步骤提示

腹腔镜下单个肌瘤切除因手术简单，LM创伤少、出血少、恢复快，故患者乐于接受。LM最主要的手术步骤是术中止血及创面修复。

（一）LM止血方法演变

子宫肌瘤手术指征大多合并月经增多，前壁肌瘤月经增多的主要原因是肌瘤突向宫腔，由于肌瘤存在，子宫肌纤维增生，使肌层明显增厚，血流丰富，切开肌层出血明显增多。所以，LM手术主要问题是出血。然而，LM手术早期，止血是关键。子宫肌层本身比较厚，血管也比较丰富，发生肌瘤后，特别是比较大的壁间肌瘤，血管增粗、血液充盈，切开子宫肌层时最担心的是出血。为了减少术中出血，临床上探索了许多方法。

1. 橡皮圈套扎子宫下段 开展LM手术之初，为了减少术中出血，笔者曾试用从10mm的套管放进橡皮圈套扎子宫下段，镜下收紧橡皮圈并打结，试图暂时阻断子宫血流，达到术中减少出血。但该方法有可能损伤输卵管，不适用于有生育要求的患者，而且比较烦琐，也不能完全达到预防术中出血的作用,所以被摒弃。

2. 结扎子宫动脉 子宫动脉由髂内动脉发出,大多数子宫动脉发出后与髂内动脉伴行 20~30mm,然后沿盆底侧壁向内下方行走 40~50mm,进入阔韧带的基底部,到子宫颈外侧约 20mm 处,从输尿管末端的前上方越过,接近子宫颈,并沿子宫体侧缘上升,发出许多小分支,分布于子宫并形成血管网。根据子宫血管分布特点,LM 手术之初,为了减少术中出血,剔除肌瘤前剪开阔韧带前叶,寻找到子宫动脉并将其结扎,希望达到术中减少出血。这种方法有可能损伤输尿管,而且止血效果不理想,临床慢慢弃用。

3. 子宫肌层注射收缩剂

(1)子宫肌层注射催产素:根据子宫肌纤维三层组成即内层肌纤维环行排列,中内层肌纤维交叉排列,外内层肌纤维纵行排列的结构特点,子宫收缩时能非常有效地压迫血管并控制出血,术中催产素直接肌层注射,并在液体中加入 20U 催产素静脉滴注。但催产素半衰短,子宫收缩作用很快消失,切开子宫肌层后出血依然很多,该方法控制术中出血效果不理想。

(2)子宫肌层注射垂体后叶素:考虑到垂体后叶素是一种强烈的子宫收缩剂,如果术中子宫肌层直接注射,子宫收缩肯定明显,但是否会影响术中血压,没有经验,与麻醉医生共同研究后,决定临床试用。

1)注射垂体后叶素 6U:使用垂体后叶素 6U 加生理盐水 10ml 子宫肌层直接注射,同时严密观察患者血压,发现使用该药后对血压几乎没有影响,使用 6U 的垂体后叶素收缩子宫效果不佳。

2)注射垂体后叶素 12U:严密观察患者术中血压的同时,将垂体后叶素从 6U 增加至 12U 子宫肌层直接注射,用药 1~3 分钟后,子宫肌纤维开始收缩,血运减少,肌层变白,说明缩血管作用显效,同时在液体中加 20U 催产素静脉滴注,维持子宫收缩,减少切口出血。目前,基本采用 12U 垂体后叶素子宫肌层直接注射,能有效减少术中出血。

4. 联合用药 术中子宫肌层注射垂体后叶素 12U,静脉滴注催产素 20U 维持子宫收缩,止血效果比较好(图 9-10、图 9-11)。

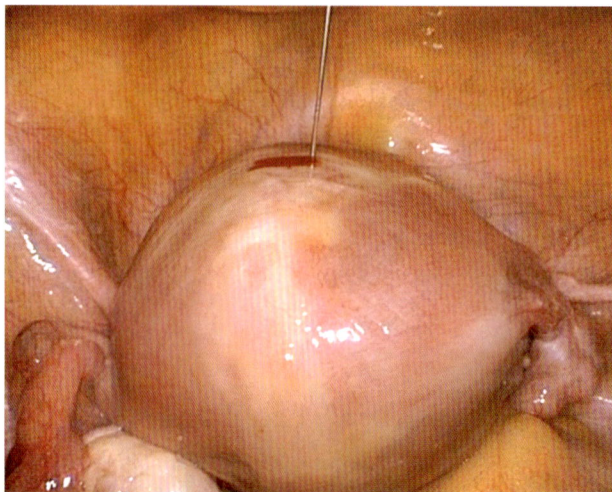

图 9-10 注射垂体后叶素

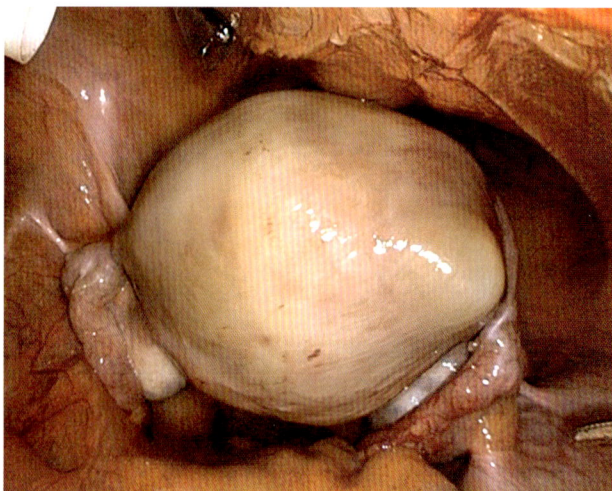

图 9-11 子宫强烈收缩

(二)创面修复的技巧

子宫肌壁间肌瘤切除术后创面的缝合是一种综合性的技巧,它融合了各种的缝合方式和打结方法,可以说,掌握了子宫肌壁间肌瘤切除术后创面的缝合,就基本上掌握了腹腔镜的操作技巧。对于初学者,镜下缝合是一种"痛苦"的动作,每缝一针都要消耗很长的时间。随着腹腔镜技术不断娴熟,LM 创面修复也由粗糙逐步变得精细。在刚开始进行 LM 手术时,缝合创面大多不讲究技巧,只是能把创面缝合,达到止血效果就行。有些是全层大"8"字形缝合,有些是全层连续缝合。于是,缝合后的创面凹凸不平,不利于创面愈合,增加了术后粘连的机会,也增加了术后妊娠子宫破裂的发生率。其实,对术后创面的缝合应该讲求技巧、追求美观。临床操作中,创面修复有很多种方法,包括间断缝合、"8"字形缝合、连续缝合等,根据患者生育要求及创面大小而决定。

1. 间断缝合法 理论上,任何肌瘤切除后的创面都可以采用间断缝合,该法即为腹腔镜下打方便结,如果创面大,打方便结就多,耗时也多,故较大肌瘤切除后极少采用间断缝合法(见图 4-77~图 4-82)。

2. "8"字形缝合法 同样,任何肌瘤切除后的创面都可以采用 "8" 字形缝合,该方法也多适用于创面较少的修复(见图 4-83~ 图 4-92)。

3. 全层锁扣缝合法 适用于壁间外突形子宫肌瘤切除后瘤腔较浅的修复,可以用 1 号可吸收线直接全层缝合切口两侧的子宫浆肌层。操作时,从创缘顶端外侧约 10mm 处进针,出针后镜下打结,距离线结 10mm,缝针穿过后壁浆肌层及创面底部,从前壁浆肌层出针,收紧缝线,连续锁扣式缝合子宫浆肌层,修复创面(见图 4-95~ 图 4-98)。

4. "二浅一深"缝合法 该缝合方法是采用同一条缝线,先锁扣缝合浆肌层两针(针距 10mm),再缝合深肌层(针距 20mm)。多用于肌瘤切除术后的创面缝合。根据笔者的经验,如果用于壁间肌瘤切除术后创面的缝合,最合理的连续锁扣缝合方法是采用一条缝线两层缝合法,先从创面的顶端缝合浆肌层,打结后继续缝合浅肌层两针,每针距离约 10mm,再在浅肌层第 2 针(相当于距离 20mm)下方约 20mm 的位置进针,穿过深肌层,从前壁出针,收紧缝线,就能关闭瘤腔。这种缝合方法可使创面对合整齐,既利于组织愈合,又能达到封闭残腔,有很好的止血效果(见图 4-99~ 图 4-102)。

5. 褥式缝合法 是连续缝合的另一种方法,缝合时将缝针穿过一侧子宫浆肌层,出针后再穿过对侧浆肌层,把浆肌层埋藏在创面内。该法使创面修复后表面非常光滑。但由于要把浆肌层埋藏在创面内,如果大范围的褥式缝合,有可能使子宫肌层组织缺血坏死,导致术后妊娠子宫破裂。对于术后需要生育的患者,建议少用该缝合法(见图 4-103~图 4-106)。

三、有关举宫

LM 手术之初,由于经验缺乏、操作技巧不熟练,几乎所有的 LM 手术都需要通过宫颈上举宫器。当时认为举宫就等于增加了一个助手,其目的是通过摆动子宫可以更清楚地看见肌瘤的部位,有助于将其剔除。同时通过摆动子宫有利于创面缝合。随着腹腔镜下操作技巧的不断娴熟,LM 手术时举宫已不作为常规了,举宫器的存在反而会影响创面的缝合,特别是后壁下段肌瘤,同时举宫器会损伤子宫内膜,引起 LM 术后阴道出血,增加患者术后的担忧。

四、合理的切口选择

合理的切口选择是保证子宫肌壁间肌瘤切除术顺利进行、减少术中出血、防止损伤生育功能的重要环节。

(一)切口大小变迁

LM 手术开始之初,镜下缝合是一个极为困难的操作,为了减少术中的缝合机会,肌瘤切除的切口非常小,往往只占肌瘤直径的 1/4~1/5,然后用 "肌瘤钻" 钻进瘤核,拼命用力往外牵拉,企图把 "瘤核" 取出。当时认为子宫肌瘤组织比较软,可以通过拉力将肌瘤由圆变长而剔除。但肌瘤是由纤维组织组成,大多数的肌瘤组织都比较硬,有时哪怕把 "肌瘤钻" 弄断了,也无法将 "瘤核" 剔除,好不容易把 "瘤核" 剔除了,切口也变大了。由于在牵出 "瘤核" 时,坚硬的肌瘤组织也把切口撑大了,结果反而使切口的边缘变得参差不齐,增加了缝合的难度。随着临床经验的不断积累,特别是缝合技术的不断改进,选择肌瘤切除切口大小的原则是能把 "瘤核" 顺利剔出。

既往对于残留的、少于 30mm 的肌瘤,部分医师采用结扎子宫动脉的方法。笔者认为,如果能在腹腔镜下找到子宫体突出的肌瘤,应尽量将其剔除。对于多发性子宫肌瘤,因存在残留的可能,故除了术前详细与患者及家属沟通外,术中还要再次告知家属。

(二)单个壁间肌瘤切除切口选择

如果是单个肌瘤且肌瘤 ≤70mm,切口可以选择在肌瘤最突出的部位,切口长径为肌瘤直径的 1/3~2/3,以容易剔除 "瘤核" 为宜,这样既可以保证切口边缘完整,便于缝合,也有利于创面愈合。根据术者所站的位置及习惯,可以采用纵形或横形切口。一般选择切口与肌瘤长径平行,切开子宫浆膜层及浅肌层时,切口应深达 "瘤核",如此可借助子宫肌层的收缩作用将"瘤核"挤出包膜,利于暴露和剔除,同时达到"瘤核"压迫创面血管达到止血作用(图9-12、图9-13)。

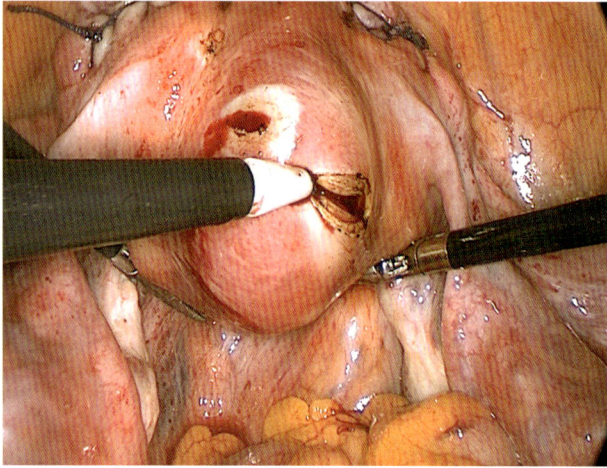

图9-12　切开浆肌层

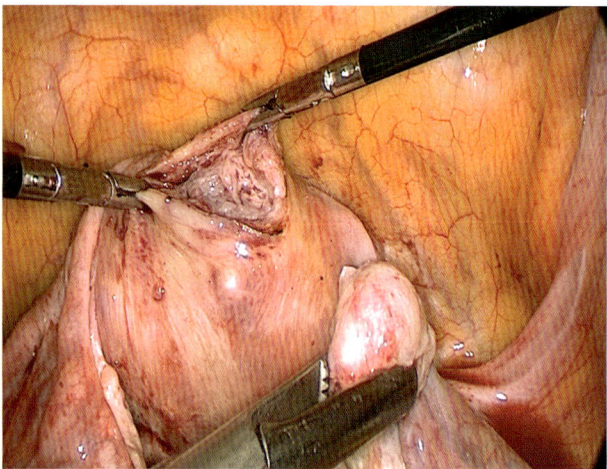

图9-13　单个肌瘤切口

（三）巨大壁间肌瘤切除切口选择

如果肌瘤>70mm,肌瘤包膜切开建议采用梭形切口。因为选择在肌瘤最突出部位切开浆肌层,有可能由于包膜组织过多,缝合后创面组织多出,而影响伤口愈合。建议切口长径应该略小于肌瘤直径,尽量减少肌层组织损伤。可以先从肿瘤的上方弧形切开包膜约为肿瘤直径的2/3,裸露"瘤核",再从肿瘤的下方弧形切除包膜,完全裸露"瘤核"(图9-14、图9-15)。

（四）多发性子宫肌瘤切除切口选择

切口选择讲究方法,应根据患者是否有生育要求而定。如果患者没有生育要求,切口选择也无要

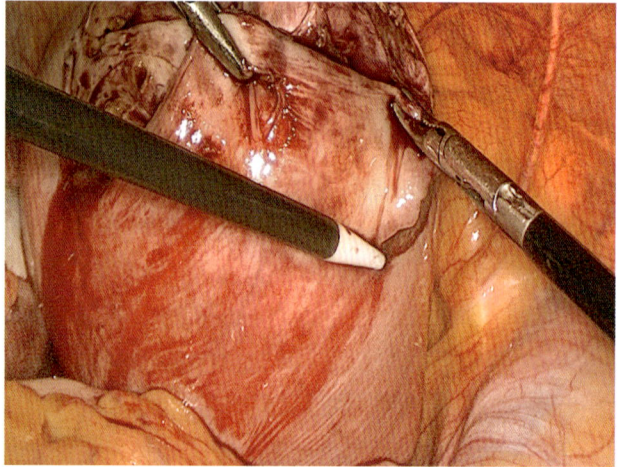

图9-14　弧形切除浆肌层

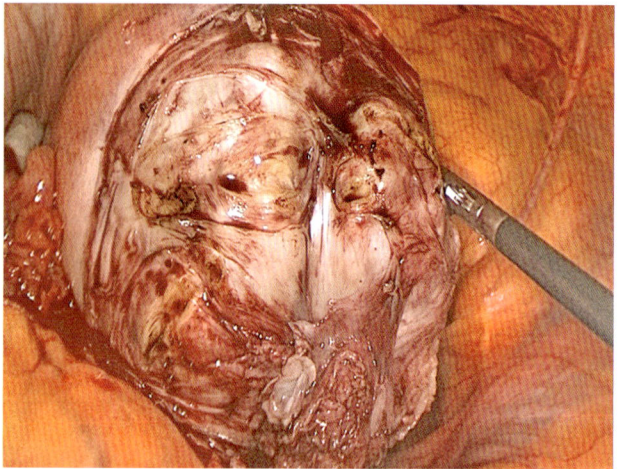

图9-15　裸露瘤核

求,只要将肌瘤切除、修复创面即可。如果患者年轻、有生育要求,应尽可能地选择同一切口,即相近肌瘤尽量在同一切口剔除,减少剔除后多个创面。这时,可以选择在下方或上方切开浆肌层,沿着子宫体周围切除浆肌层,同时把肌瘤一同清除,好像是"掀盖子"一样环形切除浆肌层,这种切除方法有利于创面修复缝合。如果肌瘤间相距较远,则只能分别切开肌瘤包膜剔除瘤核(图9-16、图9-17)。

五、术中排除恶变

子宫肌瘤是原发于子宫的良性肿瘤,发病原因不明,根据肌瘤最常发生于妇女的性成熟期,雌激素与孕激素在肌瘤的发生、发展中起重要作用,绝经后激素降低,肌瘤会逐渐萎缩,甚至消失。子宫肌瘤可以发生变性、坏死、恶变等,肌瘤的恶变主要是肉瘤样变,发生率为0.4%~1.25%,几乎都发生在壁间肌瘤。此外,还有一种特殊类型的肌瘤称为"富于细胞平

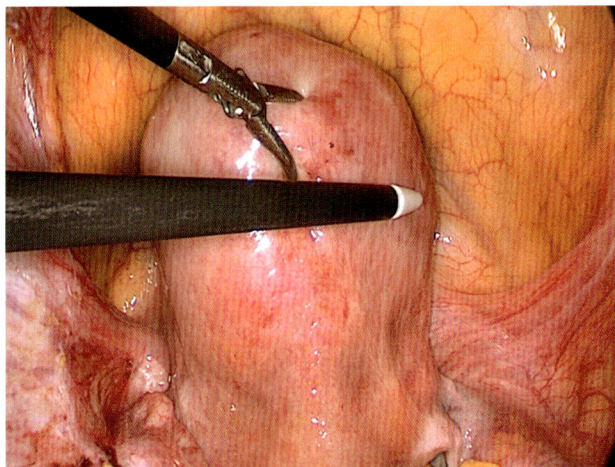

图 9-16　切开肌瘤后壁

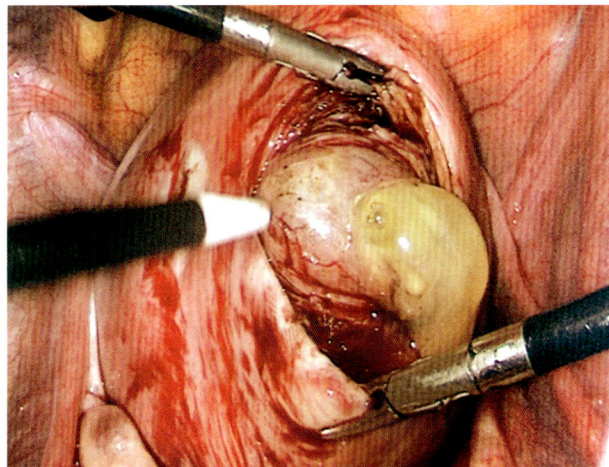

图 9-18　肌瘤液化

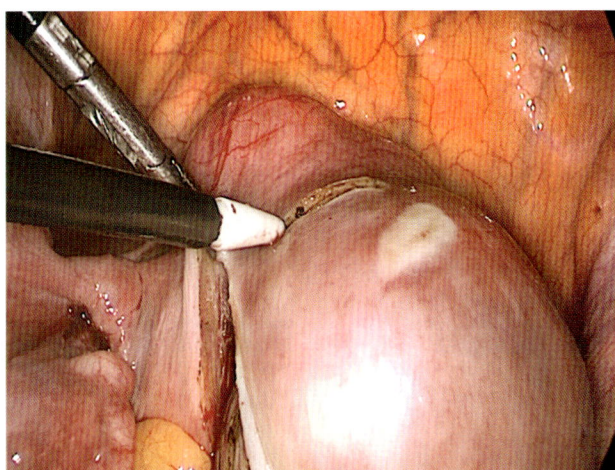

图 9-17　环形切除浆肌层

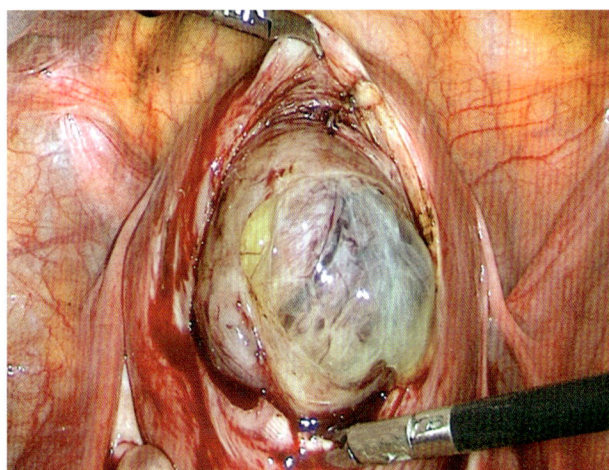

图 9-19　完整裸露瘤核

滑肌瘤"，其特征为肌瘤内富含平滑肌细胞，而缺乏纤维组织，细胞排列紧密但形态正常，核呈梭形且分布均匀，该类肌瘤属于良性。肌瘤切除时，如果发现瘤核变性，应该适当扩大切口，保证完整将瘤核剔除（图 9-18、图 9-19）。剔除瘤核后，应仔细检查大体标本，如发现肌纤维无典型漩涡状结构，或质软、脆，或呈生鱼肉样改变时，应立即行冰冻病理检查以明确诊断，再做相应手术。

六、LM 对妊娠的影响

LM 术后再妊娠时子宫破裂是此类手术的一个远期并发症，但不是必然的并发症。尽管目前有术后妊娠子宫破裂的报道，但其发生率却不明确。这主要取决于剔除肌瘤后创面的大小及深度、术时子宫腔是否穿破、缝合创面是否对合良好、术后有无感染等情况。

（一）LM 术后受孕子宫破裂率

LM 术后严重并发症之一为患者孕期或分娩时发生子宫破裂。无论开腹或腹腔镜术后都可能发生子宫破裂，两种手术路径发生率是否有差异并不清楚。LM 术后子宫破裂的发生率为 0~3%，多数文献报道<1%，但具体数据尚难统计。2007 年意大利一项多中心大样本研究中，纳入 2 050 例腹腔镜子宫肌瘤切除患者，术后 386 例妊娠，1 例（0.26%）在孕 33 周发生子宫破裂。2013 年美国报道机器人辅助的 LM 术 872 例，术后 107 例受孕，其中 92 例分娩，妊娠后子宫破裂者 1 例（1.1%），与普通腹腔镜手术结局相似。子宫破裂通常发生在晚孕期或者临产分娩时，也有个别病例发生在中孕期。2012 年希腊单中心报道 1998—2011 年发生腹腔镜子宫肌瘤切除术后子宫破裂 7 例，术后受孕间隔平均为 1.4 年。子宫破裂 1 例发生在 24 周的双胎，6 例发生在 34

周或以后,其中1例发生在临产后。LM术后受孕的子宫破裂率高于或相似于开腹肌瘤切除术,还存在争议。

（二）LM术后子宫破裂原因

由于LM术后子宫破裂一旦发生,可能引起母婴同时死亡的严重后果,因此,其发生的原因已成为近年来妇科腔镜医师关注的热点。可能导致子宫肌瘤切除术后子宫破裂的因素包括术中穿破宫腔、术后伤口血肿形成、术后发生感染等。其中,缝合技巧是关键。

1. 缝合创面技术掌握不好　LM术后子宫破裂最关键的影响因素是正确地缝合术后创面,这也是腹腔镜手术中最困难且最重要的手术技术。

（1）创面未对合好:如果缝合时层次未很好对合,可能使创面愈合不良。开展LM之初,创面修复只注重止血,忽略了创面对合缝合,缝合时"大刀阔斧",东一针西一针,过多缝合了肌层组织,类似于包"粽子",使肌层组织严重缺血、坏死,形成大面积瘢痕,增加术后妊娠子宫肌层破裂的概率。

（2）创面缝合不彻底:缝合肌层创面时,如果仅缝合伤口表面而没有彻底封闭残腔,可导致创面留有残腔形成血肿,继发感染,影响创面愈合。

2. 过度电凝创面肌层　许多妇科腔镜医师都认为子宫浆膜下肌瘤切除术后创面表浅,直接电凝即可止血,无须缝合。实际上浆膜下或带蒂肌瘤切除后,仅电凝创面止血的病例也有发生子宫破裂的报道,因此,对于这类肌瘤切除后仍建议缝合伤口。此外,肌瘤切除后肌层出血,如果过度电凝创面肌层,即使对合缝合后同样会引起组织坏死,导致创面愈合不良。

（三）LM预防子宫破裂

1. 避免电凝止血　子宫肌壁间肌瘤切除后创面修复最好采用缝合的办法,不主张采用电凝止血的办法,特别应避免过度电凝创面肌层,因为电凝后可以导致创面周围组织坏死,影响愈合,对于术后还需要怀孕的患者,容易引起子宫破裂。

2. 封闭瘤腔　肌瘤切除后,如果瘤腔较深,必须先"8"字形缝合封闭瘤腔,再行封闭横向和纵深的全层创面缝合。缝合肌瘤切除术后创面的基本原则是尽量减少伤口血肿的形成。

3. 创面对合缝合　腹腔镜手术中将单层缝合改为多层缝合可能降低术后子宫破裂。分层对合缝合创面,既能达到传统手术的止血方法,又能促使伤口愈合。

4. 避免损伤子宫内膜　肌瘤切除术前B超检查发现子宫内膜变形面积超过50%者,说明术后子宫完整性会受到损伤。如果术中子宫内膜损伤,也会增加术后子宫破裂的概率,此类患者建议剖宫产分娩。

第四节　腹腔镜子宫浆膜下肌瘤切除术

一、子宫浆膜下肌瘤的类型

子宫浆膜下肌瘤是指肌瘤向子宫浆膜面生长,突起于子宫表面,肌瘤表面仅由子宫浆膜覆盖,有时尚有明显的根蒂,称为带蒂浆膜下子宫肌瘤,其蒂部有长短之分,长者犹如卵巢肿瘤,呈游离状态。子宫浆膜下肌瘤临床上一般不会出现症状,但如果肌瘤大,同样可以出现压迫膀胱和直肠,并引起相应症状。蒂长的浆膜下子宫肌瘤还可以发生扭转、出血、慢性腹痛。如果发生急性扭转则产生急性腹痛,难与卵巢肿瘤扭转鉴别。带蒂浆膜下子宫肌瘤容易出现供血不足发生退行性变,有时与大网膜或肠系膜粘连以获取血液供应。如果瘤蒂太小,肌瘤逐步脱离子宫形成寄生性肌瘤或游离性肌瘤（图9-20、图9-21）。

二、子宫浆膜下肌瘤切除方法与技巧

根据浆膜下肌瘤蒂部的长短,可以采用线圈套扎、电凝后切断及直接切断瘤蒂三种切除方法。无论使用什么方法,蒂部较长的浆膜下肌瘤切除一般不会出血或出血极少。

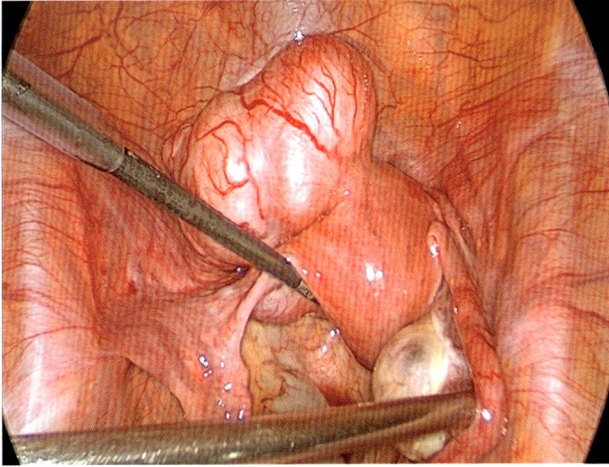

图 9-20　前壁浆膜下肌瘤

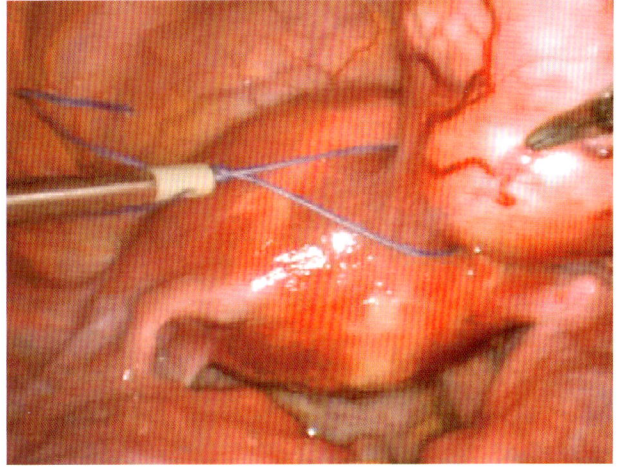

图 9-22　套扎肌瘤蒂部

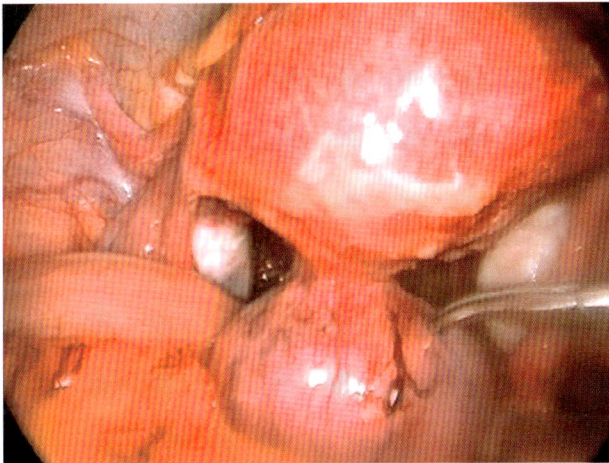

图 9-21　后壁浆膜下肌瘤

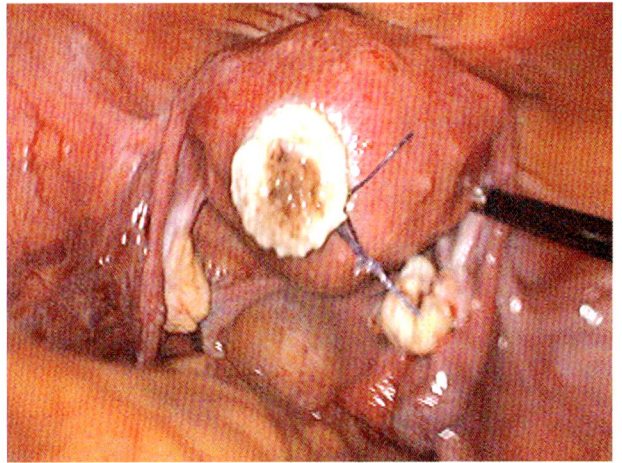

图 9-23　剔除后创面

(一) 电凝瘤蒂

对于瘤蒂较长又相对较小的浆膜下肌瘤,可以选用直接电凝瘤蒂后切断的方法。操作时先用鼠咬抓钳钳夹并提起瘤体,在靠近肌瘤的部位用双极钳电凝瘤蒂,再用剪刀或超声刀靠近肌瘤剪断瘤蒂。为了彻底止血,防止术后创面出血、渗血,可以再次电凝创面。

(二) 线圈套扎瘤蒂

如果瘤蒂细长,也可以选择线圈套扎的方法。先取一根推结棒、一条 1 号可吸收线,将线头穿过推结棒顶部的小孔,自制成线圈(路得氏结),通过转换器把线圈送进盆腔并将线圈套进瘤蒂根部,收紧线圈,扎紧蒂部,再用抓钳抓住并提起肌瘤,双极钳在线结的上方电凝瘤蒂,用剪刀或超声刀剪断蒂部。如遇瘤蒂残端出血,可予以再次电凝或缝扎止血(图 9-22、图 9-23)。

(三) 挖出肌瘤

对于肌瘤较大、瘤蒂既粗又短的浆膜下肌瘤,最好选用切开包膜、取出肌瘤的方法。

1. 探查肌瘤的具体位置及大小　根据术前患者临床症状、妇科检查及 B 超基本可以做出诊断,但肌瘤的准确部位、瘤蒂的大小及长短,则难以确定,故剔除肌瘤前必须探查清楚,才能保证手术顺利。进入腹腔镜后如果肌瘤生长在子宫前壁,盆腔又没有粘连,只需用无损伤分离钳拨动肌瘤,其瘤蒂的大小及长短,则"一目了然"。同时还要将子宫体上抬,检查后壁、侧壁是否还有其他类型的肌瘤。如果无法判断子宫体其他部位的肌瘤,可以在腹腔镜直视下于子宫肌层注射垂体后叶素 12U(不用稀释),促使子宫肌纤维收缩,生长肌瘤的部位会突出,借以判断肌瘤位置(图 9-24~图 9-27)。

2. 切开包膜　如果术后需要怀孕,尽量不要伤及子宫肌层。操作时,取瘤蒂的顶部、距离子宫体表面约20mm处作为切口。术者左手握鼠咬钳夹起肌瘤,充分显露瘤蒂,右手握双极钳分次电凝靠近肌瘤下方的瘤蒂组织,减少切开包膜时的出血。浆膜下肌瘤的包膜都非常薄,只要用单极电钩轻轻切开包膜,就能显露出瘤核(图9-28、图9-29)。

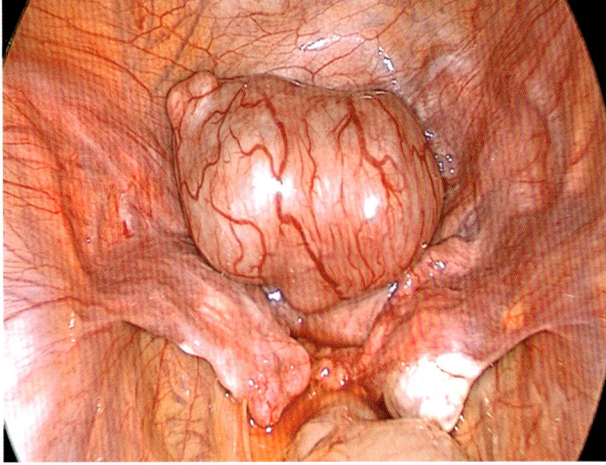

图 9-24　前壁浆膜下肌瘤

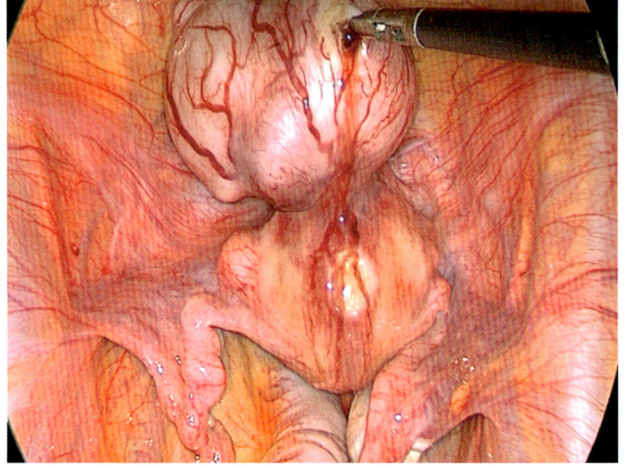

图 9-27　肌瘤的位置

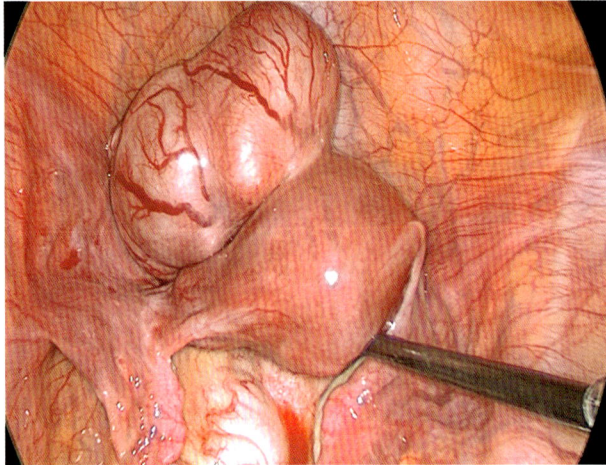

图 9-25　探查子宫后壁

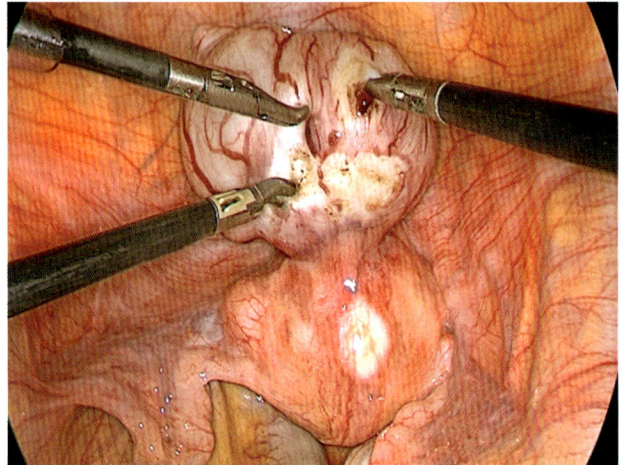

图 9-28　电凝包膜

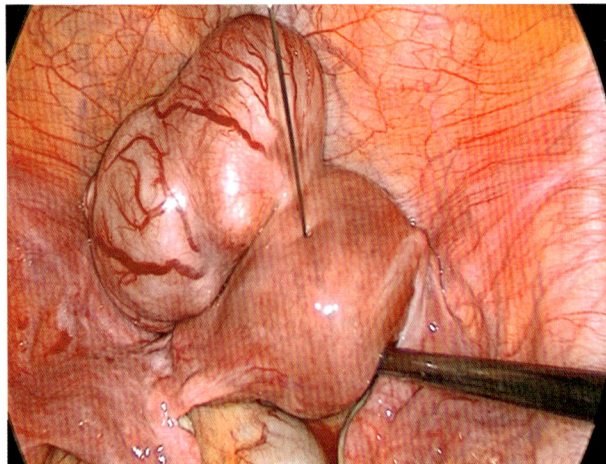

图 9-26　注射子宫收缩素

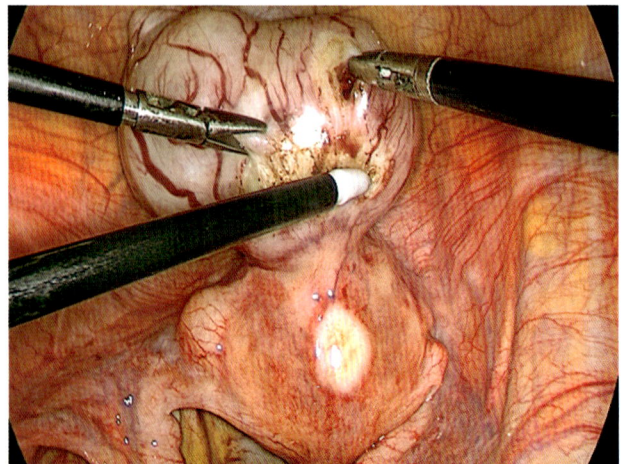

图 9-29　切开包膜

3. 分离包膜　用弯分离钳插入已切开的包膜与肌瘤之间,通过一张一合的方法分离包膜,再用剪刀或超声刀离断,将肌瘤底部、子宫上方包膜完全离断。遇到出血时,可以用双极钳电凝止血(图 9-30~图 9-35)。

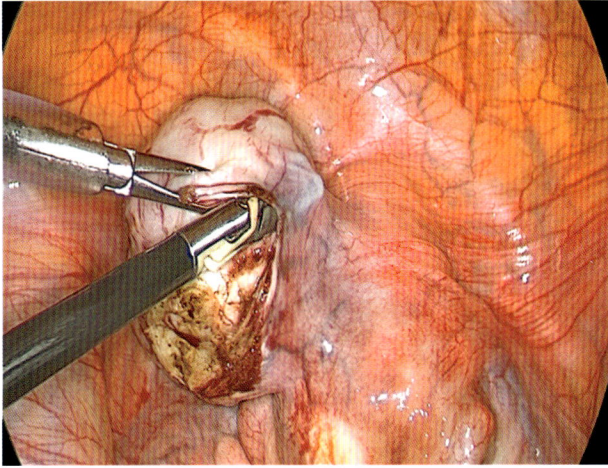

图 9-30　分离右侧壁包膜

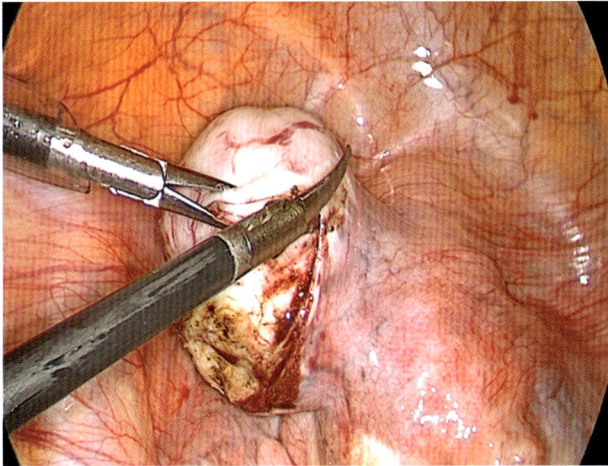

图 9-31　剪断右侧壁包膜

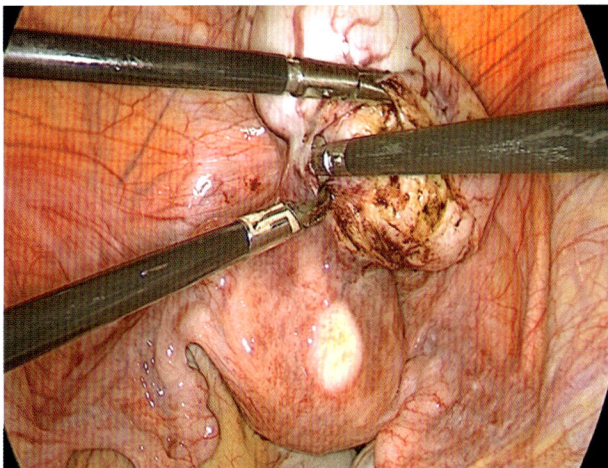

图 9-32　分离左侧壁包膜

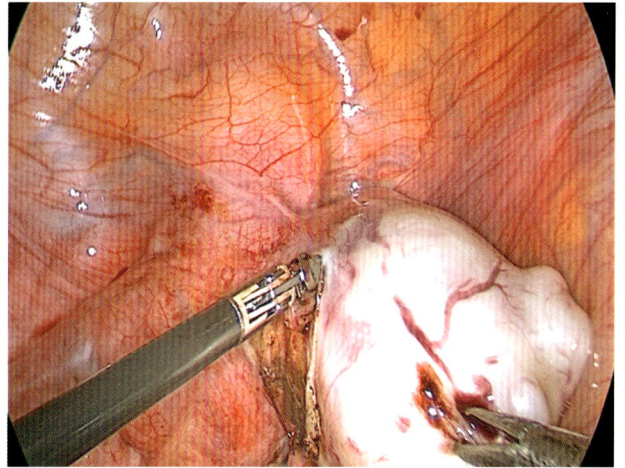

图 9-33　分离前壁包膜

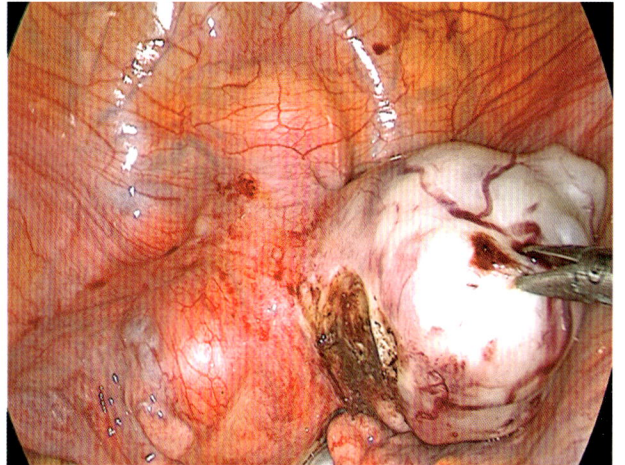

图 9-34　显露前壁包膜

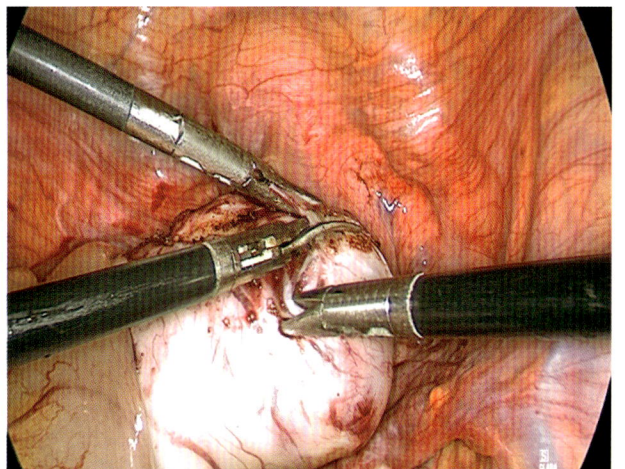

图 9-35　剪断前壁包膜

4. 剔除肌瘤　术者右手握大抓钳钳夹瘤核,左手握分离钳夹前壁包膜组织,两手反方向用力,将瘤核拉出。对于术后需要生育的患者,如果取出瘤核后创面出血,不能"大刀阔斧"电凝止血,而是应用吸管冲洗创面,看清出血点后,定点止血,避免损伤子宫肌层(图9-36、图9-37)。

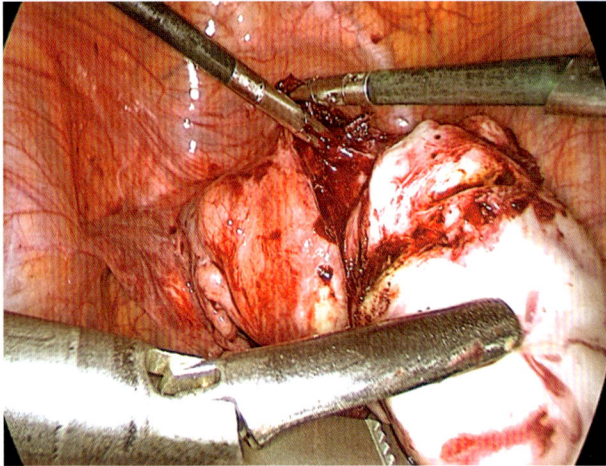

图9-36　剔除瘤核

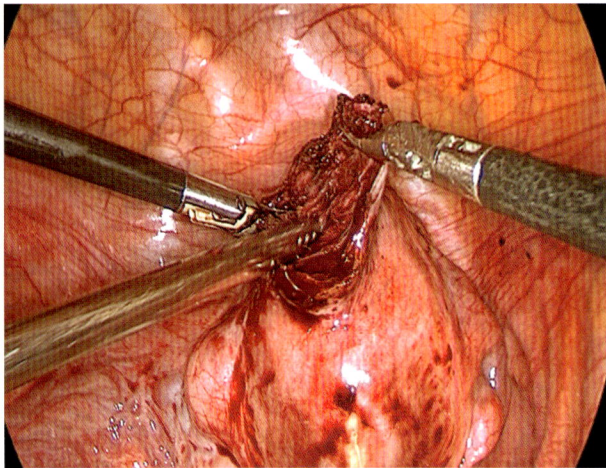

图9-37　剔除瘤核后创面

5. **修复创面**　瘤蒂远离子宫体时,剔除瘤核后,创面相对比较小,如果患者没有生育要求,直接用双极电凝创面止血即可,如果患者术后还有生育要求,建议"8"字形缝合创面为好(图9-38~图9-41)。

三、靠近间质部肌瘤切除方法与技巧

对于比较小的间质部肌瘤切除比较容易,先切开包膜、裸露瘤核,再用大抓钳夹住瘤核,直接牵拉便很容易将瘤核取出。对于术后需要生育的患者,剔除间质部肌瘤时必须防止损伤输卵管间质部。无论肌瘤的大小,都必须明确瘤核与输卵管的解剖关系。在距离输卵管>20mm的位置切开包膜,裸露瘤核,用分离钳插入包膜内,分离瘤核,用抓钳夹住瘤

核往外牵拉,便能将瘤核取出。如果创面较小,也不深,可以稍微电凝止血即可,如果创面相对较大,可以按"8"字形缝合方法修复创面(图9-42~图9-47)。

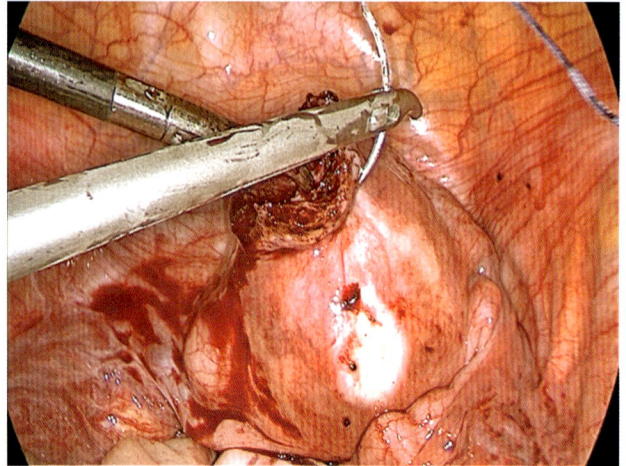

图9-38　缝合肌层

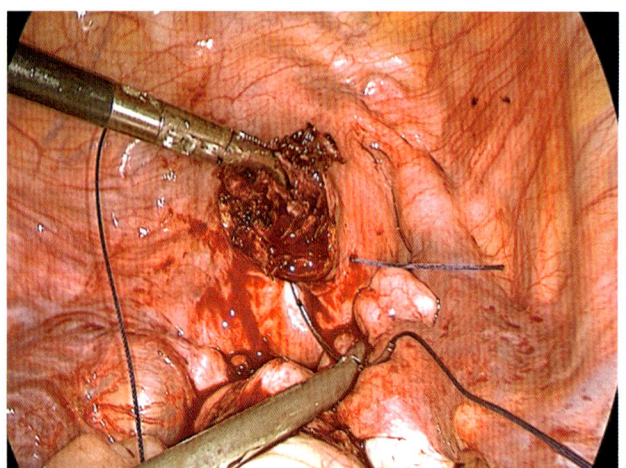

图9-39　"8"字形缝合

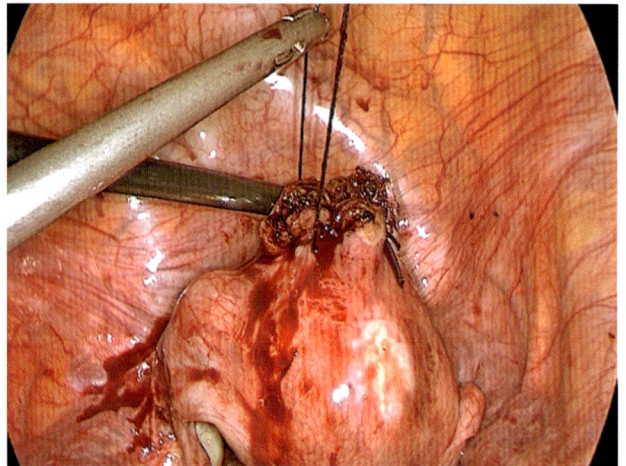

图9-40　对合组织

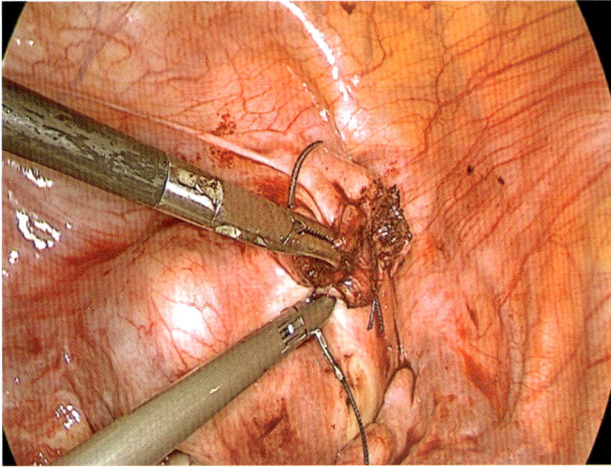

图 9-41　修复创面

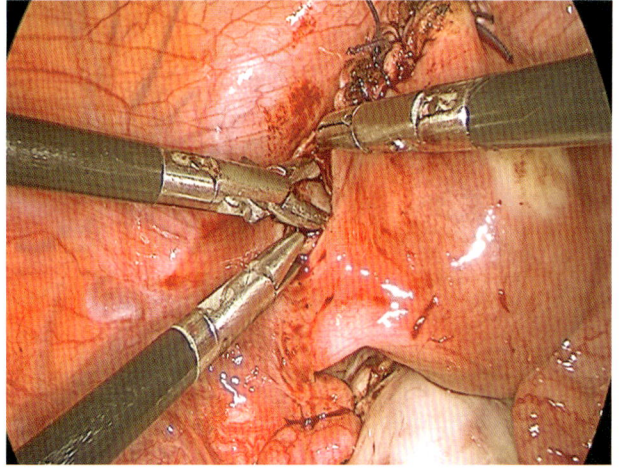

图 9-44　钳夹瘤核

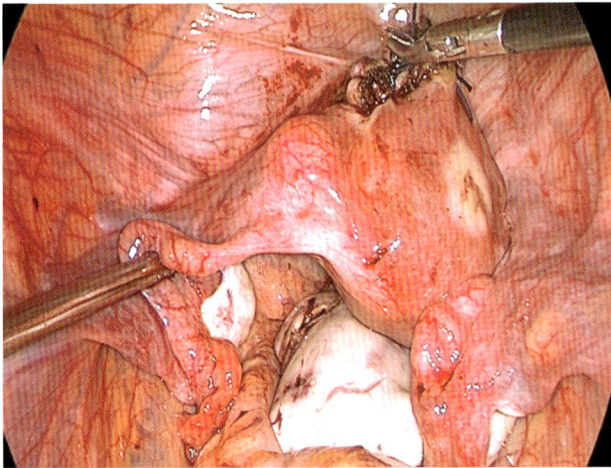

图 9-42　检查输卵管

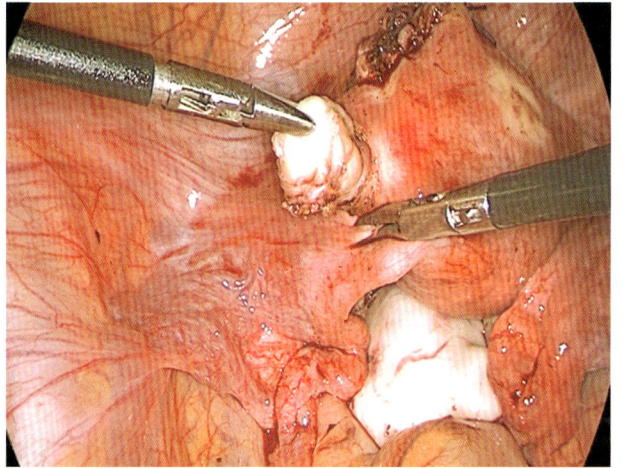

图 9-45　拉出瘤核

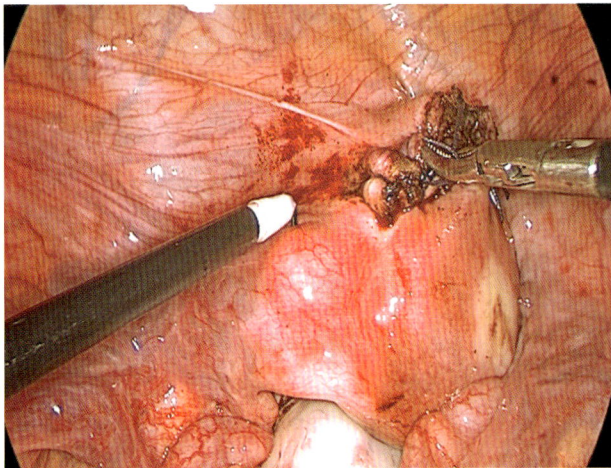

图 9-43　切开包膜

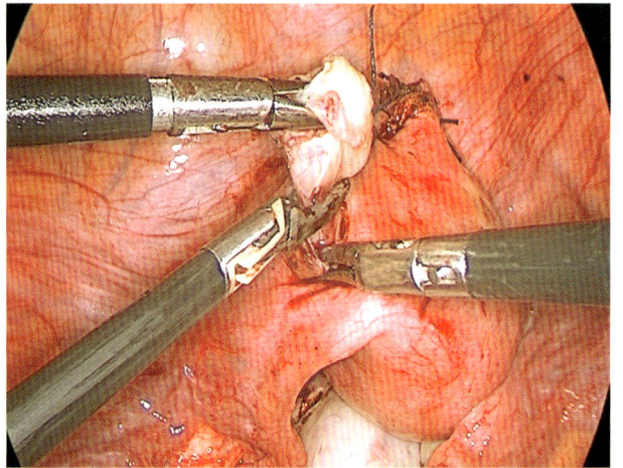

图 9-46　电凝瘤核根部

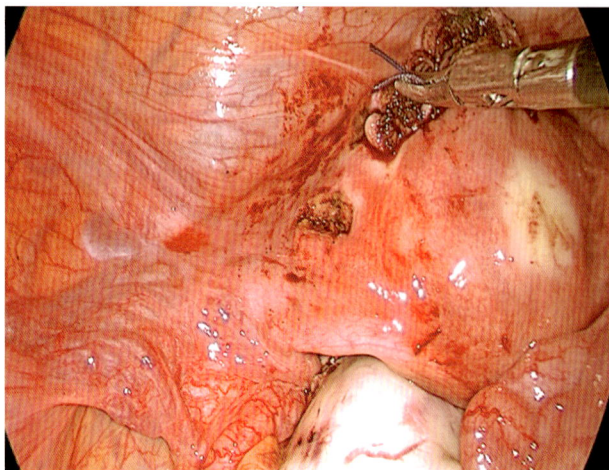

图 9-47　术后创面

第五节　腹腔镜子宫肌壁间肌瘤切除术

一、肌瘤位置判断

子宫肌壁间肌瘤既可以生长于前壁、后壁，也可以生长于侧壁，LM 前必须辨认肌瘤的具体部位。腹腔镜下辨认完全生长于前壁且向外突出的子宫肌瘤或侧壁肌瘤比较容易，但生长于子宫肌层深部且肌瘤较大者，有时难以分辨前壁或后壁。如果没有确认肌瘤的生长位置就切开包膜，容易穿透内膜，造成极大损伤。以下两种方法有助于判断子宫肌瘤位置。

（一）子宫肌层注射收缩剂

腹腔镜直视下于子宫肌层注射垂体后叶素 12U（稀释），促使子宫肌纤维收缩，生长肌瘤的部位会凸出，借以判断肌瘤位置。

（二）寻找圆韧带

用无损伤钳拨开子宫体，寻找双侧圆韧带，如果子宫体凸出的部分位于圆韧带的前方属于前壁肌瘤，位于圆韧带的后方则属于后壁肌瘤（图 9-48～图 9-51）。

二、切开肌瘤包膜

良性子宫肌瘤外层均有一层由肌瘤压缩变薄的肌纤维组织，称为假包膜。注射垂体后叶素促使子宫肌层收缩，子宫体变白、肌瘤明显突出。如果肌瘤靠近膀胱，则在远离膀胱的位置用超声钩或电钩切开肌瘤表面的浆肌层深达瘤体，由于子宫肌层的收缩和假包膜退缩，白色坚硬的肌瘤组织便自动裸露。肌瘤与假包膜之间有比较疏松的间隙，切开肌瘤包膜后，用分离钳插入瘤体与包膜之间的间隙，分离瘤核周围的组织，游离部分瘤核。因分离过程有创面肌层内的血管破裂出血，故不要盲目在肌层电凝止血，先用吸管吸干净创面的血液，看清出血点，再用双极钳电凝破裂的血管，避免过多烧灼肌层组织，影响术后创面愈合。

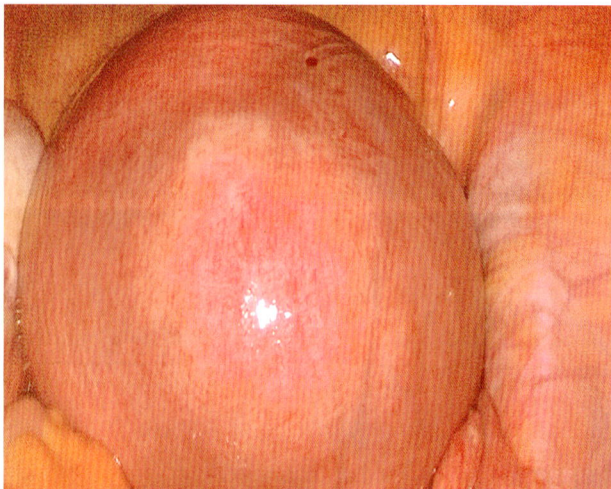

图 9-48　增大的子宫体

清除。显露肌瘤包膜并完全离断包膜。由于包膜组织退缩,肌瘤核自动裸露(图 9-52~图 9-61)。

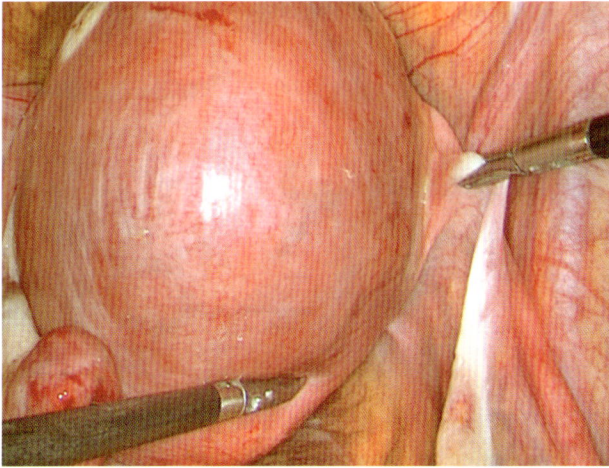

图 9-49　后壁肌瘤

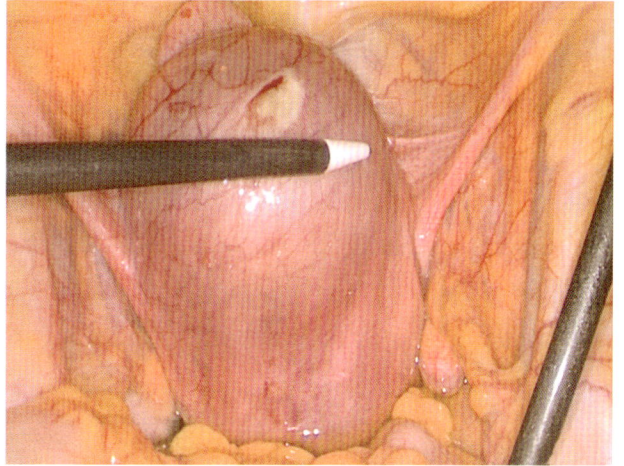

图 9-52　切开前壁浆肌层

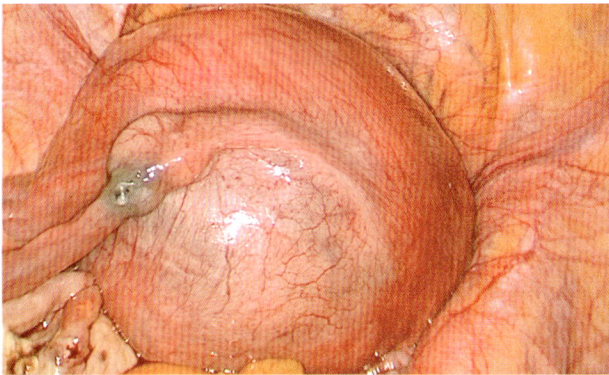

图 9-50　侧壁肌瘤

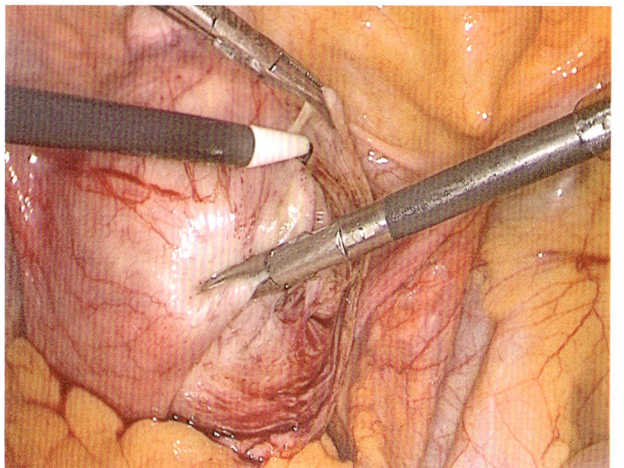

图 9-53　弧形切除浆肌层

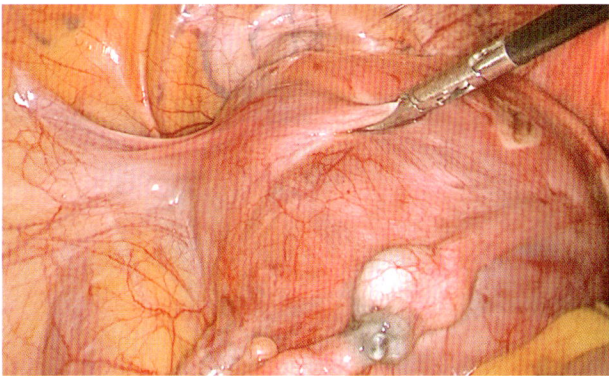

图 9-51　左侧圆韧带

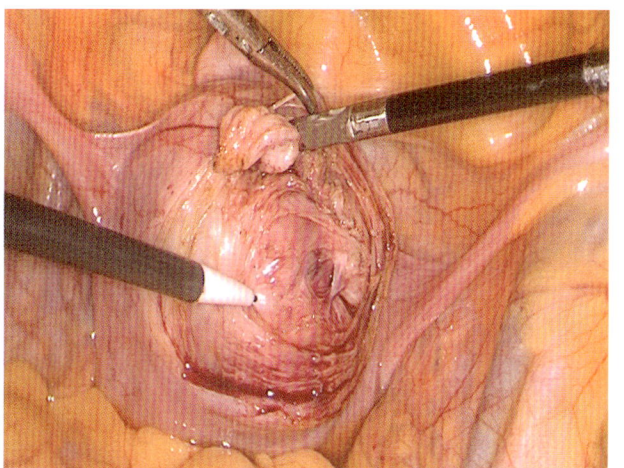

图 9-54　切开包膜

　　子宫侧壁肌瘤即为生长在子宫角的肿瘤,由于子宫动脉在子宫角的部位分支形成吻合支,血管丰富,该部位生长肿瘤后,血管增粗,血流更丰富,切开该部位的浆肌层时出血较多。操作时,先用双极电凝浆肌层,如果需要保留生育功能,则在输卵管下方切开浆肌层,通过弧形切除将肌瘤前面部分浆肌层

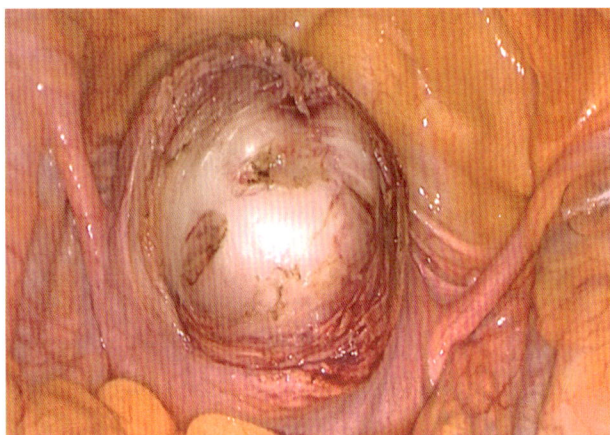

图 9-55　裸露瘤核

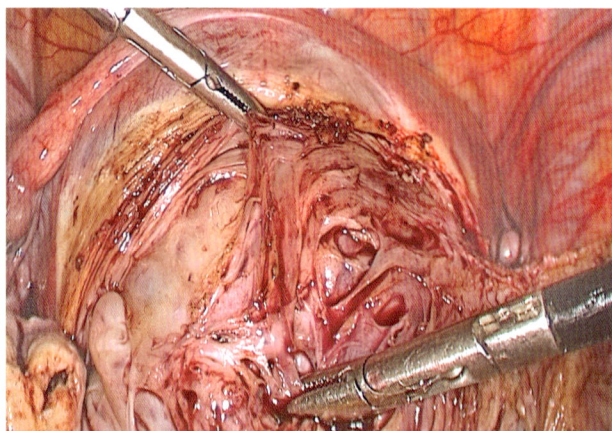

图 9-56　显露的血管

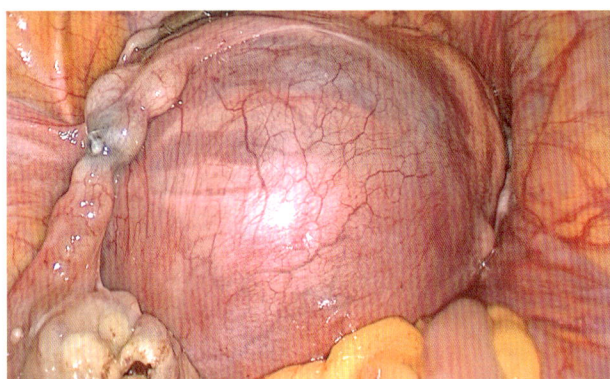

图 9-57　电凝浆肌层

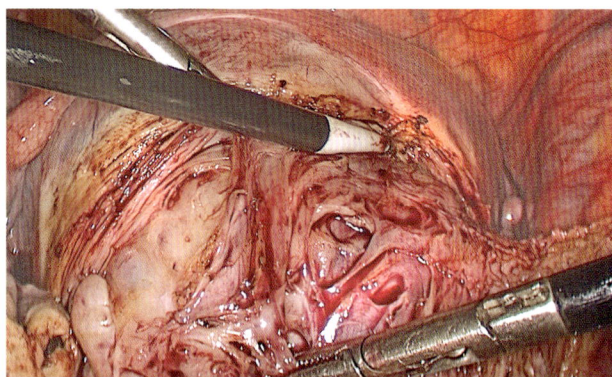

图 9-58　切开侧壁浆肌层

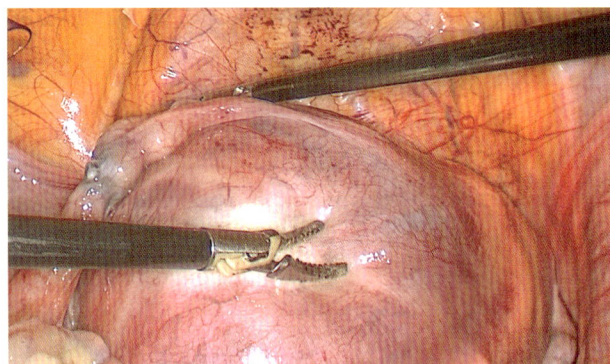

图 9-59　显露肌瘤包膜

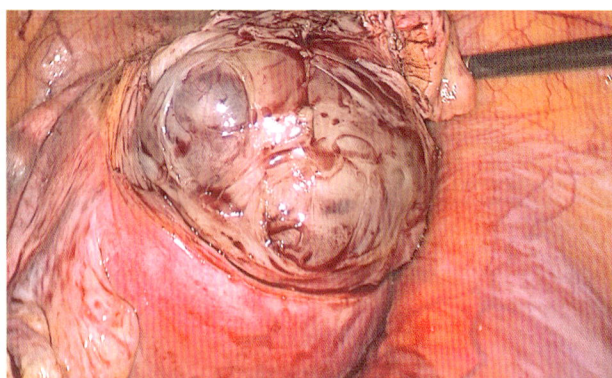

图 9-60　离断肌瘤包膜

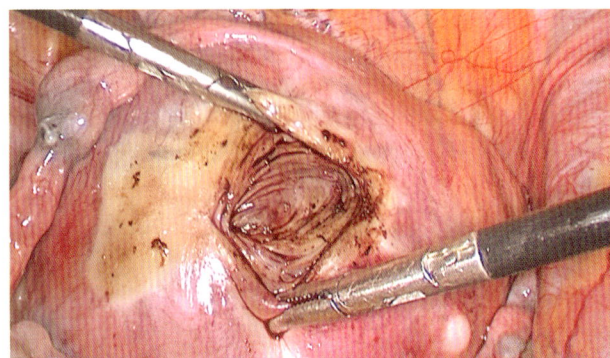

图 9-61　瘤核裸露

三、剔除瘤核

裸露瘤核并完全游离肌瘤组织与假包膜之间的结缔组织后，剥出肌瘤比较容易。操作时，术者右手握大抓钳通过套管进入腹腔，钳夹瘤核并向外用力慢慢牵拉，术者左手及助手分别手持分离钳钳夹已切开的包膜，并同时向钳夹瘤核大抓钳的反方向用力，将包膜逐步推离瘤核。如果肌瘤突向宫腔，牵出瘤核时会将部分内膜带出，此时应该把内膜从瘤核上完整分离,尽量不要损伤内膜组织。肌瘤切除后,如果创面粗糙,应先修整创面再缝合,以保证创面愈合良好(图 9-62、图 9-63)。

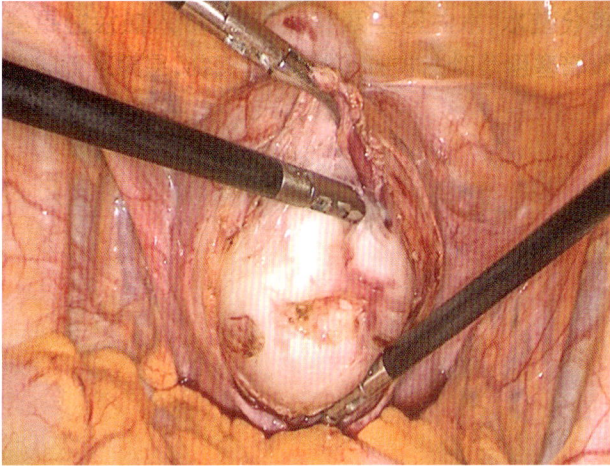

图 9-62　游离瘤核

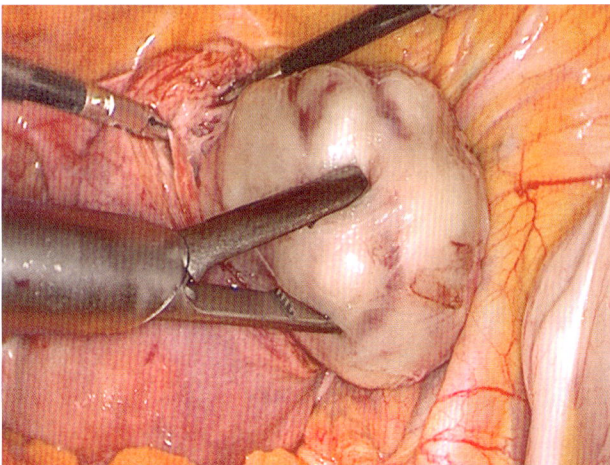

图 9-63　牵出瘤核

四、修复创面

(一)封闭瘤腔

如果肌瘤较大、瘤核深藏于肌层,剔除后瘤腔较大且深,则必须先将瘤腔"8"字形间断缝合,封闭瘤腔后再分层修复创面,否则残留的空腔会出血,形成血肿,合并感染时会导致脓肿,影响伤口愈合。封闭瘤腔前,先将瘤腔内多余的组织清除,同时修整创面边缘。操作时,用 1 号带针可吸收线从创缘内侧约 5mm 的浆肌层下方进针,穿过创面底部组织,从浆肌层上方出针,出针后再从创缘内侧约 10mm 的浆肌层下方进针,同样穿过瘤腔底部组织,再穿出前壁肌层,收紧缝线,镜下打结,便是一个"8"字形缝合,反复"8"字形缝合,直到完全封闭瘤腔(图 9-64~图 9-73)。

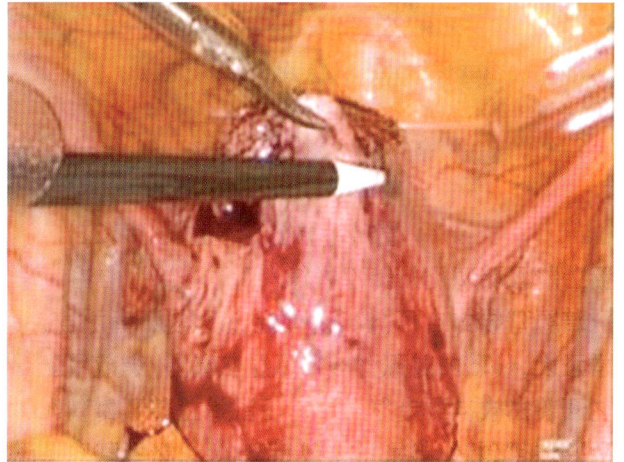

图 9-64　切除过多的浆肌层

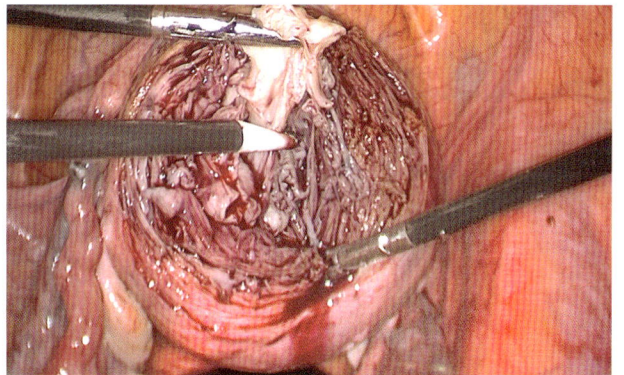

图 9-65　切除残留肌瘤组织

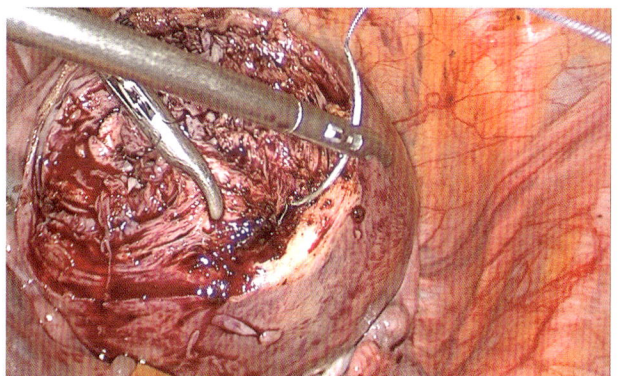

图 9-66　浆肌层下方进针

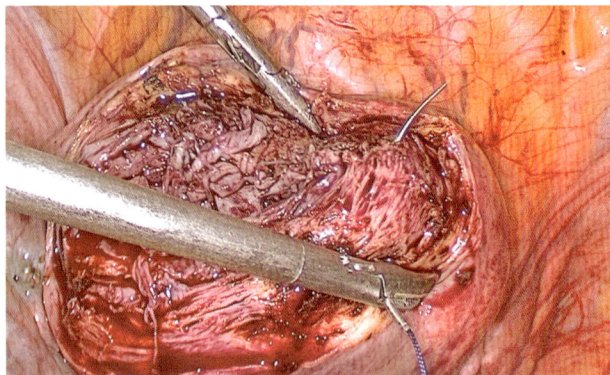

图 9-67   穿过创面底部

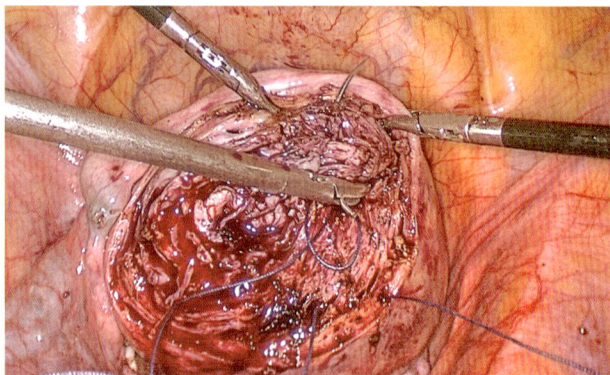

图 9-71   再次浆肌层上方出针

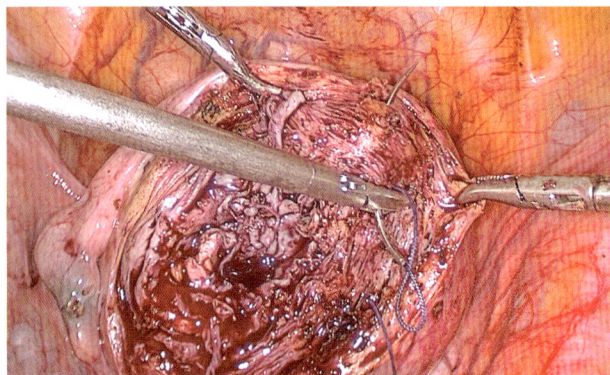

图 9-68   浆肌层上方出针

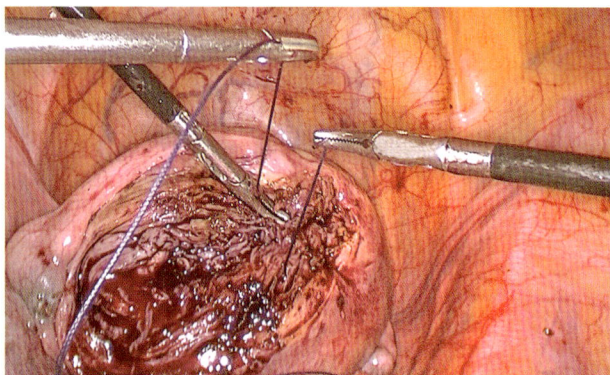

图 9-72   收紧缝线

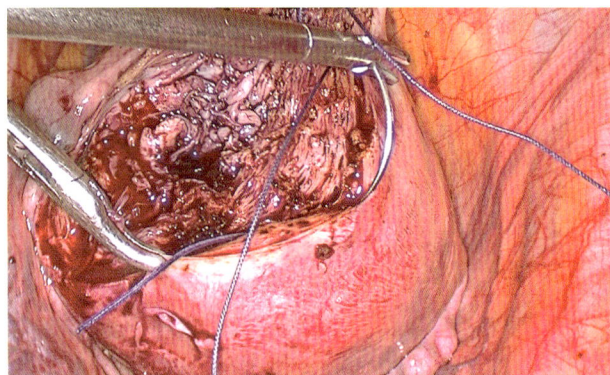

图 9-69   再次肌层下方进针

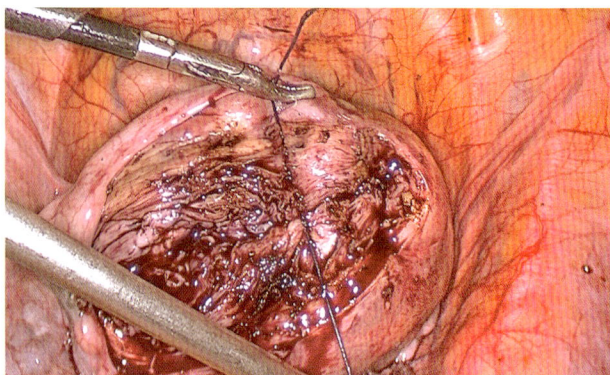

图 9-73   "8"字形缝合创面

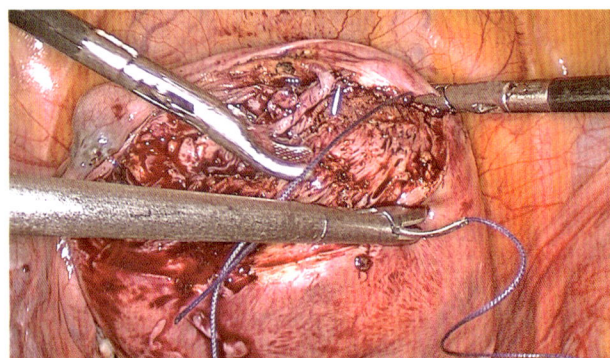

图 9-70   穿过创面底部

（二）修复浆肌层

许多种缝合方法可以修复浆肌层，根据患者的生育要求而决定。如果术后需要怀孕，最好选择间断缝合或"两浅一深"缝合，该缝合方法能使创面愈合良好。如果术后不需要怀孕，最好选择褥式连续缝合法，该缝合方法既能使创面保持光滑，又能达到止血效果，减少术后组织粘连。操作时，用带针可吸收线在创缘外侧约 10mm 穿过子宫浆肌层，打结。助手牵拉线尾，显露创面下方浆肌层,距离线结约 10mm 的部位,缝针从创缘下方 8mm 的浆肌层进针,从创面边缘下方 3mm 处出针,再从创面边缘 3mm 进针,创缘上方 8mm 出针,锁扣式收紧缝线,完成一次连续褥式缝合。反复操作,连续缝合修复创面(图 9-74~图 9-81)。

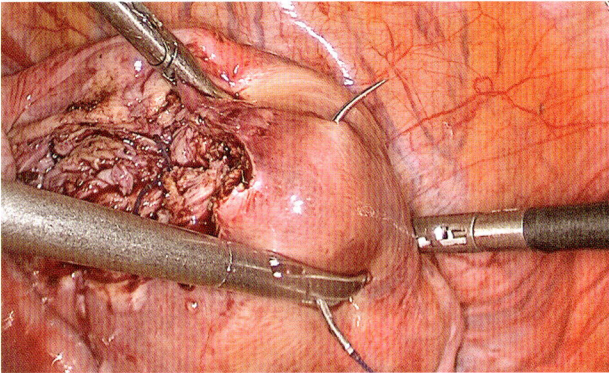

图 9-74　穿过子宫浆肌层

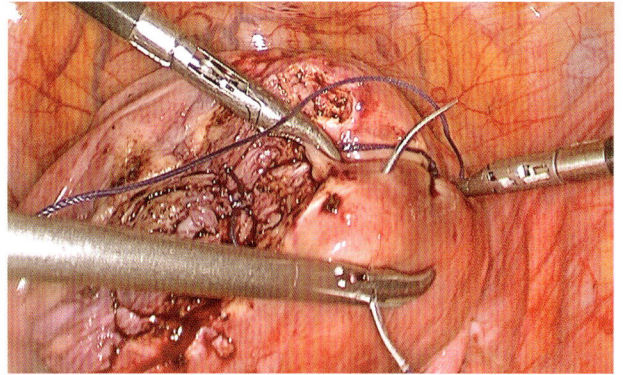

图 9-75　镜下打结

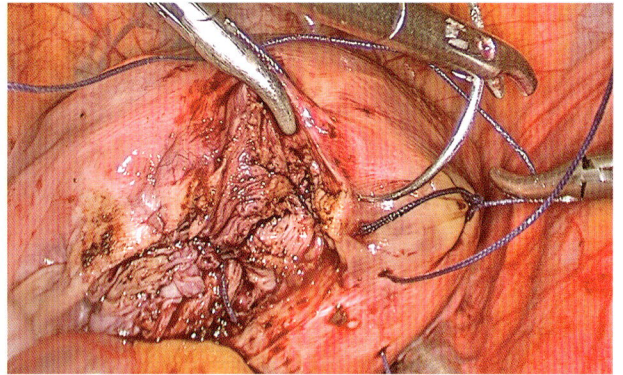

图 9-76　创缘下方浆肌层进针

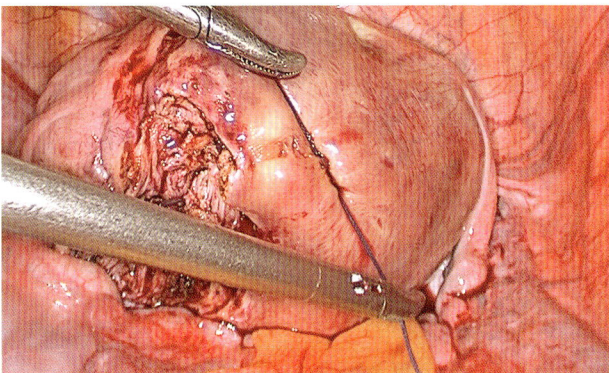

图 9-77　创面边缘出针

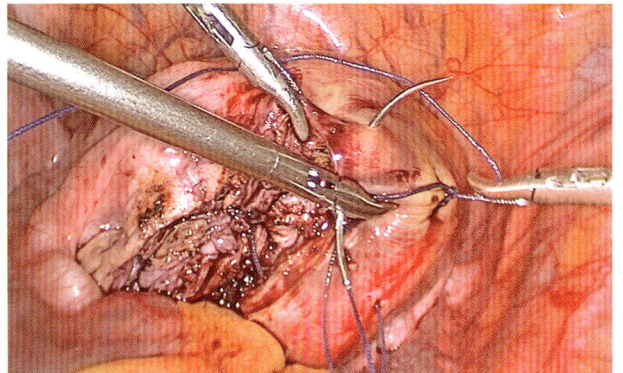

图 9-78　创面边缘进针

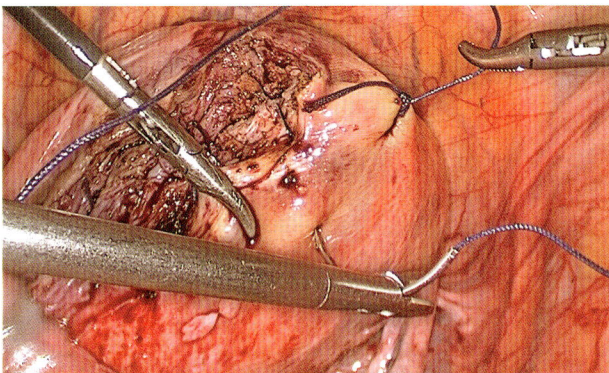

图 9-79　创缘上方浆肌层进针

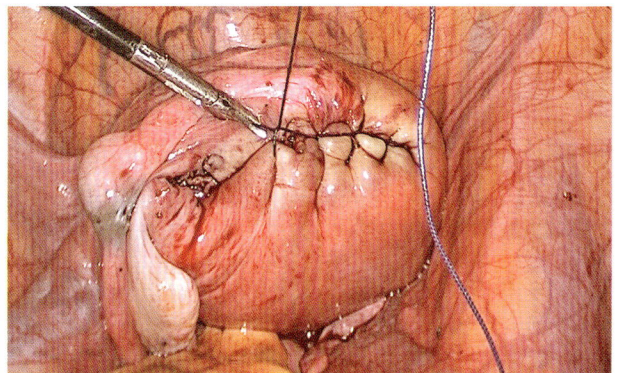

图 9-80　锁扣式收紧缝线

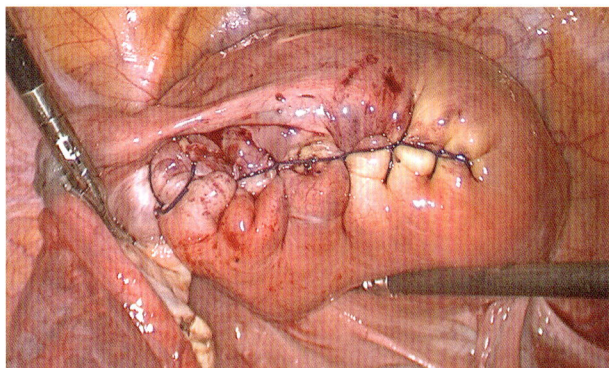

图 9-81　修复后的创面

五、取出瘤核

瘤核取出需要粉碎器，根据肌瘤大小选择 15mm、18mm、20mm 等不同型号的锯齿刀管，一般选用 15mm，避免扩大腹部切口。操作时，术者左手握粉碎器主机手柄，右手握专用有齿大抓钳，并将大抓钳伸进锯齿刀管直达瘤核组织将其钳夹（注意不能钳夹太多组织，否则旋切时钳尖无法进入锯齿刀管，也容易损坏刀管）。左手按动电源开关，随着粉碎器的旋动，右手钳夹瘤核组织慢慢向外牵拉，瘤核组织由于刀管的旋切变成条索状进入刀管，此时，助手用齿小抓钳钳夹瘤核与刀管相反的方向轻轻用力，将组织切成条块状（图 9-82、图 9-83）。

肌瘤组织取出后，用生理盐水冲洗盆腔并清除血凝块及掉落的碎小组织块，确认无出血、渗血后，

取出手术器械，排空腹腔内 CO_2，逐层缝合腹壁上 10mm 以上的穿刺孔，结束手术。

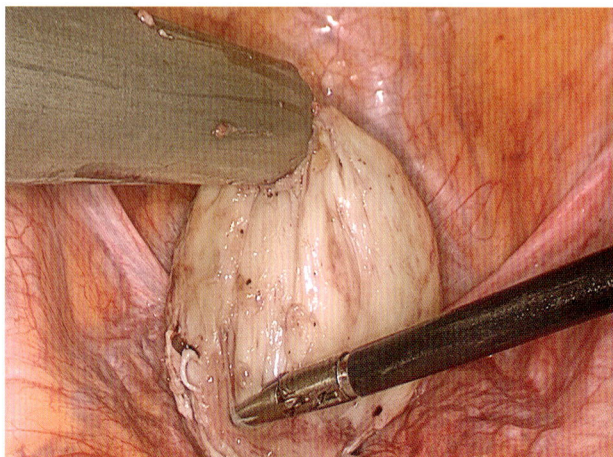

图 9-82　钳夹瘤核

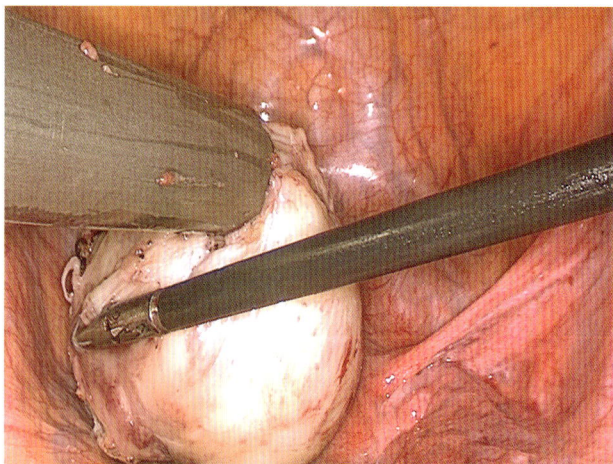

图 9-83　旋切瘤核

第六节　腹腔镜子宫峡部肌瘤切除术

子宫峡部肌瘤比较常见，可以位于子宫前壁，也可以位于子宫后壁。临床上，多由于出现压迫症状后行 B 超检查得以诊断。由于增大的肿瘤已抵达盆底，其下极有可能突入直肠间隙，两侧可能已紧邻输尿管，剔除时极容易损伤相邻脏器。剔除前，腹腔镜下必须看清直肠的解剖位置及输尿管的蠕动方向，明确直肠、输尿管与肌瘤的解剖界限，再按步手术。

一、切开肌瘤包膜

（一）切口选择

子宫下段肌纤维较少，肌瘤压迫使子宫下段肌层变得更薄，选择切口时应该靠近宫体方向，防止肌瘤切除后包膜回缩，缝合困难。切开肌瘤包膜前先于宫体注射垂体后叶素 12U，促使子宫收缩。助手用无损伤钳抬起子宫体，充分暴露肿瘤，用电钩从肿

瘤上方右侧开始,弧形切开浆肌层到左侧,切口直达瘤核,其切口约为肿瘤直径 2/3,将肿瘤上缘的浆肌层完全切开(图 9-84、图 9-85)。

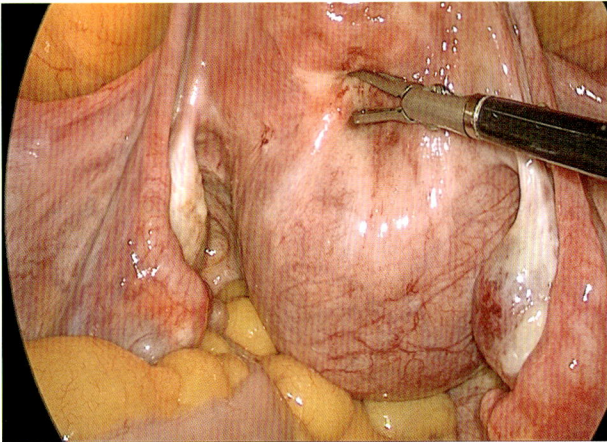

图 9-84　子宫下段肌瘤

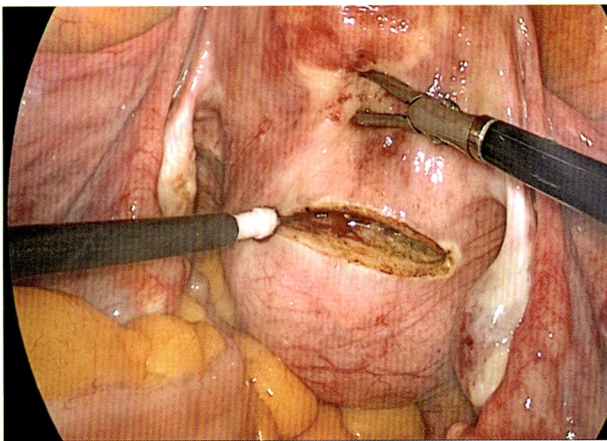

图 9-85　切开浆肌层

(二)弧形切除浆肌层

如果峡部肌瘤较大,最好弧形切除部分浆肌层,因为遗留过多的包膜组织,缝合时有可能使组织参差不齐,甚至遗留残腔,导致血肿。或者将过多的组织包埋于创面内,有可能导致组织压迫、缺血、坏死,影响愈合。操作时,术者左手用有齿钳钳夹并向上提起已切开的浆肌层边缘,助手拨开附件,术者右手用电钩从右侧切口顶端沿着肿瘤上方弧形切除部分浆肌层组织。切除的范围应该根据肿瘤的大小决定,一般以能顺利将瘤核剔除即可(图 9-86、图 9-87)。

二、取出瘤核

(一)剔除瘤核

沿着肌瘤突出部位弧形切除浆肌层后,由于子宫肌纤维收缩,包膜退缩,瘤核自然裸露。术者用右手握大抓钳钳夹瘤核组织并用力向外牵拉,助手握分离钳配合术者钳夹包膜组织向内上方向用力分离包膜。如果肌瘤较大,取出困难,术者左手改用有齿钳钳夹瘤核组织,双手紧握抓钳同时用力向外牵拉,慢慢将瘤核剔除(图 9-88~ 图 9-91)。

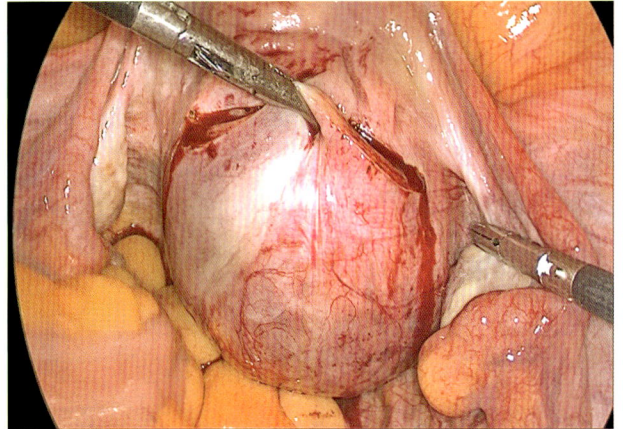

图 9-86　提起切缘组织

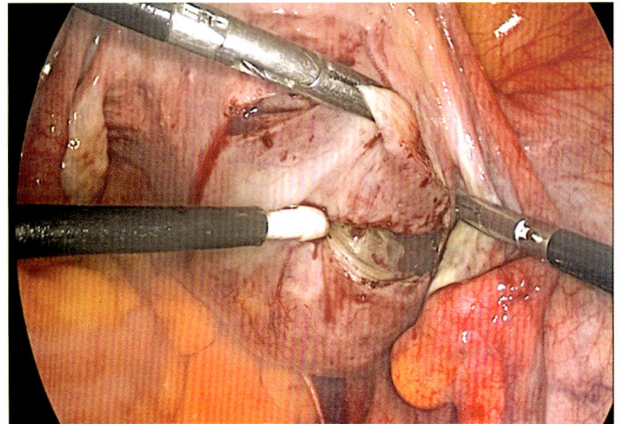

图 9-87　弧形切除浆肌层

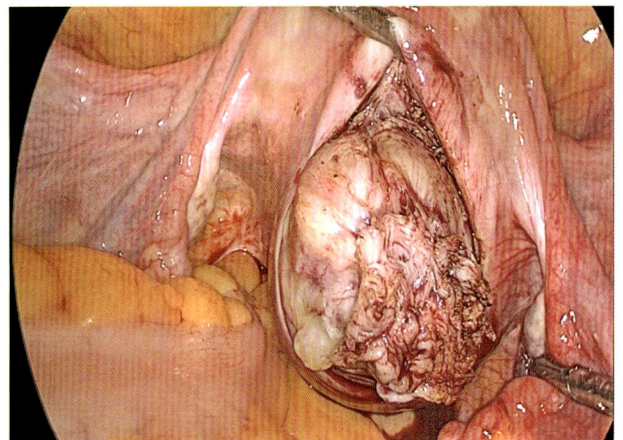

图 9-88　瘤核裸露

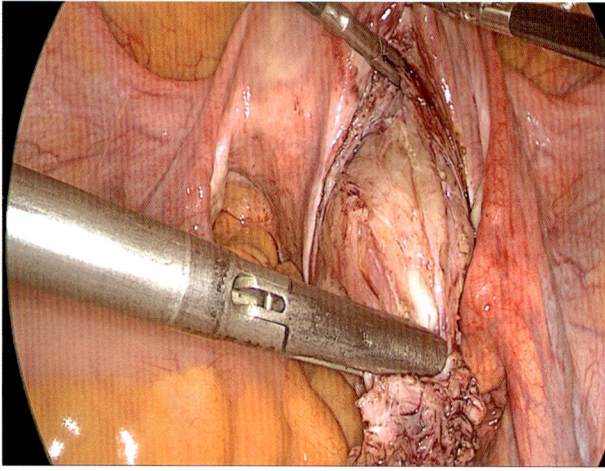

图 9-89　钳夹瘤核组织

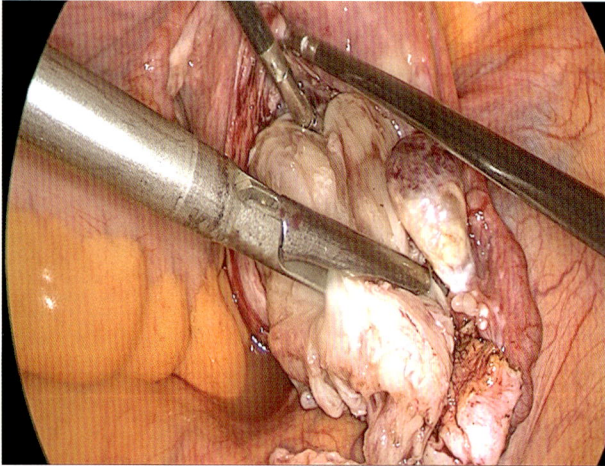

图 9-90　向外牵拉瘤核

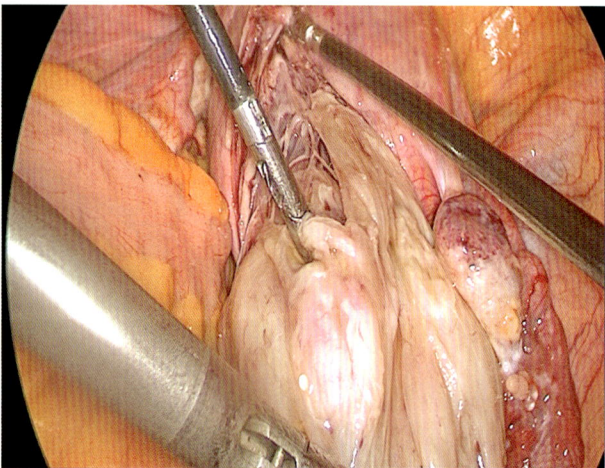

图 9-91　剔除瘤核

（二）清除残留的肌瘤组织

子宫肌壁间肌瘤与肌层分界清楚，剔除比较容易。子宫峡部肌瘤其底部可能有蒂部，也可能是肌瘤较大血运供应不足导致肌瘤组织缺血、坏死，也可能是患者在外院曾经做过射频或海扶刀治疗引起医源性肌瘤组织缺血、坏死，使瘤核组织与子宫肌纤维粘连，除剔除时比较困难外，残腔还会残留瘤核组织。吸干净血液后，仔细检查残留组织的范围及粘连程度。用有齿钳钳夹残留组织并轻轻提起，用电钩先从其下方、前方及周边切断粘连的纤维组织，清除残留的瘤核组织（图 9-92~图 9-95）。

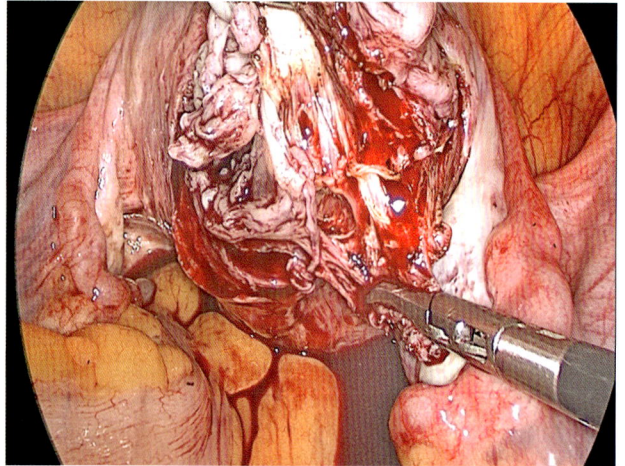

图 9-92　残留瘤核组织

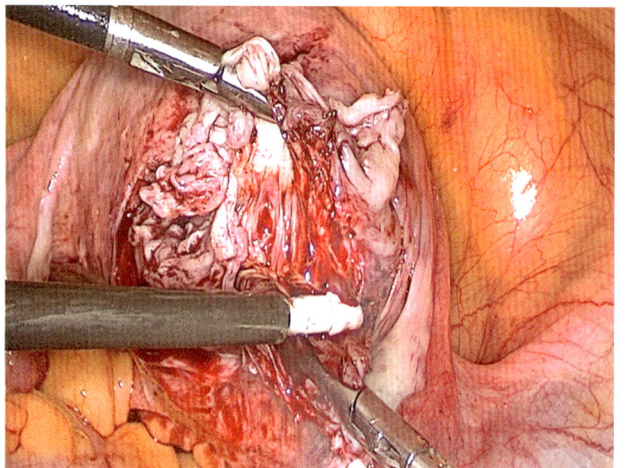

图 9-93　残腔下方切断粘连组织

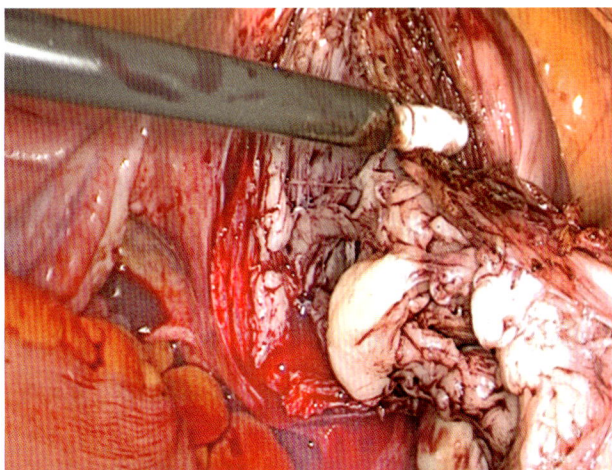

图 9-94　残腔上方切断粘连组织

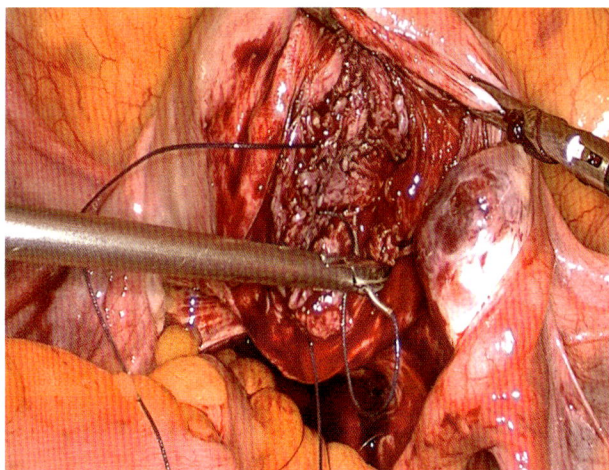

图 9-96　缝针穿过创面底部

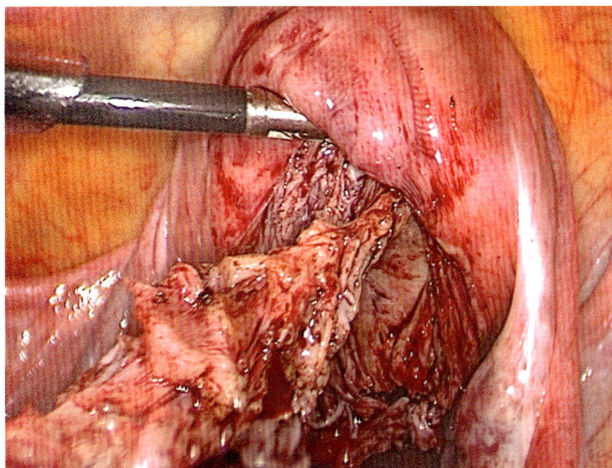

图 9-95　清除残留的瘤核组织

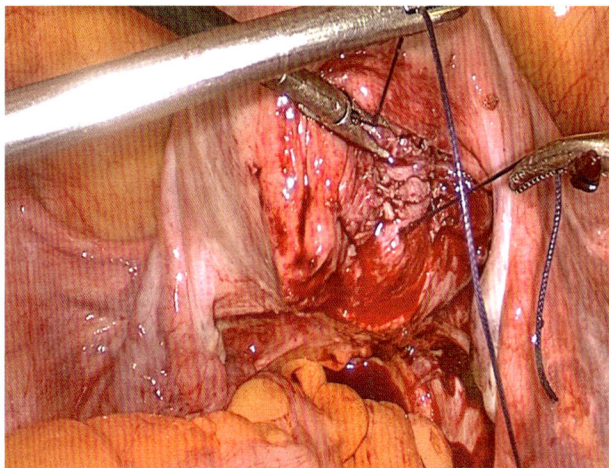

图 9-97　封闭瘤腔

三、修复创面

(一) 封闭瘤腔

子宫峡部不像子宫体一样可以随着肿物的增大而增大,只能向四周扩张,故肌瘤切除后瘤腔较大,必须修复。子宫动脉上行支就在峡部两侧,输尿管也在峡部两侧穿过,修复瘤腔时容易造成损伤,按"8"字形缝合方法封闭瘤腔。修复前,必须探查清楚创面两侧边缘的深度与宽度,进针缝合时,不能太靠近宫颈管,否则会损伤子宫动脉引起止血,同时又要避免损伤输尿管。如果创面紧靠输尿管,建议先游离输尿管再进行创面修复(图 9-96、图 9-97)。

(二) 缝合浆肌层

峡部肌瘤切除后,创面浆肌层上、下切缘厚薄不均,修复时可以采用褥式连续缝合法。操作时,助手用分离钳拨开右侧附件,术者持针从创面右侧角外约 5mm 处进针,全层穿过浆肌层浅层,打结后,缝针从创面下方约 10mm 处进针,创面下方 5mm 处出针,再从创面上方约 5mm 处进针,创面上方 10mm 处出针,收紧缝线,将小部分浆肌层包埋于创面内,反复操作,完全修复创面(图 9-98~图 9-101)。

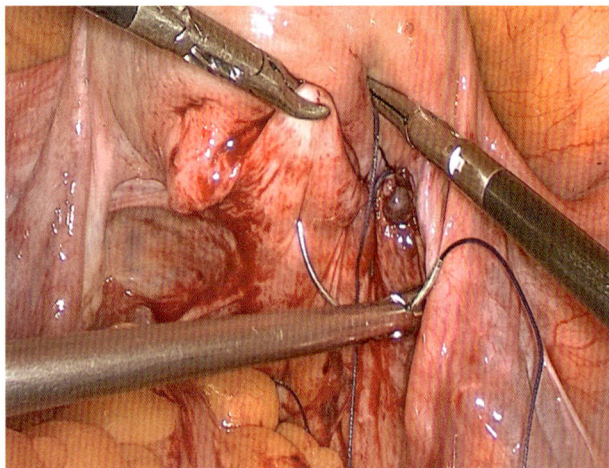

图 9-98　创面下方进针

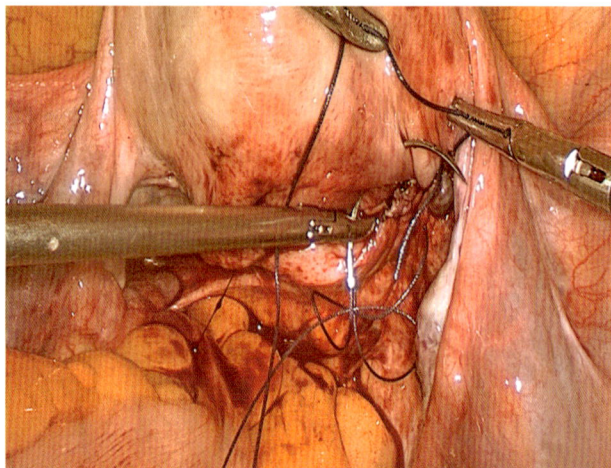

图 9-100　穿过创缘上方浆肌层

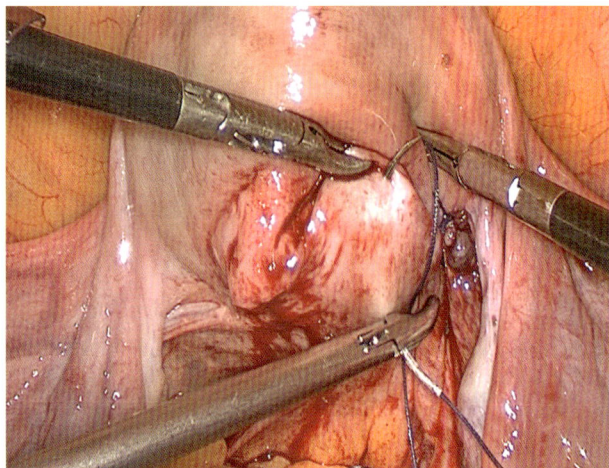

图 9-99　穿过创缘下方浆肌层

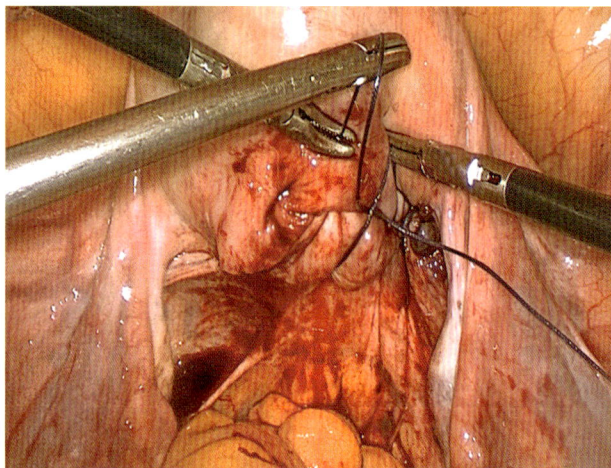

图 9-101　收紧缝线

第七节　腹腔镜子宫颈肌瘤切除术

一、宫腔镜探查

宫颈肌瘤向腹膜反折方向生长是宫颈前壁肌瘤,向骶骨韧带方向生长是宫颈后壁肌瘤,宫颈肌瘤可以突入宫颈管腔,甚至向宫腔生长。通过妇科检查、B 超可以初步诊断,腹腔镜下探查可明确诊断,而宫颈管腔肌瘤则必须通过宫腔镜检查才能确诊。

虽然子宫颈长度为 30~40mm,直径为 25~30mm,却集中了盆底最重要的脏器。前方紧靠膀胱,后方

与直肠相邻,两侧有输尿管穿过,子宫动脉从宫颈管两侧上行。如果宫颈生长肌瘤,由于特殊的解剖关系,腹腔镜下剔除宫颈肌瘤将给手术带来极大的困难,特别是子宫颈管内肌瘤切除。

临床初步诊断为宫颈肌瘤后,建议常规宫腔镜检查。窥开阴道时,注意宫颈外口是否紧闭或松弛。宫腔镜进入宫颈管时就能看到肿物及肿物表面血管充盈,进入宫腔时可见完整的子宫腔、内膜及两侧输卵管开口,此时即可诊断为宫颈管肌瘤。明确诊断后,必须看清楚肌瘤大小、具体生长部位、瘤蒂大

小等,初步判断能否在宫腔镜下剔除。子宫颈管肌瘤>50mm、瘤蒂粗,估计宫腔镜电切肿瘤耗时过长,就应该果断放弃使用宫腔镜剔除的方法,建议使用腹腔镜下剔除(图9-102、图9-103)。

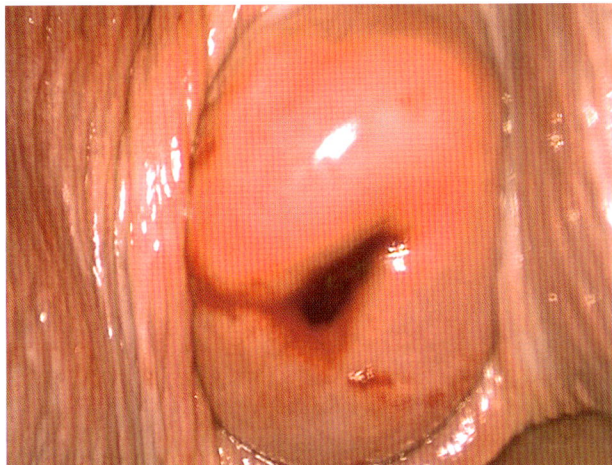

图 9-102　宫颈外观

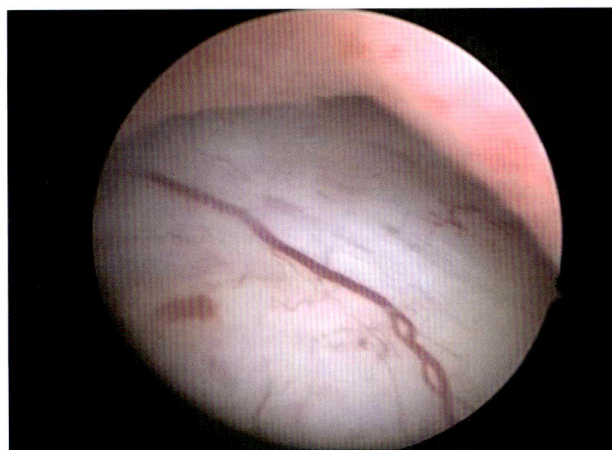

图 9-103　宫颈管内肿瘤

二、腹腔镜探查

宫颈肌瘤确定在腹腔镜下剔除后,必须在剔除前详细探查盆腔的情况。腹腔镜下排除子宫体肌瘤,如果是宫颈后壁肌瘤,探查两侧子宫骶骨韧带与肌瘤的关系,肿瘤的大小,与输尿管、膀胱、肠管的关系。特别要注意两侧输尿管与肿瘤边界的解剖位置,初步选择切口的部位(图9-104~图9-107)。

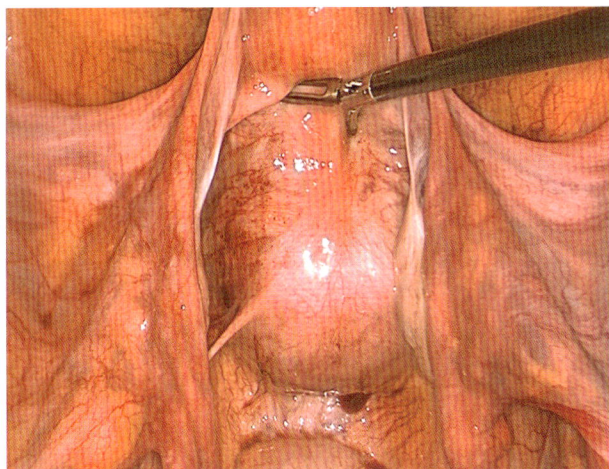

图 9-104　宫颈后壁肌瘤

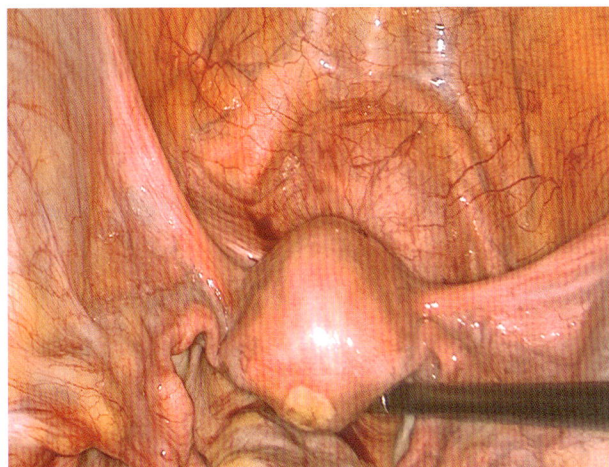

图 9-105　肌瘤压迫膀胱

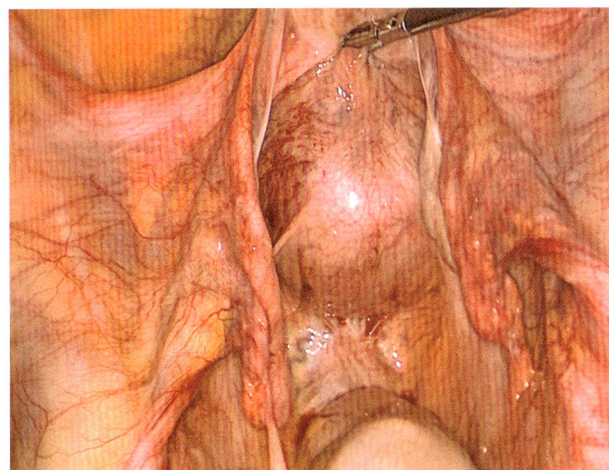

图 9-106　肌瘤紧靠直肠

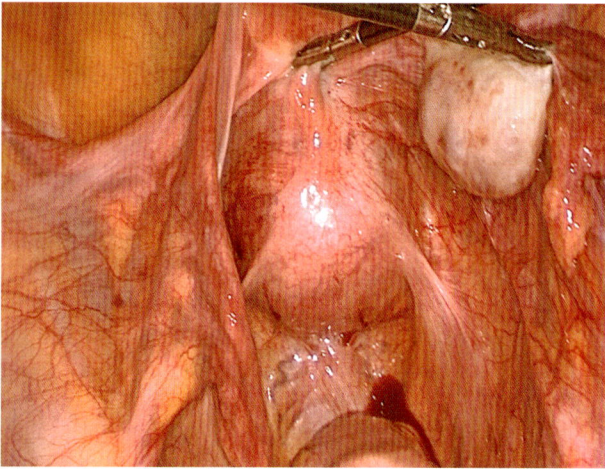

图 9-107   探查输尿管

三、切开肌瘤包膜层

（一）宫颈肌瘤切除切口选择

1. 子宫颈前壁肌瘤切除切口选择   对于突向前壁的子宫颈肌瘤，大多数都会向腹膜反折内生长，导致膀胱移位。切除肌瘤时最好把腹膜反折剪开，推开膀胱，完全显示膀胱腹膜间隙，暴露肌瘤突出部位。

2. 子宫颈后壁肌瘤切除切口选择   宫颈后壁肌瘤一般都位于子宫骶骨韧带的内侧，增大的肌瘤向下压迫直肠，并将输尿管向外推移，引起输尿管移位。剔除宫颈后壁肌瘤时，必须选择适当的切口，避免损伤输尿管。

（1）骶骨韧带顶部切口：为了缝合、止血方便，切口选择应该靠近与子宫体的交界处，一般都在骶骨韧带内侧。如果切口过于靠近直肠方向，由于宫颈肌瘤的包膜很薄，肌瘤切除后，包膜组织退缩，将会增加缝合的难度。

（2）剪开直肠腹膜反折：如果肌瘤靠近杜氏窝，为了避免损伤直肠，可以先剪开直肠腹膜反折，推开直肠，看清肌瘤的解剖界限再剔除肌瘤。

（3）游离输尿管：如果肿瘤紧邻输尿管，估计肌瘤切除后创面修复有可能受到损伤，应该先游离输尿管，再切除肌瘤。

（二）切开浆肌层

可以在子宫肌层注射垂体后叶素 12U，促进子宫肌层收缩。切开子宫颈后壁肌瘤包膜时，也可以用双极钳电凝切口部位包膜组织，减少术中出血。在骶骨韧带顶端两侧用超声刀或单极电钩横形切开浆肌层。由于子宫骶骨韧带外侧紧贴输尿管，如果

肌瘤较大，横形切口难以将肌瘤取出，而切口又不能超越子宫骶骨韧带时，可以纵形向上、下，或横形向左、右延长切口，直到完全裸露瘤核，并估计能顺利取出肌瘤为止（图 9-108~ 图 9-113）。

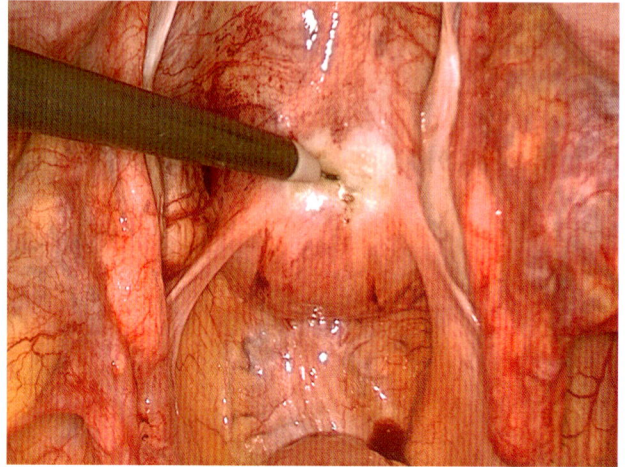

图 9-108   横形切开浆肌层

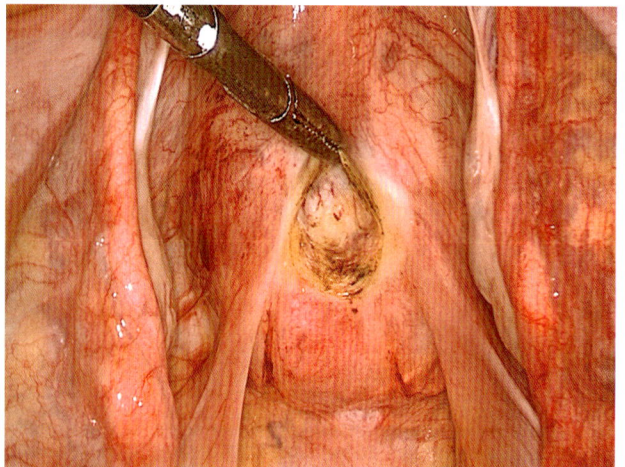

图 9-109   向上延长切口

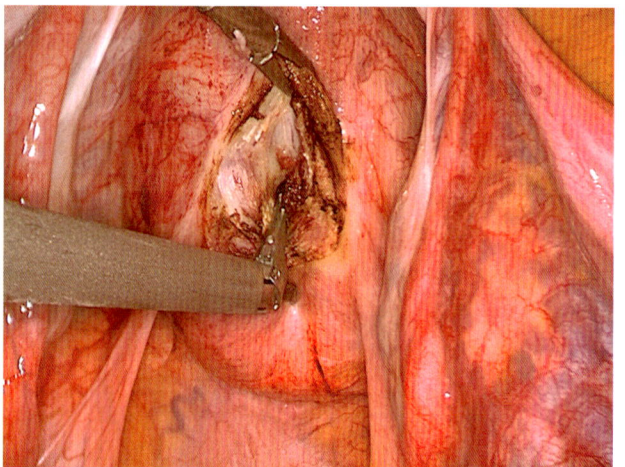

图 9-110   向下延长切口

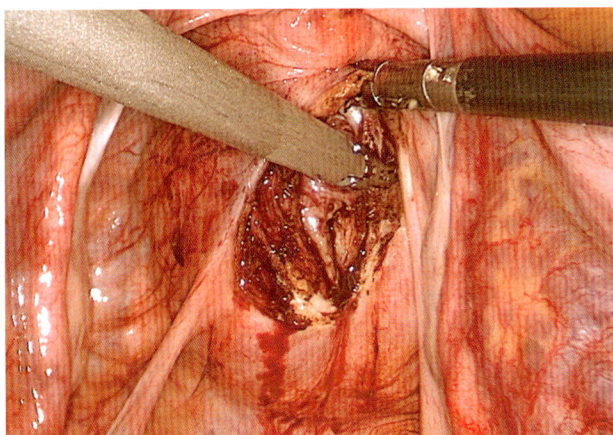

图 9-111　向右侧延长切口

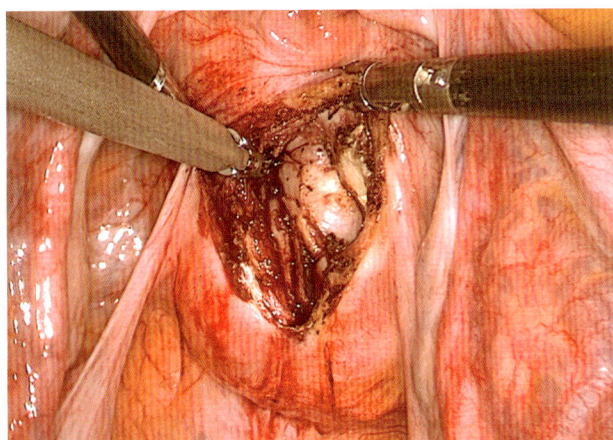

图 9-112　向左侧延长切口

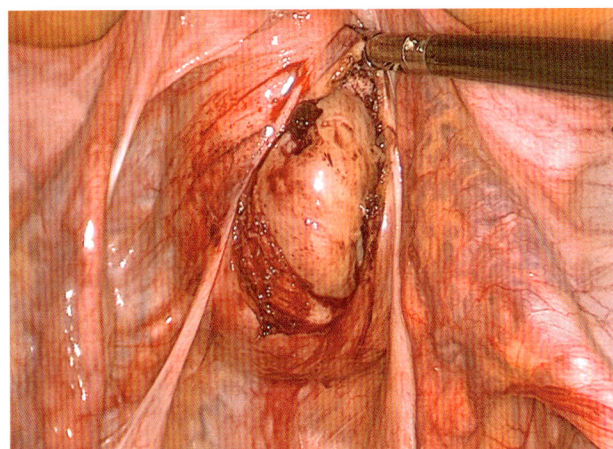

图 9-113　裸露瘤核

四、剔除肌瘤

　　术者右手握大抓钳钳夹瘤核并向外牵拉,如果肌瘤较大,左手可以用小有齿钳在大抓钳的上方同时钳夹瘤核,共同用力往外牵拉,将肌瘤切除。如果是宫颈管内肌瘤,牵出肌瘤后可见瘤蒂位于宫颈管腔内,用超声刀紧贴宫颈管切断瘤蒂,完全游离肌

瘤,其瘤蒂残端用双极电凝止血及消融残留的组织。剔除肌瘤后用探针从阴道进入宫颈管腔,探查宫颈管(图 9-114～图 9-119)。

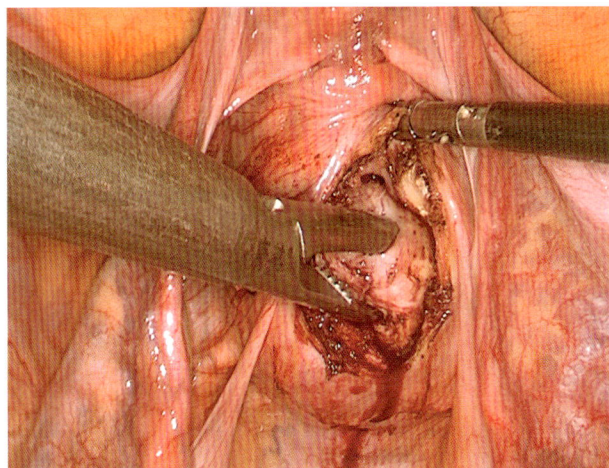

图 9-114　钳夹瘤核

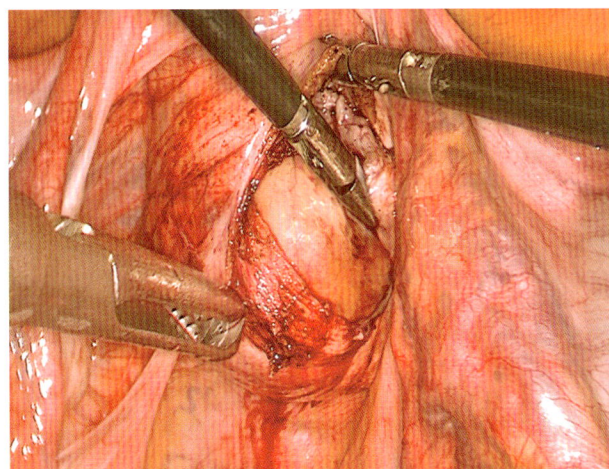

图 9-115　牵拉瘤核

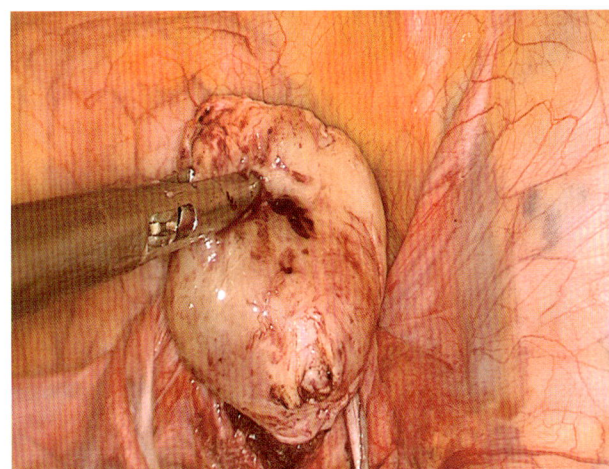

图 9-116　牵出瘤核

则必须按层关闭子宫颈管腔。由于增大的肌瘤将宫颈管扩张，使宫颈管壁变薄，甚至解剖界限不清，修复前必须看清输尿管的走向，如果无法确认输尿管的解剖位置，建议游离输尿管后再缝合。修复宫颈管腔建议采用"8"字形缝合法。操作时从宫颈管腔外下侧进针，穿过宫颈管腔黏膜外层，在其创面的上方出针，然后再在宫颈管腔后壁进针，从宫颈管腔前壁出针，收紧缝线并打结，反复操作"8"字形缝合，完全修复宫颈管腔。缝合宫颈管腔后，用6号扩宫棒探查宫颈管，确定宫颈管通畅（图9-120～图9-125）。

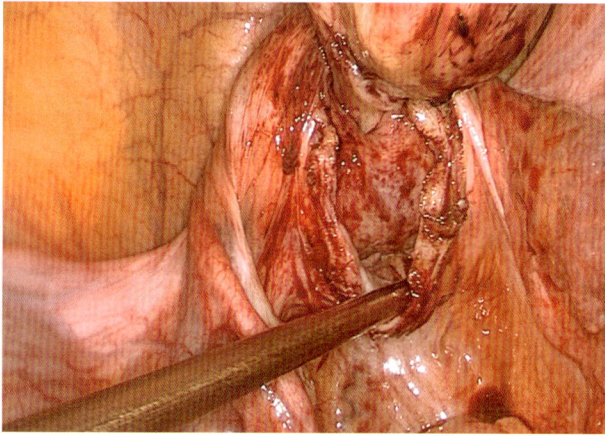

图 9-117 宫颈管腔内瘤蒂

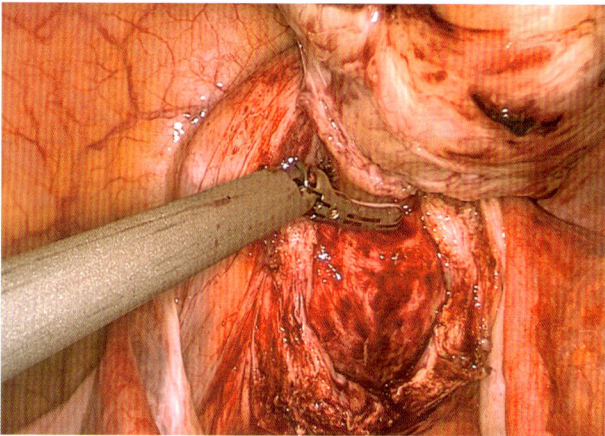

图 9-118 切断瘤蒂

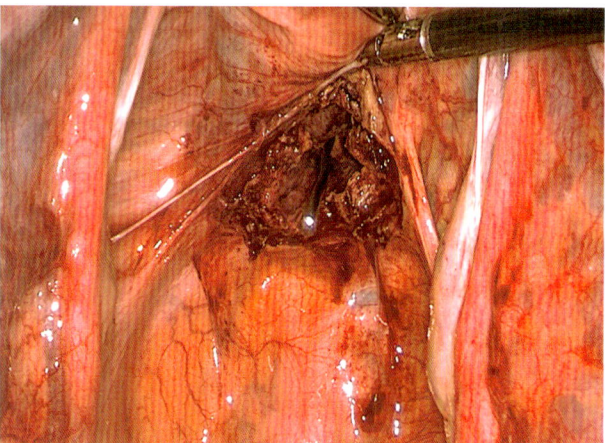

图 9-120 宫颈管腔外下侧进针

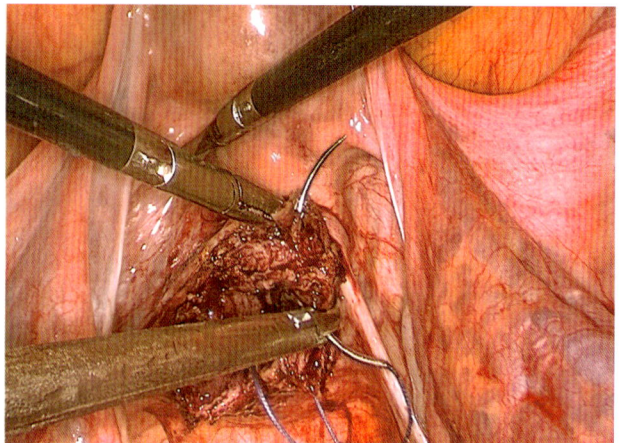

图 9-119 探查宫颈管

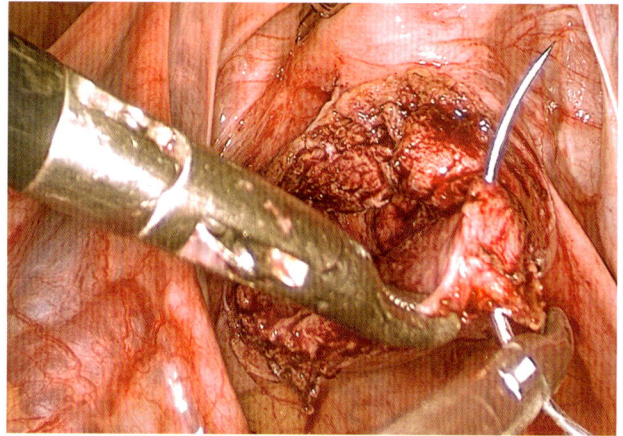

图 9-121 宫颈管腔外上侧出针

五、修复创面

（一）封闭宫颈管腔

宫颈后壁肌瘤切除后，如果肌瘤不大，瘤腔不深，可以在缝合浆肌层时直接封闭瘤腔，如果瘤腔太深，必须先封闭，再缝合浆肌层，如果宫颈管腔破裂，

（二）修复浆肌层

冲洗创面，确定无活动性出血后，使用褥式缝合法修复创面。用1号带针可吸收线从创面右侧缘、骶骨韧带内侧进针，穿过浆肌层，收紧缝线并打结。牵拉线结，在骶骨韧带内下方、创面外缘缝合浆肌全层，收紧缝线后，从创面下缘约10mm处横形穿过浆

肌层,出针后再从创面上缘约 10mm 处横形穿过浆肌层,收紧缝线,将浆肌层组织包埋于创面内。修复到左侧创缘时,缝针从左侧骶韧带后方进针,穿过骶韧带,出针后再穿过左侧创面上方浆肌层,收紧缝线

并打结,完全修复创面。将子宫压向盆底,检查膀胱腹膜反折,确定肌瘤切除后膀胱受压已解除。旋切瘤核,冲洗盆腔,结束手术(图 9-126~ 图 9-135)。

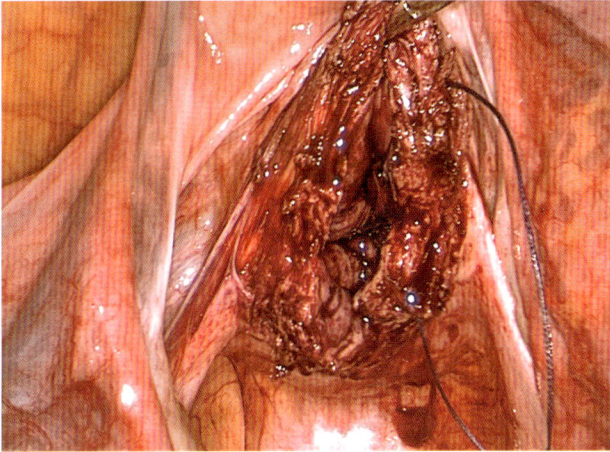

图 9-122 缝线的位置

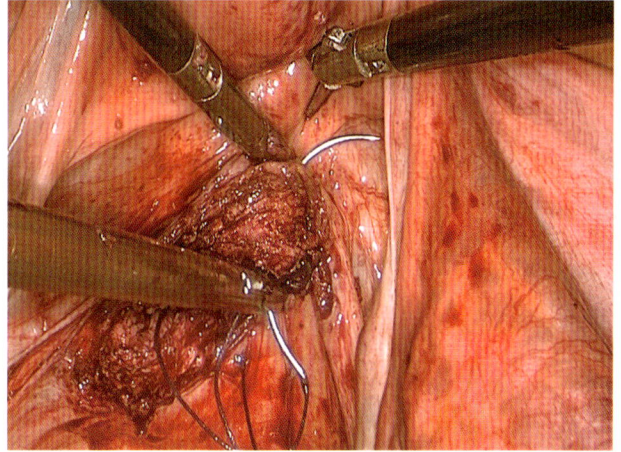

图 9-125 宫颈管腔前壁外出针

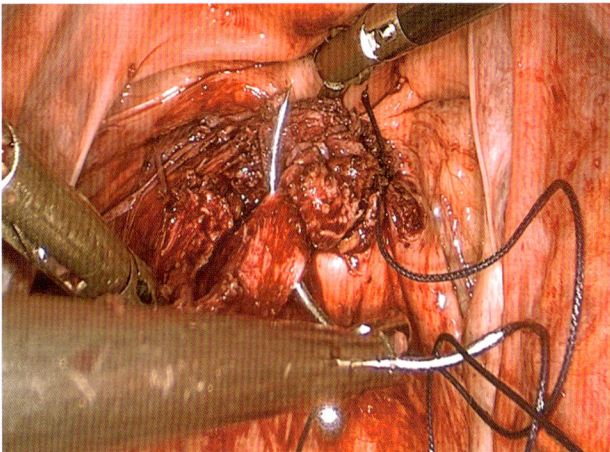

图 9-123 宫颈管腔后壁进针

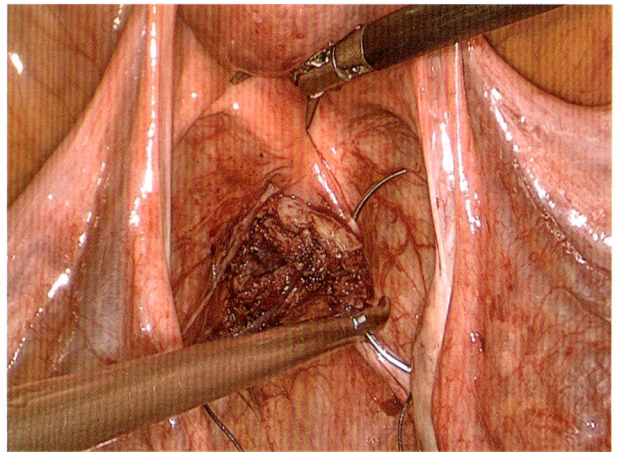

图 9-126 穿过浆肌层

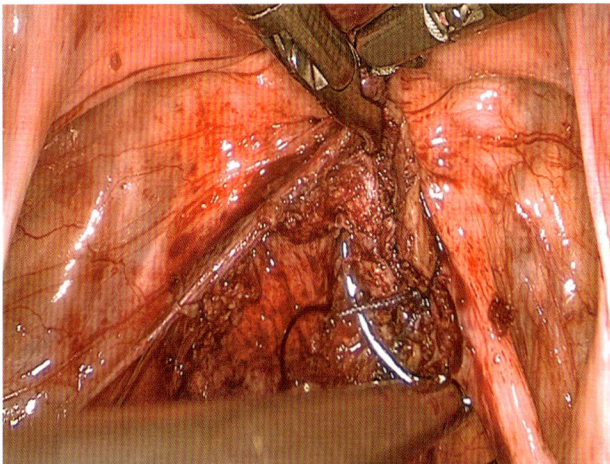

图 9-124 宫颈管腔前壁内进针

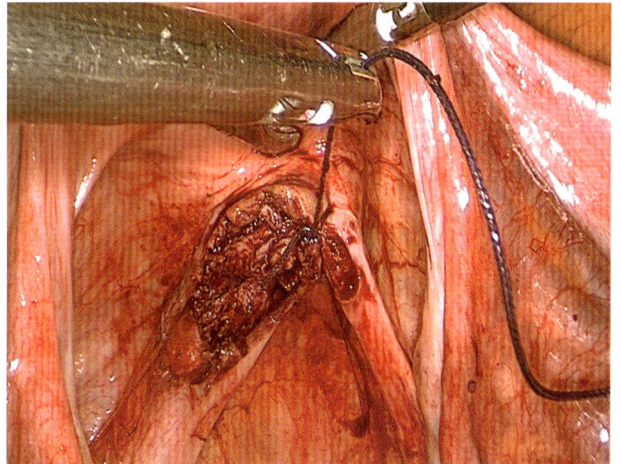

图 9-127 镜下打结

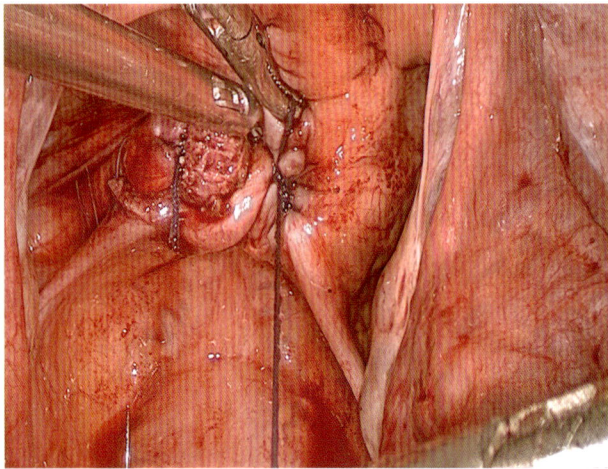

图 9-128　缝合创面外侧缘

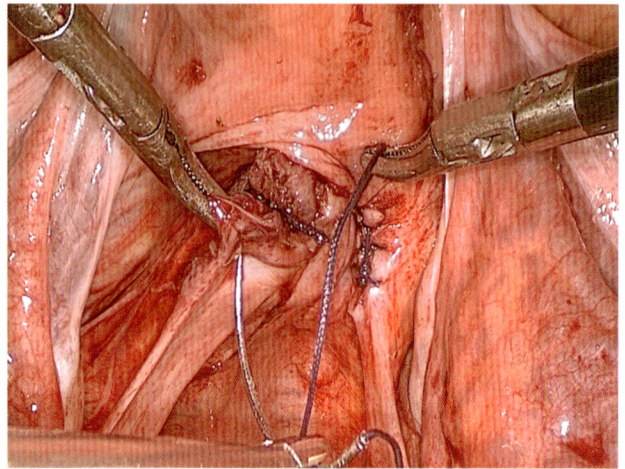

图 9-131　左侧骶韧带后方进针

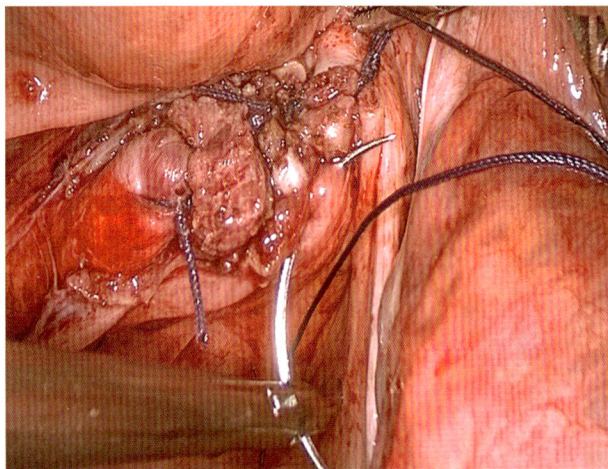

图 9-129　横形穿过下缘浆肌层

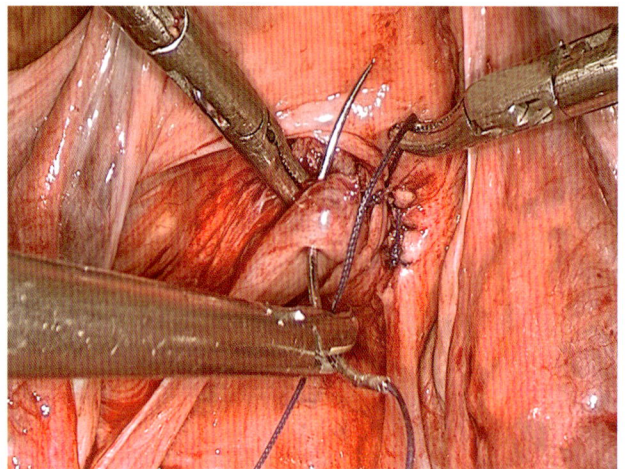

图 9-132　穿过左侧骶韧带

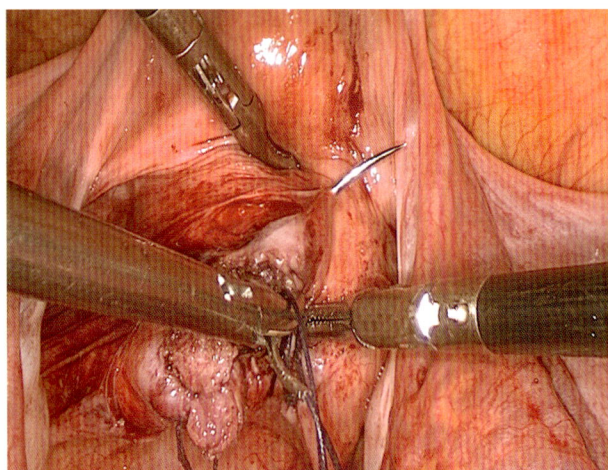

图 9-130　横形穿过上缘浆肌层

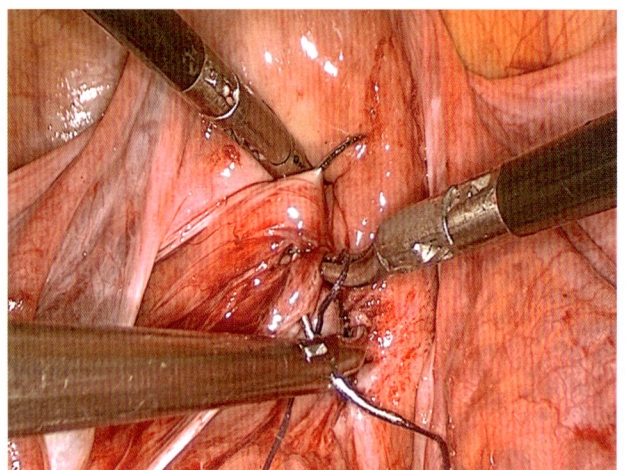

图 9-133　穿过左侧创面

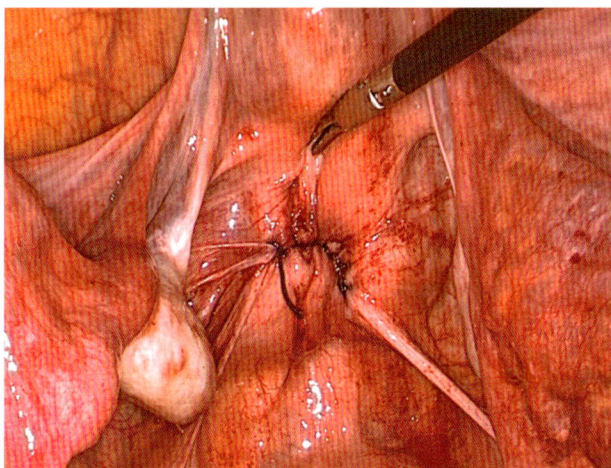

图 9-134　修复后的创面

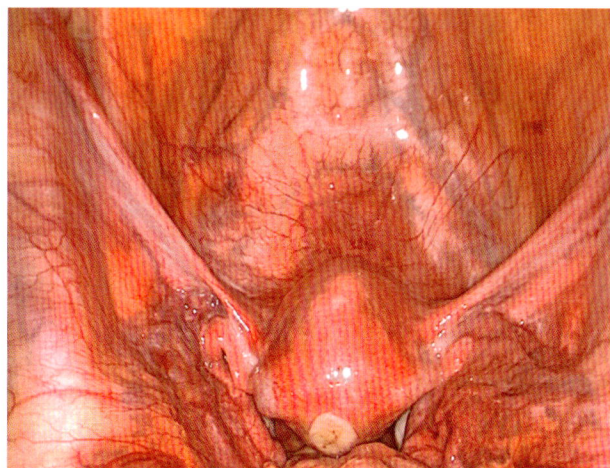

图 9-135　探查子宫前壁

（陈云卿　李光仪）

第十章

腹腔镜子宫次全切术

手术过程见视频 10-1。

视频 10-1
腹腔镜子宫次全切术

腹腔镜下保留子宫颈的手术方式包括腹腔镜子宫次全切术（laparoscopic subtotal hysterectomy，LSH）和筋膜内子宫切除术（laparoscopic intrafacial supercervical hysterectomy，LISH）。LISH 是一种既保留宫颈又防止宫颈残端癌发生的新术式，该术式其实是经特殊器械旋切子宫颈管组织而完成的另一种腹腔镜子宫次全切术。由于已知宫颈癌的确定病因是 HPV，病因明确，就能预防。所以，LISH 术式临床渐渐弃用，保留宫颈的术式被 LSH 代替。为了叙述方便，将腹腔镜子宫次全切术列为一章，便于参考。

第一节　概　　论

一、子宫次全切除手术发展

1863 年，CharlesClay 经腹进行了子宫次全切除术，当时的子宫全切术还存在技术上问题，特别是短短的宫颈，集中了几乎所有子宫切除手术可能损伤的器官如膀胱、直肠、输尿管等，手术也只是切除了有疾病的子宫体而保留人体健康的子宫颈。由于该术式简单、并发症少，20 世纪 50 年代初，95% 的子宫切除采用的都是子宫次全切除术。后来，为了预防宫颈癌的发生，特别是随着手术和麻醉技术的发展，对于切除宫颈已不存在技术上的问题，加上对宫颈癌的重视，使子宫次全切除术一度成为被人们遗忘的术式，几乎都由子宫全切术所代替。截至目前，在美、英两国，子宫次全切除术仅占子宫切除术的 5% 以下，国内尚无确切的统计数字。然而，经过临床总结发现，即使在以往有限的检查条件下，宫颈残端癌的发生率亦仅占子宫次全切除术的 1.3%~1.63%，占宫颈癌发病的 0.23%~0.9%。随着对宫颈癌发病原因认识的逐渐加深，人们发现宫颈癌是一种与人乳头瘤病毒（HPV）持续感染密切相关的感染性疾病。从宫颈癌前病变即宫颈上皮内瘤样病变（CIN）发展到宫颈癌，一般要经历 8~10 年时间，其中，只要终止 HPV 持续感染状态，并重视 CIN 的检查和处理，宫颈癌完全是一种可预防、可治愈的疾病。再加上近年来宫颈功能及盆底功能的重要性越来越多地受到关注，宫颈的保留又重新被重视。总之，随着宫颈癌普查方法的改进，宫颈残端癌发生率的降低，以及人们普遍对生活质量要求的提高，子宫次全切除术逐渐受到大家的重视，人们开始对其进行重新评价。

二、LSH 手术萌生

1991 年，德国基尔（Kiel）大学妇女医院 K. Semm 教授提出了一种新的术式，即腹腔镜下筋膜内子宫切除术（LISH），该术式的本质是一种切除子宫颈管内膜及宫颈外口上皮移行带的子宫次全切除术。手术步骤主要为腹腔镜监视下用特制的校准子宫切割器（calibrated uterine resection tool，CURT）经阴道旋切子宫颈外口上皮移行带、子宫颈管内膜、子宫颈管大部分肌层、子宫体中心内膜及部分宫底组织，然后在腹腔镜下离断子宫圆韧带和附件，剪开膀胱反折腹膜，下推膀胱，套扎子宫动脉上行支，切除子宫体。随着宫颈癌病因明确，切除宫颈预防宫颈癌发生的作用已大为减少，于是 LISH 术式旋切子宫颈管组织的步骤去除，保留了腹腔镜下操作部分，便出现了 LSH 术式。

LSH 是在腹腔镜下切除子宫体而保留子宫颈的手术。该术式在切除已发生病变的子宫体和子宫内膜的同时，保留了正常的子宫颈和盆底支持组织，是一种适合于因子宫体病变需要切除子宫而又相对较年轻的女性患者的手术方式。

三、LSH 术式的改进

由于腹腔镜器械的不断改进和更新，妇科医师们镜下操作技巧相对比较娴熟，以及专家们的不断改进，现在，LSH 术式的操作步骤已经非常简单，正常情况下几乎没有并发症，真正体现了腹腔镜创伤少、出血少、恢复快的优点，LSH 已经是一种非常成熟的手术。LSH 术式为一个从复杂到简单的过程。

（一）膀胱腹膜处理

开展 LSH 术式早期，为了预防膀胱损伤，需要剪开膀胱腹膜反折，分离膀胱宫颈间隙，并将膀胱推离宫颈管再套扎子宫下段。临床发现，套扎子宫下段时需要通过举宫器上推子宫，膀胱与子宫下段有一定距离，即使不将膀胱从宫颈管推离，套扎时也不会损伤。于是，剪开膀胱腹膜反折的步骤省略了，离断附件后就可以直接套扎子宫下段。

（二）套扎线圈改进

LSH 术式是由 LISH 术式改进而来，LISH 术式需要套扎子宫下段，早期使用的套扎线圈是市场销售的成品，价格昂贵。临床实践中，专家们不断摸索，探索出自制线圈的方法（见图 4-112、图 4-113），减少了手术费用。

（三）子宫血管处理

是 LSH 术式关键步骤之一。手术之初，为了摸索处理子宫血管的有效方法，曾经试用腹腔镜下电凝、电切离断子宫血管，也曾用过缝扎或钛夹钳夹子宫血管后再切断的办法。但效果都不理想，容易出血，也极容易损伤输尿管。实践过程中发现，即使不处理子宫血管，只要套扎子宫下段方法正确，同样能阻断子宫血流，直接旋切子宫体。

（四）子宫体处理

LSH 术式是 LISH 术式的简化，开始时保留了从子宫下段切断宫体后再旋切的方法，但对于较大的子宫体，这种操作十分困难，整个手术过程复杂，时间长。经过临床不断地探索和总结，现在，套扎子宫下段后就开始旋切子宫体，省略了烦琐的步骤，使 LSH 术式越来越简单、手术时间越来越短。当然，比较小的子宫体，也可以使用切断宫体后再旋切的方法。

（五）盆腔腹膜化处理

早期开展 LSH 术式时，宫颈残端还需要腹膜化，理由是防止术后粘连及美观。经临床观察，宫颈残端的创面 24 小时内即有一层膜状的纤维组织覆盖，这层膜状纤维组织逐步化生成腹膜，起到了预防粘连的作用。现在宫颈残端也不需要再用腹膜覆盖了，使手术步骤更加简单、精练。

四、LSH 术式评价

（一）LSH 术式优点

1. 操作简单　LSH 是一种相对简单、操作容易、并发症少的腹腔镜子宫切除术式。该术式分离双侧附件后，不需要剪开腹膜反折，更不需要下推膀胱，直接套扎子宫下段血管，中断子宫血流后就可以旋切子宫体，出血少、方法简单。只要掌握了腹腔镜手术的操作技巧，配有子宫体粉碎器，便能开展此项手术。

2. 并发症少　由于 LSH 不需要离断子宫血管，只需要套扎子宫下段，如果套扎牢固，不存在术中、术后出血的问题。同时，就目前改进的术式而言，不需要剪开膀胱腹膜反折，因此，不会伤及膀胱和输尿管，术后也不会出现阴道残端出血。

3. 适用于巨大子宫的切除　当子宫 ≥ 孕 3 个月而采用其他术式时，由于手术操作空间相对较少，术中操作困难，因此会增加手术并发症的发生。而 LSH 术式操作简单，特别是血管闭合器、PK 刀、超声刀等应用后，离断双侧附件极为容易。因此，巨大子宫选用腹腔镜切除时，如果排除了恶性病变，LSH 是最理想的术式。

4. 保留子宫颈的完整性　截至目前，子宫颈的真正作用还未完全阐明，但在保持盆底的承托力和维持正常性功能这两方面是肯定的，特别是对于年轻患者,切除子宫颈使她们有一种沉重的器官丢失感。保留子宫颈,特别是保留了子宫颈管内膜,术后也许还会有少量周期性的阴道出血,使患者感觉虽然丢失了子宫,但还保存了女人的"功能",促进了患者的身心健康。

（二）LSH 术式缺点

1. 子宫颈残端癌　该术式最令人担忧的是子宫颈残端癌的发生。但根据文献报道,子宫颈残端癌的发生率最低为 0.2%,最高为 1.8%,还未除外隐性的残端癌,而且宫颈细胞学检查的技术很先进,再加上 HPV 检测和阴道镜等一系列的检查,早期子宫颈癌是完全可以得到确诊的。因此,在决定保留子宫颈以前,必须通过各种检测手段,排除子宫颈癌及重度宫颈病变。

2. 子宫体恶性肿瘤的漏诊　这是一个值得注意的问题。LSH 术式中,由于要将子宫组织粉碎后取出,如果术前未得到确诊的子宫恶性肿瘤,则有可能造成医源性的肿瘤转移和扩散。尽管术前进行了宫颈细胞学检查、分段诊刮或宫腔镜检查以排除子宫颈和子宫内膜的恶性肿瘤,但仍有约 10% 的子宫内膜癌在术前得不到诊断,因而术中旋切时应特别注意子宫内膜和子宫肌瘤的大体形态,如果发现组织腐、脆或呈鱼肉样改变,应高度怀疑子宫内膜癌或子宫肉瘤,此时应立即停止旋切,并进行术中快速病理检查,根据病理检查结果进行适当的处理。根据笔者的经验和教训,建议对年龄 ≥50 岁伴有不规则阴道流血、子宫内膜诊断性刮宫病理检查结果为子宫内膜复杂性增生或子宫内膜不典型增生、子宫肌瘤合并肥胖、糖尿病和高血压的患者应慎重选择 LSH 术式。

第二节　手术适应证与禁忌证

一、手术适应证

1. 年龄 ≤45 岁需进行子宫切除而又坚决要求保留子宫颈者。

2. 排除宫颈病变。

二、手术禁忌证

1. 年龄 ≤40 岁需保留生育功能。

2. 年龄 >45 岁,或已生育,但患者坚决要求保留子宫。

3. 宫颈肌瘤。

4. 合并阴道壁膨出和子宫脱垂。

5. 合并严重盆、腹腔粘连不能置入腹腔镜。

6. 未排除子宫颈或子宫内膜恶性病变。

7. 年龄 >45 岁,无宫颈癌筛查条件。

8. 宫腔镜下诊断性刮宫病理诊断为子宫内膜复杂性增生及子宫内膜非典型增生、子宫内膜恶性肿瘤。

9. 合并严重内、外科疾病。

10. 患者全身状况不能耐受腹腔镜手术。

第三节　术　前　准　备

一、术前沟通

（一）告知患者选择 LSH 的优、缺点

选择 LSH 术式时,术前必须向患者解释清楚保留子宫颈的利弊,保留了子宫颈就有发生宫颈癌的可能,因此术后需要长期随访,随诊时不仅要做细胞学涂片和 HPV 检查,必要时还要在阴道镜指示下行子宫颈组织活检,以尽早发现、尽早处理宫颈病变。

（二）告知内膜癌的漏诊

尽管术前已做了各种排癌筛查,但不敢保证没有遗留,对于月经不规则、月经过多、月经紊乱等患者,即使宫腔镜下分段诊刮已排除子宫内膜癌,也必须告知患者及家属,最后诊断还要等术后病理检查结果。

（三）签署手术志愿书

尽管 LSH 术式并发症极少,但麻醉意外、中转开腹、术后下肢静脉炎、术后出血等偶尔发生,必须告知患者及家属,并签名。

二、排除恶性病及全身疾病

1. 排除宫颈病变　术前应该常规做液基薄层细胞学检查（TCT）、人乳头瘤病毒（HPV）检查,必要时阴道镜检查及阴道镜下宫颈组织活检,明确或排除宫颈病变。切忌根据子宫颈外观而选择保留子宫颈,以免漏诊早期的子宫颈上皮内瘤样病变。

2. 排除宫腔病变　建议常规做宫腔镜检查,特别对于合并月经紊乱、月经增多的患者,最好同时做分段诊刮做病理细胞学检查,排除子宫内膜病变及宫颈管病变。

3. 对已上环者最好将节育环取出。

4. 通过检查发现全身疾病,及时请相关科室会诊,评估是否耐受腹腔镜手术。

三、术前一般准备

（一）皮肤准备

1. 腹部皮肤准备　同一般腹腔镜手术,不需要备皮,术前一晚沐浴,将腹部皮肤彻底清洗干净。

2. 脐部清洁　由于脐部组织薄、血管少,是腹腔镜手术时主穿刺孔选择的理想部位。脐部的形态各种各样,有扁平型、深锥型等。扁平型的脐部几乎没有污垢物,用一般酒精或碘伏消毒即可。而深锥状的脐孔污垢物较多,即使使用汽油、松节油清洗,也很难清洗干净,而且在清洗过程中易导致脐孔深部损伤,引起术后感染,应慎重选择深锥状脐部为主穿刺孔。

（二）阴道准备

因为子宫切除后阴道与腹腔相通,为了减少术后感染,故阴道必须消毒。一般是术前 2 天开始用药,具体方法如下。

1. 用 1‰ 新洁尔灭酊或 1/20 碘伏进行阴道擦洗,每日 2 次。

2. 用聚维酮碘冲洗阴道及呋喃西林栓塞入阴道上部。

（三）肠道准备

1. 术前晚予以 2% 肥皂水灌肠一次,晚上 10 点以后禁食。

2. 手术当日晨清洁灌肠,有助于降低粪便嵌塞的发生率,促进术后正常肠功能的恢复。

（四）术前饮食

术前一天晚上流质饮食,可减少术后恶心、呕吐的发生。

（五）术前用药

1. 如果子宫太大,为了减少术中出血,术前可以考虑使用促性腺激素释放激素激动剂（GnRHa）,使子宫缩小,利于操作。术前一般使用 3 个周期,每 28 天一次,可以用戈舍瑞林或亮丙瑞林等每次 3.6mg,也可以用曲普瑞林每次 3.75mg。

2. 术前服用镇静药,由于对手术的恐惧常使患者焦虑不安,术前一晚给予服用镇静剂如艾司唑仑 1mg,让患者得到充分休息。

3. 术前半小时可以预防性静脉注射抗生素。

四、器械准备

（一）常用器械

1. 气腹针 1 支。

2. 皮钳 2 把,切开脐孔前用于钳夹脐孔皮肤。

3. 巾钳 2 把,穿刺套管前用于钳夹脐孔皮肤。

4. 穿刺套管一套

（1）5mm 穿刺套管 2 个,用于耻联上辅助套管之用。

（2）10mm 穿刺套管 2 个,用于脐孔置镜及辅助套管之用。

（3）15mm 穿刺套管 1 个,用于粉碎子宫 ≤3 个月孕时的工作套管。

（4）20mm 穿刺套管 1 个,备用于粉碎子宫 ≥3 个月孕时的工作套管。

5. 转换器一套

（1）5mm 转换器 1 个,用于 10mm 转 5mm 套管。

（2）10mm 转换器 1 个,用于 15mm 转 10mm 套管。

（3）15mm 转 5mm 转换器 1 个,用于 15mm 转 5mm 套管。

（4）15mm 转 10mm 转换器 1 个,用于 15mm 转

10mm 套管。

    （5）20mm 转 10mm 转 5mm 转换器各 1 个。

  6. 弯分离钳 3~4 把。

  7. 左弯头剪刀、钩型剪刀 1 把。

  8. 持针钳（弯头持针钳）1 把。

  9. 冲洗系统 1 套。

（二）辅助器械

  1. 双极电凝钳 1 把（备 1 把）。

  2. 电凝钩 1 把。

  3. 无损伤抓钳 1~2 把。

  4. 5mm 鼠咬钳 1~2 把。

（三）必备器械

  1. 推结棒一条。

  2. 子宫粉碎器 1 套。

  3. 旋切刀管 1 套（直径 15mm、20mm）。

  4. 10mm 大有齿抓钳 1 把。

第四节　手术步骤与操作技巧

一、关键步骤提示

（一）套扎子宫下段

这是 LSH 手术中最关键的步骤。套扎子宫下段的目的是阻断子宫动脉上行支的血流。LSH 术式只是通过套扎子宫下段而中断子宫血流，并没有离断子宫血管，而在反复旋切宫体组织时，线结松动，引起滑脱。套扎看起来是一种比较简单的方法，它不需要任何的能源，只需要一根推结棒及一条可吸收的 1 号线自制成套扎线圈。套扎法尽管简单，但如果掌握不好，旋切子宫体时易引起出血。操作时，用自制成的套扎线圈，经 15mm 转 5mm 套管送进盆腔，在子宫骶骨韧带的顶端，相当于子宫下段近内口水平套扎，必须确认线圈内无其他组织嵌入方可抽紧线圈，其线结最好位于宫颈左侧 9 点位置（术者站立的位置），这样符合用力的方向，容易把线圈拉紧。因此部位刚好与推结器、套扎线、穿刺孔成一直线，根据力学原理，三点成一线推力最大、线结推得越紧，而且可防止推杆与线索成角度而把线拉断。推紧线结时，一般是用右手的中指绕套扎线 2 圈，示指和拇指抓紧套扎线并把套扎线拉紧，左手持推结器并将推结器向后退出离线结 15~20mm，再用力向线结方向推进，反复用力推进 2~3 次就能将线结推紧（图 10-1、图 10-2）。检查子宫血管是否套扎牢固，只需观察子宫体颜色的变化，如果子宫体的颜色变成紫色，说明子宫体缺血，套扎成功，如果子宫体的颜色没有变化，说明子宫血管没有套扎紧，必须重新套扎，直到子宫体的颜色变成紫色。

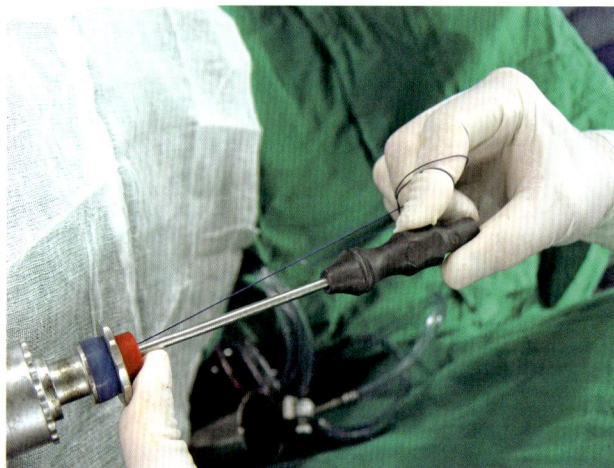

图 10-1　三点成一线图

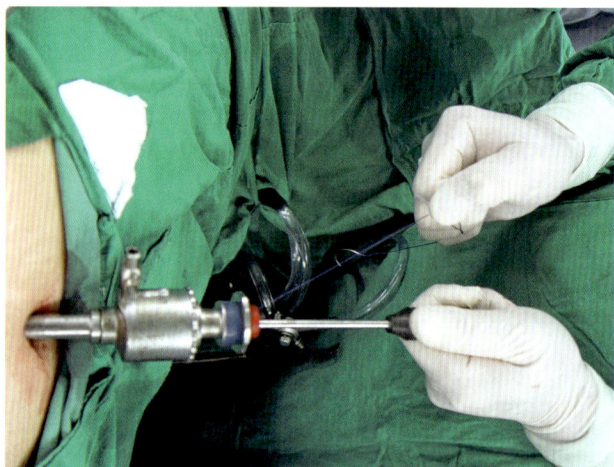

图 10-2　腹腔外推线结

（二）保留宫颈残端的技巧

如果是直接旋切子宫体，当旋切至靠近宫颈管时就必须注意看清套扎线的位置,不能切断,否则线圈会脱落,子宫动脉开放导致出血。此时,用大抓钳钳夹子宫颈残端前壁组织,并向内下方向反转,判断套扎线与组织的距离,然后再旋切,保留残端组织在套扎线上方约10mm。同样,旋切残端后方组织时,将钳夹组织的大抓钳向内上方向反转,就能看清套扎线的位置。此外,旋切时呈抛物线状,把子宫颈残端旋切成"蘑菇"状,切不可旋切成"火山口"形状,否则套扎线圈也很容易滑脱(图10-3~图10-6)。

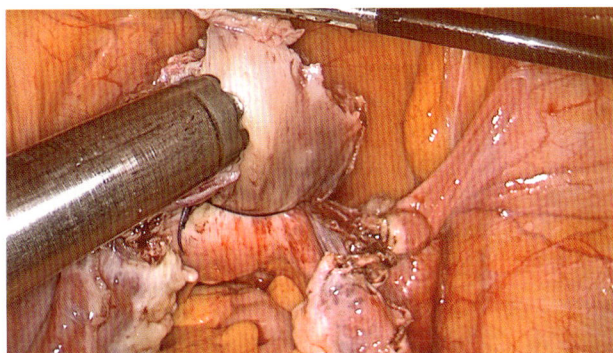

图 10-3　旋切残端后方组织

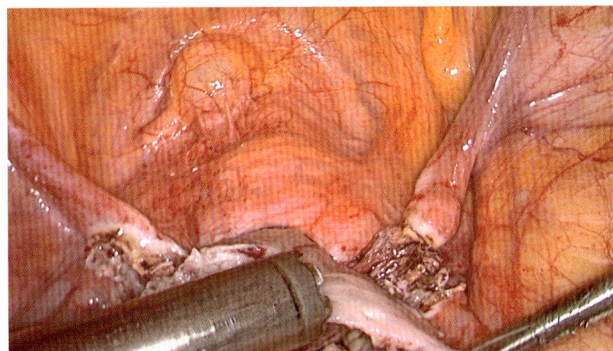

图 10-4　旋切残端前方组织

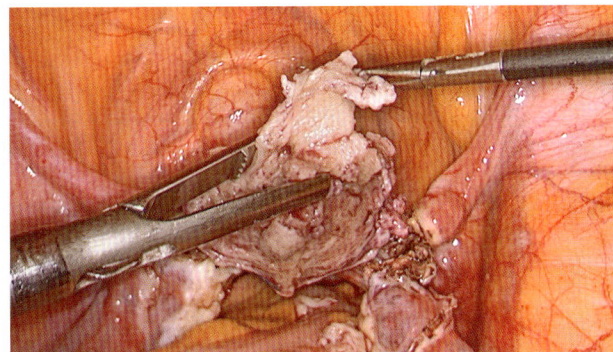

图 10-5　旋切宫颈残端组织

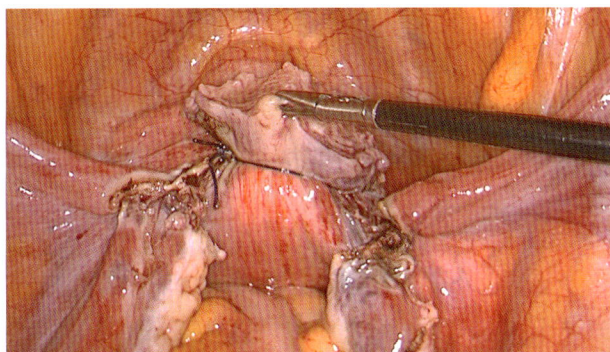

图 10-6　残留宫颈组织

（三）套扎线圈滑脱出血处理技巧

旋切子宫体时偶尔会将套扎线切断或套扎线脱落导致子宫动脉开放出血。此时,术者左手与助手握分离钳各自钳夹子宫血管,术者右手握双极钳电凝子宫动脉,初步止血后再缝合宫颈残端。缝合时,先提起子宫骶骨韧带旁的腹膜,寻找输尿管的行径,在子宫骶骨韧带的前上方进针,穿过子宫颈旁组织,出针后,收紧缝线,连同脱落的子宫血管一起结扎,再缝合宫颈残端创面。但套扎线脱落后,子宫血管往往会向盆侧壁退缩,出血部位紧靠输尿管,此时,术者先钳起出血部位前的组织,使出血点远离输尿管,再钳夹子宫血管,达到止血后,助手接手钳夹子宫血管,术者寻找输尿管的蠕动行径,必要时,先游离输尿管,再处理损伤的子宫血管。

二、手术准备

1. **麻醉**　建议麻醉医生选择气管插管全身麻醉,保证手术顺利。

2. **体位**　采用改良膀胱截石位,即头低15°~30°,臀缘应远离手术床缘20~30mm,两腿夹角约120°,左大腿与身体纵轴夹角120°~150°,右大腿与身体纵轴夹角约120°。

3. **留置导尿管**　消毒皮肤术野及外阴阴道并铺好无菌巾后,留置导尿管,以保证膀胱排空情况下进行手术。

4. **上举宫器**　LSH术中需要变动子宫体位,建议使用举宫器。任何举宫器都可以采用,只要能把子宫体上举并能左、右摆动即可。最好安装小举宫杯,具体操作方法参考第四章小举宫杯安放方法(图4-149、图4-150)。

三、离断附件

LSH 手术主要适用于相对年轻的患者,原则上应该同时保留双侧附件。21 世纪后,传统子宫次全切除时,为了预防输卵管癌的发生,均把输卵管切除,只保留卵巢。理论上,卵巢的血液供应主要由子宫动脉及卵巢动脉构成。子宫动脉分出的输卵管支和卵巢支,与卵巢动脉分支相互吻合。卵巢的血供可分为两部分,一部分来源于卵巢动脉,另一部分来源于子宫动脉的分支——卵巢支,两部分动脉在输卵管下方的阔韧带两层间构成吻合弓,从血管弓发出许多小支分布于卵巢、输卵管及子宫壁。现在的主流观点认为,切除子宫保留卵巢时,倾向切除输卵管,如果保留卵巢的同时切除输卵管,是否有利于卵巢的血液供应?

离断附件的顺序是先离断输卵管、固有韧带,再离断圆韧带。本章按手术的实际操作,离断输卵管后接着离断圆韧带,完全显露固有韧带后再离断,如此操作,更能保护卵巢组织。操作时可以采用单极直接电凝、电切,也可以采用双极电凝后剪断,直接用超声刀或血管闭合器切断更好。

(一)离断左侧附件及圆韧带

1. 离断左侧输卵管　通过举宫器将子宫上推并摆向右侧,助手握分离钳钳夹输卵管壶腹部,术者左手握分离钳钳夹输卵管伞部,显露输卵管系膜。术者右手张开血管闭合器,紧靠输卵管钳夹其系膜,按动电凝开关,当听到"嘀嘀"声后,扣动切割开关,离断输卵管伞部系膜。退出血管闭合器,再次钳夹、离断输卵管壶腹部系膜,直到左侧子宫角(图 10-7~图 10-10)。

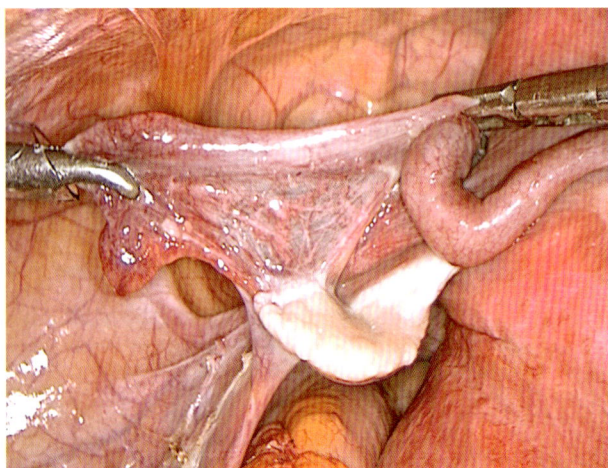

图 10-7　显露左输卵管系膜

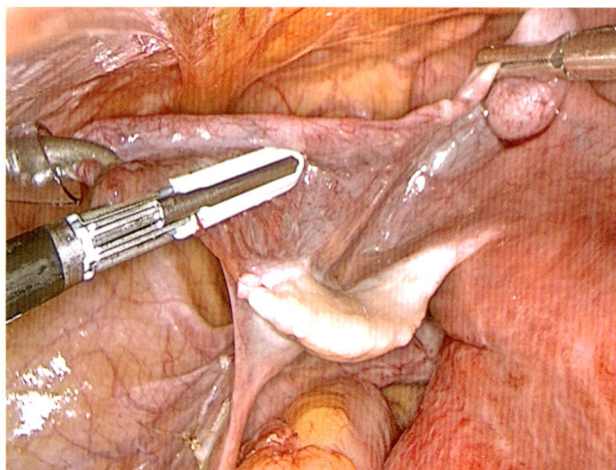

图 10-8　离断左输卵管伞部系膜

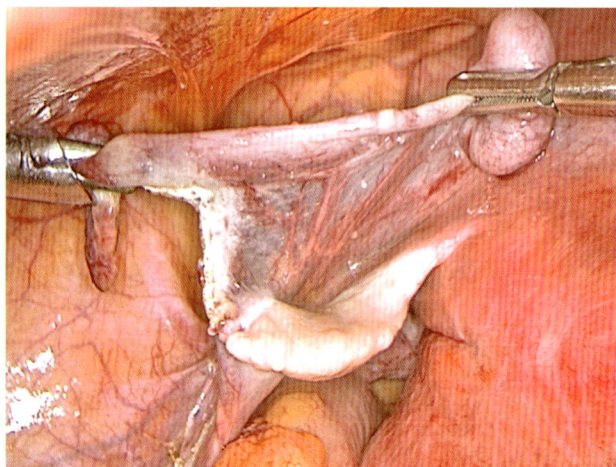

图 10-9　显露左输卵管壶腹部系膜

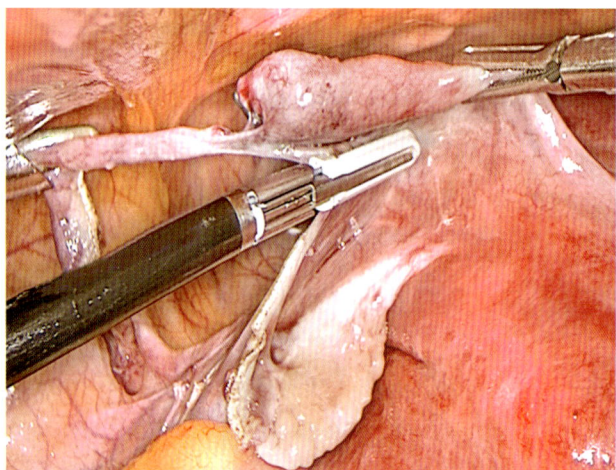

图 10-10　切断左输卵管壶腹部系膜

2. 离断左侧圆韧带　助手钳夹并向内上方向牵拉离断后的输卵管,显露左侧圆韧带,术者左手及助手分别持分离钳钳夹左侧圆韧带,术者右手握血管闭合器钳夹、切断左侧圆韧带（图 10-11~图 10-14）。

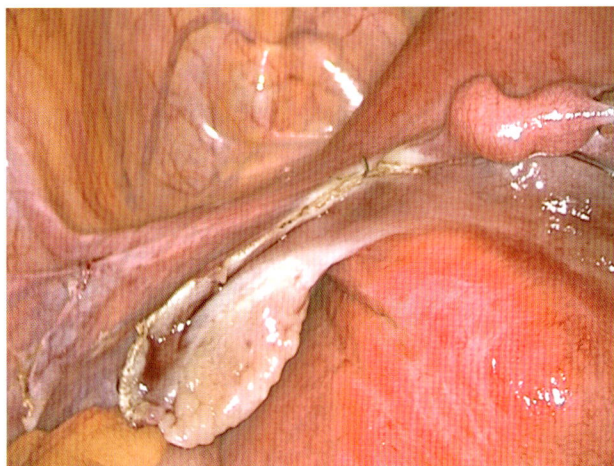

图 10-11 显露左圆韧带

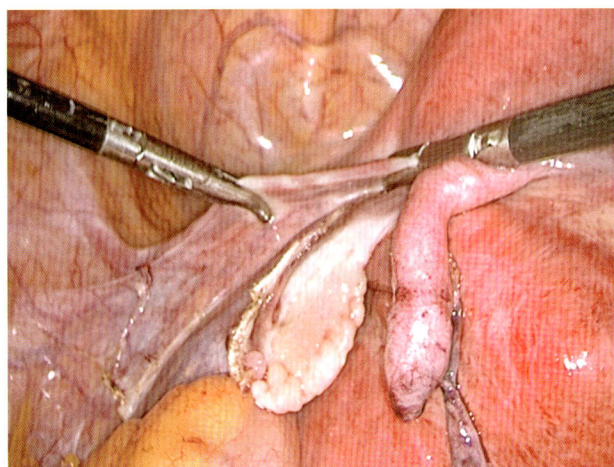

图 10-12 提拉左圆韧带

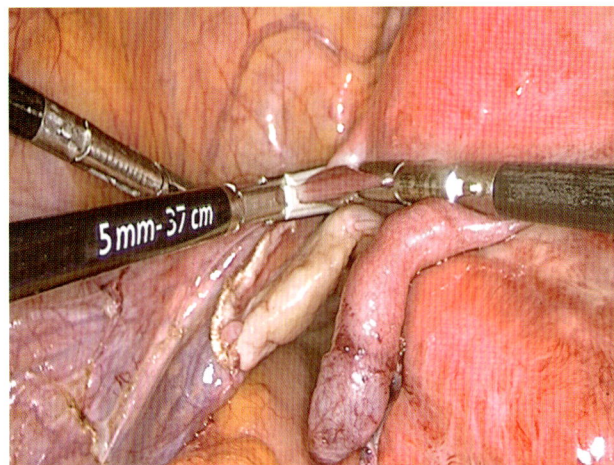

图 10-13 切断左圆韧带

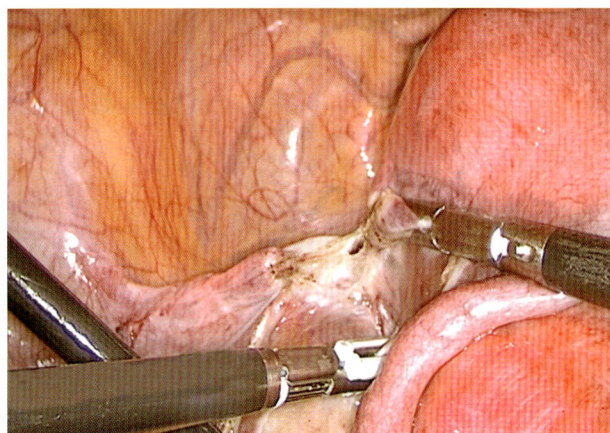

图 10-14 离断后的左圆韧带

3. 离断左侧固有韧带 离断左侧输卵管系膜后，助手钳夹并向内上方向牵拉输卵管，便可以显示左侧固有韧带。术者左手持分离钳轻轻钳夹卵巢并向盆侧壁牵拉，伸张固有韧带，右手张开血管闭合器，紧靠子宫角钳夹、切断左侧固有韧带，完全离断左侧附件（图 10-15~图 10-20）。

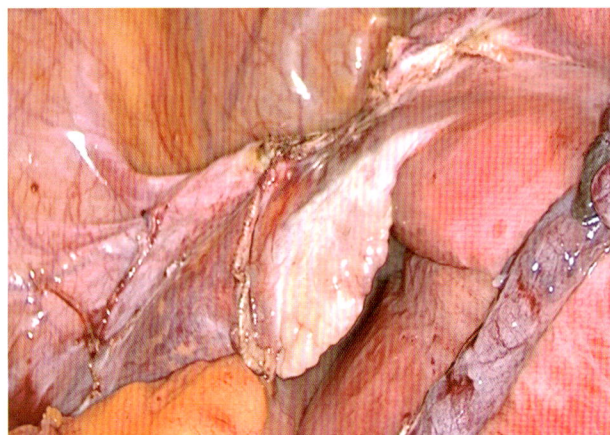

图 10-15 显露左固有韧带

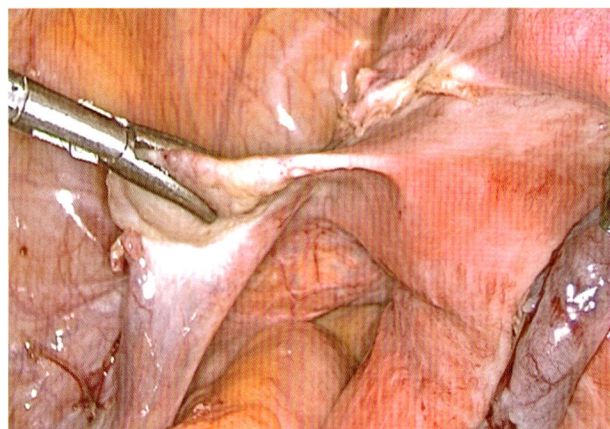

图 10-16 提起左固有韧带

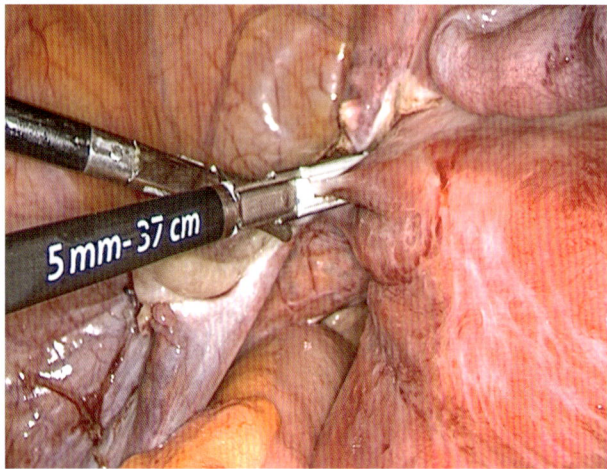

图 10-17　钳夹左固有韧带

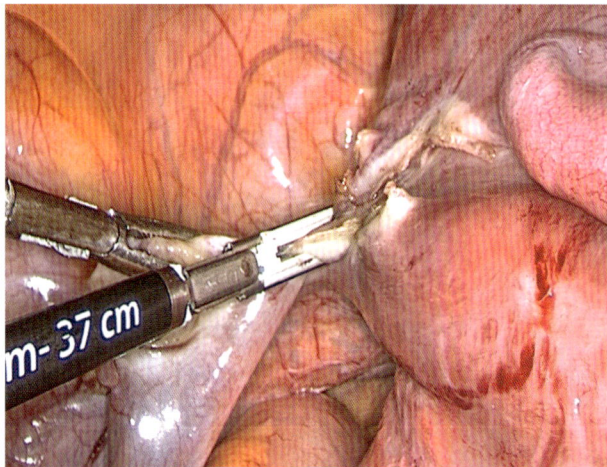

图 10-18　切断左固有韧带前部

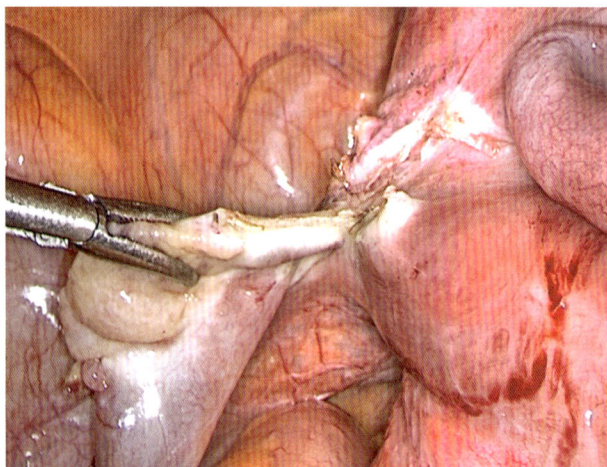

图 10-19　显露左固有韧带后部

端,右手握分离钳钳夹卵巢门,显露输卵管系膜。助手握血管闭合器并张开钳尖,紧靠输卵管钳夹其系膜,分次离断输卵管系膜,直到右侧子宫角(图 10-21~图 10-24)。

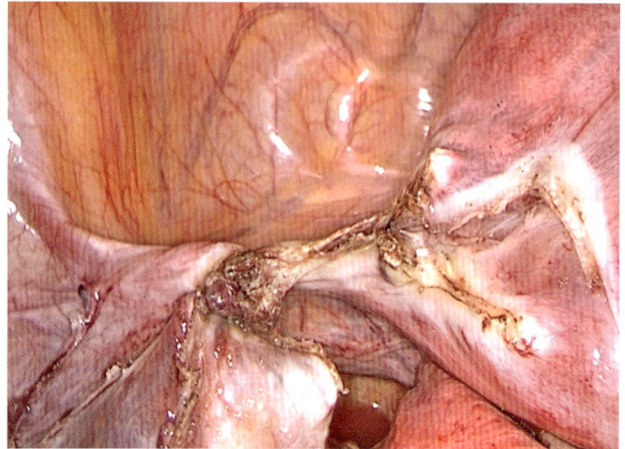

图 10-20　离断左侧附件后的创面

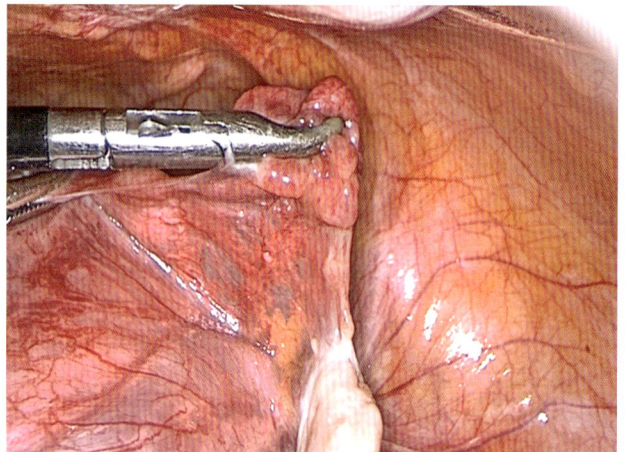

图 10-21　显露右输卵管系膜

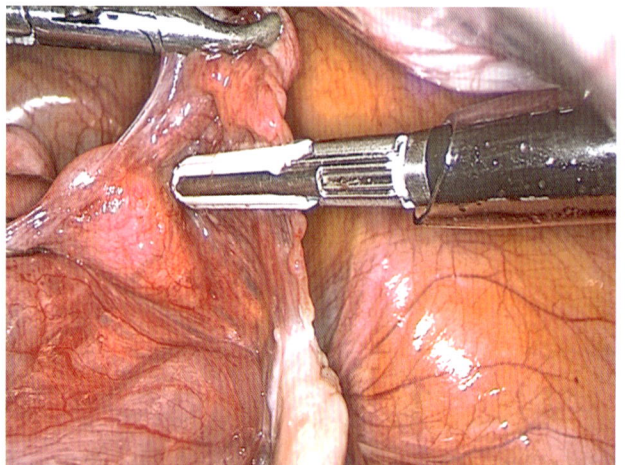

图 10-22　离断右输卵管伞部系膜

（二）离断右侧附件及圆韧带

1. 离断右侧输卵管　通过举宫器将子宫上推并摆向左侧,术者左手握分离钳钳夹右侧输卵管伞

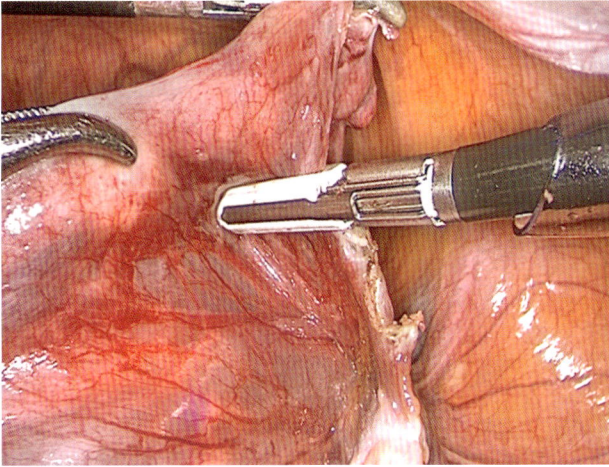

图 10-23 切断右输卵管壶腹部系膜

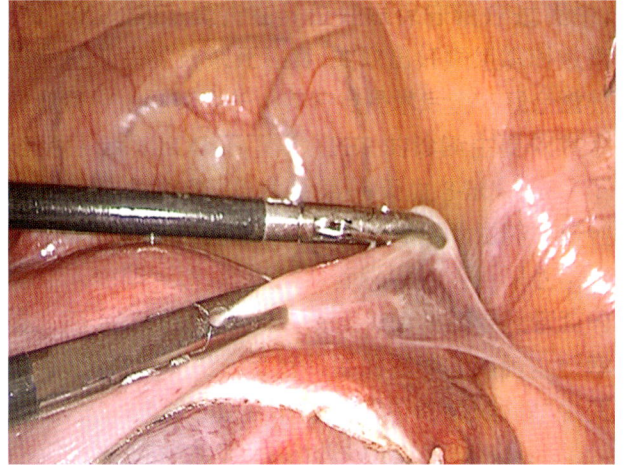

图 10-26 提拉右圆韧带

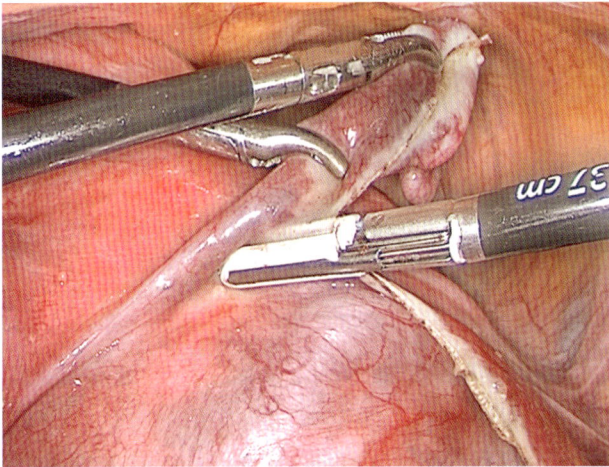

图 10-24 切断右输卵管宫角部系膜

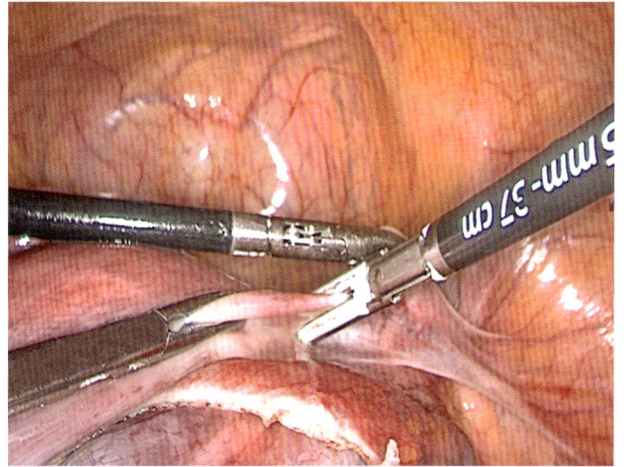

图 10-27 钳夹右圆韧带

2. 离断右侧圆韧带 助手钳夹并向内上方向牵拉离断后的输卵管,显露右侧圆韧带,术者左手及助手分别持分离钳钳夹右侧圆韧带,术者右手握血管闭合器钳夹、切断右侧圆韧带(图 10-25~图 10-28)。

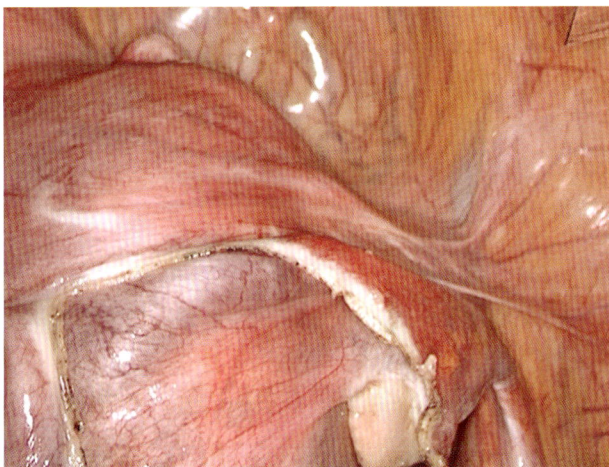

图 10-28 切断右圆韧带

3. 离断右侧固有韧带 离断右侧输卵管系膜后,助手钳夹并向内上方向牵拉右侧输卵管,显示右侧固有韧带。用血管闭合器紧靠子宫角分次钳夹、

图 10-25 显露右圆韧带

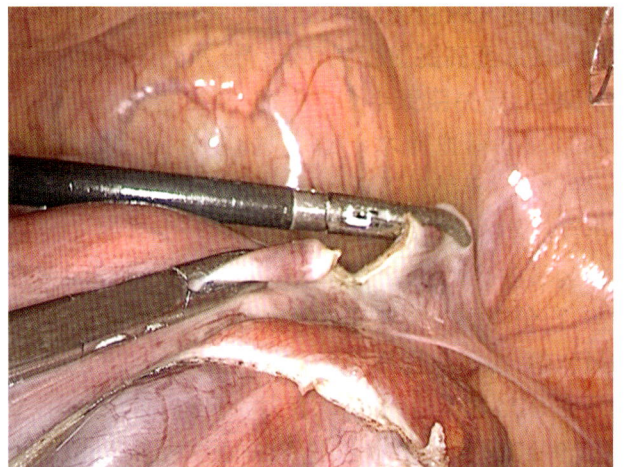

切断右侧固有韧带,完全离断右侧附件(图10-29~图10-34)。

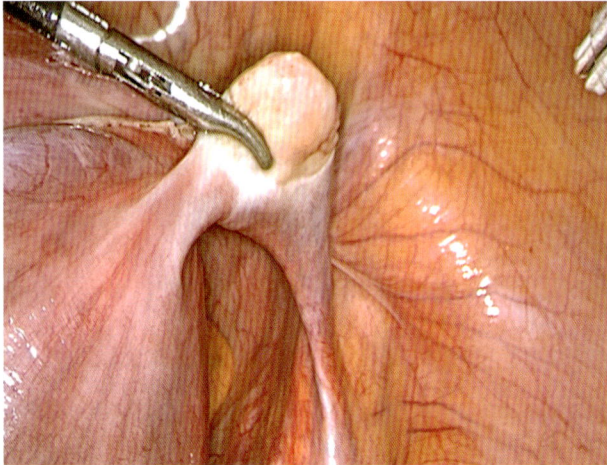

图 10-29   提起右固有韧带

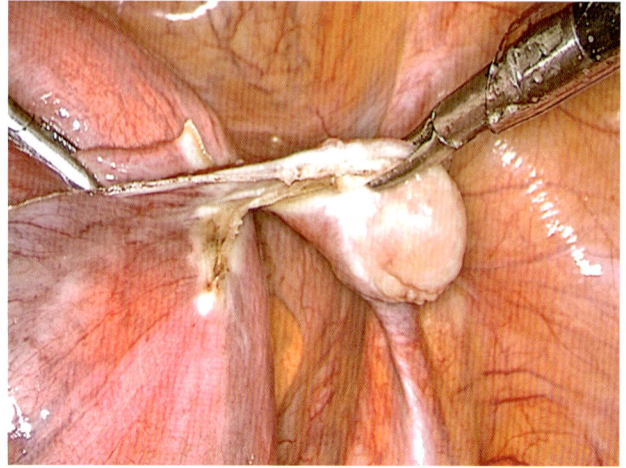

图 10-30   钳夹右固有韧带

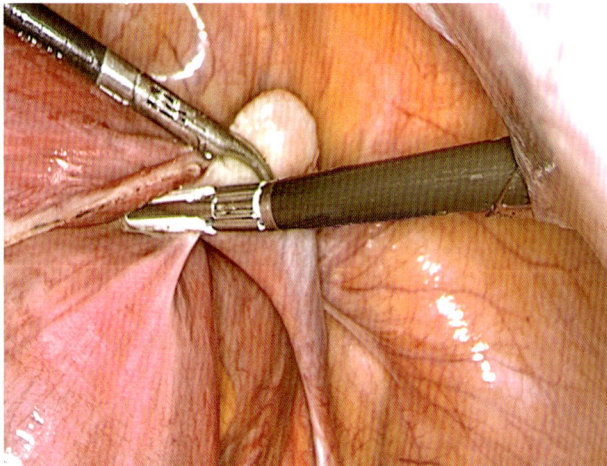

图 10-31   切断右固有韧带

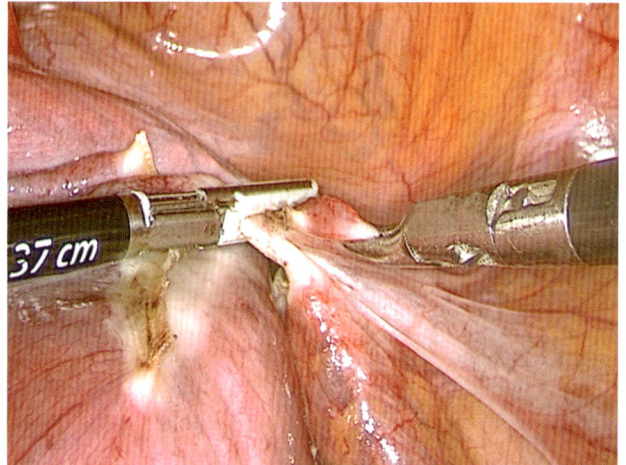

图 10-32   显露右固有韧带后半部

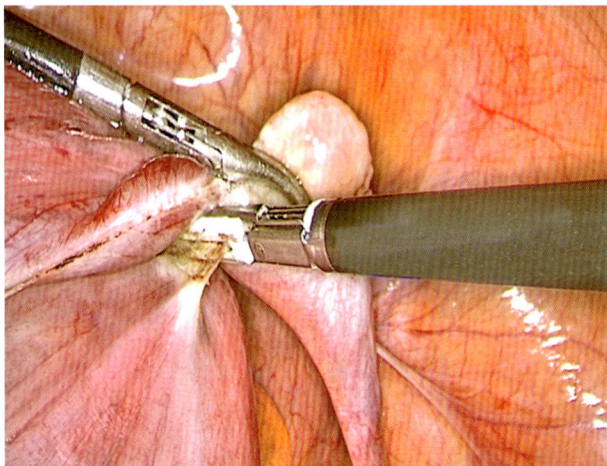

图 10-33   切断右固有韧带后半部

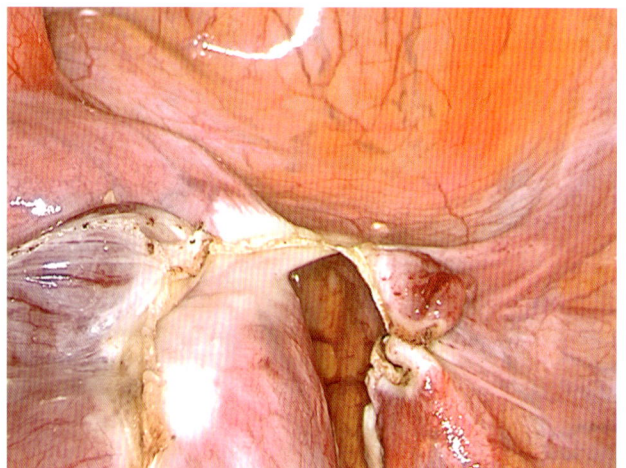

图 10-34   离断右侧附件后的创面

（三）直接离断附件及圆韧带

处理附件可以按上述步骤与方法,也可以直接使用超声刀或血管闭合器离断附件,特别是血管闭合器的应用,可直接离断固有韧带及圆韧带,使LSH手术更简单、快捷,几乎是无血手术。

1. 直接离断左侧固有韧带及圆韧带 通过举宫器将子宫上推并摆向右侧,按上述方法离断输卵管。助手握分离钳靠近子宫角钳夹左侧圆韧带并向内上方向牵拉,充分显露左侧固有韧带及圆韧带,术者右手握血管闭合器钳夹左侧固有韧带及圆韧带,扣动电凝开关,当听到"嘀嘀"声后,暂时不要扣动切割开关,而是张开闭合器,退出已电凝的部位,向子宫角方向再次钳夹、电凝,再次听到"嘀嘀"声后,扣动切割开关,离断左侧固有韧带及圆韧带,如此操作,减少术后附件残端出血。离断左侧附件后,血管闭合器再次钳夹、凝切左侧宫旁组织,完全离断左侧附件(图10-35~图10-38)。

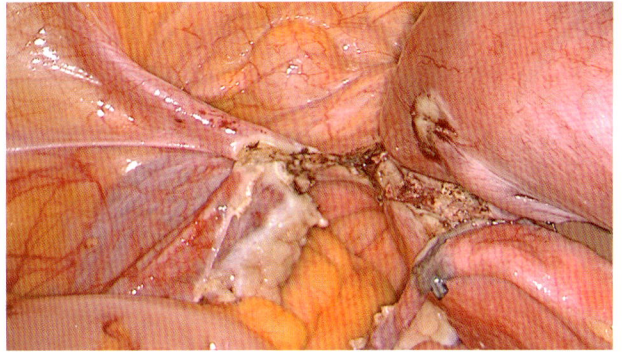

图 10-38 离断组织后左附件区

2. 直接离断右侧固有韧带及圆韧带 离断左侧附件后,助手钳夹并向内上方向牵拉右侧圆韧带,用血管闭合器紧靠子宫角分次钳夹、切断右侧固有韧带及圆韧带,完全离断右侧附件(图10-39~图10-42)。

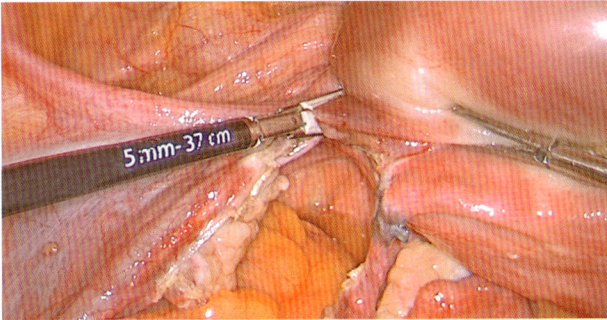

图 10-35 钳夹左固有韧带及圆韧带

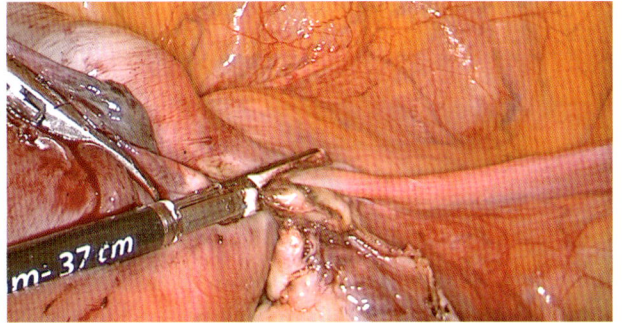

图 10-39 切断右固有韧带及圆韧带

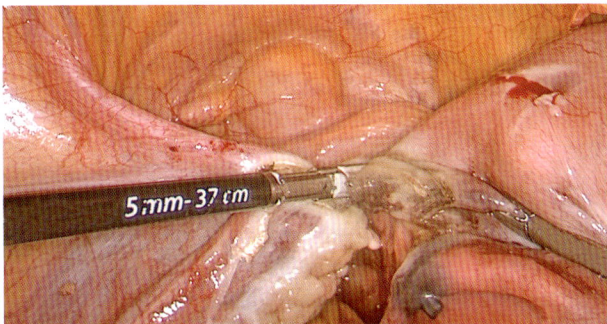

图 10-36 切断左固有韧带及圆韧带

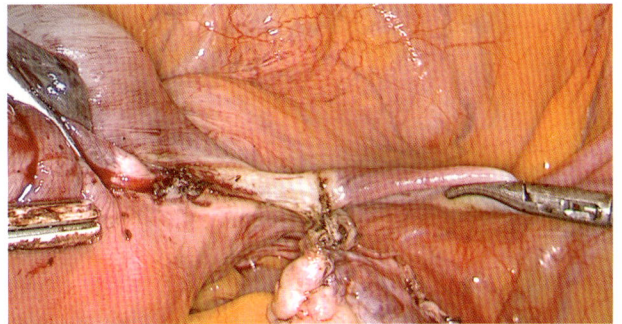

图 10-40 右侧宫旁组织

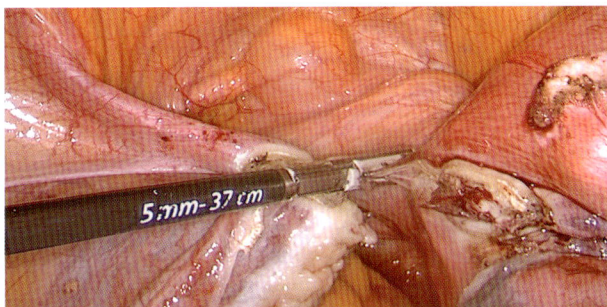

图 10-37 离断左宫旁组织

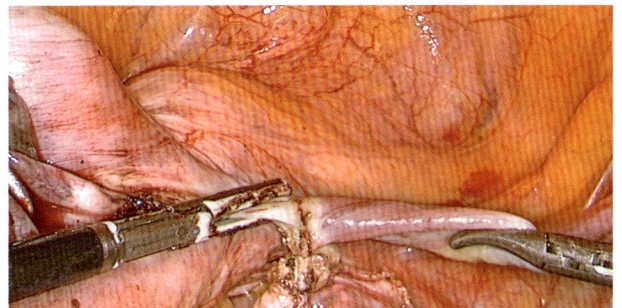

图 10-41 离断右宫旁组织

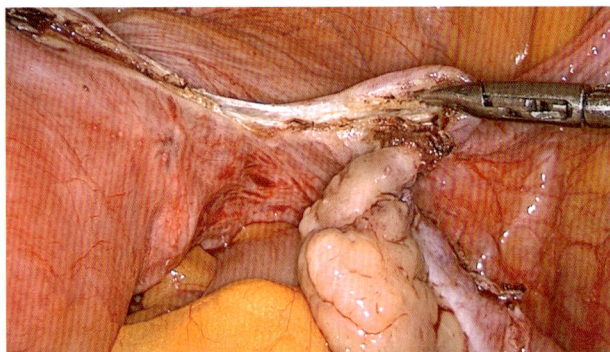

图 10-42　离断组织后右附件区

四、套扎子宫下段

(一) 放进套扎线圈

将子宫平放于盆腔正中,用自制的套扎线圈(路得氏结)经 15mm 转 5mm 转换器送进盆腔,助手钳夹线圈从转换器中完全取出并将线圈跨过子宫体,置于子宫右侧。通过举宫器把子宫体推向盆腔正中并把子宫体摆向左侧,将线圈置于右侧子宫骶骨韧带处。再将子宫体摆向右侧,将线圈置于左侧子宫骶骨韧带处(图 10-43~图 10-48)。

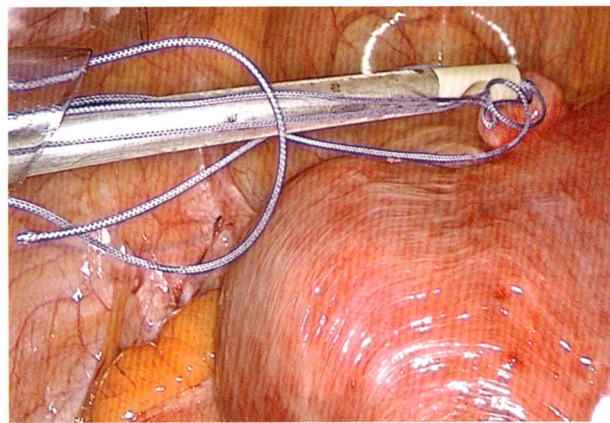

图 10-43　送进线圈

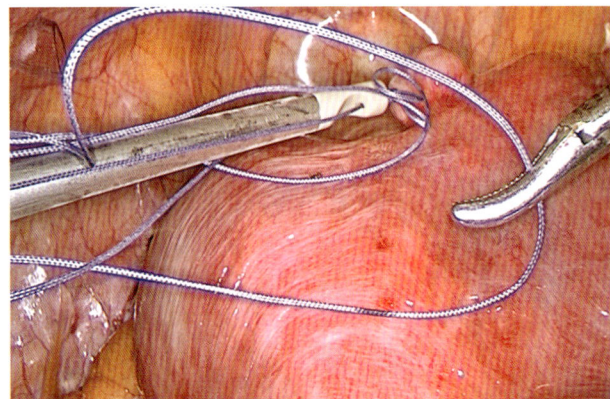

图 10-44　牵出线圈

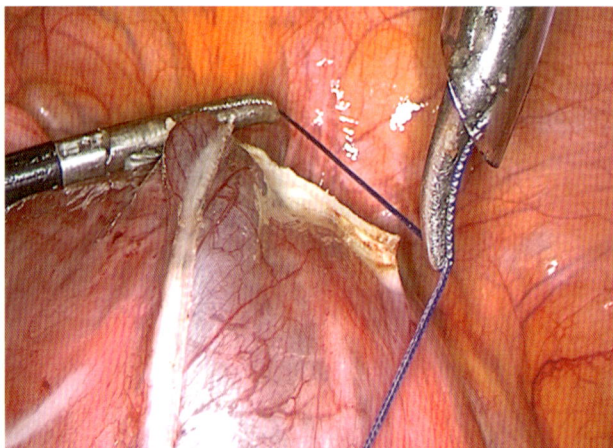

图 10-45　将线圈跨过子宫体

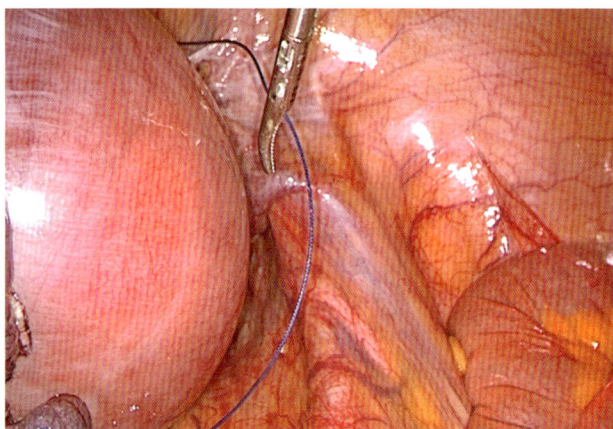

图 10-46　将线圈送进子宫右侧

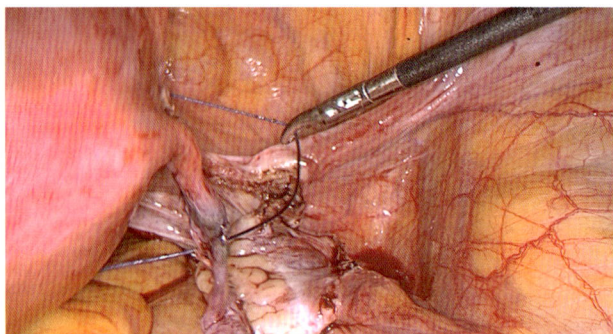

图 10-47　看清子宫右侧线圈

(二) 收紧套扎线

线圈套进子宫下段后,术者左手握推结棒,右手拿线尾,将线圈拉紧,并稍微缩短线圈,通过举宫器左、右摆动,看清套扎线前、后、左、右都没有套进组织,术者将线结固定于子宫下段左侧相当于 9 点的位置(术者站立位置),退出举宫器,通过推结棒用力推紧线圈,达到中断子宫动脉上行支血流,直到子宫体颜色变白(图 10-49~图 10-54)。

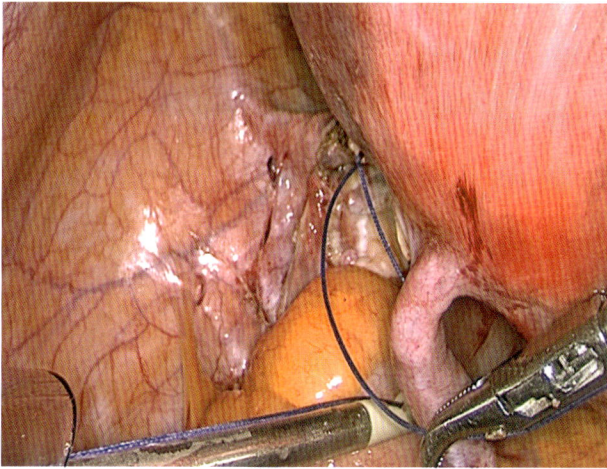

图 10-48　将线圈送进子宫左侧

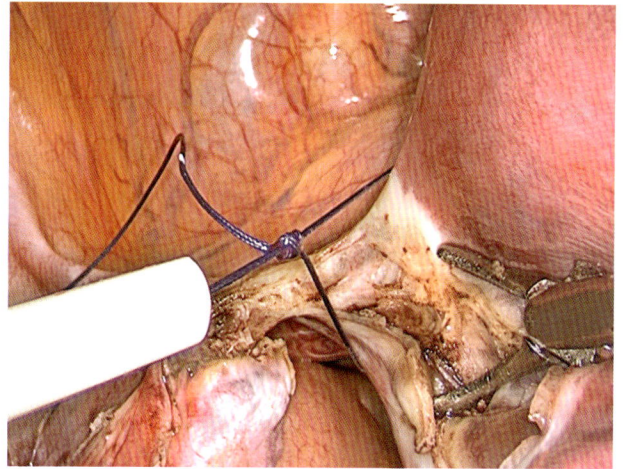

图 10-51　缩短线圈

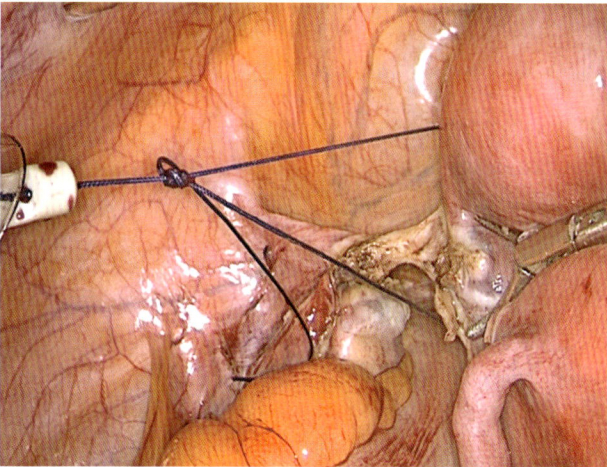

图 10-49　收紧线圈

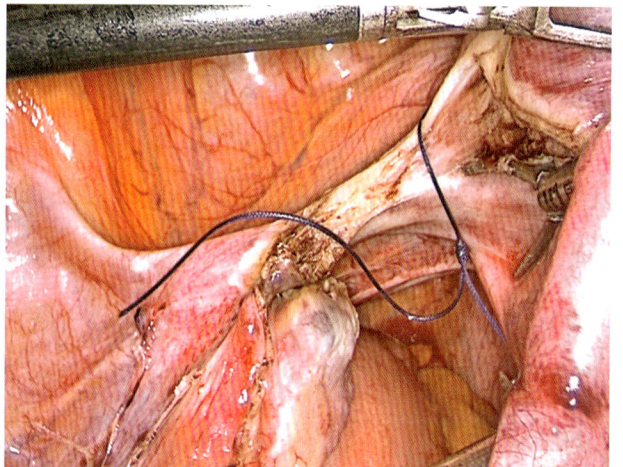

图 10-52　内下方向牵拉线圈

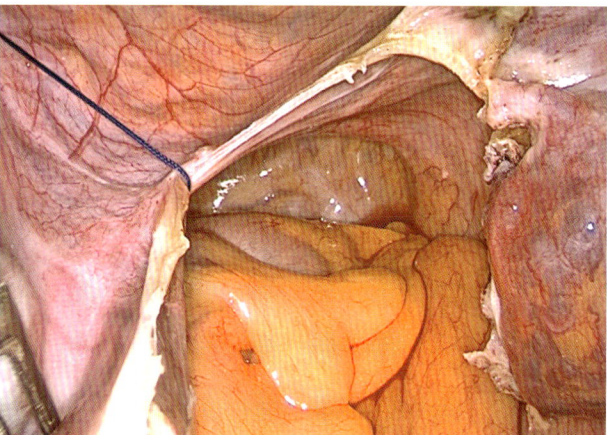

图 10-50　检查右侧线圈

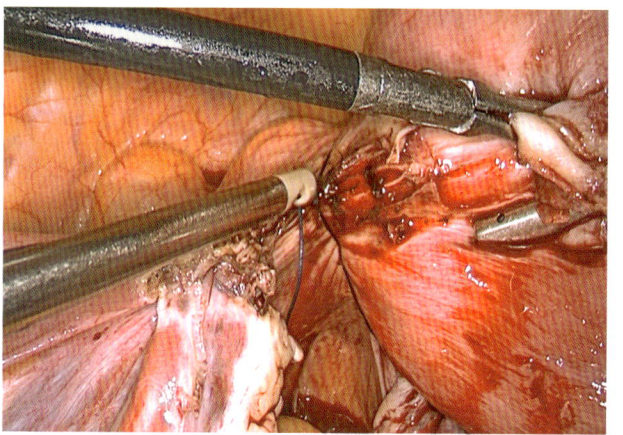

图 10-53　推紧线圈

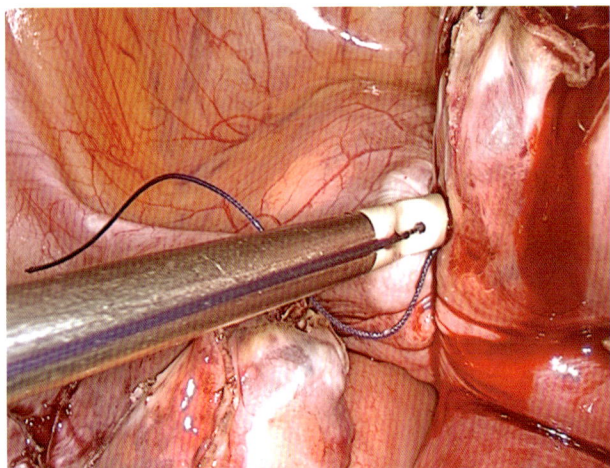

图 10-54　固定线圈

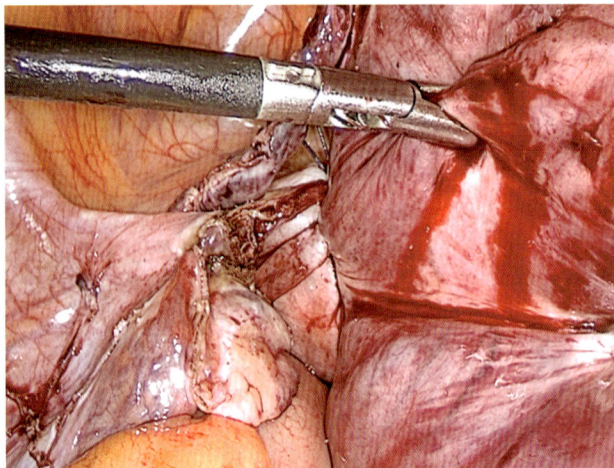

图 10-55　显露左子宫动脉上行支

五、取出子宫体

（一）横断子宫下段再旋切子宫体

这是经典 LISH 术式的一个操作步骤,其优点是旋切子宫体时不会导致线圈松动,避免子宫动脉残端出血。套扎子宫下段后,用单极电切钩先切断双侧子宫动脉上行支,再离断子宫体前、后壁。使用单极电凝、电切时,烟雾极大,必须及时排放烟雾,保持术野清晰。游离后的子宫体按子宫肌瘤切除后取出的方法旋切子宫体(具体旋切方法参照第八章第四节图 8-54、图 8-55)。

1. 离断左侧子宫动脉上行支　助手握分离钳靠近子宫角钳夹左侧圆韧带残端并向内上方向牵拉,术者左手握有齿钳钳夹子宫体向右上方推,充分显露左侧子宫动脉上行支。术者右手握单极电切钩距离套扎线圈上约 10mm 从上到下切开左侧子宫壁,完全离断子宫动脉上行支并显露其断端。取出电切钩,改用双极钳充分电凝子宫动脉上行支断端,防止术中出血,同时再切开部分左侧子宫壁(图 10-55～ 图 10-58)。

2. 离断右侧子宫动脉上行支　术者左手握分离钳靠近子宫角钳夹右侧圆韧带残端并向内上方向牵拉,助手握有齿钳钳夹子宫体向左上方推,充分显露右侧子宫动脉上行支。术者右手握单极电切钩按上述方法离断右侧子宫动脉上行支及右侧部分子宫壁(图 10-59～ 图 10-62)。

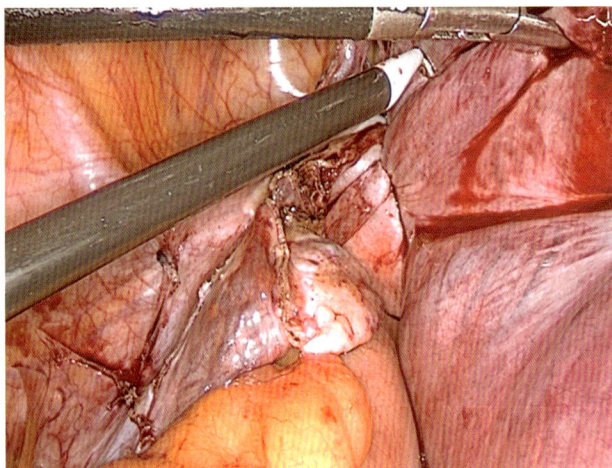

图 10-56　切断左子宫动脉上行支

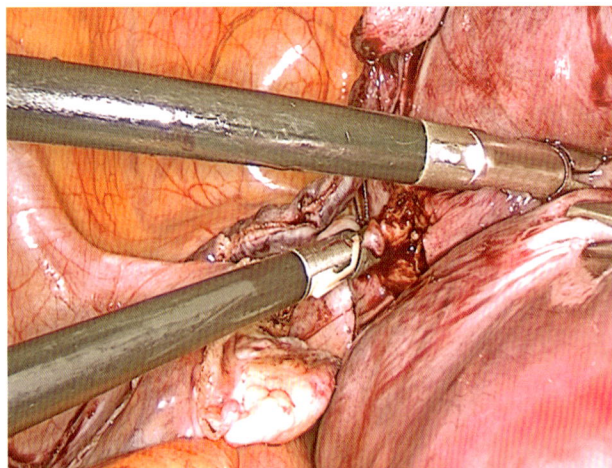

图 10-57　电凝左子宫动脉残端

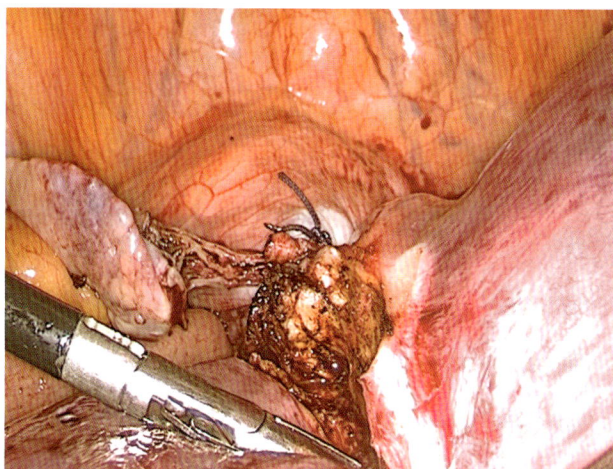

图 10-58　离断左子宫壁

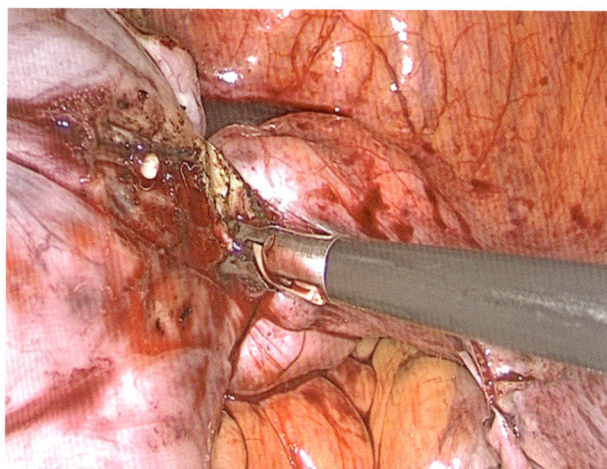

图 10-61　电凝右子宫动脉残端

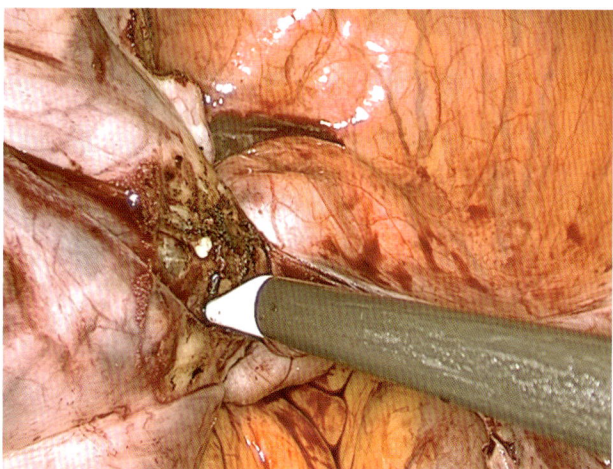

图 10-59　切断右子宫动脉上行支

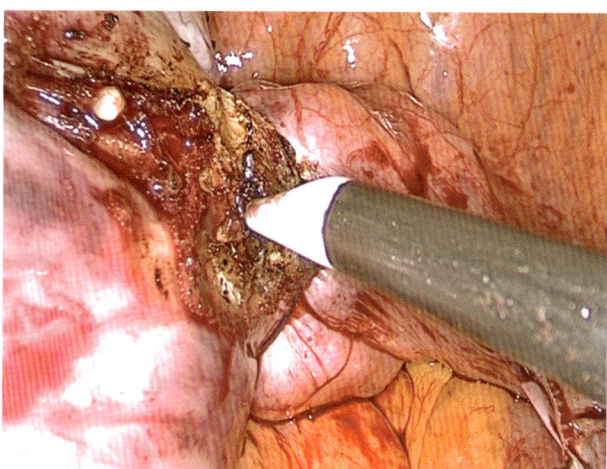

图 10-62　离断右子宫壁

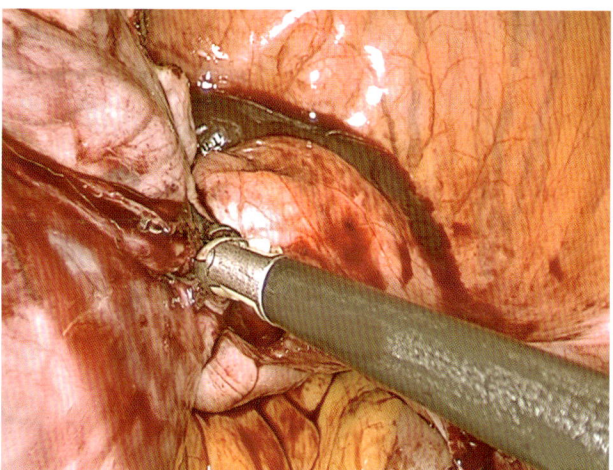

图 10-60　切断右子宫动脉上行支

3. 离断子宫前后壁　离断双侧子宫动脉上行支及部分子宫侧壁后,术者左手握有齿钳钳夹子宫下段残端,助手用有齿钳钳夹子宫体并向上牵拉,同时将子宫体下压,充分显露子宫前壁,术者右手握电凝钩在套扎线上方约 10mm 离断子宫前壁,直到宫颈管口。助手钳夹子宫体并向上牵拉,充分显露子宫后壁,在套扎线上方离断子宫后壁。术者左手钳夹子宫下段残端,右手握电凝钩离断子宫下段,完全游离子宫(图 10-63~ 图 10-68)。

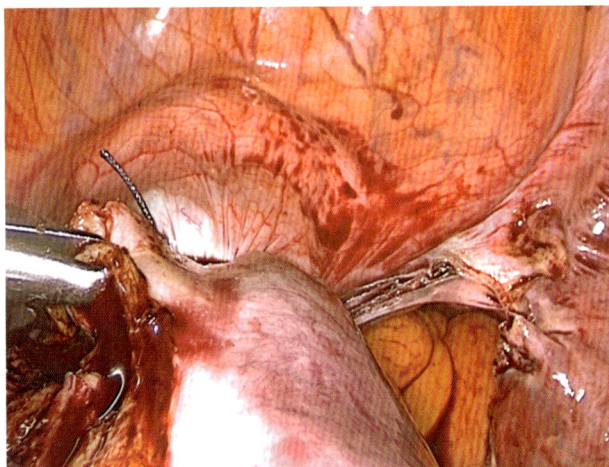

图 10-63　显露子宫前壁

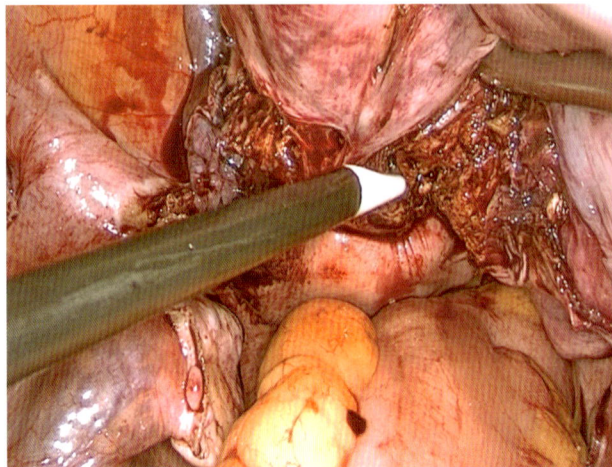

图 10-66　离断子宫后壁

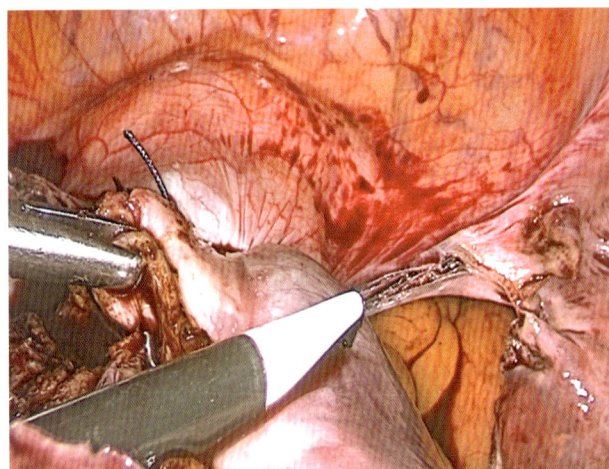

图 10-64　离断子宫前壁

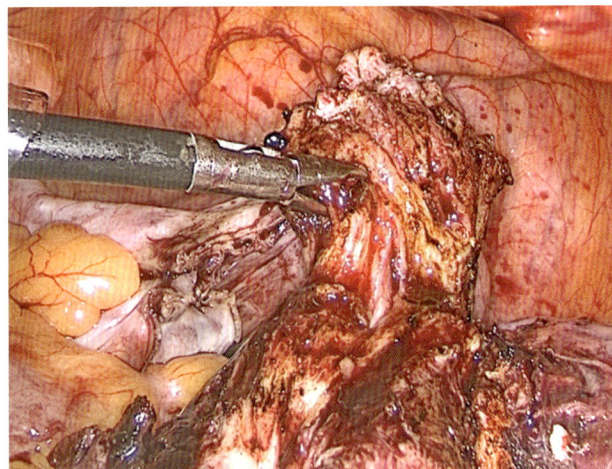

图 10-67　显露子宫下段

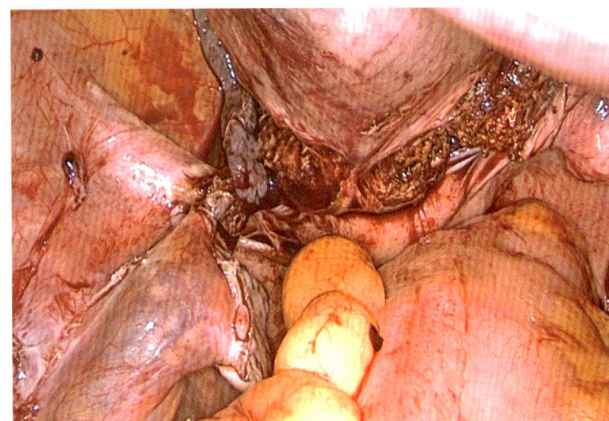

图 10-65　显露子宫后壁

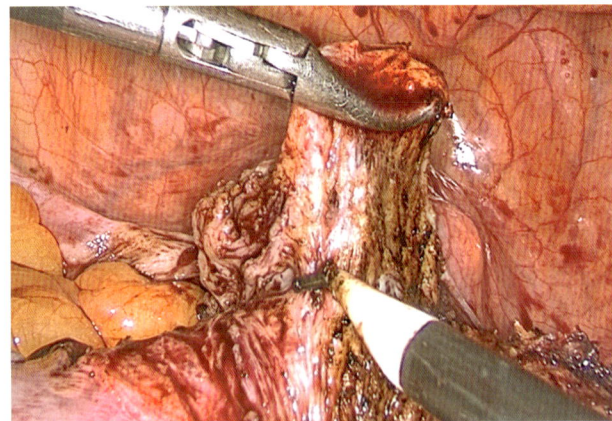

图 10-68　离断子宫下段

（二）直接粉碎子宫体

这是笔者在进行 LISH 术式中改进的步骤之一，其优点是以宫颈下段为支点，有利于旋切组织，其缺点是旋切过程会引起套扎线圈松动，导致子宫动脉残端出血。套扎子宫下段后，如果子宫体颜色变紫，说明子宫血管已套牢，一般使用 15mm 的锯齿刀管旋切割子宫体成条柱状，逐一取出，如果子宫体 > 孕 3 个月，可以更换 20mm 穿刺套管，使用 20mm 锯齿刀，节省旋切时间。

1. 旋切子宫体　旋切子宫体时一般从左侧子宫角开始（术者站立位置）。术者用左手紧握旋切器手柄，左手按动旋切器马达开关，当锯齿刀管旋动时，右手轻轻用力将大抓钳向外牵拉，助手持小抓钳（最好是鼠咬抓钳）钳夹子宫体组织，与锯齿刀管相反的方向轻轻推送，通过相互用力，慢慢将子宫体逐一旋切直至宫颈下段。操作时注意不得碰撞锯齿刀管，否则容易使刀管受损，影响旋切速度。此外，旋切的任何时候都应该看清楚刀管的锯齿，尽量避免潜行旋切，避免损伤盆腔脏器（图 10-69、图 10-70）。

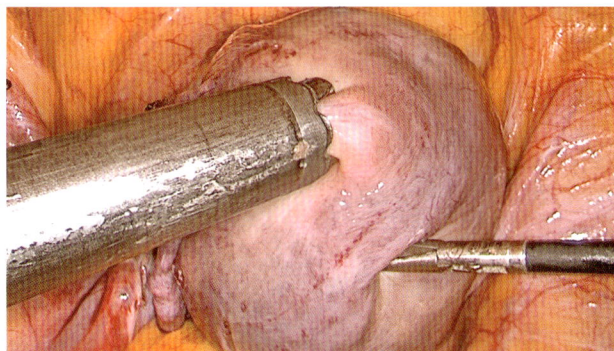

2. 处理子宫下段　旋切到达子宫下段时，必须检查前、后壁线圈的位置。助手钳夹并提起下段组织，看清后壁线圈的位置，术者将旋切刀管伸进盆腔，用大抓钳钳夹线圈上方组织，按动旋切开关，逆时针方向、刀管呈抛物状慢慢将后壁残留组织切除。按同样的方法，顺时针方向慢慢将前壁残留组织切除。如此操作，便能避免宫颈残端呈"火山口状"，保证线圈不会脱落（图 10-71~ 图 10-74）。

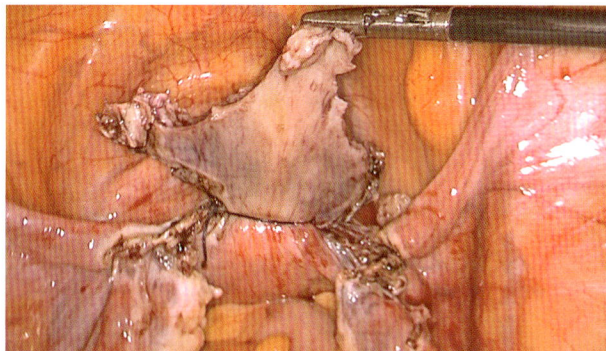

图 10-71　检查后壁套扎线

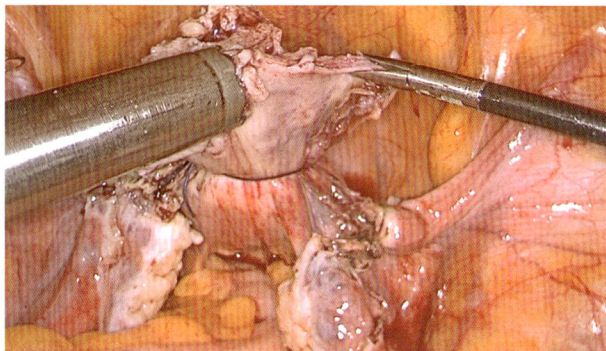

图 10-69　钳夹子宫角

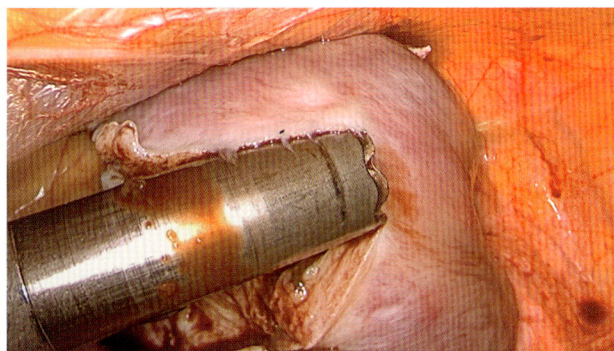

图 10-72　旋切后壁组织

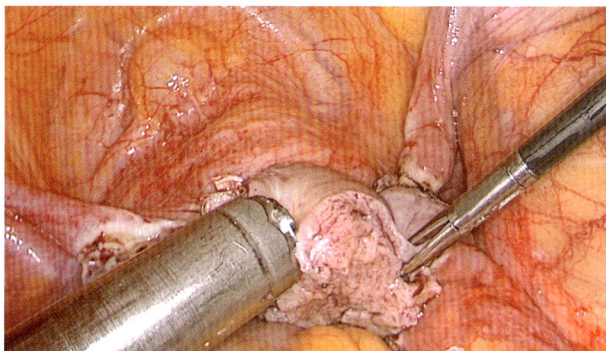

图 10-70　旋切子宫体

图 10-73　旋切前壁组织

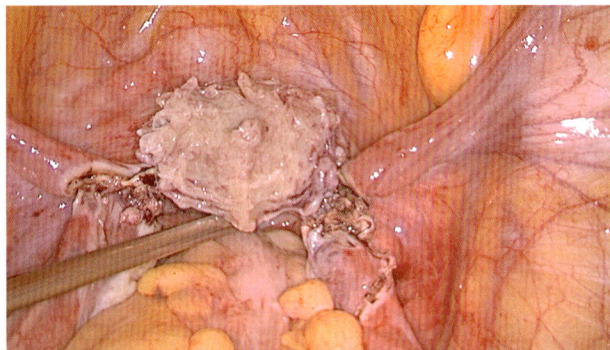

图 10-74   残留的子宫颈

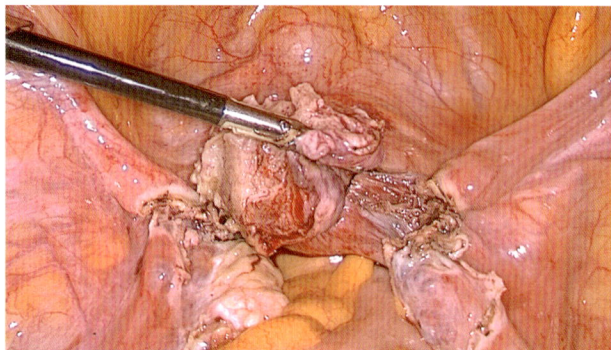

图 10-76   电凝子宫动脉残端

六、处理宫颈残端

无论是先游离子宫体还是直接旋切子宫体,宫颈残端都必须要进行处理。处理目的首先是保证术后子宫动脉残端不会出血,其次是清除残留的子宫内膜细胞,避免术后医源性子宫内膜异位。

(一)电凝宫颈残端

这是直接旋切子宫体后宫颈残端处理的方法。如果残端出血明显也可以先用线圈套扎止血再电凝残端。操作时助手持无损伤钳拨开盆底的肠管,术者右手握吸管边冲洗边吸出盆腔内的血液及残留的内膜组织,同时检查各残端是否有出血、渗血,左手持双极钳电凝宫颈管腔内组织,破坏管腔内的内膜细胞。然后,电凝双侧子宫动脉残端及宫颈残端的组织。电凝过程随时吸出盆腔内烟雾,并冲洗宫颈残端组织,直到宫颈残端组织完全变白(图 10-75~图 10-78)。

(二)缝扎宫颈残端

这是防止宫颈残端出血的最好方法,无论是先游离子宫体还是直接旋切子宫体,都可以采用该方法。缝扎前必须电凝宫颈管腔组织,破坏其内膜细胞,如仍有活动性出血可先电凝止血。

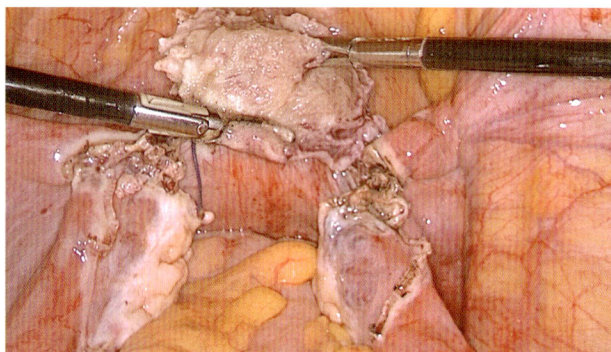

图 10-77   电凝残端组织

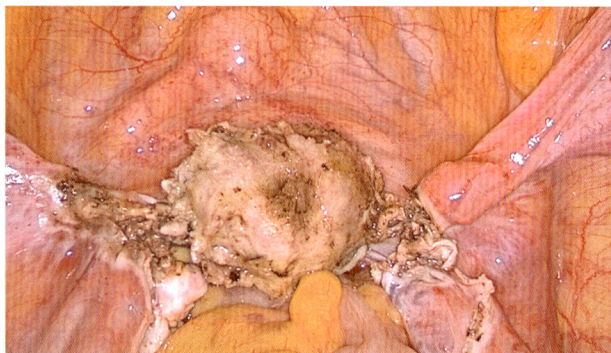

图 10-78   处理后的宫颈残端

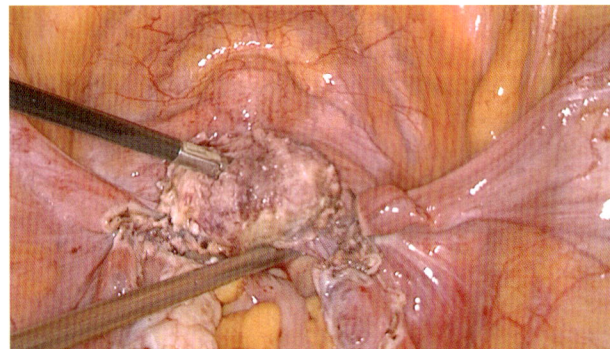

图 10-75   电凝宫颈管残腔

1. 缝扎右侧宫颈残端   基本都是按"8"字形缝合方法进行。将 1 号带针的可吸收线从 15mm 转 5mm 的转换器送进盆腔,术者左手握右齿钳钳夹宫颈残端,右手握持针器钳夹缝针尾部的 1/3,从右侧宫颈残端后壁距离创缘约 10mm 处进针,前壁距离创缘 5mm 处出针。有时因残端组织比较硬,从残端后壁进针后很难从前壁出针,此时,可以先从宫颈管后壁出针,再从宫颈管前壁进针,穿过宫颈管前壁出针,不要收紧缝线,而是将缝针从后壁距离创缘约 5mm 处进针,从前壁距离创缘 10mm 处出针,收紧缝线,在右侧子宫动脉残端的外侧打结,完成右侧宫颈残端的"8"字形缝合,确保右侧子宫动脉残端的彻底封闭(图 10-79~图 10-84)。

2. 缝扎左侧宫颈残端　按上述方法缝扎左侧宫颈残端,完成左侧宫颈残端的"8"字形缝合,确保左侧子宫动脉残端的彻底封闭(图 10-85~图 10-90)。

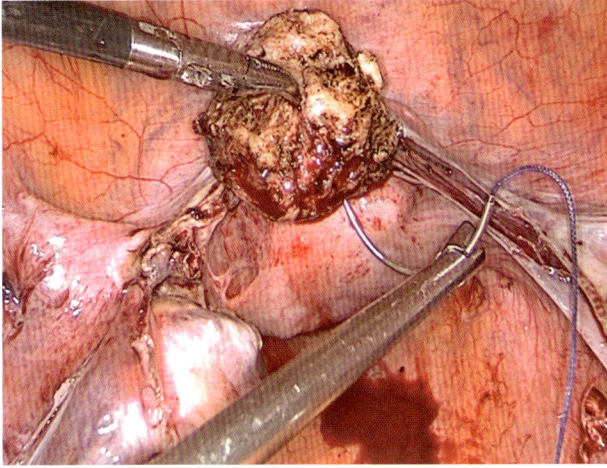

图 10-79　右宫颈残端后壁进针

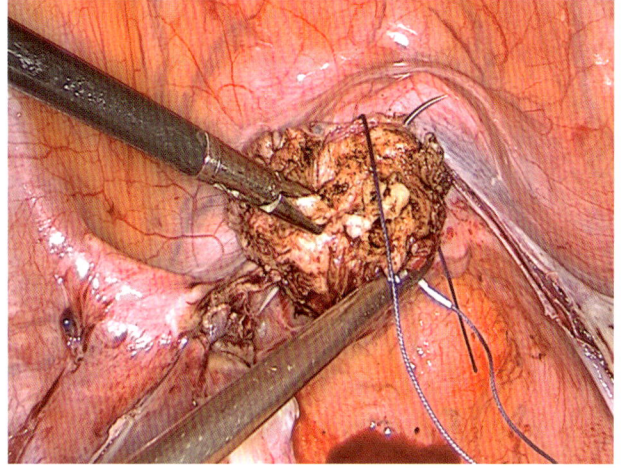

图 10-82　再次右宫颈残端前壁出针

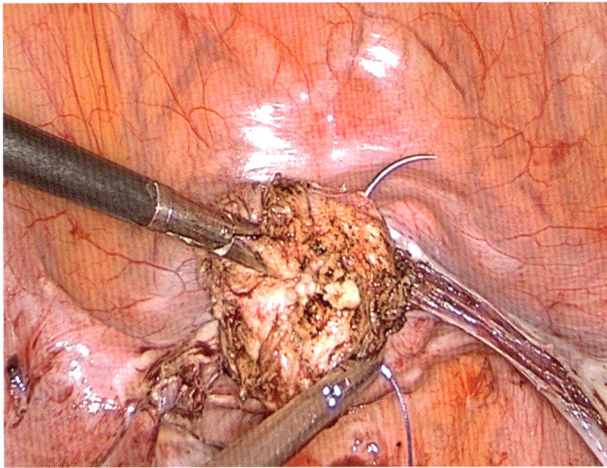

图 10-80　右宫颈残端前壁出针

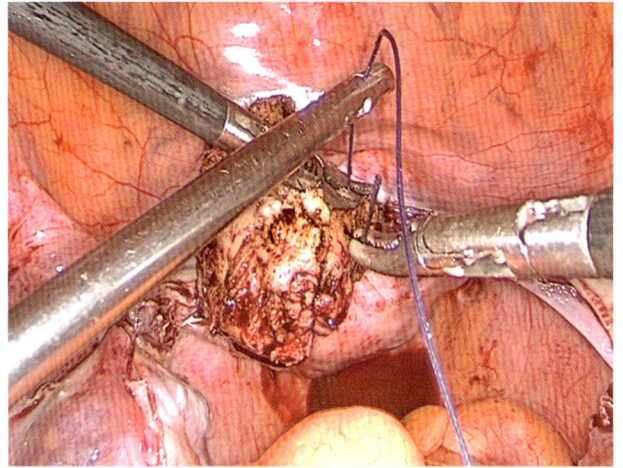

图 10-83　收紧缝线

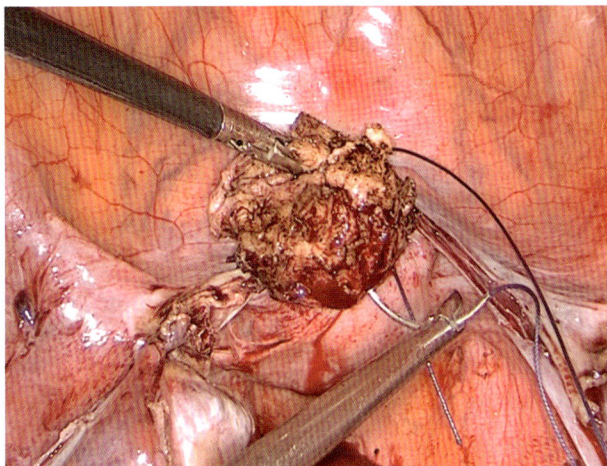

图 10-81　再次右宫颈残端后壁进针

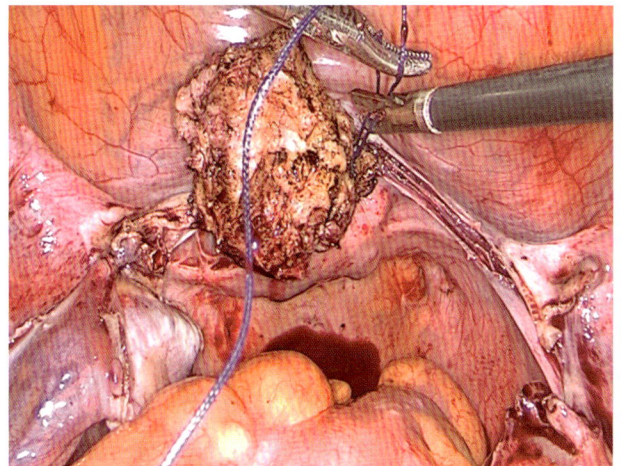

图 10-84　剪断线尾

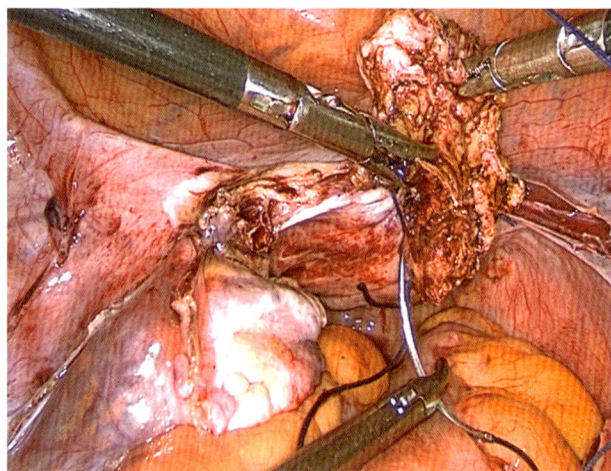

图 10-85　左宫颈残端后壁进针

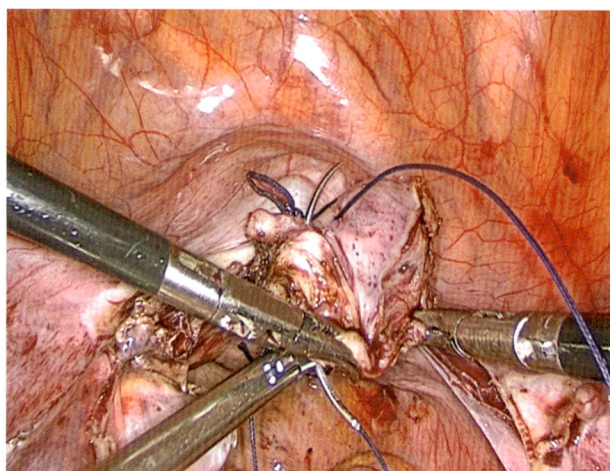

图 10-88　再次左宫颈残端前壁出针

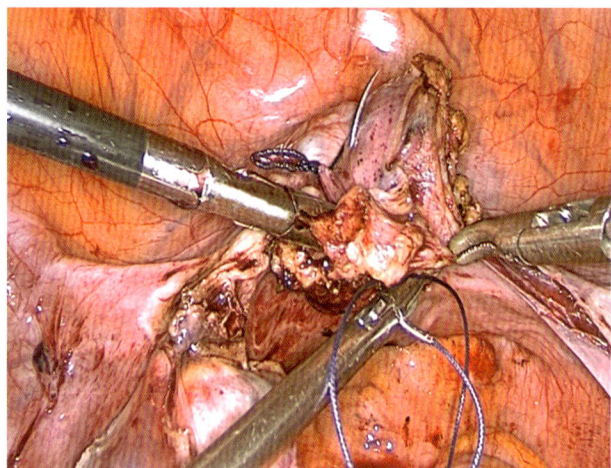

图 10-86　左宫颈残端前壁出针

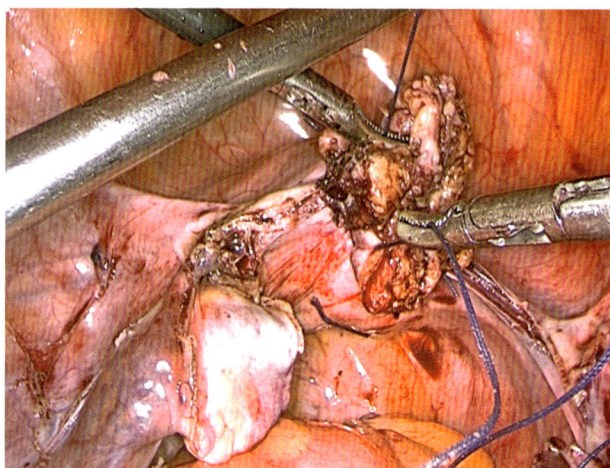

图 10-89　收紧缝线

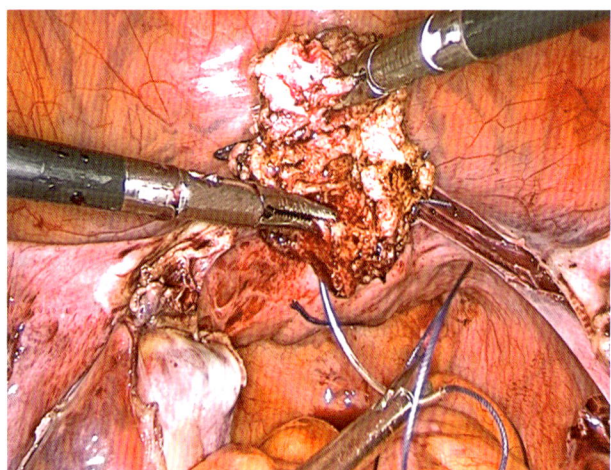

图 10-87　再次左宫颈残端后壁进针

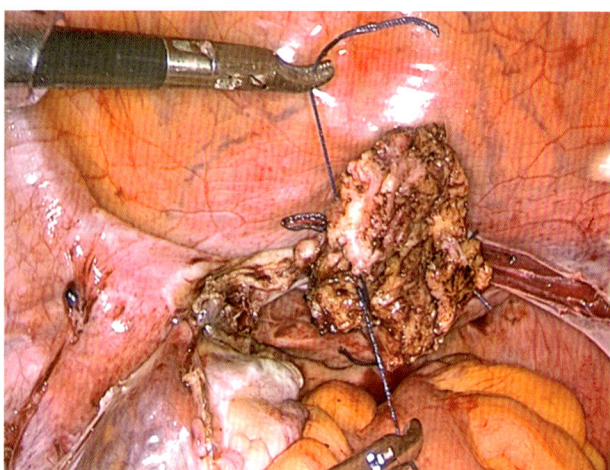

图 10-90　镜下打结

3. 缝扎宫颈前后壁残端　缝扎左、右宫颈残端后,按照上述方法缝扎宫颈前后壁残端组织,完全封闭宫颈残端(图 10-91~图 10-94)。

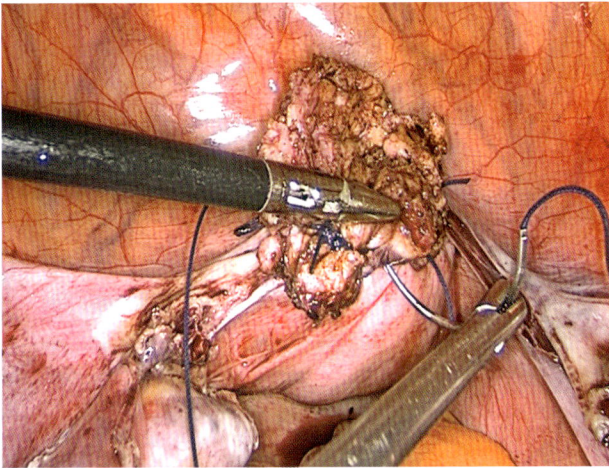

图 10-91　残端后壁进针

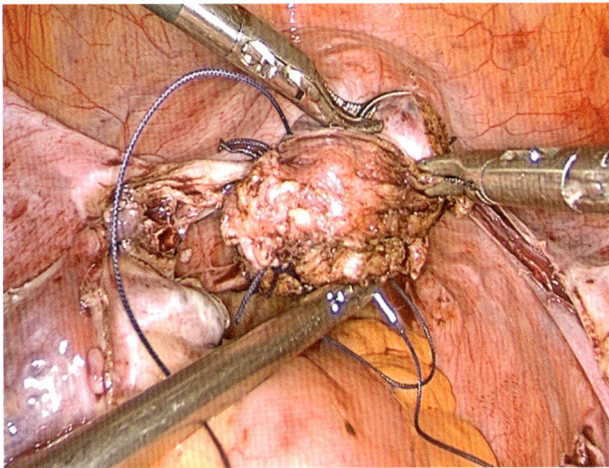

图 10-92　残端前壁出针

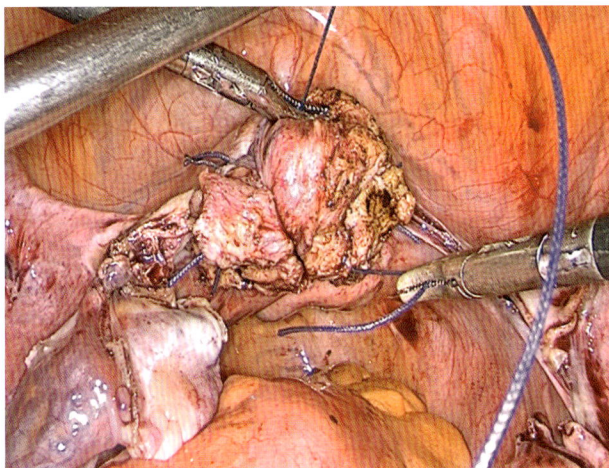

图 10-93　8 字缝合残端中央

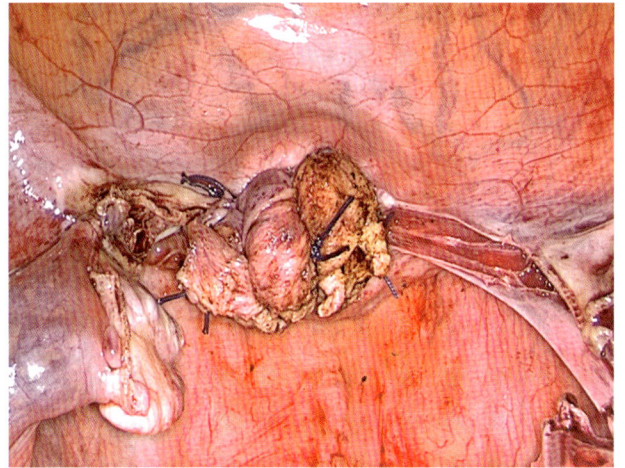

图 10-94　缝合后的残端

七、处理附件残端

(一)处理附件残端的必要性

LSH 需要离断输卵管系膜、固有韧带,保留卵巢。输卵管系膜含有丰富的血管,特别是增大的子宫,其血管增粗、血液充盈,在离断附件的初期,也许不会有出血、渗血。如果用超声刀离断圆韧带、卵管系膜及固有韧带,由于其工作原理是通过超声震动使细胞链断裂达到止血、切割作用,尽管理论上超声刀可以离断直径 7mm 的血管而达到止血作用,但反复使用的超声刀其震动频率逐步衰减,止血功能也逐步衰弱,如果直接使用超声刀离断附件,其断端容易出血。即使用血管闭合器离断附件,在操作过程中反复碰触残端,也有可能使创面上的焦痂脱落,导致出血,因此,必须预防附件残端出血。

(二)预防出血的方法

彻底冲洗盆腔,看清各残端创面,无论残端是否有出血、渗血,最好使用双极分别电凝。操作时,助手钳夹、提起残端,术者持双极钳分别电凝输卵管系膜、固有韧带及圆韧带残端。结束手术前,抽出腹腔内的气体,使腹腔内的压力由正压变成负压,在腹腔镜直视下观察各残端 30 秒,然后用生理盐水冲洗盆腔,在吸出液体的过程如果发现红色线条状渗出,必须查找出血点,并再次电凝,直到彻底止血(图 10-95~图 10-98)。

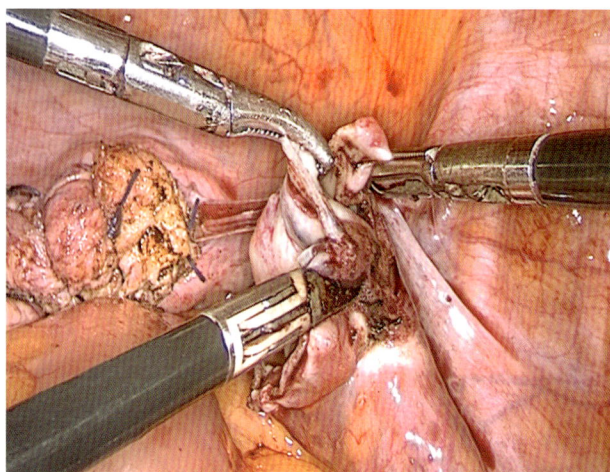

图 10-95　电凝右固有韧带残端

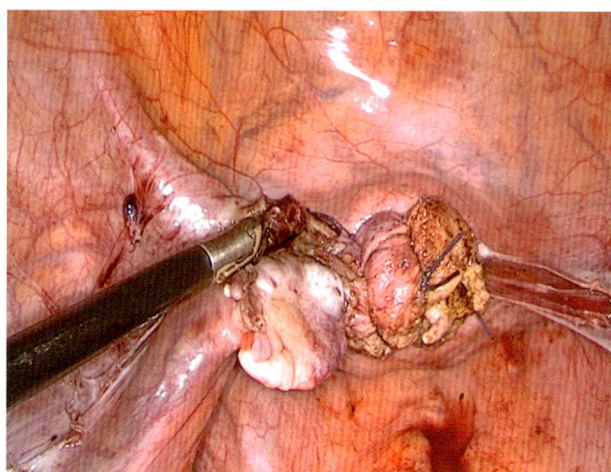

图 10-96　电凝右输卵管系膜残端

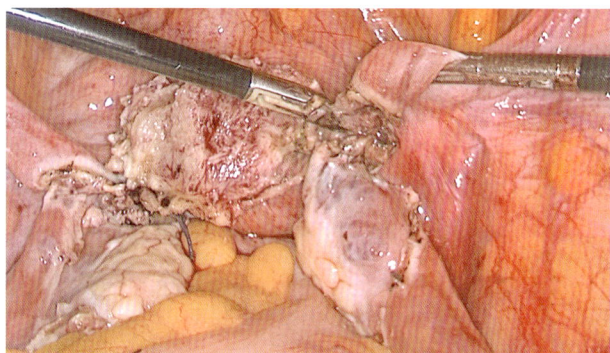

图 10-97　电凝左输卵管系膜残端

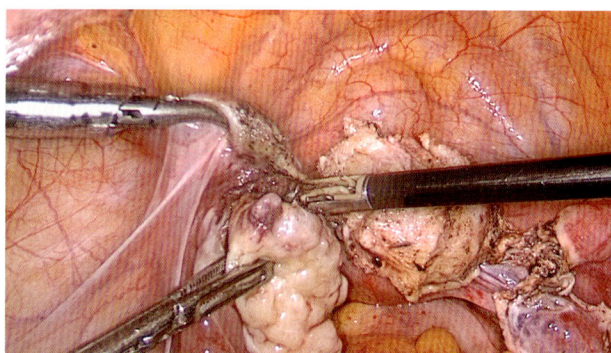

图 10-98　电凝左固有韧带残端

（严　鸣　李光仪）

第十一章

腹腔镜子宫全切术

手术过程见视频 11-1。

视频 11-1
腹腔镜子宫全切术

腹腔镜子宫全切术式包括腹腔镜子宫全切术（laparoscopic total hysterectomy，LTH）和腹腔镜辅助经阴道子宫全切术（laparoscopic assisted vaginal hysterectomy，LAVH）两种。LAVH 是早期开展腹腔镜子宫全切术的代表术式，也是开展 LTH 术式的过渡术式，当时受到许多妇科腔镜医师的青睐。其实，LAVH 是腹腔镜＋阴式两种手术方法结合的产物，是经阴道子宫切除方式的一种改进。LTH 是各种腹腔镜子宫切除手术中技术要求最高、操作技巧最强的一种术式，是腹腔镜技术发展的产物，得到了越来越多妇科医生和患者的青睐。现在，由于 LTH 及 LAVH 的技巧已经非常成熟，如果需要进行子宫切除，要么选择腹腔镜，要么选择经阴道手术。为了便于详述 LTH，在此单列一章。

第一节　概　　论

1929 年，美国 Edward Richardson 开创了首例经腹子宫全切术，1985 年，美国 Harry Riech 完成了第一例腹腔镜辅助经阴道子宫全切术（laparoscopic assisted vaginal hysterectomy，LAVH），1993 年，张爱容在国内开展了首例 LAVH，但真正意义上 LTH 是由李光仪于 1997 年完成的，并于 2002 年做了大样本的报道。

子宫切除术是一种基本的妇科手术，是衡量妇科医生技术成熟的标志之一。同样，腹腔镜子宫全切术也是衡量妇科内镜医生技术成熟标志之一。

医学的进步、技术的改良、设备的更新，特别是腹腔镜技术在妇科的应用，使子宫切除变得越来越容易，子宫切除术也几乎成为治疗子宫疾病的常规方法。据估计，2003 年我国共切除子宫 2 817 353 例，印度 2 310 263 例，美国 636 973 例。对于广大女性来说，虽然手术技术越来越成熟，但子宫切除的泛滥，使无数妇女在缺乏明确指征的情况下被切除了子宫。随着对女性盆腔疾病临床表现的认识、生殖器官生理和病理的了解，以及正常心理、性医学的发展，人们已高度认知子宫存在的重要性和必要性。

随着功能、脏器保留理念的再现，子宫切除指征及手术途径也在悄然发生着变化，并派生出多种新的、旨在促进提高术后生活质量的手术方法。同时，在临床实践中，对子宫切除的途径和指征也多了一些质疑和争论。

一、LTH 发展

LTH 是子宫切除技术路线的改进。如果能够熟练掌握 LTH，对盆底解剖就已经非常清晰，就意味着可以开展腹腔镜广泛性子宫切除术。许多的妇产科医生为此不懈努力。

（一）始于 LAVH

20 世纪 90 年代初,腹腔镜子宫全切术的模式是 LAVH,是在腹腔镜下离断双侧附件、分离膀胱腹膜反折后从阴道再离断子宫血管及骶、主韧带,取出子宫体而完成。LAVH 是一种以腹腔镜手术开始,结束于阴道操作的子宫全切术。随着腹腔镜下操作技巧不断成熟,LAVH 的手术方式也从局限于切断圆韧带、子宫附件的 I 型到同时切断子宫血管、子宫骶主骨韧带,再阴式缝合阴道残端的Ⅳ型,基本形成了 LTH 的手术雏形。

（二）LTH 术式成熟

在完成了Ⅳ型 LAVH 后,20 世纪 90 年代末开始在腹腔镜下缝合阴道残端,完成了真正的 LTH 术式。随后,在处理子宫血管及骶、主韧带也积累了丰富的经验,手术耗时越来越短,并发症越来越少,标志着 LTH 技术的成熟,从此,正式开创了腹腔镜子宫全切术的新时代。

二、LTH 技术完善

LTH 是一种在腹腔镜下切断所有连接子宫的血管、韧带及阴道壁等组织,使子宫完全游离后从阴道取出,并在腹腔镜下缝合阴道断端的手术方式。LTH 术中安全处理子宫血管是关键。当初认为,开展 LTH 必须有超声刀等先进的能源设备,仅用单极、双极电凝开展 LTH 损伤脏器风险很大。其实,从近 20 年的摸索看,很多种方法都可以离断子宫血管,但采用双极电凝加超声刀行 LTH 是最安全、可行的。

第二节　手术适应证与禁忌证

一、手术适应证

1. 多发性子宫肌瘤伴月经过多或压迫膀胱、直肠等引起相应症状,年龄 ≥45 岁者,患者要求子宫全切术。

2. 年龄 ≥45 岁的重度子宫内膜病变(复杂性增生、不典型增生)。

3. 年龄 ≥45 岁,月经明显增多反复治疗无效者。

4. 年龄 ≥45 岁的子宫颈重度病变(CIN-Ⅲ、CIS)。

5. 重度子宫内膜异位症或子宫腺肌病经系统治疗无效,坚决要求子宫切除者。

6. 子宫内膜癌 I 期。

7. 子宫颈癌 I A1 期。

二、手术禁忌证

1. 子宫及肌瘤体积>孕 20 周。

2. 年龄 ≤45 岁需保留生育功能。

3. 下肢畸形无法摆放膀胱截石位。

4. 宫颈浸润癌或 Ⅱ期子宫内膜癌。

5. 合并严重盆、腹腔粘连无法置腹腔镜或镜下难以分离。

6. 患者全身状况不能耐受腹腔镜手术。

第三节　术　前　准　备

一、术前沟通

（一）告知 LTH 优点

明确告知患者及家属切除子宫的必要性,同意后,再告知子宫切除的方法有腹式、阴式及腹腔镜三种,开腹创伤大、阴式看不清腹腔脏器,明确告知腹腔镜具有创伤少、出血少、恢复快的优点,建议患者选择腹腔镜手术。如此循环渐进的沟通方式,相信医患双方会融洽。

（二）心理沟通

对于女性而言,子宫切除的心理负担极重,最担心的是术后性生活,她们认为子宫没了,就不是女人了,就不会有正常的夫妻生活,对丈夫有一种"内疚"感。因此,必须详细向患者及家属解释,性生活主要发生在阴道,子宫切除后,阴道还在,绝对不会影响性生活。

(三) 告知卵巢去留

年龄<50岁、未绝经,良性病变者常规保留双侧附件。年龄≥50岁、绝经后或子宫内膜癌患者建议切除双侧附件。无论同意与否,都必须征得患者及家属同意并签署同意书。保留卵巢是否同时保留或切除输卵管必须与患者及家属沟通。

(四) 告知手术风险

虽然,现今LTH手术并发症已非常少,但仍需明确告知家属及患者,LTH手术过程中可能会发生输尿管损伤,以及极为罕见的空气栓塞、麻醉意外,甚至存在术中死亡的风险。有些医生为了稳定患者的情绪,不愿意将所有可能出现的并发症详细告知。这种做法虽然可以缓解患者的心理压力,提高手术接受度,却存在诸多隐患。首先,这种不完全告知违背了知情同意原则;其次,一旦手术过程中出现了预料中的并发症时,医患双方将面临更为复杂的沟通困境,甚至可能引发医疗纠纷。为有效规避上述风险,建议医生沟通时借助比喻进行风险说明:如现代交通工具中,虽然飞机的安全系数最高,但仍存在发生空难的可能性,且一旦发生,后果往往较为严重。腹腔镜手术亦是如此,尽管其安全性已得到广泛验证,但仍无法完全排除并发症发生的可能。然后,清楚地告知患者及家属,医生既往数千例LTH手术中,尚未出现严重并发症,医生会尽最大的努力,用心把手术做好。很多患者及家属听到医生如此坦诚的沟通,都会乐意接受手术。其实,患者及家属也明白手术绝不可能百分之百安全,他们要的只是医生的责任心和对手术的信心。

(五) 签署手术志愿书

尽管患者及家属已同意手术,但仍需在手术志愿书中详尽列举所有可能出现的并发症,并要求患者及家属在手术志愿书上明确签署"医生已详细交代相关风险,本人要求实施手术,并自愿承担手术风险"的声明。针对不同文化背景的患者群体,应采取差异化的沟通策略:对于具备较高知识水平的患者及家属,因其往往已通过多种途径对疾病有所了解,医生可以用专业术语与其沟通,确保每个细节都得到充分解释,并做好书面记录及签字确认,以避免后续可能产生的纠纷。对于文化程度较低但经济条件优越的患者及家属,医生应在保持专业尊严的同时,使用通俗易懂的语言沟通病情,在对方似懂非懂时需反复解释,直至其完全理解并签署同意书。这种细致入微的沟通方式,不仅是医疗质量的重要保障,更是防范医疗风险的必要措施。

(六) 术中沟通

LTH手术遇严重粘连或解剖异常时,必须告知家属术中可能会出现的并发症,在获得家属书面同意后方可继续手术。如果家属拒绝继续手术,需在其签字确认后立即终止手术。也许这种处理方式会被视为消极,但医生已经把风险告知家属,家属拒绝继续手术,如果医生坚持完成手术,可能带来双重风险:手术成功可能被误解为医生用患者做试验,手术失败则可能引发无休止的医疗纠纷。医生的专业技能有时不得不让位于现实考量,这既是医疗决策的复杂所在,也是临床实践中不得不面对的无奈现实。

二、排除恶性病及全身疾病

1. 排除宫颈病变　术前应该常规做液基薄层细胞学检查(TCT)、人乳头瘤病毒(HPV)检查,必要时阴道镜检查及阴道镜下宫颈组织活检,明确或排除宫颈病变。

2. 排除宫腔病变　建议常规做宫腔镜检查,特别对于合并月经紊乱、月经增多的患者,必要时刮取内膜做病理组织学检查,排除子宫内膜病变。

3. 已上环者　最好将节育环取出。

4. 发现全身疾病者　通过检查,发现全身疾病,及时请相关科室会诊。

三、术前一般准备

(一) 皮肤准备

1. 腹部　不需要备皮,术前一晚沐浴,将腹部皮肤彻底清洗干净。

2. 脐部　是LTH时主穿刺孔选择的理想部位。扁平型的脐部用酒精或碘伏消毒即可。深锥型脐孔清除污垢物后,用汽油、松节油清洗,避开脐孔正中穿刺,防止术后伤口感染。

(二) 阴道准备

因为子宫切除后阴道与腹腔相通,为了减少术后感染,故阴道必须消毒。一般是术前2天开始用药,具体方法如下。

1. 用 1‰ 新洁尔灭酊或 1/20 碘伏进行阴道擦洗,每日 2 次。

2. 用聚维酮碘冲洗阴道及呋喃西林栓塞入阴道上部。

(三)肠道准备

术前晚给予 2% 肥皂水灌肠一次,晚上 10 点以后禁食,手术当日晨清洁灌肠,有助于降低粪便嵌塞的发生率,促进术后正常肠功能的恢复。

(四)术前饮食

术前一天晚上流质饮食,可减少术后恶心、呕吐的发生。

(五)术前服用镇静药

由于对手术的恐惧常使患者焦虑不安,术前一晚给患者服用镇静剂如艾司唑仑 1mg,让患者得到充分休息。

(六)术前用药

术前半小时可以预防性静脉注射抗生素。

四、器械准备

(一)常用器械

1. 气腹针 1 支。

2. 穿刺套管　5mm 穿刺套管 3 个,10mm 穿刺套管 1 个。

3. 弯分离钳 3 把。

4. 左弯头剪刀、钩型剪刀各 1 把。

5. 弯头持针钳 1 把。

6. 冲洗系统 1 套。

(二)常用工具

1. 双极电凝钳 1 把。

2. 单极钩 1 把。

3. 最好配上超声刀 1 套。

4. 有条件的配上血管闭合器 1 套。

(三)辅助器械

1. 无损伤抓钳 1~2 把。

2. 5mm 鼠咬抓钳 1~2 把。

第四节　手术步骤与技巧

一、关键步骤提示

LTH 手术最主要的并发症是输尿管损伤,最常见于分离阴道旁间隙、处理子宫血管时,损伤原因是残端电凝止血。如今,这三个部位的处理在经历了以下演变之后,变得非常简单,使 LTH 手术并发症相对减少。

(一)阴道旁间隙止血

阴道旁间隙位于宫颈下方、阴道两侧。分离膀胱宫颈间隙、推离膀胱至宫颈外口时就自然暴露阴道旁间隙。该处有阴道静脉丛,容易出血,早期使用单极电凝止血,容易导致输尿管热损伤。现在采用定点止血可避免输尿管热损伤。

(二)处理子宫血管

开展 LTH 手术早期,曾采用缝扎、钛夹钳夹、电凝电切等方法离断子宫血管,断端出血采用单极电凝止血易致输尿管热损伤,超声刀、血管闭合器应用于临床后,输尿管热损伤逐步减少。各种电器械使用方法如下。

1. **单极处理子宫血管**　直接用单极钳钳夹、电凝、切断子宫血管。该法烟雾大,热传导范围大,潜在热损伤的风险。但如果掌握好,是一种简单、快捷、经济的方法。现在,单极处理子宫血管时,先靠近宫颈峡部钳夹子宫血管,再电凝、切断,可避免热对输尿管的损伤。

2. **双极处理子宫血管**　双极钳直接钳夹、电凝子宫血管,再用剪刀剪断。由于双极对组织穿透力不强,是临床上比较常用的方法。

3. **超声刀离断子宫血管**　超声刀是利用超声震动达到切割、止血,新的超声刀可以直接切断子宫血管,但由于每次使用超声刀其震动频率都会衰减,影响止血效果,临床上极少单独使用超声刀离断子宫血管。

4. **电凝配合超声刀离断子宫血管**　先用弯分离钳紧靠宫颈峡部钳夹子宫血管,最好用双极充分电凝,再用超声刀离断。该方法减少组织热传导,同时亦阻断了血管内血液流动导致的电热传导,使输尿管得到了进一步的保护,是临床上最常使用的方法。

二、手术准备

1. 麻醉　建议麻醉医生选择气管插管全身麻醉,保证手术顺利。

2. 体位　采用改良膀胱截石位,即头低15°~30°,臀缘应远离手术床缘20~30mm,两腿夹角约120°,左大腿与身体纵轴夹角120°~150°,右大腿与身体纵轴夹角约120°。

3. 留置导尿管　消毒皮肤术野及外阴阴道并铺好无菌巾后,留置导尿管,以保证膀胱排空情况下进行手术。

4. 上举宫器　LTH术中需要变动子宫体位,最好要上举宫器。任何的举宫器都可以采用,只要能把子宫体摆动即可。

三、套管穿刺

(一) 术组位置

LTH手术需要4人,主刀、助手、扶镜、举宫各一人。术者站在患者左侧,助手站在患者右侧。一般采用4个穿刺孔。

(二) 人工气腹

按常规方法用气腹针从脐部穿刺进行人工气腹,使腹内压达到13mmHg。

(三) 主套管穿刺

提起脐部皮肤,从脐孔穿刺10mm套管,插进腹腔镜,连接充气管。

(四) 辅助套管穿刺

腹腔镜直视下在左、右下腹部及耻骨联合上各穿刺5mm套管。

四、探查腹腔

(一) 探查上腹腔

将腹腔镜焦距慢慢移向上腹部,探查肝胆、胃、大网膜、肠管、阑尾等脏器是否有异常。

(二) 探查盆腔

再把腹腔镜焦距慢慢移回盆腔,通过举宫器摆动子宫体,检查子宫、附件是否正常、有无粘连。直视下插进无损伤钳,拨开肠管,探查盆底有无内膜异位病灶,必要时可以做相应处理。由于剖宫产的发

生率较高,子宫体与腹壁粘连常见,无法看清膀胱腹膜反折,因此,必须将粘连的宫体游离才能剪开膀胱腹膜反折。分离粘连时,最重要的是预防膀胱损伤。操作时,先离断粘连的大网膜,看清宫体与腹壁的解剖界限,用有齿钳钳夹宫体组织并下压子宫体,使粘连部位压力增大,有利于分离。用超声刀或剪刀紧贴腹膜层逐步离断宫体粘连带及附件粘连组织,完全显露子宫体及双侧附件(图11-1~图11-4)。

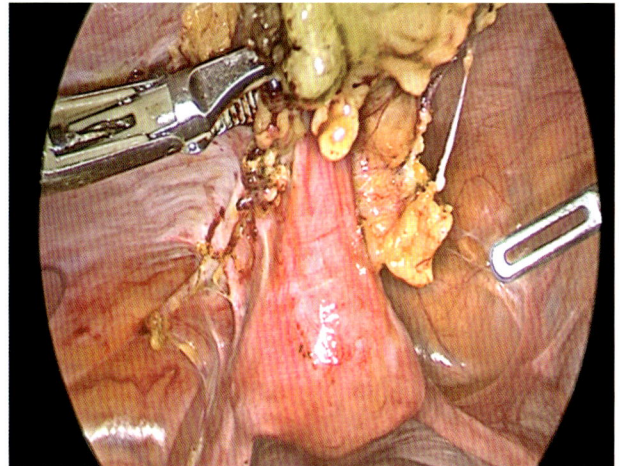

图11-1　离断粘连的大网膜

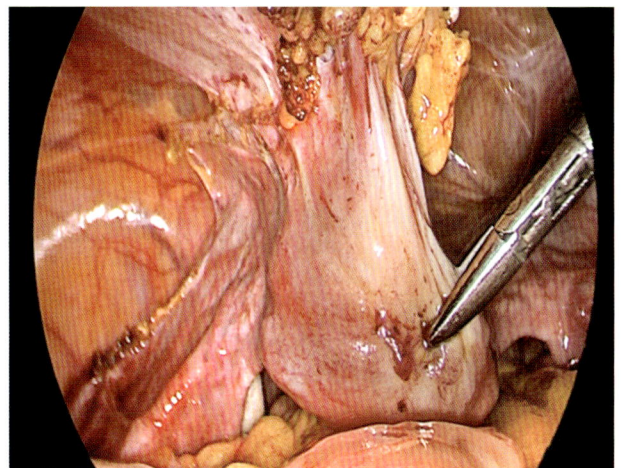

图11-2　下压子宫体

五、处理附件

(一) 切除双侧附件

通过举宫杯上推并摆动子宫,显露并提拉附件,腹腔镜焦距紧靠盆底,看清侧壁输尿管蠕动方向后,可以采用电外科、超声刀、闭合器等工具再离断附件。

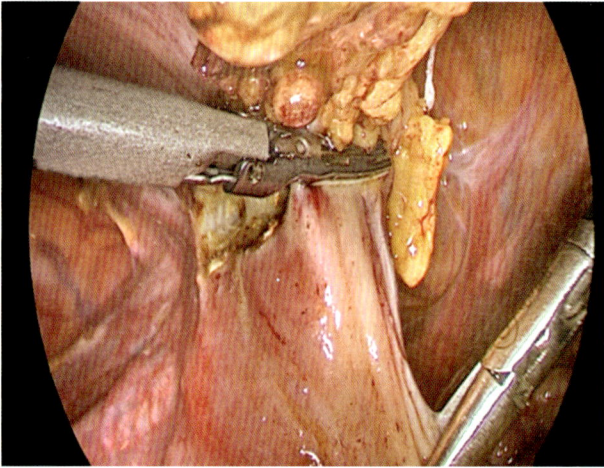

图 11-3　离断宫体粘连带

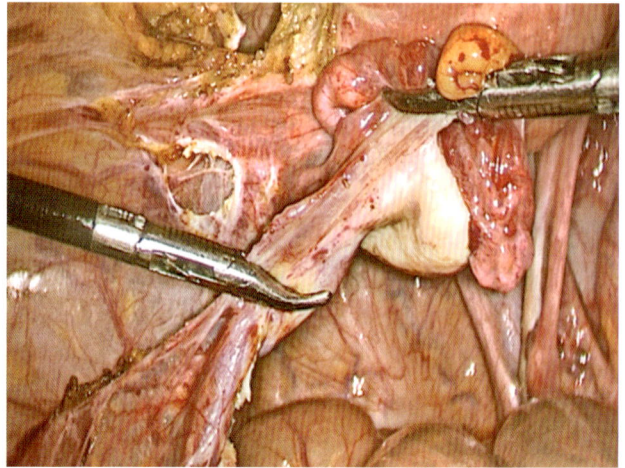

图 11-5　钳夹左侧漏斗韧带

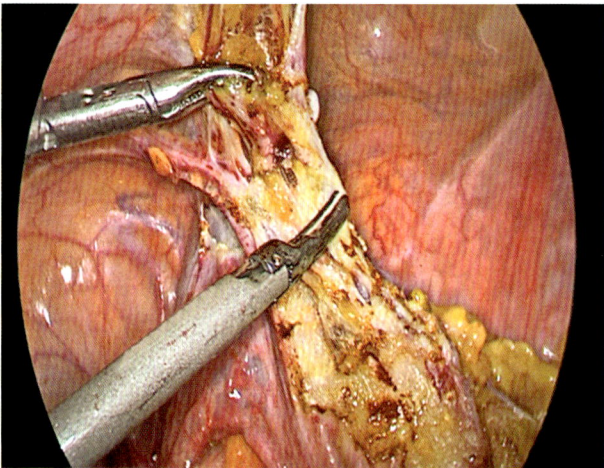

图 11-4　离断附件粘连组织

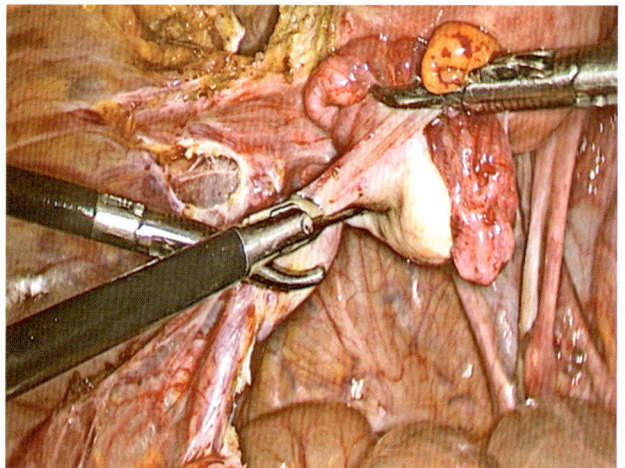

图 11-6　电凝左侧漏斗韧带

1. **电外科离断漏斗韧带**　把子宫摆向右侧,显露左侧漏斗韧带,助手钳夹、提起左侧输卵管,为了防止电凝时热传导对输尿管损伤,分离钳在卵巢门下方钳夹左侧漏斗韧带,双极钳在分离钳的上方充分电凝漏斗韧带后用剪刀或超声刀切断。同法处理右侧漏斗韧带(图 11-5~图 11-8)。

2. **超声刀离断漏斗韧带**　临床上随着超声刀使用次数增多,止血效果减弱,为保证离断漏斗韧带后不出血,可以先电凝再切断。把子宫摆向左侧,显露右侧漏斗韧带,助手钳夹、提起右侧输卵管,按上述方法电凝右侧漏斗韧带,再用超声刀切断。同法处理左侧漏斗韧带(图 11-9~图 11-12)。

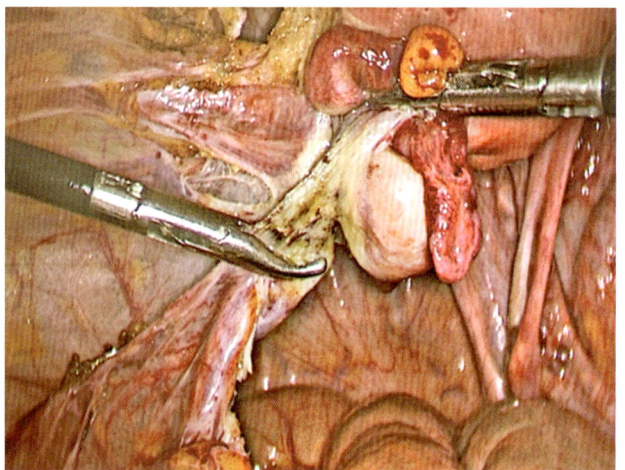

图 11-7　电凝后的左侧漏斗韧带

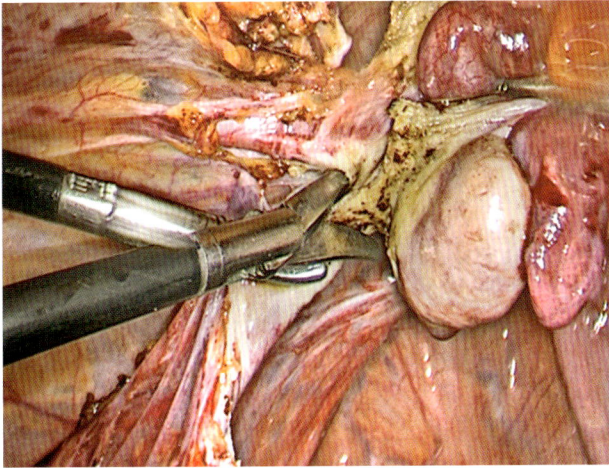

图 11-8 剪断左侧漏斗韧带

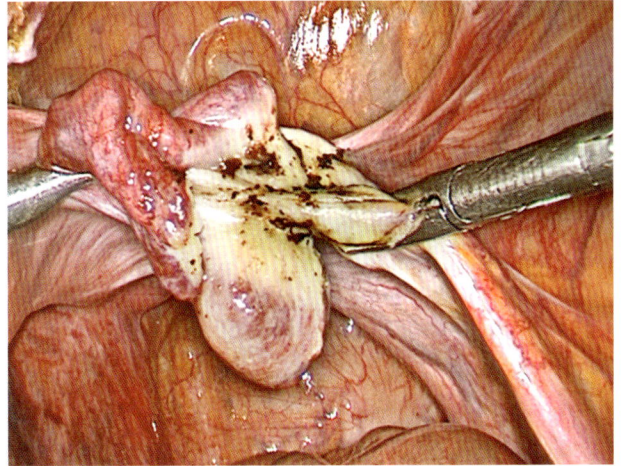

图 11-11 电凝后的右侧漏斗韧带

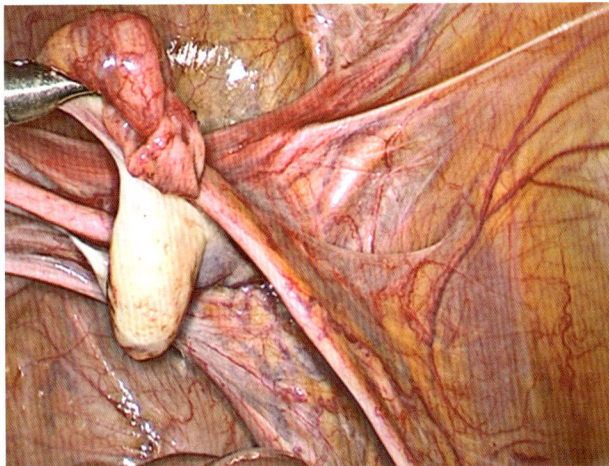

图 11-9 牵拉右侧漏斗韧带

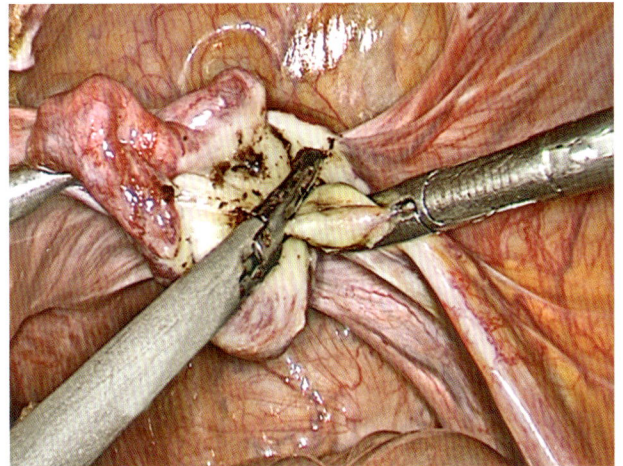

图 11-12 超声刀切断右侧漏斗韧带

3. 闭合器离断漏斗韧带 离断漏斗韧带最理想的工具是血管闭合器,操作简单,止血效果好。

(1)闭合器离断右侧漏斗韧带:5mm 闭合器靠近卵巢门钳夹右侧漏斗韧带,按压手动凝固开关,当听到"嘀嘀"声后,闭合带已完成,为了保证漏斗韧带离断后不出血,先不要扣动切割开关,而是推开锁扣,张开并推出闭合器,在第一条闭合带下方(或上方)再次钳夹、凝固漏斗韧带,同样不要切断,推开锁扣并推出闭合器,在两条闭合带的中间再次钳夹、凝固、切断,直达右侧圆韧带。如此操作,创面不出血,术野清晰(图 11-13~图 11-16)。

(2)闭合器离断左侧漏斗韧带:5mm 闭合器靠近卵巢门钳夹左侧漏斗韧带,按上述方法离断左侧漏斗韧带直达左侧圆韧带(图 11-17~图 11-20)。

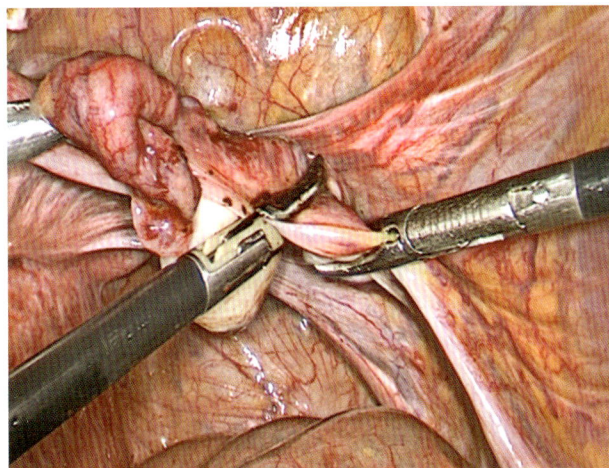

图 11-10 电凝右侧漏斗韧带

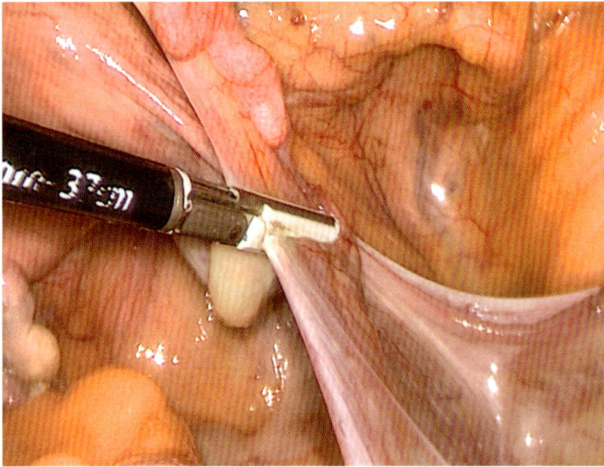

图 11-13　闭合右侧漏斗韧带

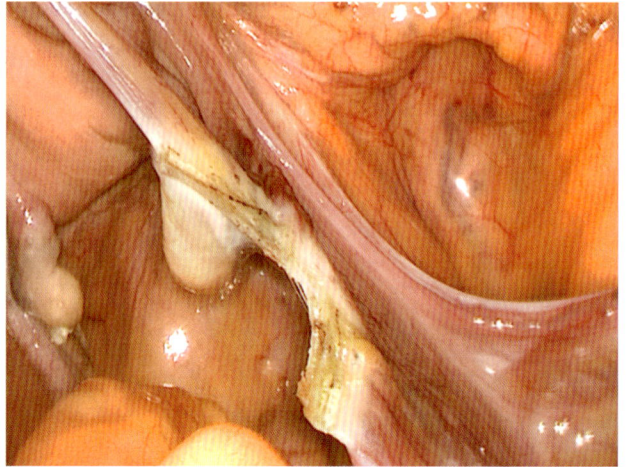

图 11-16　右侧漏斗韧带断端

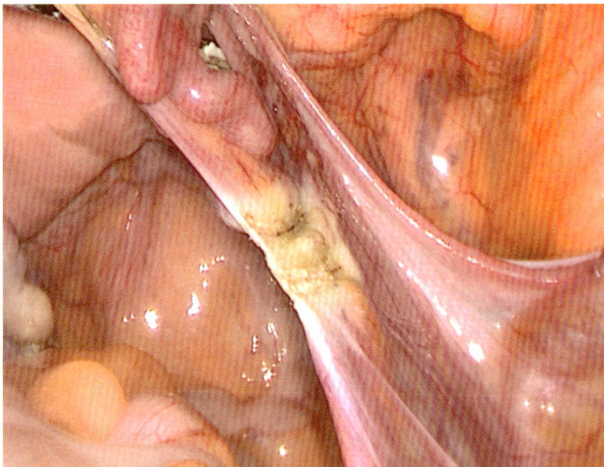

图 11-14　右侧漏斗韧带闭合带

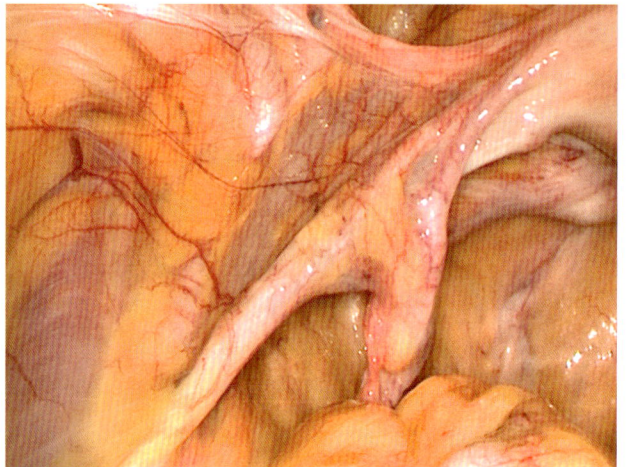

图 11-17　子宫摆向右侧

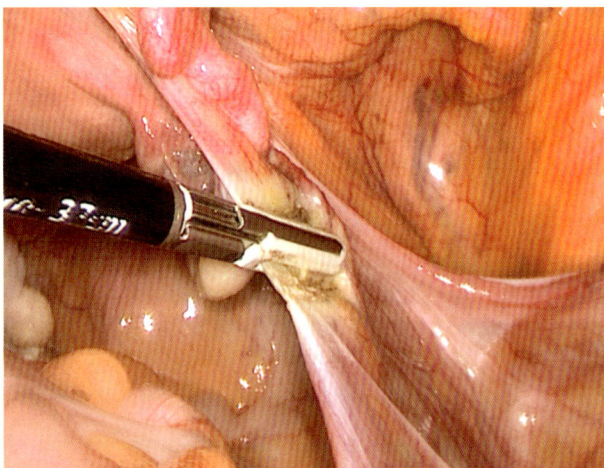

图 11-15　切断右侧漏斗韧带

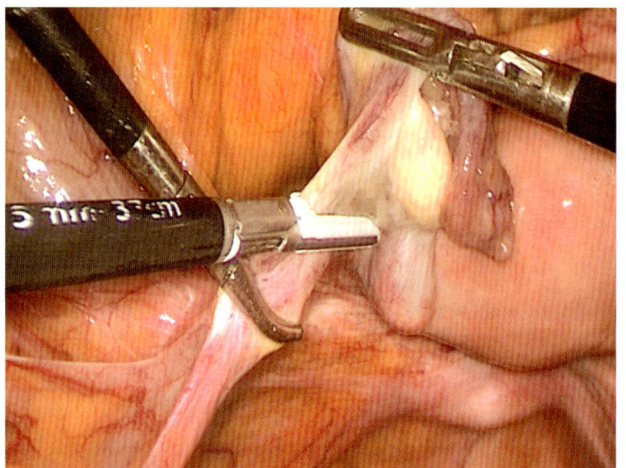

图 11-18　钳夹左侧漏斗韧带

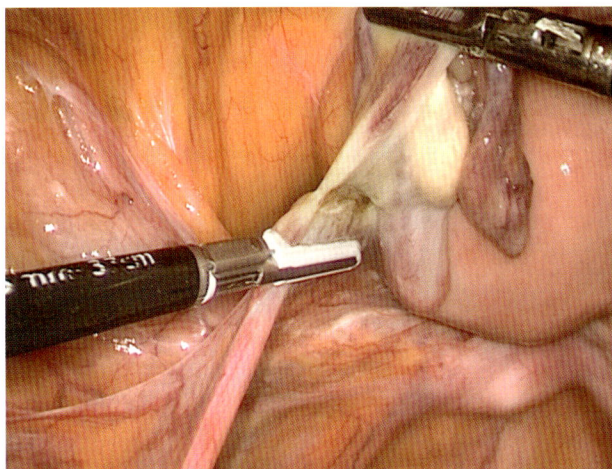

图 11-19　凝固左侧漏斗韧带

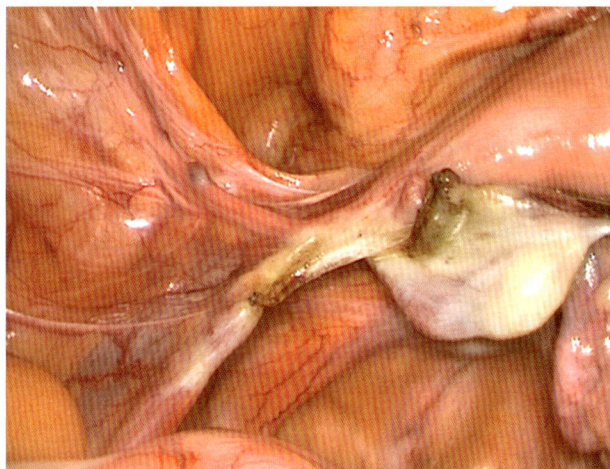

图 11-21　左侧圆韧带

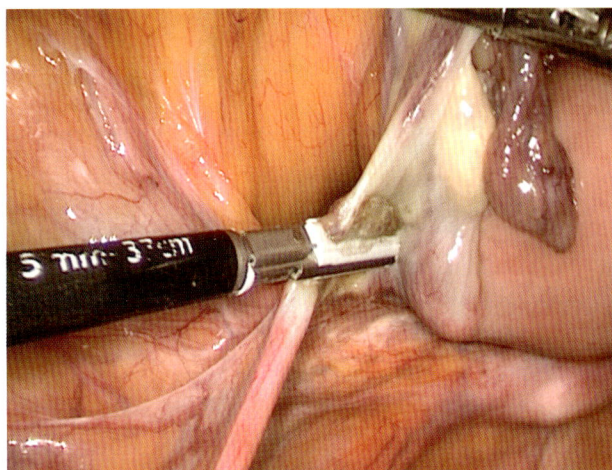

图 11-20　切断左侧漏斗韧带

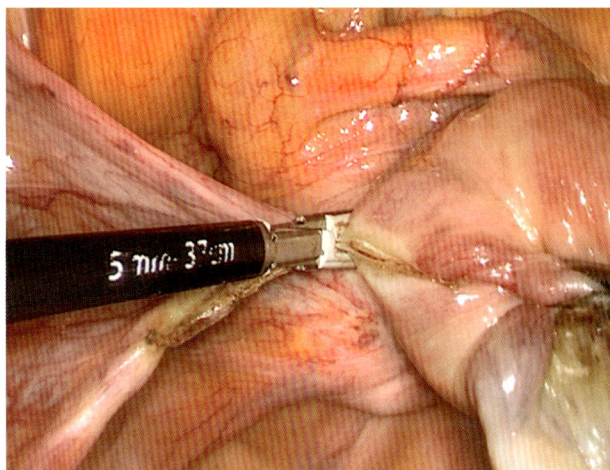

图 11-22　切断左侧圆韧带

（二）保留双侧附件

通过举宫器把子宫体摆向右上侧，暴露左侧附件，钳夹并牵拉左侧输卵管，可以单极或超声刀电凝、电切输卵管峡部及卵巢固有韧带，最好的方法是用血管闭合器凝切。同法切除右侧输卵管峡部及离断右侧卵巢固有韧带（见图 10-35~图 10-42）。

六、离断圆韧带

按传统子宫全切术的习惯，先离断圆韧带再处理附件，在 LTH 手术中一般先处理附件再离断圆韧带。

（一）离断左侧圆韧带

把子宫摆向右侧，在漏斗韧带断端的位置用闭合器钳夹、凝固、切断左侧圆韧带直到膀胱腹膜反折左侧缘（图 11-21、图 11-22）。

（二）离断右侧圆韧带

把子宫摆向左侧，在漏斗韧带断端的位置用闭合器钳夹、凝固、切断右侧圆韧带（图 11-23、图 11-24）。

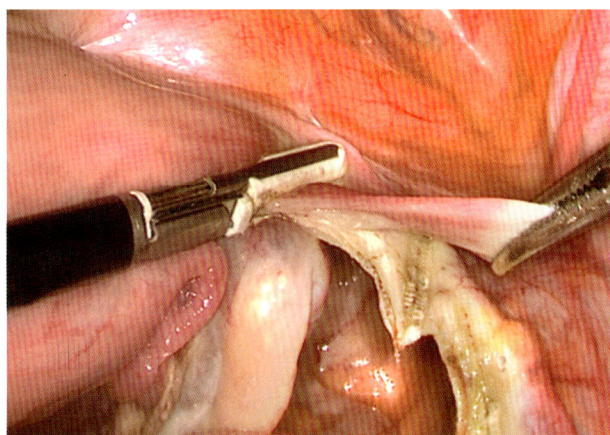

图 11-23　凝固右侧圆韧带

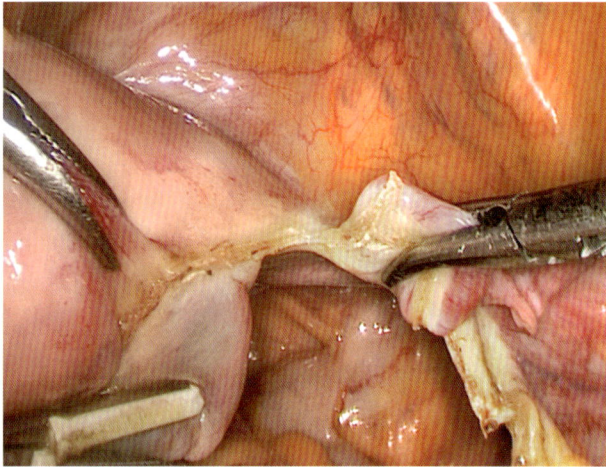

图 11-24　切断右侧圆韧带

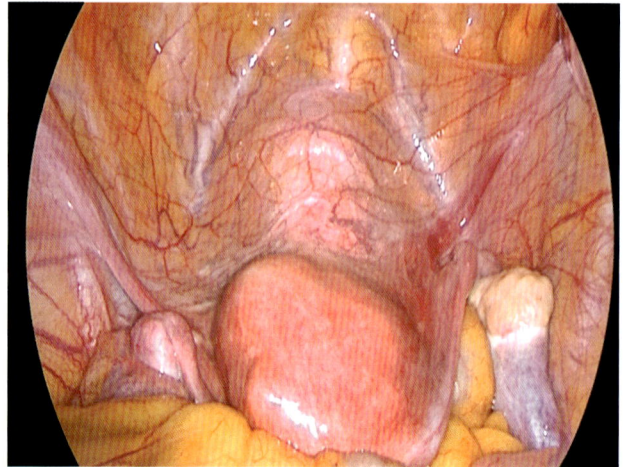

图 11-25　看清腹膜反折

七、分离膀胱宫颈间隙

子宫颈管前面有一层像薄膜一样的组织覆盖，这层膜样组织称为腹膜反折，上止于宫颈内口，下延伸成为腹膜，膀胱位于腹膜的后方、宫颈的下方，其间是疏松的结缔组织，称为膀胱宫颈间隙。子宫全切术时必须剪开膀胱腹膜反折，推开膀胱至宫颈外口下约 20mm，完全显露膀胱宫颈间隙，暴露阴道上段。此时就会进入阴道旁间隙，由于该间隙极容易损伤阴道静脉丛，而输尿管随着膀胱下移也紧贴阴道旁间隙，止血时稍不注意就会导致输尿管热损伤。

（一）正常解剖的膀胱宫颈间隙分离

既往没有子宫、宫颈手术史时，宫颈间隙组织非常疏松，血管也少，分离该间隙时很容易。

1. 剪开膀胱腹膜反折　操作时通过举宫杯将子宫往前推，看清宫颈间隙的解剖，钳夹并提起膀胱腹膜反折，用剪刀或超声刀从左侧到右侧（从术者站立位置）沿着圆韧带断端边缘开始、紧靠子宫体剪开膀胱腹膜反折，边分离边将子宫缓慢摆向左侧，直到将腹膜反折完全剪开（图 11-25~图 11-28）。由于腹膜反折血管少，出血也极少，如果用超声刀操作几乎不会出血。剪开腹膜反折时应注意不能靠近膀胱底，也不能斜向膀胱，以避免损伤膀胱。

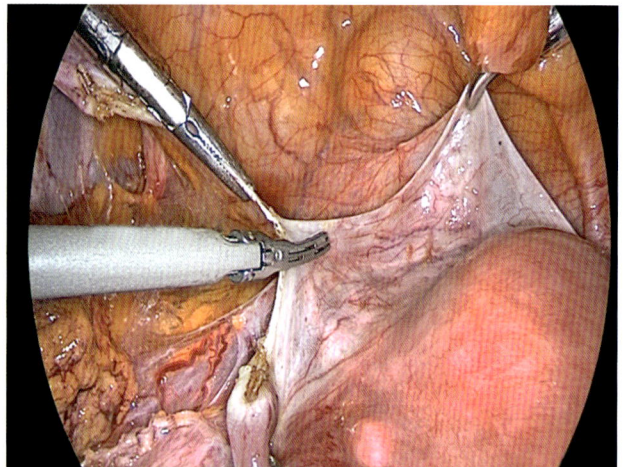

图 11-26　钳夹腹膜反折

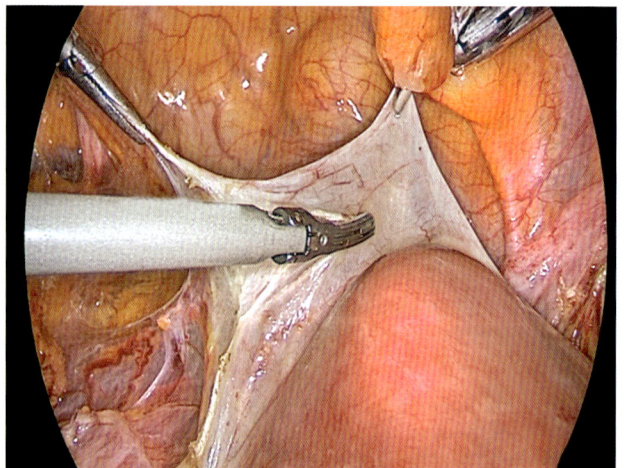

图 11-27　剪开腹膜反折

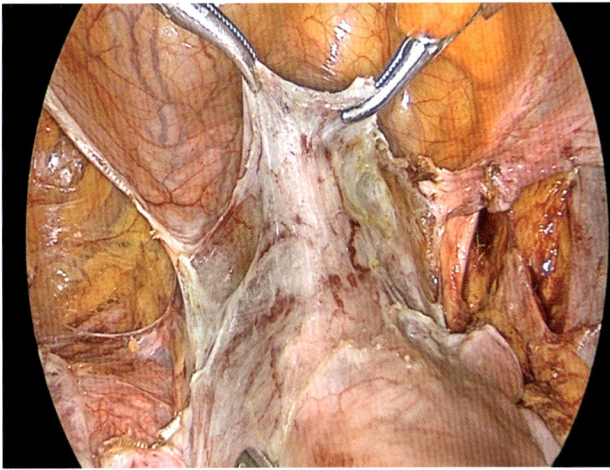

图 11-28　显露膀胱宫颈间隙

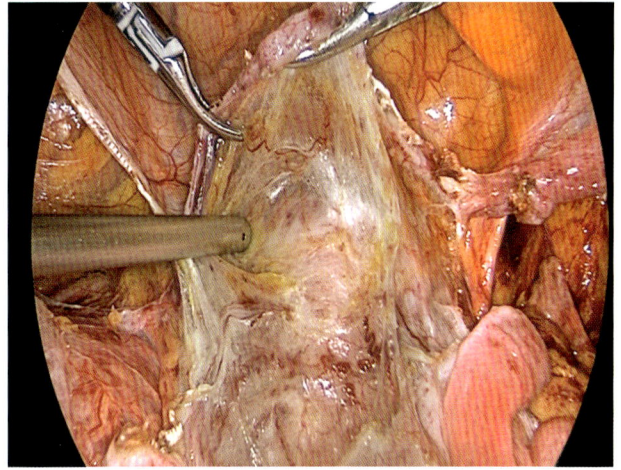

图 11-30　分离阴道旁间隙

2. 下推膀胱　提起膀胱腹膜反折边缘，用吸管紧贴宫颈，将结缔组织连同膀胱缓慢向下推至宫颈外口下约 20mm，完全显露膀胱宫颈间隙。钳夹提起左侧腹膜反折，将吸管从宫颈管压向左侧，分离宫旁组织及阴道旁间隙，尽量把输尿管从宫旁推离。在推离靠近宫颈外口宫旁组织时，就会进入阴道旁间隙，该部位血管丰富，形成阴道静脉丛，分离时容易出血，而且其下方就是输尿管，在止血过程有可能就会造成损伤。操作时，最好左手握双极电凝钳，右手握吸引器，分离过程遇到出血，立即用吸引器吸干净血液，看准出血点用双极钳定点电凝止血（图 11-29~图 11-32）。

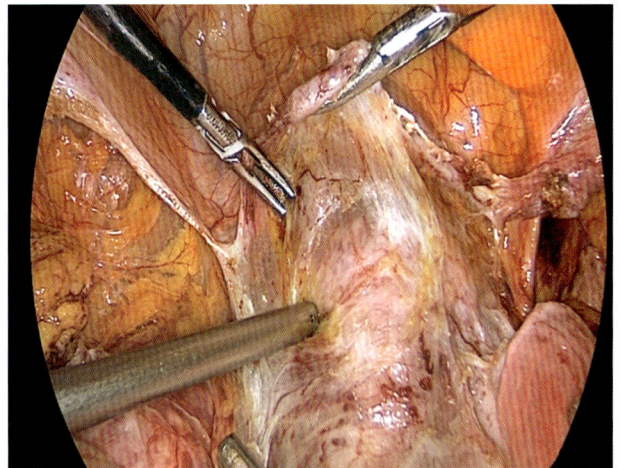

图 11-31　定点止血

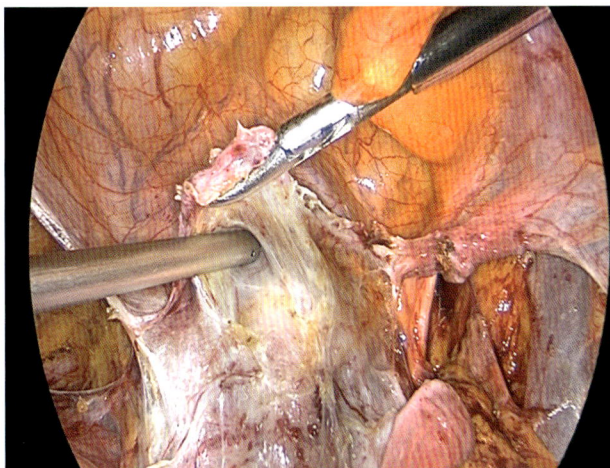

图 11-29　推离膀胱

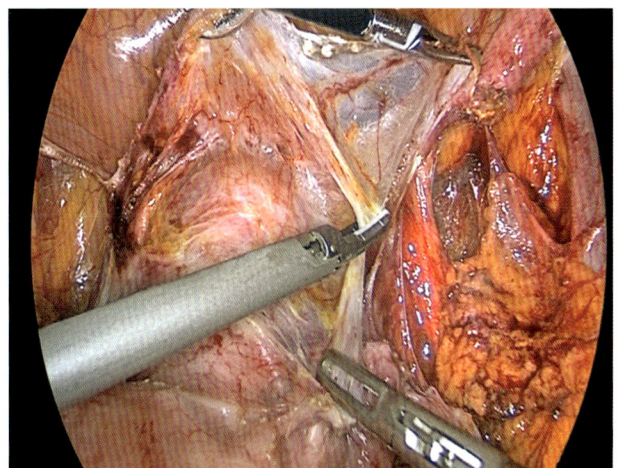

图 11-32　离断宫旁组织

(二) 子宫下段手术史的膀胱宫颈间隙分离

子宫下段横切口剖宫产常见,大多都会出现宫颈间隙组织粘连,分离该间隙时必须小心、谨慎,注意解剖部位,看清术中分离的每一个细节,保持术野清晰,完整地将膀胱从宫颈管上推离。操作时上推子宫,显露膀胱腹膜反折,举宫者牵拉导尿管,腹腔镜直视下看清导尿管水囊的移动位置,如果无法确定膀胱边界,可以从导尿管灌注 300~500ml 生理盐水,便可见膀胱解剖界线。靠近宫颈内口用超声刀从左到右剪开膀胱腹膜反折,提起反折边缘,紧贴宫颈管剪断粘连组织,特别是宫颈管两侧缘,钝性向下推离膀胱至宫颈外口,再向两侧分离阴道旁间隙(图 11-33~图 11-38)。在分离过程中,由于宫颈下段手术史导致膀胱粘连,分离时有可能损伤膀胱。因此,在膀胱壁电凝止血时,必须看清出血点,用双极钳快速电凝出血点,"点到即止",切不可对组织长时间、大范围电凝。在分离粘连的膀胱时,如果怀疑膀胱损伤,可以通过尿管灌注加入亚甲蓝的生理盐水 300~500ml,使膀胱充盈,镜下观察是否有蓝色液体流出,判断膀胱是否损伤。

八、处理子宫血管

子宫动脉由髂内动脉发出,大多数子宫动脉发出后与髂内动脉伴行 20~30mm,然后沿盆底侧壁向内下方行走,进入阔韧带,跨过输尿管的前方,接近子宫颈处发出阴道支至阴道,其本干沿子宫侧缘上行至子宫底,与卵巢动脉吻合。子宫静脉变异较多,大多并非与子宫动脉伴行,有时紧贴在一起,有时跨过输尿管,还有时穿过输尿管并分成三条属支与阴道静脉相吻合,组成子宫阴道静脉丛。

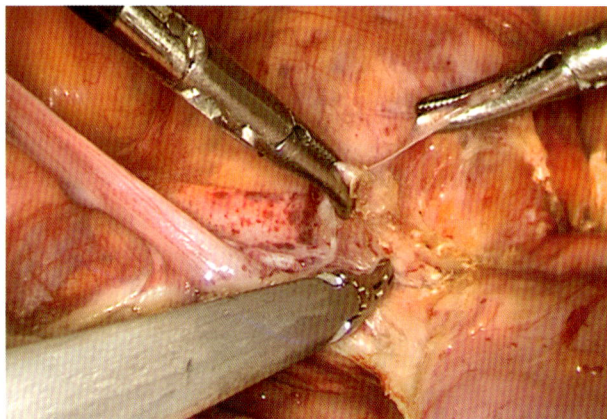

图 11-33　剪开膀胱腹膜反折

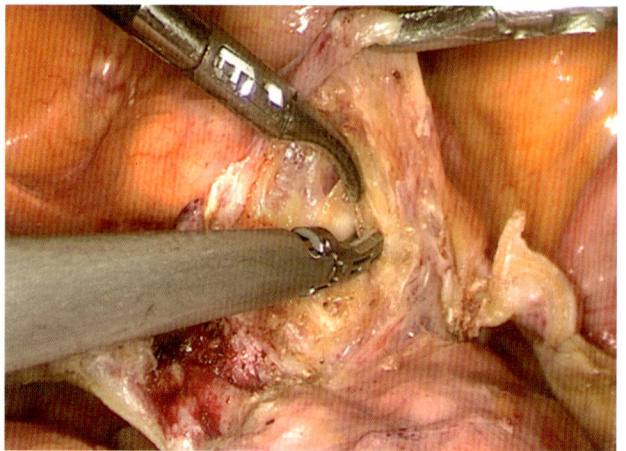

图 11-34　切断粘连组织

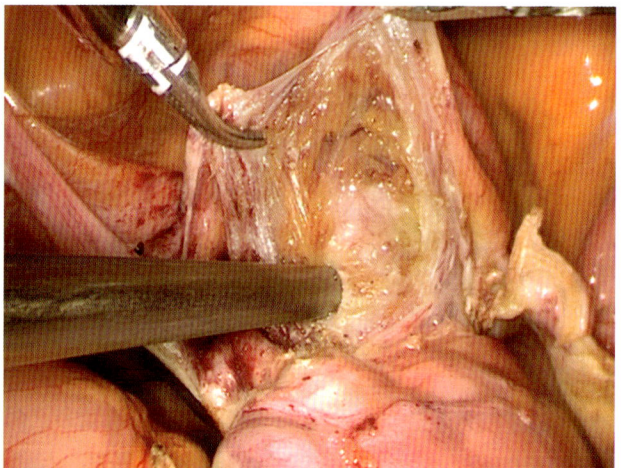

图 11-35　推开宫颈旁组织

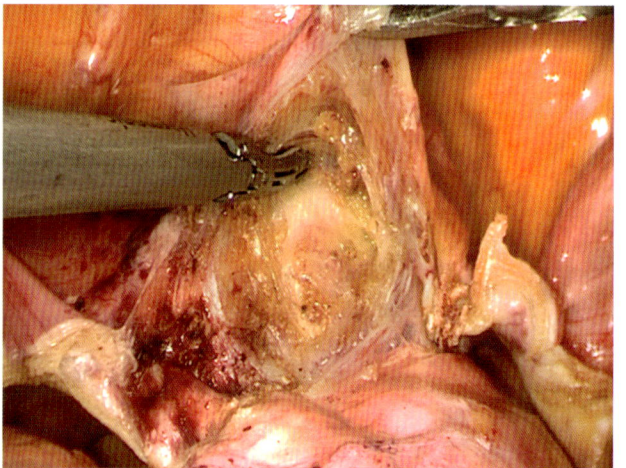

图 11-36　下推膀胱

正确处理子宫血管是手术成功的保障、预防输尿管损伤的关键。尽管处理子宫血管的方法很多,如缝扎方法,虽说理论上是最好、最稳固的方法之一,但术者必须既要熟练掌握镜下缝合与打结技术,

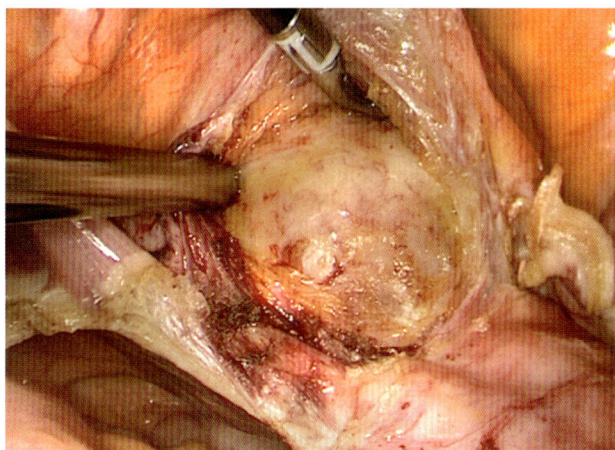

图 11-37 分离左侧阴道旁间隙

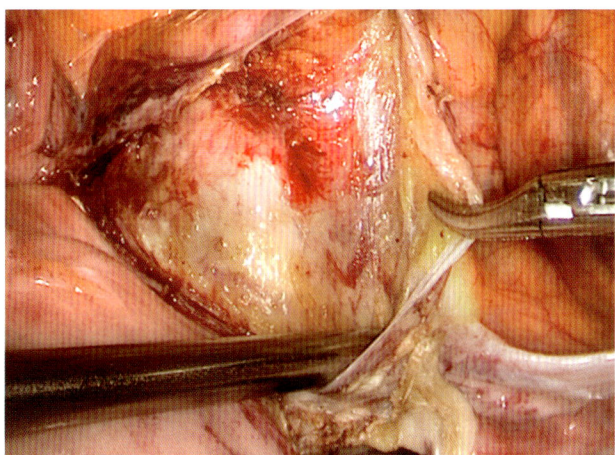

图 11-38 分离右侧阴道旁间隙

还要正确掌握子宫血管与宫颈管之间的解剖位置。截至目前,LTH 手术时离断子宫血管离不开电外科。在开展 LTH 之初,按腹式处理子宫血管时尽量靠近宫颈外口,以减少操作步骤的方法,但由于子宫动脉相对较粗,电凝难以让其完全止血,离断时经常遇到血管断端出血而电凝止血,此时,因血管断端靠近输尿管,电凝时就极易导致输尿管热损伤。根据笔者的经验,处理子宫血管前,先探查双侧盆底输尿管的蠕动行径,在远离输尿管的位置(相当于宫颈峡部)用分离钳钳夹子宫血管,双极钳电凝后切断,这种处理方法完全可以避免输尿管损伤。根据热传导与组织密度成反比的原理,钳夹血管后再电凝,就是增加了组织的密度,减少热传导。由于高位离断子宫血管,即使血管断端出血,也能用分离钳将血管断端钳夹并上提后,双极钳电凝止血,该操作方法可以避免输尿管损伤。

（一）电外科处理子宫血管

把子宫上举并摆向右侧,充分显露左侧子宫血

管,看清左侧盆底输尿管的蠕动行径,确定输尿管的解剖位置后,靠近子宫颈内口用弯分离钳钳夹子宫血管,双极充分电凝止血后,用剪刀剪断。把子宫上举并摆向左侧,按上述方法剪断右侧子宫血管（图 11-39~ 图 11-42）。

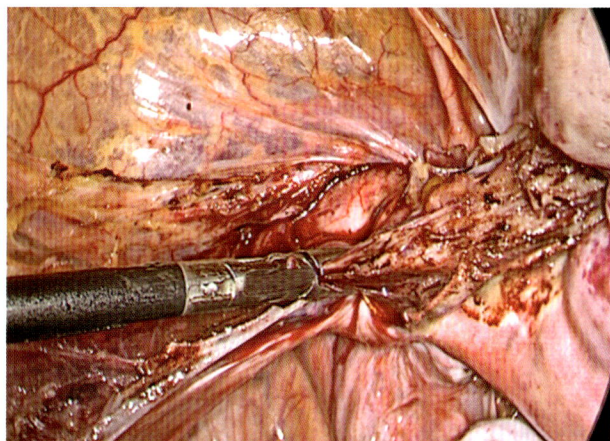

图 11-39 钳夹子宫血管

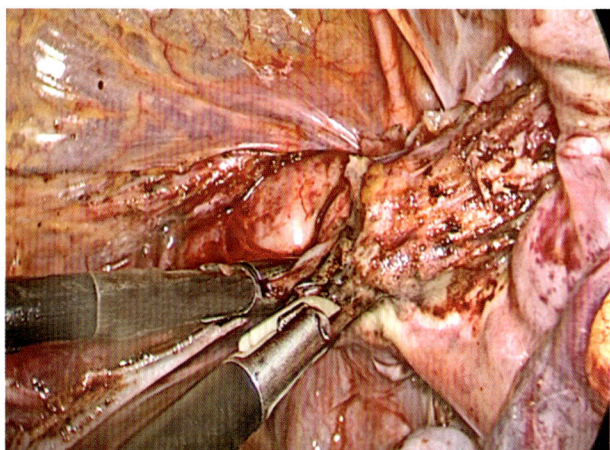

图 11-40 电凝止血

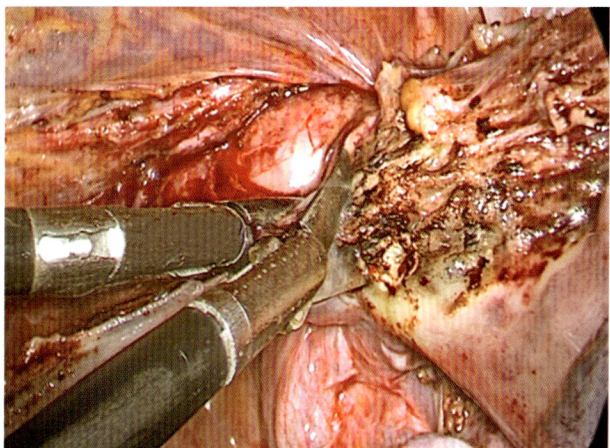

图 11-41 剪断子宫血管

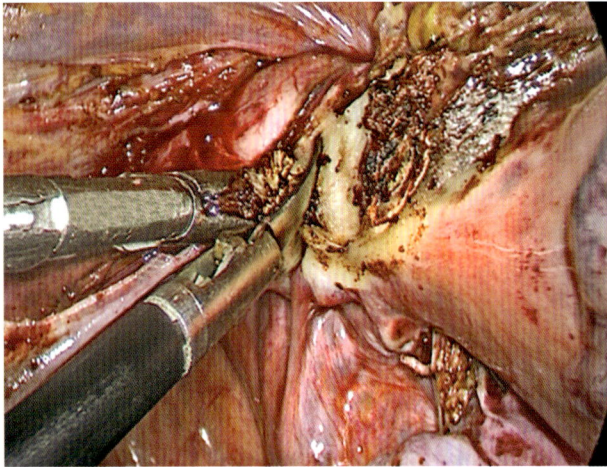

图 11-42　剪断宫旁组织

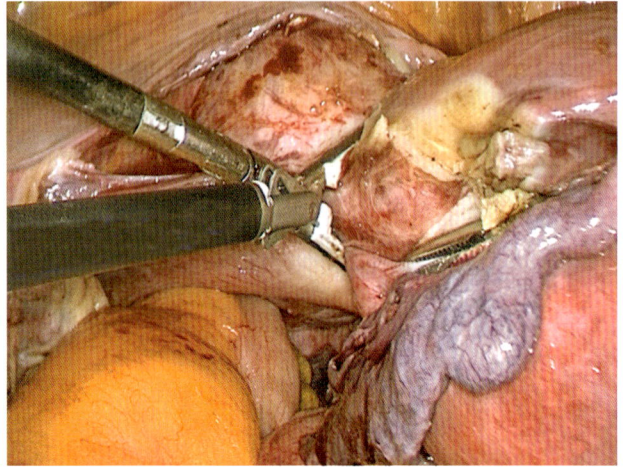

图 11-44　闭合器钳夹左子宫血管

（二）闭合器离断子宫血管

1. 闭合器离断左侧子宫血管　把子宫上举并摆向右侧，充分显露左侧子宫血管区，看清左侧输尿管的走向，紧靠宫颈内口用闭合器钳夹左侧子宫血管，按动凝固开关，当听到"嘀嘀"声后，不要扣动切割开关，而是松开并退出钳叶，在第一次凝固血管的位置上方进行第二次凝固，然后闭合器钳夹 2 次血管凝固处的中间，扣动切割开关，离断左侧子宫血管（图 11-43~ 图 11-50）。

2. 闭合器离断右侧子宫血管　把子宫上举并摆向左侧，充分显露右侧子宫血管区，看清右侧输尿管的走向，紧靠宫颈内口用闭合器钳夹右侧子宫血管，按上述方法用闭合器离断右侧子宫血管（图 11-51~ 图 11-54）。

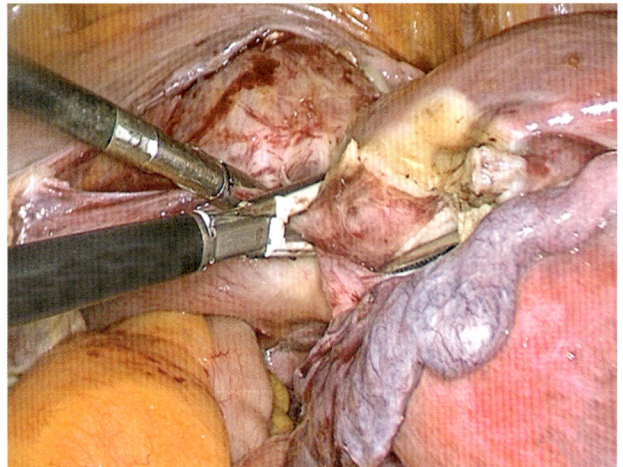

图 11-45　第一次凝固左侧血管

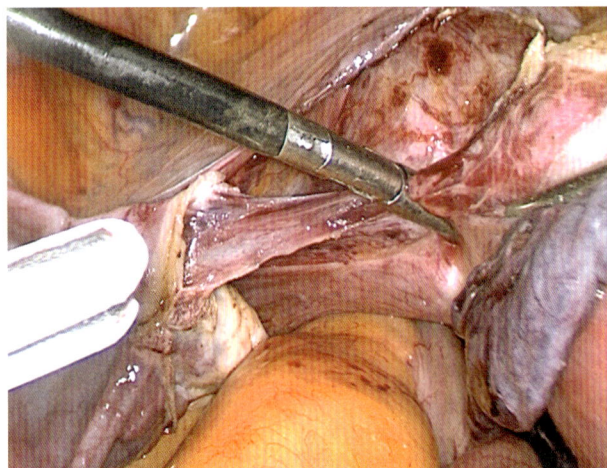

图 11-43　分离钳夹左子宫血管

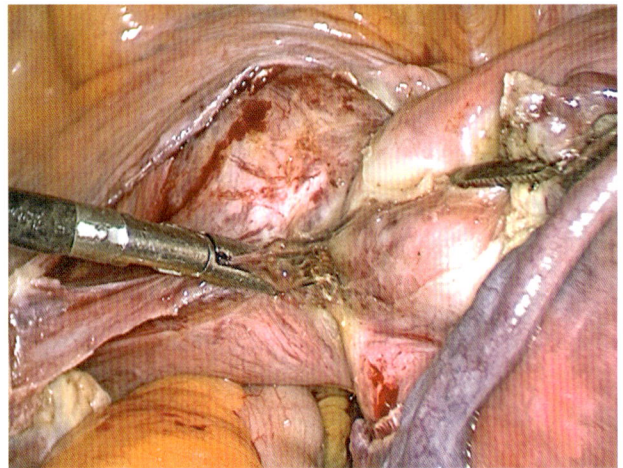

图 11-46　第一次凝固后左侧血管

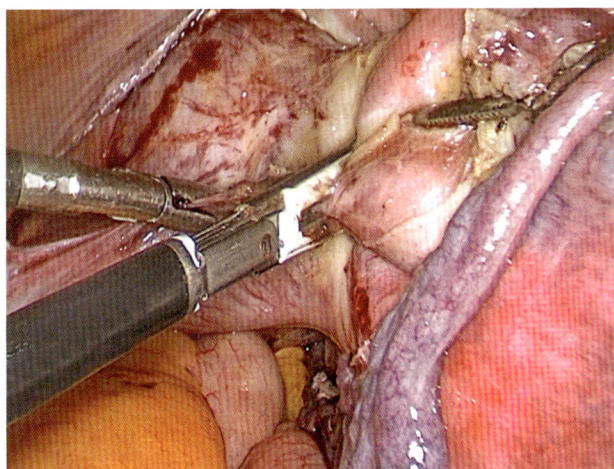

图 11-47　第二次凝固左侧血管

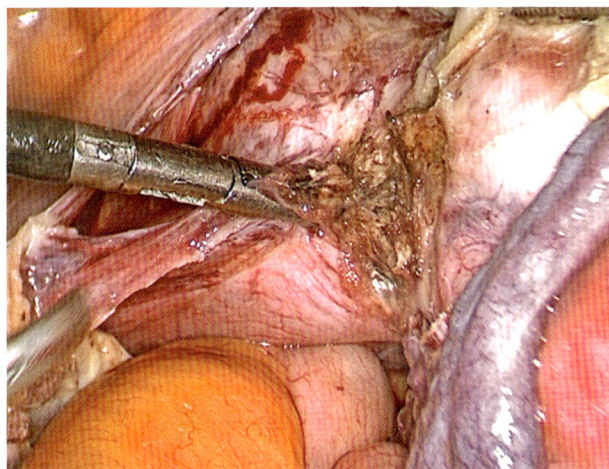

图 11-50　离断左侧血管后创面

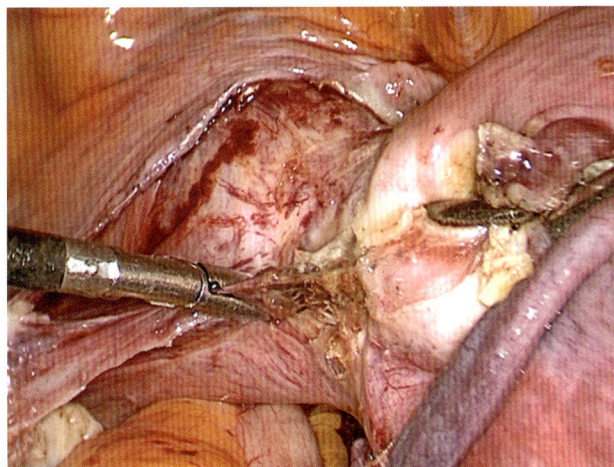

图 11-48　第二次凝固后左侧血管

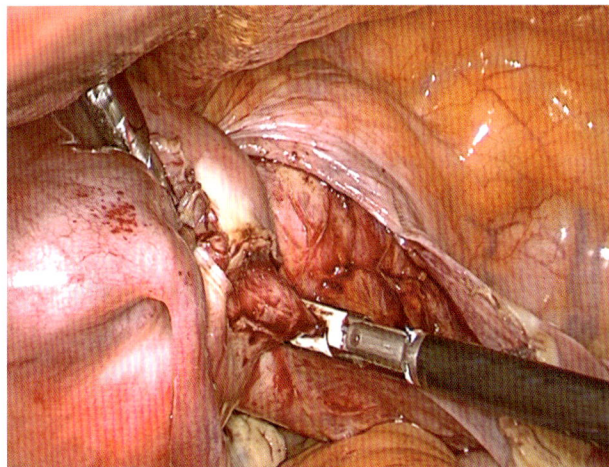

图 11-51　闭合器钳夹右侧子宫血管

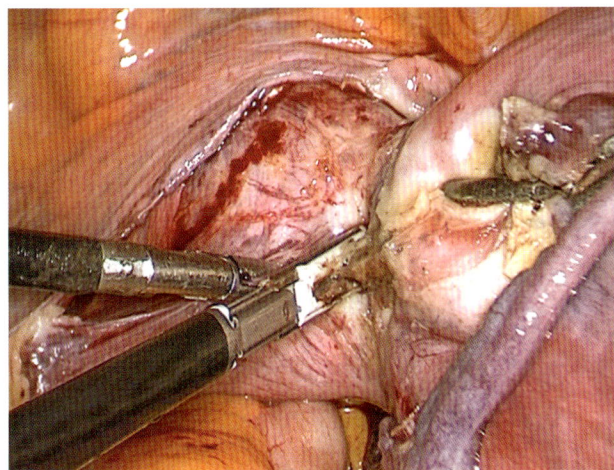

图 11-49　闭合器离断左子宫血管

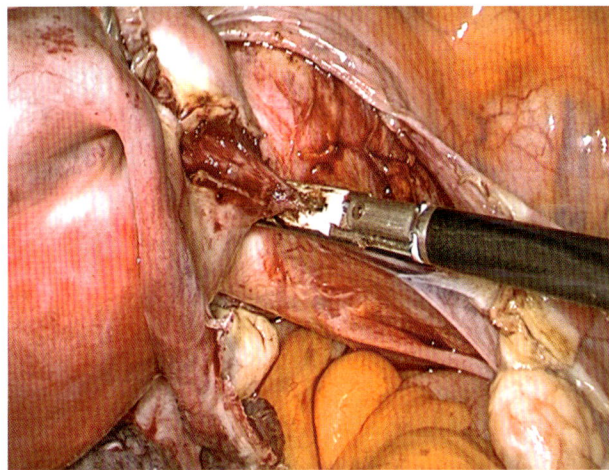

图 11-52　凝固右侧子宫血管

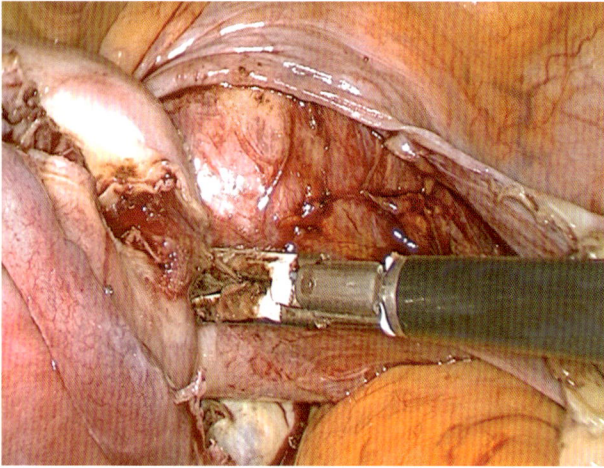

图 11-53　闭合器离断右侧子宫血管

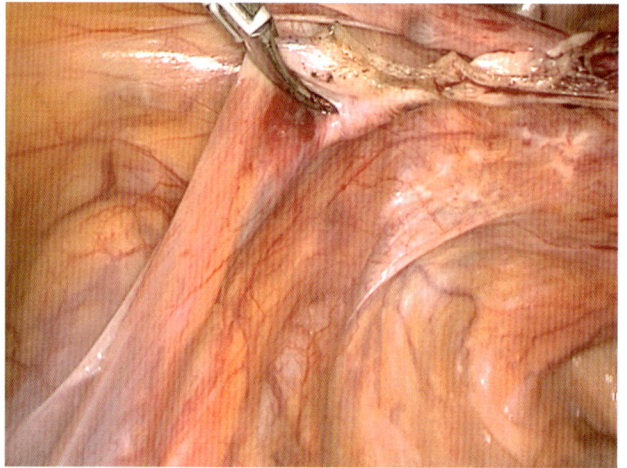

图 11-55　探查输尿管

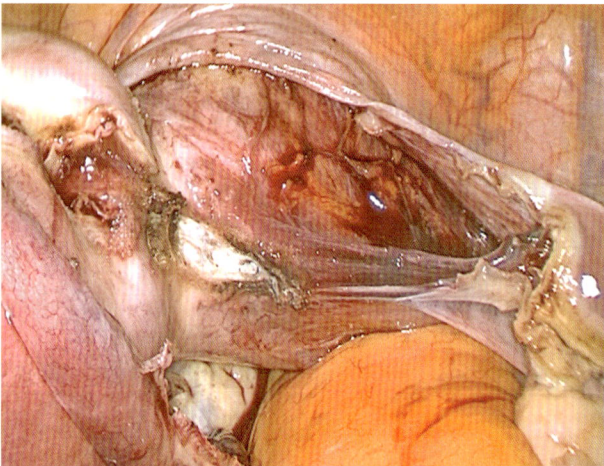

图 11-54　离断右侧子宫血管后创面

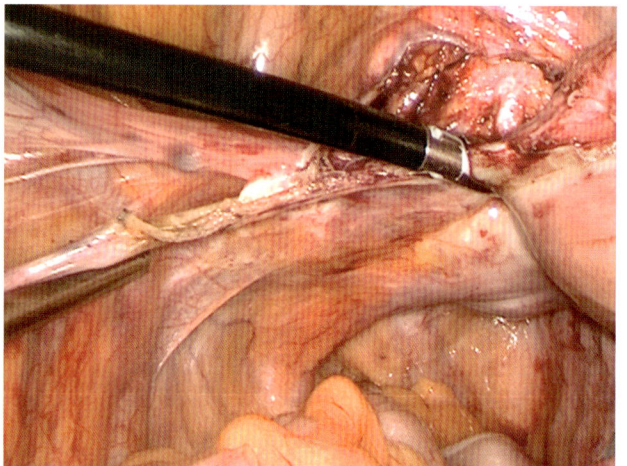

图 11-56　钳夹左侧子宫血管

（三）超声刀离断子宫血管

1. 离断左侧子宫血管　把子宫上举并摆向右侧，充分显露左侧子宫血管区，超声刀离断子宫血管前组织，钝、锐性分离血管旁组织，充分暴露子宫血管。提起离断后的左侧附件，拨开肠管，镜下寻找左侧盆壁腹膜后的条索状物，轻敲促其蠕动，根据蠕动方向判断其进入子宫颈管与子宫血管的距离，在输尿管蠕动上方 10~20mm、相当于子宫颈峡部，分离钳用力钳夹左侧子宫血管，在分离钳的上方用双极充分电凝止血，用超声刀离断子宫血管及周围组织。子宫血管与宫颈管之间有一疏松间隙，利用这一间隙，将离断后的子宫血管往宫颈外口方向下推，把输尿管从宫颈管上彻底推开，同时暴露左侧子宫主韧带及左侧子宫骶骨韧带（图 11-55~ 图 11-60）。

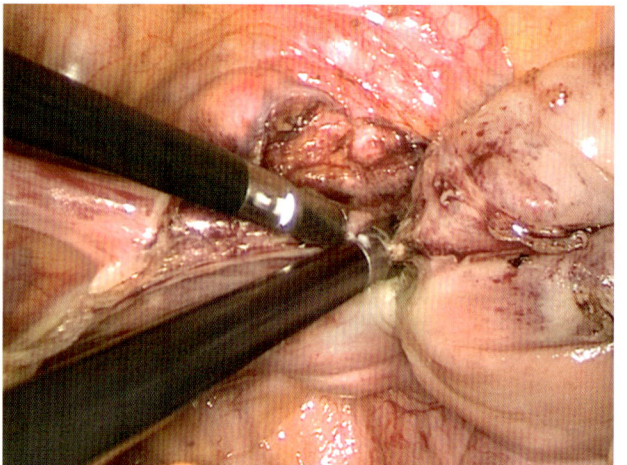

图 11-57　电凝左侧子宫血管

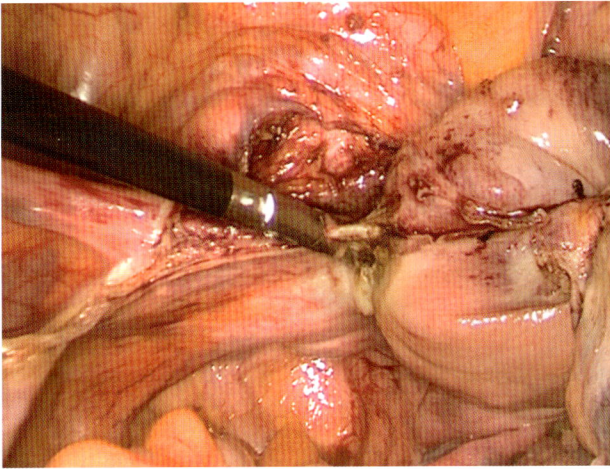

图 11-58 电凝后的创面

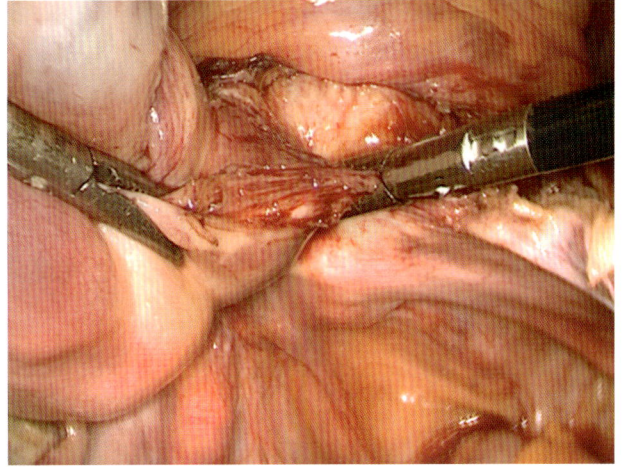

图 11-61 钳夹右侧子宫血管

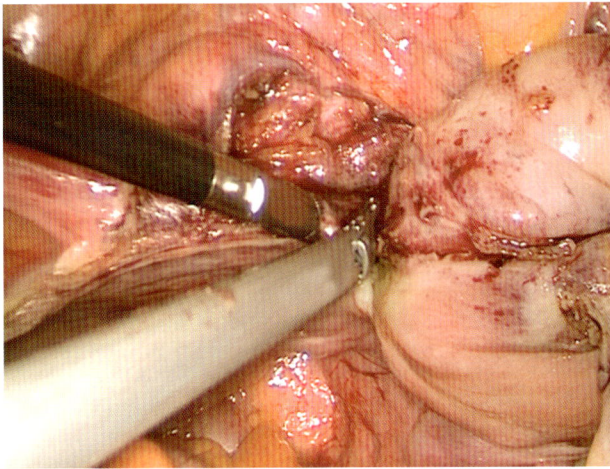

图 11-59 离断左侧子宫血管

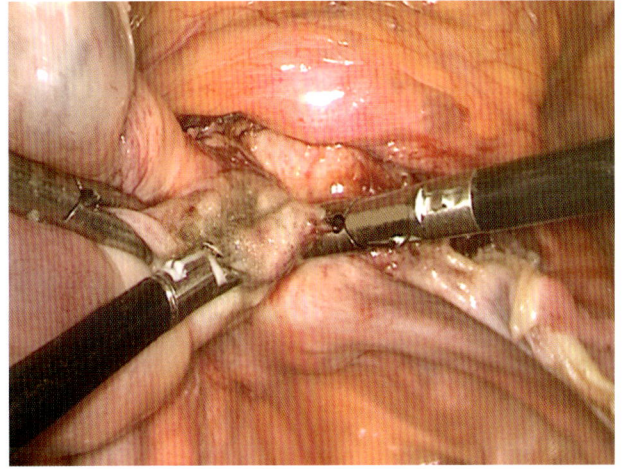

图 11-62 电凝右侧子宫血管

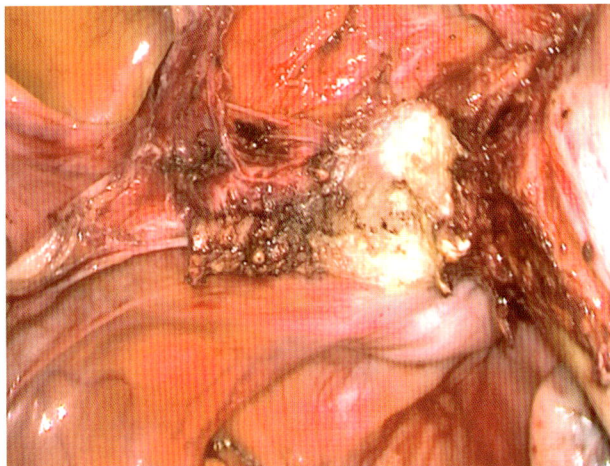

图 11-60 左侧血管断面

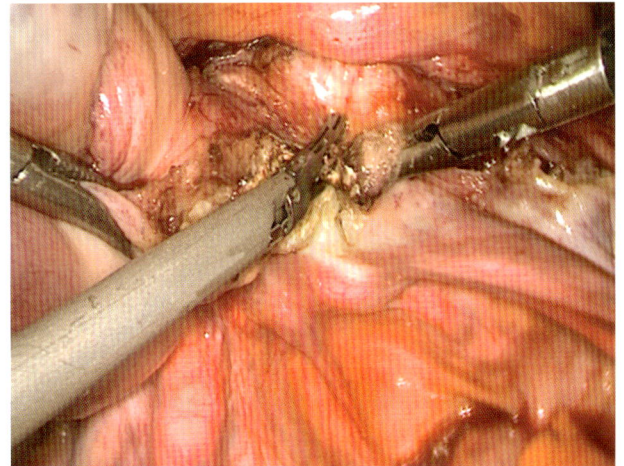

图 11-63 离断右侧子宫血管

2. 离断右侧子宫血管 把子宫摆向左侧,充分显露右侧子宫血管,按上述方法用超声刀离断右侧子宫血管(图 11-61~ 图 11-64)。

3. 必要时术中游离输尿管后离断血管 对于早期子宫内膜癌、ⅠA1 期宫颈癌、CIN3 需要彻底切除宫颈管及切除阴道 5mm 组织时,需打开阔韧带后叶,看清子宫血管及输尿管的解剖关系后,再离断子宫血管(图 11-65~图 11-68)。

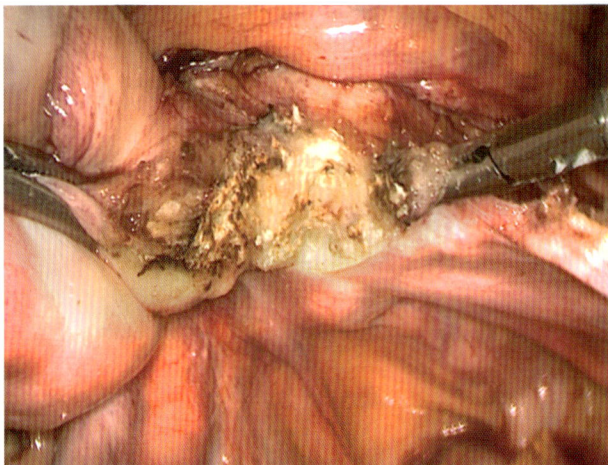

图 11-64   右侧血管断面

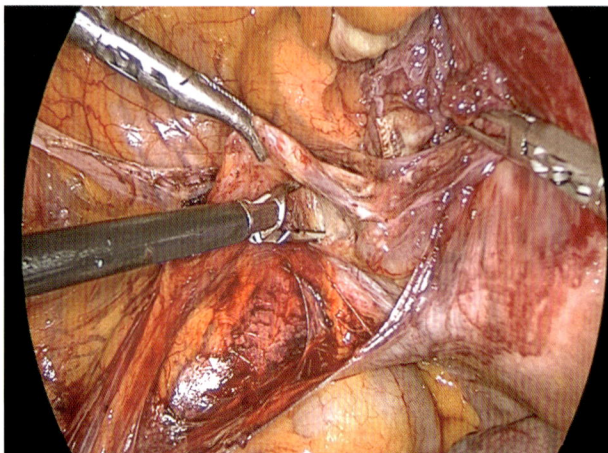

图 11-65   分离血管前组织

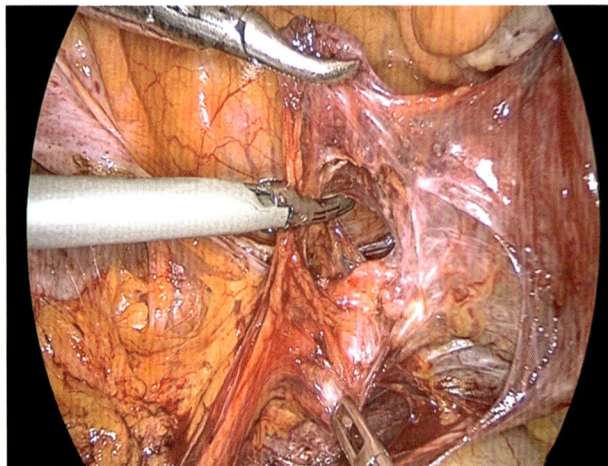

图 11-66   清除血管前组织

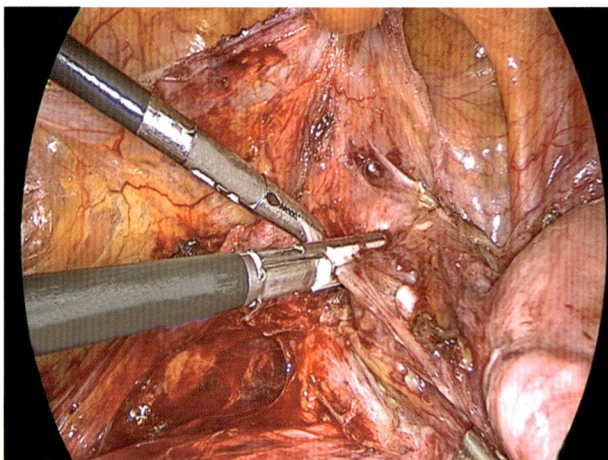

图 11-67   分离子宫血管

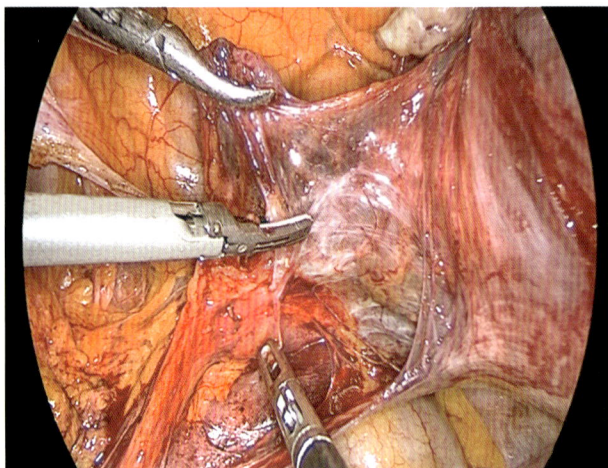

图 11-68   切断子宫血管

九、离断骶主韧带

离断并下推子宫血管后,输尿管也基本被推离宫颈管,此时只要上抬子宫体,就能清楚看到双侧子宫骶骨韧带,紧贴宫颈管就能离断子宫骶骨韧带。切断双侧子宫骶骨韧带后,其前上方就是子宫主韧带,紧贴宫颈管就可以离断子宫主韧带。在 LTH 手术中,切断子宫骶、主韧带呈连贯性,没有截然分开。

(一)切断左侧子宫骶主韧带

把子宫上举并摆向右侧,充分显露左侧子宫骶骨韧带,超声刀紧贴骶骨韧带顶端后侧,按压手控慢档开关,刀头从宫颈外后侧缓慢向内上方向移动,将骶骨韧带切断,再离断左侧宫颈旁组织及阴道旁组织,显露主韧带。紧贴宫颈管继续切断左侧子宫主韧带及其子宫旁周围组织,直到左侧阴道穹窿顶端。电凝出血点,吸管紧贴左侧主韧带断端用力下压,将左侧主韧带推离,显露左侧阴道壁(图 11-69~图 11-74)。

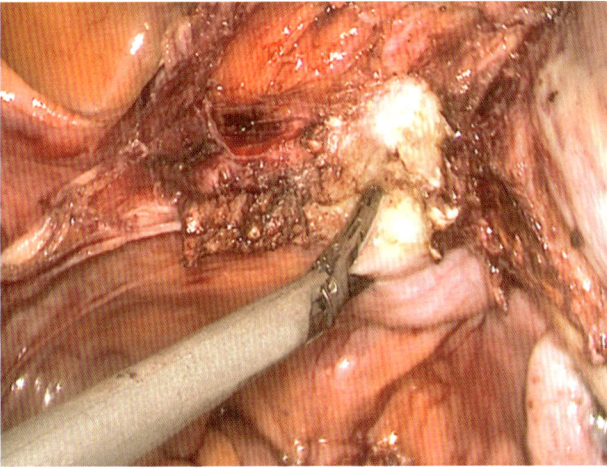

图 11-69　切断左侧子宫骶韧带

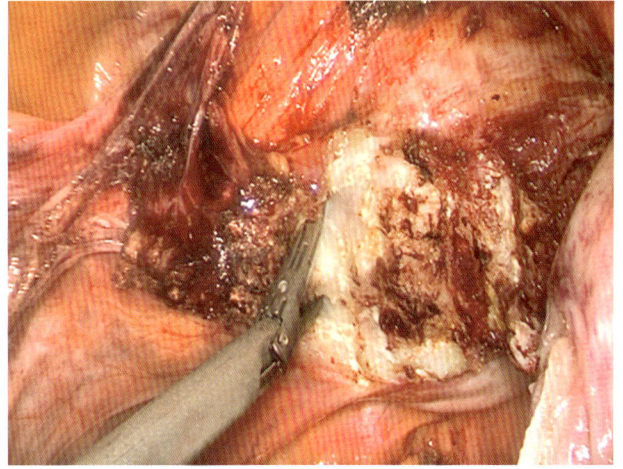

图 11-72　切断左侧子宫主韧带

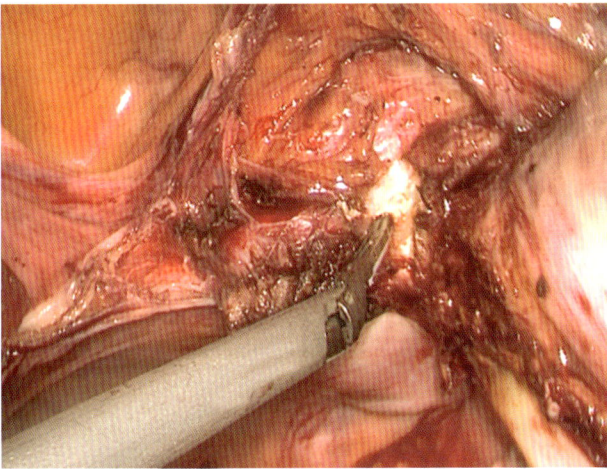

图 11-70　切断左侧宫颈旁组织

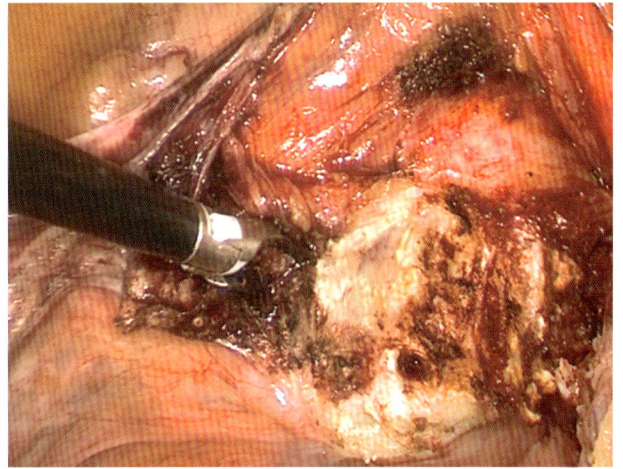

图 11-73　电凝出血点

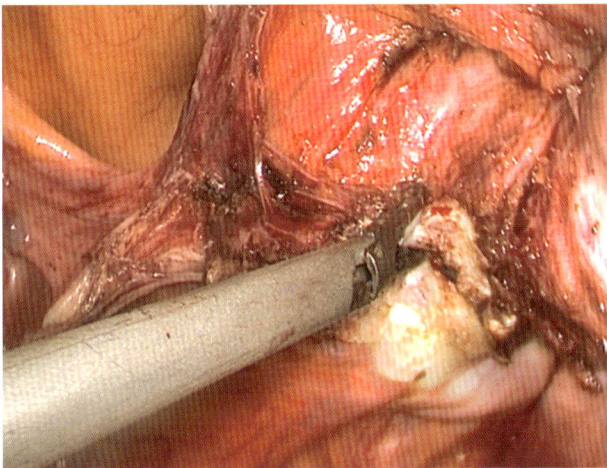

图 11-71　切断左侧阴道旁组织

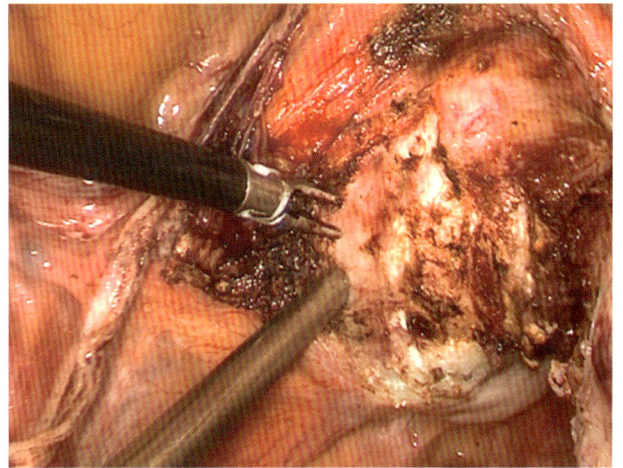

图 11-74　显露左侧阴道壁

（二）切断右侧子宫骶主韧带

把子宫上举并摆向左侧，充分显露右侧子宫骶骨韧带，紧贴宫颈用超声刀将其切断。紧贴宫颈管继续切断右侧子宫主韧带及其子宫旁周围组织，直到右侧阴道穹窿顶端（图 11-75~图 11-78）。

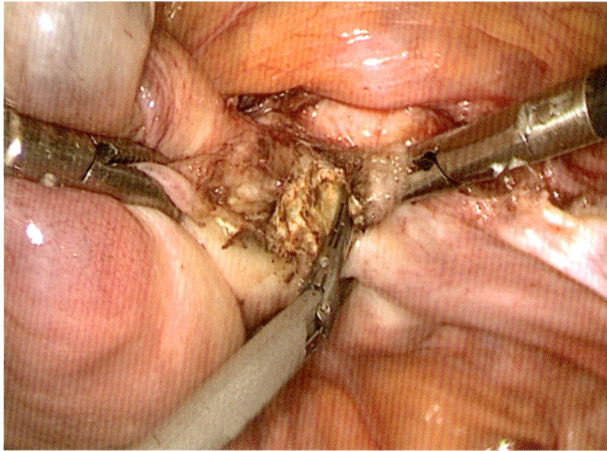

图 11-75　切断右侧骶韧带

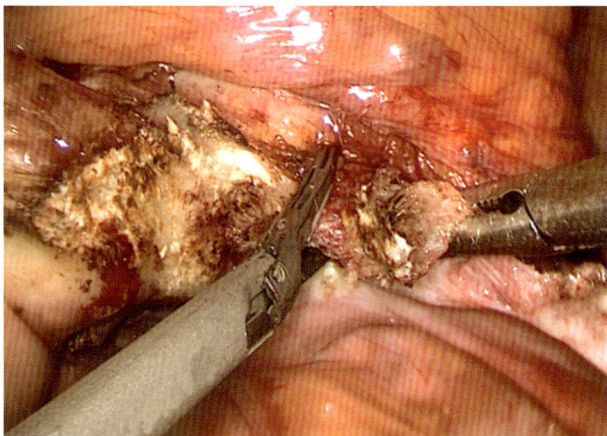

图 11-76　切断右侧主韧带

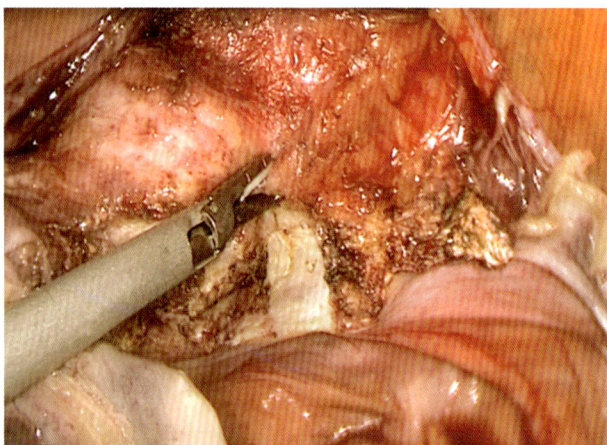

图 11-77　切断右侧阴道旁组织

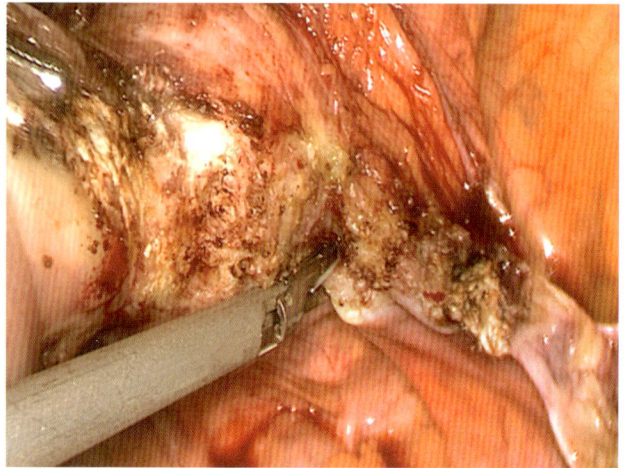

图 11-78　切断右侧宫旁组织

十、离断阴道穹窿

（一）分离阴道壁组织

完全切断骶骨韧带和主韧带后就到达阴道穹窿部。在 LTH 手术过程发现阴道壁组织相对较厚，建议紧贴举宫杯顶端切开并向下推离阴道前壁组织，确保膀胱、输尿管不受损伤（图 11-79、图 11-80）。

（二）切开阴道壁

通过举宫杯上推子宫并将子宫体摆向右侧，从左侧（术者站立位置）穹窿部用超声刀或电钩切开阴道壁，显露举宫杯，并沿着举宫杯逐步离断阴道穹窿，暴露子宫颈。随着阴道壁离断越来越多，举宫杯应该缓慢向阴道外口牵拉，避免超声刀碰触举宫杯的金属物。当阴道出现漏气时，完全取出举宫杯，改用纱布卷填塞阴道，防止漏气（图 11-81~图 11-84）。

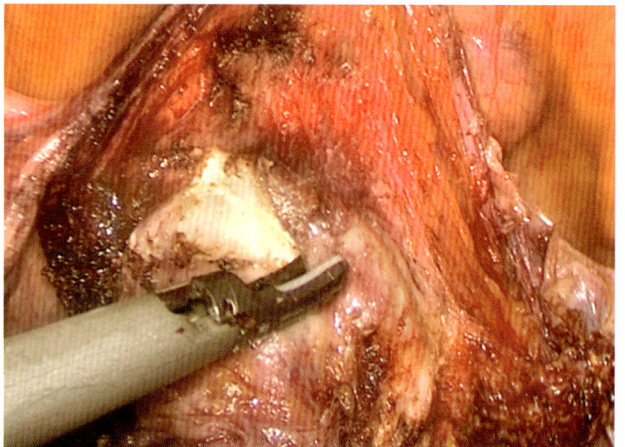

图 11-79　切开阴道前壁组织

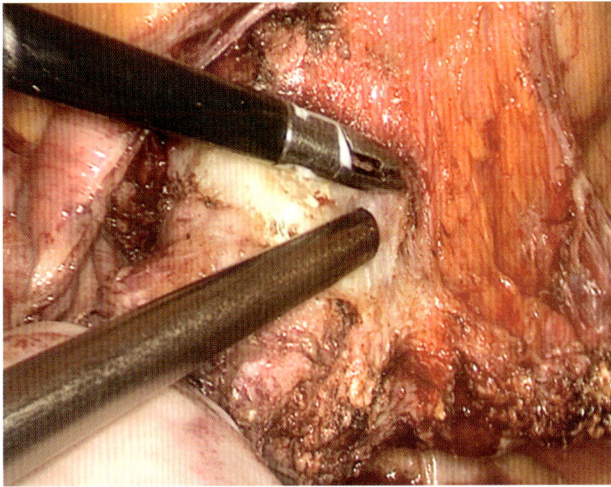

图 11-80　推离阴道前壁组织

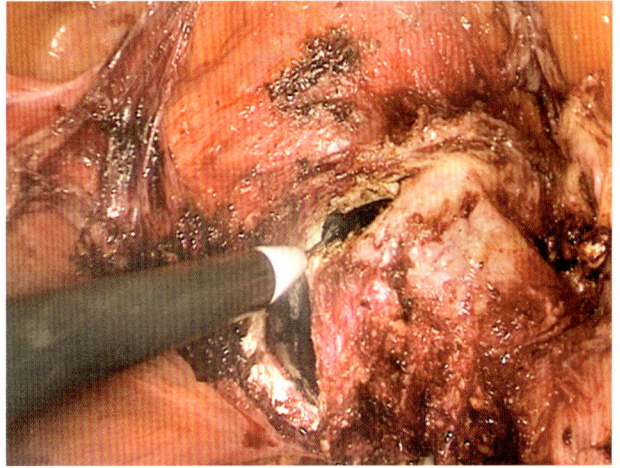

图 11-83　电钩切开阴道壁

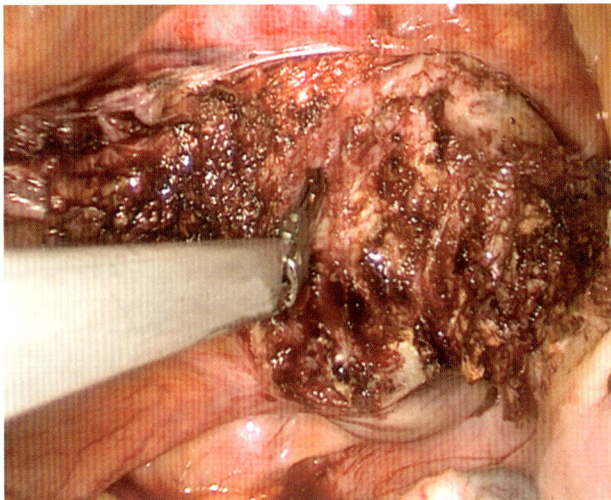

图 11-81　切开左侧穹窿部

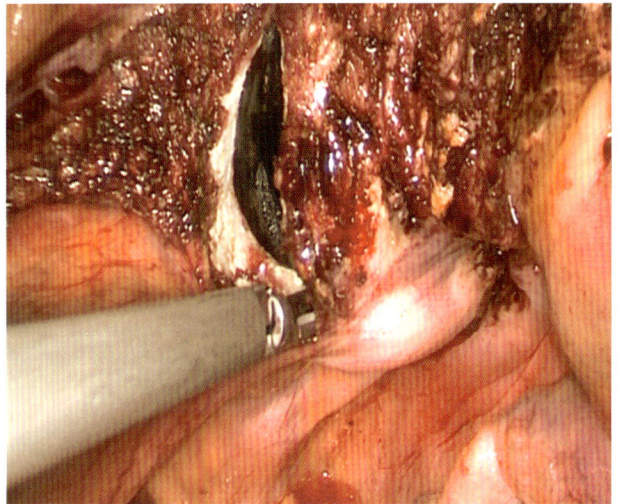

图 11-84　环形离断阴道壁

（三）离断阴道

用鼠咬钳钳夹宫颈,用超声刀、剪刀或电钩沿着阴道穹窿部环形离断阴道,游离子宫(图 11-85、图 11-86)。

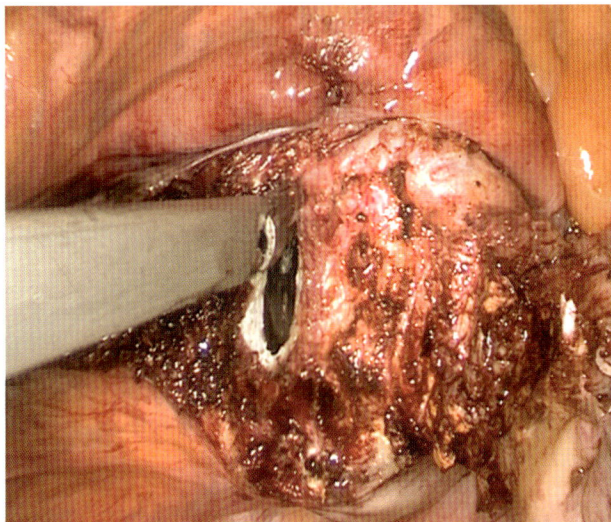

图 11-82　超声刀切开阴道壁

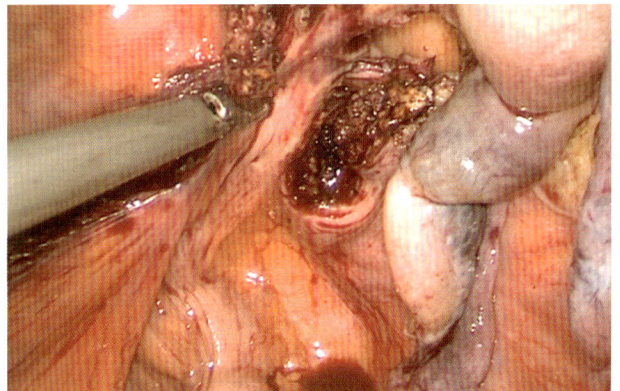

图 11-85　离断阴道后穹窿

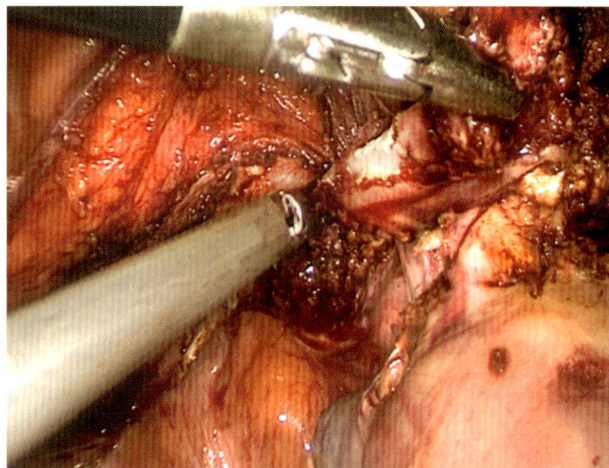

图 11-86　完全离断阴道

十一、取出子宫体

LTH 术式子宫取出途径为经阴道。完全离断阴道后，把了宫颈塞进阴道，取出阴道纱布卷，窥开阴道，直视下钳夹宫颈，从阴道缓慢牵出子宫体（图 11-87~ 图 11-90）。子宫取出后应剖开子宫检视内膜、肌壁及肿瘤，必要时行术中冰冻病理检查排除子宫恶性病变。

十二、关闭阴道残端

（一）处理阴道残端预防输尿管损伤

从理论上说，缝合阴道残端不应损伤输尿管，但如果缝合阴道两侧残端过于靠近输尿管或缝针过多缝合阴道侧穹窿时，就有可能导致损伤输尿管或使输尿管成直角引起输尿管梗阻。

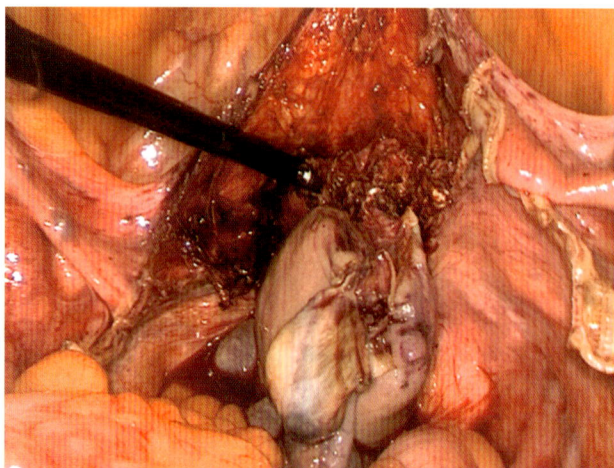

图 11-88　宫颈塞进阴道

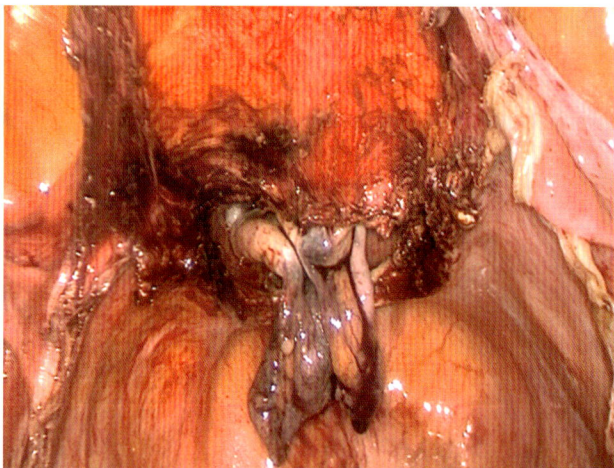

图 11-89　阴道内的子宫

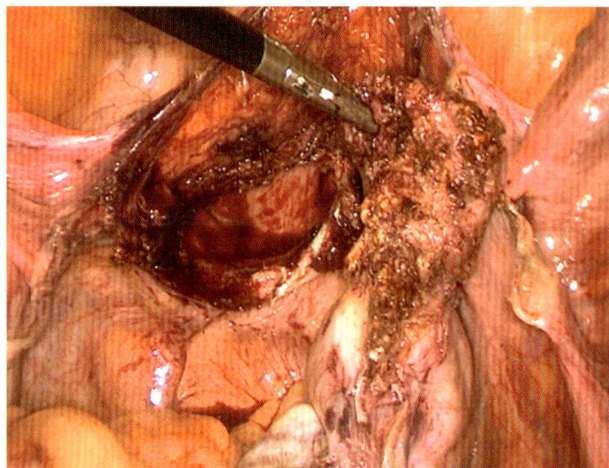

图 11-87　游离后的子宫

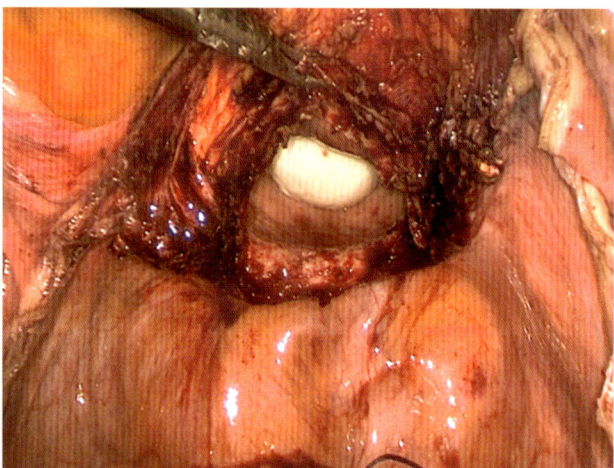

图 11-90　阴道残端

（二）处理阴道残端预防出血

根据阴道上段血供的解剖理论，子宫动脉下行支在阴道两侧穹窿部分出阴道支供应阴道上段,阴道的静脉在阴道两侧形成阴道静脉丛,与子宫静脉在阴道两侧穹窿部汇成子宫阴道静脉丛。缝合阴道侧穹窿时,缝针有时会穿过子宫动脉引起出血,最好不要电凝,以避免热损伤输尿管,而是应快速收紧缝线并打结,有利于止血。缝针穿过子宫骶骨韧带断端时,可穿透骶骨韧带内的血管导致出血或血肿形成,看清输尿管的行径后,清除血肿,用双极钳电凝止血后再继续缝合。

（三）阴道残端缝合技巧

在 LTH 术中,取出子宫后,残端的缝合可以从阴道进行,这种方法简单、操作容易,但从整个术式评价而言,还不是完整的腹腔镜子宫全切术,最理想的方法是在腹腔镜下缝合。封闭阴道残端一般只需缝合四针。缝合时注意不要留有创面,避免术后残端出血及感染。操作时先从右侧阴道残端后壁进针,出针后先穿过右侧阴道穹窿黏膜层,再穿过右侧阴道残端前壁,打结,完成第一针。持针穿过阴道残端后壁,从残端前壁出针,打外科结固定线结,完成第二针。用同样方法锁扣式缝合第三针,但不要拉紧线尾,而是持针穿过左侧阴道残端后壁,出针后穿过左侧阴道穹窿黏膜层,再穿过左侧阴道残端前壁,收紧线尾并打外科结,完成阴道残端的缝合。彻底冲洗盆腹腔,如果膀胱壁出血、渗血,可以放置止血纱布。检查双侧输尿管的蠕动,确定输尿管无异常后结束手术(图 11-91~ 图 11-104)。

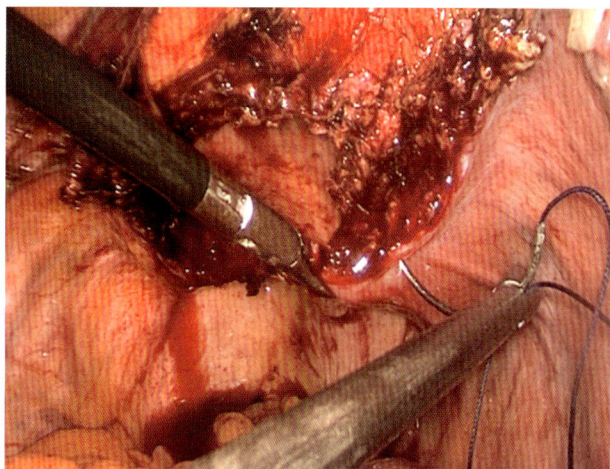

图 11-92　骶韧带顶端进针

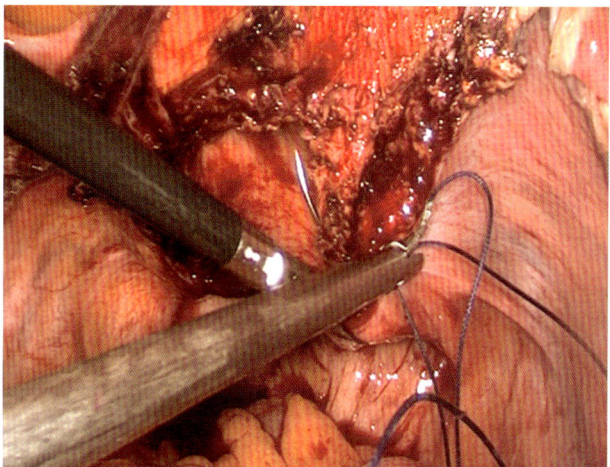

图 11-93　右侧阴道后壁出针

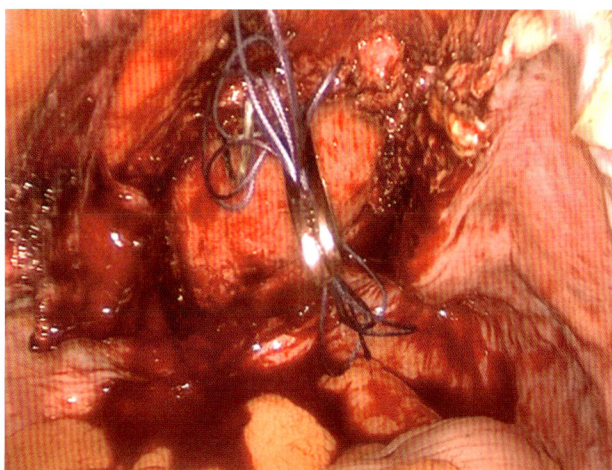

图 11-91　缝线送进盆腔

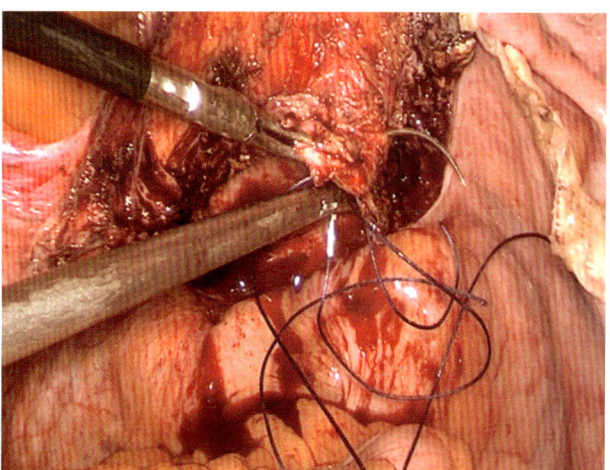

图 11-94　右侧阴道前壁出针

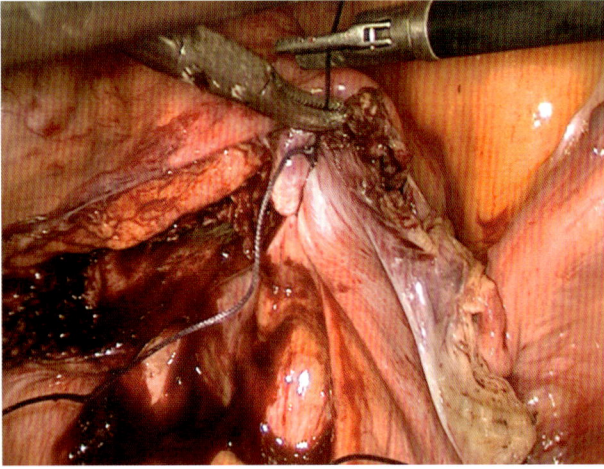

图 11-95　缝扎侧穹窿

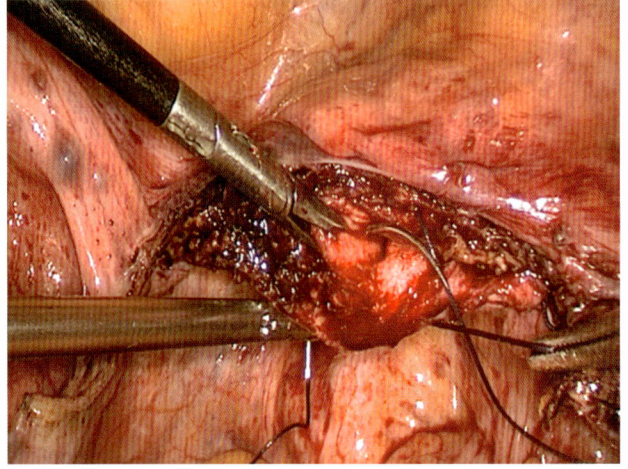

图 11-98　左侧阴道后壁出针

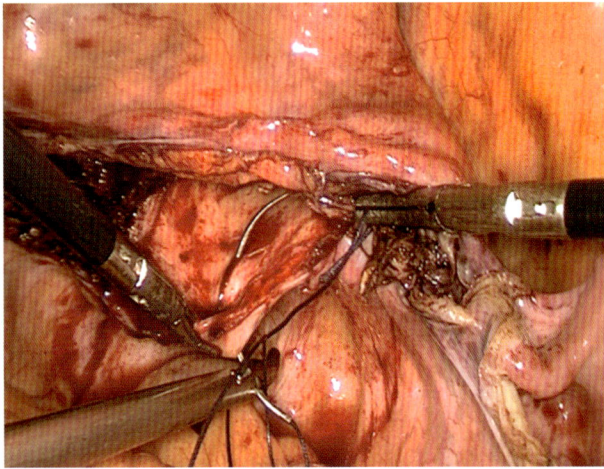

图 11-96　阴道后壁进针

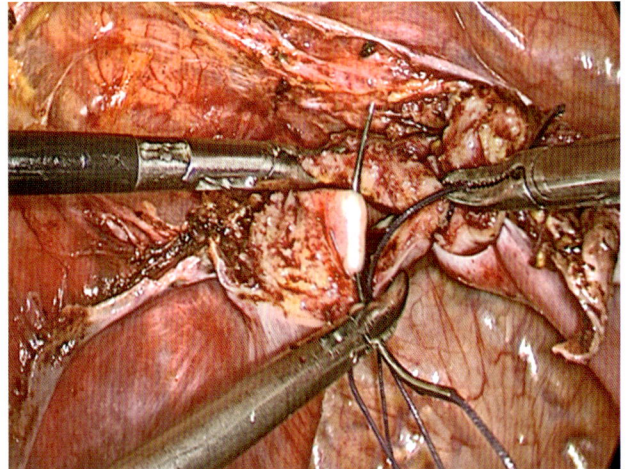

图 11-99　穿过左侧阴道穹窿

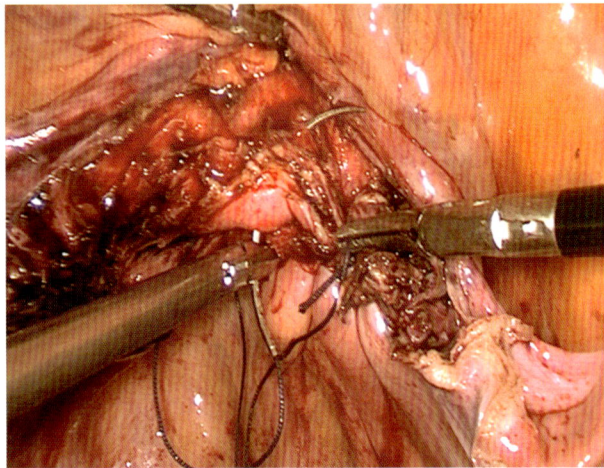

图 11-97　阴道前壁出针

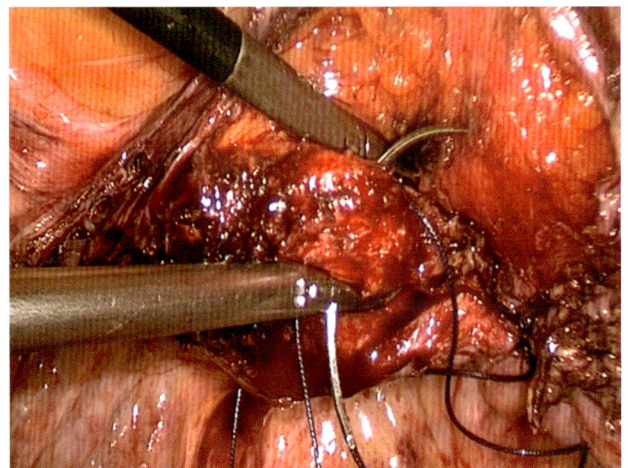

图 11-100　左侧阴道前壁出针

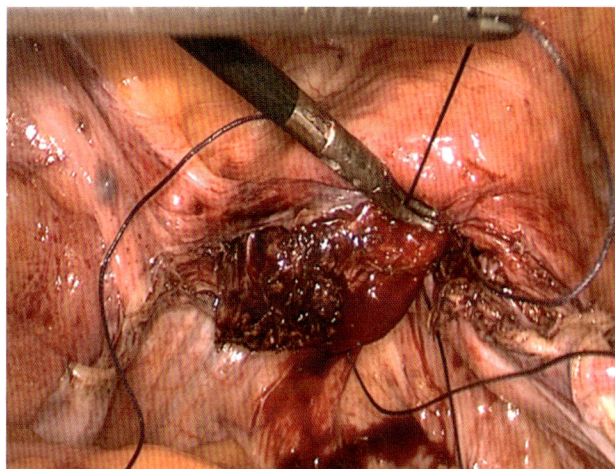

图 11-101　收紧缝线

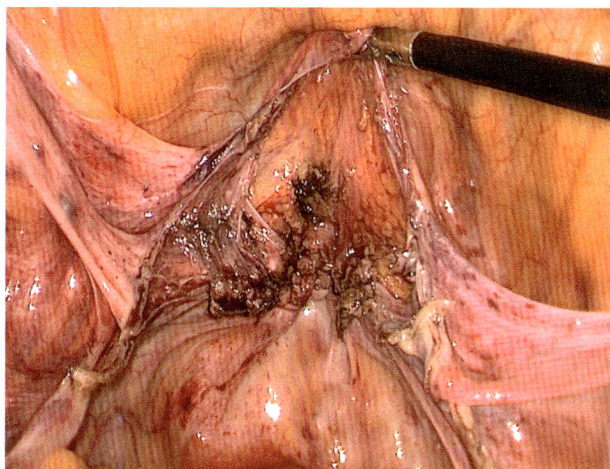

图 11-103　术后创面

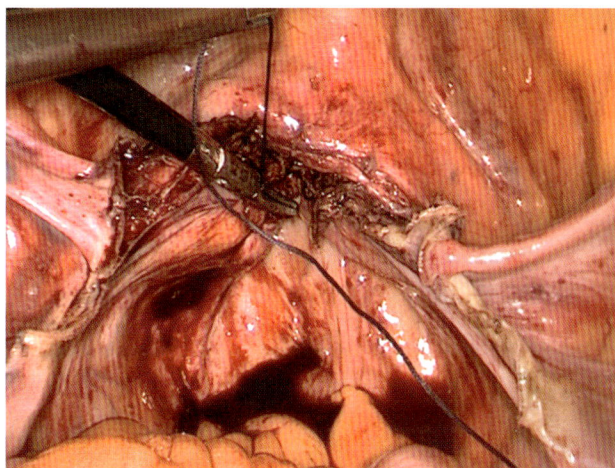

图 11-102　封闭阴道残端

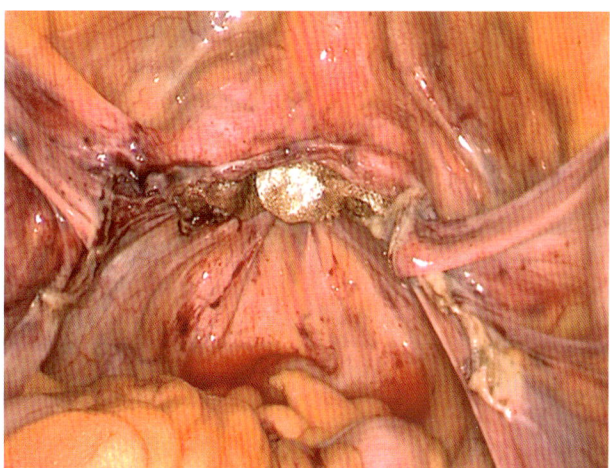

图 11-104　放置止血纱布

第五节　术　后　处　理

一、一般处理

（一）生命体征监测

LTH 手术对生命体征一般影响不大,但体温、血压、脉搏、心率、呼吸是评估术后患者生命活动质量的重要客观资料,相互之间关系密切,也是判断病情变化的重要依据。因此,LTH 术后患者一般应连续监测生命体征 2~4 小时。

（二）术后吸氧

LTH 由于手术时间短,一般不会引起血液酸碱平衡紊乱,也不至于引起血氧饱和度下降。笔者曾对腹腔镜术后患者在吸氧与否的情况下比较,通过血气分析结果提示,术后患者血氧饱和度几乎没有差异。亦有学者对吸氧能否减轻由于二氧化碳（CO_2）积聚引起术后不适进行了统计分析,结果发现吸氧可减轻术后由于 CO_2 积聚引起的膈肌、肩背酸痛等不适。建议 LTH 术后常规吸氧 2~4 小时,对复杂的 LTH 适当延长吸氧时间。

（三）饮食与输液

手术是一种创伤,手术患者的营养状况不仅关系到抵御感染的能力,也关系到患者的康复。LTH对胃肠功能的干扰相对少,一般只要麻醉清醒后就可以进食半流质饮食,但在临床观察中发现,部分消瘦的患者术后肠蠕动恢复较慢,容易出现术后不完全肠梗阻,部分患者进食后可引起腹胀不适等,对于以上情况,医护人员应予以重视,对进食的时间及种类应因人而异。一般情况下,手术后回病房 6 小时、患者清醒后可进食流质或半流质饮食,开始以少食多餐为宜,以后根据胃肠功能的恢复情况及时调整饮食的种类,以利于体力恢复,加快术后康复。

（四）导尿管

LTH 术后停留导尿管 24 小时,拔尿管前查尿常规。拔尿管后鼓励患者多喝水,并注意排尿情况。

二、术后不适处理

（一）疼痛

手术后的患者会有不同程度的疼痛,通常发生在麻醉作用消失后,术后 24 小时内最为剧烈,2~3天后自然缓解。任何增加切口张力的动作,如咳嗽、翻身、腹胀、尿潴留、呃逆等,都能引起或加剧疼痛。可进行相关的对症处理。

1. LTH 术后有可能引起腹腔出血导致腹膜刺激征的症状,故术后应予以严密观察腹痛情况,排除腹腔内出血。

2. 指导患者在翻身、深呼吸或咳嗽时向切口方向按压,减少因切口张力增加引起疼痛。

3. 适当使用止痛剂,以缓解皮肤和肌肉性疼痛。

4. 指导患者正确使用镇痛泵,向患者及陪伴人员介绍镇痛泵各按钮的使用方法,并注意观察使用的效果。

5. 因 CO_2 气腹引起的双肋或肩部疼痛,可指导患者进行腹腔镜操练习或采取膝胸卧位,使 CO_2 气体向盆腔聚集,以减轻对膈肌的刺激,亦可以适当延长术后吸氧的时间以缓解症状。术后延长吸氧至6~8 小时能加快氧与 CO_2 的交换,促进 CO_2 的排出,从而减轻对膈神经的刺激强度,缩短刺激的时间,对缓解因气腹造成的术后肩部、双肋疼痛有明显的作用。因此,对于手术时间长、刺激症状明显的腹腔镜手术患者,可适当延长吸氧时间。

（二）恶心、呕吐

1. 是常见的麻醉镇痛后的反应,一般随麻醉作用消失而缓解。

2. 糖尿病、酸中毒、水电解质平衡失调(低钾、低钠)、低血糖、缺氧等也可引起呕吐,术后应做常规检查。

3. 对恶心、呕吐的患者,要稳定其情绪,判断引起恶心、呕吐的原因,观察恶心、呕吐的时间,呕吐物的量、内容、性质等。

4. 必要时可以使用镇吐药物。

三、预防并发症

（一）预防血栓性静脉炎

虽然 LTH 术后血栓性静脉炎发生罕见,但对于一些高危患者应引起注意。下肢深静脉血栓形成主要见于患者术中或术后体位不当导致静脉受压、手术创伤或经静脉输注刺激性药物造成静脉壁损伤、卧床时间长使血流缓慢等。血栓性静脉炎多在术后48 小时内出现,主要见于下肢,临床表现为腓肠肌疼痛及紧迫感,继而出现凹陷性水肿,沿静脉走向的皮肤发红、肿胀和发热,局部有压痛和浅静脉扩张,可触及索状变硬的静脉管,伴有体温升高和脉搏持续增快等症状。为防止血栓性静脉炎的发生,术后可多做下肢活动,早日离床。如需静脉输注高渗液体,应选用血流丰富的静脉,一旦出现症状,可将患肢抬高于心脏水平 20~30cm,膝关节微屈 15°,腘窝处避免受压,活动踝关节,指导进行踝泵运动,严禁按摩及热敷患处,防止栓子脱落,避免下肢静脉穿刺,观察外周循环的情况。

（二）注意输尿管损伤

LTH 手术引起输尿管损伤的概率已经很低,但如果术中操作不注意,依然会出现热损伤。如果术后 2~3 周后出现腹胀或排气延迟、腹痛或腰痛、不明原因发热、少尿、腹腔积液、血尿及白细胞增高,应考虑输尿管损伤的可能。术后短期内出现症状者,损伤往往较大,且多为横断伤,而晚期出现症状者,损伤较轻或由组织缺血坏死引起。一旦出现相关症状和体征,应及时进行相应的辅助检查,及时诊断、及时处理。

（廖　敏　李光仪）

第十二章

腹腔镜广泛性子宫切除术

手术过程见视频 12-1。

视频 12-1
腹腔镜广泛性子宫切除术

广泛性子宫切除术是妇科恶性肿瘤手术范围之一，一般需要进行广泛性子宫切除术的患者都需要进行盆腔淋巴结清扫，如宫颈癌手术。由于腹腔镜广泛性子宫切除术技术要求高、手术风险大，故将之单列一章予以细述。2020 年，NCCN 指南建议广泛性子宫切除术采用开腹，不建议腹腔镜，但作为经典术式，仍有必要加以阐述。

第一节　概　　论

一、手术范围

广泛性子宫切除术是切除子宫以外的宫颈旁、阴道旁和近端阴道组织。手术必须暴露膀胱宫颈间隙、直肠阴道间隙，必须显露膀胱侧窝、直肠侧窝和分开膀胱宫颈韧带前、后叶，使子宫主韧带、子宫骶骨韧带及阴道上段充分游离，并根据病变范围，切除至少 30mm 主韧带、子宫骶骨韧带，阴道必须切除上 1/3，即标准的、典型的广泛性子宫切除术，也称子宫根治术（图 12-1）。广泛性子宫切除术不包括输卵管、卵巢。因此，应根据患者的年龄决定是否保留卵巢。

腹腔镜广泛性子宫切除术范围已经确定，但操作顺序和技巧每个术者各有经验。过去强调没有开腹广泛性子宫切除术经验者，不宜开展腹腔镜广泛性子宫切除术，但现在许多妇科手术几乎已被腹腔镜代替，而且镜下操作技术已非常娴熟，设备也不断更新，因此，即使没有开腹广泛性子宫切除术经验者，在上级医师的指导下，也能开展腹腔镜广泛性子宫切除术。

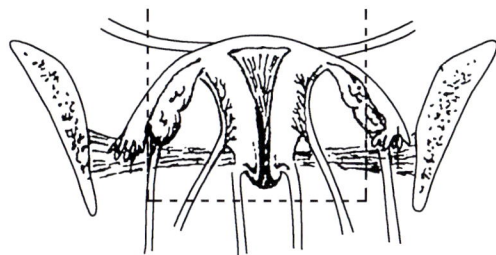

图 12-1　广泛性子宫切除术范围示意图

二、传统手术与腹腔镜手术区别

（一）相同之处

1. 手术指征相同。
2. 手术原则相同。
3. 手术范围相同。
4. 基本操作步骤相同。

（二）不同之处

1. 腹腔镜手术是在密闭的盆腔内操作，而传统手术则需要剖开下腹部的切口。

2. 腹腔镜手术创伤少，恢复快，术后第一天可以下床活动。

3. 腹腔镜手术使用的是长 320mm 的工具,而传统手术使用的工具最长不超过 20mm。

4. 腹腔镜手术扩张阴道用举宫杯,而传统手术则需要阴道上纱布垫。

5. 腹腔镜下处理子宫血管时可以游离后再离断,而传统手术则必须要用打"隧道"的方法离断子宫血管。

三、腹腔镜广泛性子宫切除术改进

(一) 手术工具改进

过去,进行手术需要很多特殊器械,如 10mm 直角钳、超声刀、血管闭合器,5mm 或 10mm 钛夹钳及扇形耙等,因为离断漏斗韧带、子宫血管都需要钛夹钳夹,甚至稍大的出血点也用钛夹钳夹(图 12-2、图 12-3)。现在都是采用 5mm 超声刀、血管闭合器、直角钳等,真正体现了手术的"微创"。

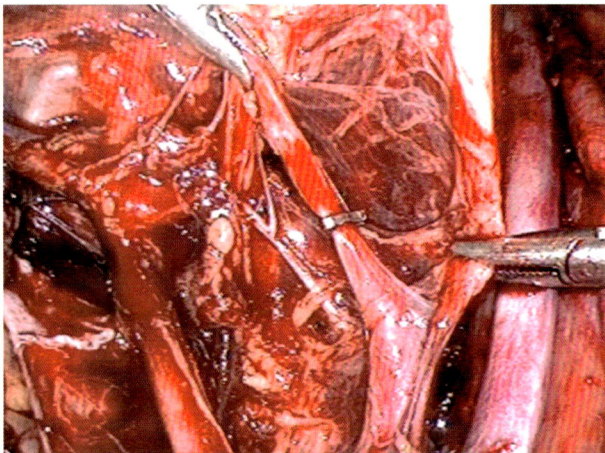

图 12-2　钛夹钳夹子宫动脉

(二) 手术技巧改进

1. 辅助套管穿刺改进　在临床操作中逐步发现,使用 10mm 的操作工具需要在腹部穿刺 10mm 的套管。现在,进行腹腔镜广泛性子宫切除术加盆腔淋巴结清扫术除了在脐孔穿刺 10mm 套管进镜外,腹部其余的四个穿刺孔都只用 5mm 套管,减少了患者的创伤(具体操作方法请参考第四章第五节)。

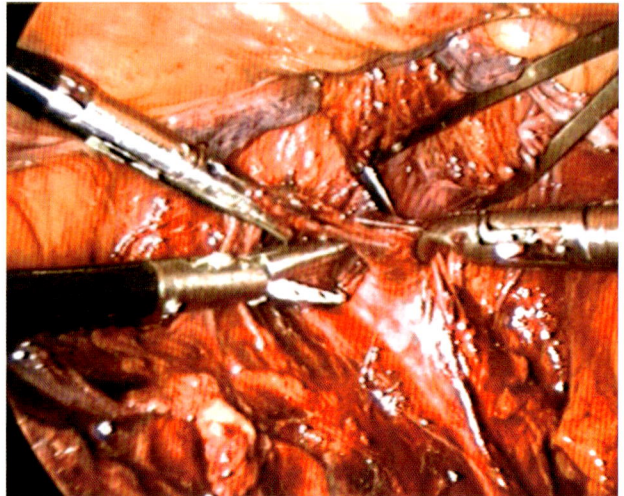

图 12-3　扇形耙拨开膀胱

2. 暴露术野改进　过去强调使用分离耙,其目的是用扇形耙将膀胱拨开,暴露宫颈韧带,以利于打开"隧道"。使用过程发现扇(型)形耙拨开组织时会将少部分组织嵌入扇形耙的分叶中,引起组织损伤,现已弃用,基本改用无损伤钳拨开组织,同样达到暴露术野的效果。

3. 举宫杯应用　因广泛性子宫切除术需要切除上 1/3 阴道,故需要扩张阴道,早期采用阴道填塞纱布条,自举宫杯发明以后,可以从阴道直接上举宫杯,有效扩张阴道。

4. 处理血管技巧改进　过去,切断漏斗韧带采用镜下结扎血管,或用钛夹钳夹血管后再用超声刀、PK 刀或剪刀切断。采用镜下结扎血管费时、费力,钛夹钳夹后留下异物反应,这两种方法都不理想。现在,钛夹钳夹血管的方法已经弃用,基本使用 5mm 血管闭合器直接切断漏斗韧带,止血效果很好。也可以使用双极电凝后切断的方法。

(三) 手术时间缩短

腹腔镜广泛性子宫切除术最早开始于 1998 年,由佛山市第一人民医院李光仪及其团队完成,当时耗时近 300 分钟,出血量近 800ml。现在,正常情况下单纯广泛性子宫切除术耗时不超过 90 分钟,出血量少于 300ml。

第二节　手术适应证与禁忌证

一、手术适应证

腹腔镜广泛性子宫切除术的主要适应证如下。

1. 子宫颈癌

（1）ⅠB~ⅡA期子宫颈鳞状上皮癌或宫颈腺癌。

（2）ⅡB期患者强烈要求手术者,动员其术前行辅助化疗或放疗后手术。

2. Ⅱ期子宫内膜腺癌。

3. 术者掌握腹腔镜广泛性子宫切除术技巧。

4. 患者无严重的内、外科合并症。

二、手术禁忌证

手术禁忌证指所患疾病已失去手术时机或手术指征,以及患者不具备适合于该种手术的生理状态。

1. 子宫颈癌Ⅱ$_b$期以上。

2. 严重的心肺系统疾病及其他内科疾病。

3. 不能胜任麻醉者。

4. 年龄>75岁伴有体质虚弱者。

5. 急性弥漫性腹膜炎。

6. 术者缺乏腹腔镜广泛性子宫切除手术经验。

7. 月经期。

第三节　术 前 准 备

腹腔镜广泛性子宫切除术其切除范围广、涉及器官多,手术时间长、并发症风险高,因此,无论患者、家属或手术组,都必须做好充分的术前准备,保证手术安全、成功。

一、患者术前准备

广泛性子宫切除术主要应用于早期宫颈癌及Ⅱ期子宫内膜癌。目前,尽管人们依然是谈"癌"色变,但患者及家属都觉得只要能手术,生命就有希望。由于期望值非常高,除了把腹腔镜手术的优点及腹腔镜手术治疗成功的案例告知外,更重要的是必须把手术中可能出现的并发症如大血管损伤导致的大出血、各种脏器损伤及手术的不良预后如尿潴留输尿管瘘、下肢水肿等都详细告知患者及家属,让其充分了解手术的可行性及风险性,并签署手术知情同意书。手术知情同意书中必须写清楚"如果术中出现大出血或重要脏器损伤时,是否愿意中转开腹",因术中出现紧急情况时,如果医生不能及时与家属沟通,则会危及患者生命安全。

二、手术组准备

（一）术前讨论

腹腔镜广泛性子宫切除术是镜下操作难度最大的手术,由于手术范围广,并发症相对较多。因此,手术组和术者必须详细了解病情,包括现病史、既往史、家族史、病理类型、分化程度、临床分期等。术前手术组必须认真讨论,除讨论该病的诊断期别外,更重要的是制订合适的手术方案、术中出现并发症的处理预案,以确保手术顺利进行。

（二）手术人员的准备

一台腹腔镜广泛性子宫切除术最少需要主刀、助手、扶镜者、举宫者、麻醉医师、器械护士、巡回护士共7人组成,各司其职。术者应熟悉盆腔脏器的解剖,各种镜下操作器械的工作原理,必须具有Ⅳ类腹腔镜手术的操作技巧及经验。主刀、助手术前必须重温手术步骤,器械护士必须熟悉各种操作器械的性能。开展腹腔镜广泛性子宫切除术之初,因需配合默契,术组人员应相对稳定,包括器械护士和麻醉医师,以便于手术更顺利、更安全。

三、术前沟通

(一)术者与患者及家属沟通

术者应该亲自向患者及家属交代病情,说明目前的诊断依据、手术必要性、手术方式及可能出现的并发症。也明确告知腹腔镜手术的安全性,医生会认真、小心地做好手术,使患者及家属既明白手术的风险性,更明白手术的安全性。

(二)保留卵巢的沟通

子宫颈癌、子宫内膜癌发病年龄趋向年轻化,如果两侧附件同时切除,将会过早出现更年期症状,再加上患者对癌症的心理威胁,严重影响了术后生活质量。所以,年轻、早期的子宫颈鳞状上皮癌患者应该保留单侧或双侧卵巢。

四、术前一般准备

(一)皮肤准备

1. 腹部　不需要备皮,术前一晚沐浴,将腹部皮肤彻底清洗干净。

2. 脐部　是手术时主穿刺孔选择的理想部位。扁平型的脐部用酒精或碘伏消毒即可。深锥型脐孔清除污垢物后,用汽油、松节油清洗,避开脐孔正中穿刺,防止术后伤口感染。

(二)阴道准备

因为子宫切除后阴道与腹腔相通,为了减少术后感染,故阴道必须要消毒。一般是术前2天开始用药,具体方法如下。

1. 用1‰新洁尔灭酊或1/20碘伏进行阴道擦洗,每日2次。

2. 用聚维酮碘冲洗阴道及呋喃西林栓塞入阴道上部。

3. 阴道臭氧,每天1次,每次40分钟,连用2~3天。

(三)肠道准备

术前晚给予2%肥皂水灌肠一次,晚上10点以后禁食,手术当日晨清洁灌肠,有助于降低粪便嵌塞的发生率,促进术后正常肠道功能的恢复。术前晚19:00—21:00口服复方聚乙二醇电解质散(Ⅱ)2 000ml。

(四)术前饮食

术前一天晚上流质饮食,可减少术后恶心、呕吐的发生,防止胃内容物反流。

(五)睡前用药

由于对手术的恐惧常使患者焦虑不安,术前一晚给患者服用镇静剂如艾司唑仑1mg,让患者得到充分休息。

(六)术前使用抗生素

由于腹腔镜广泛性子宫切除术时间较长,术前半小时可以预防性静脉注射抗生素。

五、手术准备

1. 麻醉　建议麻醉医生选择气管插管全身麻醉,保证手术顺利。

2. 体位　采用改良膀胱截石位,即头低15°~30°,臀部边缘应在手术床末端外20~30mm,内腿夹角约120°,左大腿与身体纵轴夹角为120°~150°,右大腿与身体纵轴夹角约120°。

3. 留置导尿管　消毒皮肤术野及外阴、阴道并铺好无菌巾后,留置导尿管,以保证膀胱排空情况下进行手术。

4. 上举宫器　广泛性子宫切除术中应切除阴道(上1/3),游离阴道上段约40mm,为达此目的,需要上举宫杯,既能扩张阴道又能摆动子宫体,以利于分离上段阴道旁组织(具体操作方法见图4-149~图4-172)。目前,是否上举宫器仍有争论,可以使用提调子宫的方法。

六、器械准备

(一)常用器械准备

1. 气腹针1支。

2. 10mm穿刺套管1个,用于脐孔穿刺进腹腔境。

3. 5mm穿刺套管4个,用于左、右下腹及耻骨联合上穿刺。

4. 弯分离钳不能少于3把,用于分离、钳夹组织。

5. 左弯头剪刀1把,用于剪断组织。

6. 钩型剪刀1把,用于手术时剪断线头。

7. 无损伤抓钳2把,用于分离腹腔内脏器。

8. 5mm鼠咬钳2把,主要用于术时固定组织。

9. 弯头持针钳1把,用于缝合组织。

10. 电凝钩1把,备用。

11. 双极电凝钳 1 把,用于电凝组织。

12. 冲洗系统 1 套。

13. 超声刀 1 套,用于切开组织。

14. 血管闭合器 1 套,用于离断组织。

（二）特殊器械准备

1. 举宫器杯 1 套,用于摆动子宫。

2. 阴道拉钩一套,用于阴道操作。

3. 5mm 直角分离钳 1 把,用于打"隧道"之用。

第四节　手术步骤与技巧

一、关键步骤提示

（一）处理子宫血管

这是腹腔镜广泛性子宫切除术的关键步骤之一。子宫动脉从髂内动脉分出,子宫静脉是髂内静脉的脏支,其位置稍低于子宫动脉,到达子宫、阴道部位,形成阴道静脉丛,与直肠丛、阴道丛、膀胱丛等互相联络,为较易出血的地方。子宫动脉的下方就是输尿管,即所谓的"桥下流水"。处理子宫血管时可以采用下述两种方法。

1. 打"隧道"方法　分离子宫血管前方的结缔组织,显露子宫血管,用直角分离钳沿着输尿管的前内上方向逐步分离输尿管与子宫血管之间的间隙,双极电凝后超声刀切断或血管闭合器直接切断。

2. 直接离断法　从子宫动脉的起始部用超声刀剥离结缔组织,游离子宫动脉后,用电凝、切断或血管闭合器直接离断。钳夹、提起子宫动脉断端,分离输尿管上方结缔组织,显露输尿管穿过膀胱宫颈韧带的入口(输尿管韧带隧道)。这种操作方法,对减少出血、预防输尿管损伤更为安全。

（二）游离壁段输尿管

这是腹腔镜广泛性子宫切除术的又一关键步骤。游离壁段输尿管即分离膀胱宫颈韧带前、后叶。

1. 输尿管解剖位置　输尿管从肾盂开始,沿腰大肌前面下降,在小骨盆入口处,右侧输尿管跨过髂外动脉,左侧输尿管跨过髂总动脉末端的前方,入盆腔后,沿盆壁向后下,在距离子宫颈外侧缘约 20mm,穿过子宫动脉进入膀胱底外上角,向内下斜穿膀胱壁,开口于膀胱内面的输尿管口,称为壁段输尿管,也称韧带"隧道",长约 15mm,是输尿管进入膀胱前的最末一段。输尿管就埋藏于子宫颈膀胱韧带浅(前)层和深(后)层组织内的间隙,其前后壁均有阴道静脉丛穿行。

2. 输尿管血供　来自肾动脉、卵巢动脉、腹主动脉、髂总动脉、髂内动脉、子宫动脉、膀胱上动脉与膀胱下动脉等动脉的多条分支,供应不同段落的输尿管。进入输尿管的血管分支主要是从其内侧与外侧进入,前、后方进入少。这些血管小分支到达输尿管后有长支与短支两种,分支再分为上行支与下行支,并与近端、远端输尿管动脉分支相吻合成数条管状纵行或蔓状、丛状分布于输尿管鞘膜中。手术损伤其任何部位的鞘膜,都有可能破坏纵行血供,从而发生局部缺血、坏死,导致术后输尿管瘘。故分离输尿管时,应特别注意保护各段输尿管鞘膜上的小血管。

3. 分离膀胱宫颈韧带技巧　膀胱宫颈韧带是输尿管进入膀胱的通道,位于膀胱腹膜反折的后方,是从盆筋膜腱弓前伸向膀胱后外侧壁的结缔组织束,有固定膀胱基底部的作用,分前、后两层。输尿管在越过髂血管后,贴附盆侧壁下行,经子宫骶骨韧带外、后侧缘,在距离宫颈 15~20mm 处进入几乎全由大部分静脉丛围成、其上方有子宫动脉和静脉掩盖的膀胱宫颈韧带。其前方紧贴膀胱,下方有子宫深静脉和阴道静脉,外侧是子宫浅静脉的吻合支,内侧为子宫阴道静脉丛,内侧构成膀胱阴道间隙的侧界,韧带、血管与输尿管外鞘面也隔以疏松结缔组织,输尿管穿过周围被血管丛包绕膀胱宫颈韧带就形成了"隧道",是输尿管进入膀胱前的最后一段。分离膀胱宫颈韧带即游离壁段输尿管,只有游离壁段输尿管,才能切除阴道上段。

（三）处理子宫主韧带及子宫骶骨韧带技巧

子宫主韧带位于阔韧带的下部,横行于子宫颈两侧和骨盆侧壁之间。子宫骶骨韧带从子宫颈后面的上方,向两侧绕过直肠到达第 2、3 骶椎前面的筋膜,长 40~50mm。子宫主韧带位于膀胱侧窝与直肠侧窝之间,子宫骶骨韧位于直肠侧窝与直肠旁窝之间。腹腔镜广泛性子宫切除术中,切除 ≥30mm 的子宫主韧带及子宫骶骨韧带,关键是分离膀胱侧窝及直肠侧窝。

1. 分离膀胱侧窝　膀胱侧窝被腹膜覆盖,其顶部为膀胱旁窝的腹膜及脐侧韧带,底部为盆膈上筋膜,内侧为主韧带,外界为闭孔肌,其间为疏松结缔组织及脂肪组织。剪开脐侧韧带旁腹膜,从闭锁的髂内动脉内侧,用弯分离钳向主韧带方向压迫,即可进入膀胱侧窝,膀胱侧窝内并无重要的血管,偶尔可见从腹下动脉分支异常的闭孔动脉。膀胱旁窝位于阴道的外侧,输尿管后方,推开膀胱后,把输尿管往外拨开,紧贴阴道方向就可以找到膀胱旁窝。膀胱侧窝与膀胱旁窝之间有一韧带,即膀胱侧韧带,腹腔镜广泛性子宫切除术时必须切断该韧带,才能完全从宫颈推离输尿管及膀胱,切除阴道上段。

2. 分离直肠侧窝　直肠侧窝位于盆腔腹膜下方,输尿管内侧,子宫骶骨韧带外侧,顶为直肠旁窝的腹膜,前为子宫主韧带,后为直肠侧韧带,底为盆膈,外侧上界为梨状肌,下界为肛提肌,内侧为子宫骶骨韧带和直肠,骶骨形成直肠侧窝的后缘,侧窝的顶部贴着输尿管的腹膜,主韧带形成直肠侧窝的尾部和侧缘,当进入主韧带的内侧以前,髂内动、静脉位于直肠侧窝的深部。直肠侧窝与膀胱侧窝之间就是主韧带,只有完全分离直肠侧窝与膀胱侧窝,才能切除 ≥30mm 的子宫主韧带。

(四)分离直肠阴道间隙

腹膜沿子宫后壁向下,至阴道后穹窿再折向直肠,形成直肠子宫陷凹,亦称直肠子宫陷凹。子宫颈和阴道上段的后方,直肠前壁以疏松纤维结缔组织与之相连,两侧为子宫直肠韧带和其深部的直肠阴道韧带,其外侧紧邻子宫骶骨韧带,其间围成直肠宫颈阴道间隙。直肠旁窝位于直肠外侧,直肠侧窝的内侧,直肠侧窝与直肠旁窝之间有直肠侧韧带,是将直肠固定于宫颈后下方的纤维组织。腹腔镜广泛性子宫切除术时,只有把直肠侧窝与直肠旁窝完全暴露,才能切断直肠侧韧带,从阴道后壁推离直肠,切除 ≥30mm 的子宫骶骨韧带。

二、穿刺孔选择

腹腔镜广泛性子宫切除术需要 5 个穿刺孔,采用双人双手配合操作法。一般选择脐孔作为进镜穿刺点,也可以选择脐上做进镜穿刺点。用 10mm 套管穿刺插进腹腔镜,直视下于左、右下腹部相当于麦氏点的位置及耻骨联合上 20~30mm、旁开 30mm、脐侧韧带的外侧各穿刺 5mm 套管共 4 个,插进操作钳(图 12-4、图 12-5)。

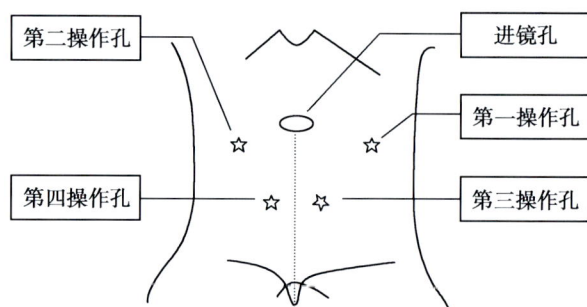

图 12-4　穿刺孔选择示意图

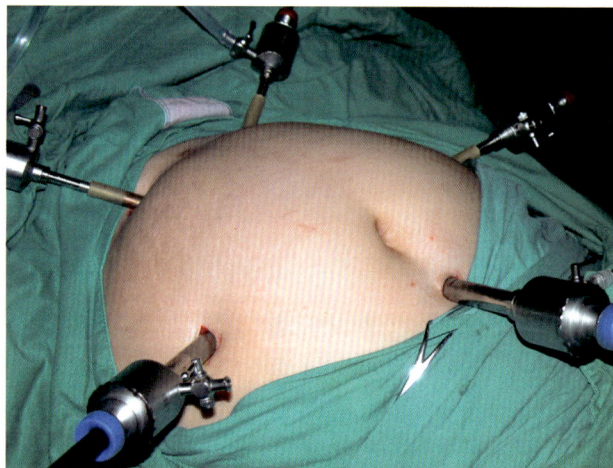

图 12-5　手术野外观

三、处理附件

(一)保留附件

宫颈鳞癌患者年龄<45 岁、高分化、临床 I B1 期可以考虑保留双侧卵巢。按照目前观点,保留附件只是保留卵巢,不建议保留输卵管(见图 9-7~图 9-20)。离断了固有韧带及圆韧带后,建议剪开阔韧带前叶,推离漏斗韧带,再继续广泛性子宫切除术的步骤。

（二）切除附件

无论是宫颈鳞癌还是子宫内膜腺癌，年龄≥45岁、低分化或子宫颈腺癌，建议同时切除双侧附件。

1. 切除右侧附件

（1）剪开右侧阔韧带前叶：因广泛性子宫切除术需要高位切断漏斗韧带，即也要盆腔或腹主动脉淋巴结清扫，故建议打开阔韧带前叶时选择在腰大肌上方，向心性剪开后腹膜至肠系膜下动脉，向下至腹股沟韧带下方，同时游离膀胱侧窝及闭孔窝下部。操作时，通过举宫杯将子宫摆向盆腔左前方，助手右手持分离钳夹右侧卵巢门组织并向左上方牵拉，伸展右侧骨盆漏斗韧带，术者左手及助手左手分别持分离钳钳夹并提起右侧漏斗韧带外侧腹膜，术者右手握超声刀剪开右侧阔韧带前叶，延长腹膜切口至腹主动脉前，显露右侧输尿管。剪开侧腹膜至右侧圆韧带下方，暴露右侧腹股沟下方脂肪组织。靠近骨盆钳夹、提起右侧圆韧带，沿着右侧圆韧带的下方剪开输卵管与圆韧带之间的浆膜层，直达宫角。剪开右侧阔韧带前叶后，推离其下方的腹膜，分离圆韧带下组织，找到闭锁髂内动脉末端即脐侧韧带，助手钳夹、提起闭锁髂内动脉，术者左手握双极电凝钳，右手握无损伤分离钳或吸管，向下推开其周围组织，钝性分离右侧闭孔窝前方疏松组织，显露髂外静脉及闭孔神经。助手将脐侧韧带轻轻往外侧牵拉，术者用吸管清除脐侧韧带内侧脂肪组织，游离膀胱侧窝（图12-6~图12-15）。

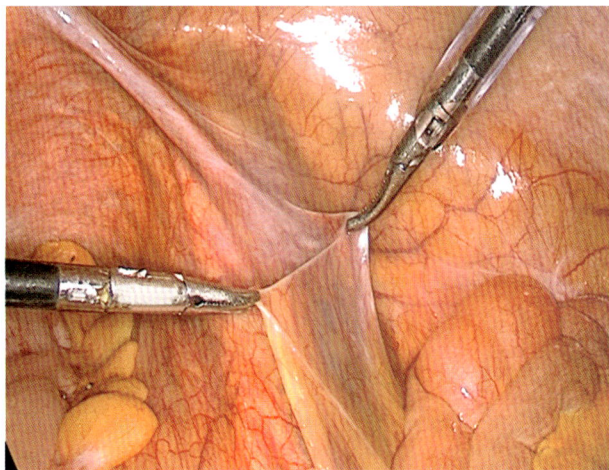

图 12-7 提起右侧腰大肌前腹膜

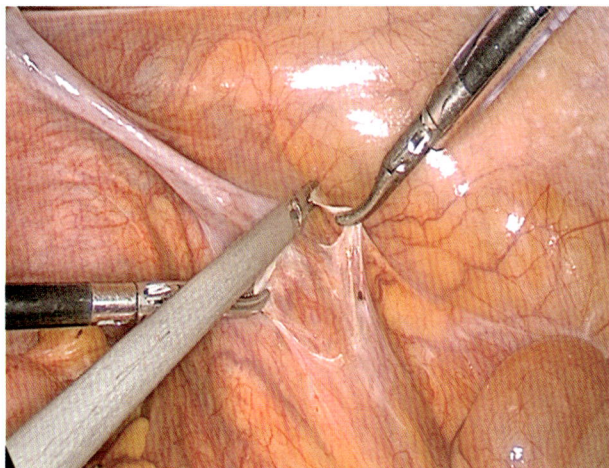

图 12-8 剪开右侧阔韧带前叶

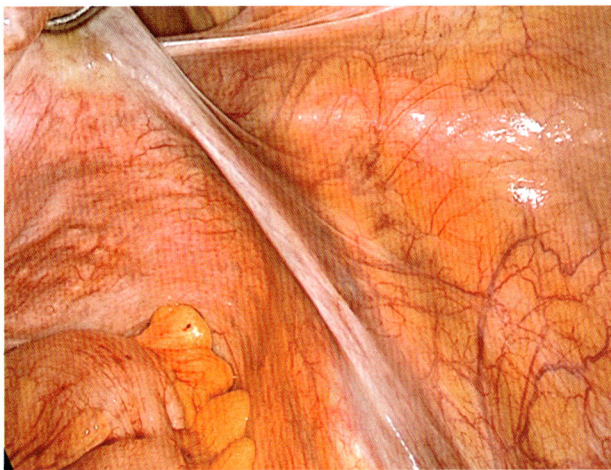

图 12-6 显露右侧漏斗韧带

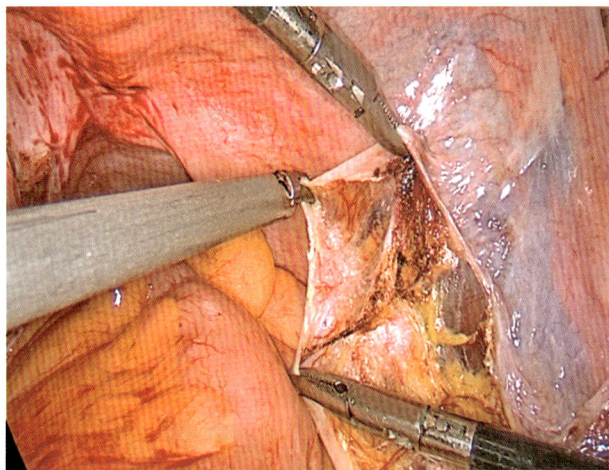

图 12-9 剪开右侧腰大肌前腹膜

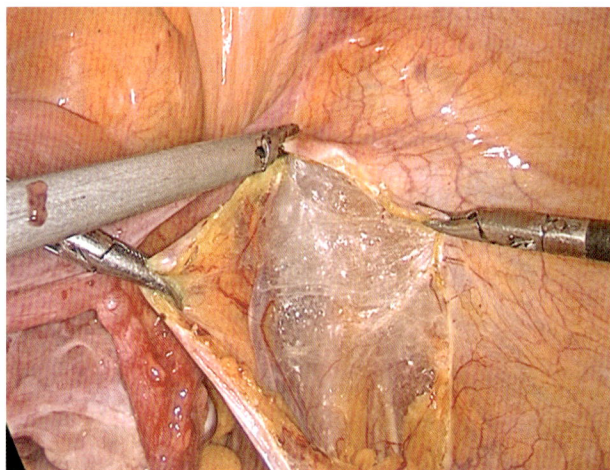

图 12-10　剪开右腹股沟下腹膜

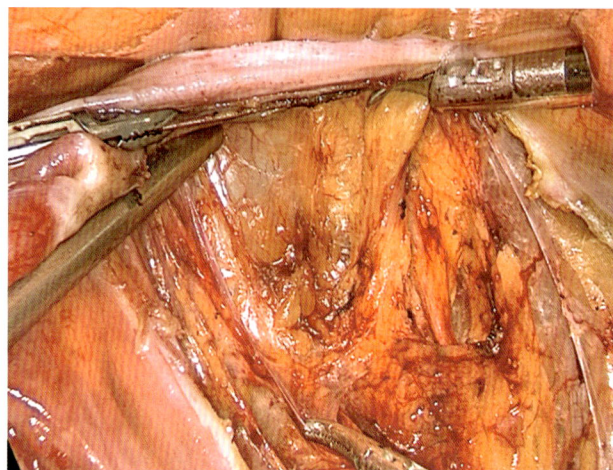

图 12-13　分离圆韧带下组织

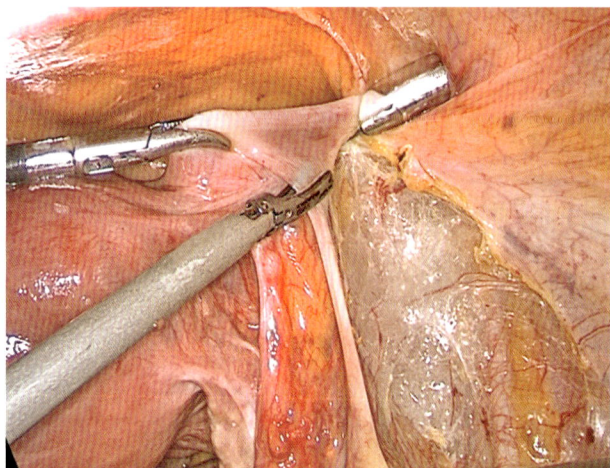

图 12-11　剪开右圆韧带下腹膜

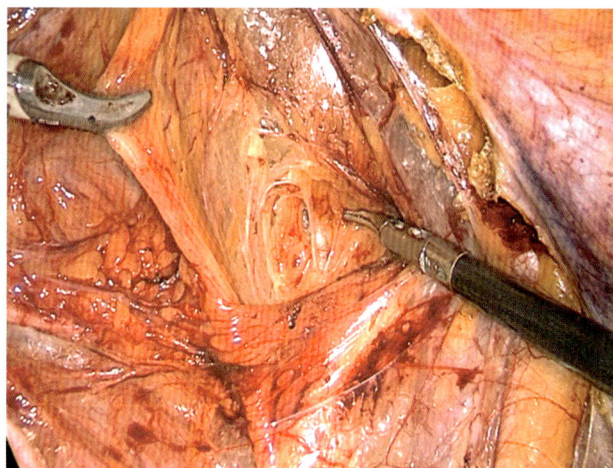

图 12-14　游离闭孔窝

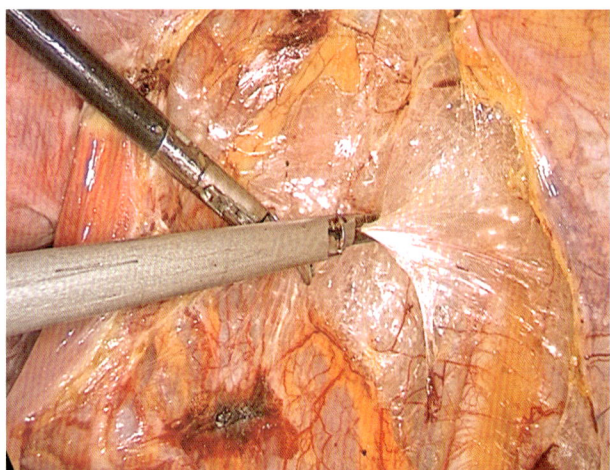

图 12-12　分离闭孔窝组织

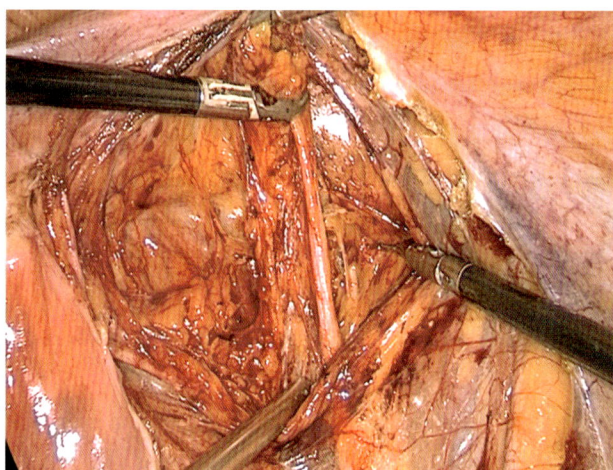

图 12-15　游离膀胱侧窝

　　(2)剪开右侧阔韧带后叶:剪开右侧阔韧带前叶、游离右侧闭孔窝及膀胱侧窝后,助手钳夹右侧卵巢门并往外侧轻轻牵拉,显露右侧阔韧带后叶,术者左手钳夹阔韧带后叶边缘,看清输尿管的走向,助手用无损伤钳或分离钳的背面将输尿管从阔韧带后叶拨开,术者右手握超声刀沿着输尿管的上方分离盆腔侧壁腹膜,直达右侧骶骨韧带下方(图12-16~图12-19)。

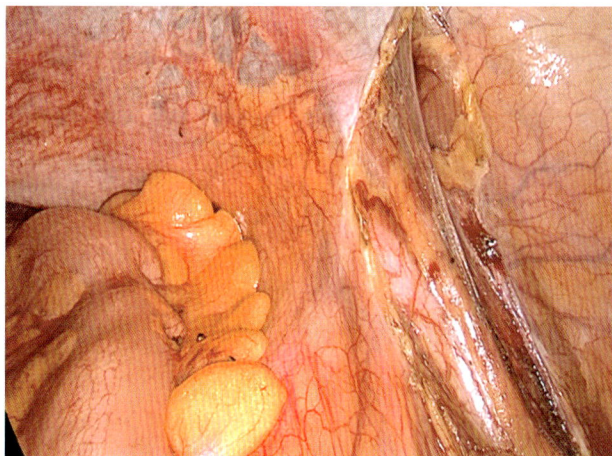

图 12-16　右侧阔韧带后叶

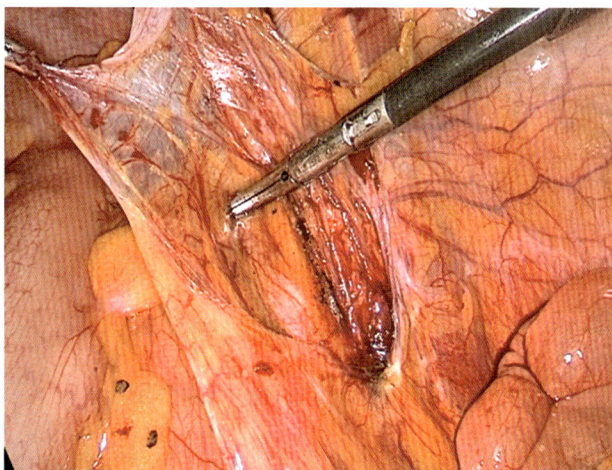

图 12-17　拨开输尿管

　　(3)切断右侧漏斗韧带:分离右侧阔韧带前、后叶,完全显露右侧漏斗韧带,拨开输尿管,用5mm血管闭合器靠近髂总动脉水平钳夹卵巢血管,当听到闭合器发出血管已闭合的"嘀嘀"声后,不要立即离断,而是扣动开关,退出闭合器,可以看到第一条已凝固的胶原蛋白闭合带。在其上方约5mm的距离,再次钳夹卵巢血管,闭合器第二次发出血管已闭合的"嘀嘀"声后,同样不要立即离断,还是扣动开关,退出闭合器,可以看到第二条已凝固的胶原蛋白闭合带。在

两条闭合带之间再次钳夹卵巢血管,闭合器发出第三次血管已闭合的"嘀嘀"声后,此时可以扣动切割开关,离断卵巢血管。如此操作,可保证卵巢血管完全闭合,避免离断后残端出血(图12-20~图12-23)。

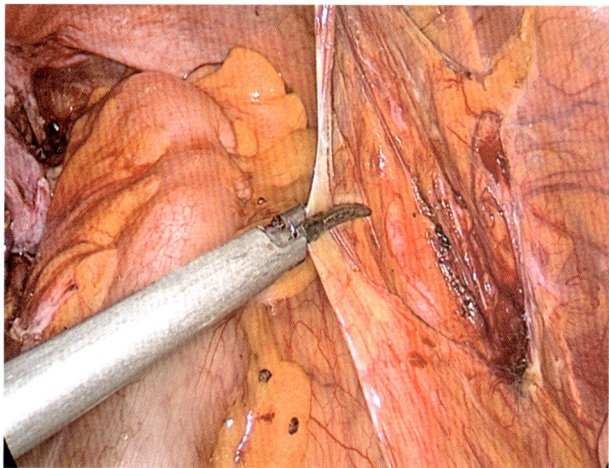

图 12-18　剪开右阔韧带后叶

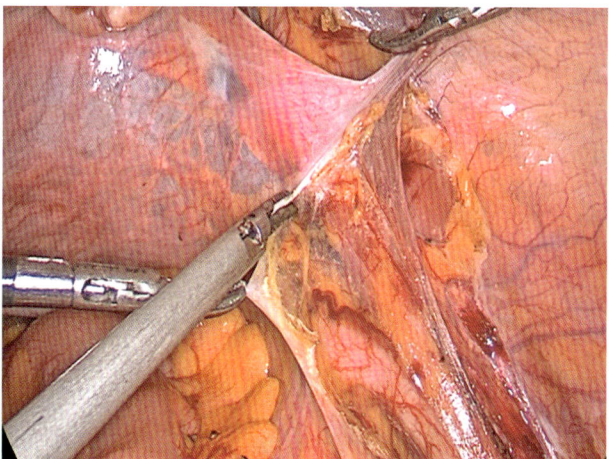

图 12-19　剪开盆侧壁腹膜

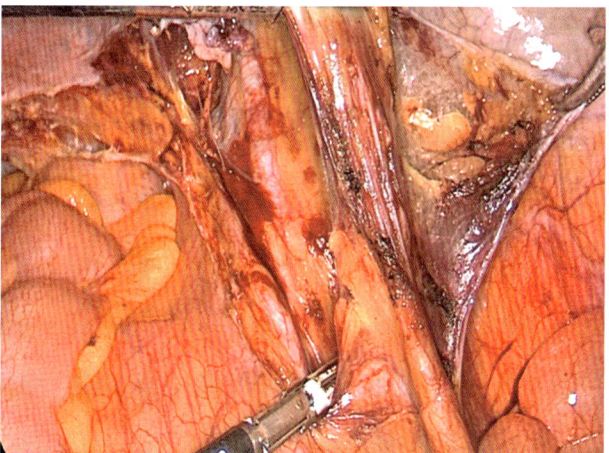

图 12-20　分离输尿管

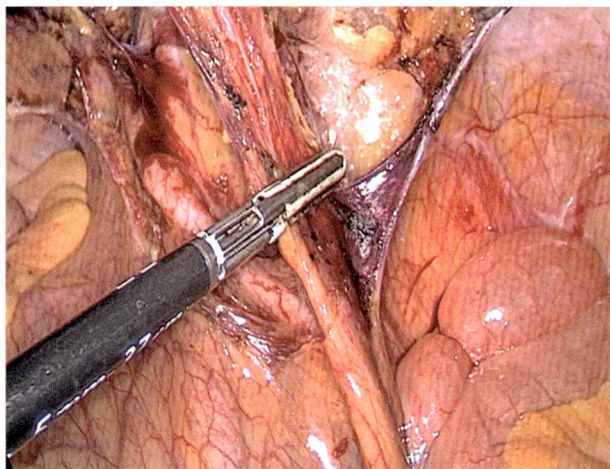

图 12-21 钳夹右漏斗韧带

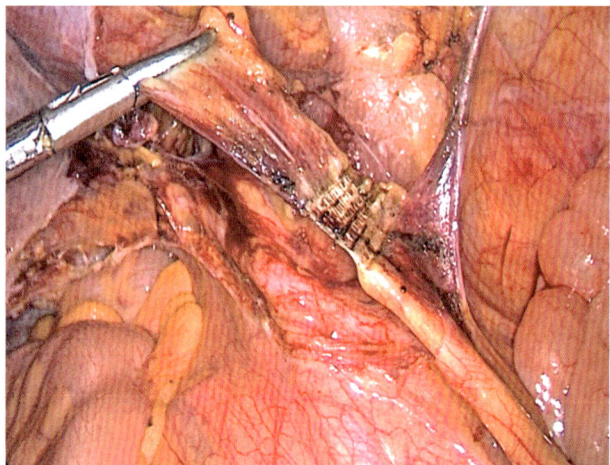

图 12-22 胶原蛋白带

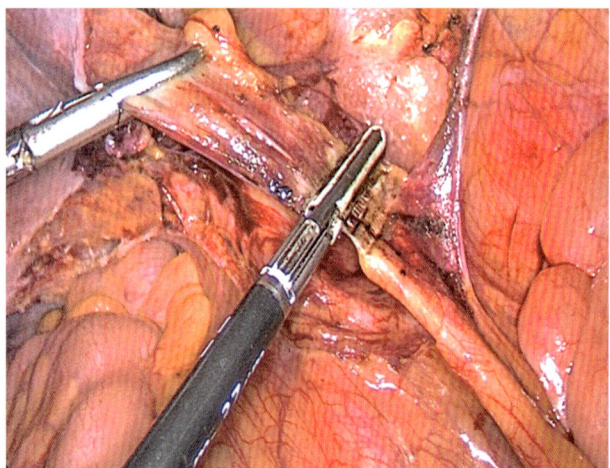

图 12-23 切断右漏斗韧带

2. 切除左侧附件

(1)剪开左侧阔韧带后叶：可能因乙状结肠的解

剖位置之故，左侧漏斗韧带末端大多都会出现纤维带状粘连，建议先分离粘连带，显露卵巢血管及输尿管行径，再分离阔韧带后叶。操作时，通过举宫杯将子宫摆向盆腔右前方，助手右手持分离钳钳夹左侧卵巢门组织并向右上方牵拉，伸展左侧骨盆漏斗韧带，看清漏斗韧带与肠管的粘连界限，用超声刀逐一分离粘连组织，并同时分离漏斗韧带的腹膜，显露卵巢血管。看清输尿管行径后，沿着其上方分离盆侧壁腹膜，直到左侧骶骨韧带(图 12-24~图 12-27)。

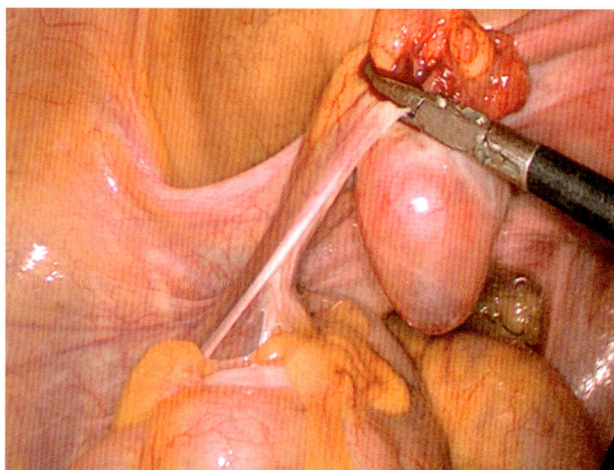

图 12-24 显露左漏斗韧带

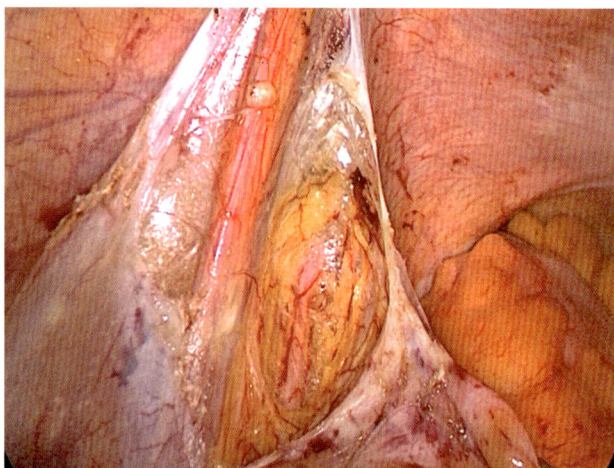

图 12-25 看清输尿管行径

(2)剪开左侧阔韧带前叶：按分离右侧阔韧带前叶的方法，剪开后腹膜至左髂总动脉水平上30mm，向下至左侧腹股沟下方，找出左侧脐侧韧带，清除其周围组织。在左侧脐侧韧带内侧用超声刀分离疏松组织，游离膀胱侧窝，在其外侧游离闭孔窝(图 12-28~图 12-31)。

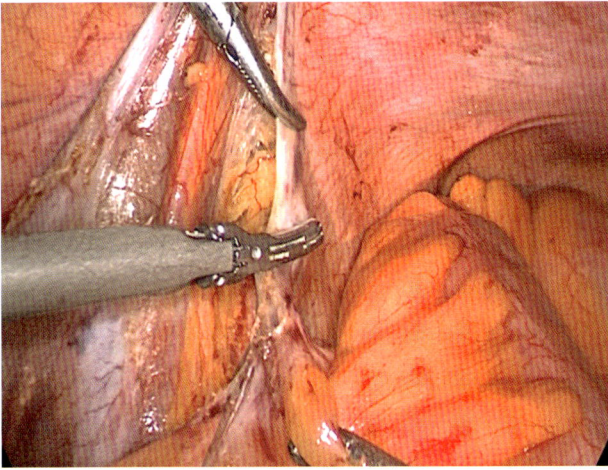

图 12-26 剪开阔韧带后叶

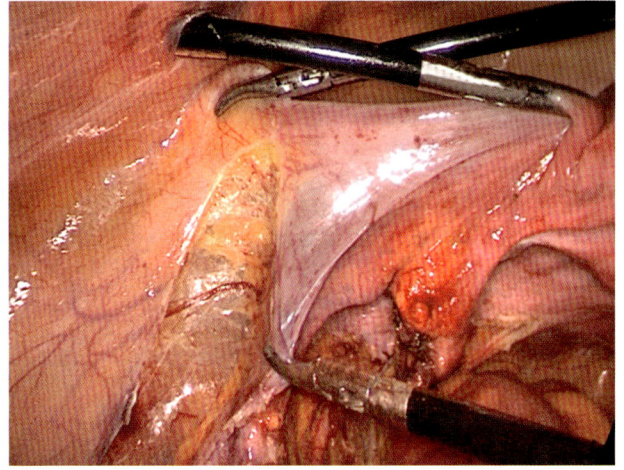

图 12-29 剪开左圆韧带下腹膜

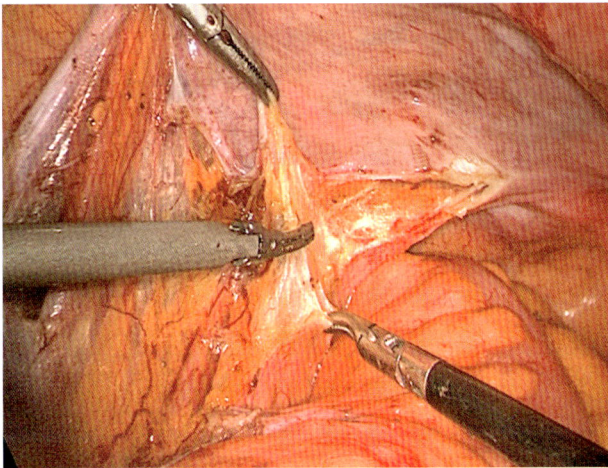

图 12-27 分离阔韧带后叶组织

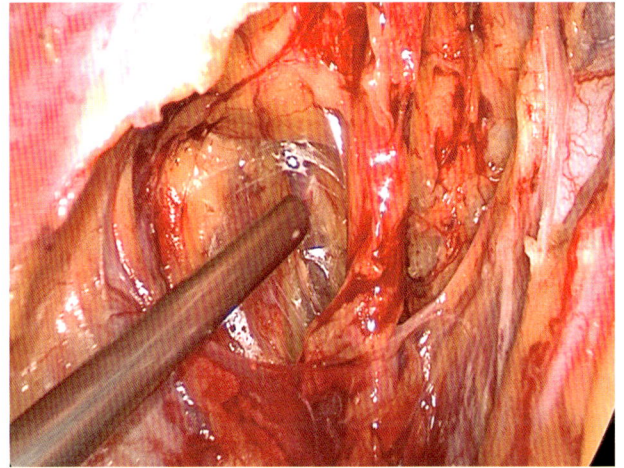

图 12-30 游离左闭孔窝

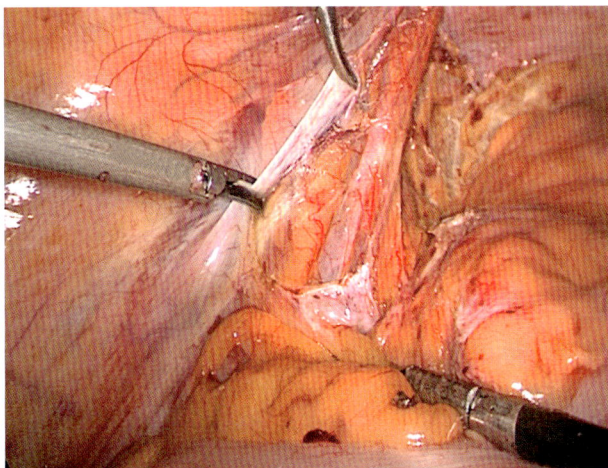

图 12-28 剪开左阔韧带前叶

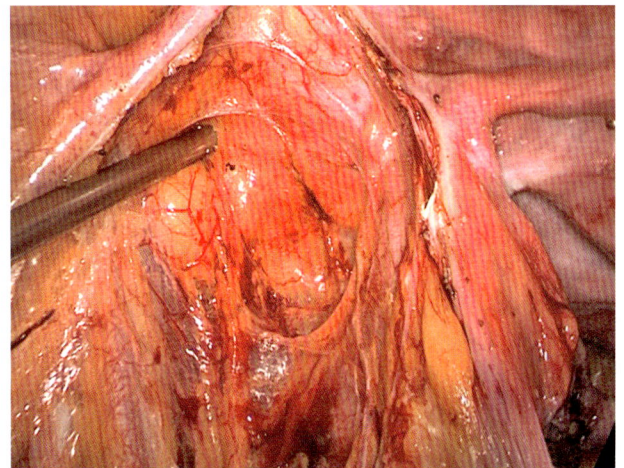

图 12-31 游离左膀胱侧窝

（3）切断左侧漏斗韧带：分离左侧阔韧带前、后叶，完全显露左侧漏斗韧带，拨开输尿管，用 5mm 血管闭合器靠近髂总动脉水平钳夹卵巢血管，按离断右侧漏斗韧带的方法切断左侧漏斗韧带（图 12-32、图 12-33）。

血管闭合器直接将其切断，切缘到达膀胱腹膜反折左侧（图 12-34~图 12-39）。

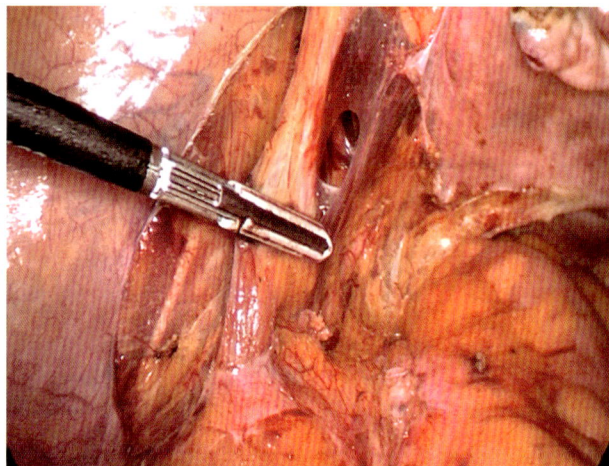

图 12-32　钳夹左侧漏斗韧带

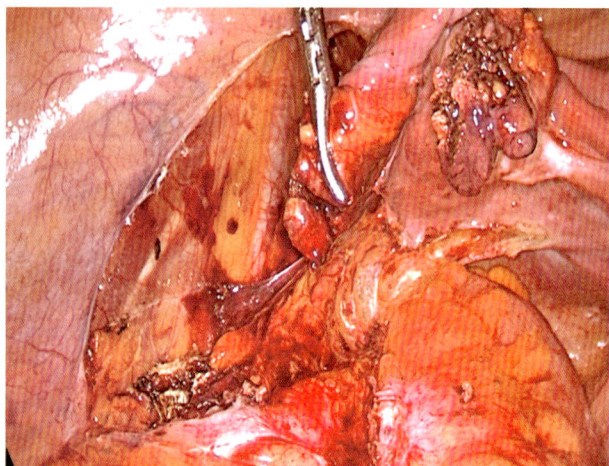

图 12-34　显露右侧圆韧带

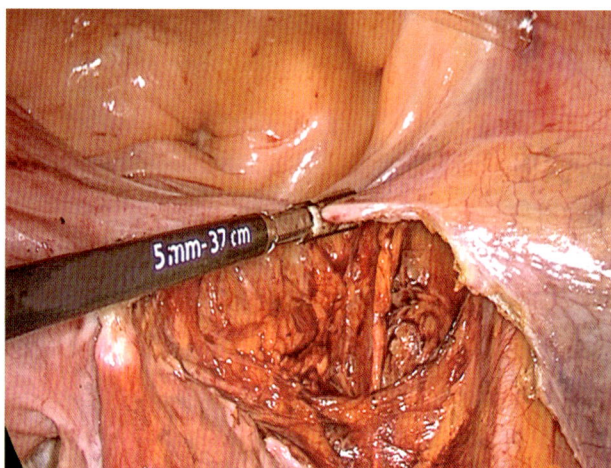

图 12-33　离断左侧漏斗韧带

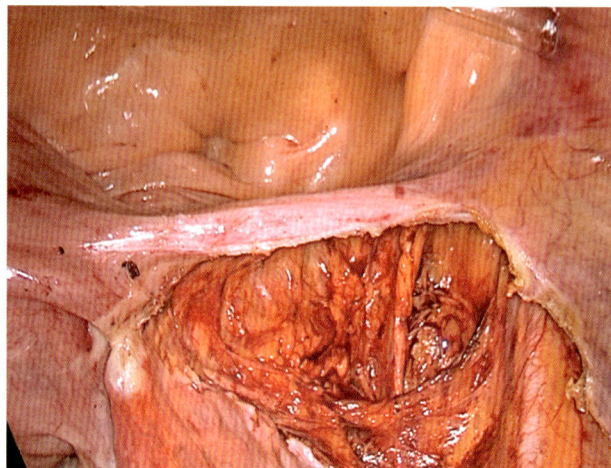

图 12-35　切断右侧圆韧带

四、切断圆韧带

如果是年轻患者需要同时进行阴道延长时，圆韧带只切除 30mm，有利于阴道延长。如果不需要阴道延长，则可以靠近盆壁离断圆韧带。操作时，助手通过举宫杯将子宫向心性往前推并摆向左侧，显露右侧圆韧带，靠近右侧盆壁用血管闭合器直接将其切断，切缘到达膀胱腹膜反折右侧。离断右侧圆韧带后，助手通过举宫杯将子宫推向前并慢慢摆向右侧，显露左侧圆韧带，靠近左侧盆壁用

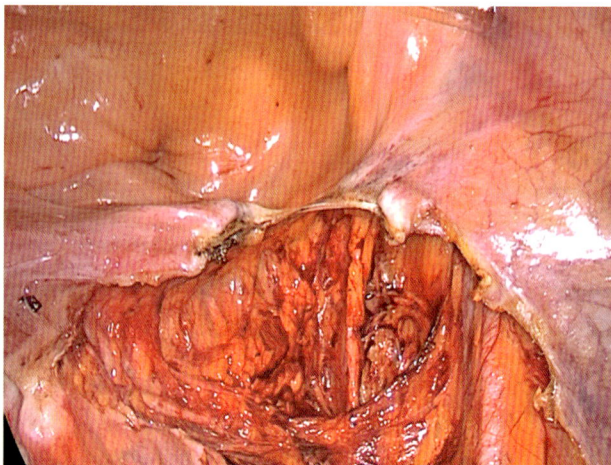

图 12-36　右侧圆韧带断端

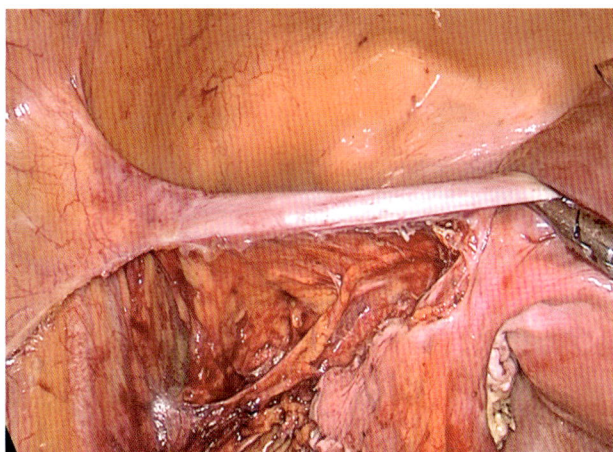

图 12-37 显露左侧圆韧带

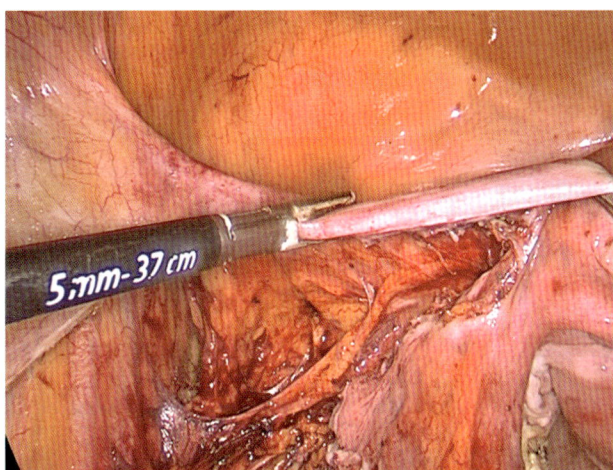

图 12-38 切断左侧圆韧带

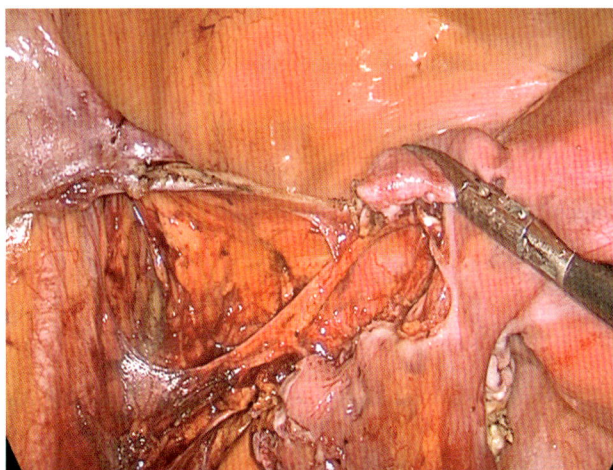

图 12-39 左侧圆韧带断端

五、游离膀胱宫颈间隙

（一）剪开膀胱腹膜反折

助手通过举宫杯将子宫向心性上推,充分显露

膀胱腹膜反折,术者左手及助手握分离钳钳夹并提起腹膜反折,术者右手握超声刀从左侧(术者站立的位置)腹膜反折下方约 20mm 处开始逐步剪开反折直达右侧圆韧带断端(图 12-40~图 12-43)。

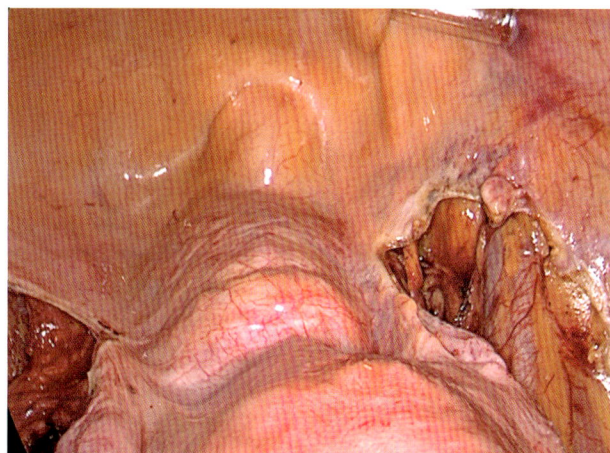

图 12-40 显露膀胱腹膜反折

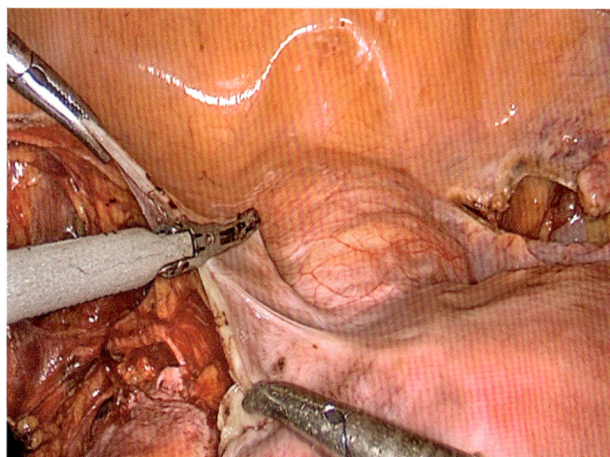

图 12-41 剪开左侧膀胱腹膜反折

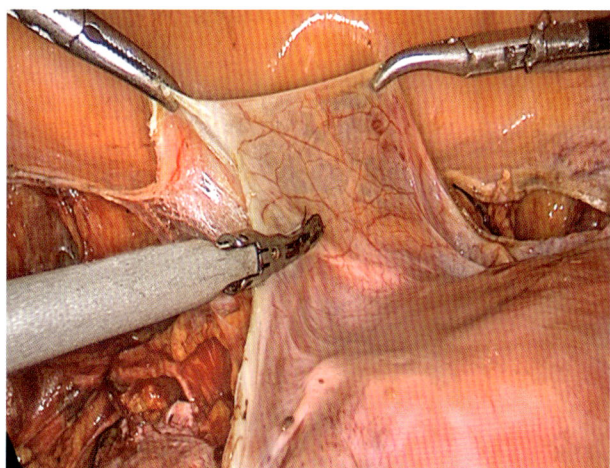

图 12-42 剪开膀胱腹膜反折

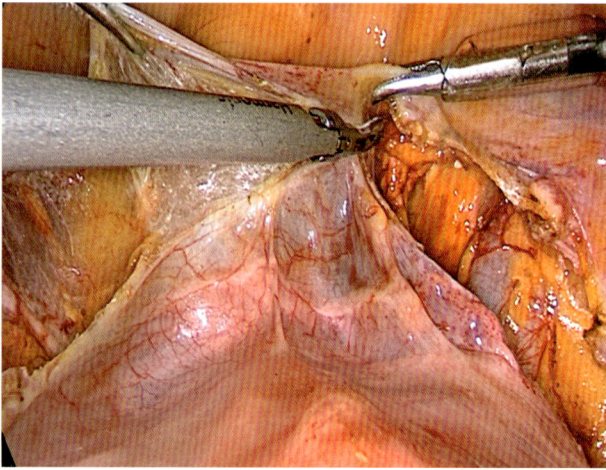

图 12-43　剪开右侧膀胱腹膜反折

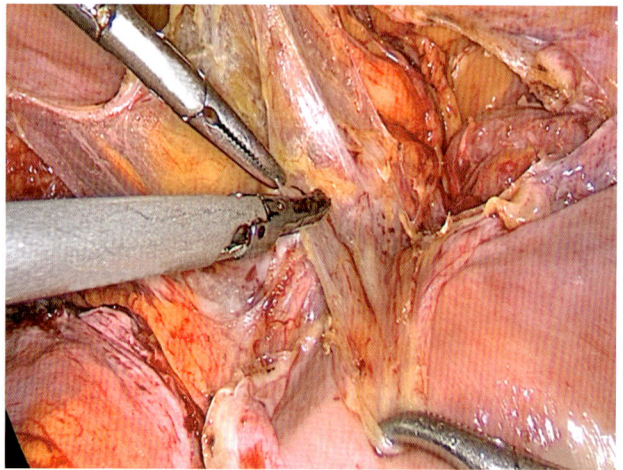

图 12-45　离断宫颈管疏松组织

（二）推开膀胱

完全分离腹膜反折后，助手用分离钳钳夹、提起反折下缘，充分显露宫颈管上方疏松组织。正常情况下，膀胱宫颈间隙比较疏松，容易分离。术者先用超声刀切断宫颈峡部的纤维样组织，然后一只手握双极电凝钳，另一只手握超声刀，钝、锐性分离膀胱与宫颈间的疏松组织，直达子宫颈外口水平下40mm，显露膀胱宫颈间隙。由于游离阴道上段的过程暴露了两侧阴道旁间隙，输尿管已被推向阴道方向，同时该部位有丰富的静脉丛，容易出血，在进一步分离阴道旁间隙时，术者可以用吸引管边分离边吸出血液，看清出血点，双极钳定点电凝止血，防止输尿管热损伤（图 12-44~图 12-47）。

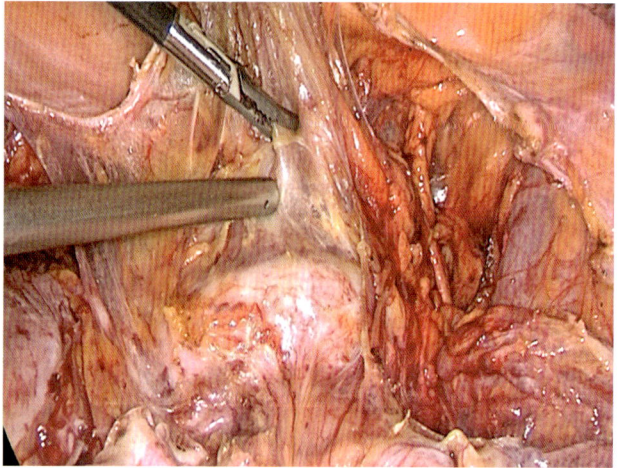

图 12-46　推离膀胱

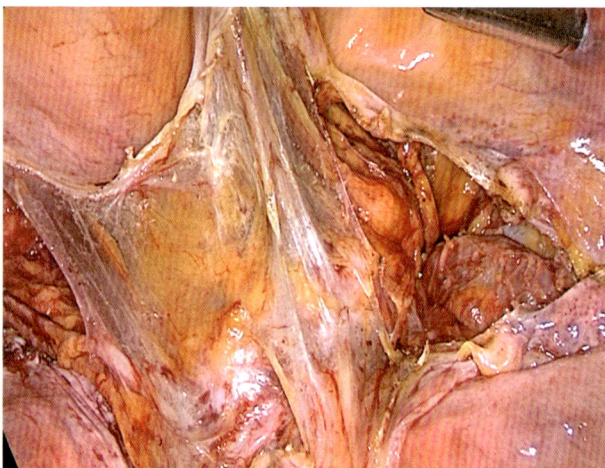

图 12-44　宫颈管疏松组织

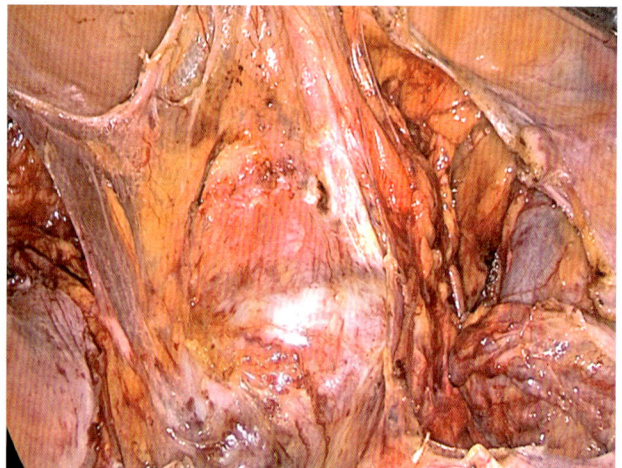

图 12-47　显露阴道上段

六、处理子宫血管

(一) 处理右侧子宫血管

助手通过举宫杯将子宫向心性上推并摆向左侧，充分暴露右侧宫旁及髂血管区。从右侧髂内动脉找到子宫动脉起点，沿着解剖界线到达输尿管位置，助手用弯分离钳钳夹子宫动脉，术者左手钳夹子宫动脉前组织，右手握超声刀边分离边切断子宫动脉前组织，游离子宫动脉。用血管闭合器钳夹子宫动脉，按离断漏斗韧带的方法离断子宫动脉，显露右侧输尿管"隧道"入口（图 12-48~图 12-53）。

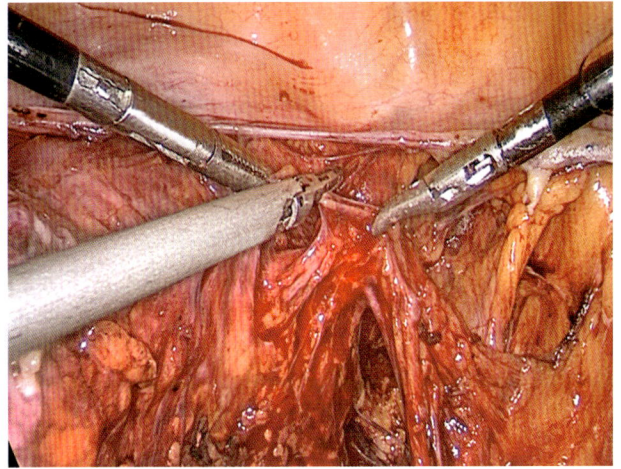

图 12-50 切断右子宫动脉前组织

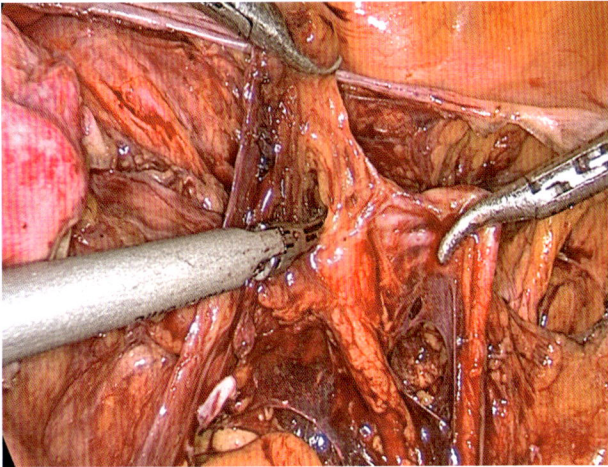

图 12-48 分离右子宫动脉前组织

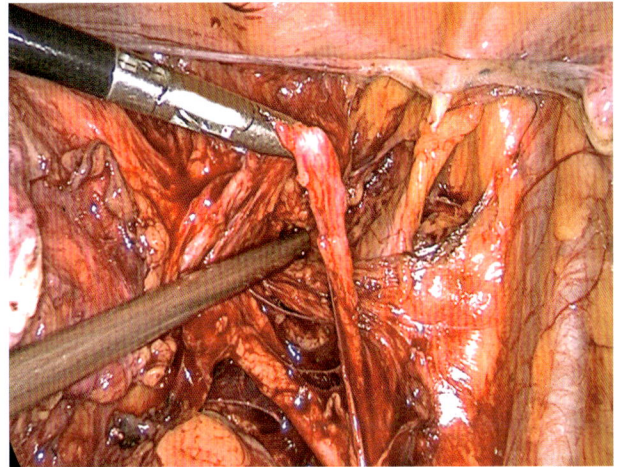

图 12-51 游离右子宫动脉

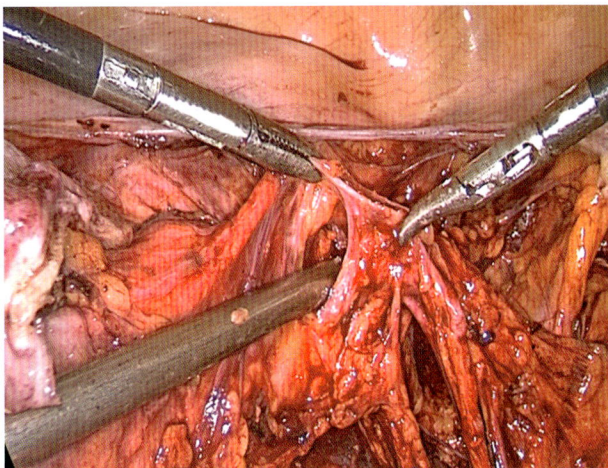

图 12-49 分离右子宫动脉旁间隙

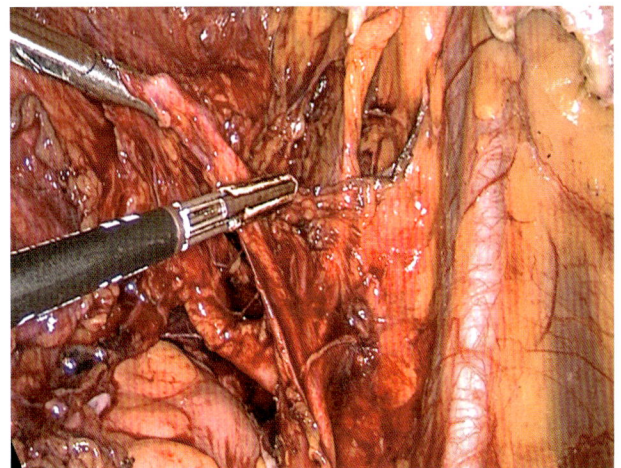

图 12-52 切断右子宫动脉

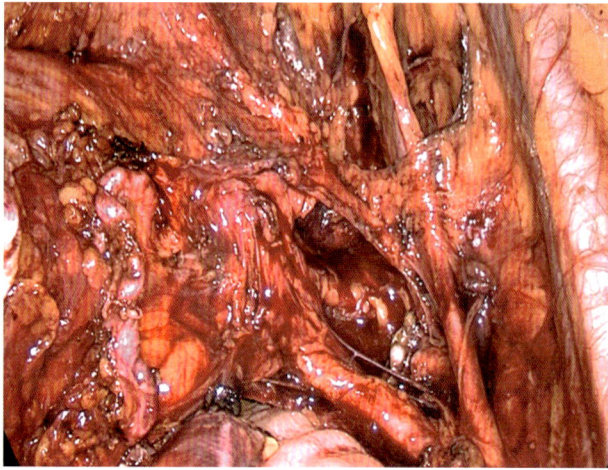

图 12-53　显露右侧宫颈韧带

(二)处理左侧子宫血管

助手通过举宫杯将子宫向心性上推并摆向右侧,充分暴露左侧宫旁及髂血管区。寻找左侧输尿管与子宫动脉的解剖关系,分离、切断左侧子宫动脉旁组织。拨开子宫动脉下方输尿管,提起左侧子宫动脉,分离周围组织,完全游离子宫动脉,用血管闭合器钳夹子宫动脉,按离断漏斗韧带的方法离断左侧子宫动脉(图 12-54~图 12-57)。

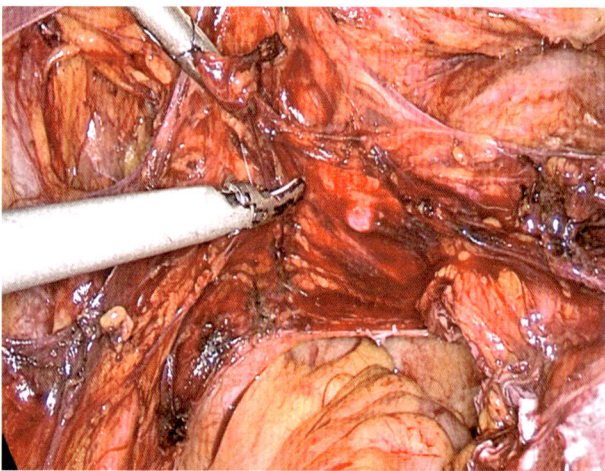

图 12-54　分离左子宫动脉旁组织

七、游离壁段输尿管

(一)游离左侧壁段输尿管

助手通过举宫杯将子宫向心性上推并摆向右侧,充分暴露左侧膀胱宫颈韧带。助手钳夹、提起左侧子宫动脉断端并向内上方牵拉,术者用弯分离钳钳夹、提起"隧道"入口上方输尿管旁组织,并钝、锐性分离、切断,充分显露左侧输尿管入口。术者右手

握直角钳向"隧道"入口内上方向逐步贯穿分离膀胱宫颈韧带前叶,用超声刀或血管闭合器切断,完全游离左侧壁段输尿管(图 12-58~图 12-65)。

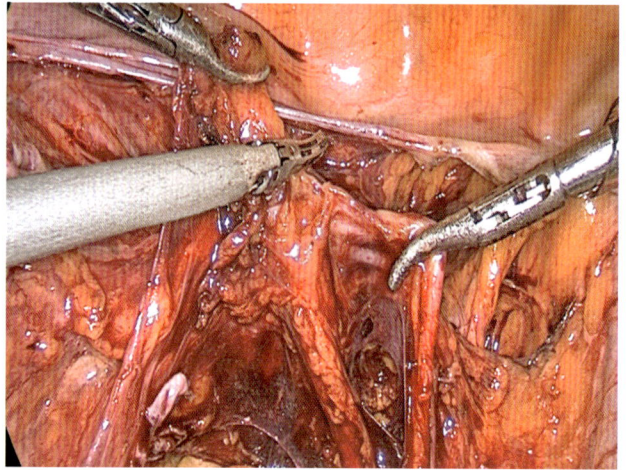

图 12-55　离断左子宫动脉旁组织

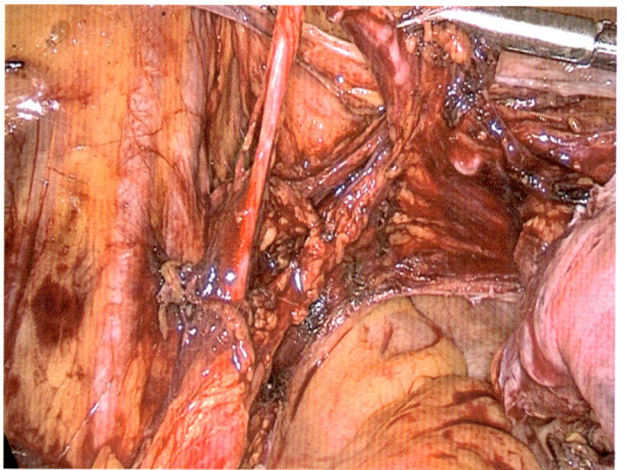

图 12-56　游离左子宫动脉

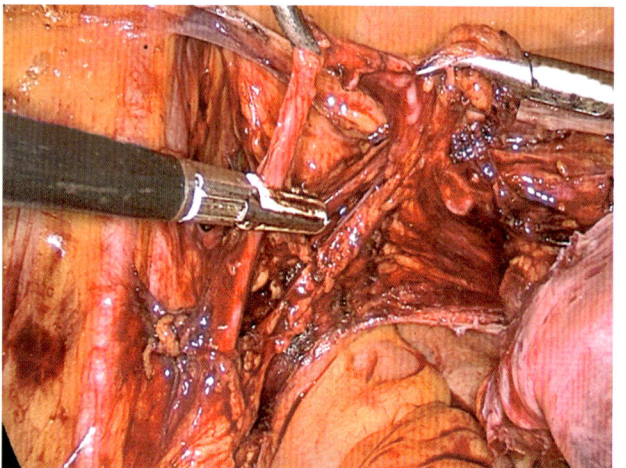

图 12-57　切断左子宫动脉

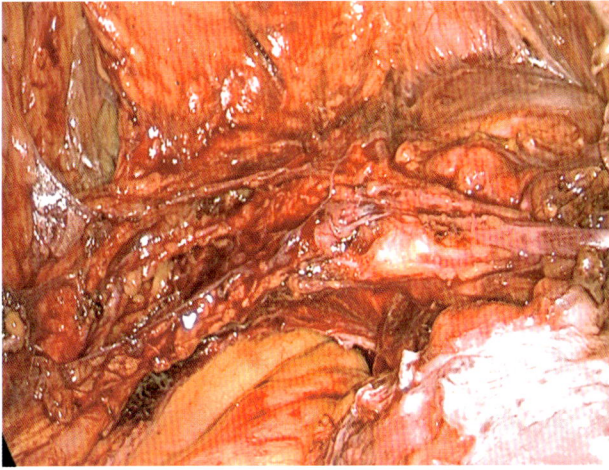

图 12-58　左宫颈韧带

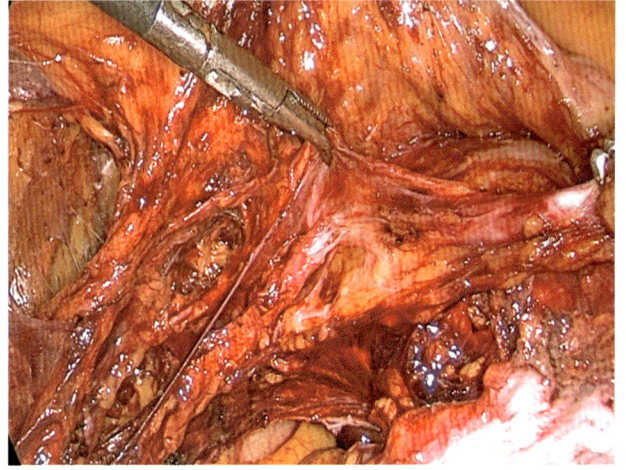

图 12-61　显露左输尿管入口

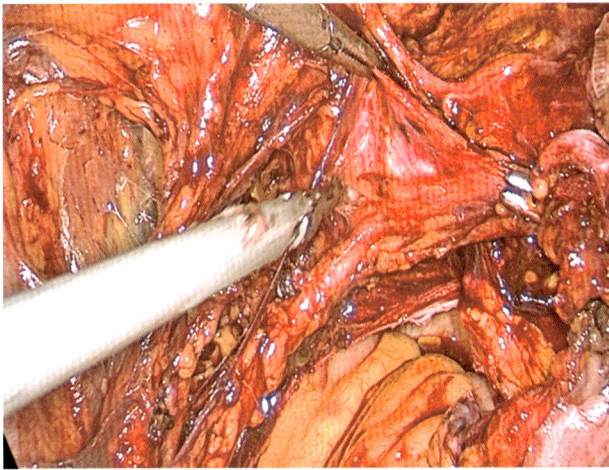

图 12-59　分离左输尿管旁组织

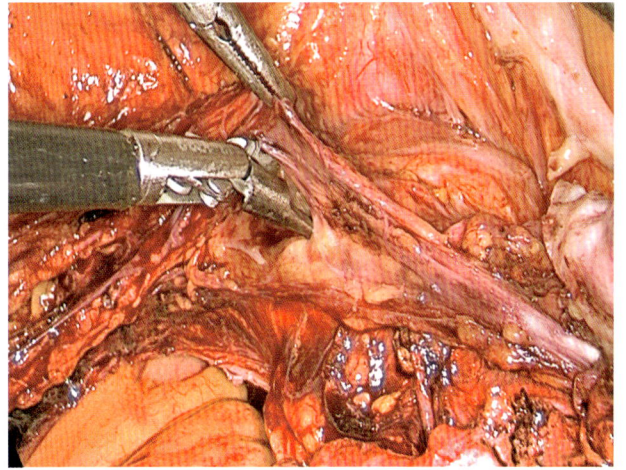

图 12-62　直角钳分离左隧道入口

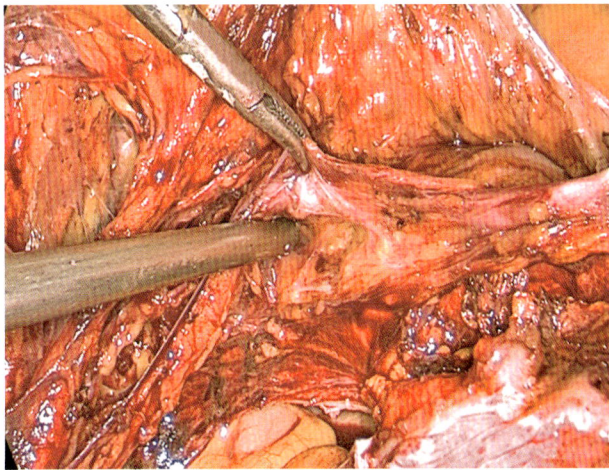

图 12-60　钝性分离隧道入口

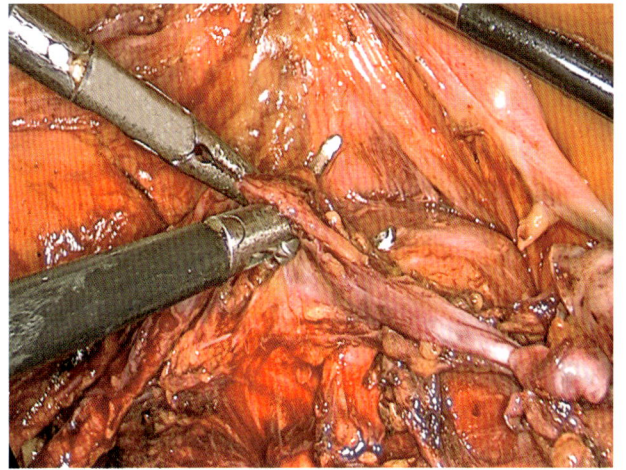

图 12-63　贯穿分离左宫颈韧带

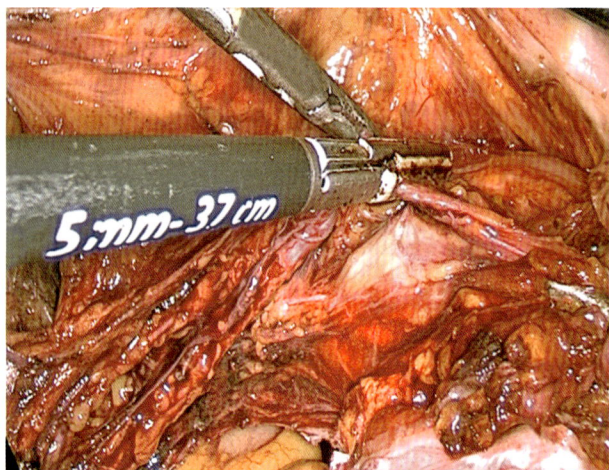

图 12-64　切断左宫颈韧带

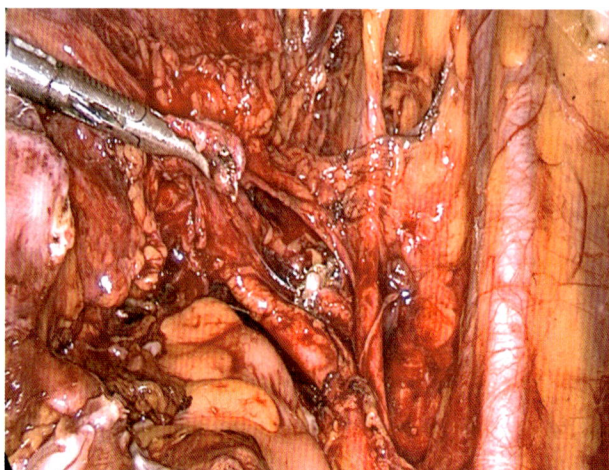

图 12-66　提起右子宫动脉断端

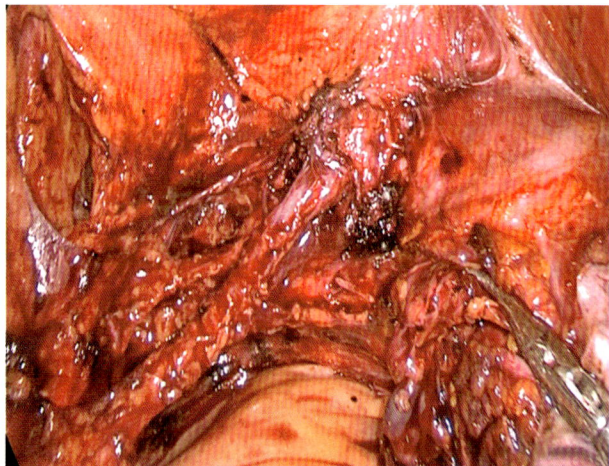

图 12-65　游离左输尿管

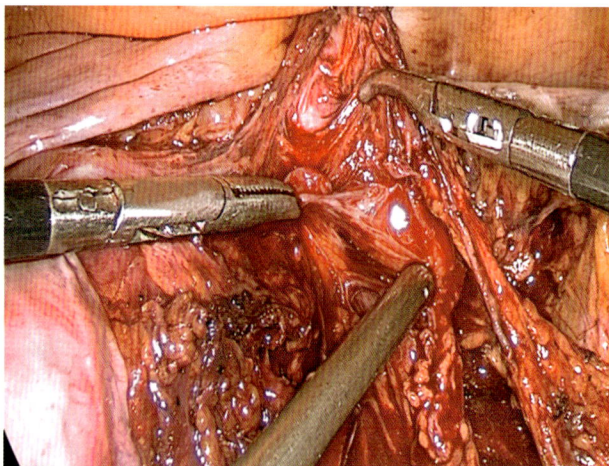

图 12-67　分离右输尿管旁组织

（二）游离右侧壁段输尿管

助手通过举宫杯将子宫向心性上推并摆向左侧，充分暴露右侧膀胱宫颈韧带，按上述方法分离右侧膀胱宫颈韧带前、后叶，完全游离右侧壁段输尿管（图 12-66~ 图 12-69）。

八、分离直肠阴道反折

（一）剪开直肠阴道反折腹膜

助手通过举宫杯将子宫向心性往腹壁上推，充分暴露阴道直肠腹膜反折。从左侧子宫骶骨韧带内侧、子宫颈后壁下方剪开腹膜。操作时，术者左手及助手握分离钳分别钳夹阴道直肠腹膜左侧缘，术者右手握超声刀先剪开左侧直肠腹膜少许，然后用超声刀紧靠宫颈后壁下方边分离边剪开直肠反折腹膜，直达对侧子宫骶骨韧带内侧（图 12-70~ 图 12-75）。

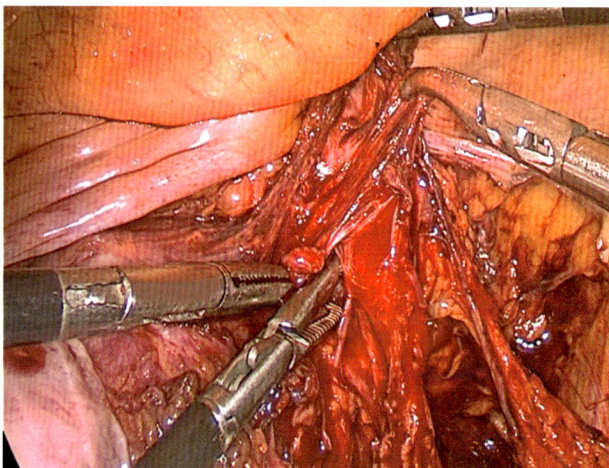

图 12-68　贯穿分离右宫颈韧带

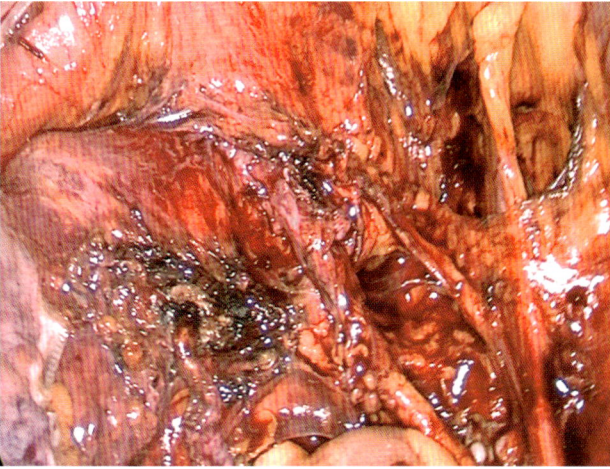

图 12-69　游离右输尿管

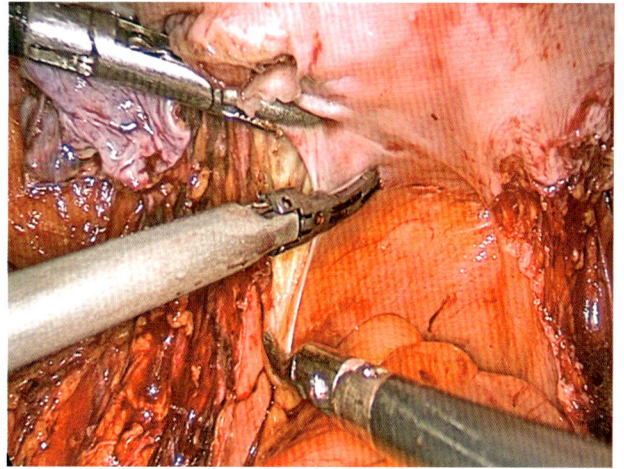

图 12-72　剪开左侧直肠腹膜反折

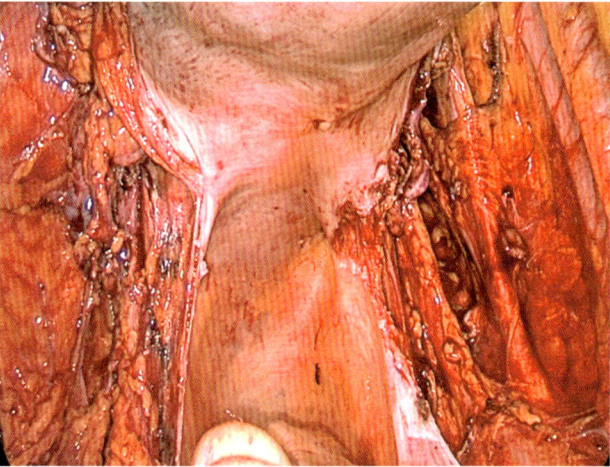

图 12-70　显露直肠腹膜反折

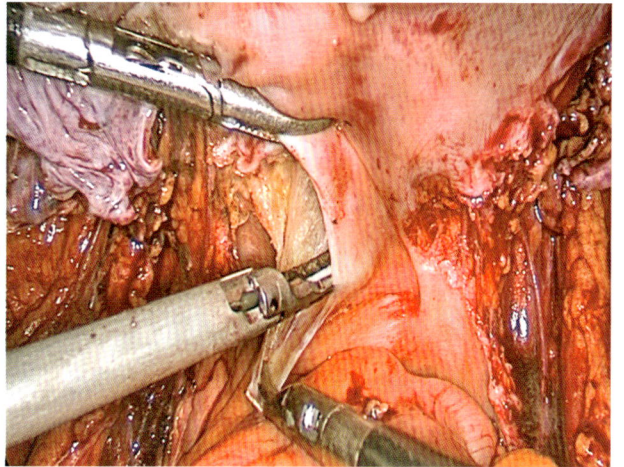

图 12-73　分离直肠腹膜反折

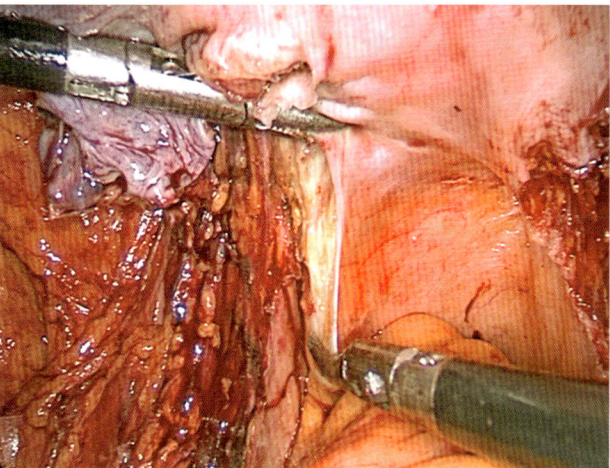

图 12-71　提起左侧直肠腹膜反折

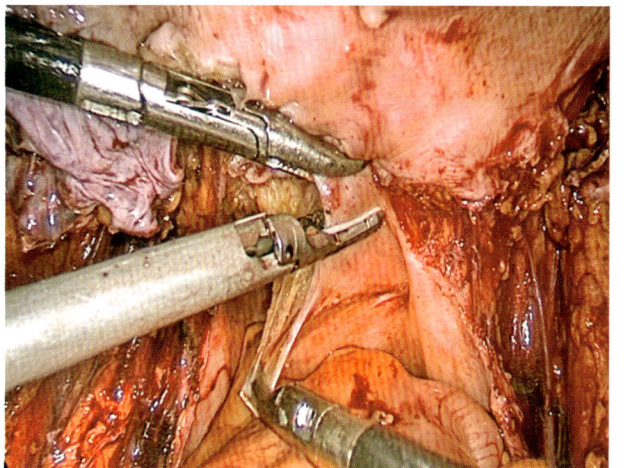

图 12-74　离断直肠腹膜反折

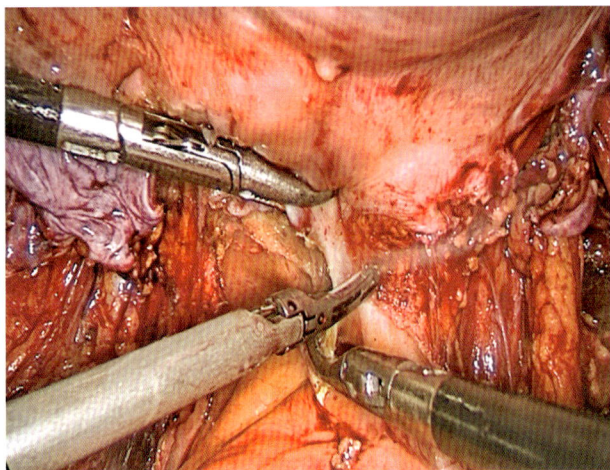

图 12-75　完全游离直肠腹膜反折

（二）游离双侧直肠旁窝

术者钳夹宫颈侧腹膜反折，助手钳夹直肠侧腹膜反折，术者用吸管紧贴宫颈管，钝性向阴道后壁下推。由于阴道内有举宫杯作支撑，且直肠阴道间隙也比较疏松，很容易使直肠从阴道后壁分离，游离40mm 的阴道后壁上段，直肠阴道间隙的外侧是直肠侧韧带。钳夹直肠侧韧带前腹膜，用吸管紧贴左侧子宫骶骨韧带内侧，向下分离疏松组织，游离左侧直肠旁窝。同法游离右侧直肠旁窝。直肠阴道反折内有阴道直肠静脉丛，分离时容易出血，应该使用双极钳电凝止血，保持术野清晰（图 12-76、图 12-77）。

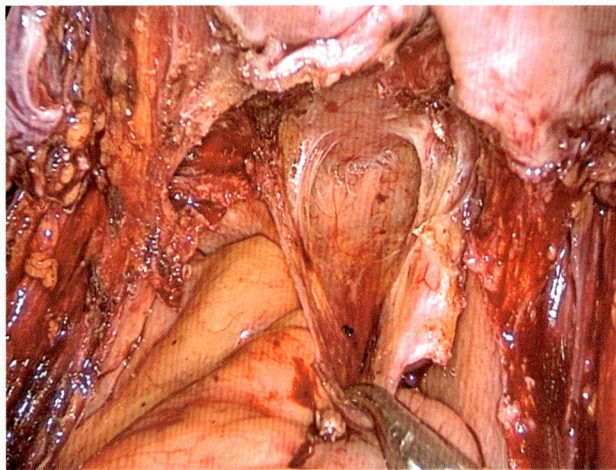

图 12-76　游离左侧直肠旁窝

（三）离断直肠侧韧带

直肠侧韧带位于直肠阴道间隙外侧、直肠旁窝内侧，由直肠外侧一束增厚的结缔组织组成，延伸至子宫骶骨韧带，有固定直肠作用。分离直肠阴道间隙及左侧直肠旁窝后，左侧直肠侧韧带就位于两者

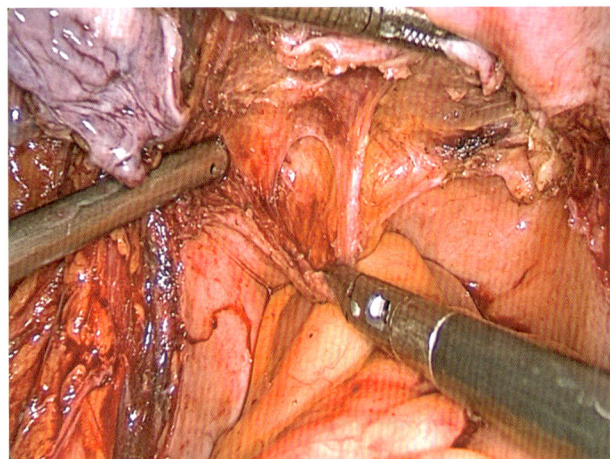

图 12-77　右侧直肠旁窝

之间，助手用无损伤钳拨开直肠，术者右手握超声刀或血管闭合器紧贴阴道后壁上段直接将其切断。同法切断右侧直肠侧韧带（图 12-78、图 12-79）。

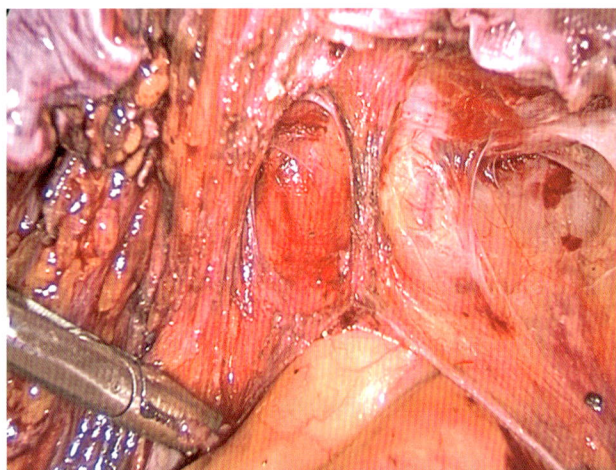

图 12-78　左侧直肠侧韧带

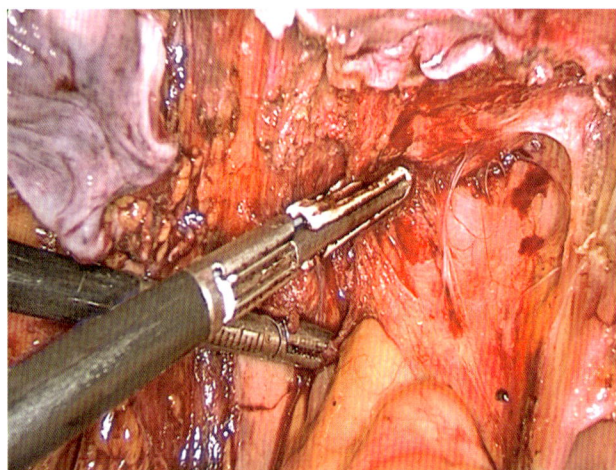

图 12-79　切断左侧直肠侧韧带

九、处理子宫骶骨韧带

（一）切断右侧子宫骶骨韧带

助手通过举宫杯将子宫向心性往腹壁上推,并将子宫摆向左侧,充分暴露右侧子宫骶骨韧带。术者左手握分离钳钳夹右侧子宫骶骨韧带内侧腹膜,右手用弯分离钳插入并分离右侧子宫骶骨韧带外侧、子宫主韧带内侧之间的疏松组织,游离右侧直肠侧窝,充分显露右侧子宫骶骨韧带。助手可将输尿管向外推开,用超声刀或血管闭合器靠近骶骨分次切断右侧子宫骶骨韧带(图 12-80~图 12-83)。

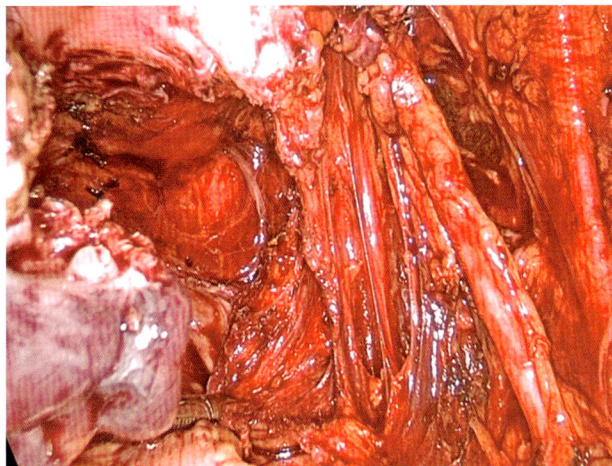

图 12-80　右骶骨韧带

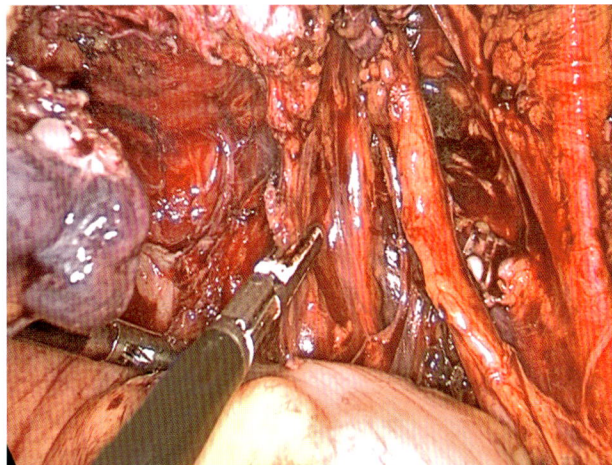

图 12-81　部分切断右骶骨韧带

（二）切断左侧子宫骶骨韧带

助手通过举宫杯将子宫向心性往腹壁上推,并将

子宫摆向右侧,充分暴露左侧子宫骶骨韧带。按上述方法切断左侧子宫骶骨韧带(图 12-84、图 12-85)。

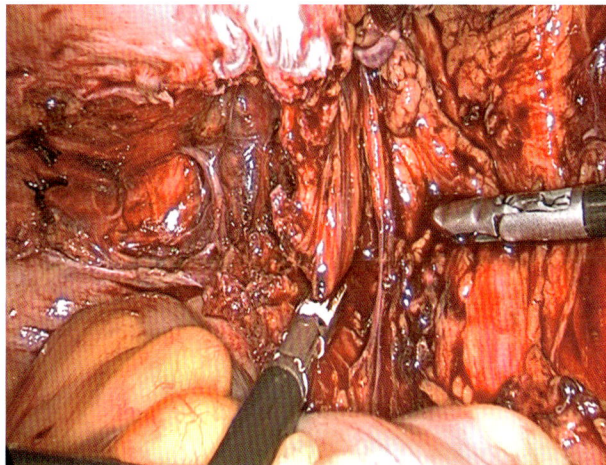

图 12-82　完全离断右骶骨韧带

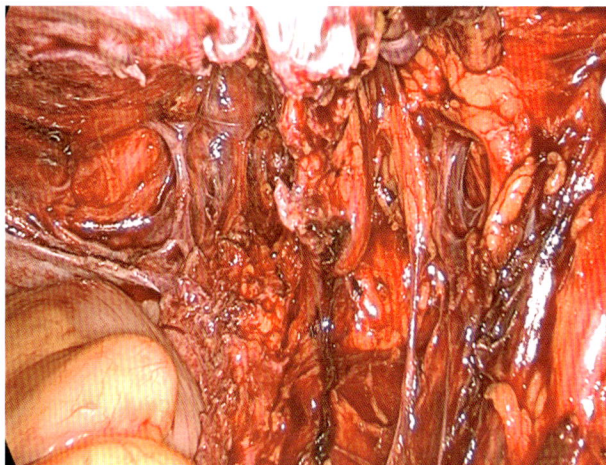

图 12-83　离断后的右骶骨韧带

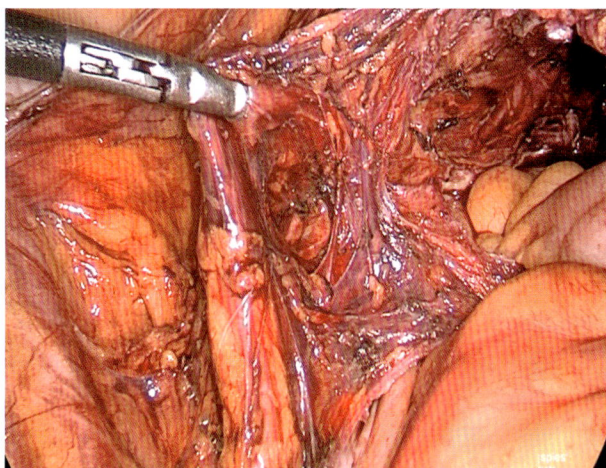

图 12-84　显露左骶骨韧带

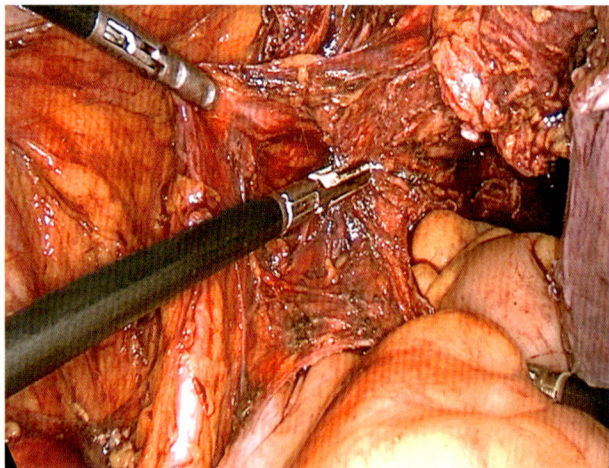

图 12-85   离断左骶骨韧带

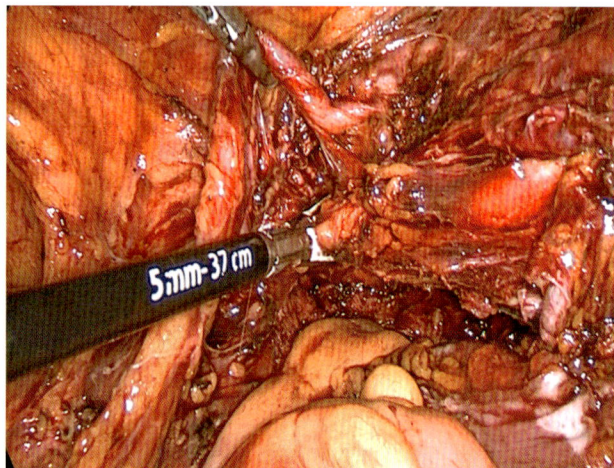

图 12-87   切断左子宫主韧带后部

十、处理子宫主韧带

（一）切断左侧子宫主韧带

助手通过举宫杯将子宫向心性往腹壁上推，并将子宫摆向右侧，充分暴露左侧子宫主韧带。术者左手用输尿管钳钳夹输尿管并将其轻轻往上牵拉，右手握血管闭合器靠近盆壁钳夹子宫主韧带，第一次听到工作完成的信号不要立即切断，而是松开开关，再次钳夹凝固，听到第二次"嘀嘀"声号后才扣动切割开关，离断左侧子宫主韧带的后半部，按同样方法离断主韧带的前半部，完全离断左侧子宫主韧带。离断左侧子宫主韧带后，用无损伤钳拨开左侧输尿管，用超声刀或血管闭合器紧靠阴道将子宫颈外口下约 40mm 处左侧阴道旁组织横断，完全游离左侧阴道上段（图 12-86~ 图 12-91）。

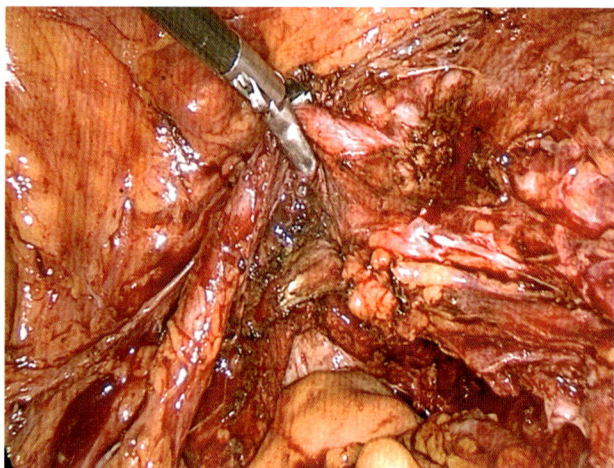

图 12-88   显露左主韧带前部

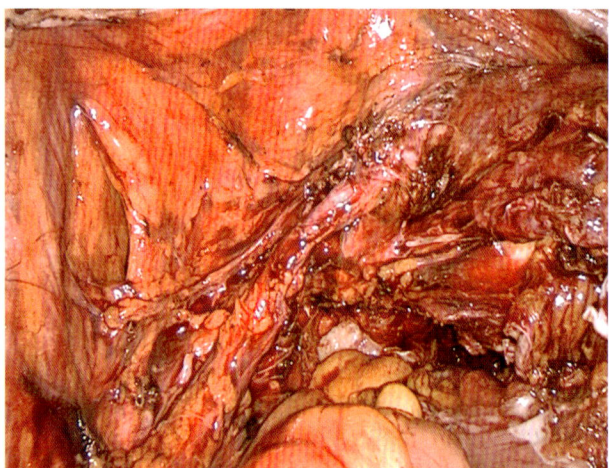

图 12-86   显露左子宫主韧带

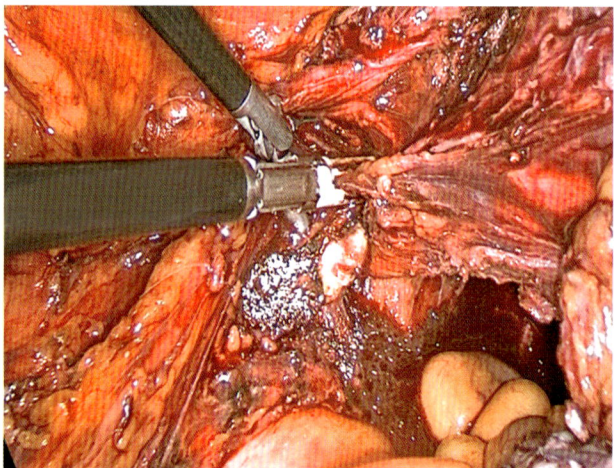

图 12-89   切断左主韧带前部

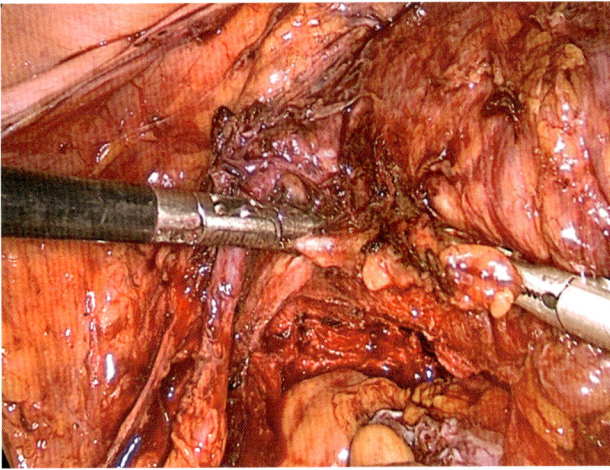

图 12-90 离断左阴道旁组织

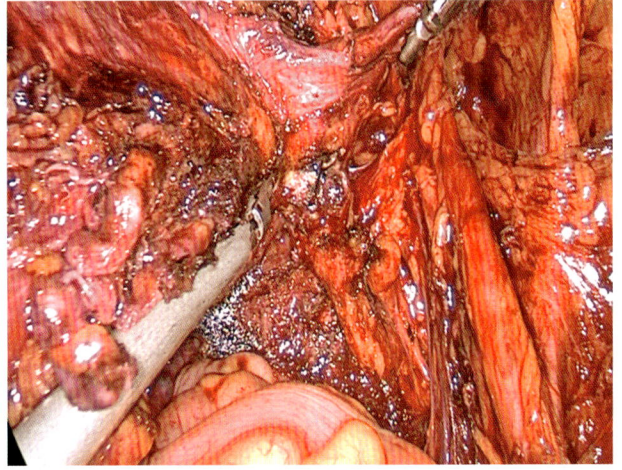

图 12-91 游离后的左阴道旁

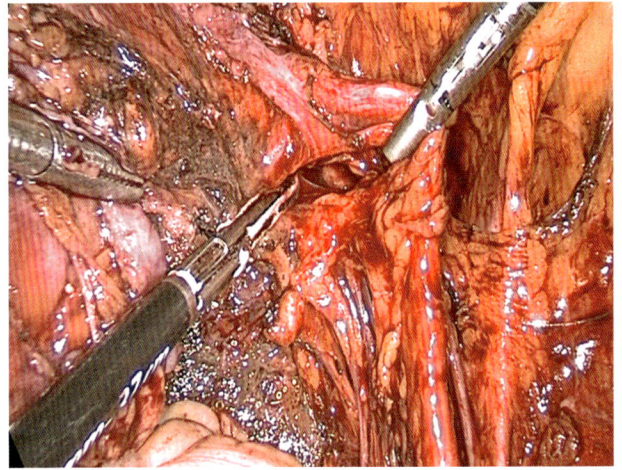

图 12-92 切断右主韧带后部

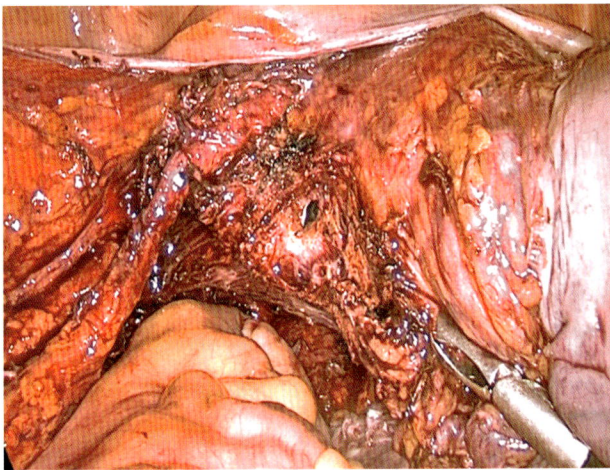

图 12-93 切断右主韧带前部

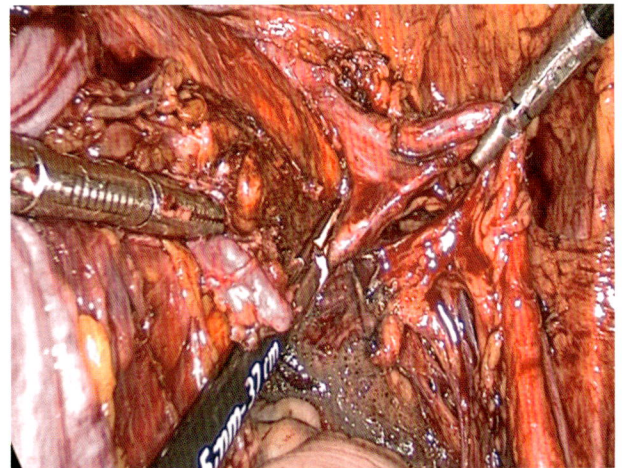

图 12-94 离断右阴道旁组织

（二）切断右侧子宫主韧带

助手通过举宫杯将子宫向心性往腹壁上推，并将子宫摆向左侧，充分暴露右侧子宫主韧带，按上述方法离断右侧子宫主韧带。用无损伤钳拨开右侧输尿管，用超声刀或血管闭合器紧靠右侧阴道将子宫颈外口以下约 40mm 处的组织横断，直到阴道壁，完全游离右侧阴道上段（图 12-92~ 图 12-95）。

十一、取出子宫

腹腔镜下离断子宫骶骨韧带、主韧带及完全游离阴道上段后，我们不主张在腹腔镜下离断阴道上段，因为离断阴道上段后再取出子宫，有可能将癌瘤组织遗留盆腔。建议从阴道取出子宫及附属物。操作时，退出举宫杯，排空腹腔内气体，再次消毒阴

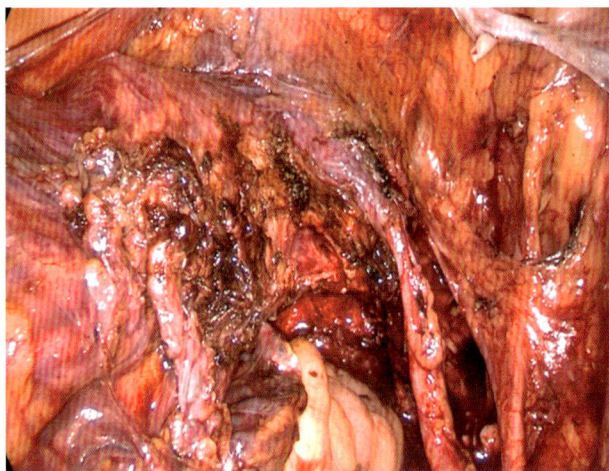

图 12-95 游离后的右阴道旁

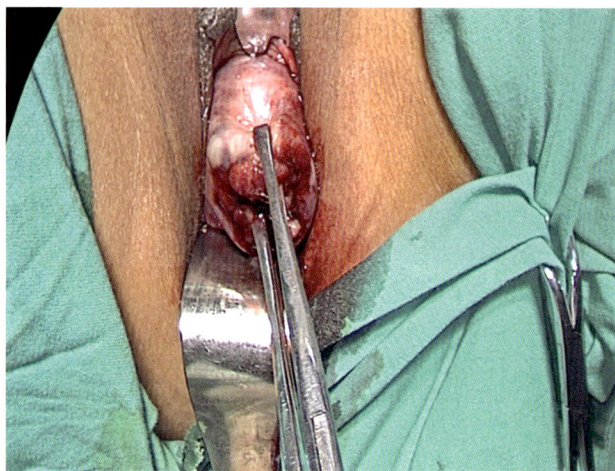

图 12-97 牵拉宫颈

道,窥开阴道,钳夹宫颈并将其拉出阴道外口,松开宫颈钳,使阴道恢复正常张力后,用消毒后的软皮尺测量从宫颈外口到阴道前壁的长度约 ≥30mm,并在阴道前壁切开一个小口以做标志。为了防止取出子宫标本时癌灶污染阴道,建议用消毒的纱布包裹宫颈,再用 4 号棉线将纱布缝于阴道壁。用柳叶刀在标志性切口环形切开阴道前壁黏膜,钳夹阴道前壁,用右手示指贯穿阴道前壁,将已钳夹宫颈的钳子往下牵拉,露出部分子宫体,用巾钳钳夹子宫体往外牵拉,将子宫完全牵出阴道外,显露阴道后壁,为了防止离断阴道后壁时损伤直肠,用左手示指横放于阴道外口,剪刀沿着示指为指标,切除 ≥30mm 的阴道后壁,取出宫体及阴道上段(图 12-96~ 图 12-105)。

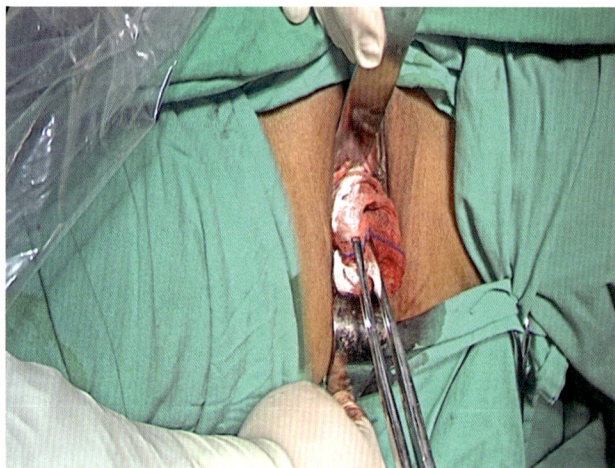

图 12-98 包裹宫颈

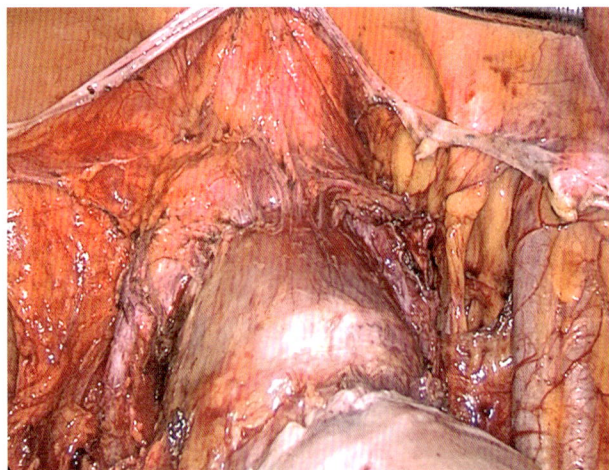

图 12-96 游离的阴道上段

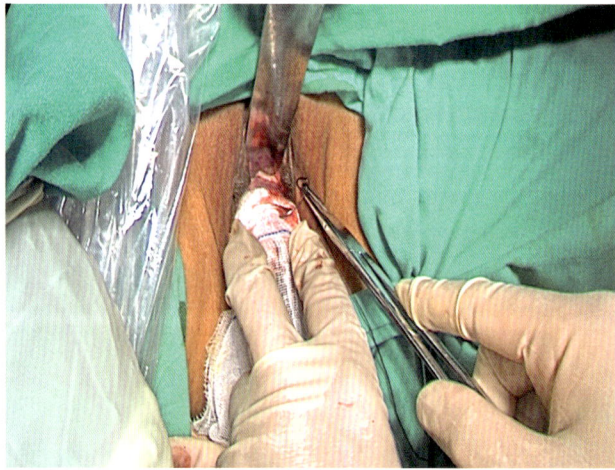

图 12-99 阴道壁缝纱布

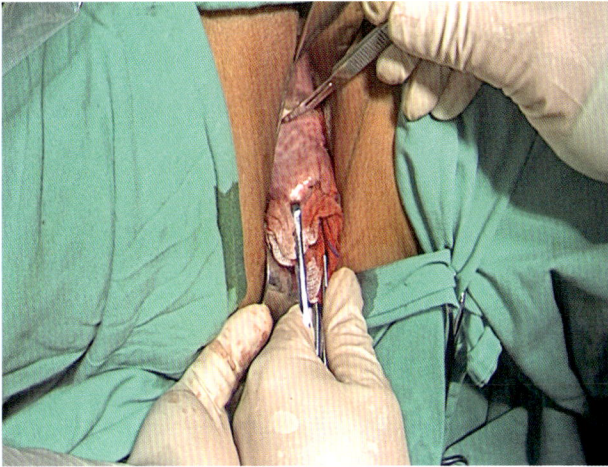

图 12-100　切开阴道前壁

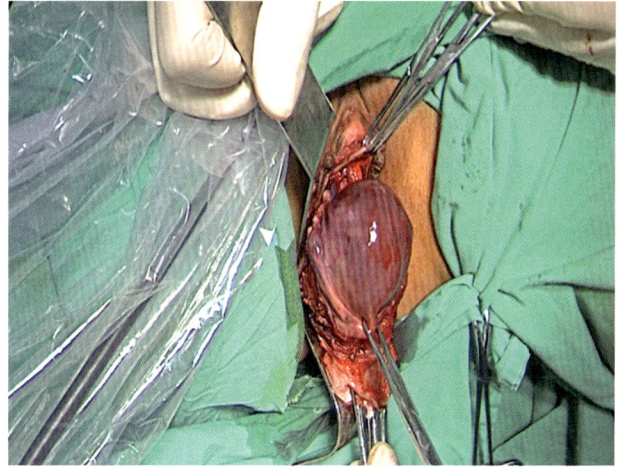

图 12-103　取出子宫体

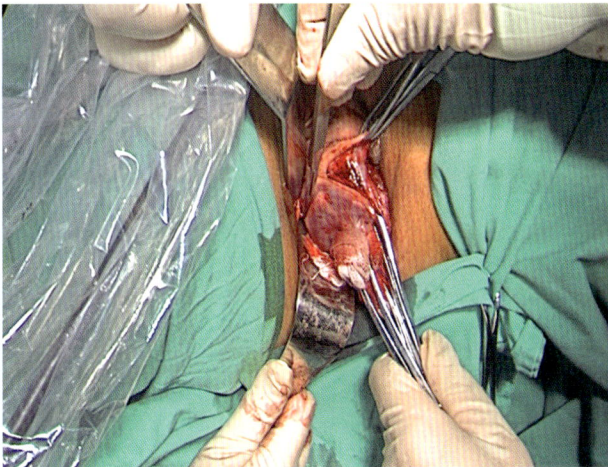

图 12-101　钳夹阴道壁

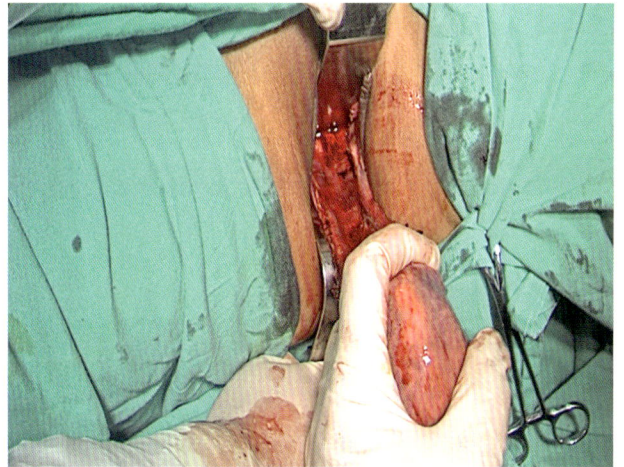

图 12-104　切断阴道后壁

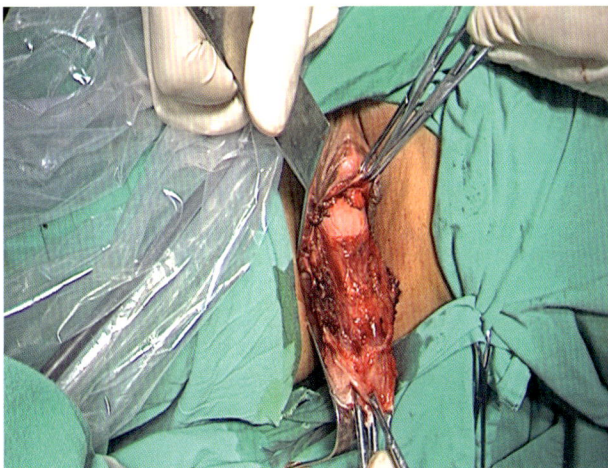

图 12-102　牵拉子宫体

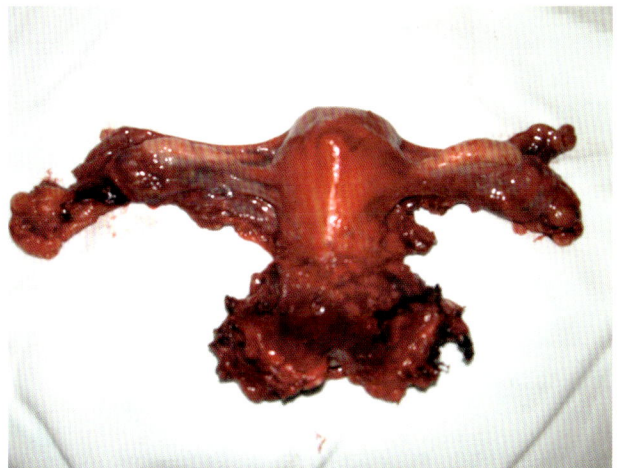

图 12-105　切除的标本

十二、封闭阴道残端

可以从阴道缝合残端，也可以在腹腔镜下缝合残端。生理盐水冲洗阴道创面后，用卵圆钳钳夹 1号可吸收线伸入盆腔，用纱布卷塞进阴道，防止漏气。腹腔再次充气并插入镜体，冲洗盆腹腔，检查无活动性出血后，连续锁扣式缝合阴道残端，中间留 10mm 的小孔，放入直径 5mm 引流胶管，外接负压引流管。用大量生理盐水冲洗盆腔，确认无渗、出血后，退出腹腔镜并拔出套管针。剖开切除的子宫，肉眼判断病灶的范围及浸润的深度，并做好记录（图 12-106、图 12-107）。

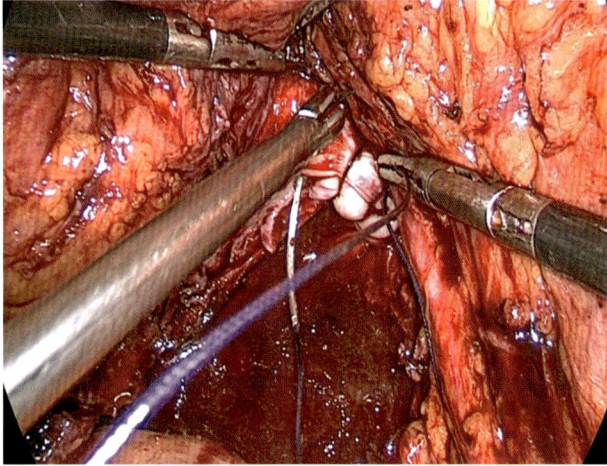

图 12-106　封闭阴道残端

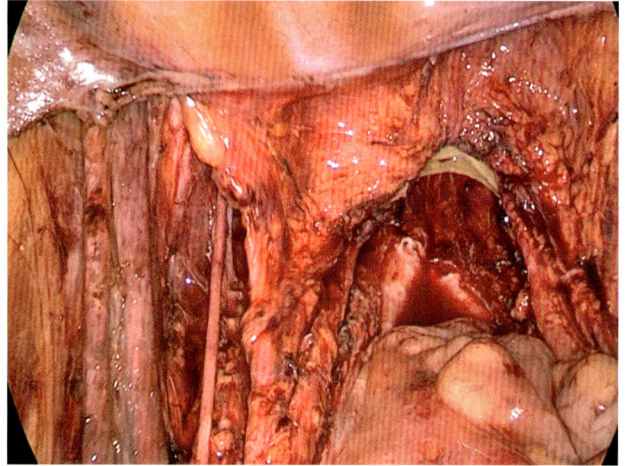

图 12-107　放置引流管

第五节　术后处理

一、术后监测

（一）术后生命体征的监护

最好使用多功能心电监护仪监测患者的脉搏、血压、呼吸、血氧饱和度。24 小时内每小时监测 1次，如一切正常，可改为 2~4 小时监测 1 次，直到手术后 48 小时，如有异常及时处理。

（二）吸氧

术后是否常规吸氧，意见不一。笔者曾对 30 例子宫颈癌患者术前、后进行血气分析，结果无明显差异。但腹腔镜腹膜后淋巴结清除基本都是与腹腔镜广泛性子宫切除术同时进行的，由于手术时间相对较长，CO_2 在腹腔内停留时间久，容易弥散至体内造成高碳酸血症，诱发心律失常，建议术后常规吸氧至少 2 小时。

二、术后处理

1. 预防感染　腹腔镜下广泛性子宫切除术手术范围大，且有阴道操作，建议术后使用广谱抗生素预防感染，密切观察术后感染的发生，除注意体温变化外，观察腹部伤口及阴道分泌物情况，以及防止肺部感染等并发症。

2. 术后第二天常规复查血常规、血生化，及时对症处理。

3. 术后 24~72 小时可进流食，术后 4~5 日可进高蛋白，高热量全食。

4. 密切注意阴道引流管，术后 24 小时，将引流管拔出 20~30mm，如果 48 小时后引流液明显减少，可以拔出。

5. 术后常规留置导尿管，每日消毒导尿管与尿道口接触部 2 次,每日或隔日更换持续导尿接管及引流瓶。7 天后改为 4 小时开放 1 次,10~14 天后可拔除导尿管,拔管前做尿常规检查。

三、及时发现并发症

1. 注意尿潴留　拔除导尿管后注意排尿情况,必要时 B 超检查膀胱充盈度,如残余尿>100ml,应再留置导尿管。

2. 盆腔引流管的管理及注意阴道出血　保持引流管通畅。经阴道放置腹膜外引流者,应注意引流液体的数量及颜色,如果术后引流液逐步增多,或拔除引流管后引流液的量不减少,应及时取引流液

行肌酐检测,必要时做 IVP 肾盂造影,尽早发现膀胱瘘或输尿管瘘。

3. 预防下肢静脉炎　术后 24 小时鼓励患者戴尿管下床活动,减少或避免术后下肢静脉炎(或栓塞)发生。如果术后 2 周内拔除尿管能恢复排尿功能,可以出院。

4. 定期复诊　术后 2 年内应每 3~6 个月复查 1 次,3~5 年内每 6 个月复查 1 次,第 6 年开始每年复查 1 次。随访内容包括妇科检查、阴道脱落细胞学检查、胸部 X 线、血常规,以及子宫颈鳞癌相关抗原、超声、CT 或磁共振等。

(李光仪　尚慧玲　廖　敏)

第十三章

腹腔镜腹膜后淋巴结清除术

第一节　概　　论

腹膜后淋巴结清除术是指切除腹主动脉旁淋巴结及盆腔淋巴结，它不是一个独立的手术方式，而是妇科恶性肿瘤手术范围之一。如卵巢癌细胞减灭术、Ⅰ期 G_3 以上的子宫内膜癌手术，还有宫颈癌根治性手术。由于腹腔镜腹膜后淋巴结清除术都是在腹膜后的大血管周围进行，风险极大，故将腹腔镜腹膜后淋巴结清除术单列一章加以细述。

腹膜后淋巴系统包括淋巴管、淋巴结和淋巴组织。淋巴管内充满由血液滤过后的淋巴液，经过逐级的淋巴结滤过后，最后归入静脉，因此，淋巴系统其实是静脉系统的辅助部分。淋巴结是插于淋巴管

向心行程中的淋巴器官，主要功能是过滤淋巴液、产生淋巴细胞和浆细胞，参与机体的免疫反应。淋巴结数目较多，常聚集成群，有深、浅之分，多沿血管周围分布。女性生殖器官具有丰富的淋巴管和淋巴结，都与相应的血管伴行，注入腹主动脉旁淋巴结，最后经乳糜池回流进入静脉。发生恶性肿瘤时，癌细胞经淋巴液沿各自回流途径引起相应淋巴结肿大或转移。腹腔镜下施行恶性肿瘤根治手术时，常需行腹主动脉旁淋巴结、盆腔淋巴结及腹股沟深淋巴结的清除。熟悉腹膜后淋巴系统解剖，有助于手术顺利进行（图 13-1、图 13-2）。

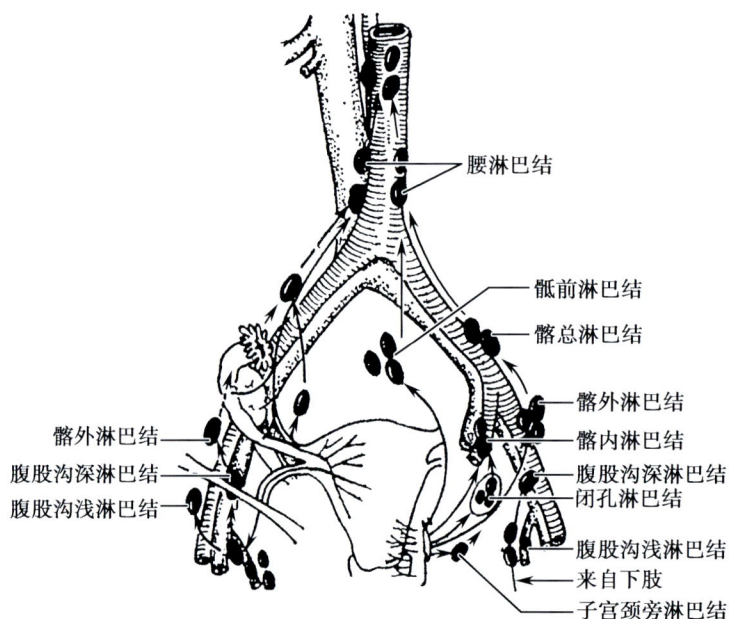

图 13-1　盆腔淋巴结示意图

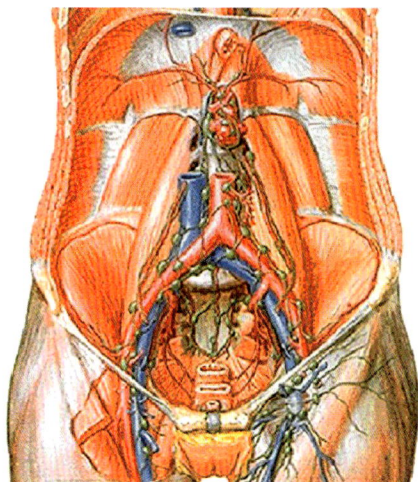

图 13-2　盆腹腔淋巴结示意图

第二节　腹腔镜腹主动脉旁淋巴结切除术

手术过程见视频 13-1。

视频 13-1
腹腔镜腹主动脉旁淋巴结
切除术

一、腹主动脉旁淋巴结解剖

腹主动脉淋巴结（nodi lymphatici pars abdominalis aortae）沿腹主动脉及下腔静脉周围分布，根据分布的位置不同，可以分为 7 组，分别是腹主动脉旁、腹主动脉前、腹主动脉后、主动脉与腔静脉间、下腔静脉外侧、下腔静脉前及下腔静脉后淋巴结（图 13-3、图 13-4）。

1. 腹主动脉旁（外侧）淋巴结（第一组）　2~14 枚。沿腹主动脉左侧排列，上达膈肌主动脉裂孔，下至腹主动脉末端与左髂总淋巴结相续。主要收集腹部外侧、子宫、卵巢、输卵管等脏器的淋巴液。腹主动脉旁淋巴结清除的主要是腹主动脉外侧的淋巴结。

2. 腹主动脉前淋巴结（第二组）　1~2 枚。位于腹主动脉前方，主要收集腹腔及肠系膜上下淋巴液。

进行腹主动脉旁淋巴结清除时该组淋巴结几乎都需要切除。

3. 腹主动脉后淋巴结（第三组）　1~3 枚。位于腹主动脉后方，第 1~4 腰椎的前方，主要收集腹壁深淋巴液和主动脉外侧输出的淋巴液。

4. 主动脉与腔静脉间淋巴结（第四组）　1~5 枚。位于腹主动脉与下腔静脉之间，一般在肾动脉起点平面下。主要收集子宫、卵巢、输卵管、右肾等脏器的淋巴液。

5. 下腔静脉外侧淋巴结（第五组）　3~5 枚，相互成链，位于下腔静脉右侧，上达膈肌，下至下腔静脉起点。主要收集右髂总淋巴结的输出液及子宫、卵巢、输卵管的淋巴液。

6. 下腔静脉前淋巴结（第六组）　2~3 枚。位于下腔静脉前方，右肾动脉起点下方。主要收集右肾、卵巢的淋巴液及髂总淋巴结的输出液。

7. 下腔静脉后淋巴结（第七组）　2~4 枚。位于下腔静脉后面，上至右肾静脉水平，下达腹主动脉分权处，主要收集右肾、卵巢的淋巴液。

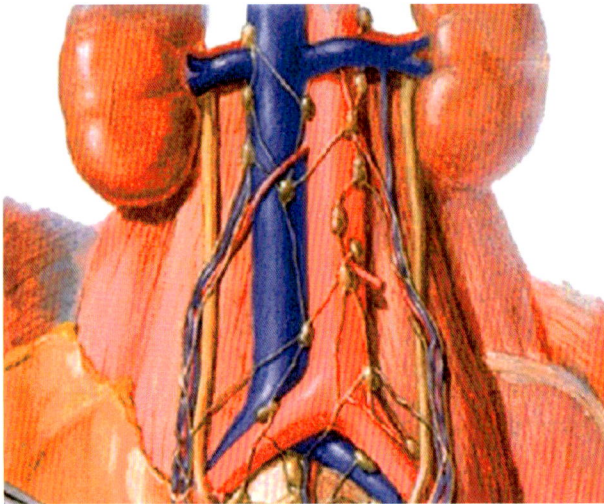

图 13-3　腹主动脉淋巴示意图

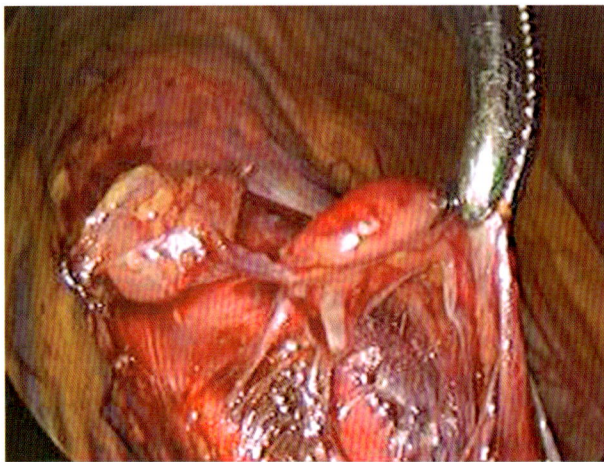

图 13-4　腹主动脉旁淋巴结

二、腹主动脉旁淋巴结切除指征

清除腹主动脉旁淋巴结手术风险大,并发症多,必须严格掌握手术指征,同时也应该严格掌握手术的切除范围。具备下列情况者可以考虑进行腹主动脉旁淋巴结切除。

(一) 子宫内膜癌 Ⅱ 期

需要广泛性子宫切除术同时进行腹主动脉旁及盆腔淋巴结清扫。

(二) 子宫内膜癌 Ⅰ 期

Ⅰ期子宫内膜癌子宫全切术基本无异议,主要对盆、腹腔淋巴结清扫尚有一定争议。根据手术病理分期的标准,即使是 ⅠA 期,也要进行全面手术分期,包括全子宫、双侧附件、盆腔淋巴结清扫及腹主动脉旁淋巴结清扫。但据文献报道,ⅠA 期(肌层无

浸润)盆腔淋巴结及腹主动脉旁淋巴结转移率 1%;ⅠB 期(肌层浸润<1/2)盆腔淋巴结转移率 6%,腹主动脉旁淋巴结转移率 1%;ⅠC 期(肌层浸润>1/2)盆腔淋巴结转移率 25%,腹主动脉旁淋巴结转移率 7%。从这些资料可以看出,即使是 ⅠC 期,腹主动脉旁淋巴结转移率也不高。因此,ⅠA 期、ⅠB 期是否同时进行盆腔淋巴结及腹主动脉旁淋巴结清扫,ⅠC 期是否要腹主动脉旁淋巴结清扫均值得探讨。建议符合下列情况之一者,可以考虑同时进行腹主动脉旁淋巴结及盆腔淋巴结清扫。

1. 组织病理学分级为 G_3。
2. 子宫浆液性乳头状癌、透明细胞癌等特殊病理类型。
3. 术前影像学检查提示腹膜后淋巴结增大。
4. 术后剖开标本见肿瘤浸润子宫深肌层。
5. 术后剖开标本见病灶呈弥漫型。

(三) 临床诊断为卵巢癌 ⅠA 期

可以考虑进行同侧腹主动脉旁淋巴结清除。

(四) 临床诊断为卵巢癌 ⅠB 期以上

应该进行腹主动脉旁淋巴结清除加盆腔淋巴结清扫。

(五) 宫颈癌

宫颈癌的淋巴清扫范围至今仍有争议,传统的清扫范围包括双侧髂总、髂外、髂内、腹股沟深、闭孔等部位的淋巴结。现在认为腹股沟深淋巴结累及概率极少,故不主张切除。如果髂总淋巴结术中冰冻病理检查阳性,则应该行腹主动脉淋巴结清除。因此,有下列情况者可同时进行腹主动脉旁淋巴结取样或清除。

1. 宫颈局部肿瘤 ≥40mm。
2. 术前 PET-CT 或 MRI 检查提示腹主动脉旁淋巴结增大。
3. 术中发现髂总淋巴结阳性。

三、腹主动脉旁淋巴结清扫范围

腹主动脉旁淋巴结清扫术的手术范围分两种,一种是大范围淋巴清扫术,另一种是小范围淋巴清扫术。根据以往资料统计,大范围与小范围腹主动脉旁淋巴结清扫其五年生存率没有明显的统计学差异,但其术中、术后并发症却有明显的统计学差异。根据 FIGO 手术病理分期法,必须进行大范围腹主动脉旁淋巴结清扫才能做全面的手术病理分期,但

应因人而异,特别是术者的操作技能等,必须要"量力而为",决不可"人定胜天",否则会造成严重并发症。

（一）大范围淋巴清扫术

其清扫范围起自肾门水平,沿下腔静脉和腹主动脉而下,止于骶前,将其范围内的腹主动脉旁、下腔静脉前的淋巴组织彻底清除。由于左侧卵巢的集合淋巴管注入左肾动脉起始部及主动脉外侧淋巴结,因此,如果是左侧卵巢癌,还要清除同侧肾下方1/3 以下所有的脂肪组织及淋巴组织(图 13-5)。

1. 大范围淋巴清扫的优点　这种清扫范围的优点是能够将腹主动脉旁的淋巴组织彻底清除,便于确定是否有淋巴结转移,用于全面反映病变的程度或满足 FIGO 分期需要。

2. 大范围淋巴清扫的缺点　这种手术范围几乎将自肾动脉以下的血管周围淋巴组织清除,是妇科腹腔镜中难度最大、技术要求最高的手术,极容易造成腹主动脉及下腔静脉损伤,危及生命。

（二）小范围淋巴清扫术

这种手术范围的解剖标志起点是从肠系膜下动脉开始,止于骶骨前,将其范围内的腹主动脉旁、下腔静脉前的淋巴组织彻底清除(图 13-6)。

1. 小范围淋巴清扫的优点　小范围腹主动脉旁淋巴清扫术的技术难度相对于大范围而言风险降低,损伤相对较少,但在一定程度上也能反映病变的范围。

2. 小范围淋巴清扫的缺点　不能全面反映病变的程度,不利于按 FIGO 标准准确分期。

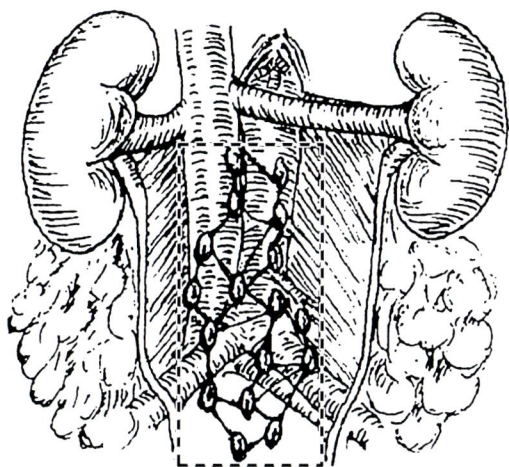
图 13-5　大范围清除示意图

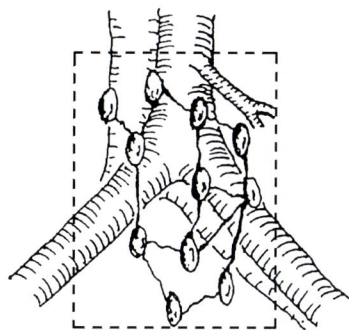
图 13-6　小范围清除示意图

四、腹主动脉旁淋巴结清扫步骤与技巧

由于淋巴结都是排列在动、静脉周围的脂肪组织中,腹主动脉旁淋巴几乎都伴随血管而行,所以,无论是大范围还是小范围腹主动脉旁淋巴结清扫,均是解剖腹腔血管,只是范围大小而已。

（一）大范围腹主动脉旁淋巴结清扫

大范围清扫腹主动脉旁淋巴结时,为了操作方便,一般清除的顺序是从上到下,整块清除。暴露、分离及横断肾动脉前组织时,同时清除下腔血管上段淋巴结,继续向下清除腹主动脉、下腔静脉及骶前淋巴结。

1. 预防血管损伤　清扫腹主动脉旁淋巴结时首先注意预防血管损伤。腹主动脉壁较厚,一般不容易损伤,但腹主动脉表面有小血管分支,术中也会损伤引起出血。清扫腹主动脉淋巴结时必须游离肠系膜下动脉,才能完成清除淋巴结的范围。肠系膜下动脉表面有时会有较厚的脂肪组织,在切开腹主动脉左侧腹膜或清除其表面脂肪组织时,必须看清肠系膜下动脉的解剖位置。分离该血管时,最好从腹主动脉寻找到肠系膜下动脉的根部,然后剪开该血管前组织,沿着血管壁清除其周围淋巴组织,游离肠系膜下动脉。如果肠系膜下动脉受到损伤无法修补时,可以将其结扎,不会引起肠管缺血、坏死。

2. 预防输尿管损伤　清扫腹主动脉旁淋巴结时必须注意预防输尿管损伤。输尿管从肾盂开始,在腹膜后沿腰大肌前面下降,在小骨盆入口处,右侧输尿管跨过髂外动脉,左侧输尿管跨过髂总动脉末端的前方,入盆腔后沿盆壁向后下,穿过子宫颈外侧到达膀胱底,在距子宫颈外侧缘约 20mm 处,输尿管穿过子宫动脉(血管隧道)进入膀胱底。左侧输尿管紧靠腹主动脉,右侧输尿管紧靠下腔静脉,在清扫该

部位淋巴结时,必须看清输尿管的走向,将其内侧下
的组织清除,注意不能损伤任何一段输尿管外鞘,否
则会造成该段输尿管缺血、坏死,导致输尿管瘘。

**　　3. 清除腹主动脉上段淋巴结**　术者左手及助
手用分离钳分别钳夹两侧后腹膜并轻轻提起,术者
右手握超声刀向上方向沿着腹主动脉表面剪开后腹
膜,至肾动脉水平,分离剪开的两侧腹膜以暴露腹主
动脉及下腔静脉,在下腔静脉左侧可以看到卵巢静
脉。提起已剪开的肾动脉前腹膜,在肾动脉水平分
离下腔血管前间隙,超声刀切断间隙内的纤维组织,
显露腔血管前淋巴组织。分离腹主动脉前组织,离
断腹主动脉旁及下腔静脉旁结缔组织,逐步清除下腔
血管上段淋巴结。将腔血管上段淋巴结清扫后,分离
腹主动脉内侧腹膜,暴露腹主动脉周围的组织,由于
脂肪组织比较疏松,血管很少,很容易分离,将脂肪组
织分离后,显露腹主动脉周围淋巴组织。离断腹主动
脉外侧及动脉前淋巴组织,完全显露腹主动脉,再清
除腹主动脉内侧及腔血管间淋巴组织,沿着腹主动脉
清除其周围组织直到髂总血管(图 13-7~图 13-14)。

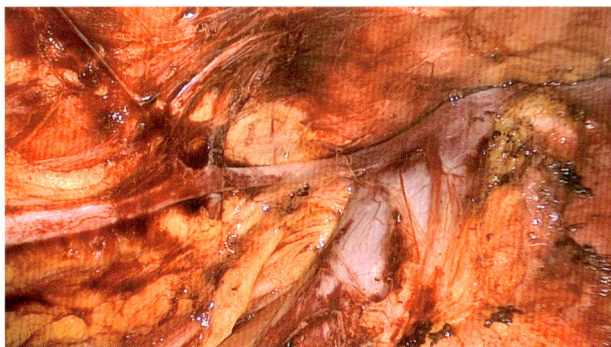

图 13-9　显露卵巢静脉

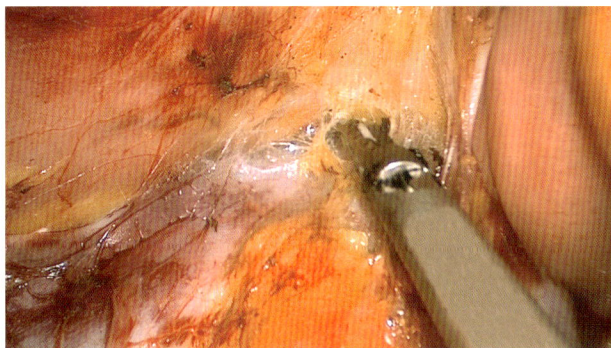

图 13-10　分离下腔血管

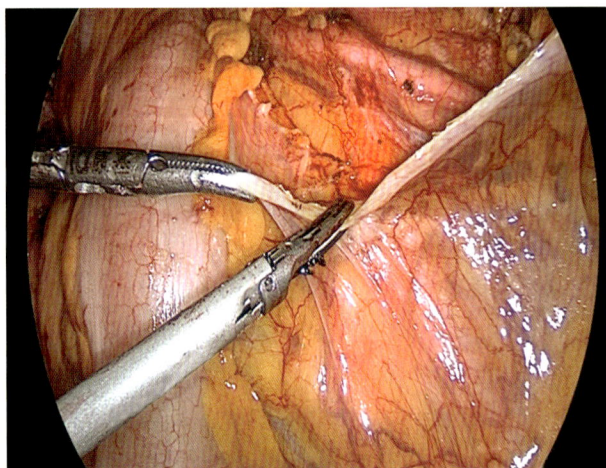

图 13-7　显露剪开腹主动脉前腹膜

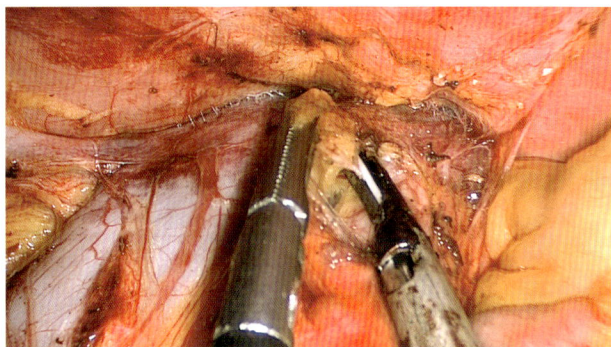

图 13-11　分离腹主动脉旁组织

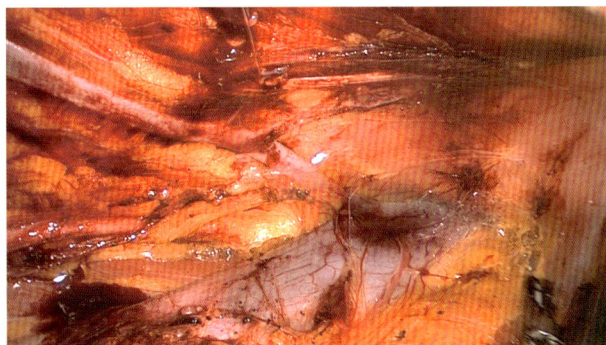

图 13-8　显露肾静脉

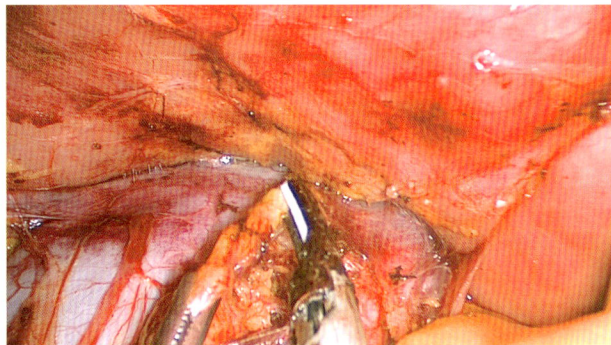

图 13-12　切断动脉前组织

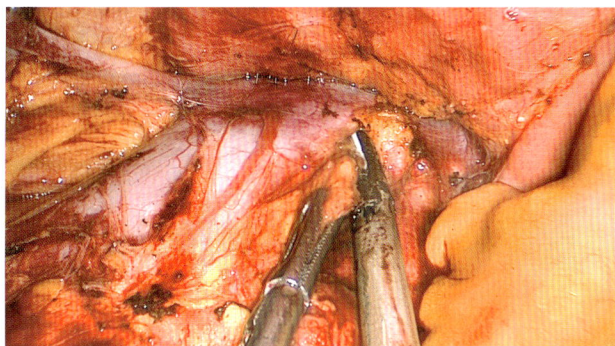

图 13-13 分离下腔动静脉间组织

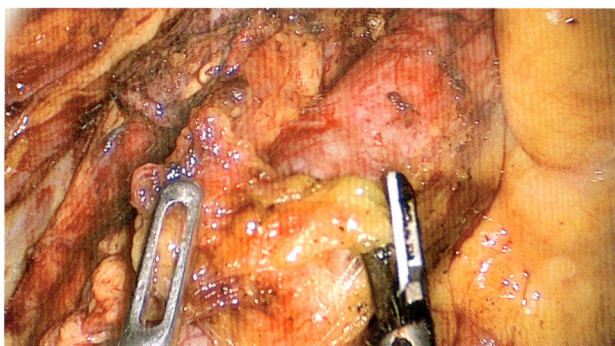

图 13-14 清除主动脉旁组织

4. 清除下腔静脉淋巴结 将腹主动脉周围淋巴结清除后,钳夹并轻轻提起已切断的组织,显露下腔静脉,分离下腔静脉前的间隙,超声刀切断,锐性剥离下腔静脉前组织,同时切断下腔静脉前周围的组织,继续将下腔静脉前的组织清除,直到其末端,即完全清除下腔静脉淋巴结(图 13-15、图 13-16)。

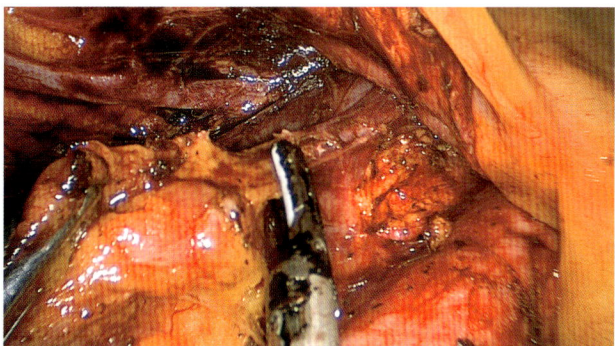

图 13-15 清除下腔静脉旁前组织

(二)小范围腹主动脉旁淋巴结清扫

1. 清除腹主动脉旁淋巴结 腹腔镜下用超声刀剪开后腹膜至肠系膜下动脉上方,暴露腹主动脉

及下腔静脉。分离、切断腹主动脉前组织至肠系膜下动脉,并将该组织向腹主动脉两侧分离,显露腹主动脉。提起已分离的组织,逐步剥离、切断腹主动脉前外侧的淋巴脂肪组织至髂总动脉起点(图 13-17~图 13-24)。

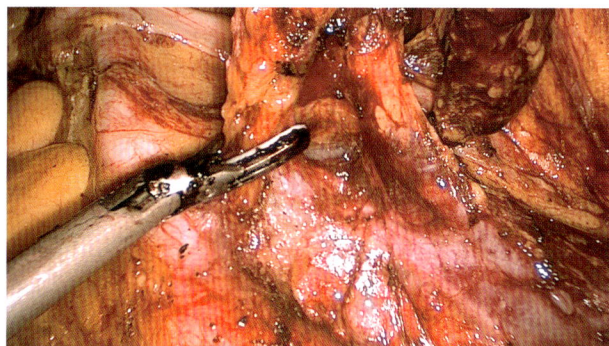

图 13-16 清除下腔静脉前组织

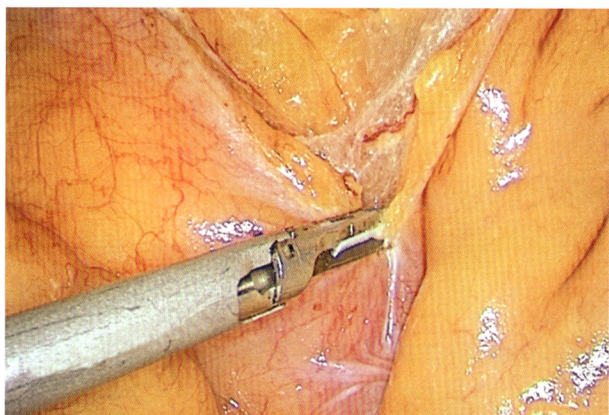

图 13-17 剪开后腹膜

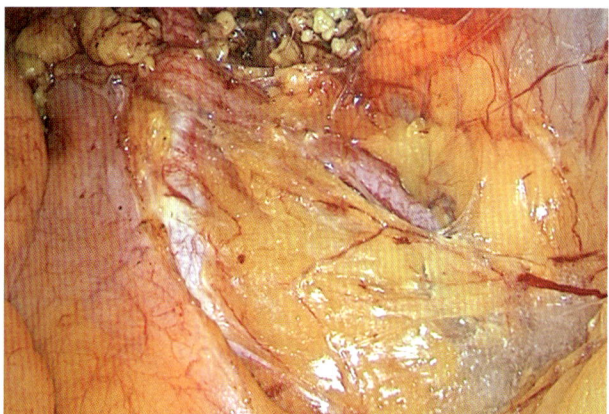

图 13-18 显露腹腔血管

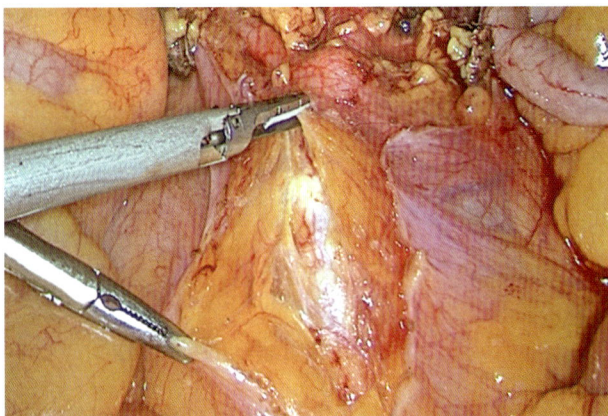

图 13-19   剪开主动脉前组织

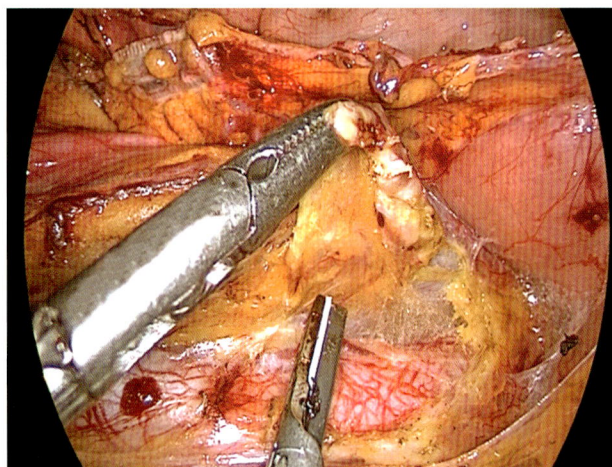

图 13-20   分离主动脉前组织

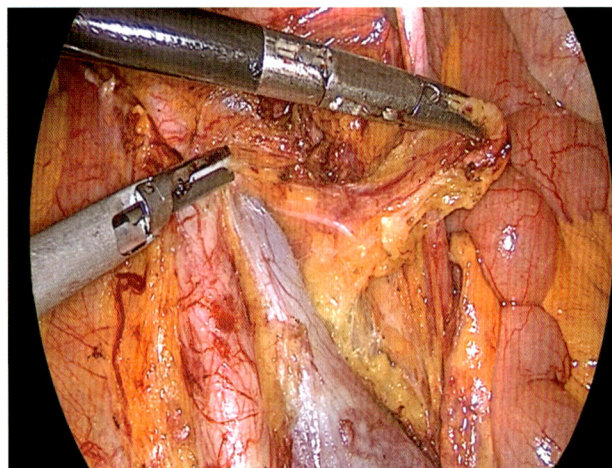

图 13-21   切断主动脉前组织

2. 切除下腔静脉前淋巴结   下腔静脉位于腹主动脉的右侧。在肠系膜下动脉上方用分离钳钳夹,并轻轻提起下腔静脉前组织,看清下腔静脉的解剖界限,先用超声刀切断下腔静脉旁的组织,再分离下腔静脉上方组织。操作时,弯分离钳背在下腔静

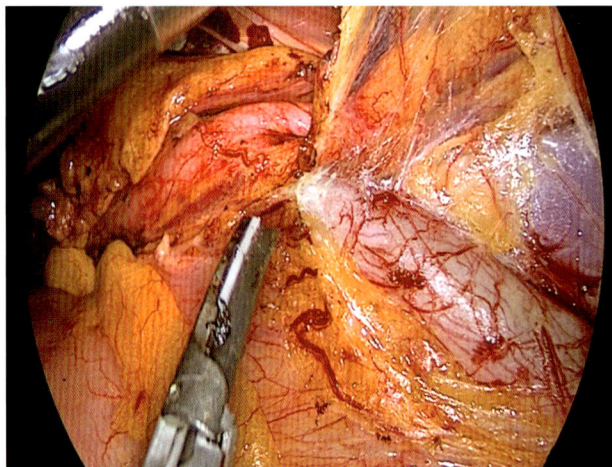

图 13-22   显露主动脉

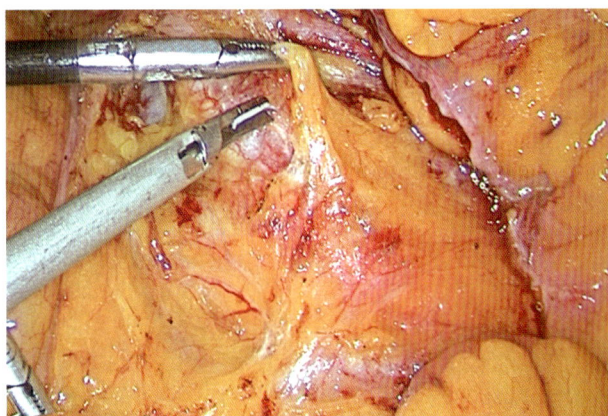

图 13-23   分离主动脉旁组织

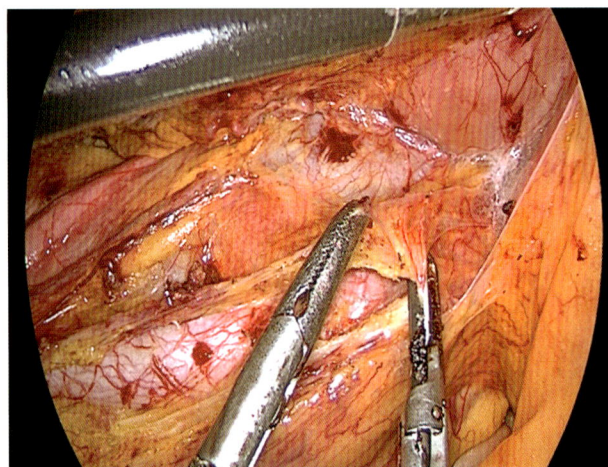

图 13-24   切断主动脉旁组织

脉上方,钳尖朝上,逐步贯穿分离下腔静脉前组织,超声刀切断。提起断端组织,暴露下腔静脉靠近动

脉旁的组织,逐步分离静脉与淋巴组织的间隙,切断其相连的结缔组织。看清输尿管的解剖界限,分离、切断其下方的脂肪组织。提起下腔静脉前游离后的组织,将下腔静脉表面、侧面的淋巴组织及脂肪彻底清除(图 13-25~ 图 13-34)。

　　3. 切除骶骨前淋巴　将腹主动脉及下腔静脉旁的淋巴组织清除后,其下方就是骶骨前淋巴组织。骶骨前淋巴结位于两侧髂总血管内侧,上自骶骨岬、下至第 3~4 骶椎。清除骶骨前淋巴结时,只要沿着双侧髂总血管内侧及骶岬区,用超声刀由上而下、自外而内向骶尾方向分离,就能在第 3~4 骶椎处整块切除骶骨前淋巴组织(图 13-35、图 13-36)。

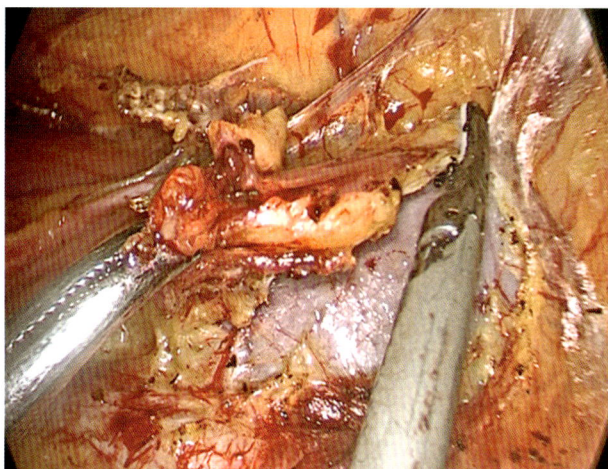

图 13-27　切断下腔静脉前组织

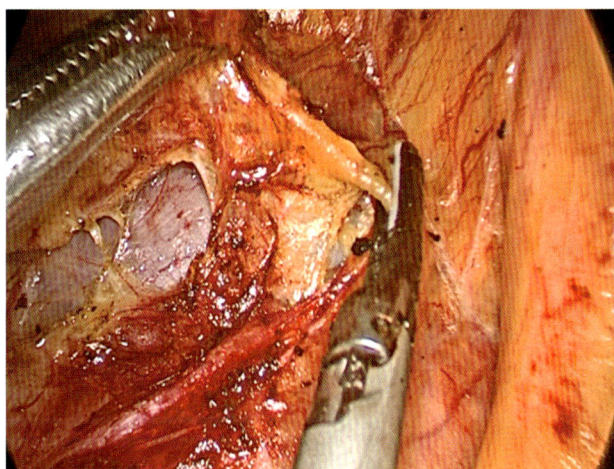

图 13-25　切断下腔静脉前组织

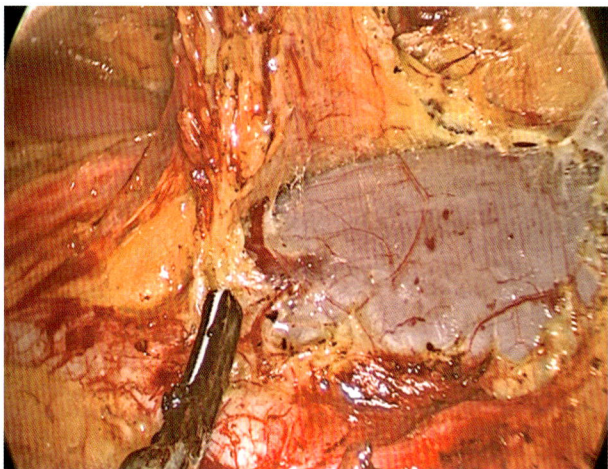

图 13-28　显露下腔静脉

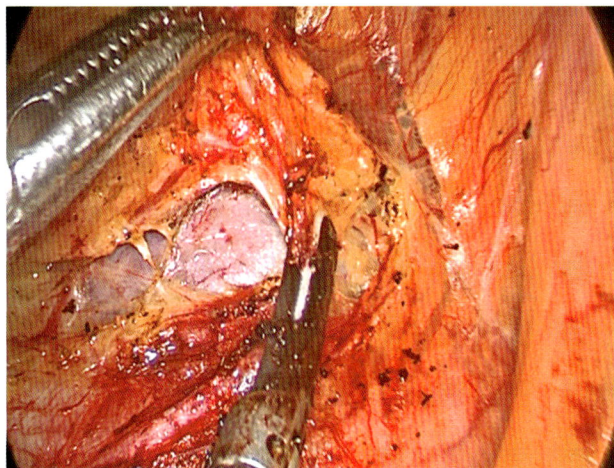

图 13-26　分离下腔静脉旁组织

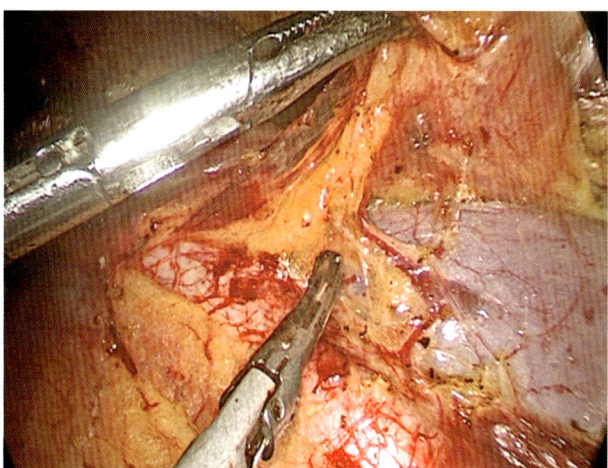

图 13-29　分离静脉组织间隙

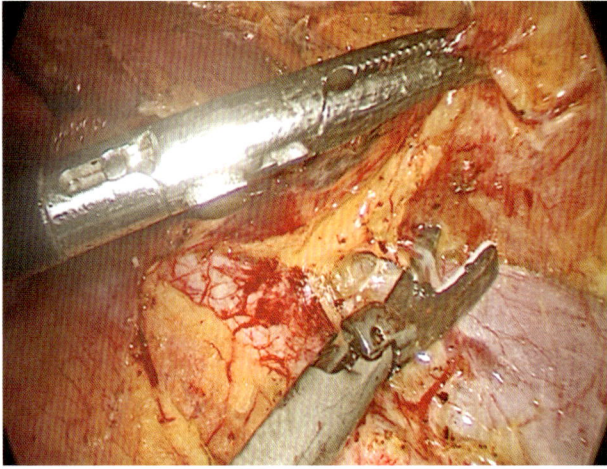

图 13-30　切断下腔静脉前小血管

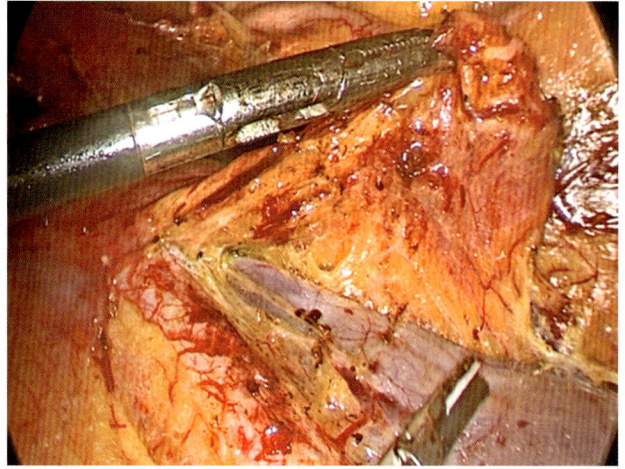

图 13-33　提起游离的组织

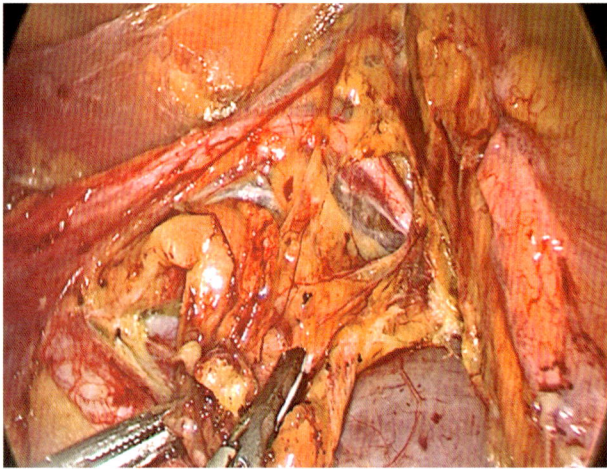

图 13-31　分离输尿管下方组织

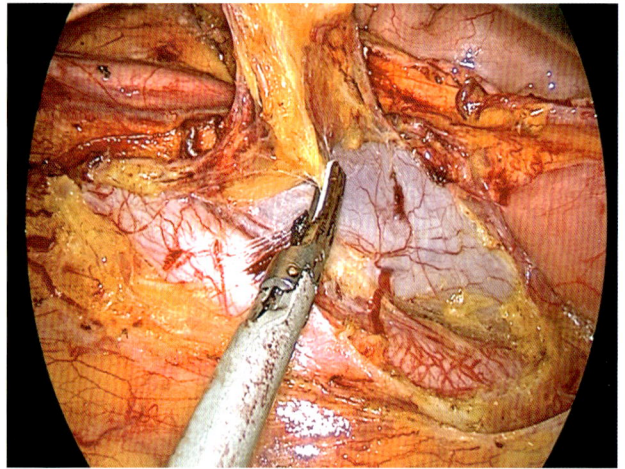

图 13-34　清除下腔淋巴组织

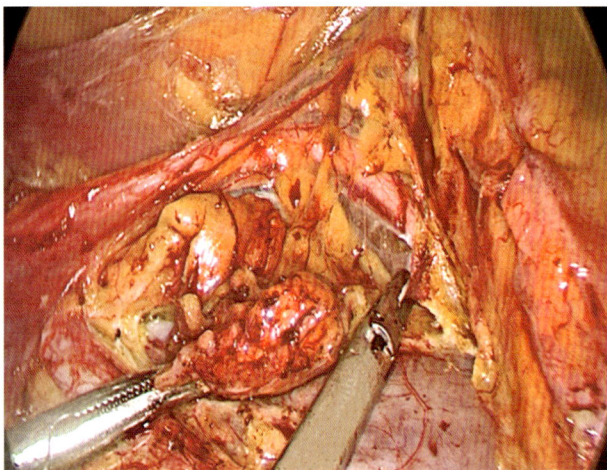

图 13-32　离断输尿管下方组织

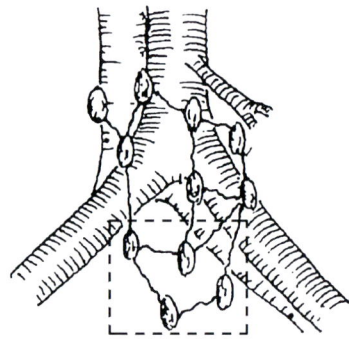

图 13-35　骶前淋巴切除范围

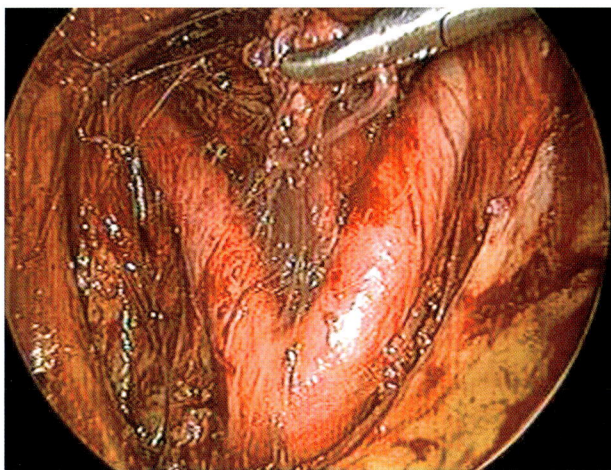

图 13-36　清除骶前淋巴组织

第三节　腹腔镜盆腔淋巴结清除术

手术过程见视频 13-2。

视频 13-2
腹腔镜盆腔淋巴结清除术

　　腹腔镜下盆腔淋巴结清除即切除盆腔内的淋巴结,但不是所有盆腔淋巴结都能切除,能清除的只有髂总、髂外、髂内、腹股沟深、闭孔等部位的淋巴组织,故有必要了解盆腔淋巴结的解剖。

一、盆腔淋巴结清扫范围

　　(一)盆腔淋巴结清扫的范围

　　外界至腰大肌外侧 20mm 处,内界在输尿管的内侧、侧脐韧带的外侧,上界至髂总动脉上 30mm 处,下界至旋髂深静脉,底部是闭孔神经以上。左、右各一,清除时原则上整块切除(图 13-37)。

　　(二)清扫的顺序

　　1. 经典顺序　从上而下。从髂总动脉上 20mm 处开始,沿着髂血管将髂总、髂外淋巴结清除,直达腹股沟并同时清除腹股沟深淋巴结,再从髂内血管周围清除髂内及闭孔窝淋巴结。

　　2. 改良顺序　从下到上,中间合拢。先清除腹股沟深淋巴结,并将下 1/3 髂外血管淋巴结清除,游离髂外血管末端,再从髂总动脉上 20mm 处开始,沿着髂血

管将髂总淋巴结清除,并清除剩下的髂外淋巴结,然后清除髂内及闭孔窝淋巴结。临床实践证明,由下向中、由上到中、从中往内清扫的方式较经典方式需时较短,而且术野清晰。关键在于术中找到三个解剖点:即旋髂深静脉、闭孔神经、髂内外静脉的分叉。

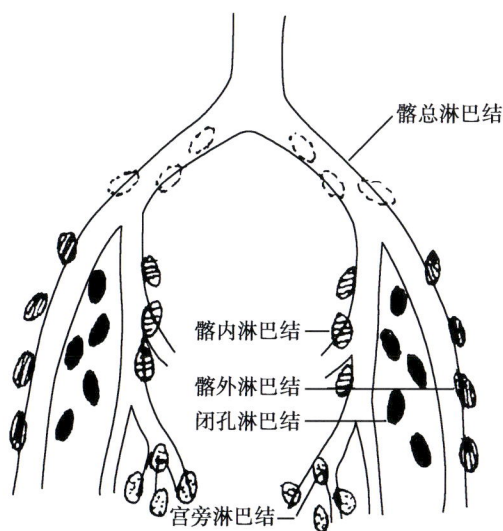

图 13-37　盆腔淋巴清扫范围示意图

二、清除腹股沟深淋巴结方法与技巧

　　(一)腹股沟深淋巴结解剖

　　腹股沟深淋巴结位于股管内、股静脉内侧,1~2

枚,最重要的是位于腹股沟韧带与旋髂深静脉交叉的三角区内侧的股管淋巴结(cloquet's node)。腹股沟内除淋巴结外,还有髂外动、静脉与股动、静脉的相接处,从髂外动脉末端分出腹壁下动脉、髂外静脉的属支旋髂深静脉,清除腹股沟深淋巴结时最容易损伤的是髂外静脉与旋髂深静脉。但由于腹腔镜有放大作用,能够看清血管与淋巴结之间的解剖关系,镜下清除该淋巴结比较容易。操作时,只要牵拉腹股沟韧带下方的组织,就能暴露髂外静脉末端并在其内侧找到该淋巴结,清除其周围的组织,切断淋巴管,掏出淋巴结。在髂外血管末端有髂外动脉小分支,电凝该血管分支后连同腹股沟深淋巴管一起切断,沿着髂外动脉撕拉淋巴组织,显露髂外动脉,便将腹股沟深淋巴结清除。由于旋髂深静脉跨过髂外动脉回流到髂外静脉,清除腹股沟深淋巴结时应该避免损伤旋髂深静脉。

(二)清除右侧腹股沟深淋巴结方法与技巧

1. 清除右侧腰大肌区域脂肪组织   通过举宫杯的摆动,将子宫摆向左侧,显露右侧骨盆漏斗韧带,用超声刀在腰大肌外侧约20mm处剪开阔韧带前叶,向上直达髂总动脉上20mm处腹膜,向下到达腹股沟韧带。暴露右侧髂血管区域及腰大肌,超声刀钝、锐性清除腰大肌外侧20mm处脂肪组织,直达腹股沟韧带下方,尽量保护沿着腰大肌上行走的股生殖神经的完整性。同时,分离髂血管与侧脐韧带之间的间隙及闭孔窝下部,显露闭孔神经(图13-38~图13-43)。

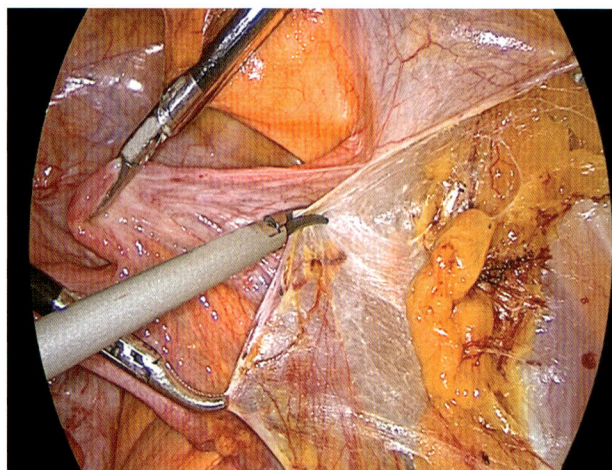

图 13-39   剪开圆韧带下腹膜

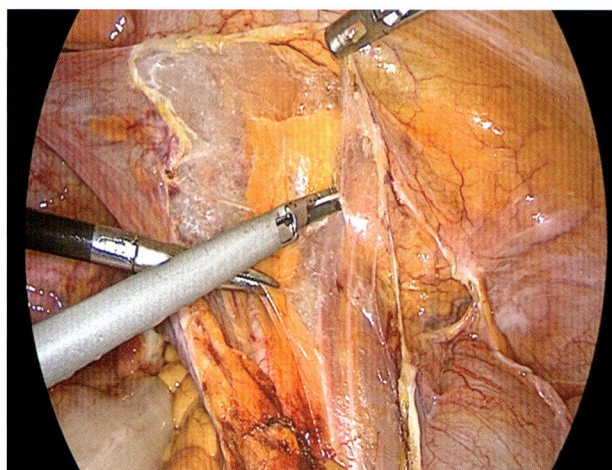

图 13-40   清除腰大肌上组织

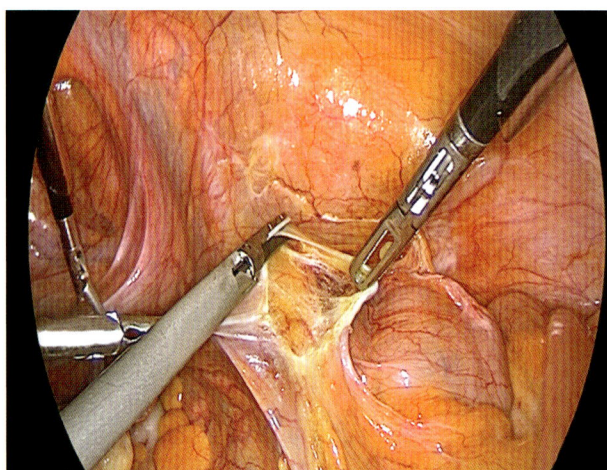

图 13-38   剪开侧腹膜

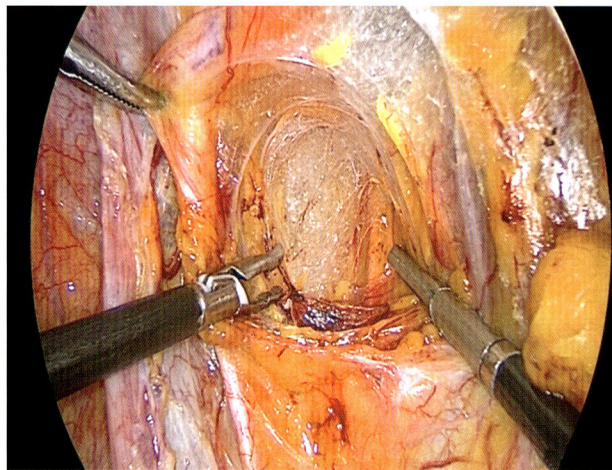

图 13-41   分离闭孔窝下部

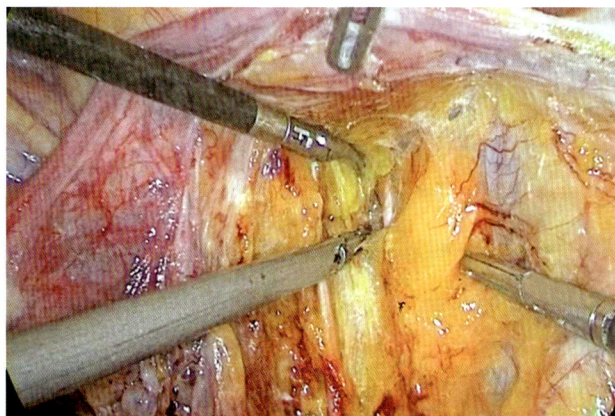

图 13-42　分离闭孔神经

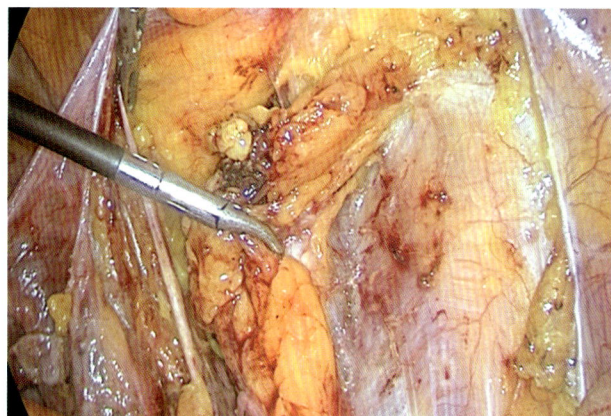

图 13-45　显露髂腰肌间隙

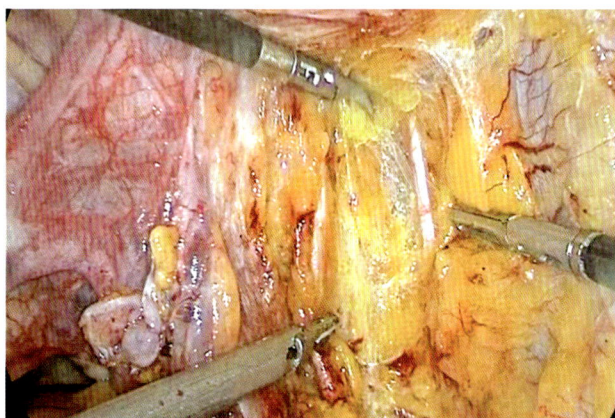

图 13-43　显露闭孔神经

2. 清除右侧腹股沟下组织　钳夹腹股沟下方组织并轻轻往下牵拉,用超声刀紧靠腹股沟韧带逐一切断与之相连的组织。弯分离钳钳夹组织并轻轻往内下方下牵拉,显露并切断腰大肌与髂外血管相连的纤维带,以及髂腰肌间隙,必要时可以同时分离闭孔窝外缘,暴露闭孔神经。如此,便可完全清除腹股沟下方的脂肪及淋巴组织,显露右侧腹股沟深淋巴结及旋髂深静脉(图 13-44~图 13-49)。

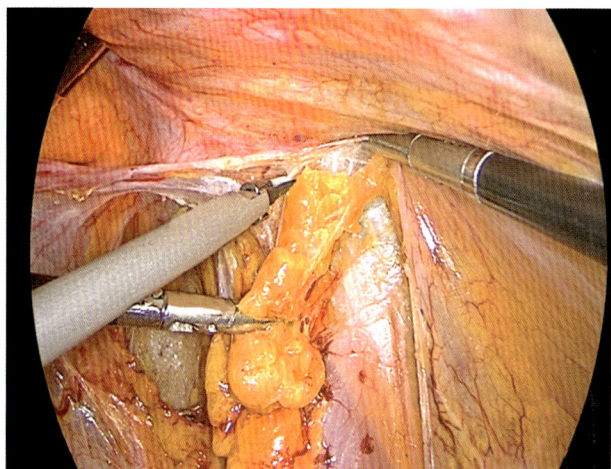

图 13-46　清除腹股沟下组织

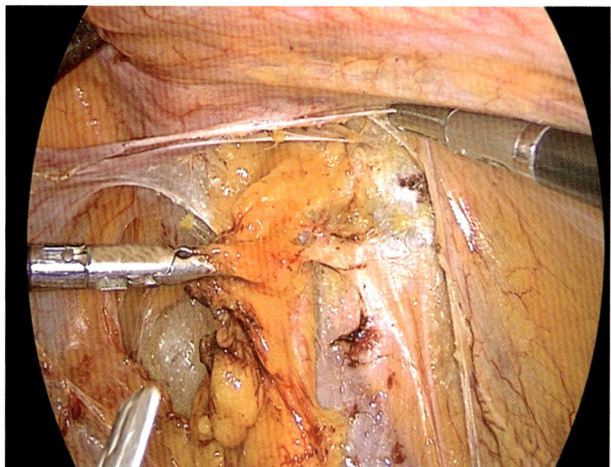

图 13-47　牵拉旋髂血管前组织

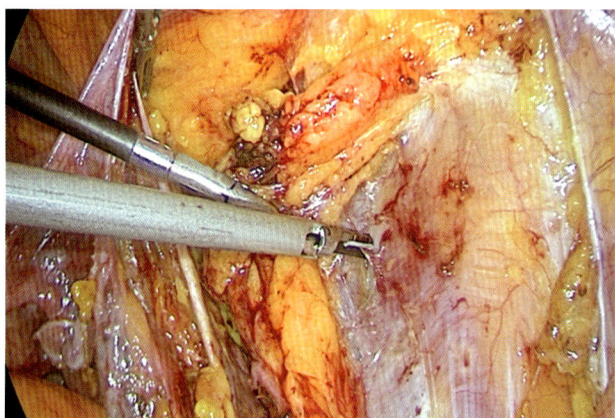

图 13-44　切断髂腰肌内侧组织

3. 切除右侧腹股沟深淋巴结　将右侧腹股沟深淋巴结从髂外血管内侧分离后,牵拉该淋巴结,分离与髂血管之间隙,显露淋巴管及结缔组织,靠近髂外血管旁切断。看清髂外动、静脉及旋髂深动脉、旋髂深静脉的解剖界限,切断与之相连的组织,牵拉已游离的右侧淋巴组织并轻轻向髂外血管上方撕拉,充分显示右侧髂外动、静脉及旋髂深静脉的解剖位置(图 13-50~ 图 13-57)。

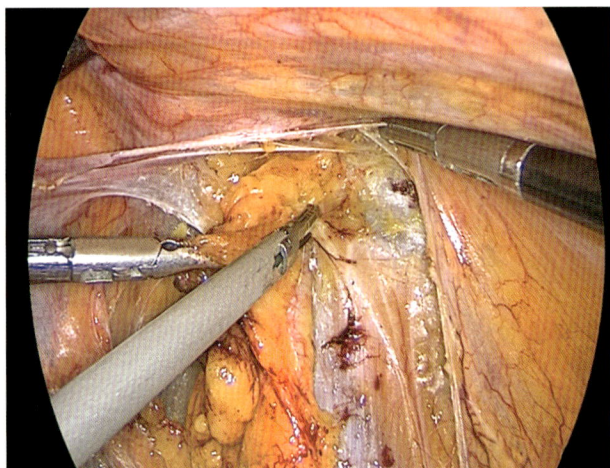

图 13-48   切断与腰大肌粘连带

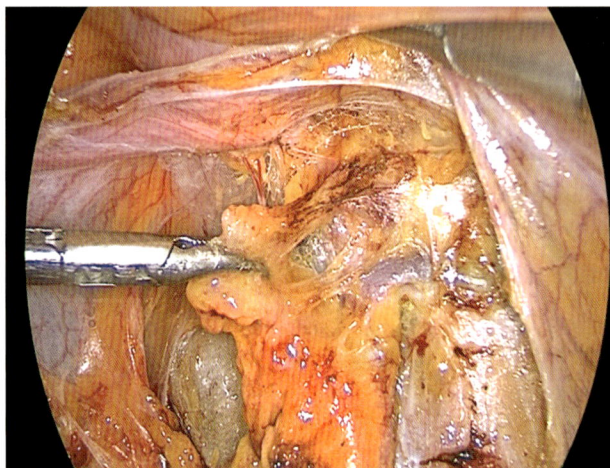

图 13-51   牵拉腹股沟深淋巴

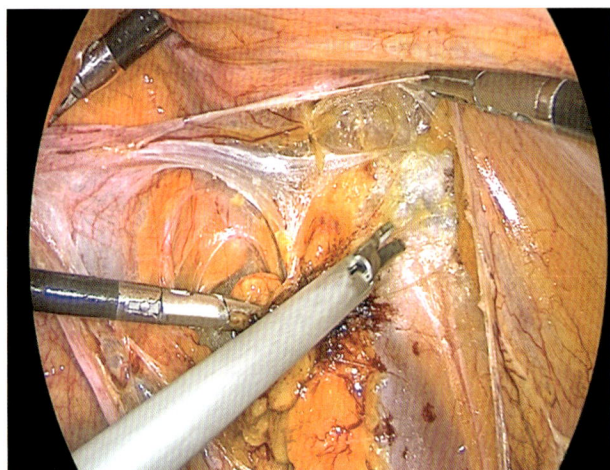

图 13-49   分离腰大肌内侧组织

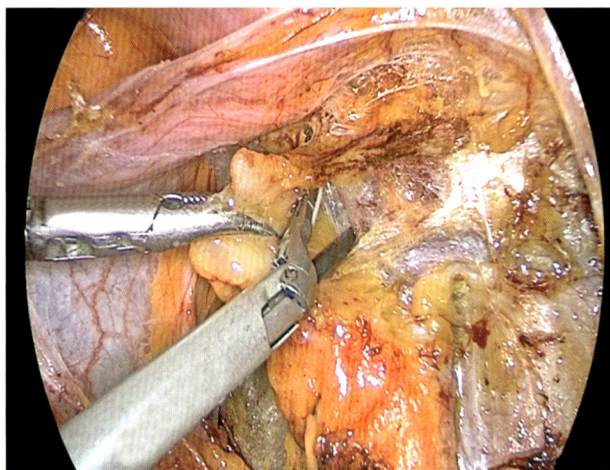

图 13-52   分离深淋巴与血管间隙

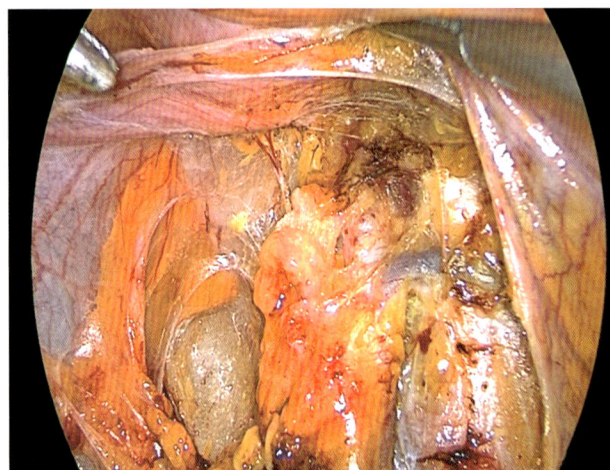

图 13-50   显露腹股沟深淋巴

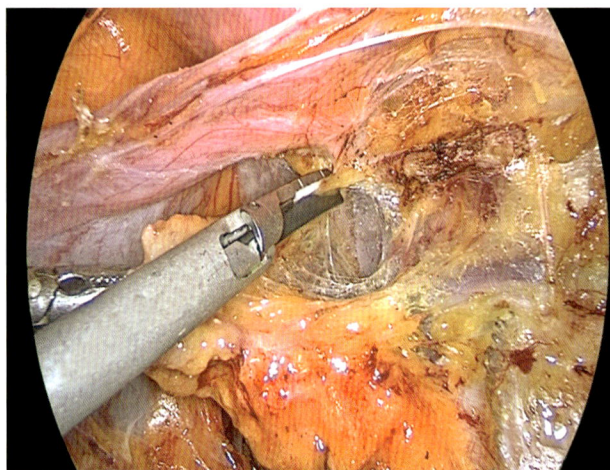

图 13-53   切断淋巴管

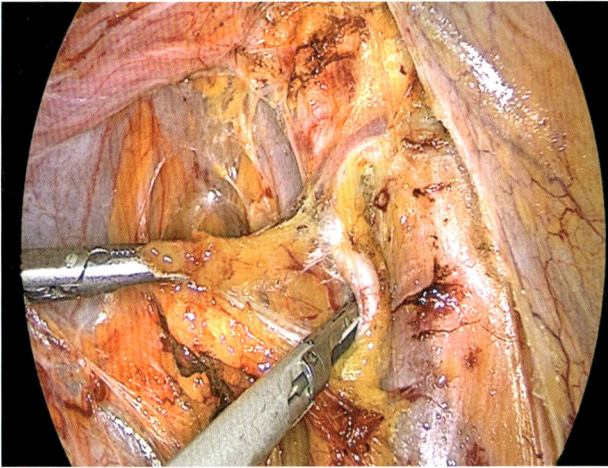

图 13-54 分离髂外动脉

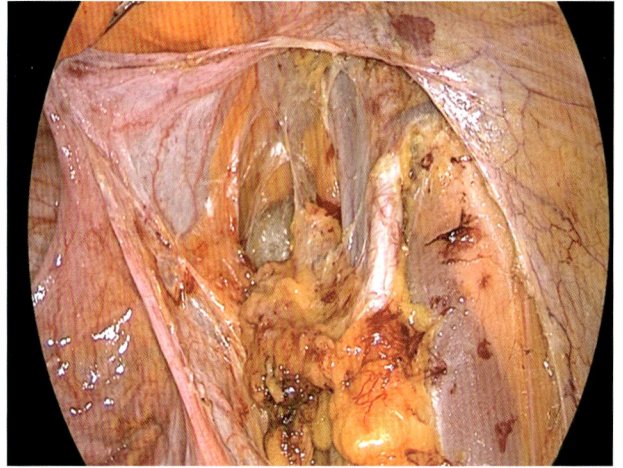

图 13-57 清除右腹股沟深淋巴后创面

（三）清除左侧腹股沟深淋巴结

1. 清除左侧腰大肌区域脂肪组织 通过举宫杯的摆动,将子宫摆向右侧,显露左侧骨盆漏斗韧带。由于乙状结肠跨过左侧骨盆漏斗韧带进入盆腔,该部位经常出现粘连。操作时术者左手用弯分离钳在骨盆入口水平钳夹提起阔韧带前叶,助手用无损伤钳钳夹提起骨盆漏斗韧带内侧,术者右手握超声刀从乙状结肠前方逐一离断粘连带,同时沿着腰大肌剪开阔韧带前叶,直到左侧腹股沟韧带下方。钳夹提起圆韧带,沿着圆韧带下方剪开腹膜,显露左侧髂血管区,并分离髂外血管内侧间隙。看清生殖股神经的走向,在其上方清除左侧腰大肌脂肪组织(图 13-58~ 图 13-63)。

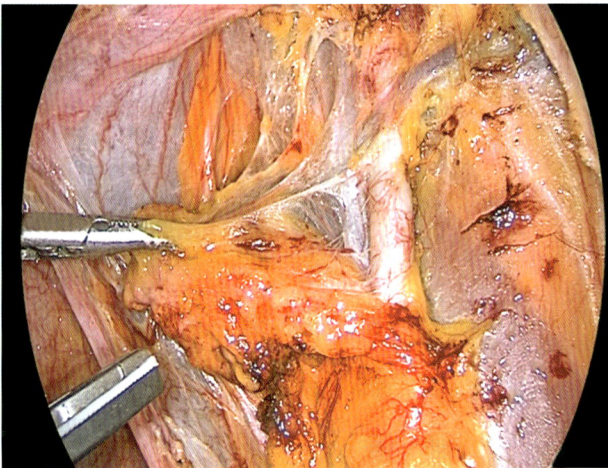

图 13-55 牵拉腹股沟深淋巴结

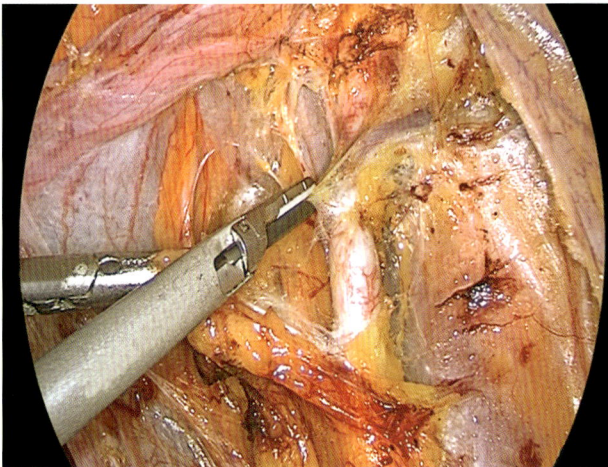

图 13-56 切断粘连带

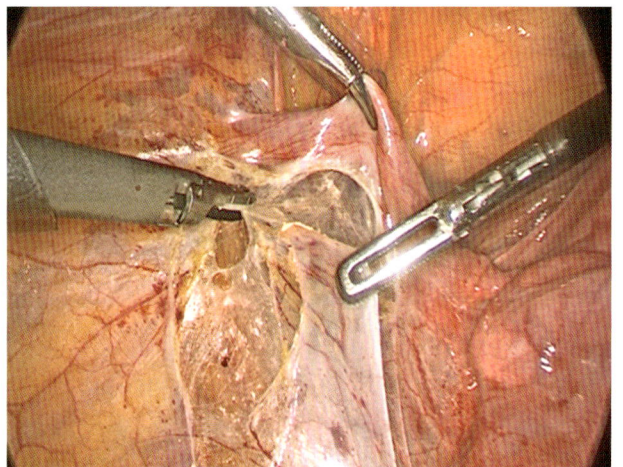

图 13-58 剪开左侧壁腹膜

2. 清除左侧腹股沟下组织 提起左侧圆韧带，钳夹腹股沟下方组织并轻轻往下牵拉，暴露组织与血管之间的界限，紧靠腹股沟韧带用超声刀离断。

分离旋髂深静脉周围组织，显露旋髂深静脉，逐一切断与血管相连的纤维带，完全清除腹股沟下方的脂肪及淋巴组织（图13-64~图13-69）。

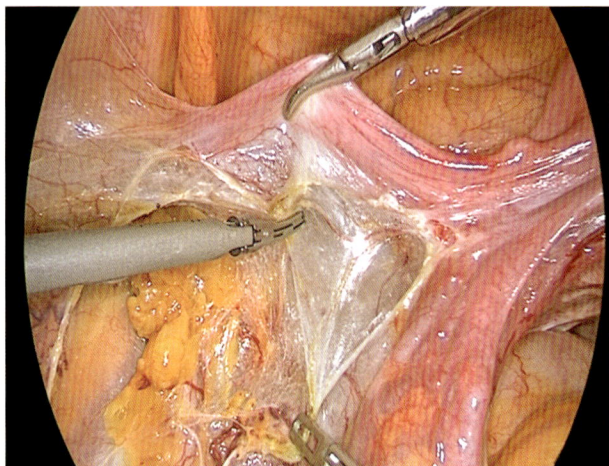

图13-59　分离左髂血管区组织

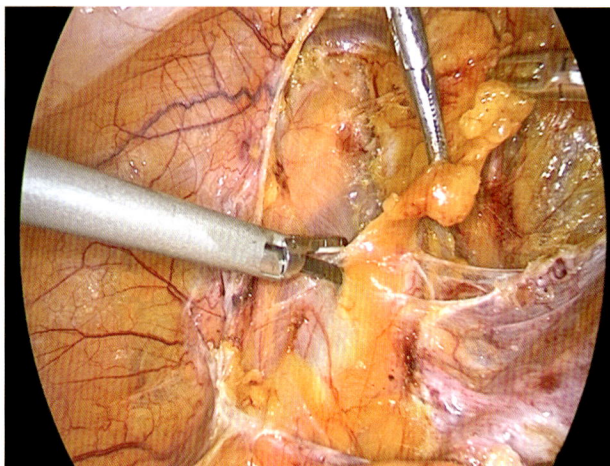

图13-62　分离髂腰间隙

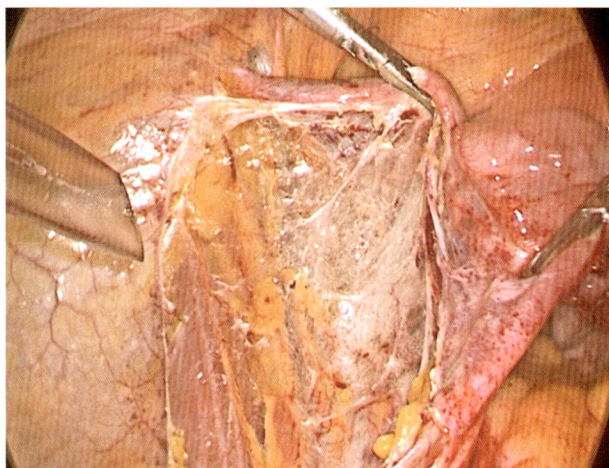

图13-60　显露左髂血管区

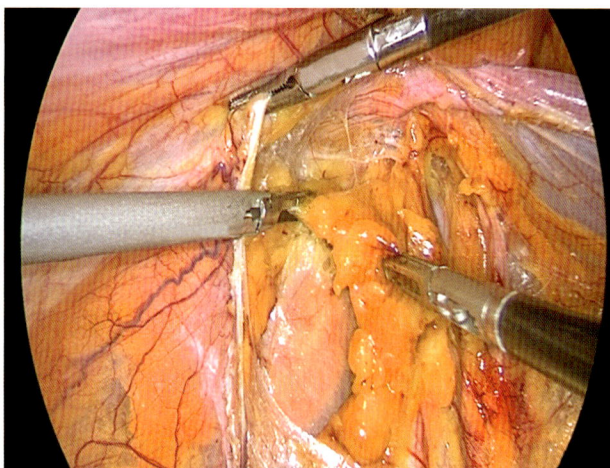

图13-63　切断腰大肌组织

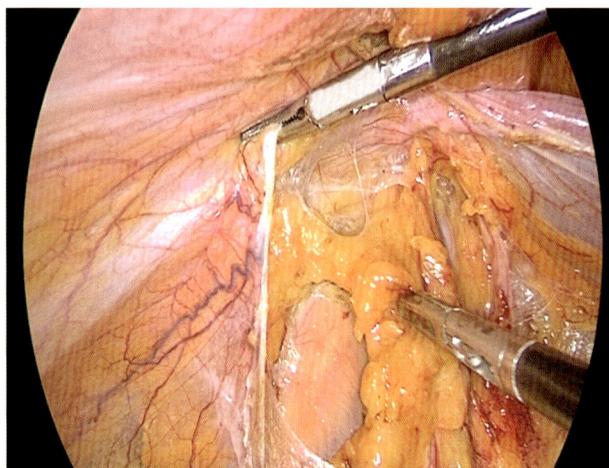

图13-61　显露腰大肌前组织

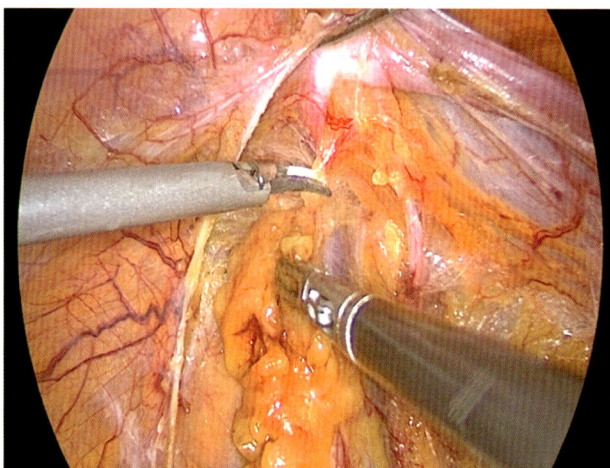

图13-64　切断圆韧带下方组织

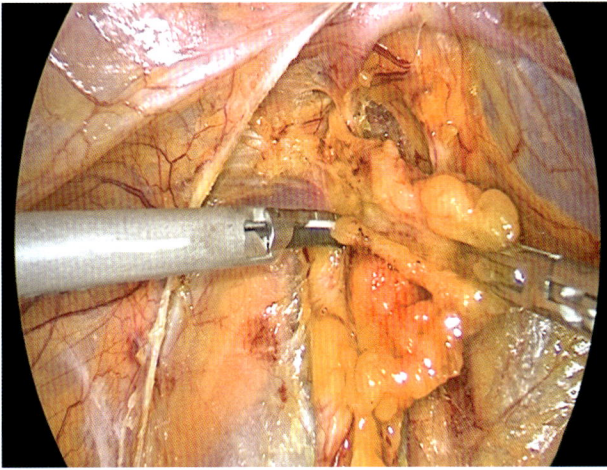

图 13-65 分离旋髂深组织

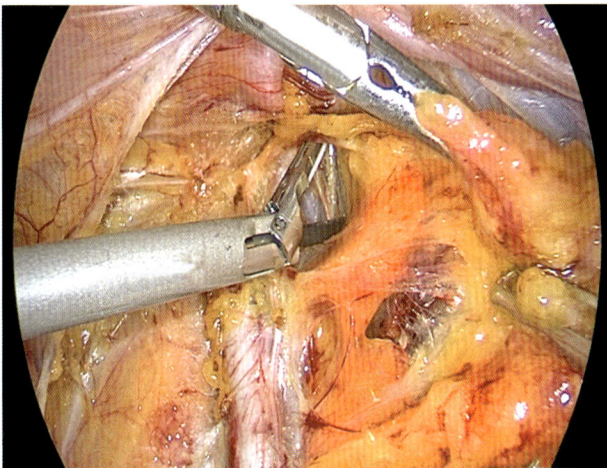

图 13-66 分离淋巴结间隙

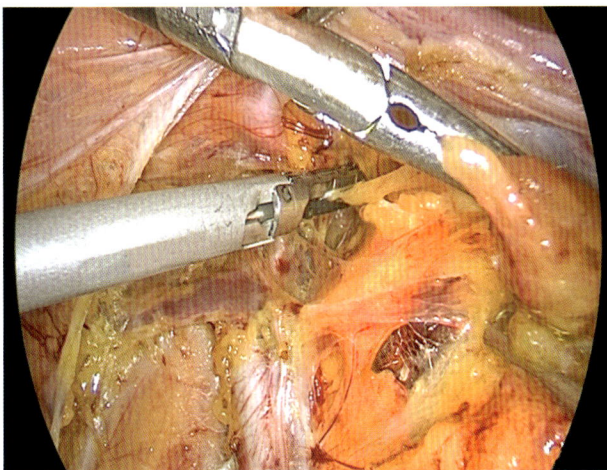

图 13-67 切断远端淋巴管

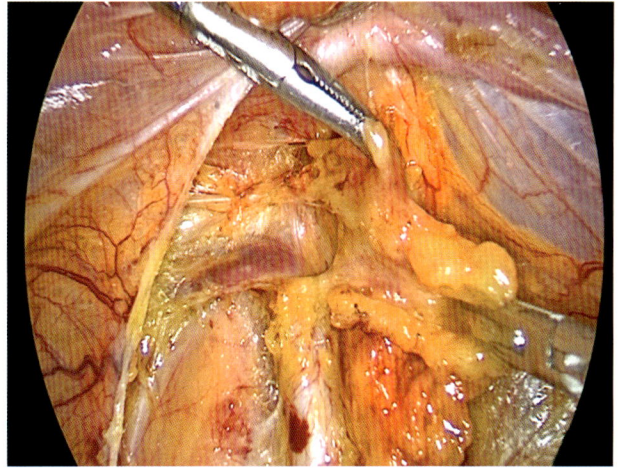

图 13-68 显露旋髂深静脉

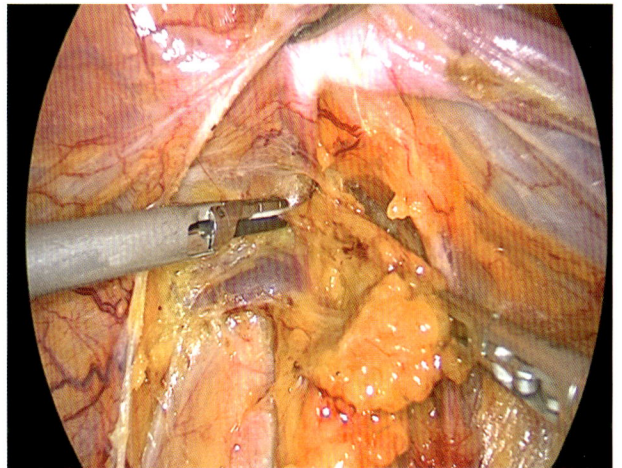

图 13-69 分离旋髂深周围组织

3. 切除左侧腹股沟深淋巴结 提起已游离的淋巴结,看清髂外血管解剖界限后,在髂外动脉末端分离周围组织,显示旋髂深静脉和腹壁下动脉,切断与之相连的结缔组织。分离旋髂深内侧组织,显示并切断与血管相连的淋巴管,钳夹离断后的淋巴管,轻轻向髂外血管上方撕拉,充分显示左侧髂外动静脉、旋髂深静脉及腹壁下动脉(图 13-70~ 图 13-75)。

三、清除髂总淋巴结方法与技巧

(一)髂总淋巴结解剖

髂总淋巴结(nodi lymphatici iliaca communis)为 1~5 枚,是髂外淋巴结的向上延续。髂总淋巴结的外侧边界是腰大肌,内侧边界是髂总血管分叉水平,左、右不一,右侧髂总淋巴结的内边界是髂总血管内侧,左侧髂总淋巴结的内边界为输尿管系膜(图 13-76、图 13-77)。根据淋巴结在髂总动脉分布的位置分为 3 组。

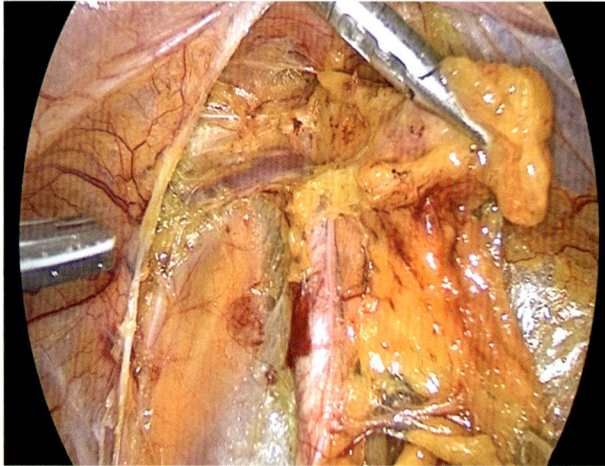

图 13-70　提起已游离的淋巴结

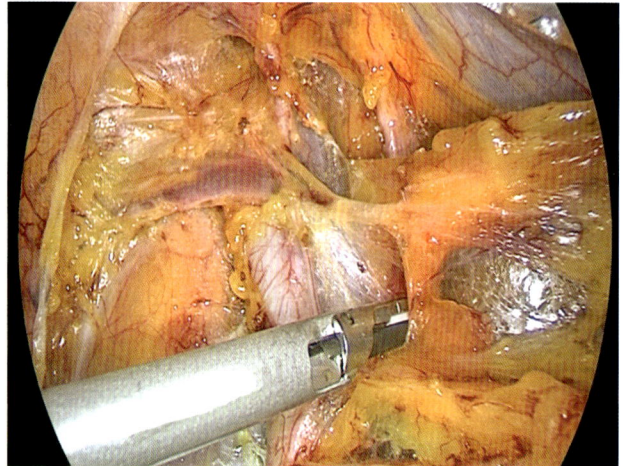

图 13-73　分离旋髂深内侧组织

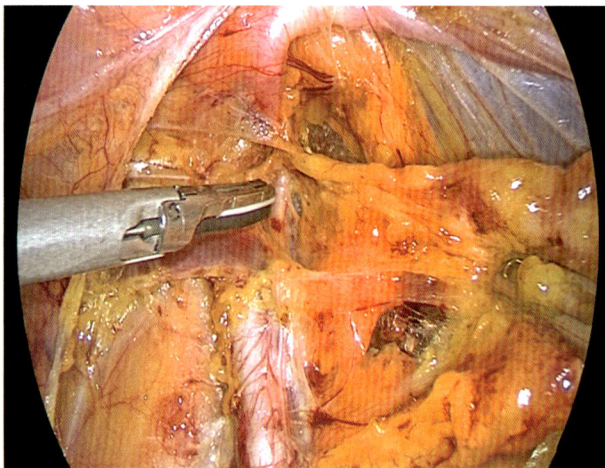

图 13-71　分离腹壁下动脉

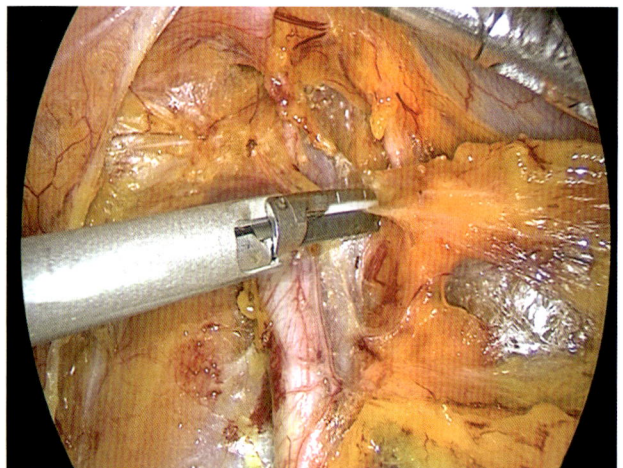

图 13-74　切断旋髂深内侧组织

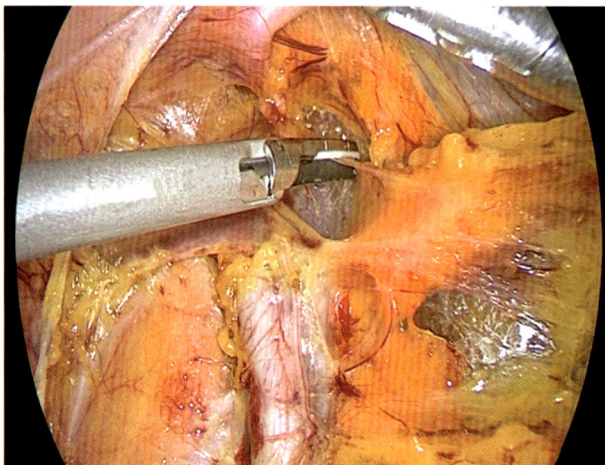

图 13-72　切断血管外组织

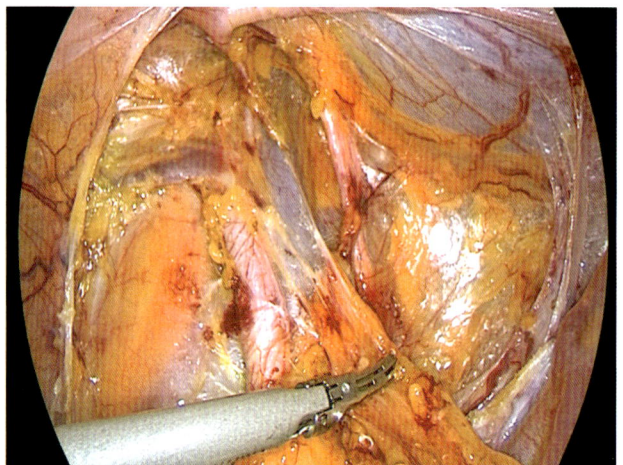

图 13-75　清除左腹股沟深淋巴后创面

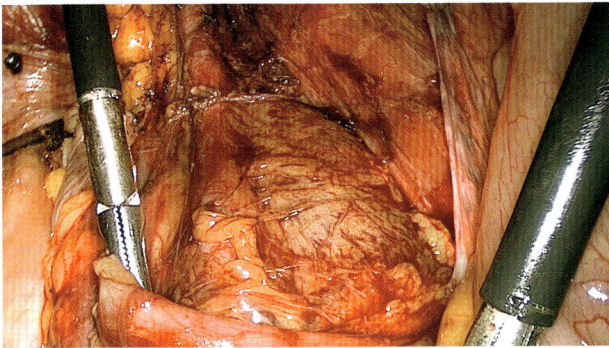

图 13-76　右髂总淋巴结

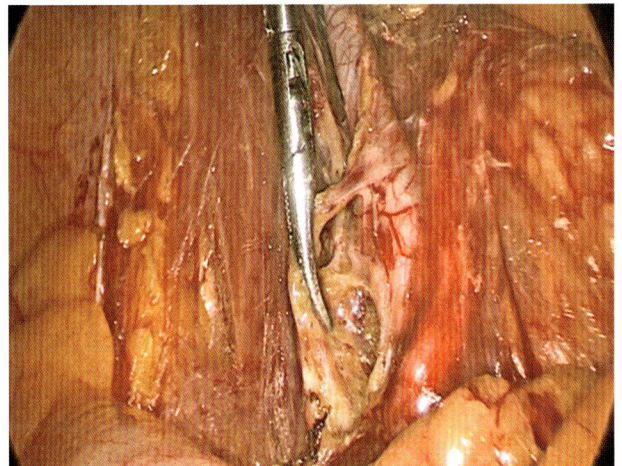

图 13-77　左髂总淋巴结

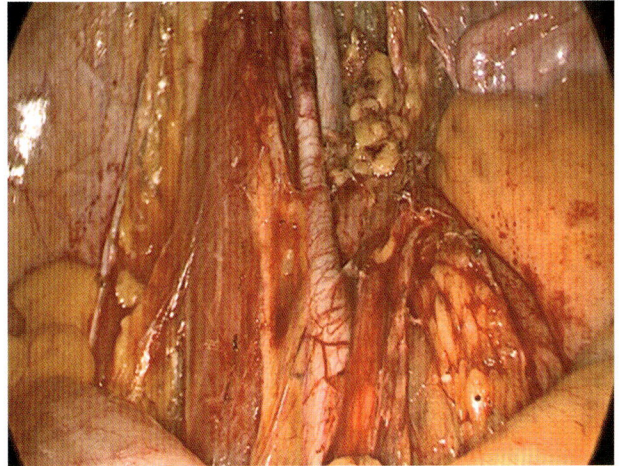

图 13-78　左侧髂血管区

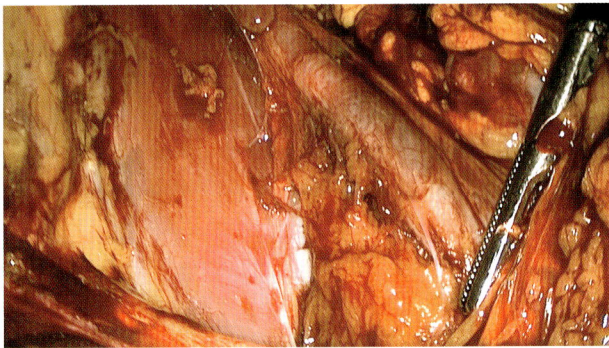

图 13-79　左侧髂总淋巴结

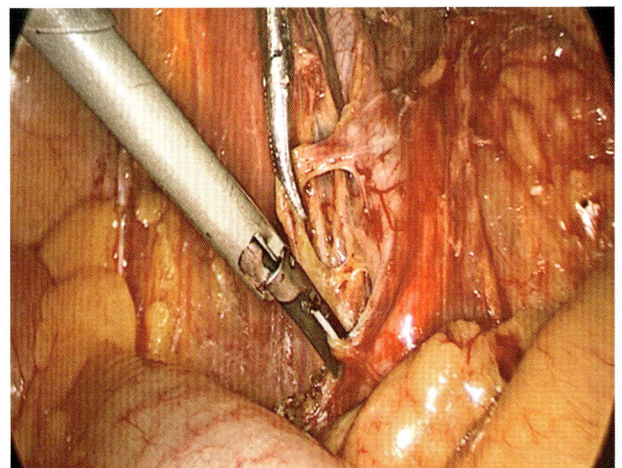

图 13-80　剪开输尿管下方组织

1. 内侧淋巴群　1~2 枚，多者可达 5 枚，极少数患者缺如。位于髂总动脉内侧或髂总静脉前方，又称腹主动脉下淋巴结。

2. 外侧淋巴群　1~3 枚。左侧者位于左髂总动脉与腰大肌之间，右侧者位于右髂总动脉的外侧、右髂总静脉的前方。临床上，主要清除的是外侧组的淋巴结。

3. 中间淋巴群　又称髂总后淋巴结，2~4 枚，极少数患者无此淋巴结。位于髂总动、静脉的后方。

（二）清除左侧髂总淋巴结

用超声刀剪开左侧阔韧带前叶直到左髂总动脉上 20mm 处，显露左侧髂总血管区及输尿管，分离左侧髂血管与腰大肌间隙直达闭孔窝边缘，用无损伤钳拨开闭孔窝前方组织，显露闭孔神经，也可以通过吸管吸出闭孔窝前方脂肪显露闭孔神经。拨开输尿管，分离左侧髂总血管与髂总淋巴结之间组织，切断与输尿管相连的组织，靠近左侧骶骨岬切断左侧髂总淋巴结周围组织，显露并切断左侧髂总淋巴管，清除左侧髂总动脉淋巴结，显露左侧髂外血管（图 13-78~ 图 13-83）。

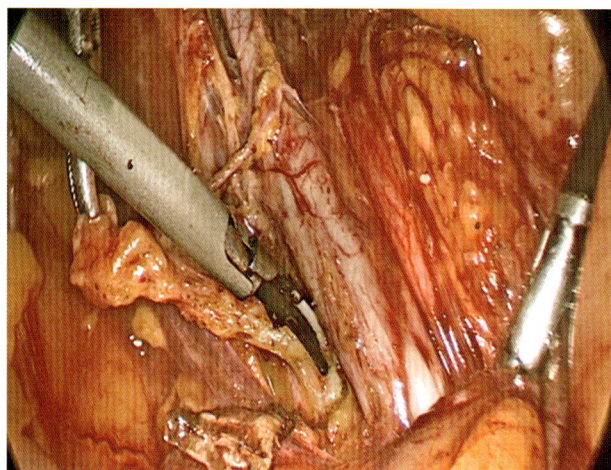

图 13-81　游离左侧髂总淋巴结

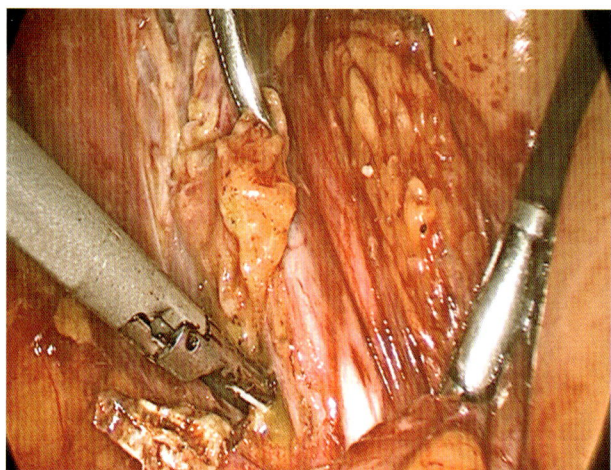

图 13-82　切断左侧髂总淋巴管

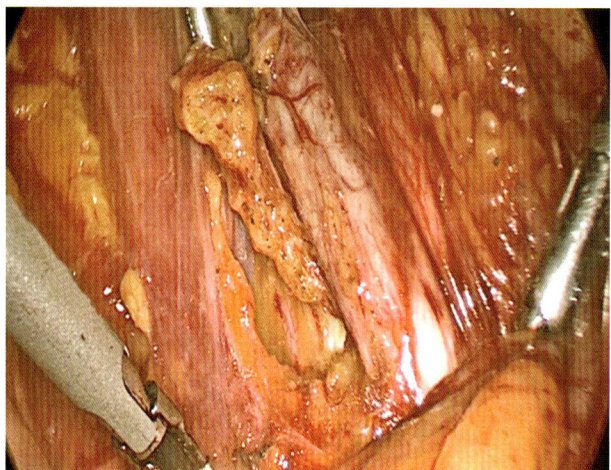

图 13-83　清除左侧髂总淋巴结

（三）清除右侧髂总淋巴结

用无损伤钳拨开输尿管及肠管，显露右侧髂总淋巴结。在右侧髂总动脉上方用超声刀切断髂总淋巴结外侧与腰大肌相连及内侧与髂总静脉相连的组织，分

离髂外静脉上组织。用弯分离钳横形贯穿分离血管与淋巴组织之间的间隙，双极电凝后切断淋巴结与血管之间的小血管，游离髂总淋巴结至髂总动脉上 20~30mm，在其顶端双极电凝后用超声刀或血管闭合器切断。提起离断后的淋巴组织，向下撕拉式清除髂总静脉前淋巴群，显露右侧髂外血管（图 13-84~ 图 13-87）。

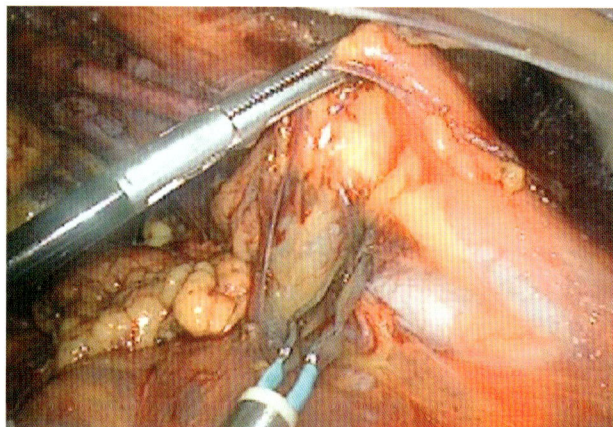

图 13-84　电凝小血管

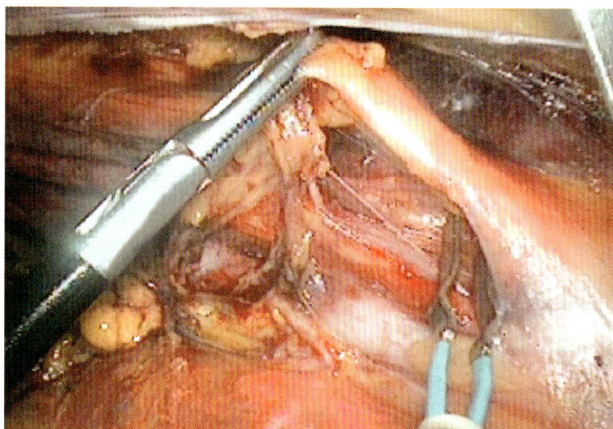

图 13-85　游离髂总淋巴结

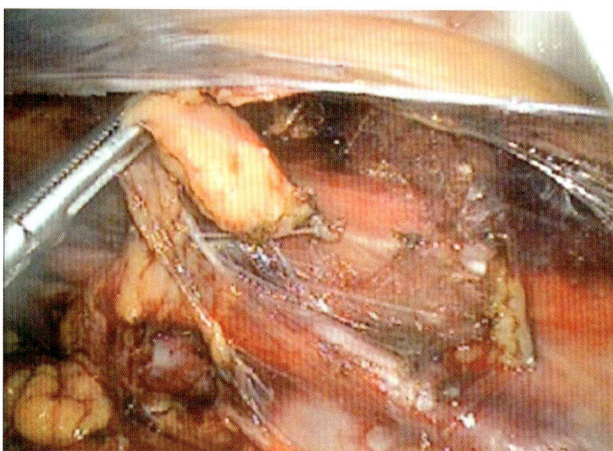

图 13-86　撕拉式清除髂总淋巴群

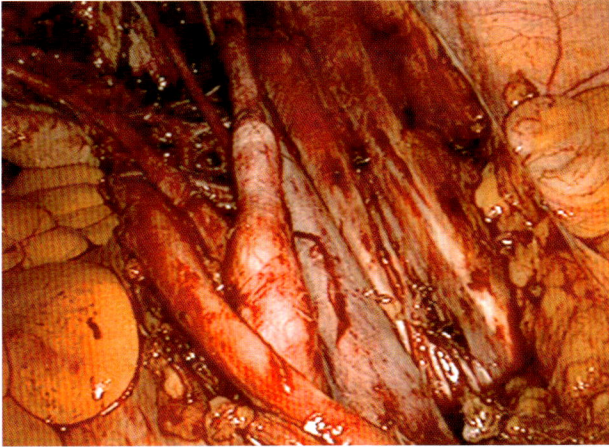

图 13-87 右侧髂总动静脉

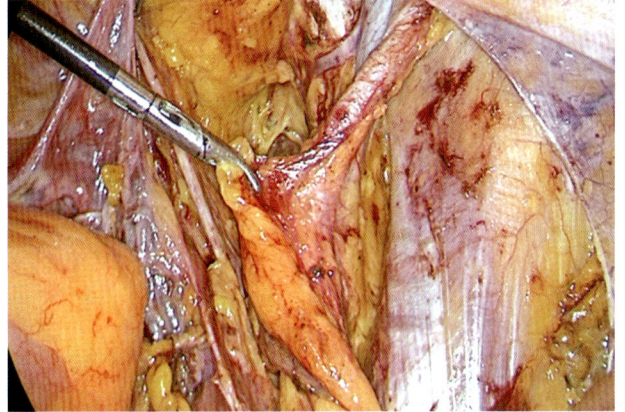

图 13-88 牵拉髂外动脉组织

四、清除髂外淋巴群方法与技巧

（一）髂外淋巴结解剖

髂外淋巴结（nodi lymphatici iliaca externi）左、右各一。髂外淋巴结的内侧边界为脐侧韧带，外侧边界为腰大肌，上界为髂总血管分叉处，下界为旋髂深静脉。髂外淋巴结沿髂外动、静脉分布，借淋巴管相连，分为内、外、前、后组，3~10 枚，输出至髂总淋巴结，按分布位置不同分组。

1. 外侧淋巴群　1~3 枚，沿髂外动脉外侧排列。

2. 内侧淋巴群　2~5 枚，位于髂外静脉内侧，与腹股沟深淋巴结相延续。

3. 髂外前淋巴群　1~3 枚，位于髂外血管前方。

4. 髂外后淋巴群　只有 1 枚，位于髂外血管后方。

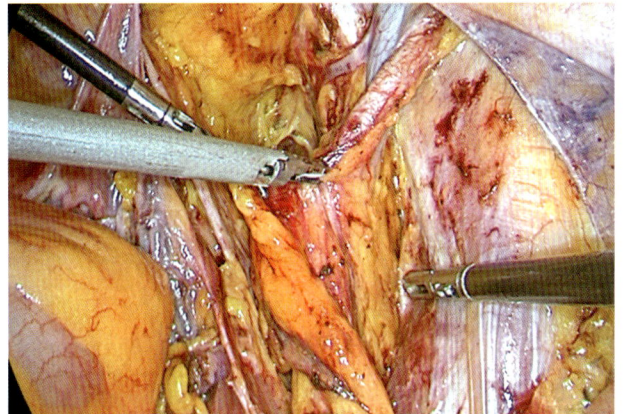

图 13-89 分离髂外动脉组织

（二）清除右侧髂外淋巴群

1. 清除右侧髂外动脉淋巴结　用弯分离钳钳夹、提起右侧髂外动脉组织，显露淋巴组织与动脉的解剖界线，用剪刀或超声刀紧贴髂外动脉剪开动脉前组织，完全看清髂外动脉的解剖，用输卵管钳钳夹右侧髂外动脉并轻轻提起，沿着右侧髂外动脉周围清除淋巴组织，完全游离右侧髂外动脉（图 13-88~ 图 13-91）。同法清除左侧髂外动脉淋巴结。

2. 清除右侧髂外静脉淋巴结　弯分离钳、钳夹提起右侧髂外静脉组织，显露淋巴组织与静脉的解剖界线，助手用无损伤钳拨开髂外动脉，术者用超声刀或剪刀沿着右侧髂外静脉清除其周围淋巴组织，完全游离右侧髂外静脉。同法清除左侧髂外静脉淋巴结（图 13-92、图 13-93）。

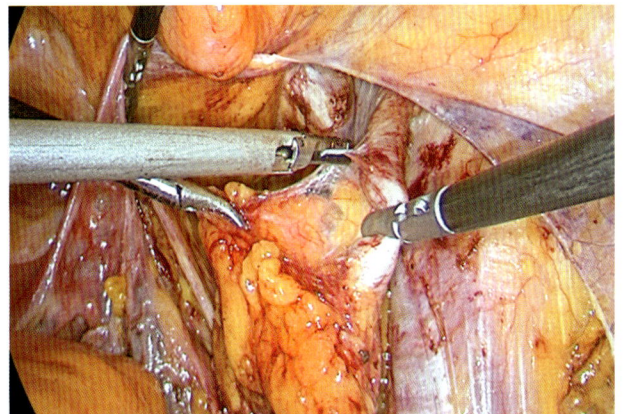

图 13-90 清除髂外动脉内存组织

3. 清除右侧盆壁淋巴结

（1）清除右侧无名静脉上方淋巴结：清除髂外静脉下段淋巴结后，在髂外静脉末端的内下方、紧贴盆壁可以看到一枚比较大的淋巴结。由于采用膀胱截石位，下肢静脉回流受阻，髂外静脉凹陷，该淋巴结解剖界限清晰，易于清除。术者用左手钳夹该盆壁

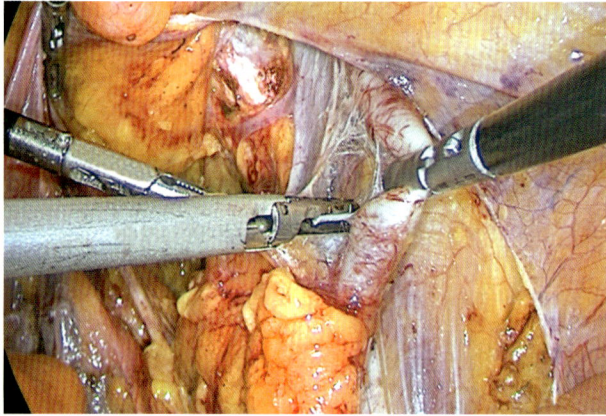

图 13-91　游离右髂外动脉

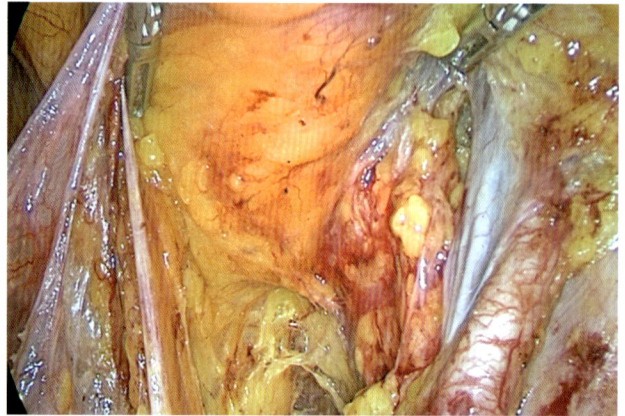

图 13-94　右盆壁淋巴结

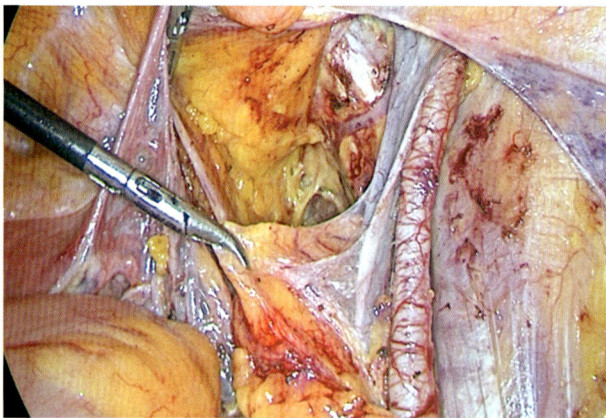

图 13-92　提起右侧髂外静脉组织

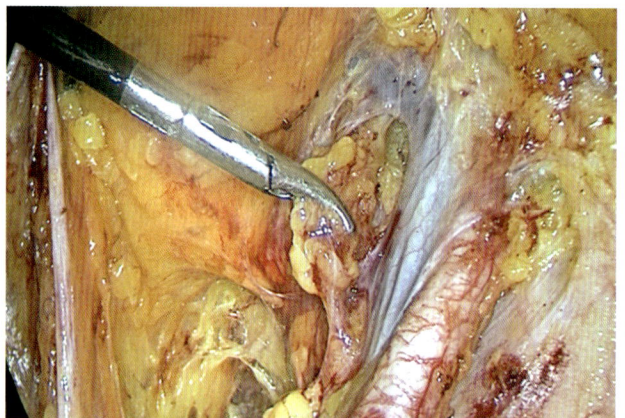

图 13-95　牵拉盆壁淋巴结

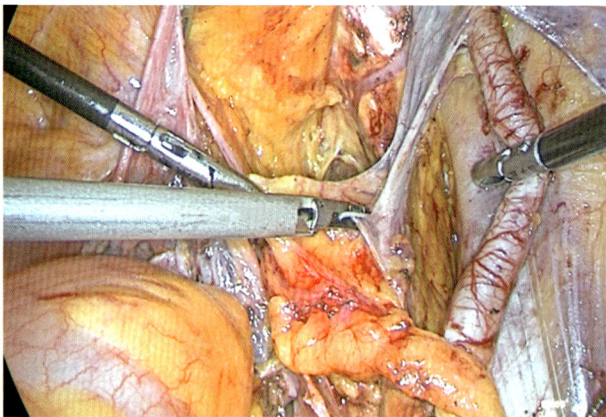

图 13-93　清除髂外静脉组织

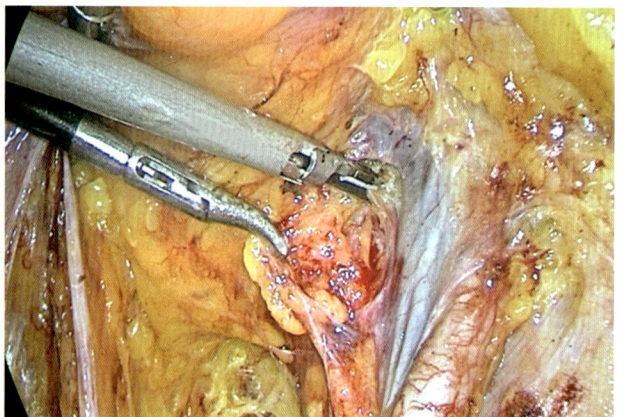

图 13-96　分离盆壁组织

淋巴结,右手握超声刀分离右髂外静脉下方、盆侧壁的结缔组织,完全清除盆侧壁组织至无名静脉。助手轻轻拨开右髂外静脉,术者用超声刀分离无名静脉周围组织,游离并清除右侧无名静脉上淋巴结(图 13-94~图 13-101)。同法清除左侧无名静脉上淋巴结。

（2）清除右侧无名静脉下淋巴结:清除右侧无名静脉上方淋巴结后,在无名静脉下方还有一枚大的淋巴结。助手拨开髂外静脉,术者左手用弯分离钳在无名静脉下方钳夹组织并轻轻牵拉,看清闭孔神经走向,用超声刀切断与盆壁的粘连带,将该淋巴结从盆壁上完全游离(图 13-102~图 13-105)。同法清除左侧无名静脉下淋巴结。

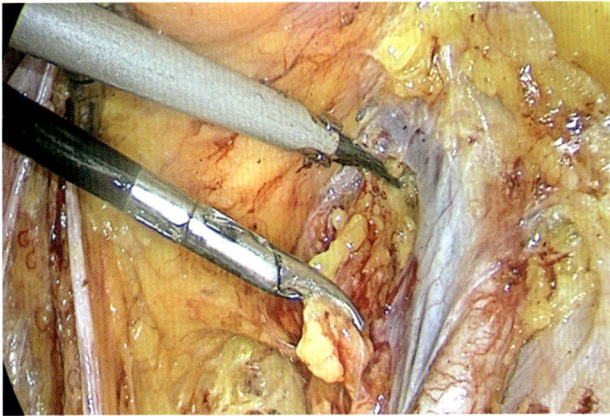

图 13-97　切断盆壁淋巴管

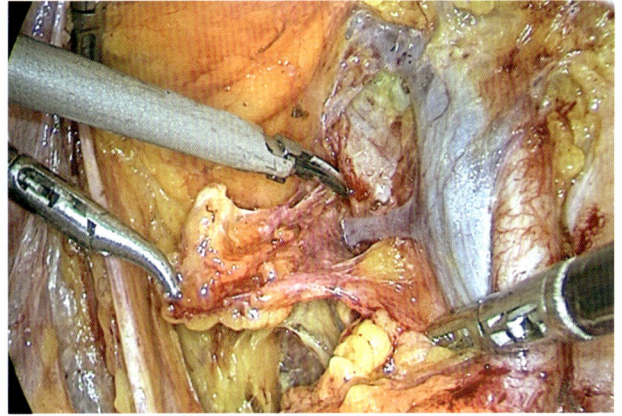

图 13-100　切除右盆壁淋巴结

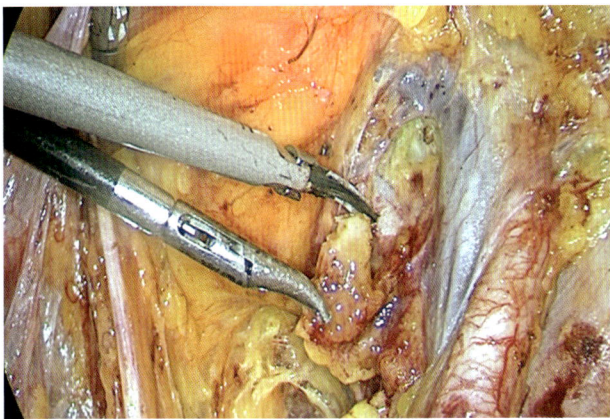

图 13-98　清除盆壁组织

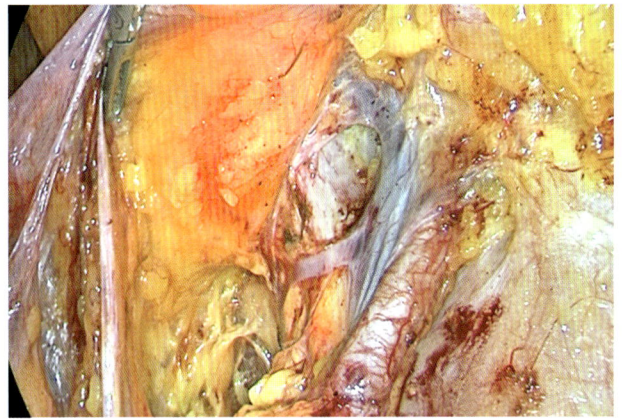

图 13-101　右盆壁血管

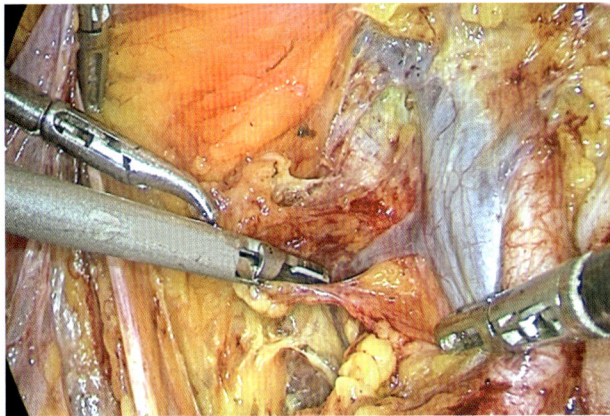

图 13-99　显露无名静脉

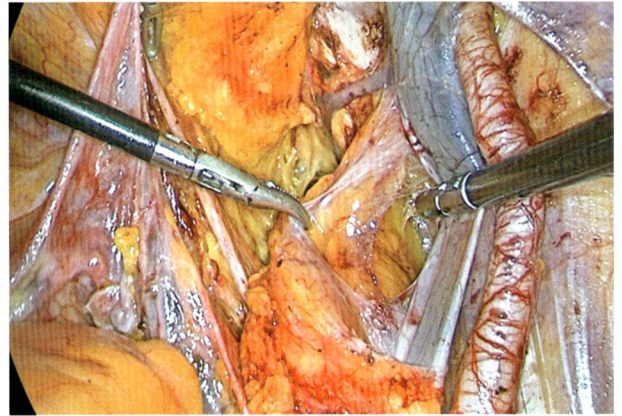

图 13-102　提拉髂外静脉下组织

五、髂内淋巴群清除方法与步骤

（一）髂内淋巴结解剖

髂内淋巴结（nodi lymphatici iliaca interni）为 6~8 枚，位于小骨盆侧壁、分布于髂内动脉干及其主要分支周围。其内侧边界是输尿管系膜，上界和外侧边界是髂内静脉，下界是骶骨。

髂内静脉起始于坐骨大孔的上部，与同名动脉后内侧上行，至骶髂关节前方与髂外静脉会合。静脉比动脉更紧贴于盆壁，被动脉所覆盖，故动脉多位于静脉的内侧及其前上方。髂内静脉比髂内动脉变异更多，走行更复杂。盆部静脉丛均由髂内静脉属支所构成，髂内静脉及其静脉丛一般深藏盆底，普通妇科手术不会触及这些血管，但在清扫盆腔淋巴结

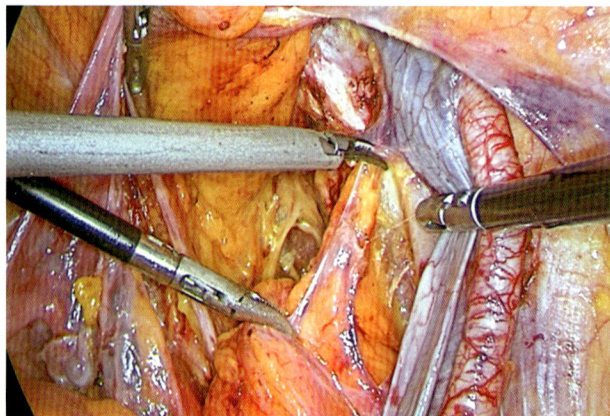

图 13-103 切断盆壁组织

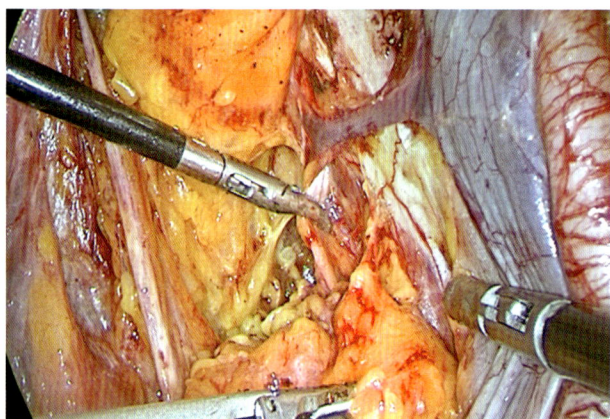

图 13-104 显露盆底组织

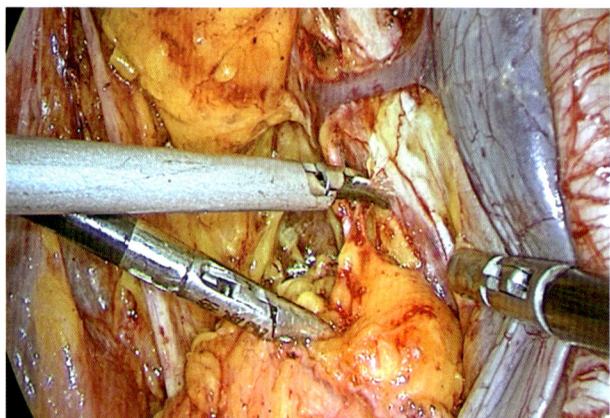

图 13-105 清除盆壁组织

（二）清除右侧髂内淋巴群

清除完右侧髂外淋巴群后，助手用输卵管钳钳夹髂外动脉，显露、切断右侧输尿管与髂血管之间的相连组织，部分游离输尿管。分离并切断右侧髂内动脉交叉处的组织及髂内动脉前组织，沿着髂内动脉表面及内侧面，分离、切断淋巴及脂肪组织，显露髂内动脉。提起右脐侧韧带（右侧髂内动脉末端），看清闭孔神经走向，分离并切断髂内静脉前组织，沿着右侧髂内动脉清除髂内淋巴群（图 13-106~图 13-111）。同法清除左侧髂内淋巴群。

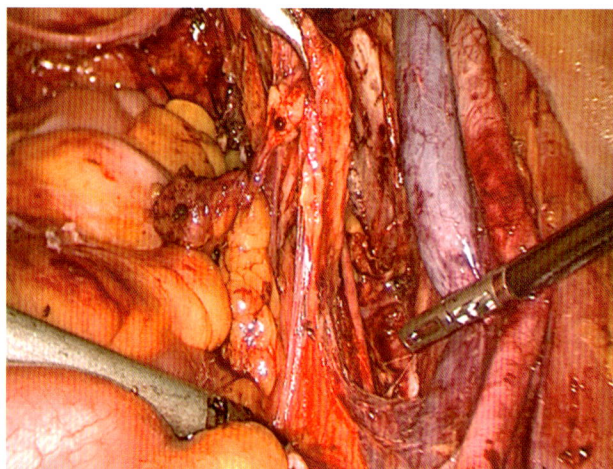

图 13-106 分离髂内动脉周围组织

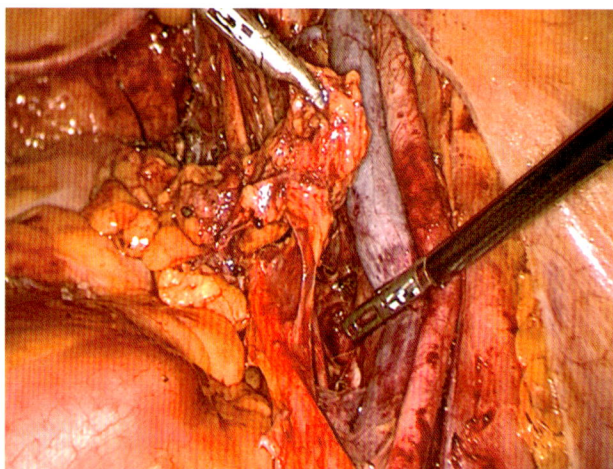

图 13-107 显露髂内动脉

六、清除闭孔淋巴群方法与技巧

腹腔镜盆腔淋巴清扫最关键的一个步骤是清除闭孔淋巴结，而闭孔淋巴结深藏于闭孔窝内，多排列于闭孔神经的周围。闭孔窝内除淋巴结外，还有

时则会暴露该静脉及其静脉丛，由于髂内静脉属支多、分布广，且静脉丛壁薄、易脆，极易损伤，一旦损伤会出现难以控制的大出血。清除髂内淋巴群时可以在完成清扫闭孔淋巴结后，也可以在完成清扫髂外淋巴结后。操作时，提起脐侧韧带，用超声刀沿着输尿管内侧、髂内动脉前方将其周围脂肪组织清除便可。

闭孔神经及静脉丛,是手术中最容易出血的部位,因此,有必要了解闭孔窝的详细解剖。

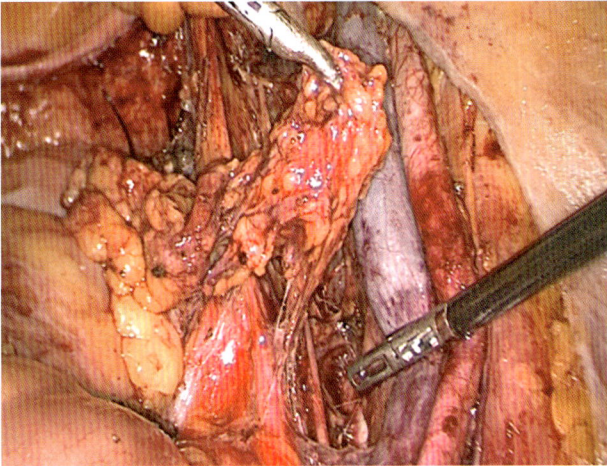

图 13-108　提起淋巴组织

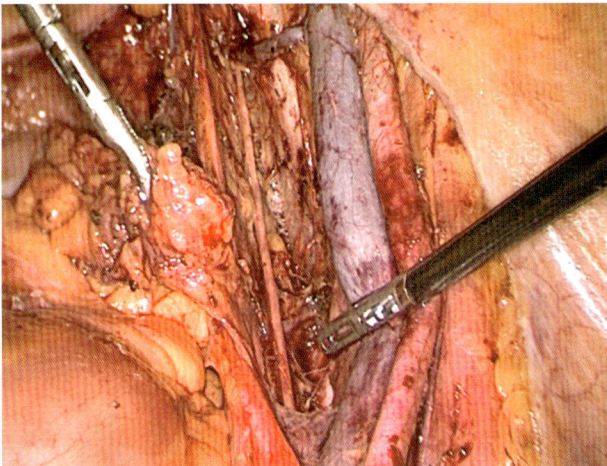

图 13-109　看清闭孔神经

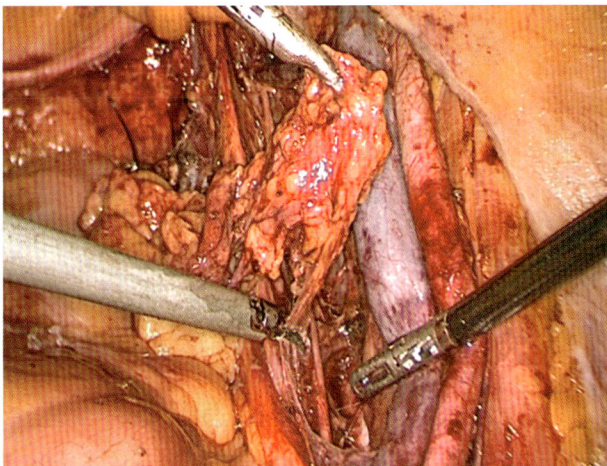

图 13-110　清除髂内淋巴

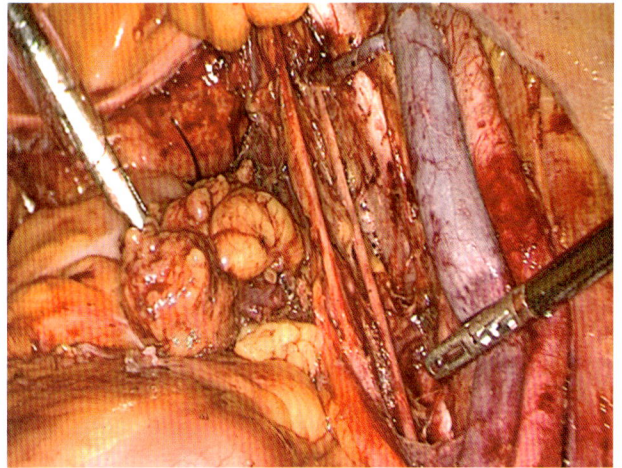

图 13-111　清除髂内淋巴后创面

（一）闭孔窝解剖

闭孔窝的外侧界是髂外血管,上界是髂总血管分叉处,内界是膀胱侧窝,底部为耻骨、肛提肌及闭孔肌。因闭孔窝底部满布静脉丛,传统手术清扫闭孔淋巴时不得超越闭孔神经,否则会造成闭孔静脉丛损伤,引起难以控制的大出血。但在腹腔镜闭孔淋巴清扫术中却发现有些闭孔窝底部有明显的静脉丛,有些却只有闭孔神经,没有明显的静脉丛。由于腹腔镜具有放大作用,因此,只要术中操作严谨,腹腔镜闭孔淋巴清除术还是安全的。

1. 闭孔淋巴结（obturator lymph node） 一般为 3~4 枚,沿闭孔动脉分布,多排列于闭孔神经的周围,该淋巴群比较集中。右侧闭孔淋巴群位于闭孔神经上方,与闭孔神经一起跨过髂内静脉,延伸到髂总静脉外侧、腰大肌内侧。

2. 闭孔血管 闭孔动脉为髂内动脉分支,沿骨盆侧壁走向前下方,经闭膜管出盆腔至股内侧部,其分支营养附近肌肉及髋关节。闭孔动脉穿越闭膜管前发出耻骨支,与腹壁下动脉分支（闭孔支）吻合,有时该吻合支比较粗大,成为异常的闭孔动脉。闭孔静脉为髂内静脉属支,伴随闭孔动脉走行。闭孔神经的周围满布极为疏松的结缔组织,下面为盆底静脉丛。清扫闭孔淋巴结时,还是以闭孔神经为界为好,不可超越,否则会引起盆底静脉丛损伤。

3. 闭孔神经（obturator nerve） 闭孔神经位于骨盆两旁最深处的闭孔窝内,由第 2~4 腰神经前支组成,支配股部收缩肌群及股内侧下 2/3 的皮肤感觉。副闭孔神经的出现率为 3.44%,国外有人报道为 29%,多见于高位型腰丛。副闭孔神经很小,多数由第 3、4 腰神经前支的腹侧支组成,少数发自闭孔神经或股神经,也可能起自第 5 腰神经前支,沿腰大肌下行,邻近闭孔神经,跨过耻骨上支,在耻骨肌深面分为 3 支(图 13-112、图 13-113)。在腹腔镜闭孔淋巴清除时损伤了闭孔神经而没有出现并发症,可能是副闭孔神经存在之故。

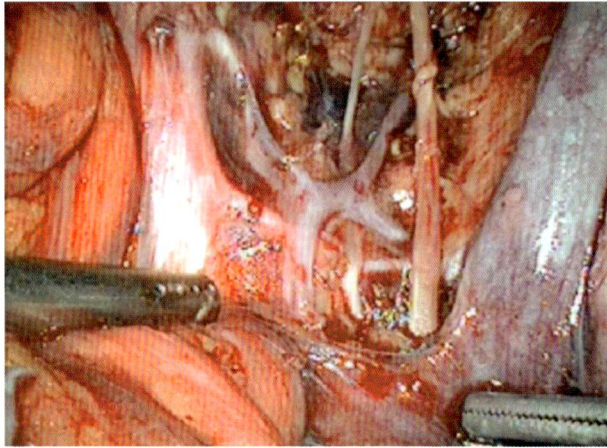

图 13-112　闭孔静脉丛

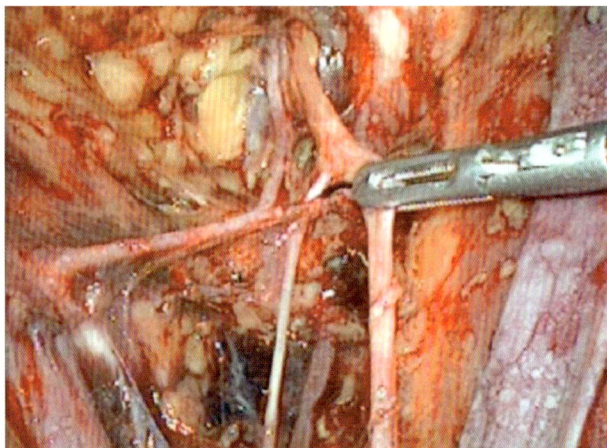

图 13-113　副闭孔神经

（二）清扫右侧闭孔淋巴群

将髂外末端、闭孔窝下界的淋巴清除后,看清闭孔神经行径,钳夹并提起右侧脐侧韧带,从下而上沿着闭孔神经清除其周围脂肪及淋巴组织,直达髂总静脉分叉处。用超声刀切断右侧闭孔神经外侧、靠近盆壁的组织,将脂肪及淋巴组织从盆壁上分离。用吸管在闭孔神经表面吸出脂肪组织,显露闭孔神经。分离并切断右侧闭孔神经的纤维组织,完全游离闭孔神经。拨开右侧髂血管,看清闭孔神经走向后,清除腰大肌下方、闭孔神经前的组织,可以看到

闭孔窝上部的淋巴组织,将其拨开后可以看到腰大肌旁闭孔神经,提起并切断髂内静脉前淋巴组织。将离断的淋巴组织送回闭孔窝,沿着闭孔神经分离并切断淋巴组织,完全游离闭孔神经。钳夹并轻轻提起闭孔窝底淋巴结,超声刀切断其淋巴管。再沿着闭孔神经由上而下彻底清除闭孔窝底淋巴组织。完全显露右侧髂外动静脉、髂内动静脉、输尿管及闭孔神经(图 13-114~ 图 13-125)。

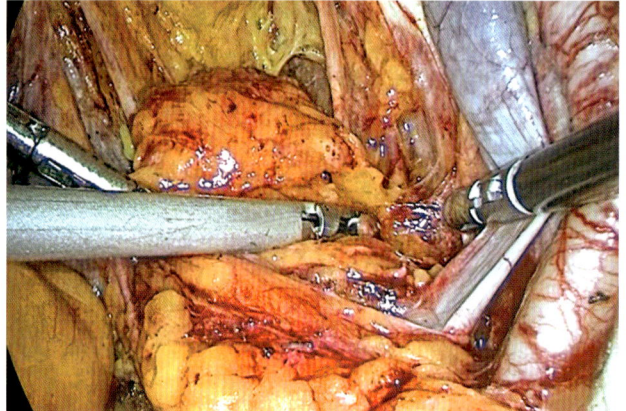

图 13-114　闭孔窝脂肪组织

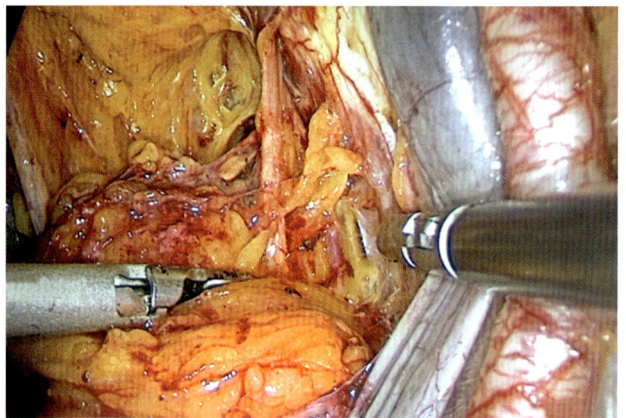

图 13-115　分离闭孔窝脂肪

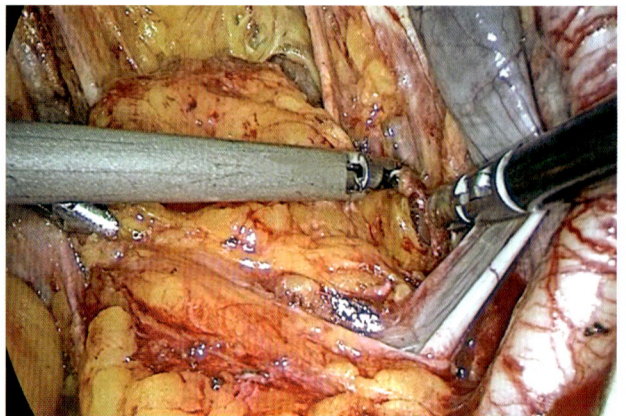

图 13-116　切断闭孔神经外侧组织

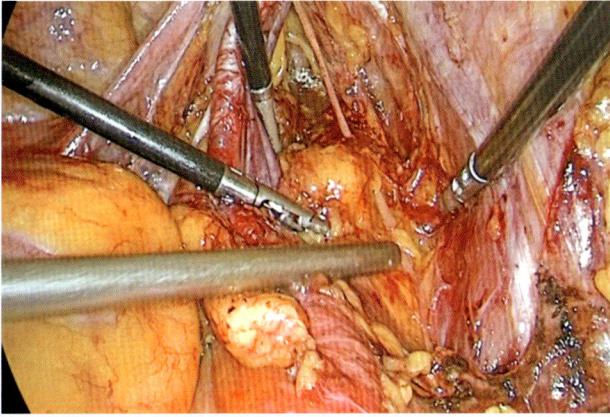

图 13-117 吸出闭孔窝脂肪

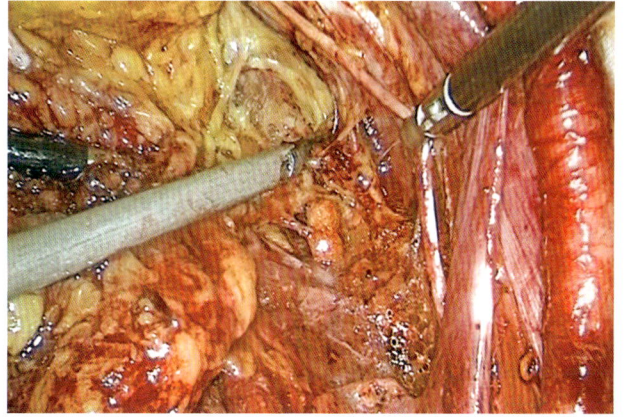

图 13-120 切断闭孔神经下方组织

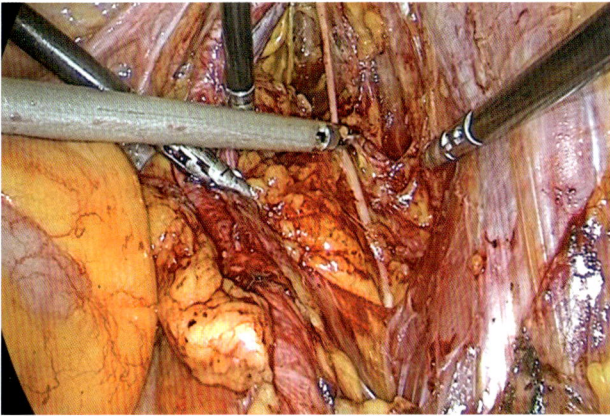

图 13-118 清除闭孔神经旁组织

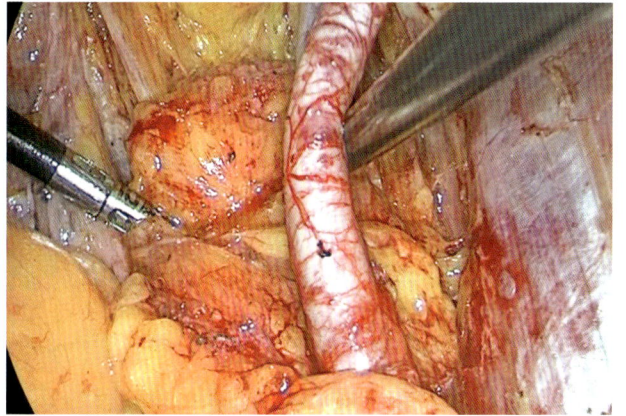

图 13-121 从髂外动脉下掏出组织

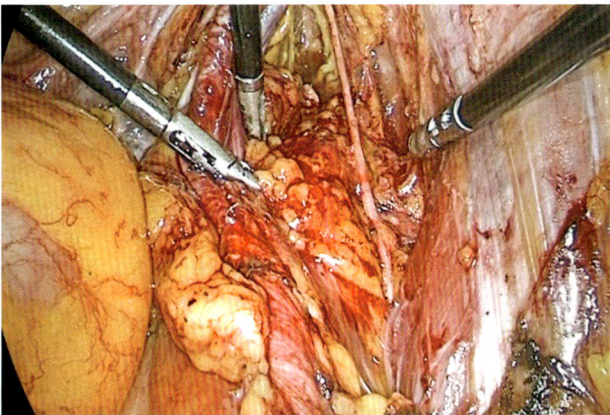

图 13-119 显露闭孔神经

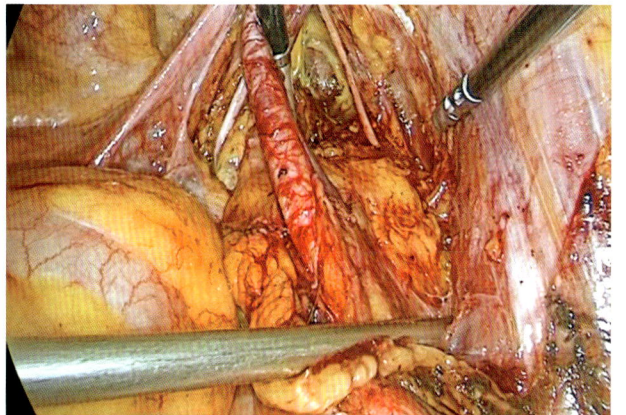

图 13-122 显露髂外动脉旁淋巴

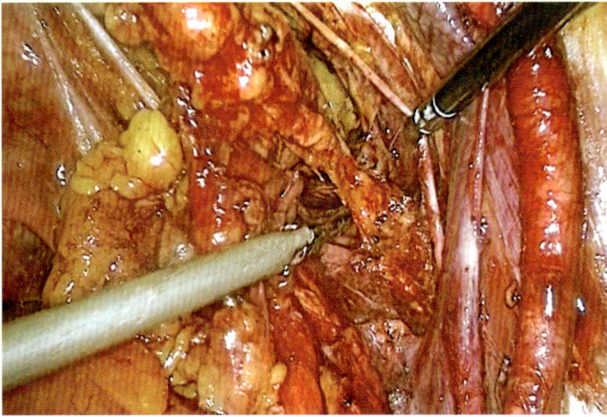

图 13-123　分离闭孔组织

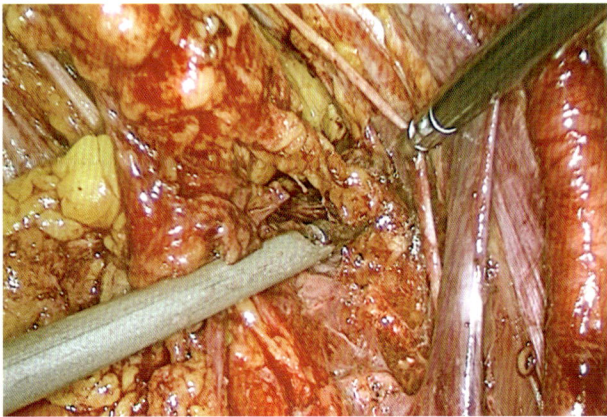

图 13-124　切断闭孔组织

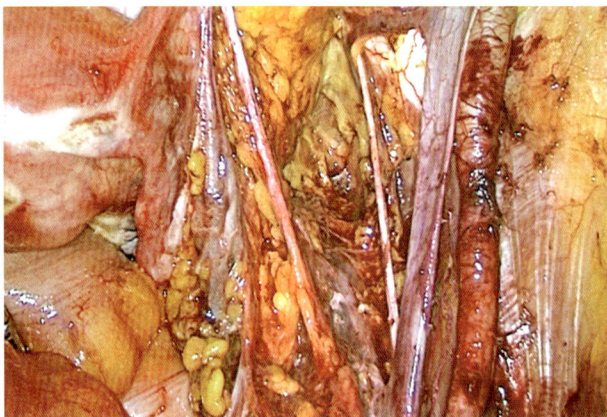

图 13-125　右侧闭孔窝创面

（三）清扫左侧闭孔淋巴群

清除左侧髂内、外淋巴群结束后，分离闭孔窝四周淋巴组织及脂肪组织，切断淋巴管。拨开闭孔窝脂肪，显露闭孔神经及闭孔血管，沿着闭孔神经向闭孔窝底部分离、切断淋巴组织，清除左侧闭孔窝底

部淋巴结。提起切断的淋巴组织，向闭孔窝顶部分离淋巴组织，直达左侧髂总血管分叉处，并在该处切断淋巴组织。提起左侧髂内动脉末端，清除其周围的闭孔淋巴组织，游离左侧闭孔神经（图 13-126～图13-131）。

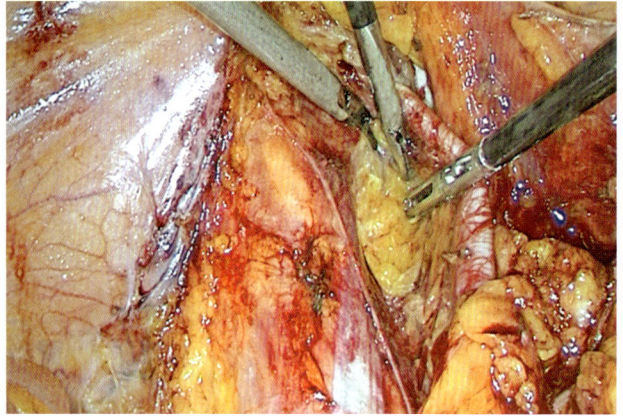

图 13 126　分离闭孔窝上界

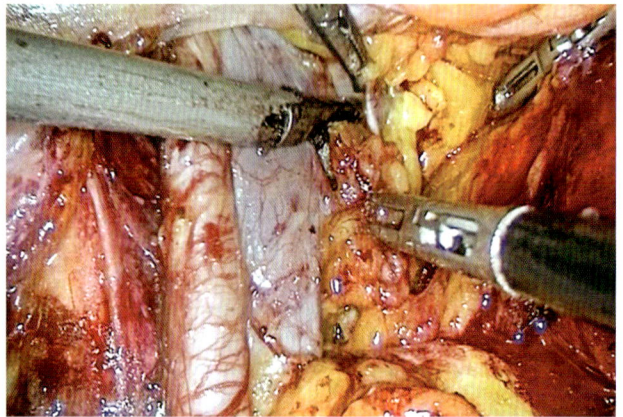

图 13-127　切断闭孔窝上界组织

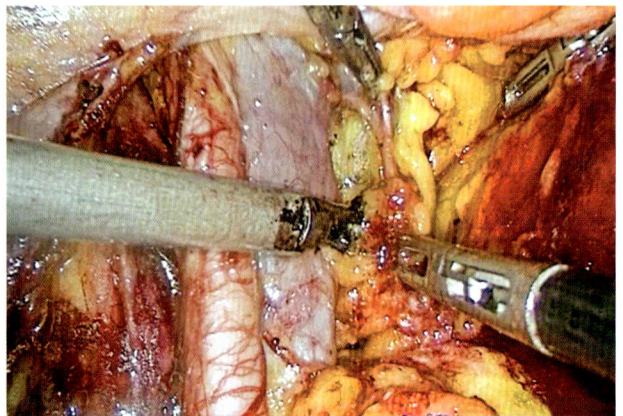

图 13-128　分离闭孔窝外界

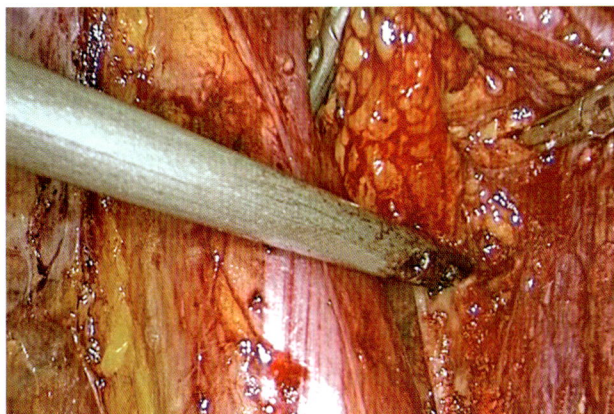

图 13-129　分离闭孔窝内界

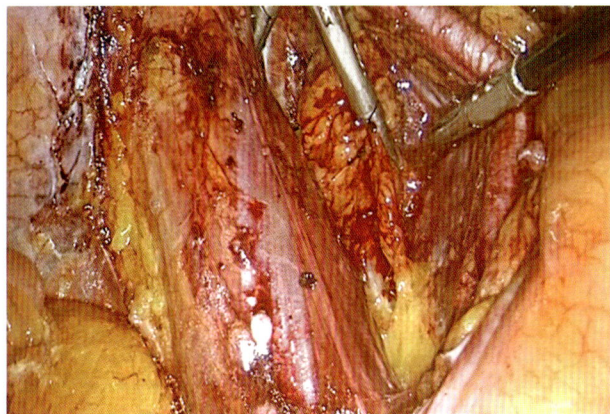

图 13-130　分离闭孔窝上界

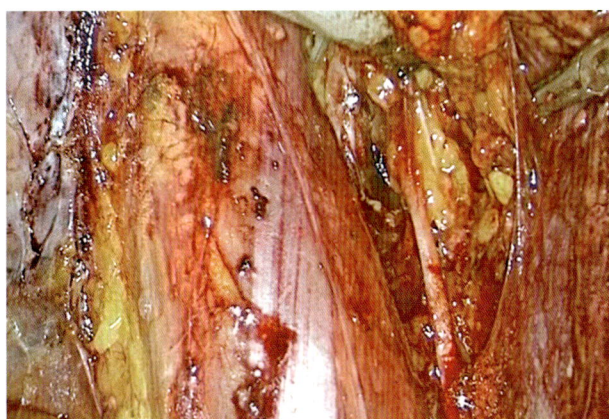

图 13-131　清除左侧闭孔淋巴

第四节　腹腔镜腹膜后淋巴结清除术后护理

腹腔镜腹膜后淋巴结清除术后护理内容及方法请参照第十一章第五节。

（李光仪　尚慧玲　廖　敏）

第十四章

腹腔镜子宫腹壁悬吊术

本章介绍一种处理子宫脱垂的简单手术,它与经典的盆底重建手术有点相悖,但对于年老体弱、症状明显又难以承受长时间手术的患者,不失为一种姑息性的治疗方法。

第一节　概　　论

一、子宫脱垂的手术治疗

子宫脱垂的原因错综复杂,理论上可通过加强盆底筋膜张力(手术加固)达到治疗目的。阴道封闭术、曼氏手术、骶骨韧带缩短术、子宫颈骶骨固定术等方法都曾经应用于临床,各有利弊。

1. **阴道封闭术**　这是一种姑息性手术,仅适用于年老、身体极度虚弱不能承受较大手术的患者。手术方法很多,可以先将两侧小阴唇黏膜剥离直至尿道口下,然后两侧创面对合缝合,用以封闭阴道,只在尿道口下方留一小口。因该方法易导致阴道积液并发阴道积脓,引发全身感染,故极少应用。常用的是先将阴道前后壁部分黏膜剥离,再将阴道前后壁创面对合缝合,用以部分封闭阴道。

2. **曼氏手术**(Manchester)　包括阴道前后壁修补、主韧带缩短、宫颈部分切除及两侧肛提肌对合缝合。理论上适用于所有的子宫脱垂患者,其合理的适应证是轻至中度子宫脱垂。该术式主要是将膨出的阴道前、后壁纵形切除一部分,再将其缝合,达到缩窄阴道的作用,同时切除部分已脱垂的宫颈管。此外,缝合肛提肌,加强盆底出口承托力,达到治疗子宫脱垂的目的。

3. **经阴道子宫全切术 + 阴道前后壁修补**　理论上适用于所有的子宫脱垂患者,但合理的适应证应是重度子宫脱垂且能耐受手术。该术式先将膨出的阴道前、后壁纵形切除一部分,再将其缝合,达到缩窄阴道的作用,然后行子宫全切术,并缝合肛提肌,加强盆底出口承托力。

4. **骶骨韧带缩短术**　根据骶骨韧带牵拉子宫颈,维持子宫正常位置的原理,将骶骨韧带缩短,以达到回纳子宫的作用。据临床观察,该术式疗效欠佳。

5. **圆韧带缩短术**　根据圆韧带牵拉子宫颈,维持子宫正常位置的原理,将圆韧带缩短,以达到回纳子宫的作用。据临床观察,该术式疗效欠佳。

6. **子宫颈骶骨固定术**　将补片先固定在子宫颈的前、后壁,再提拉补片,将子宫恢复到正常位置,然后将补片固定在骶骨上。该术式疗效肯定,但补片永久留在体内,有可能将覆盖补片的腹膜磨破导致其裸露,从而损伤腹腔内脏器。该术式的临床价值再次引起了争论。

7. **子宫腹壁悬吊术**　将脱垂的子宫固定在腹壁上,造成人为的子宫与腹壁粘连,达到提吊子宫体的作用。

二、子宫腹壁悬吊的原理

子宫及其周围组织是通过与子宫相连的韧带、盆底筋膜及盆底肌肉将子宫维持在正常位置,任何一部分的组织发生结构改变都会导致子宫脱垂。在腹腔镜手术中发现剖宫产术后的患者由于子宫体与腹壁粘连,几乎没有出现子宫脱垂。是否可以利用子宫体与腹壁粘连的原理,将子宫缝在腹壁上,用于治疗子宫脱垂? 我们选择了年老体弱(>75 岁)、合并其他内科疾病、不宜手术时间过长的患者进行了尝试,利用腹腔镜下将子宫缝在腹壁上,手术简单,几乎没有并发症。根据有限的病例追踪、随访,对于单纯子宫颈脱垂的效果很好,但合并阴道壁膨出的患者效果不理想。建议采用该手术方式时,有阴道膨出或压力性尿失禁者,可以先进行尿道回纳术或阴道前、后壁修补,再进行子宫体腹壁悬吊,如此,手术效果会更好。

第二节　子宫腹壁悬吊术指征

一、手术适应证

1. 年老体弱(>75 岁)、合并其他内科疾病、手术时间不宜过长者。

2. 子宫脱垂合并轻度阴道膨出。

3. 合并中、重度阴道膨出者,可以先阴道前、后壁修补,再进行子宫体腹壁悬吊。

4. 排除压力性尿失禁,或先进行尿道回纳,再进行子宫体腹壁悬吊。

二、手术禁忌证

1. Ⅲ度子宫脱垂。

2. 老年性阴道炎。

3. 中、重度子宫颈糜烂。

4. 未排除子宫颈、子宫内膜恶性变者。

5. 合并严重内、外科疾病不能耐受麻醉或腹腔镜手术。

6. 严重盆、腹腔粘连,不能顺利置入腹腔镜。

第三节　术　前　准　备

一、术前沟通

1. **告知手术风险**　明确告知患者及家属,腹腔镜子宫腹壁悬吊术的最佳适应证是年老、体弱,无法承受时间过长手术的患者,虽然手术简单、快捷、并发症少、恢复快,但真正效果有待总结,术后可能会复发。

2. **签署手术志愿书**　与患者及家属充分沟通后,必须要签上"明白医生告知,同意手术"。

二、术前一般准备

(一) 皮肤准备

1. **腹部**　不需要备皮,术前一晚沐浴,将腹部皮肤彻底清洗干净。

2. **脐部**　为术时主穿刺孔选择的部位。扁平型的脐部用酒精或碘伏消毒即可。深锥型脐孔清除污垢物后,用汽油、松节油清洗,避开脐孔正中穿刺,防止术后伤口感染。

(二) 阴道准备

该术式没有复杂的阴道操作,因此,只要用聚维酮碘冲洗阴道即可。

(三) 肠道准备

术前晚给予 2% 肥皂水灌肠一次,晚上 10 点以后禁食,手术当日晨清洁灌肠,有助于降低粪便嵌塞的发生率,促进术后正常肠功能的恢复。

（四）术前饮食

术前一天晚上流质饮食，可减少术后恶心、呕吐的发生。

（五）术前服用镇静药

由于对手术的恐惧常使患者焦虑不安，术前一晚给患者服用镇静剂如艾司唑仑1mg，让患者得到充分休息。

三、器械准备

（一）常用器械

1. 气腹针 1 支。

2. 5mm 穿刺套管 3 个，10mm 穿刺套管 1 个。

3. 弯头持针钳 1 把。

4. 冲洗系统 1 套。

（二）常用工具

1. 弯分离钳 3 把。

2. 无损伤抓钳 1~2 把。

3. 左弯头剪刀、钩型剪刀各 1 把。

4. 双极电凝钳 1 把。

5. 单极钩 1 把。

6. 最好配上超声刀 1 套。

四、手术准备

1. 麻醉　由麻醉医生决定，建议选择气管插管全身麻醉，也可以选择静脉麻醉。

2. 体位　采用改良膀胱截石位，用于阴道上举宫器。

3. 留置导尿管　消毒术野皮肤及外阴、阴道，铺好无菌巾，留置导尿管，以保证膀胱排空情况下进行手术。

4. 穿刺位点的选择　麻醉成功后，选择脐孔穿刺，充 CO_2 人工气腹并维持腹腔内压力 12mmHg，用 10mm 套管针穿刺脐孔并置腹腔镜，在左下腹（术者位置）相当于麦氏点及耻骨联合上 2 横指偏左 20mm 处各穿刺 5mm 套管，在右下腹（助手位置）穿刺 5mm 套管。

第四节　操作方法与技巧

一、确定固定子宫的位置

（一）探查盆腔

腹腔镜下确定子宫体、附件及其他脏器是否正常，特别注意盆腔有无粘连，子宫体上有无肿瘤。如果有特殊情况需要处理，应该先告知家属并签名，再做相应处理。

（二）确定固定子宫的位置

术者与助手分别钳夹双侧近子宫角的圆韧带并将其提起，了解子宫体与腹壁的距离。最好的方法是先通过举宫器将子宫向心性上抬，其上举的幅度以最大上推力为准，再将子宫体贴于腹壁，以确定子宫体固定的位置（图 14-1、图 14-2）。

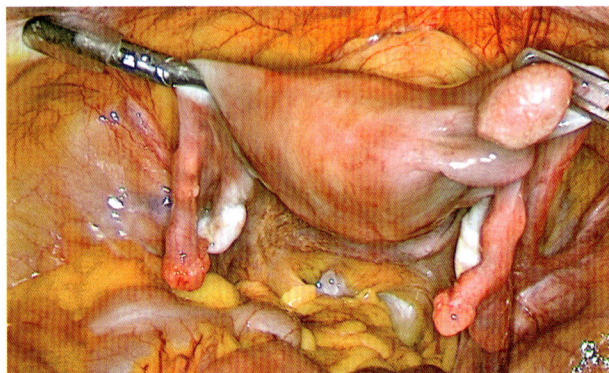

图 14-1　提起子宫体

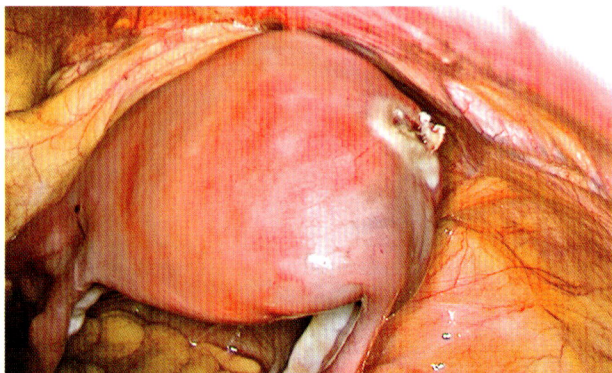

图 14-2　上举子宫体

二、人为造成腹壁及子宫体创伤

(一) 人为造成腹壁创伤

将子宫体退回盆底,在腹腔镜直视下用双极钳电凝已确定的腹壁位置,超声刀或剪刀切开腹膜层及腹直肌后鞘,一方面是将腹壁上的血管电凝止血,另一方面是人为造成腹壁创伤,促使创面产生非细菌性炎症反应,分泌相关因子,加速子宫体缝合后的粘连。也可以直接用超声刀切开腹膜层及腹直肌后鞘(图 14-3~ 图 14-6)。

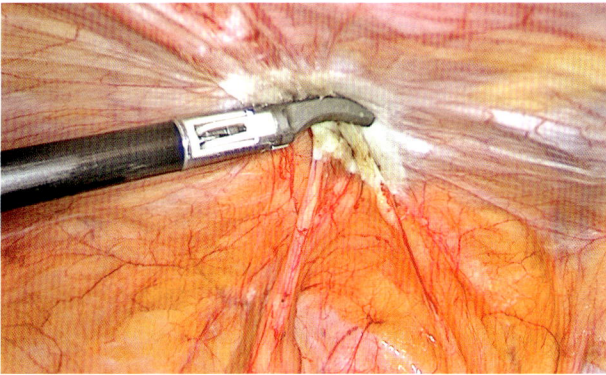

图 14-3 电凝前腹膜

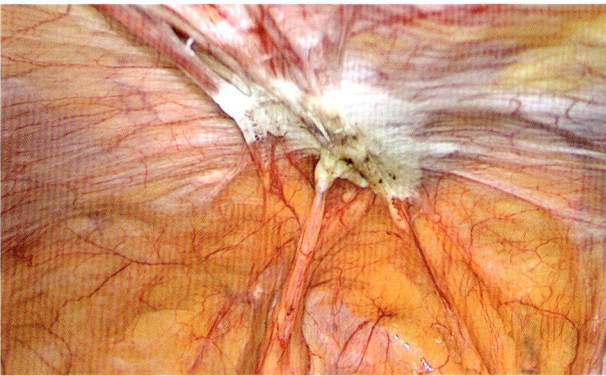

图 14-4 创伤后的腹膜

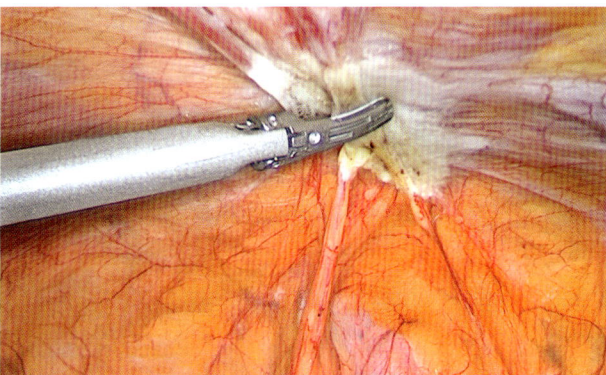

图 14-5 切开前腹膜

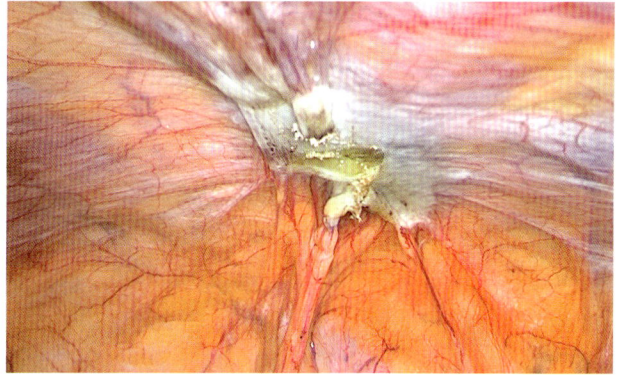

图 14-6 前腹膜创面

(二) 人为造成子宫浆膜层创伤

用双极钳电凝子宫体后,用超声刀或剪刀切开子宫浆膜层,人为造成子宫体浆肌层损伤,以利于子宫体与腹壁对合后,加速子宫体与腹壁的粘连。也可以直接用超声刀或单极电刀切开子宫体浆肌层(图 14-7、图 14-8)。

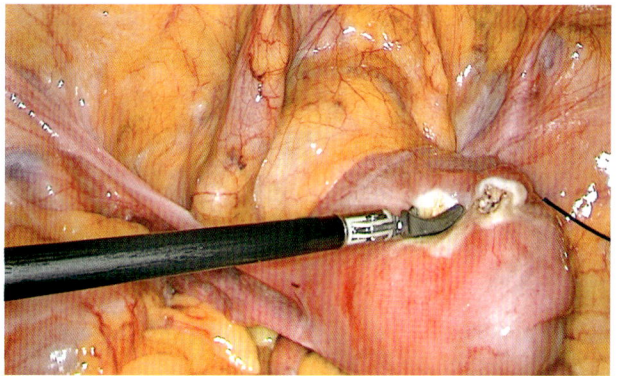

图 14-7 电凝子宫体

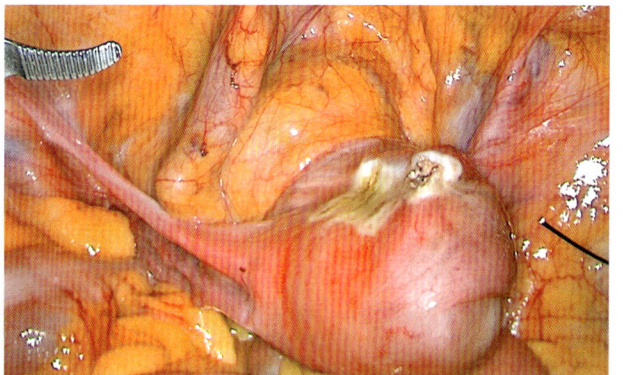

图 14-8 子宫体创面

三、固定子宫体

(一) 缝合腹壁

于脐、耻间用带线的 1 号缝针从下腹部穿过皮肤进入腹腔,腹腔镜直视下取出缝针及缝线置于腹腔内。助手用弯分离钳的背部固定前腹壁,术者右手握持针器钳夹缝针的后 1/3,在距离创面外 5mm 处的位置,缝针弧形从前腹壁进针,约 45° 方向穿过腹直肌后鞘,再从腹前壁出针,牵拉出缝针,完成缝合腹前壁的过程,拉出缝线后不要剪断,再继续缝合子宫体(图 14-9~图 14-12)。

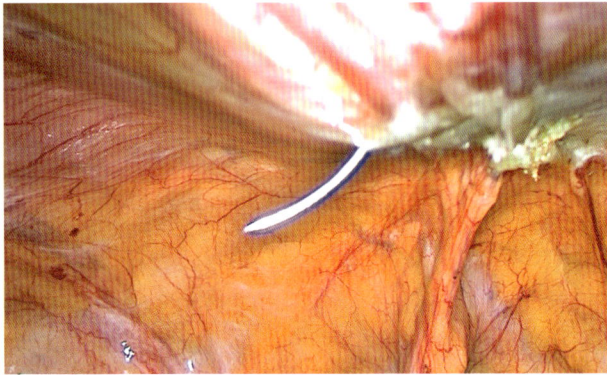

图 14-9　腹部进针

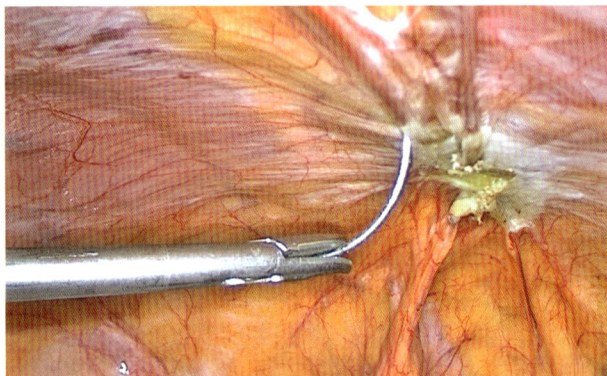

图 14-10　腹腔内缝针

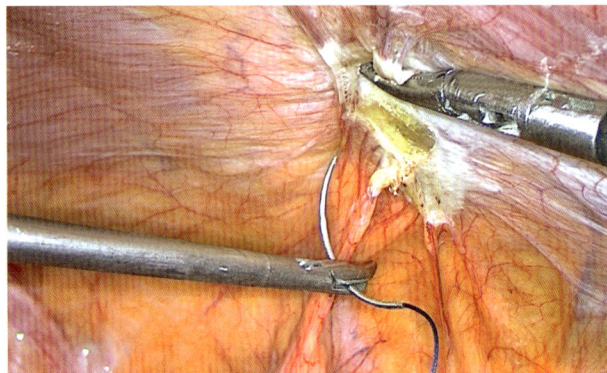

图 14-11　腹壁进针

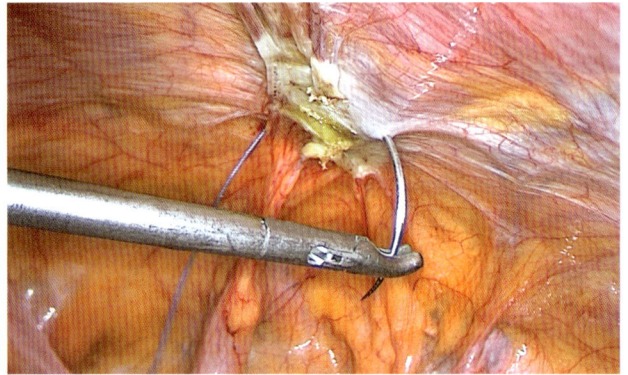

图 14-12　穿过腹直肌后鞘

（二）缝合子宫体

术者左手握分离钳钳夹靠近子宫角的右侧圆韧带,右手握持针器在右侧圆韧带外侧呈 90° 进针,穿过子宫肌层后从创面边缘出针,再从左侧圆韧带内侧进针,穿过左侧圆韧带后出针,即已将前腹壁、子宫体用缝线连上(图 14-13~图 14-16)。

（三）固定子宫体

通过收紧缝线将子宫体与腹壁相接,助手固定线结,术者通过打方便结的方法将子宫体固定于腹壁上。为了加强子宫体在腹壁的固定作用,用同一缝线再次缝合腹壁与子宫体。通过缝合将子宫体固定于腹壁后,腹腔镜下再详细探查盆腹腔,确定固定后附件、宫颈管等腹腔内脏器的位置。此外,排空腹内气体,检查子宫体与肠管关系,特别应注意膀胱、宫颈管之间的"空隙"是否有肠管,确认正常后,放气、退出套管,结束手术(图 14-17~图 14-26)。

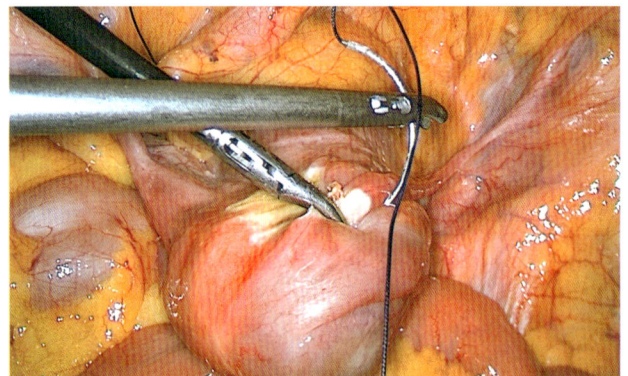

图 14-13　圆韧带外侧进针

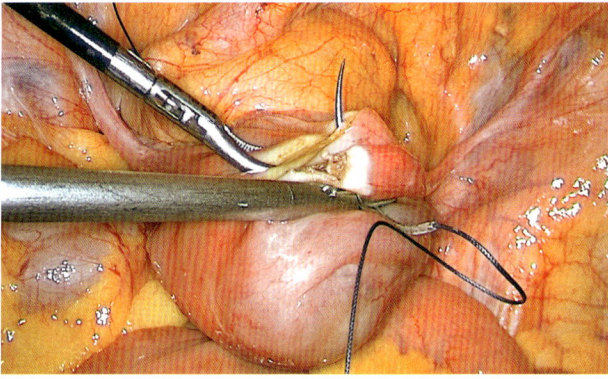

图 14-14　穿过子宫肌层

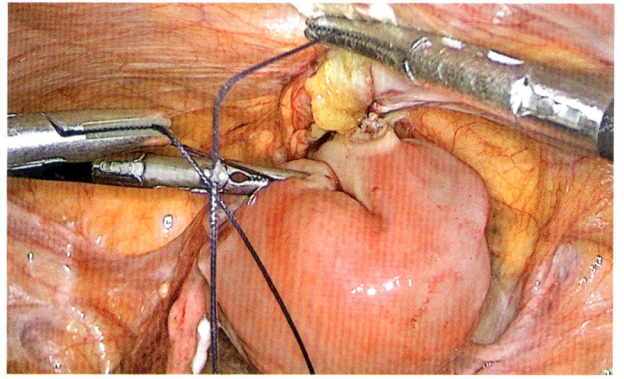

图 14-18　子宫与腹壁相接

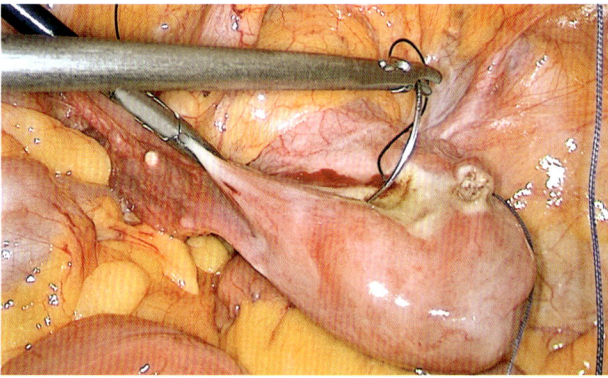

图 14-15　圆韧带内侧进针

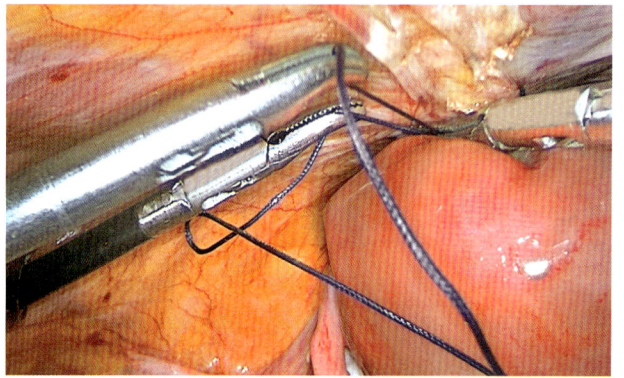

图 14-19　固定线结

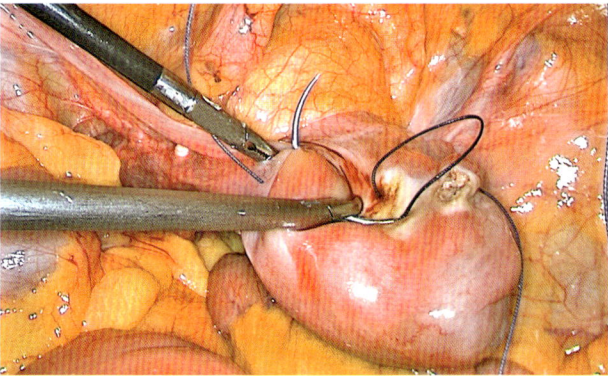

图 14-16　圆韧带内出针

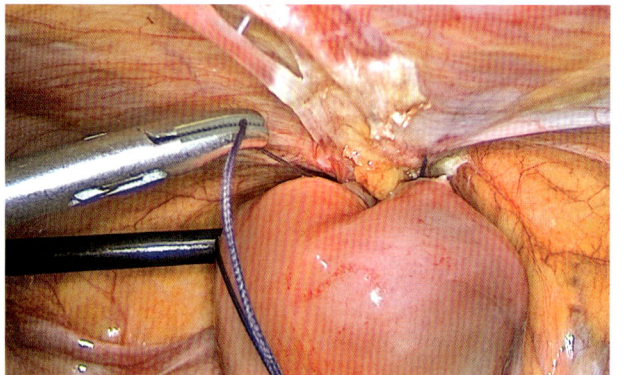

图 14-20　相连后的子宫体

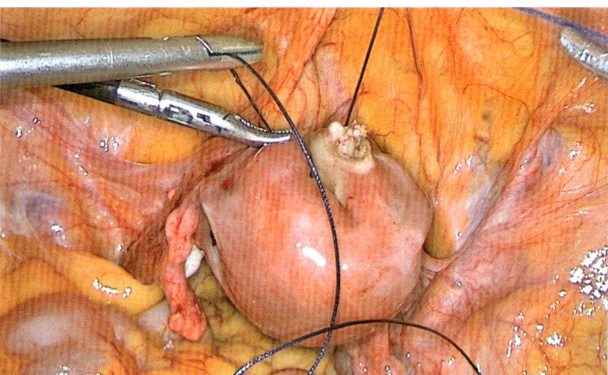

图 14-17　收紧缝线

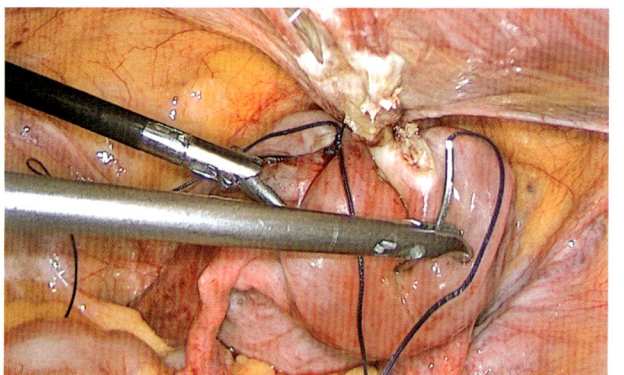

图 14-21　再次缝合子宫体

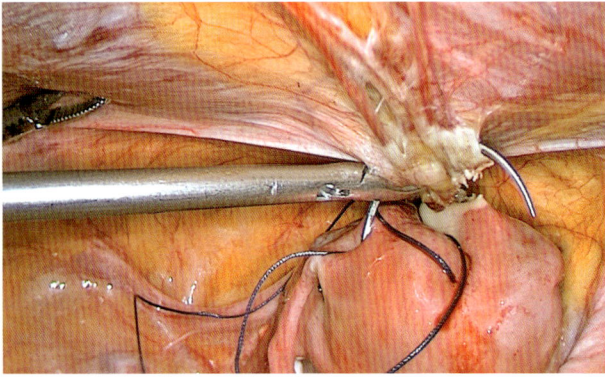

图 14-22   再次缝合腹壁

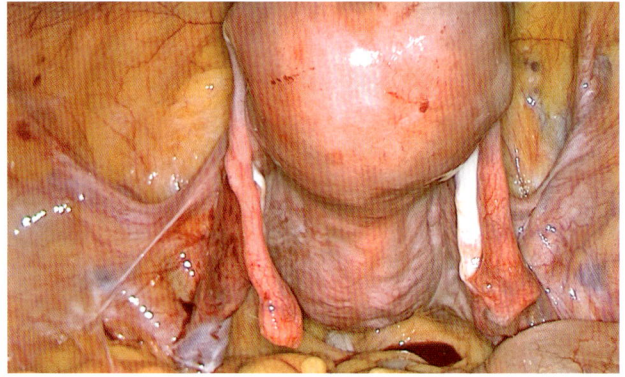

图 14-25   检查宫颈管后部

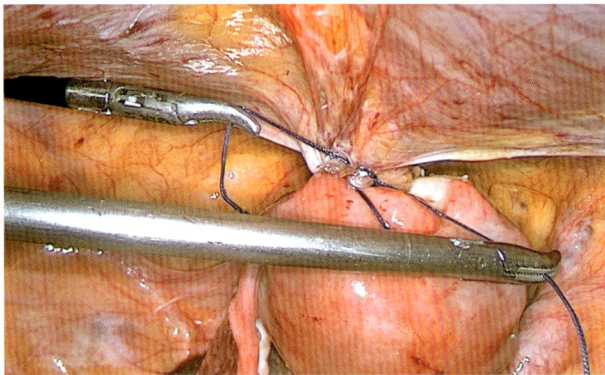

图 14-23   镜下打结

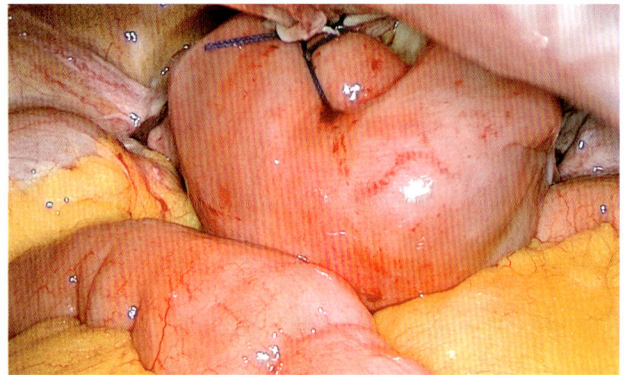

图 14-26   正常腹压的子宫体

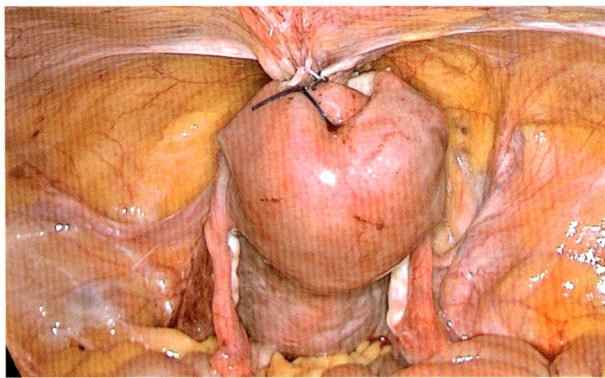

图 14-24   固定后的子宫体

（李光仪）

第十五章

腹腔镜子宫 / 阴道骶骨固定术

手术过程见视频 15-1。

视频 15-1
腹腔镜子宫 / 阴道骶骨固
定术

　　盆腔器官脱垂（pelvic organ prolapse, POP）是一类由各种原因导致的盆底支持组织薄弱，造成盆腔器官下降移位，导致器官的位置及功能异常的疾病，包括子宫脱垂、阴道前后壁脱垂及阴道穹窿脱垂。子宫脱垂在中老年妇女中的发病率较高，据报道，40 岁以上妇女 POP 发病率高达 30%。近年来，伴随对盆底解剖结构认识的不断提高及对妇科生物材料研究的不断深入，子宫脱垂的手术治疗由切除膨出的组织器官转为加强盆底结构支持的手术。而且，随着腹腔镜技术的逐渐提高，将其用于治疗子宫脱垂也愈加广泛。腹腔镜下治疗子宫脱垂的方式众多，包括子宫圆韧带悬吊术、子宫骶韧带缩短术、骶棘韧带固定术、子宫或阴道骶骨固定术及耻骨固定术等。手术治疗的关键在于对第一水平支持结构的悬吊，即对阴道顶端或子宫的悬吊。

第一节　概　　论

一、腹腔镜子宫 / 阴道骶骨固定术原理

　　腹腔镜子宫 / 阴道骶骨固定术（Laparoscopic sacrohysteropexy or Laparoscopic vaginal sacral colpopex, LSC/LVSC）是在腹腔镜下使用网片将子宫或阴道顶端向上悬吊固定在骶骨前方的前纵韧带上，使阴道轴恢复正常，术后阴道解剖恢复更趋生理状态，有较高的性生活满意度。1957 年，Arthure 等在骶骨与阴道之间应用移植物固定，用于治疗子宫切除术后的阴道顶端脱垂，称为骶骨阴道固定术。1994 年，Nezhat 首先进行了腹腔镜阴道骶骨固定术，用不吸收线将一条聚丙烯网一端与阴道后壁缝合，另一端缝合在骶岬前方的前纵韧带上。传统腹腔镜阴道骶骨固定术进行阴道前壁及膀胱分离 30mm，只能解决中盆腔脱垂，即穹窿及阴道上段。

该手术方式只是将网片缝合在子宫骶骨韧带起始部达到加固盆底第一水平支持结构的目的，第二、三水平支持结构尚未得到加固。

二、腹腔镜子宫 / 阴道骶骨固定术优点

　　子宫 / 阴道骶骨固定术具有成功率高、术后复发率低、对性生活质量影响少、网片侵蚀率低等优点，是治疗阴道穹窿脱垂、子宫脱垂金标准术式之一。

三、LSC/LVSC 展望

　　随着对盆底解剖研究认识的深入，手术器械的改进及修补材料的发明应用，盆底修补和重建手术取得了突破性的进展。近年来，腹腔镜技术在妇科领域的应用取得了突飞猛进的发展，它具有手术操作视野暴露清晰、缝合区域的解剖结构精确、术中出

血少、术后恢复快、复发率低等优点。因此,腹腔镜子宫或阴道骶骨固定术逐渐成为盆底重建手术主要选择的手术路径。

（四）LSC 与 LVSC 的异同

1. LSC 与 LVSC 手术共同点

（1）分离膀胱宫颈反折腹膜及直肠阴道反折腹膜。

（2）解剖出骶前纵韧带。

（3）网片壁段置于阴道前后壁。

（4）网片尾段固定于骶前纵韧带。

2. LSC 与 LVSC 手术不同点

（1）LSC 需要保留子宫,LVSC 需要切除子宫。

（2）LSC 需要贯穿宫旁间隙,部分网片固定于宫颈,LVSC 直接将网片固定于阴道。

3. 由于 LSC 与 LVSC 手术步骤基本相同,本章主要介绍腹腔镜子宫骶骨固定术。

第二节　相 关 解 剖

一、骶骨解剖

LSC/LVSC 的主要手术步骤是在腹腔镜下使用网片将子宫或阴道顶端向上悬吊固定在骶骨前方的前纵韧带上,因此,详细了解骶骨解剖对手术成功非常重要。

成人骶骨呈倒三角形,由 5 块骶椎融合而成,骶骨前缘突出部分称骶骨岬。骶骨与坐骨之间有骶结节韧带和骶棘韧带相连,女性骶骨短而宽。骶骨前纵韧带位于脊柱椎体前面,纵贯脊柱全长,是椎体前面延伸的一束坚固的纤维束,也是人体内最长且宽而坚韧的韧带。脊柱前纵韧带在 300kg 的拉力下也不会断裂,是维持脊柱功能与稳定的重要结构,有防止脊柱过度后伸和椎间盘向前脱出的作用。骶骨由于骶椎由 5 块骶椎融合而成,故其活动性和功能不及脊柱其他节段,导致该节段的前纵韧带功能相对退化,其重要性也不及其他节段的前纵韧带,但骶骨岬附近和第一骶椎体前方的前纵韧带作为网片缝合固定点是最理想的位置。其原理是利用骶骨的前纵韧带具有一定的刚度及强度,将阴道穹窿缝合或打钉固定于该韧带上,用于治疗阴道穹窿脱垂或子宫脱垂,骶前纵韧带的生物力学特征是该手术的力学依据。

目前,对骶骨缝合固定的位点仍存在争议。骶前区的缝合位置分别有 S_{1-4} 或骶岬下方的前纵韧带等。S_1 椎体盆腔面区域上界为骶岬下方 10mm、下界为骶岬下方 40mm、宽度为 15mm 的（30mm × 15mm）矩形区域,该区域基本无血管,变异较少、仅需注意辨认骶正中血管及右髂内静脉,且骶前纵韧带在此处厚度最厚,承重能力最强,是子宫 / 阴道骶骨固定术相对安全的缝合位置。

二、骶正中血管解剖

骶正中血管主要是骶正中动、静脉。当行腹腔镜下 LSC/LVSC 时,应特别注意不要伤及骶正中动、静脉及骶前静脉丛,否则可引起骶前区出血。前者可结扎骶正中静脉的直肠支,达到或减少出血的目的,而后者出血切忌用钳夹、结扎等方法,只能用止血纱布填塞止血。

（一）骶正中动脉

起自腹主动脉末端上方约 10mm 的后壁,比较细小,外径约 1.7mm,长约 7.7mm。发出后,在第 4、5 腰椎体、骶骨和尾骨前面下降,行走于腹主动脉、左髂总静脉、骶前神经、直肠的后面,最后终于尾骨球。

（二）骶正中静脉

大多数有 2 条,与同名动脉伴行上升,跨越左髂总静脉后方,在骶骨岬前面降入骨盆,该处易误认为是骶前丛（上腹下神经）。骶正中静脉有三条属支:①直肠支:最多见,是直肠静脉回流的途径之一;②骶骨支、骶外侧支。骶正中静脉借其属支与骶外侧静脉属支间形成致密的静脉丛,即骶前静脉丛,并与直肠静脉丛交通(图 15-1、图 15-2)。

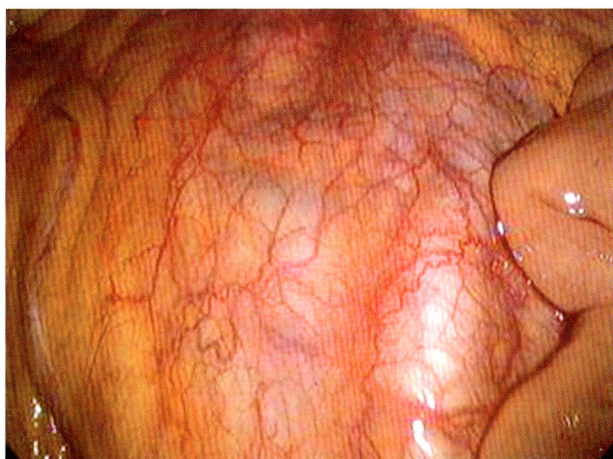

图 15-1　下腔静脉末端

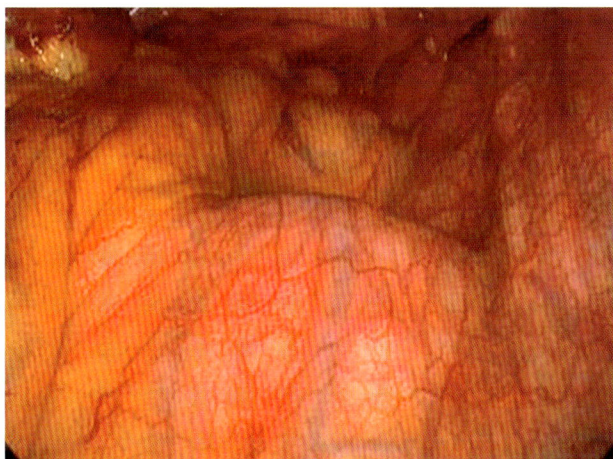

图 15-2　骶正中静脉

三、阴道前后壁解剖

阴道位于真骨盆下部中央,子宫的下方,大部分在尿生殖膈以上,仅有一小部分穿尿生殖膈在会阴部。阴道两侧的上部有丰富的静脉丛和神经丛、子宫动脉的阴道支和输尿管,以及子宫阔韧带底部附近的阴道旁组织等。开展 LSC 必须要分离阴道前

后壁约 50mm,阴道前壁覆盖膀胱,两侧有输尿管,阴道后壁与直肠相连。了解阴道前后壁及相邻器官解剖,可以避免邻近器官损伤。

（一）阴道前壁解剖

阴道前壁长 6~7cm,被膀胱覆盖。阴道前壁两侧成为阴道旁间隙,内含丰富的静脉丛。阴道前壁有膀胱,尿道及输尿管下端,与膀胱之间有膀胱阴道膈,内有静脉丛及结缔组织。

1. 膀胱解剖　膀胱位于腹膜后,膀胱位置随年龄和充盈而异,成人膀胱大部分位于小骨盆内。通过膀胱宫颈韧带、膀胱侧韧带将膀胱固定在宫颈管前方、阴道前壁。腹膜从直肠反折至子宫,与子宫颈交界处折向膀胱,形成膀胱宫颈间隙,阴道与膀胱之间有膀胱阴道间隙。

2. 输尿管解剖　输尿管从肾盂开始,沿腰大肌前面下降,在小骨盆入口处,右侧输尿管跨过髂外动脉,左侧输尿管跨过髂总动脉末端的前方,入盆腔后,沿盆壁向后下,穿过子宫颈外侧到达膀胱底,在距子宫颈外侧缘约 20mm 处,输尿管穿过子宫动脉（血管隧道）进入膀胱底。

（二）阴道后壁解剖

阴道后壁长 7.5~9.0cm,其上 1/4 段仅以一层腹膜与直肠子宫陷凹相隔,中 2/4 段借含有静脉丛的疏松结缔组织与直肠壶腹部相接,下 1/4 段与肛管之间隔有会阴中心腱,此处阴道后壁斜向前方离开直肠。阴道后壁两侧下部含有丰富的静脉丛。直肠位于盆腔后部,骶骨前方。直肠上 1/3 段属腹膜间位器官,腹膜包盖其前面和两侧面,中 1/3 段仅前面被腹膜覆盖,为腹膜外器官,下 1/3 段全部位于腹膜外。直肠中 1/3 段的前壁腹膜向前折转,覆盖于前方的阴道后穹窿和子宫体后部,形成腹膜凹陷,又称杜氏窝（Douglas pouch）。

第三节　术　前　准　备

一、手术适应证与禁忌证

（一）手术适应证

1. 有症状的穹窿脱垂 POP-Q Ⅱ 度以上者。

2. 顶端缺陷为主的 POP-Q Ⅲ 度以上（初次手术）者。

3. POP 术后顶端复发者。

4. 也可以应用于中盆腔缺陷合并阴道前壁和/或后壁脱垂的患者。

5. 需要保留子宫者可以进行子宫骶骨固定术。

（二）手术禁忌证

1. 未完成生育的 POP 患者。

2. 未排除子宫颈或子宫内膜恶性病变者。

3. 严重盆、腹腔粘连不能置入腹腔镜者。

4. 合并严重的内外科疾病者。

5. 生殖道感染急性期。

6. 过度肥胖。

7. 年龄＞70 岁（相对禁忌证）。

二、手术准备

（一）术前检查

1. 完善各种辅助检查　包括白带常规、尿常规、血常规及出凝血时间、肝肾功能、血生化、免疫三项、乙肝两对半、妇科 B 超、肝胆胰脾 B 超、泌尿系 B 超、心电图，胸部 X 线检查等。

2. 排除宫颈病变　通过宫颈细胞学和人乳头病毒（HPV）检查，排除宫颈病变。

3. 排除子宫内膜病变　有指征者行诊断性刮宫排除内膜病变。

4. 行尿动力学检查及残余尿量测定。

（二）术前准备

1. 治疗阴道炎　白带常规检查发现霉菌性、细菌性或滴虫性阴道炎的患者需进行治疗，复查好转后再安排手术。

2. 未绝经患者需避开月经期，最好选择月经干净一周内手术。

3. 阴道准备　每天用 1∶5 000 的高锰酸钾液坐浴。

4. 清洁肠道　术前三天开始给予半流饮食，术前一天改流质饮食，补液 1 000~1 500ml，并口服和爽清洁灌肠。

5. 术前禁食 8 小时，禁水 4 小时，酌情给予补液补钾维持水电解质平衡。

6. 术前和患者及家属沟通，拟定手术方案，说明手术风险及可能发生的并发症及注意事项，并签署手术知情同意书。

（三）手术器械准备

1. 常用器械

（1）气腹针 1 支。

（2）穿刺套管：5mm 穿刺套管 3 个，10mm 穿刺套管 1 个。

（3）弯分离钳 3 把。

（4）左弯头剪刀、钩型剪刀各 1 把。

（5）弯头持针钳 1 把。

（6）冲洗系统 1 套。

2. 常用工具

（1）双极电凝钳 1 把。

（2）单极电凝钩 1 把。

（3）超声刀 1 套。

（4）无损伤抓钳 1~2 把。

3. 举宫杯一套。

4. 特殊材料准备

（1）合成补片：法国通用 ASPIDE 补片。

（2）2-0 可吸收薇乔缝线。

（3）2-0 聚酯不可吸收缝合线。

三、网片准备

（一）网片规格

采用盆底补片修复系统，规格 11cm×16cm。由 100% 单股聚丙烯纤维制成，一次性使用，经环氧乙烷灭菌。

（二）剪裁网片

1. 感知网片光滑面　将补片用生理盐水湿润后，平铺于器械台无菌巾上，用手感知粗糙面与光滑面。

2. 折叠网片　拿起补片，将补片对折，粗糙面朝里，光滑面朝外，成为一长 160mm，宽 55mm 的长条形。为了避免对折后网片的变动，用不可吸收线缝合对折网片的边缘。助手协助固定补片，保持水平状态，左、右手捏紧对折两端，务必使边缘对齐不偏移。术者在对侧用左手捏紧对折位置，右手用不可吸收缝合线 W6977M 2-0 在距离短边边缘 5mm、对折位置 10mm 处缝合一针，以固定补片，打结后剪线，线头保留 2mm（图 15-3、图 15-4）。

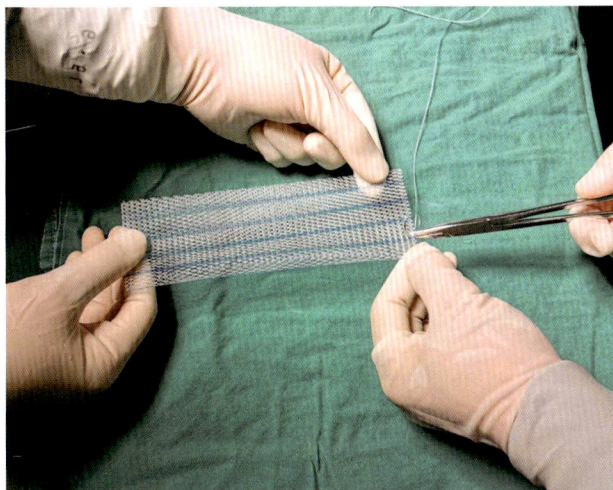

图 15-3　缝合固定第一针

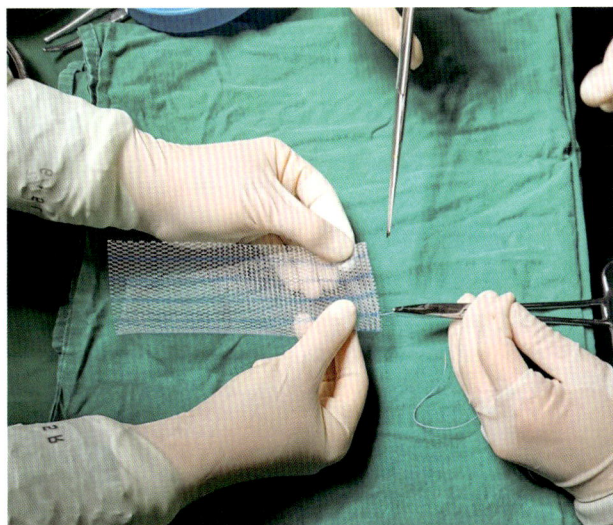

图 15-4　打结剪线

3. 剪裁网片的尾端　助手保持固定动作不变，术者左手依然在捏紧对侧对折位置，右手用剪刀在距离对折位置 20~23mm 处，平行剪开补片，约在 80mm 处（即中线位置）改变方向，剪刀成 45°~60°角斜向补片游离端，剪断补片。主术者继续用不可吸收缝合线 W6977M 2-0 在补片剪刀改变方向处缝合一针，打结后剪线，线头保留 2mm。此时，两处缝线之间的补片即为尾端，会被固定于骶前纵韧带（图 15-5~图 15-8）。

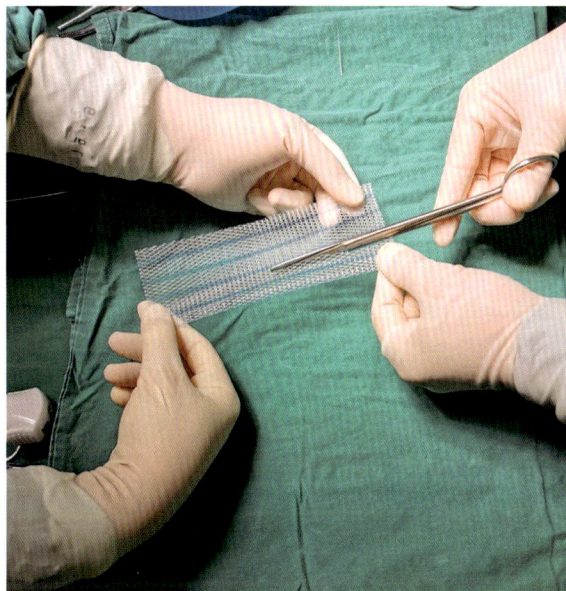

图 15-5　平行剪开补片

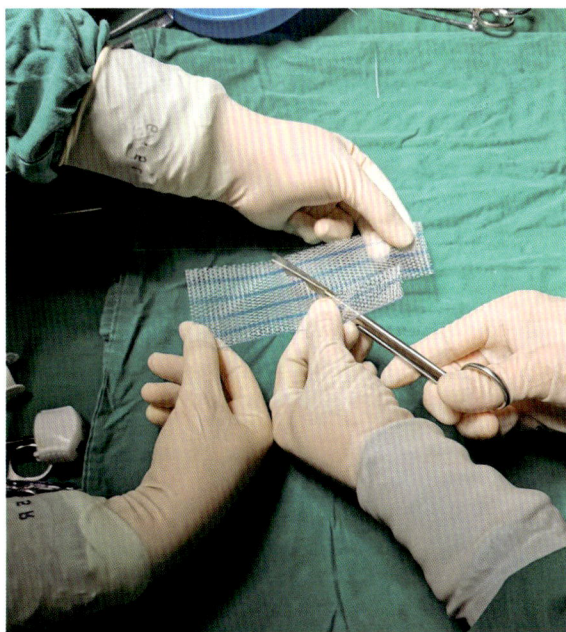

图 15-6　中央位置改变方向

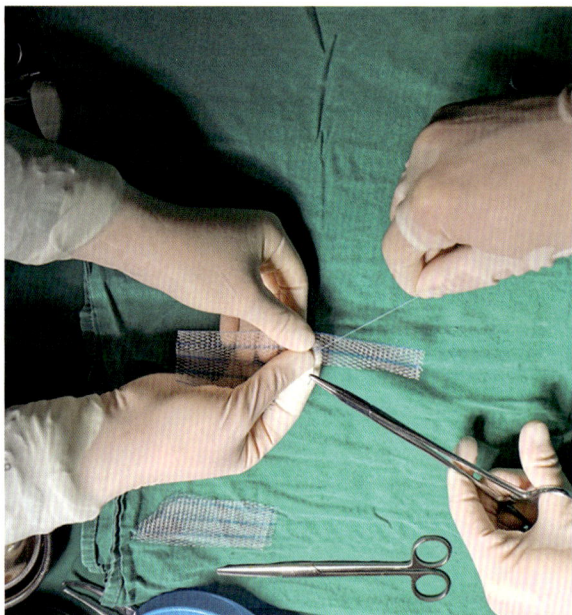

图 15-7 缝合固定第二针

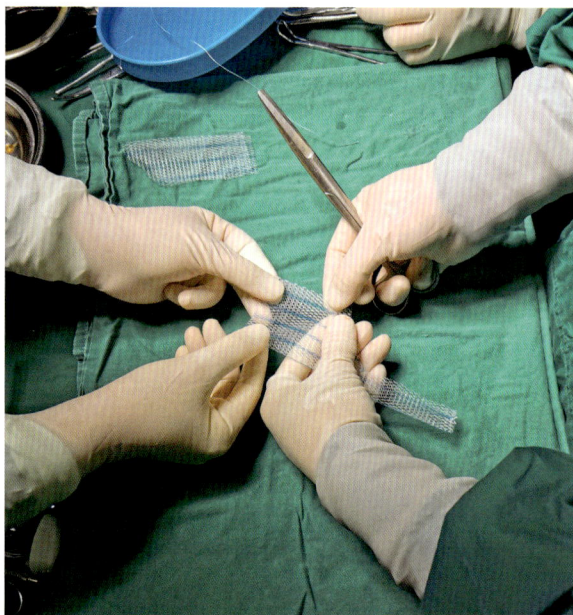

图 15-9 评估剪裁

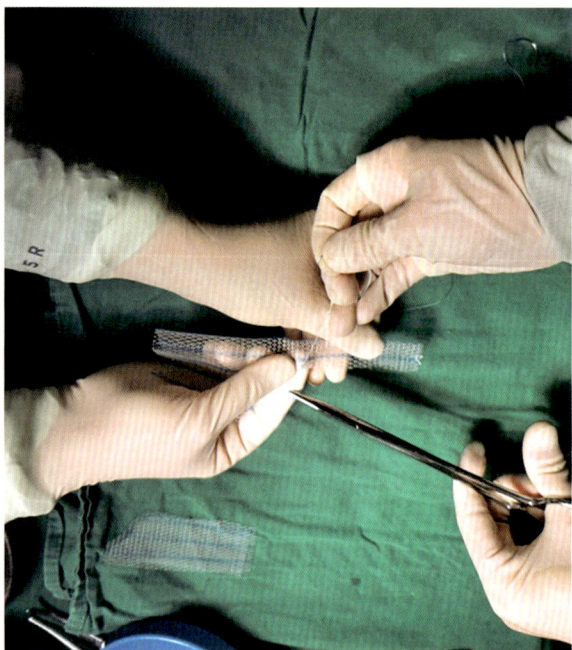

图 15-8 第二针打结

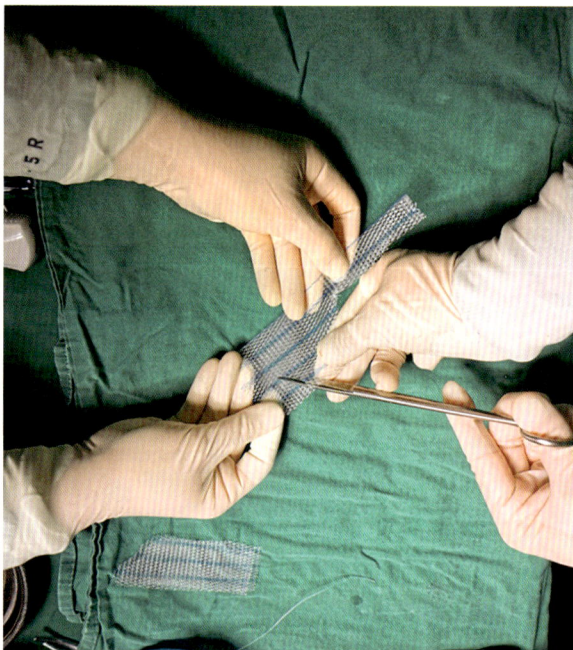

图 15-10 梯形剪裁

4. 评估剪裁效果 评估患者宫颈位置宽度,以及打开的阴道前后壁上下端宽度,术者在补片游离端距离剪断处约阴道壁最下端宽度,用剪刀开始剪裁,偏右 45°~60° 朝向对折端,呈梯形剪裁,梯形另一侧宽度大约为宫颈及阴道壁上端宽度,注意对称性(图 15-9~图 15-12)。

5. 成型后的网片 在梯形的对折端侧,用剪刀剪除宽度约 2mm 的补片,形成前、后两端,前端成"斧头"状,将两叶分开便成为蝴蝶形,被固定于阴道前、后壁,后端成手柄状,以及骶前纵韧带(图 15-13、图 15-14)。

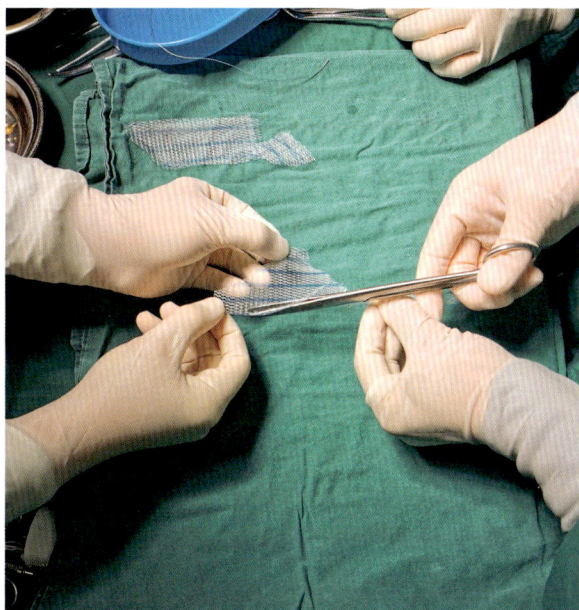

图 15-11　剪除梯形对折端宽

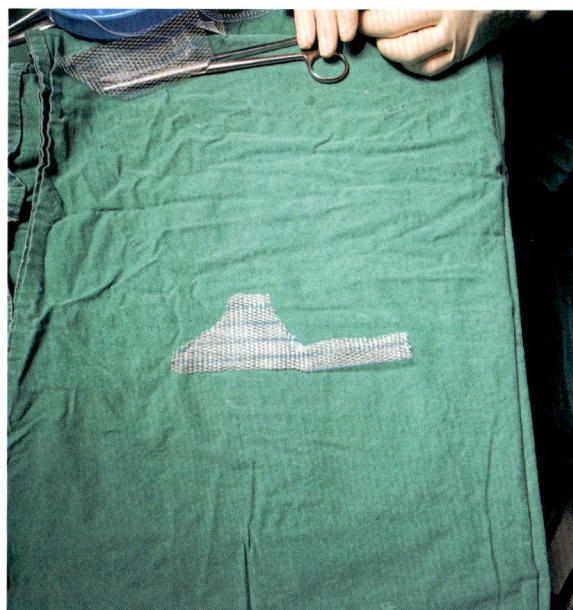

图 15-12　剪成前后叶补片

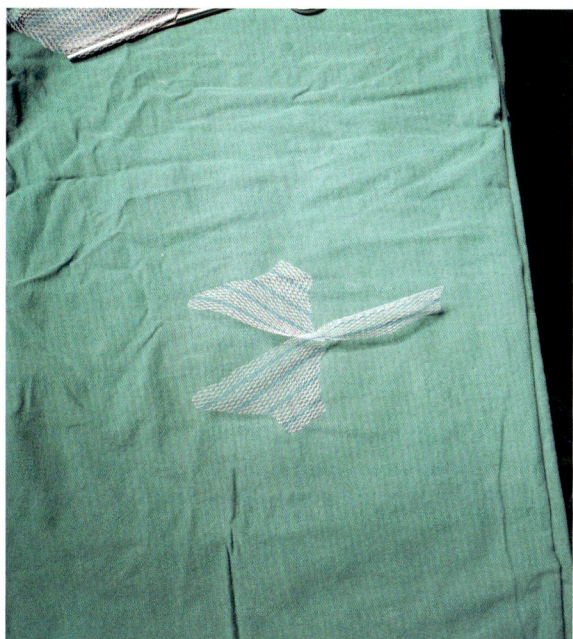

图 15-13　斧头状网片

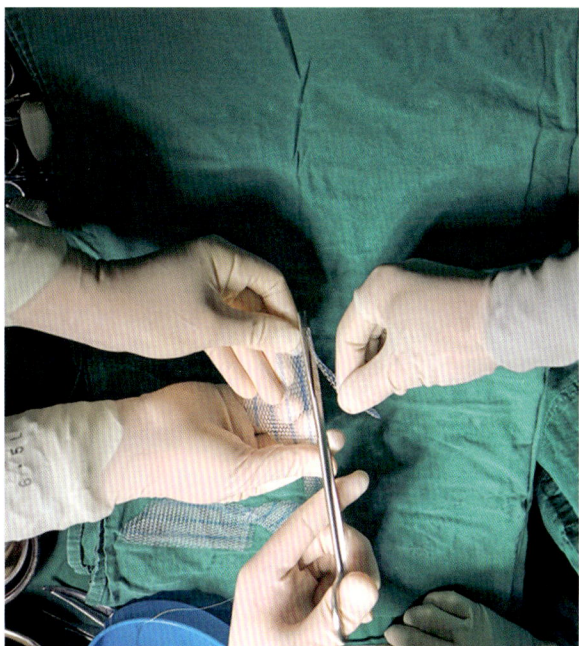

图 15-14　蝴蝶形网片

四、麻醉方法与体位

1. **体位**　因为阴道需要上举宫杯,所以采用头低脚高的膀胱截石位。

2. **麻醉**　建议选择气管插管全身麻醉。

五、腹腔镜下探查

麻醉成功后消毒腹部术野及外阴、阴道,置 Foley 导尿管排空膀胱。经阴道置入杯状举宫器,以利于摆动子宫体。取脐孔(或脐孔上缘)纵形切口皮肤 10mm，常规人工气腹后穿刺 10mm 套管并插入腹腔镜。于双下腹（相当于麦氏点位置）及耻骨上 20mm 处、腹正中线左侧约 20mm 处各穿刺 5mm 套管并置入操作器械。镜下全面探查盆、腹腔情况，特别应注意骶骨岬位置的解剖，尽量了解该部位血管的走向，如果有粘连，用超声刀逐一分离，充分显示盆底解剖。

第四节　LSC 手术步骤及操作技巧

一、暴露骶骨岬

通过举宫杯上抬子宫体，暴露盆腔杜氏窝，用无损伤钳或吸管拨开肠管，仔细辨认输尿管及右侧髂总静脉走行，找到突出的骶骨岬部位。术者左手及助手分别用分离钳钳夹骶骨岬两侧的腹膜，术者右手握超声刀于骶骨岬前透亮处纵形剪开腹膜约 30mm，钝性分离骶骨岬前及左、右侧疏松脂肪组织及骶骨前间隙结缔组织，显露骶骨最突出的部分就是骶骨岬，在骶骨岬下方清晰暴露骶骨前纵韧带（图 15-15~图 15-24）。

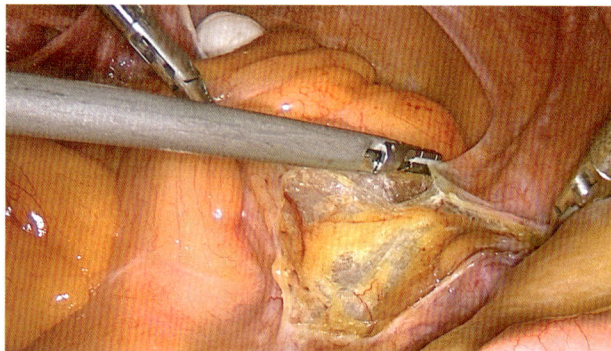

图 15-17　延长切口

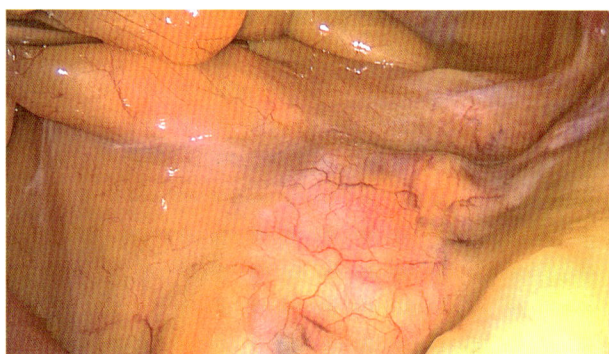

图 15-15　骶骨岬位置

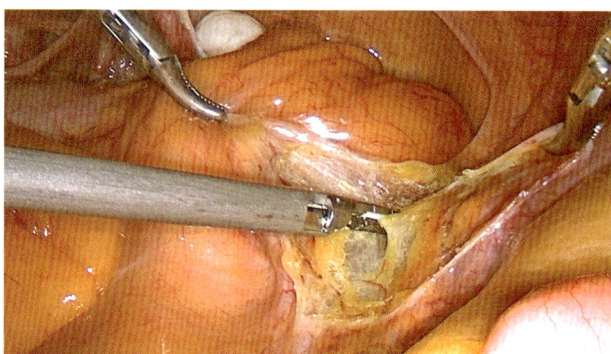

图 15-18　离断骶骨岬前组织

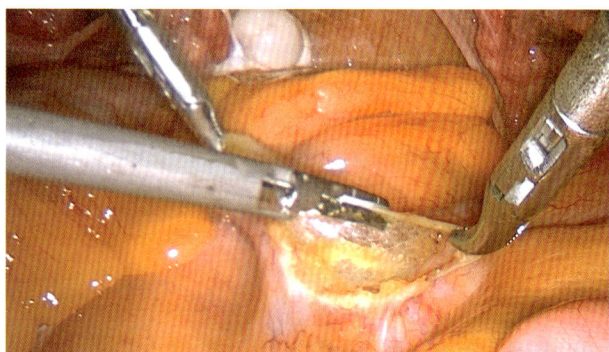

图 15-16　切开骶骨岬前腹膜

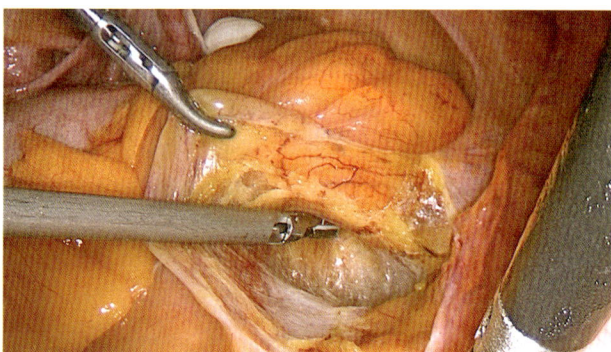

图 15-19　推开骶骨岬前组织

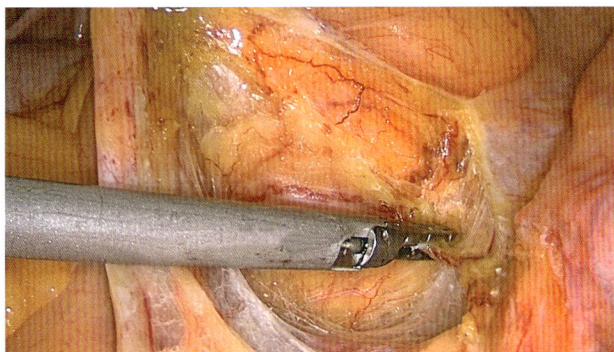

图 15-20　离断骶骨岬右侧组织

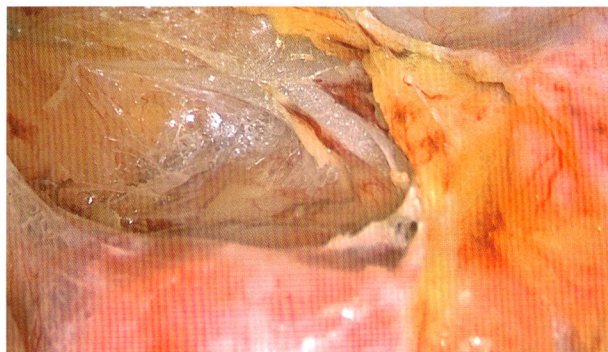

图 15-24　显露骶前纵韧带

二、形成右侧腹膜隧道

该术式既往的方法是将右侧腹膜从骶骨岬至骶韧带完全剪开,术者采用分离右侧腹膜下疏松组织,再贯穿骶骨岬至骶韧带段的腹膜,形成隧道。操作时,术者左手及助手分别钳夹、提起已剪开的右侧腹膜边缘,看清输尿管的行径并将其往外侧方向推开,分离、切断腹膜下方的疏松组织,在骶骨岬上方的腹膜形成隧道入口,然后用弯分离钳插入腹膜隧道入口,向骶骨韧带起始部外侧方向,通过钳尖一张一合逐步分离腹膜下脂肪组织,以隧道形式充分游离侧腹膜,直达宫颈外后壁(图 15-25~图 15-28)。

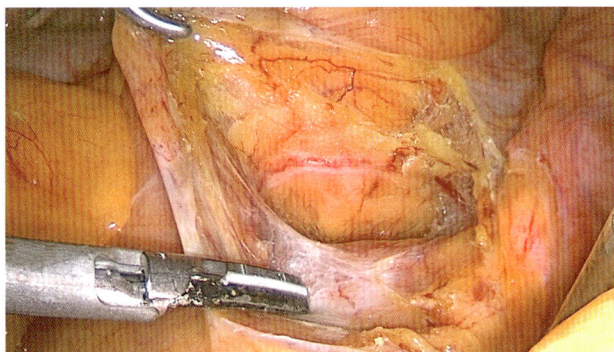

图 15-21　分离骶骨岬左侧组织

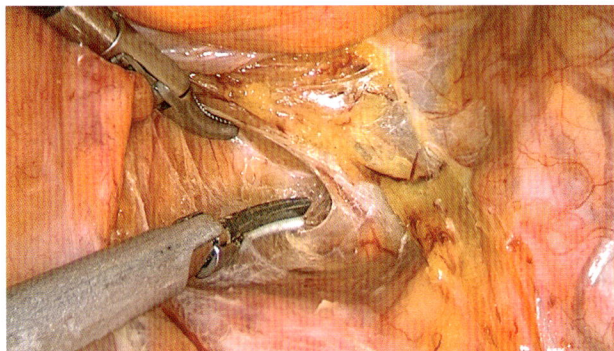

图 15-22　分离骶骨岬正中组织

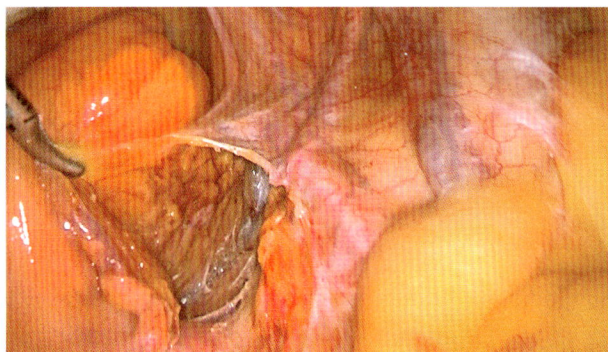

图 15-25　右侧腹膜

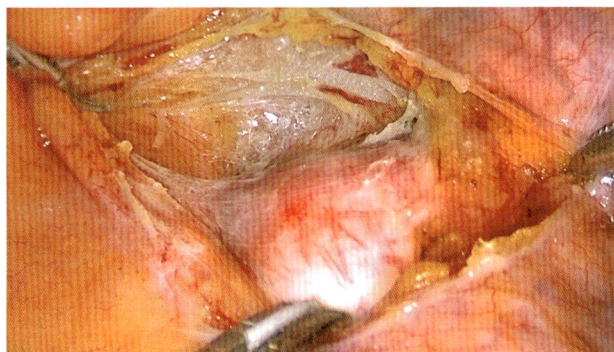

图 15-23　显露骶骨岬

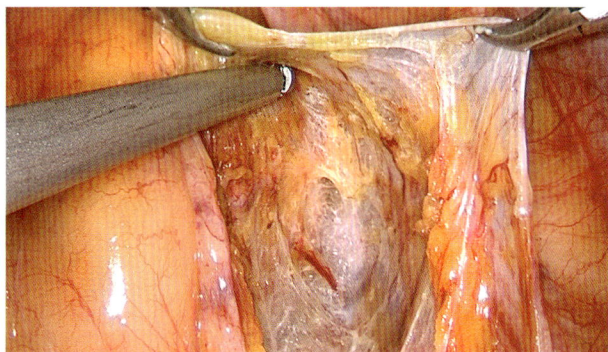

图 15-26　剪开腹膜下组织

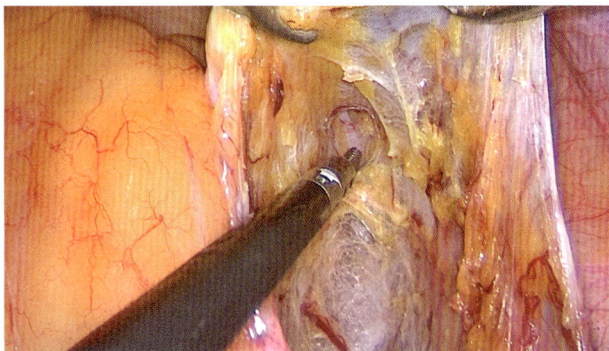

图 15-27　形成隧道口

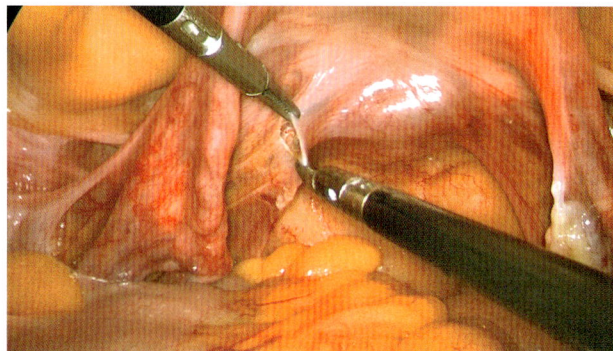

图 15-30　剪开左侧骶韧带前腹膜

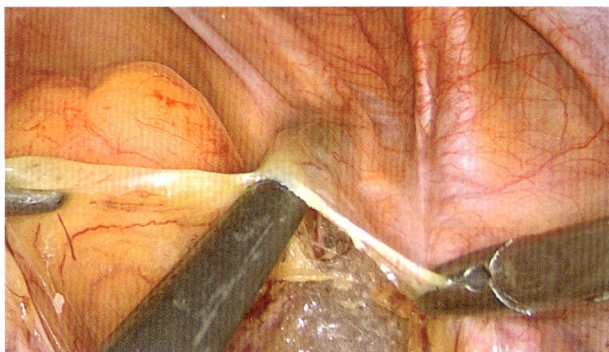

图 15-28　分离腹膜下组织

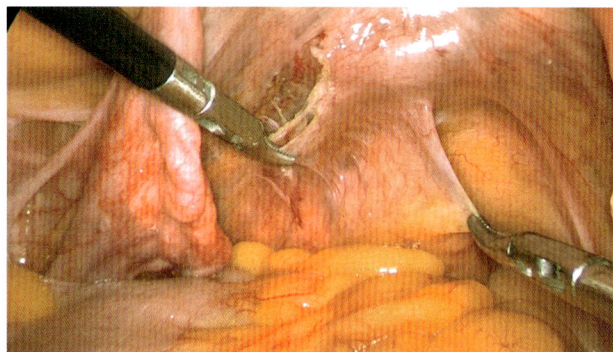

图 15-31　显露直肠反折腹膜

三、分离阴道后壁

由于要游离阴道后壁上段 50mm，将直肠从阴道后壁往下推约 50mm，故必须充分分离直肠阴道间隙。

（一）剪开直肠子宫腹膜反折

助手通过举宫杯把子宫推向前上方，充分暴露子宫直肠反折腹膜。从左侧骶骨韧带外侧、宫颈后下方开始，用单极电凝钩（最好用超声刀）剪开腹膜浆肌层，助手慢慢地将举宫杯向左侧移动，术者同时剪开直肠反折腹膜至右侧子宫骶骨韧带外侧的直肠反折腹膜（图 15-29~图 15-32）。

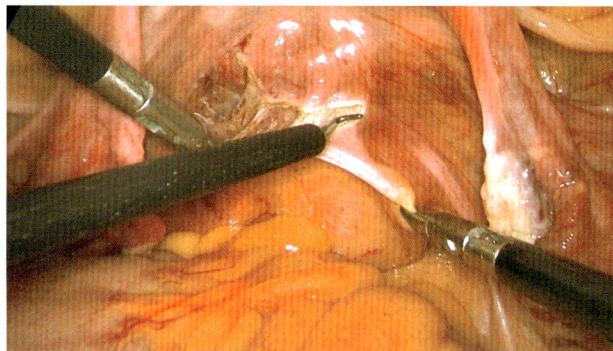

图 15-32　切开直肠反折腹膜

（二）分离直肠旁窝

术者左手与助手同时用弯分离钳钳夹提起腹膜反折边缘，术者右手握超声刀切断宫颈下方的纤维组织。助手通过举宫杯把子宫移向右侧，术者握吸管在宫颈后下方、左侧骶骨韧带内侧，紧靠阴道后壁，钝性向外下方向分离直肠旁组织，显露左侧直肠旁窝。再把子宫移向左侧，同法显露右侧直肠旁窝（图 15-33~图 15-38）。

（三）显露阴道后壁

左、右侧直肠旁窝之间有一束明显增粗的纤维组织，估计有固定直肠的作用。把子宫移到盆腔并上抬，术者用超声刀离断宫颈后壁的纤维组织，钝性

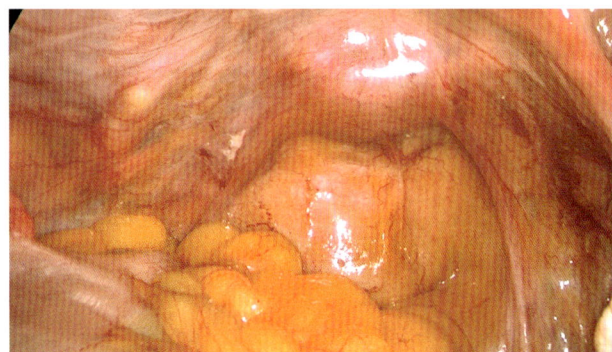

图 15-29　显露盆底

分离直肠阴道间隙,把直肠从阴道后壁分离,游离阴道后壁中上段约50mm(图15-39~图15-42)。

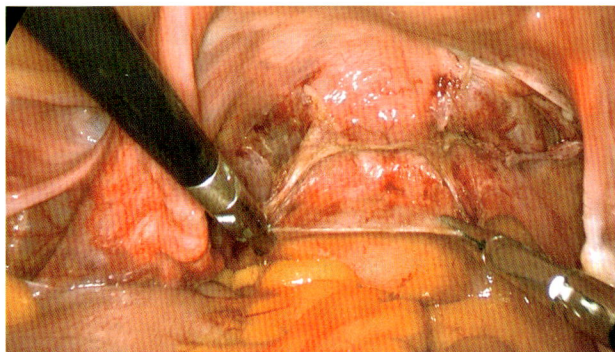

图 15-33　显露直肠宫颈间隙

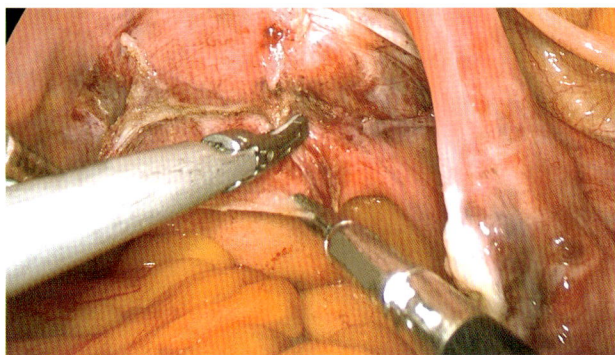

图 15-34　切断右侧直肠侧韧带

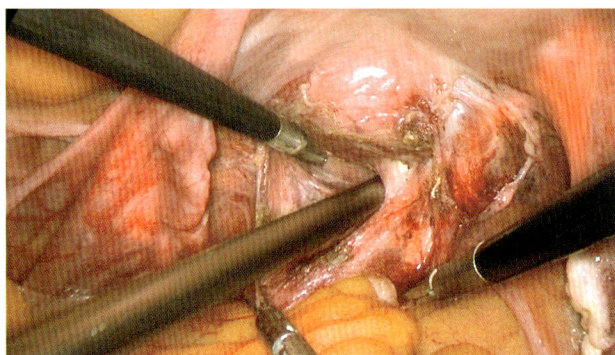

图 15-35　分离左侧直肠旁窝

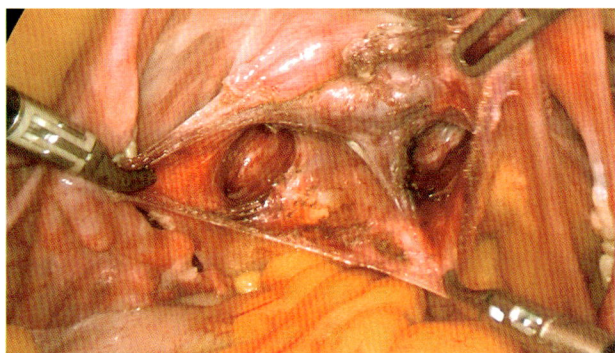

图 15-36　左侧直肠旁窝

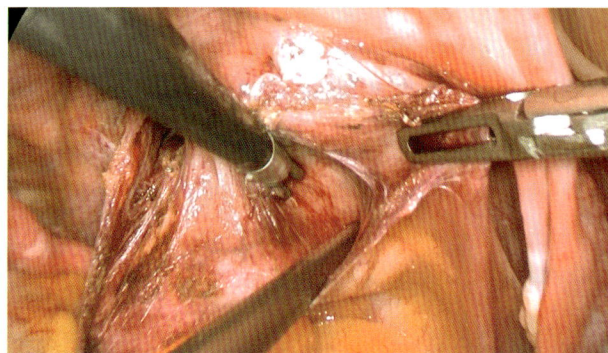

图 15-37　分离右侧直肠旁窝

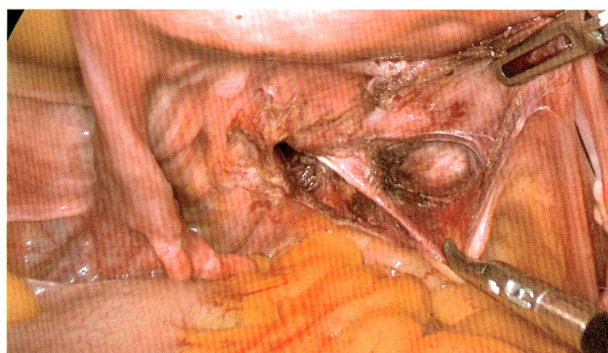

图 15-38　右侧直肠旁窝

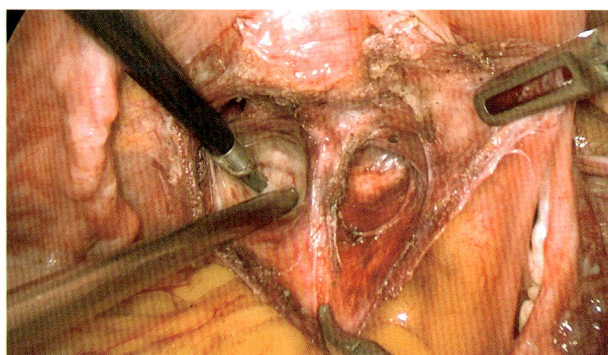

图 15-39　宫颈后纤维组织

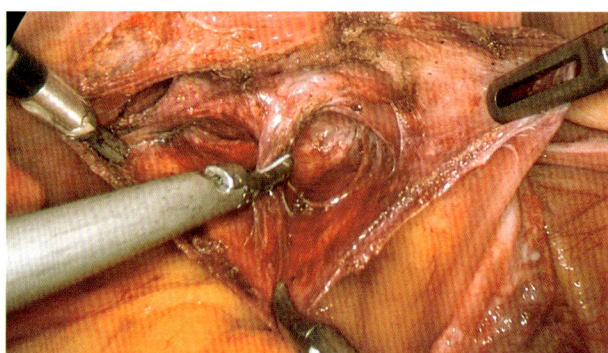

图 15-40　切断宫颈后纤维组织

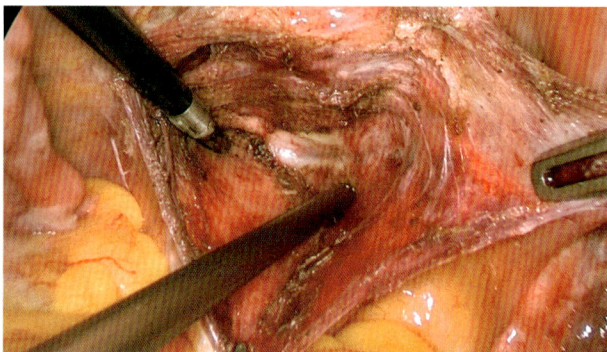

图 15-41　推开直肠

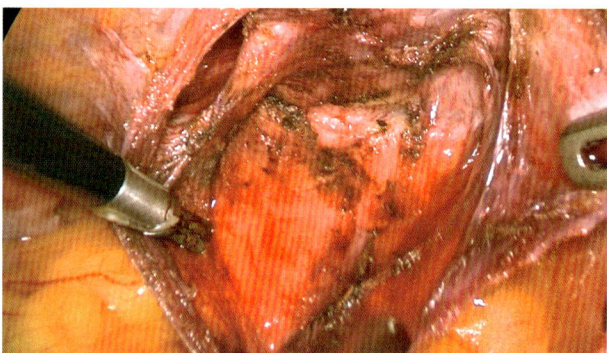

图 15-42　分离后的直肠阴道间隙

四、分离阴道前壁

由于要游离阴道前壁上段 50mm,将膀胱从宫颈往下推至宫颈外口下约 50mm,故必须充分分离膀胱宫颈间隙及膀胱阴道间隙。

(一) 分离膀胱宫颈间隙

膀胱宫颈间隙比较疏松,血管少,故容易分离,但阴道旁间隙充满了静脉丛(阴道静脉丛),血管壁薄,容易损伤出血。操作时,助手通过举宫杯将子宫向头侧上抬,充分展示膀胱腹膜反折,同时轻轻地将子宫摆向右侧,术者用弯分离钳钳夹提起腹膜反折,在左侧圆韧带内侧、靠近左侧宫颈旁用单极电刀、最好用超声刀剪开膀胱腹膜反折,助手慢慢地将举宫杯向左侧移动,术者同时剪开腹膜反折至对侧圆韧带内侧,离断宫颈间隙的疏松组织,将膀胱下推至宫颈外口(图 15-43~图 15-46)。

(二) 分离膀胱阴道间隙

把子宫移向盆腔中央并轻轻下压,充分显露阴道前壁。助手用弯分离钳钳夹提起膀胱腹膜反折

边缘,术者右手持超声刀钝性下推膀胱,离断阴道间隙前结缔组织,钝性将膀胱推开至宫颈外口下约 50mm,分离阴道两旁间隙直达膀胱侧窝内缘,同时输尿管也被推移到阴道旁,完全显露膀胱宫颈间隙及膀胱阴道间隙。分离过程容易出血,此时,术者一边用吸管吸出血液,看清出血点,一边用双极钳快速、定点电凝止血,既能保证术野清晰,也不会导致输尿管热损伤(图 15-47、图 15-48)。

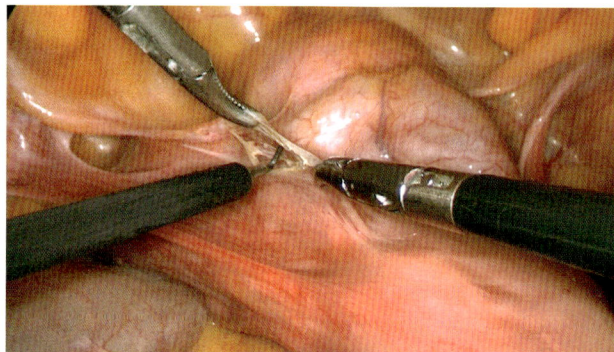

图 15-43　切开左侧反折腹膜

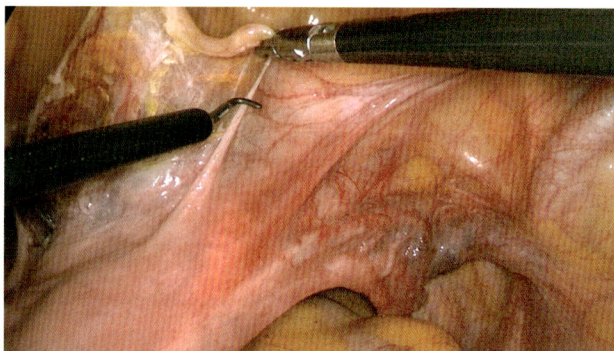

图 15-44　离断右侧反折腹膜

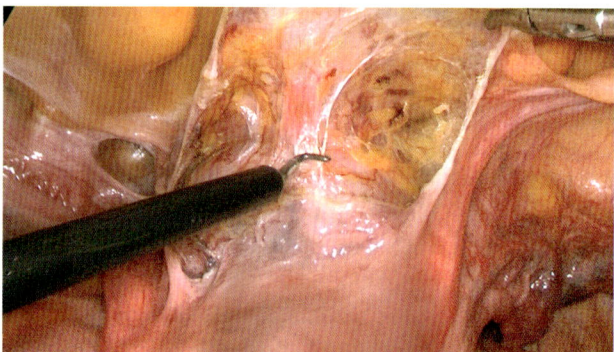

图 15-45　离断宫颈间隙组织

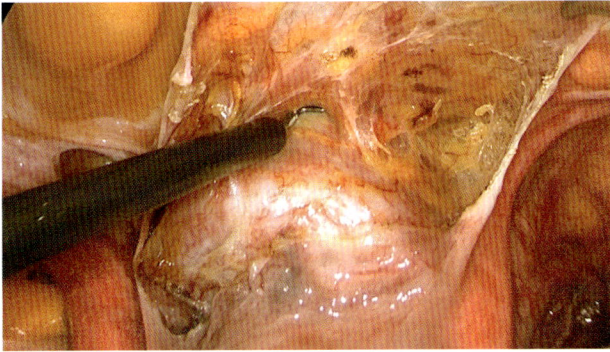

图 15-46　推离宫颈管上膀胱

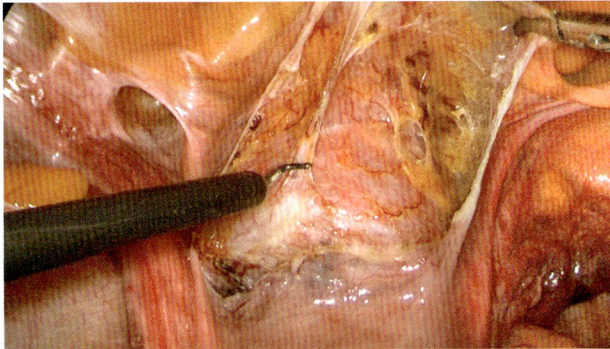

图 15-47　离断阴道上组织

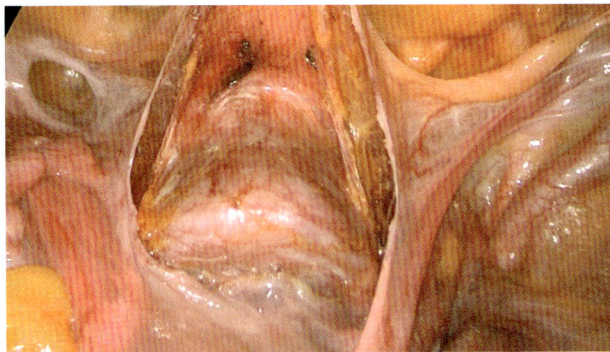

图 15-48　分离后的阴道前壁

五、贯穿宫旁间隙

(一)贯穿右侧宫旁间隙

在右侧膀胱宫颈韧带附近寻找屈曲的右侧子宫动脉,辨认其上行支及沿子宫前壁宫颈走行的分支,并注意其下方可能伴行的子宫静脉分支。助手钳夹、提起已剪开的右侧膀胱反折腹膜,术者持弯分离钳在右侧子宫动脉内侧、紧靠宫颈管旁分离宫旁组织,显露右侧子宫血管,在子宫血管的外侧,插入弯分离钳,助手钳夹卵巢固有韧带并往上提起,看清楚右侧骶骨韧带前的创面,弯分离钳由前往后贯穿右

侧宫旁间隙,直达右侧骶骨韧带旁,通过钳尖一张一合,扩大右侧宫旁间隙(图 15-49~ 图 15-54)。

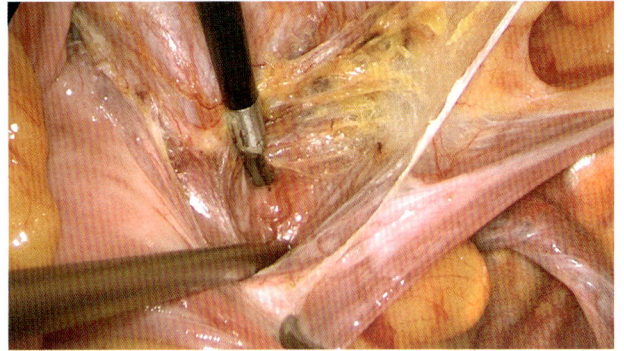

图 15-49　分离右侧宫旁间隙

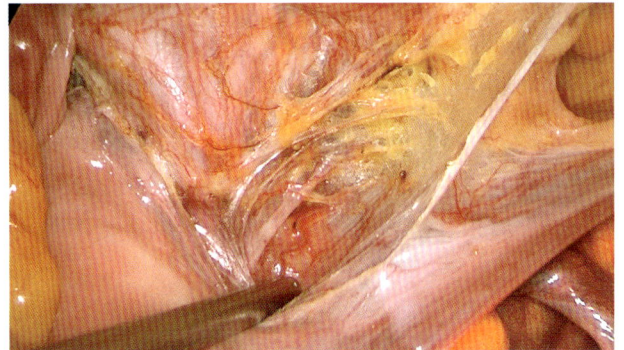

图 15-50　右侧子宫血管

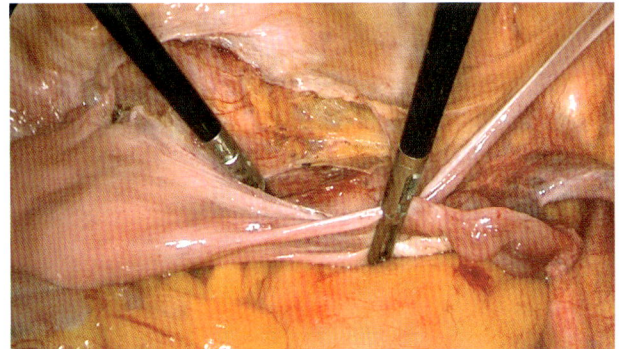

图 15-51　插入右侧宫旁间隙

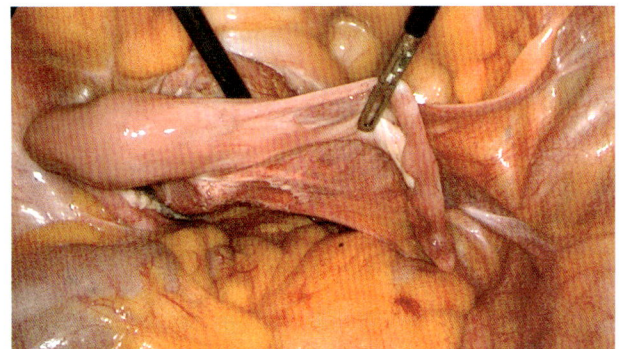

图 15-52　显露右侧宫旁间隙后壁

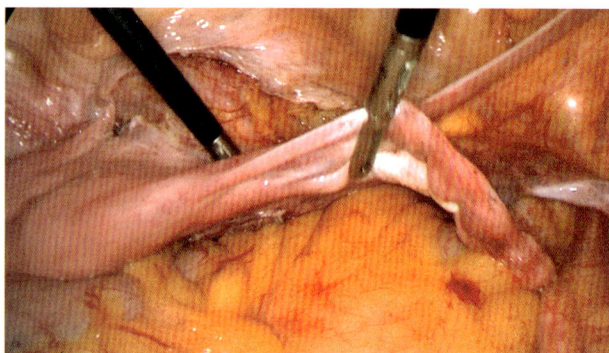

图 15-53 贯穿右侧宫旁间隙

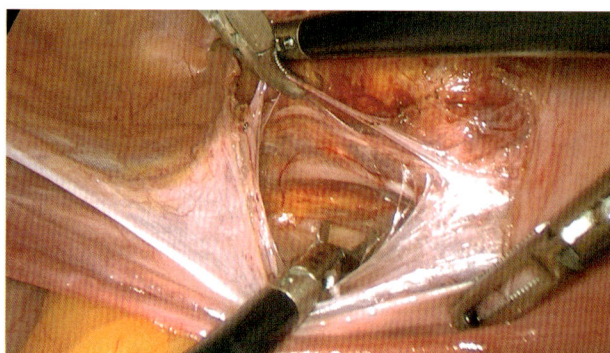

图 15-56 左侧子宫血管

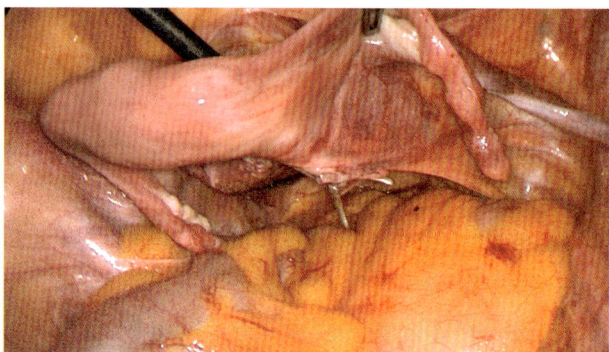

图 15-54 扩大右侧宫旁间隙

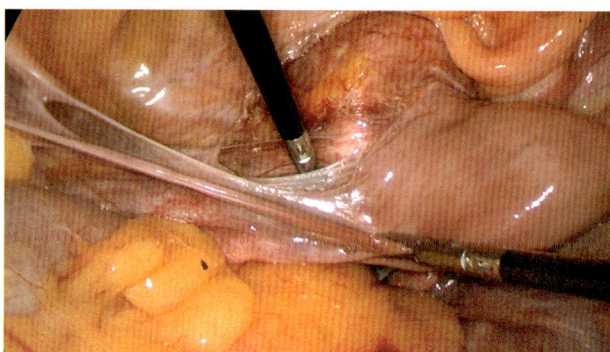

图 15-57 插入左侧宫旁间隙

（二）贯穿左侧宫旁间隙

助手钳夹、提起已剪开的左侧膀胱反折腹膜，术者持弯分离钳在左侧子宫动脉内侧、紧靠宫颈管旁的无血管区，分离宫旁组织，显露宫颈管旁间隙，插入弯分离钳，由前向后贯穿右侧宫旁间隙，直达右侧骶骨韧带旁，通过钳尖一张一合，扩大右侧宫旁间隙（图 15-55~ 图 15-60）。

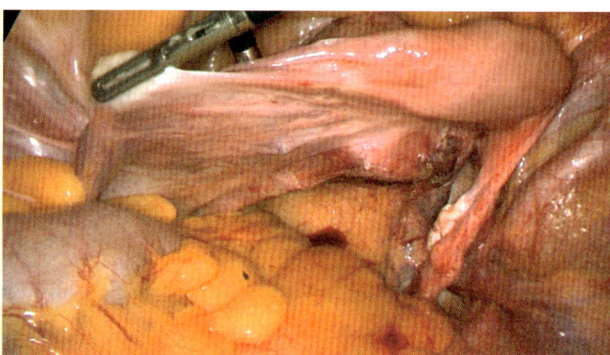

图 15-58 显露左侧宫旁间隙后壁

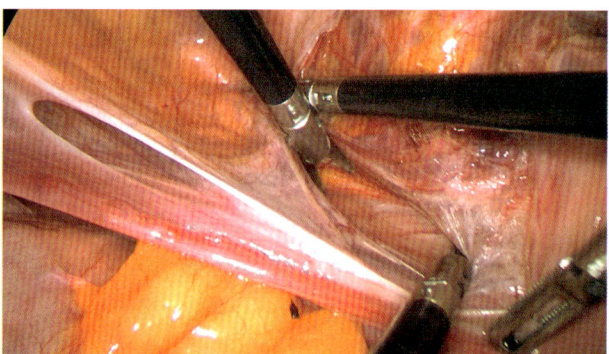

图 15-55 分离左侧宫旁间隙

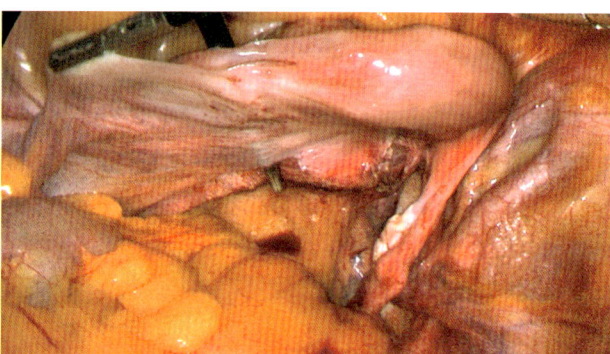

图 15-59 贯穿左侧宫旁间隙

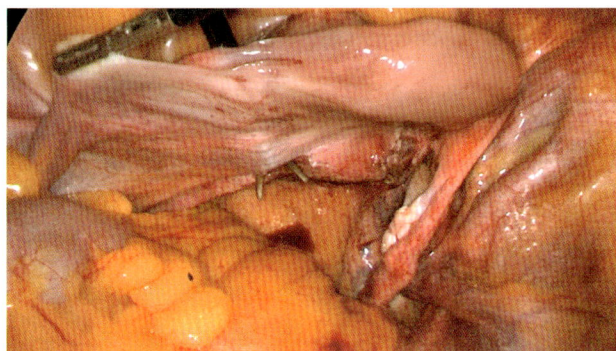

图 15-60　扩大左侧宫旁间隙

六、贯穿侧腹膜隧道

贯穿双侧宫旁间隙后,把子宫摆向左侧,显露右侧腹膜,在右侧骶骨韧带起始部外侧用弯分离钳插入侧腹膜,术者左手持分离钳向骶骨方向,通过钳尖一张一合,以隧道形式钝性分离侧腹膜。当钳尖快到骶骨岬区域时,术者右手及助手分别握分离钳各自钳夹一剪开的骶骨岬前腹膜边缘,左手持分离钳继续向前,直到与侧腹膜隧道会合(图 15-61~图 15-64)。

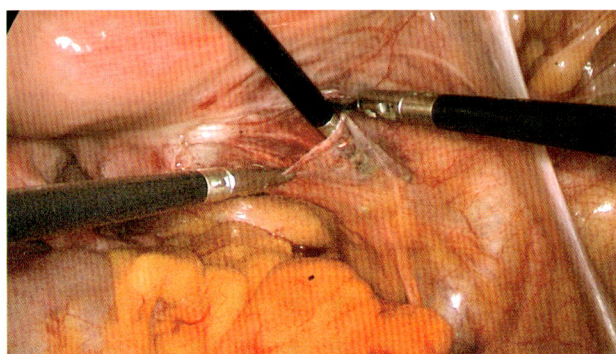

图 15-61　分离侧腹膜

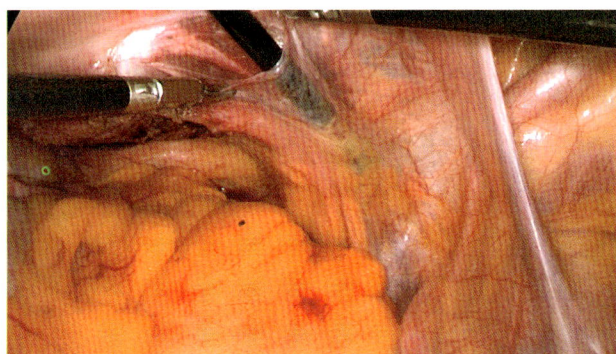

图 15-62　插入侧腹膜

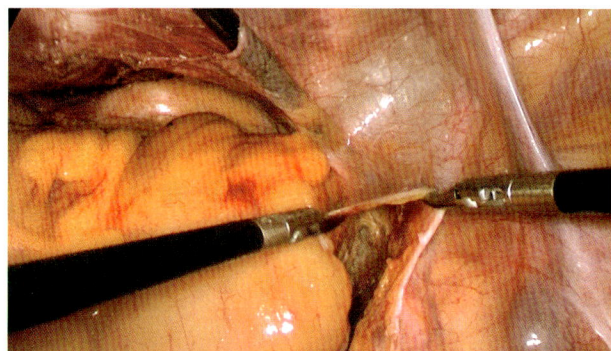

图 15-63　贯穿侧腹膜

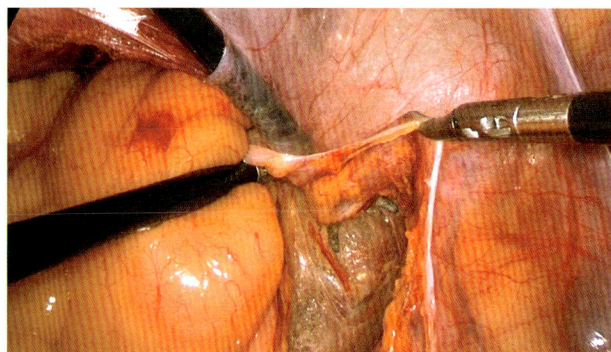

图 15-64　扩大侧腹膜隧道

七、放置网片

(一)网片穿过右宫旁间隙

钳夹已裁剪好的网片,通过主套管送进腹腔,通过子宫杯将子宫稍微摆向左侧,助手钳夹右侧圆韧带并轻轻往外拨,显露右侧宫旁前间隙,术者左手持分离钳钳夹网片尾端送往右侧宫旁前间隙入口。通过子宫杯将子宫稍微上抬,助手钳夹右侧圆韧带也轻轻上提,显露右侧宫旁后间隙。术者左手将钳夹网片尾端的分离钳穿过宫旁后间隙,看清间隙内的网片尾端后,术者右手持分离钳钳夹右侧腹膜上段边缘并轻轻外推,看清侧腹膜隧道,左手轻轻向下用力,将钳夹网片尾端的分离钳慢慢送进侧腹膜隧道。在腹腔镜监视下,看到网片尾端快到达骶骨区时,术者右手持的分离钳松开腹膜上段边缘,改为钳夹骶骨前侧腹膜内侧缘,助手持的分离钳松开右侧圆韧带,改为钳夹骶骨前侧腹膜外侧缘,暴露骶骨岬区侧腹膜隧道口。术者左手将钳夹网片尾端的分离钳继续往上推送,直达骶骨岬区侧腹膜隧道出口。此时,术者右手所持的分离钳松开侧腹膜内侧缘,改为钳夹侧腹膜隧道口的网片并轻轻将其拉出,到达骶前纵韧带的位置(图 15-65~图 15-70)。

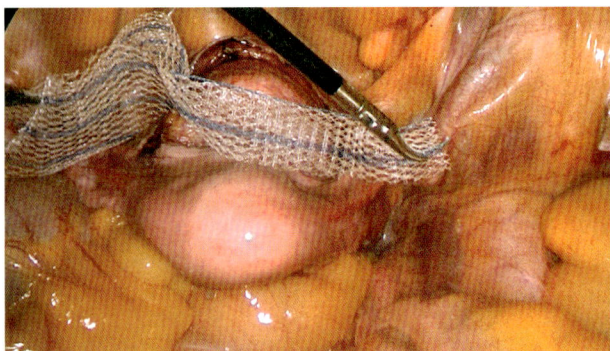

图 15-65   腹腔内网片

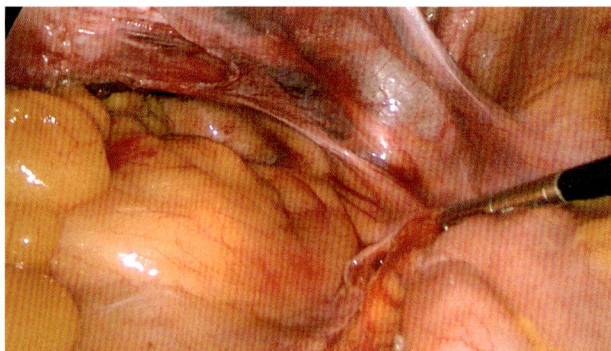

图 15-69   网片进入侧腹膜

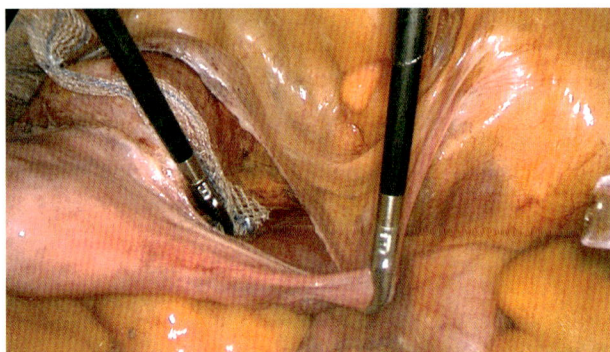

图 15-66   网片送进宫旁间隙

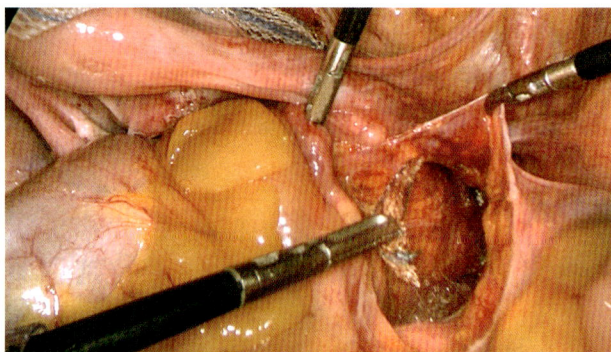

图 15-70   拉出网片

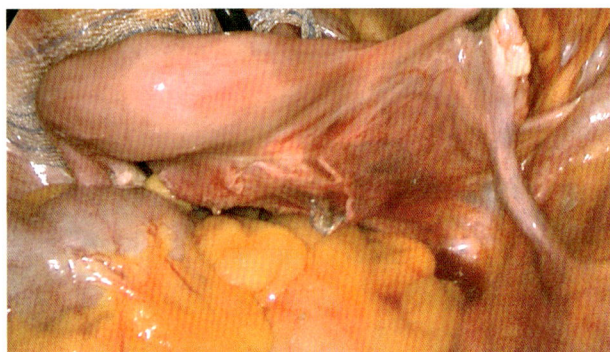

图 15-67   网片穿出宫旁间隙

(二) 拉出网片后壁

拉出网片尾端后,通过子宫杯把子宫摆到正中,将位于宫颈前方的网片前端分开,形成前、后两壁。术者左手持分离钳钳夹网片后壁并送往右侧宫旁间隙直到隧道出口。将举宫杯上抬,看清间隙隧道出口的网片后壁,助手持分离钳钳夹骶岬区的网片尾部,防止牵拉网片后壁时将其拉出。术者右手持分离钳钳夹隧道出口的网片后壁,将网片后壁逐一拉出,置于盆底。两壁的交叉点正好位于右侧宫颈旁(图 15-71~ 图 15-74)。

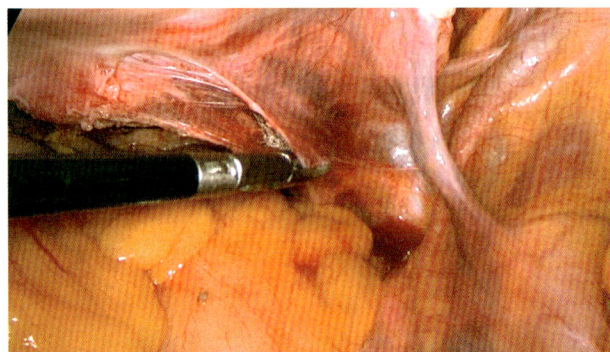

图 15-68   网片送进侧腹膜

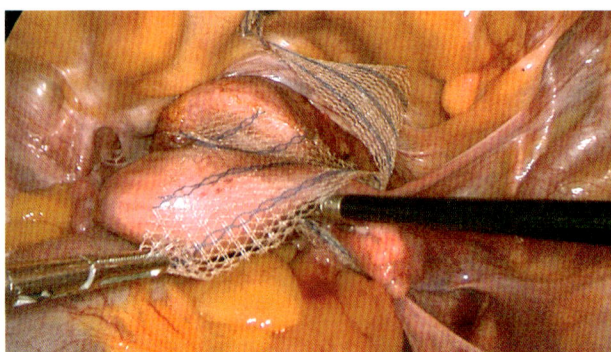

图 15-71   分开网片前后壁

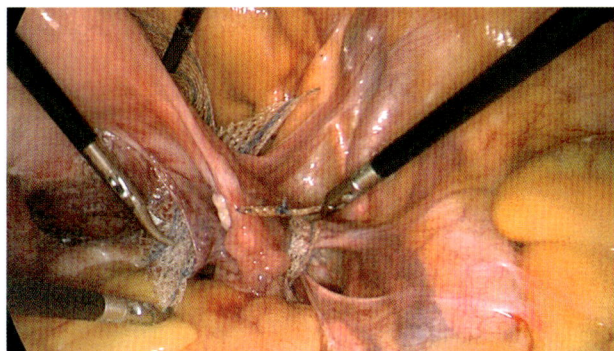

图 15-72　将网片后壁送进宫旁间隙

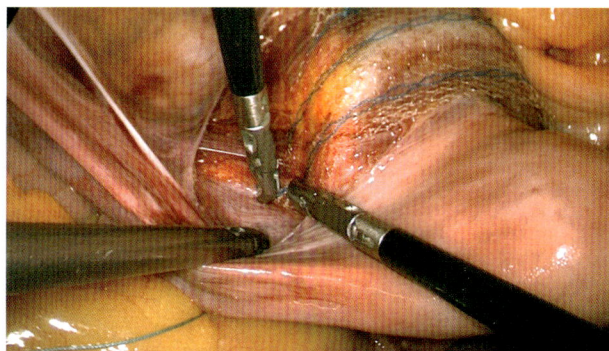

图 15-75　压平网片

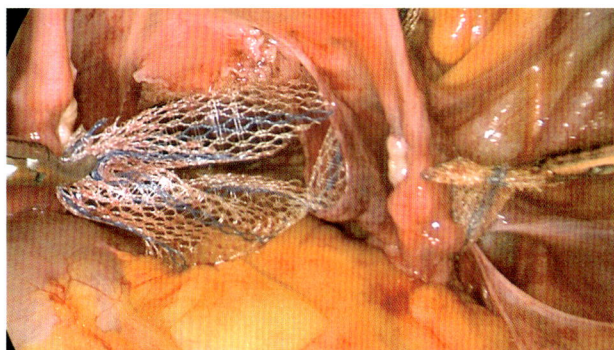

图 15-73　寻找网片后壁

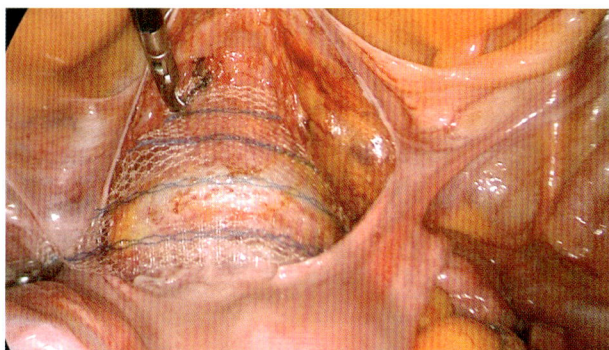

图 15-76　网片前壁

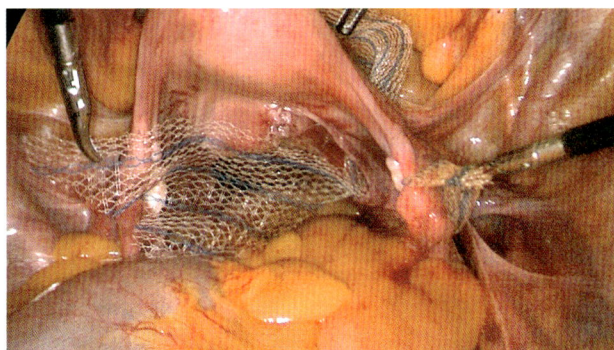

图 15-74　拉出网片后壁

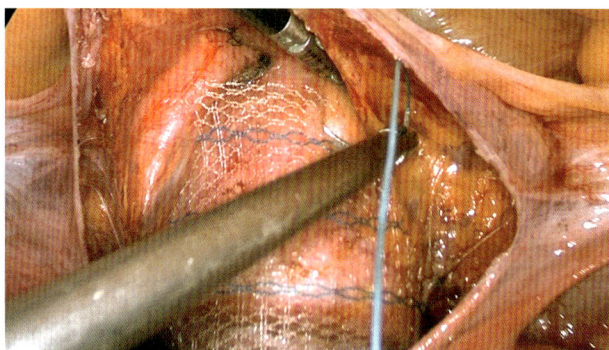

图 15-77　阴道前壁底部缝合网片

（三）放置网片前壁

术者及助手分别持分离钳钳夹网片前壁并将其拉向左侧宫旁间隙位置，将网片前壁置于阴道前壁下部。用分离钳的背部从右到左压平网片后，在阴道前壁右侧底部、距离宫颈外口 40mm 处，用 2-0 不可吸收缝线缝合网片与阴道前壁，缝针不能穿透阴道前壁，缝线打结以固定阴道前壁底部的网片前壁（图 15-75~ 图 15-80）。

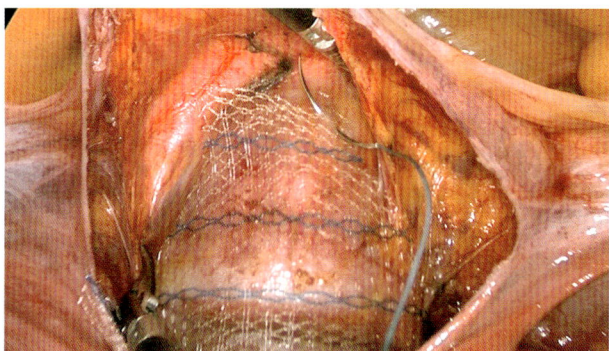

图 15-78　阴道前壁底部的缝针

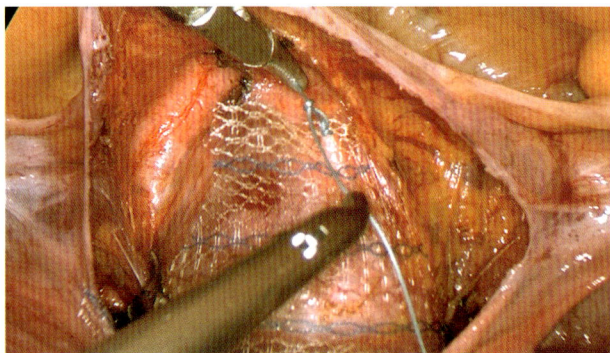

图 15-79 网片上打结

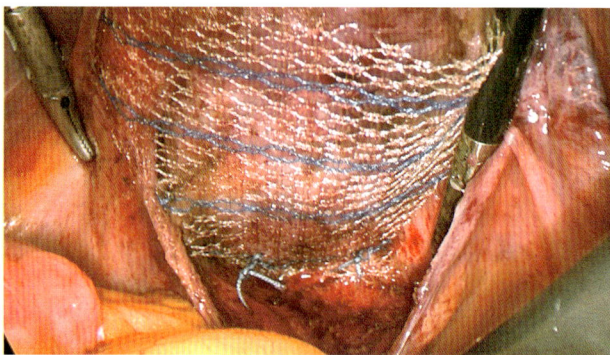

图 15-80 固定阴道前壁底部网片

(四) 放置网片后壁

通过举宫杯将子宫上抬,看清盆底的网片,术者持分离钳钳夹网片后壁,慢慢拉向左侧,将网片后壁置于阴道后壁底部。在阴道后壁左侧底部、距离宫颈外口 40mm 处,用 2-0 不可吸收缝线缝合网片与阴道后壁,同样,缝针不能穿透阴道后壁,缝线打结以固定阴道后壁底部的网片,然后用分离钳的背部从右到左,压迫阴道后壁的网片,将网片展平(图 15-81~图 15-84)。

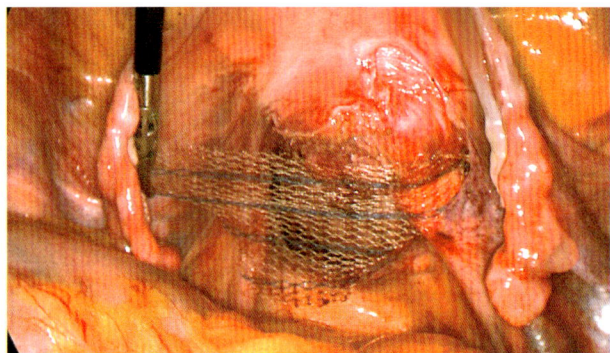

图 15-81 放置网片后壁

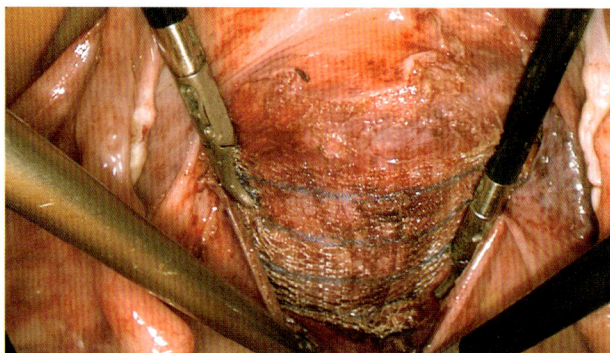

图 15-82 压平网片后壁

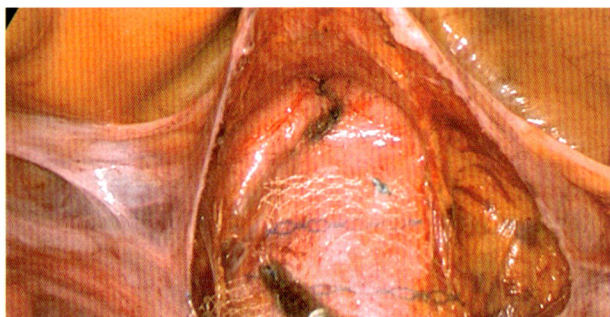

图 15-83 缝合阴道后壁底部网片

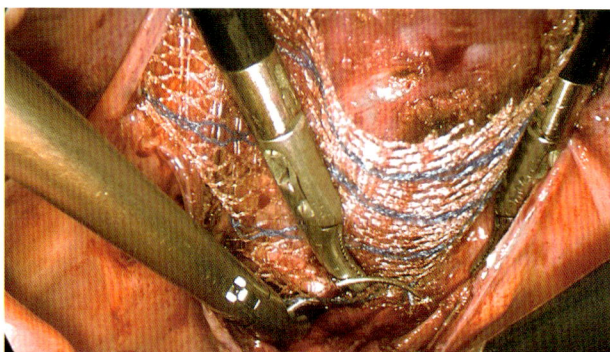

图 15-84 固定阴道后壁底部网片

(五) 对合网片前后壁

助手持分离钳钳夹提起左侧输卵管,显露左侧宫旁间隙后方的网片后壁,术者持分离钳穿过左侧宫旁间隙钳夹网片后壁并往上牵拉,将网片后壁置于宫颈前方,助手持分离钳钳夹网片前壁,两钳往相反方向牵拉,将网片两壁的游离端在左侧阴道旁会合,呈现"怀抱"状交叉重叠,用 2-0 不可吸收线在重叠部缝合阴道侧壁与网片,固定网片(图 15-85~图 15-88)。

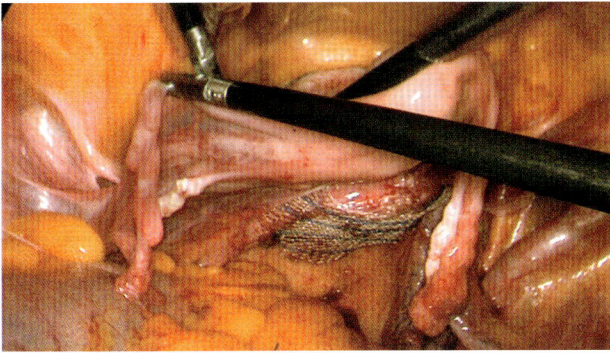

图 15-85　钳夹网片后壁

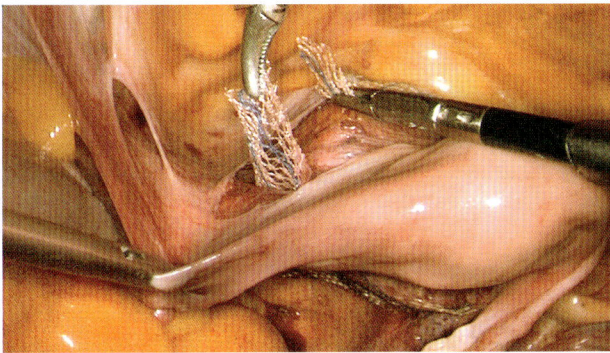

图 15-86　拉出网片后壁

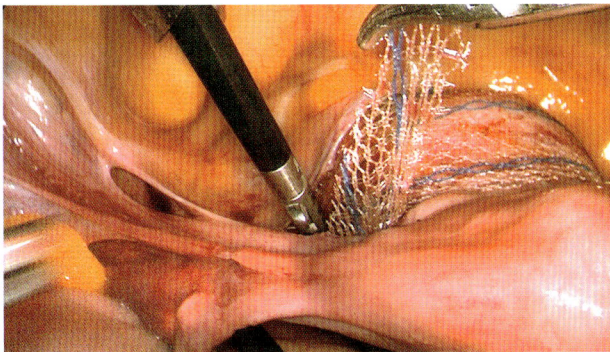

图 15-87　钳夹网片前壁

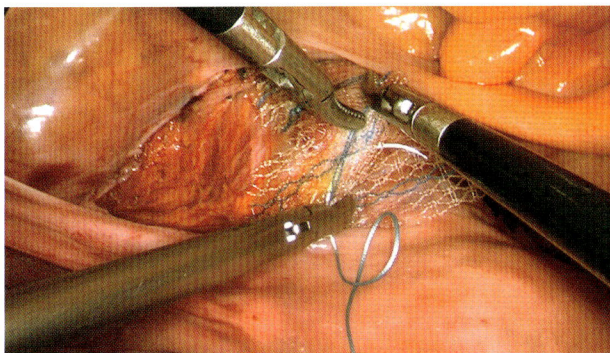

图 15-88　固定网片前后壁

八、固定网片

在阴道前、后壁的底部及左侧阴道侧壁均已用 2-0 不可吸收线将网片与组织各缝合一针，只是起到固定网片不能移动的作用，现在是将铺放在阴道前、后壁的网片固定，起到牵拉、提吊子宫的作用，并将网片的尾端固定在骶前纵韧带，完成子宫、骶骨固定手术。

（一）固定阴道前壁网片

缝合铺放于阴道前壁的网片及组织时，分别将底部、中部及上部两侧的网片缝合于阴道壁。操作时，通过子宫杯将子宫体用力推向头侧，助手提起膀胱腹膜反折，完全显露阴道前壁。用分离钳将网片前壁的末端摆放于距离宫颈外口 40mm 阴道下部的左侧，并充分展平，用 2-0 带针不可吸收缝线穿过网片，再穿过阴道壁（切记缝针不可穿透阴道壁），收紧缝线、镜下打结后，将网片固定于阴道左侧前壁。用分离钳的背面从阴道底部往上，紧靠阴道壁压平网片，在阴道壁中段、上段两侧分缝合阴道壁上的网片，将网片完全固定在阴道前壁（图 15-89~图 15-92）。

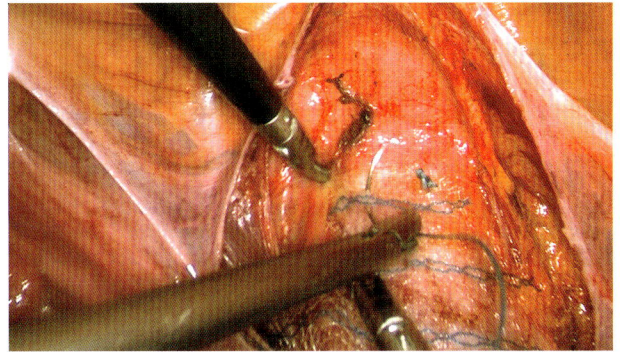

图 15-89　缝合左侧阴道底部网片

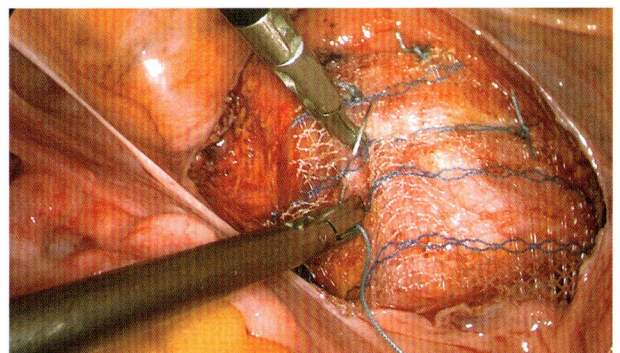

图 15-90　缝合左侧阴道中部网片

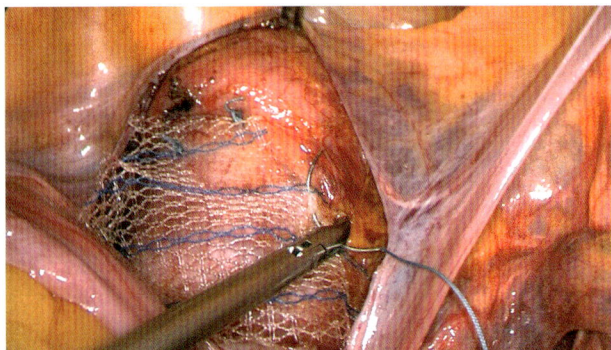

图 15-91   缝合右侧阴道中段网片

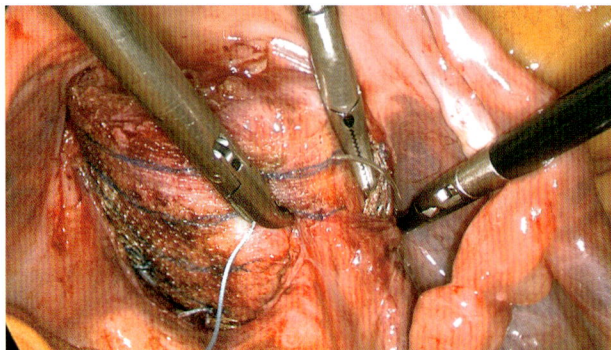

图 15-94   穿过右侧骶韧带外侧

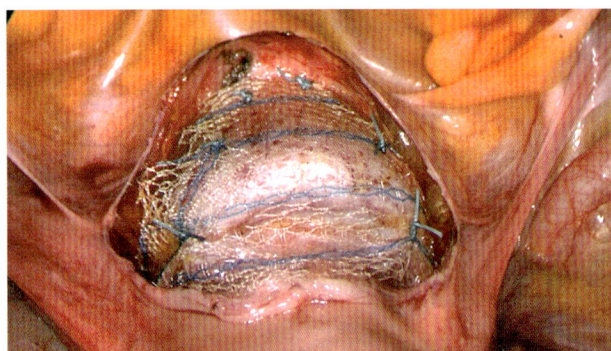

图 15-92   固定后的阴道前壁网片

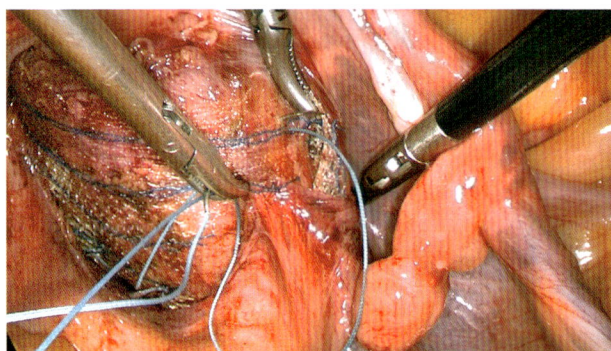

图 15-95   "8"字形缝合右侧骶韧带

（二）固定阴道后壁网片

通过子宫杯将宫体往上、向前推送，助手提起直肠腹膜反折并显露阴道后壁，将网片置于阴道后壁并充分展平。用 2-0 带针不可吸收缝线在右侧骶骨韧带内侧进针，穿过骶骨韧带，从其外侧出针，再从其内侧进针、外侧出针，收紧缝线，形成"8"字形缝合，将网片固定于右侧骶骨韧带，同法，将网片固定于左侧骶骨韧带。此外，网片缝合在双侧韧带之间、宫颈下方，将网片"挂"在阴道后壁。再次压平网片，在阴道后壁中部两侧缝合网片，将其固定在阴道后壁。在距离宫颈外口 30mm 处，于阴道后壁底部缝合阴道组织及网片，将网片完全固定于阴道后壁（图 15-93~ 图 15-100）。

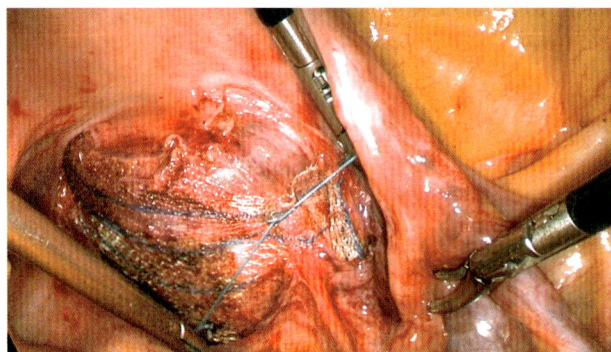

图 15-96   固定右侧骶韧带网片

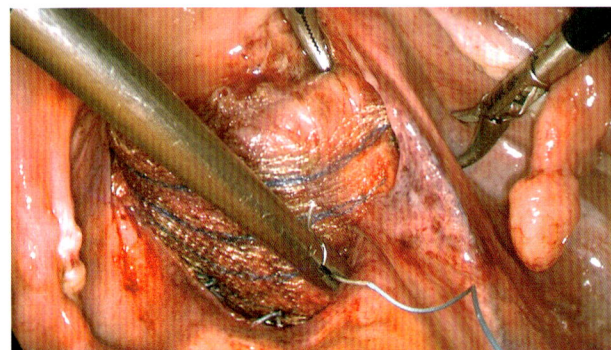

图 15-93   穿过右侧骶韧带内侧

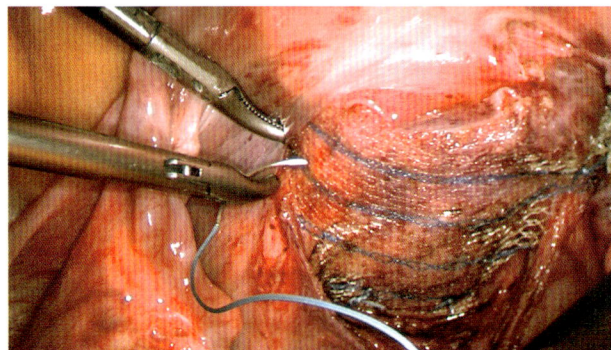

图 15-97   穿过左侧骶韧带外侧

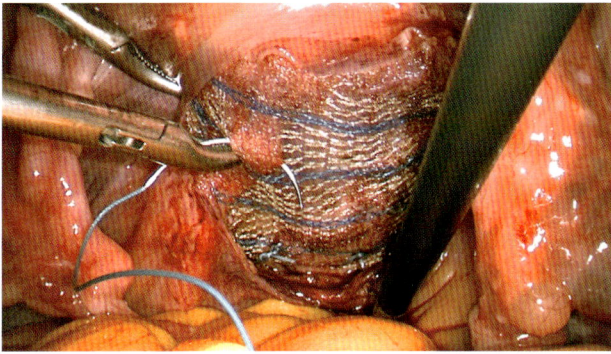

图 15-98 穿过左侧骶韧带内侧

钳钳夹右侧骶骨前腹膜边缘，术者左手持无损伤分离钳拨开骶骨岬区组织，完全显露骶前纵韧带，右手持分离钳钳夹网片尾端，牵拉到骶前纵韧带的部位，检查网片长度、松紧度及固定的位置。用 2-0 带针缝线穿过双层网片尾端，出针后，缝针先呈直角进针，感觉碰到骶骨组织时，马上将缝针改为向上，穿过 S_1 椎体骶骨前纵韧带，出针后，看清没有出血，反方向穿过双层网片，出针后，再次穿过 S_1 椎体骶骨前纵韧带，收紧缝线，镜下打结，呈"8"字形缝合，将网片尾端固定于骶骨前纵韧带。检查固定后网片的松紧度合适后，剪除多余的网片（图 15-103～图 15-116）。

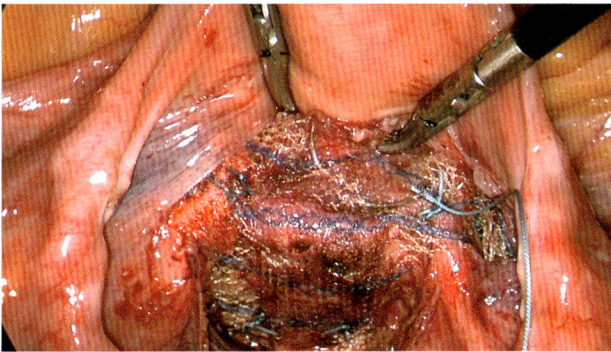

图 15-99 固定宫颈部位网片

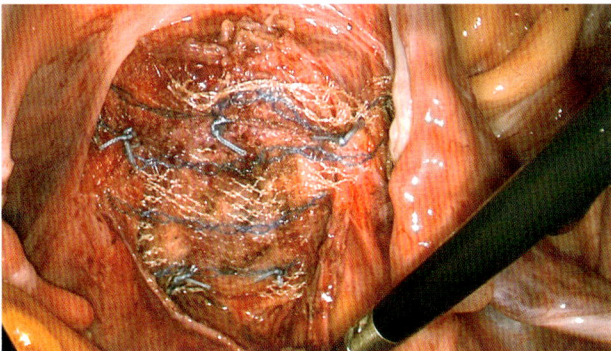

图 15-101 网片前后壁覆盖

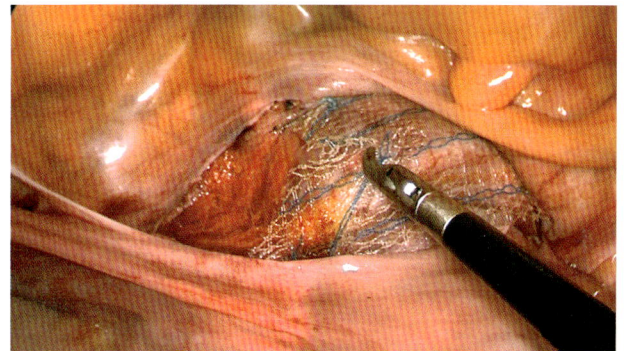

图 15-100 固定后的阴道后壁网片

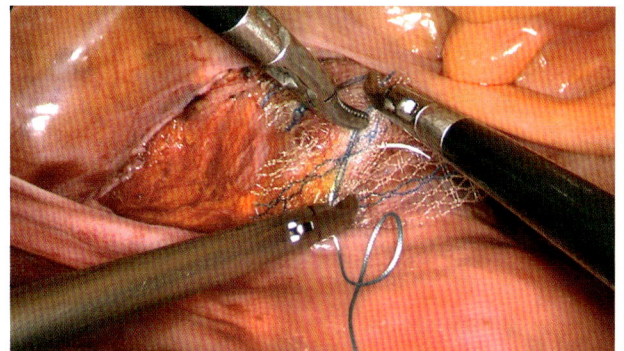

图 15-102 固定网片前后壁

（三）固定网片两壁游离端

完成固定阴道前、后壁的网片后，把子宫摆向右侧，看清网片两壁的游离端，使其会合于左侧已打开的宫旁间隙内侧，并且交叉重叠，呈现"怀抱"状。用 2-0 带线缝针穿过网片，再穿过阴道侧壁上段及宫颈下方组织，收紧缝线并镜下打结，将网片固定（图 15-101、图 15-102）。

（四）固定网片于骶前纵韧带

助手将子宫举向头右侧，使阴道壁呈提拉状态，尽量恢复子宫、阴道的正常解剖位置。助手持分离

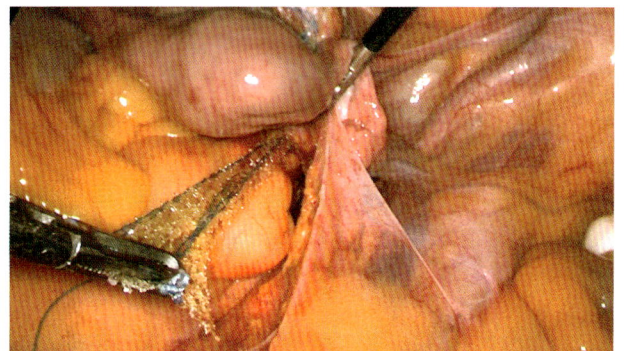

图 15-103 牵拉网片尾端

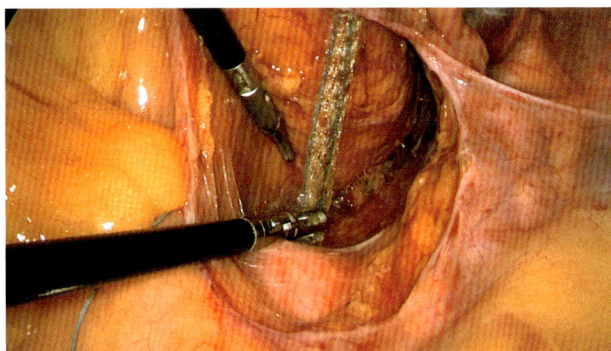

图 15-104   将尾端置于骶前纵韧带

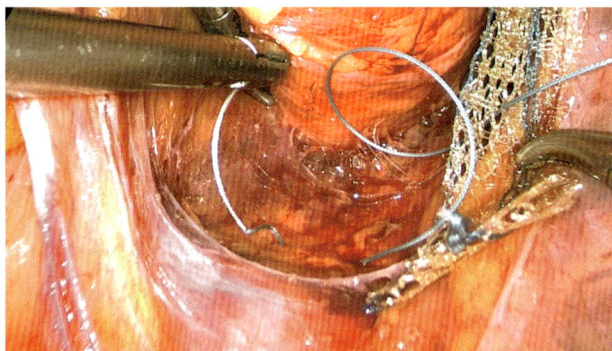

图 15-108   拉出缝针

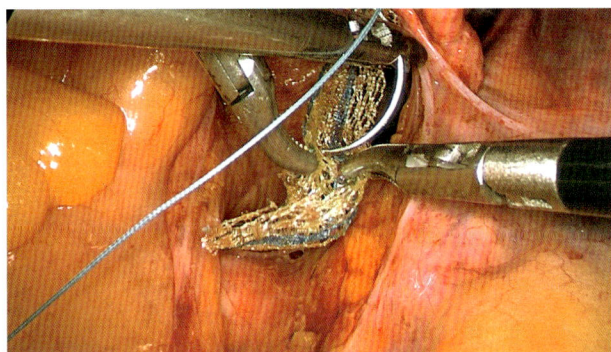

图 15-105   缝针穿过网片

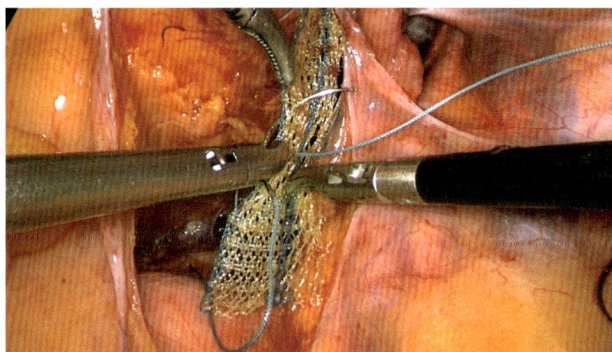

图 15-109   从下往上穿过网片

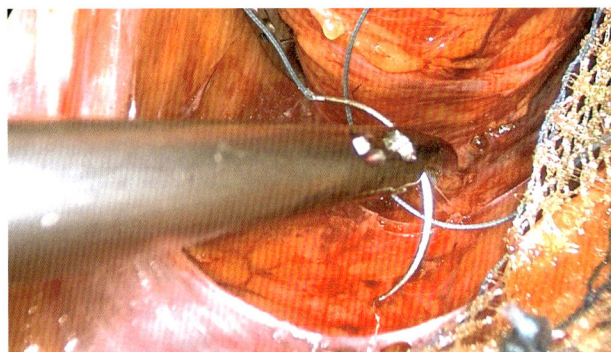

图 15-106   缝针进入骶前纵韧带

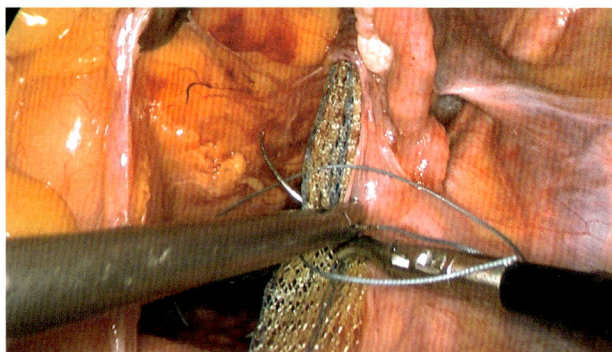

图 15-110   从上往下穿过网片

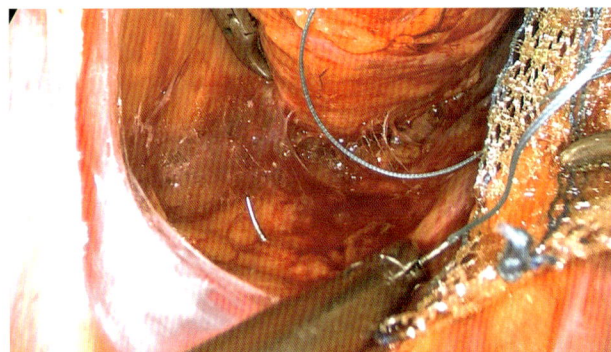

图 15-107   缝针穿过骶前纵韧带

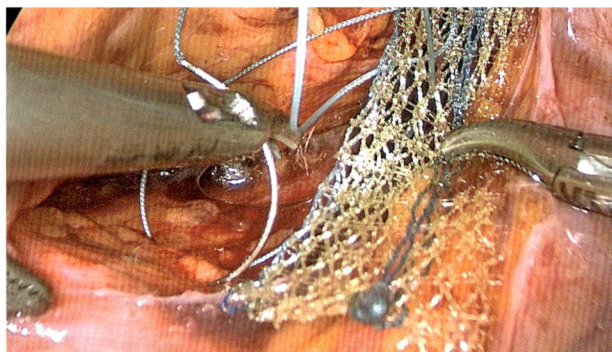

图 15-111   缝针再次进入骶前纵韧带

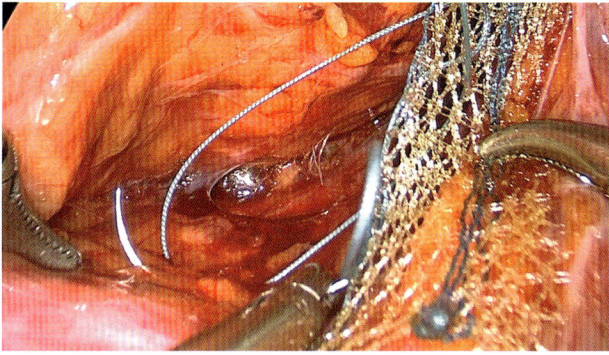

图 15-112 缝针再次穿过骶前纵韧带

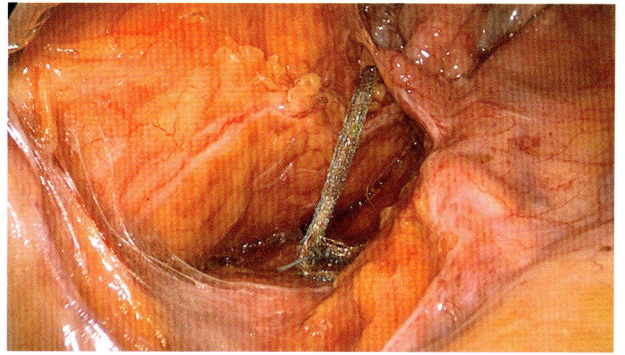

图 15-116 固定后的尾端网片

九、包埋网片

清洗盆腹腔,确定没有出血、渗血,网片尾端松紧度正常及输尿管蠕动正常,用 2-0 可吸收线分别缝合骶骨前区腹膜、侧腹膜、膀胱腹膜反折及直肠腹膜反折,包埋网片,重建盆底。

（一）缝合骶骨前腹膜

看清骶骨前区腹膜,术者与助手分别钳夹腹膜两侧缘,从创面上缘约 5mm 处用缝针穿过腹膜,打结后,提拉线尾,在创面内缘约 5mm 处连续缝合腹膜,关闭骶骨区(图 15-117~ 图 15-120)。

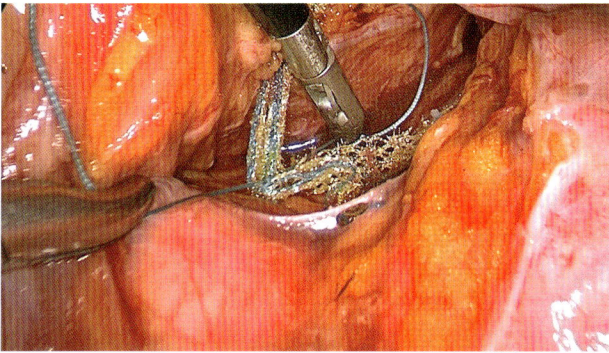

图 15-113 收紧缝线

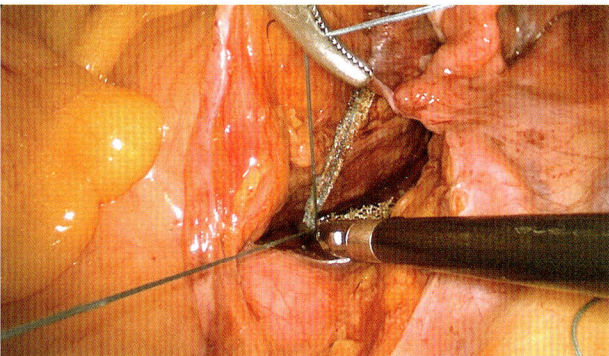

图 15-114 固定缝线

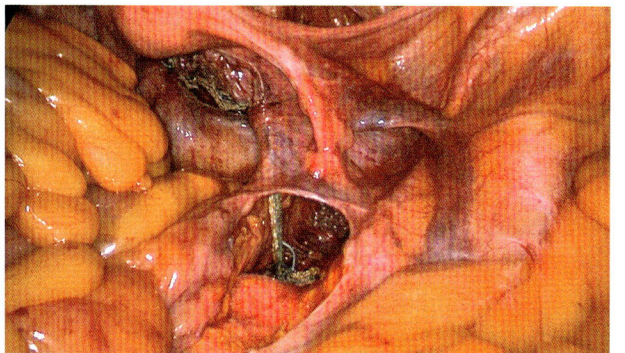

图 15-117 骶骨前创面

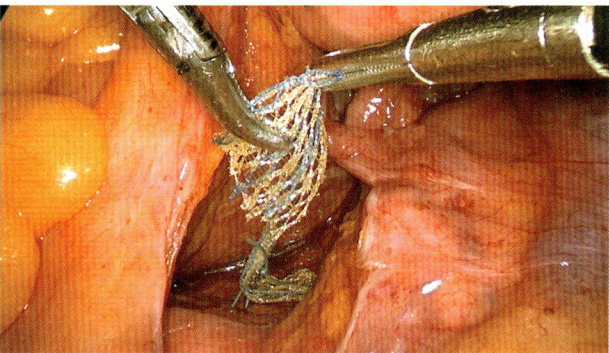

图 15-115 剪除多余网片

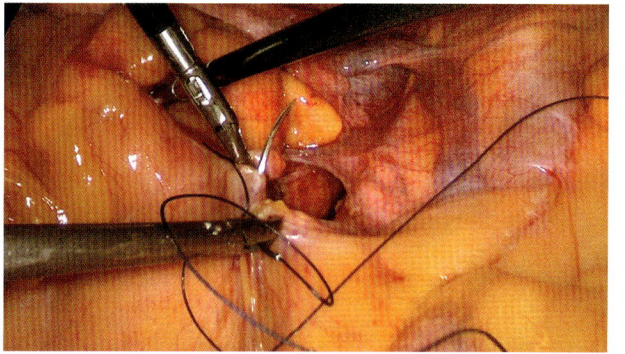

图 15-118 缝合骶骨前腹膜

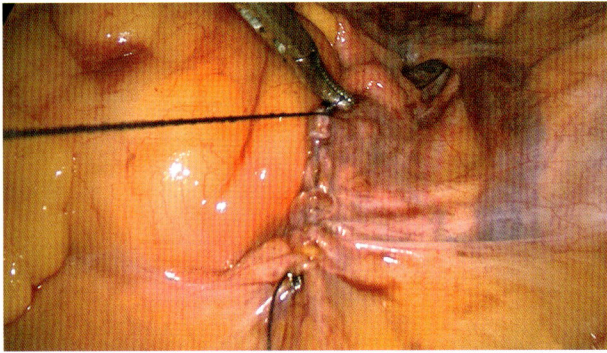

图 15-119　锁扣式缝合骶骨前腹膜

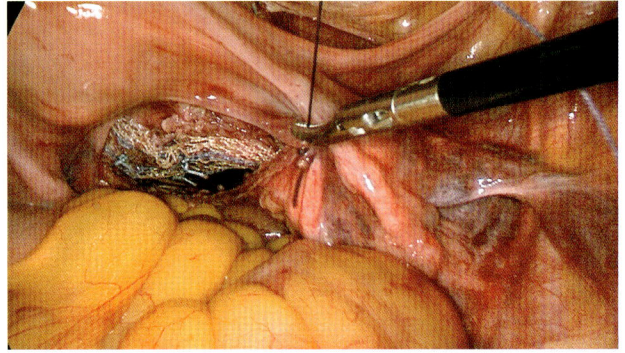

图 15-122　牵拉缝线

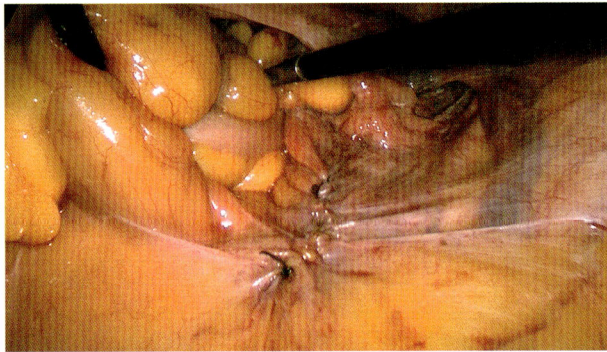

图 15-120　修复后的骶前区

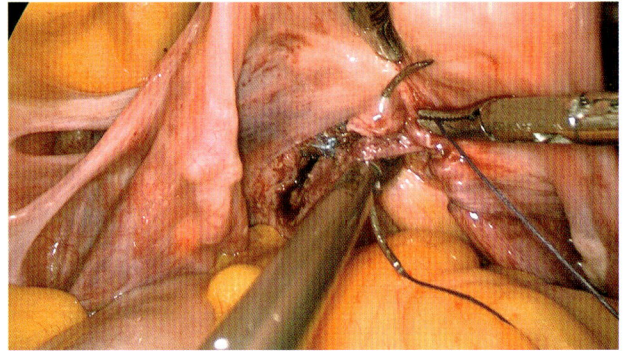

图 15-123　缝合直肠宫颈腹膜

（二）缝合直肠阴道反折腹膜

通过举宫杯上抬子宫并将其摆向左侧，显露已剪开的直肠阴道反折腹膜，术者与助手分别钳夹腹膜两侧缘，看清网片的位置，缝针穿过右侧骶骨韧带下方创面，打结后提拉线尾，看清网片的部位，连续锁扣缝合直肠阴道反折腹膜，完全修复盆腔腹膜（图 15-121~ 图 15-126）。

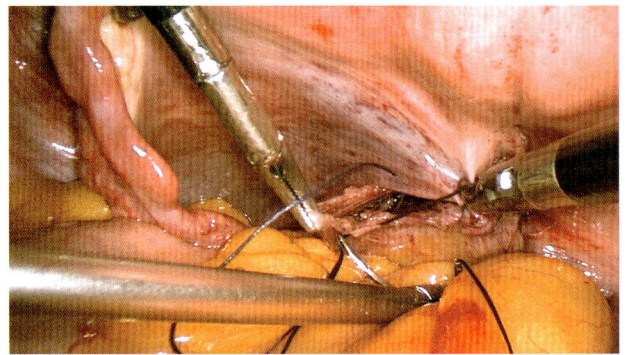

图 15-124　缝合左骶韧带内侧腹膜

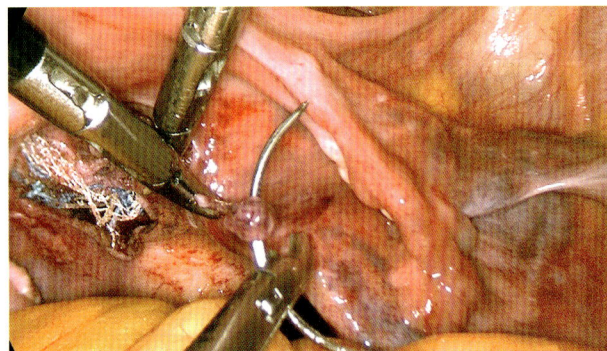

图 15-121　缝合骶韧带内侧腹膜

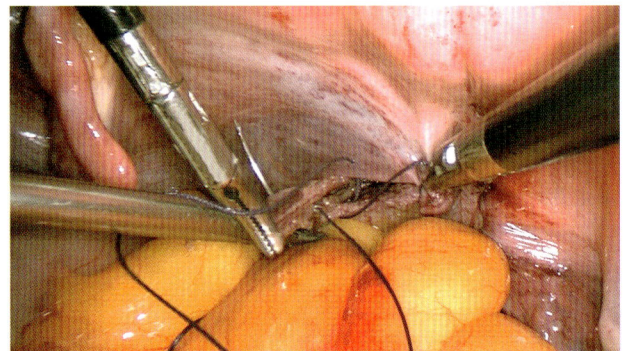

图 15-125　镜下打结

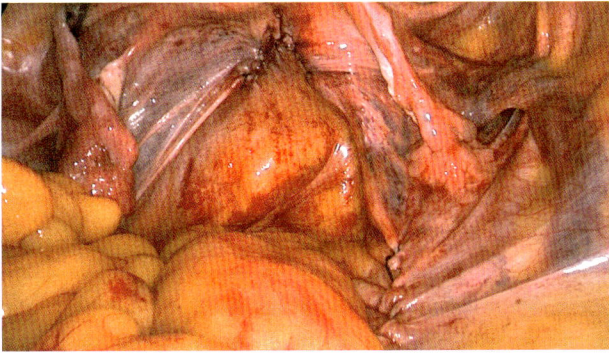

图 15-126　修复后的盆底

（三）缝合膀胱宫颈反折腹膜

通过举宫杯将子宫往上推并稍微下压，显露膀胱腹膜反折，用 1-0 可吸收线缝针穿过右侧圆韧带内侧腹膜创缘，打结后提起线尾，连续锁扣缝合膀胱、宫颈反折腹膜，直到左侧圆韧带内侧。打结后不要剪断缝线，留待缝合双侧圆韧带（图 15-127~图 15-130）。

十、背带式缩短圆韧带

又称"圆韧带背带式缝合术"，是术者在施行 LSC 时所增加的一种手术步骤，目的是加固子宫体的提吊作用，进一步减少术后复发。

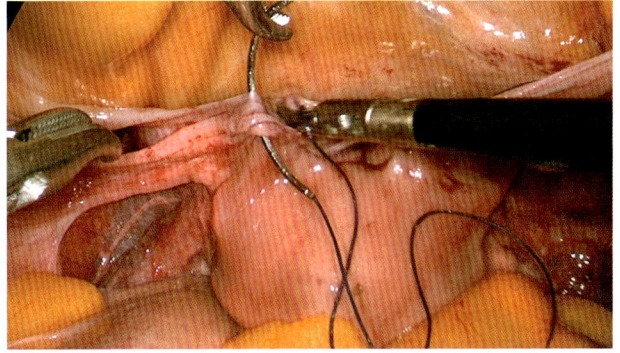

图 15-127　缝合右圆韧带内侧腹膜

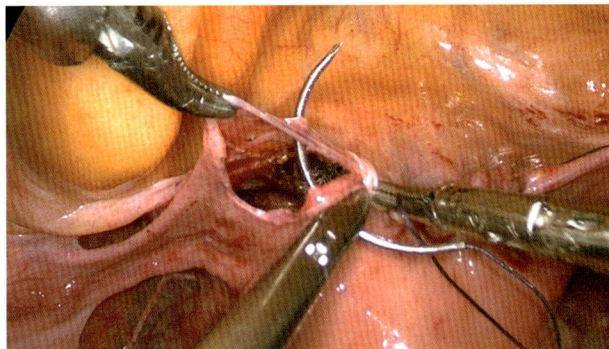

图 15-128　连续缝合膀胱反折腹膜

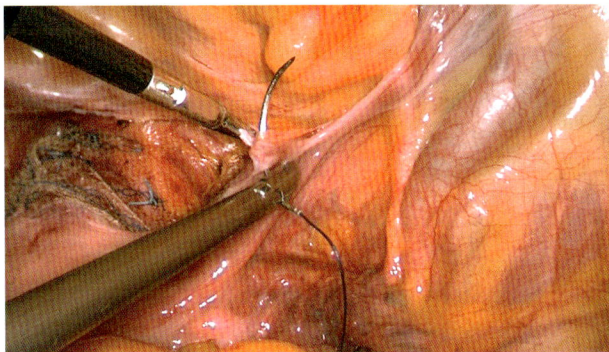

图 15-129　缝合左圆韧带内侧腹膜

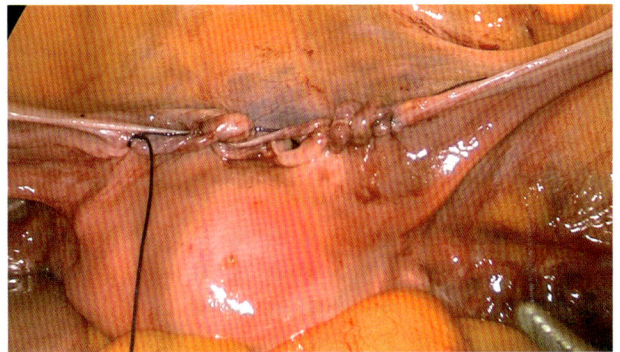

图 15-130　缝合后的膀胱反折腹膜

（一）背带式缩短圆韧带临床意义

利用力学三角固定原理，联合实施背带式圆韧带缩短固定术，即关闭宫颈前壁腹膜或阴道残端腹膜同时拉拢缝合双侧圆韧带（术者根据所需要的松紧度，在双侧圆韧带上选择合适的进针位置），最后固定于子宫前壁或阴道残端中央，这样一来，双侧缩短的圆韧带与固定在骶钾前方前纵韧带的网片之间形成三角构架，不仅将子宫或阴道更为牢固地悬吊在正常解剖位置上，且由于圆韧带的上方牵引作用，子宫体或阴道残端受网片往后牵拉对直肠的压迫得以减轻，从而缓解术后排便异常症状。背带式圆韧带缩短固定术设计巧妙，手术步骤较简单，手术耗时少，出血少，基本不增加手术麻醉风险，术后疗效显著，进一步提高术后治愈率。

（二）手术步骤

修复膀胱宫颈反折腹膜后，术者及助手持分离钳分别钳夹双侧圆韧带，两钳靠拢，寻找最佳缝合点，当两钳会合时，左、右圆韧带的拉力最大，便是最佳缝合点。操作时，术者左手持分离钳钳夹左侧圆韧带，右手持缝针穿过左侧圆韧带，出针后，左手持分离钳钳夹右侧圆韧带，右手持缝针穿过右侧圆韧带。拉出缝线,术者左手及助手分别钳夹左、右侧圆韧带,慢慢向中央靠拢,同时收紧缝线。助手持分离钳固定线结,术者左手持分离钳钳夹靠近宫体的右侧圆韧带,右手持缝针穿过右侧子宫体,从右侧圆韧带外侧出针,出针后,按上述方法缝针穿过左侧宫体及左侧圆韧带。收紧缝线,镜下打结,将双侧圆韧带固定于子宫前壁中段。如此,双侧缩短的圆韧带与固定在骶前纵韧带的网片之间形成三角构架,将子宫更为牢固地悬吊在正常解剖位置上(图15-131~图15-140)。

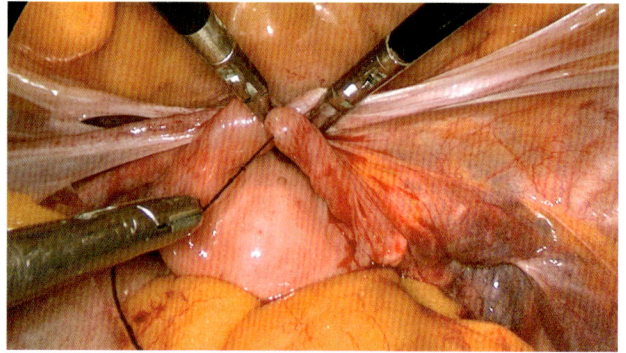

图 15-134   拉紧双侧圆韧带

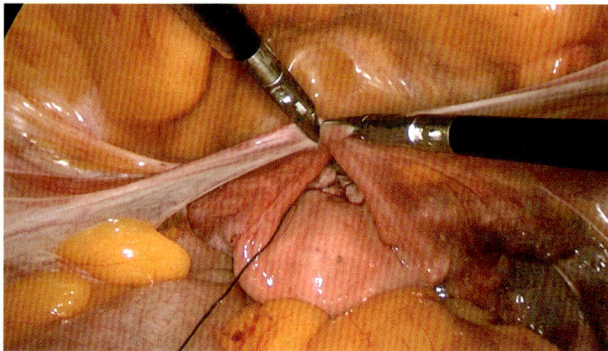

图 15-131   寻找圆韧带缝合点

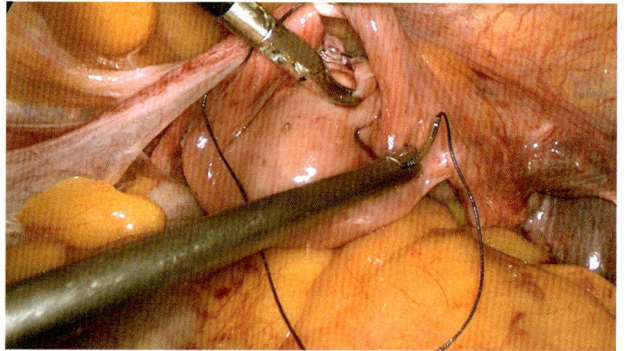

图 15-135   右侧宫体进针

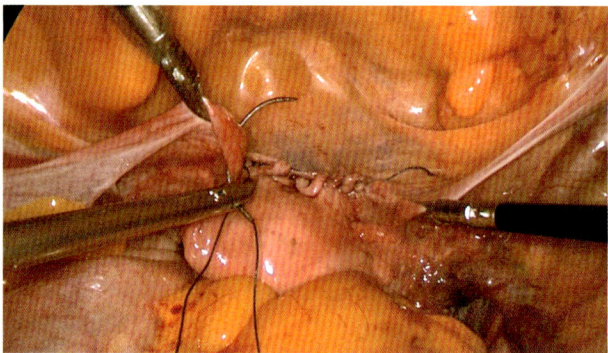

图 15-132   穿过左侧圆韧带

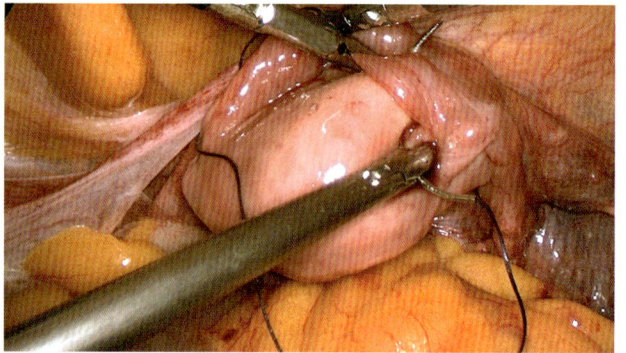

图 15-136   右侧圆韧带出针

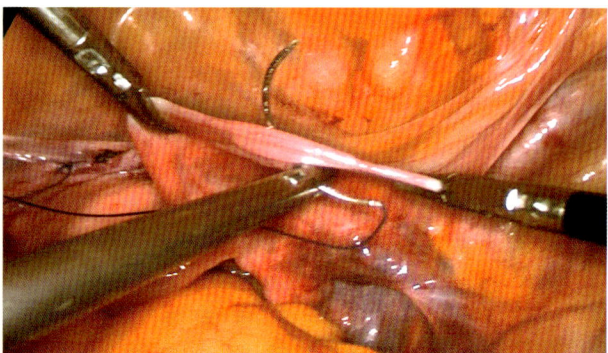

图 15-133   穿过右侧圆韧带

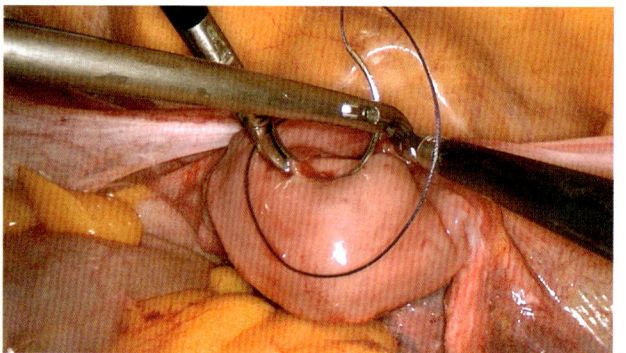

图 15-137   左侧宫体进针

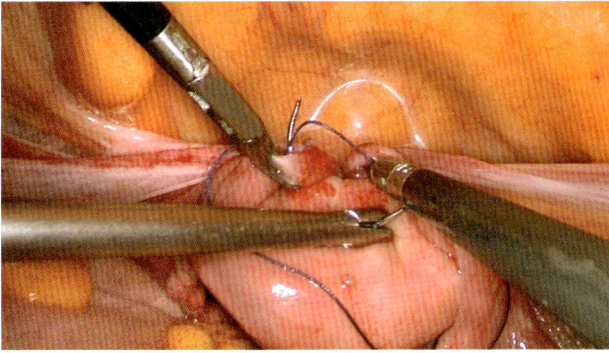

图 15-138 左侧圆韧带出针

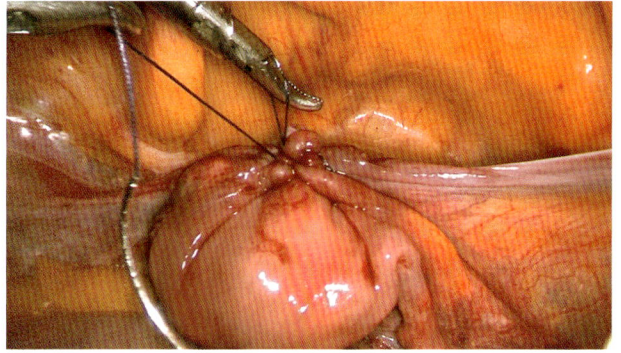

图 15-139 镜下打结

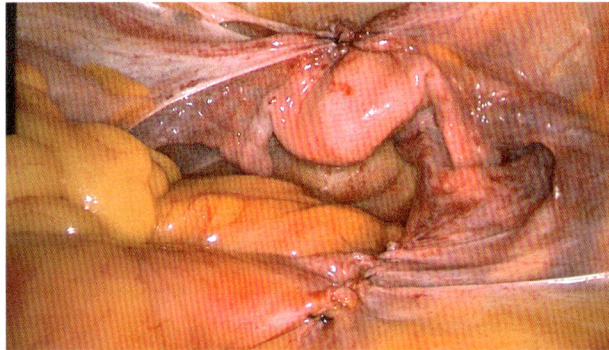

图 15-140 术后盆腔术野

第五节 术 后 处 理

1. 患者术后心电监护,平卧 6~8 小时,注意观察生命体征变化情况。

2. 麻醉清醒后可流质/半流质饮食,肛门排气后即可予自由饮食,鼓励早期下床活动。

3. 术后可以使用抗生素 24~48 小时。

4. 术后留置导尿管 48 小时,拔除尿管后 B 超复查残余尿量。

5. 如无特殊,术后 3~5 天即可出院。

6. 术后 3 个月内,嘱其禁止性生活及盆浴,保持大便通畅,避免便秘,适当活动减少重体力劳动。

7. 出院后定期复查,了解术后恢复情况。

第六节 并发症防治

(一)网片侵蚀的并发症

随着手术的积累,临床上不断出现网片侵蚀的报道。有学者报道,LSC 同时子宫切除发生网片的暴露率为 6.9%~27%,而阴道穹窿脱垂患者行 LSC 暴露率为 1.3%~4.7%。

(二)网片侵蚀的发生原因

用于盆底重建网片的纤维比较坚硬,网片置于阴道时,前壁是膀胱,后壁是直肠,如果网片的纤维过于接近膀胱或直肠,愈合过程就有可能造成侵蚀,引起膀胱或直肠损伤。包埋网片时由于腹膜较薄,容易撕裂,裸露网片,也是造成侵蚀组织的原因。阴道骶骨固定术同时行子宫次全切除术是否能降低网片暴露率目前仍缺乏证据。手术后对膀胱、直肠功能及生活质量的影响仍需要远期的循证医学证据。

（三）网片侵蚀的预防

1. 使用优质网片　已证实人工合成轻型Ⅰ类轻型聚丙烯网片优于自体源性阔筋膜或生物补片。Von 等比较应用自体移植物和合成网片的骶骨固定术的治愈率分别为 68% 和 91%,故建议使用具有较大孔径(>75μm)的轻型聚丙烯网片,可降低网片的感染和侵蚀。

2. 充分分离宫颈间隙及直肠间隙　阴道端网片应放置在阴道筋膜浅层下方,只有充分推开膀胱及直肠,才能防止网片接近,避免愈合过程中侵蚀性膀胱及直肠损伤。

3. 展平网片　固定网片前,必须将网片充分展平,避免网片折叠,防止网片边缘的纤维"刺"。

4. 完全包埋网片　腹腔内的网片必须腹膜化,避免网片与肠管粘连。由于腹膜较薄,腹膜化时网片纤维有可能刺破腹膜,必须修复破损的腹膜,避免网片外露。

（四）骶前血管损伤

1. 骶前血管损伤原因　主要是骶正中静脉解剖异常。根据张晓薇的研究报道,骶前静脉丛由骶正中静脉、骶外侧静脉干、椎旁静脉、横干静脉组成网状静脉丛,其中骶正中静脉管及第一横干静脉的解剖变异较大。缝合骶骨岬前韧带时,如果不注意这些血管的异常,就会导致损伤。

2. 骶前血管损伤预防

(1)熟悉骶骨的解剖:在分离骶前区域时,先观察骶正中血管类型、第一横杆静脉、骶外侧静脉、髂内静脉等解剖位置,当骶正中血管居中或偏左时,骶前区缝合网片的位置在骶正中血管的右侧,而骶正中血管偏右时在骶正中血管的左侧缝合,相对安全的区域为第一骶椎椎体面骶岬下 10mm,高度为 30mm,宽度为 15mm 的矩形,缝合时避开上述血管,以免造成难以控制的骶前静脉网出血。

(2)充分暴露术野:对于肥胖的患者骶前区镜下暴露困难时,可先用直针缝合乙状结肠的肠脂垂或后盆腹膜,充分暴露骶前区。

（五）预防下肢深静脉栓塞

术前全面评估检查,必要时行心脏彩超、肺功能

检查、D-Ⅱ聚体、双下肢彩超等,排除心肺功能不全和深静脉血栓,术后 24 小时应用预防剂量低分子肝素,术后 24 小时后鼓励早下床活动。

（六）术中膀胱或直肠损伤

1. 原因　骶骨固定术需要将膀胱充分游离至宫颈外口下 50mm,分离膀胱阴道间隙时,若未分清解剖界限,或钳夹组织过多,或紧贴膀胱位置分离,或下推膀胱时用力过猛,或过于靠近膀胱底剪开反折或剪开反折时没上举子宫,均可能损伤膀胱。

2. 预防　分离膀胱腹膜反折时需使用举宫器,显露膀胱腹膜间隙,紧贴宫颈分离,钝性分离为主。若粘连致膀胱宫颈间隙消失甚至粘在一起,可从宫颈两侧疏松组织处向内侧逐渐剪开腹膜反折,寻找到膀胱底的界限,最好用 5mm 超声刀紧贴宫颈管切断粘连组织,将膀胱先自宫颈管表面分开,逐步将膀胱分离到宫颈管外口,不可强行钝性分离。

（七）尿潴留

1. 原因　有文献报道,骶骨固定术后有发生尿潴留的可能,发病率约为 2.5%,考虑可能术中神经损伤,术中纠正了下垂的膀胱,患者不能适应目前的膀胱状态有关。在延长保留导尿,物理治疗后均治愈。未见难治性病例报道。有研究结果显示,LSC/LVSC 术后尿潴留的发病率低于经典的开腹骶骨固定术,可能与腹腔镜下盆底解剖暴露更为清晰,手术操作更加精准有关。

2. 预防　术前完善尿流动力学检查,排除泌尿系统疾病,术中仔细操作,解剖清晰,尽量避免电凝膀胱、输尿管及其周围包膜或系膜,尤其是腹腔镜骶骨固定术,要注意电器械的合理使用,尽量减少或避免热损伤。

（八）下尿路感染

1. 原因　尿路感染是术后留置尿管常见的并发症,并非本手术特有。因手术方式的需要,术后留置尿管时间至少 48 小时,增加了泌尿系感染的风险。有临床研究显示术后保留导尿 1 天、3 天、7 天的尿路感染发生率分别为 3%、7%、12%。

2. 预防　术前排除原发的慢性尿道炎症、尿路结石等情况,术后注意尿管护理,密切观察患者有无尿路刺激征。嘱咐患者多饮水,术后 24 小时复查尿常规,必要时及早给予头孢或喹诺酮类药物抗感染治疗 3 天。术后 3~7 天应重视可能发生的下尿路感染情况,并积极给予对症治疗。

（李光仪　陈彩江　韩玉斌）

第十六章

单孔腹腔镜手术

近年来,单孔腹腔镜手术(laparoendoscopic single-site surgery,LESS)在外科领域应用广泛,在"无瘢痕"的推崇下,LESS 在妇科领域也迅速发展,LESS 附件切除、卵巢肿瘤切除、子宫肌瘤切除等妇科良性疾病手术已日渐趋向成熟,LESS 盆腔淋巴清扫、广泛性子宫切除手术治疗妇科恶性肿瘤也已开展(视频 16-1,视频 16-2)。甚至出现了单孔腹腔镜与机器人外科技术平台的结合,以及三维立体头盔式显示系统。

LESS 手术是在一个切口置入所有的操作器械,用以完成手术操作,术中器械间的夹角由三孔改为一孔后角度变为零,呈平行状态,大大增加了操作难度。因此,此类手术只能在熟练掌握多孔腹腔镜

技术基础上的医生中开展,要想开展 LESS 手术,需要经过专门培训,企图通过 LESS 以达到微创外科无痕手术的时代还需要付出更多的努力。本章以 LESS 子宫全切术为例,叙述单孔腹腔镜的操作技巧。

视频 16-1
单孔腹腔镜卵巢肿瘤切除术

视频 16-2
单孔腹腔镜子宫肌瘤切除术

第一节 概　　论

一、LESS 在妇科的临床意义

LESS 是近年来兴起的自然孔道内镜手术(natural orifice transluminal endoscopic surgery,NOTES)。脐部是人类的天然孔道,因为脐部自然凹陷,手术时紧贴脐孔做 25~30mm 切口,手术结束后用埋藏缝合的方法使脐部切口被皱褶掩盖,将切口藏匿于脐孔窝内,完整地恢复脐部外观,术后切口更美观,从而也使微创手术进入"无痕"时代。随着传统多孔腹腔镜手术技术的熟练和提高、器械设备的完善与发展,单孔腹腔镜技术也逐步开展。目前,所谓单孔腹腔镜,是指通过脐孔这个天然瘢痕,插入多孔套管,同时减少了多个切口导致的潜在发病率,降

低了穿孔时损伤腹内脏器、血管等风险,也降低了术后切口感染、腹疝的形成、避免了穿孔部位术后粘连(图 16-1、图 16-2)。

有人统计 LESS 切除阑尾手术时,认为 LESS 手术与多孔腹腔镜手术在术后疼痛、术后并发症、住院费用、住院时间上并无明显优势,而在手术时间、手术操作难度上要大于三孔腹腔镜切除术。因此,LESS 手术只作为多孔腹腔镜手术的补充,而不是多孔腹腔镜的代替。

二、单孔腹腔镜手术技术难点

LESS 虽然在手术步骤和技巧上与多孔腹腔镜基本一致,但在单孔情况下操作,由于腹腔镜镜体及

器械均由脐孔进入腹腔,位置相对比较集中,丧失手术三角区,带来手术的困难。

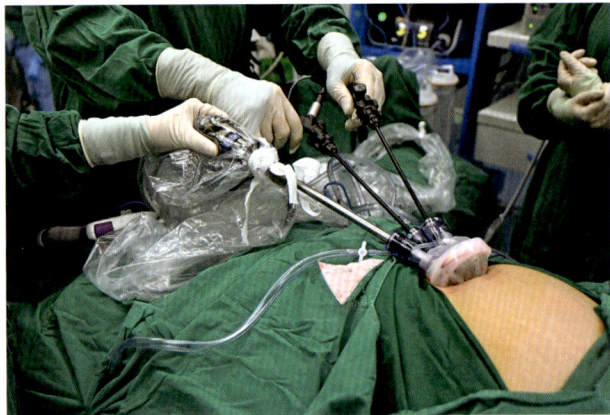

图 16-1   单孔腹腔镜术野

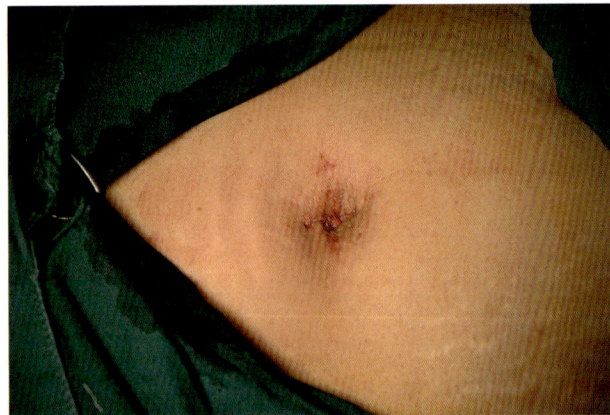

图 16-2   术后脐部切口

（一）"筷子效应"

单孔腹腔镜手术的所有器械,包括镜体都由一个"单孔"进入腹腔,尽管"单孔"有 25~30mm,但器械间距过于靠近,导致手术操作空间狭小,容易相互交叉、碰撞、遮挡,严重影响操作。此外,器械与镜体之间基本形成平衡状态,容易相互影响,形成"筷子效应"。手术时尽可能使两把操作钳分别位于镜体的上方和下方,增加操作空间,减少两把操作钳的"打架"。

（二）视野不佳

LESS 手术时,镜头和器械在同一"轴线"上,在操作屏幕上各器械视野为直线,器械容易遮挡镜头,镜头位于次要地位也难以获得较好的视野位置。虽然可以使用 10mm 的 30° 镜头,斜面镜头可通过镜头的旋转调整视野角度,避免器械遮挡视野,但依然

会影响操作准确度,镜头的调节也受到限制,影响术野的观察,在判断手术器械的距离及深度上带来困难。

（三）腔内照明欠佳

多孔腹腔镜手术使用的内镜和光源多采用光性管道进入腹腔,虽在设计上也有一定的角度,但远不能满足单孔手术中的照明要求,特别是在某些情况下,对远处手术部位进行操作时,则更限制了手术区域的照明。

（四）缝合、打结困难

由于 LESS 丧失了操作三角区,使腔内器械呈"同轴效应",缝合、打结是手术操作的最大难点。建议注意以下要点。

1. 使用 Port 时,尽量选择软性材料,通过软性材料的可塑性,增加器械操作三角区。

2. 选用倒刺线   由于倒刺线缝合组织时有固定免打结的功能,建议修复组织创面（肌瘤切除后的创面缝合或子宫切除后的阴道残端缝合）时,可以选用倒刺线,减免助手提拉缝线占用操作空间及减少操作困难。

3. 锁扣式缝合   用 1 号可吸收线在腔外打一个滑结,缝合创面第一针时,缝针穿过滑结后抽紧缝线,随后每次缝合都采用锁扣式,最后一针采用简易打结法,如此操作,避免了腔内打结的困苦。

4. 术者双手配合   缝合时,术者左手钳夹的组织尽量远离进针和出针的部位,且左手牵拉组织的方向应与进针和出针方向相反,形成对抗力,在组织上形成张力,以利于缝合。扶镜者同时配合镜头焦距尽量远离操作器械及部位,避免镜头与器械"打架",妨碍操作。

5. 可以选择弯曲状器械,增大同一轴线上的操作空间。

三、LESS 手术适应证与禁忌证

LESS 与传统腹腔镜手术的适应证相同,只是受到目前技术的限制,LESS 的适应证应该更加严格。虽然,现阶段已经可以完成大部分妇科手术,但尚无充分的循证医学证据证实其安全性和有效性,良性疾病应是 LESS 的主要适应证。值得注意的是,无论采用何种手术方式,手术的目的和原则不变。手术是否能够在单孔腹腔镜下完成,既取决于医师的能力和技巧,也需要合适的器械和光源设备。手术

医师需要充分评估患者的病情、自身的能力和操作技巧，以及是否有合适的器械，以便选择最佳的手术方式。

（一）手术适应证

1. 附件手术

（1）单侧或双侧卵巢良性肿瘤切除术。

（2）输卵管系膜囊肿切除术。

（3）附件切除术。

2. 子宫内膜异位症病灶清除。

3. 异位妊娠手术

（1）输卵管开窗术。

（2）输卵管切除术等。

4. 不孕症的手术

（1）盆腔粘连分解及输卵管整形术。

（2）输卵管切断术。

（3）多囊卵巢穿刺、打孔术。

（4）输卵管端端吻合术。

5. 子宫肌瘤切除术　主要适应证包括：

（1）浆膜下子宫肌瘤、肌壁间肌瘤或阔韧带肌瘤。

（2）肌瘤直径≤50mm且肌瘤数≤3个为宜（如为肌壁间肌瘤），浆膜下肌瘤数不受限制，但直径仍以≤50mm为宜。

6. 子宫全切术。

（二）手术禁忌证

1. 盆腔巨大肿物。

2. 晚期恶性肿瘤。

3. 全身情况不能耐受麻醉。

4. 凝血功能障碍。

5. 腹腔严重感染。

6. 多次腹壁手术史。

7. 估计合并严重盆腔粘连。

8. 脐部发育异常。

第二节　单孔腹腔镜器械

腹腔镜手术是通过光学系统、摄像监视系统及各种器械来完成手术操作，因此，腹腔镜手术是设备依赖性手术。随着腹腔镜技术的不断发展，人们对审美观念不断更新，LESS手术又受到青睐。由于LESS所有操作器械均从一个套管插入，导致术中出现"筷子效应""操作三角缺失"等诸多问题，严重影响手术进行。为此，临床上研制了多孔trocar、通过旋转器械上的旋钮，使器械能够变成弯曲状，以及多自由度器械相继问世。其实，临床实践中，多孔腹腔镜手术器械同样可以应用于LESS手术。

一、单孔套管

所谓单孔腹腔镜技术，就是所有器械，包括镜体都由同一个套管插入到达腹腔，因此，单孔腹腔镜必须配套一个单孔套管。单孔套管其实是一种组合，由扩张器、外套和双环保护器组成，可以安放多个trocar，市面上称为port。单孔套管有一个发展过程。

（一）单孔穿刺套管雏形

在单孔腹腔镜手术开展初期，器械的开发及供

应尚未普及，妇科内镜医生们各出奇招，如在脐部切口安放多个trocar，便是最早期的"单孔"（图16-3）。又如利用医用橡胶手套充气后能膨胀的原理，制作出多通道套管。其制造方法是在直径60mm切口保护器的外环套接上无菌橡胶手套，将手套上三至四个"手指"部分剪去，和常规的腹腔镜trocar连接，组装成简易的单孔套管（图16-4）。

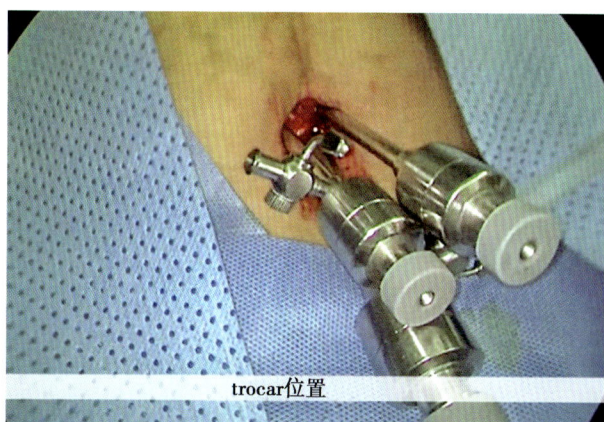

trocar位置

图16-3　早期的"单孔"

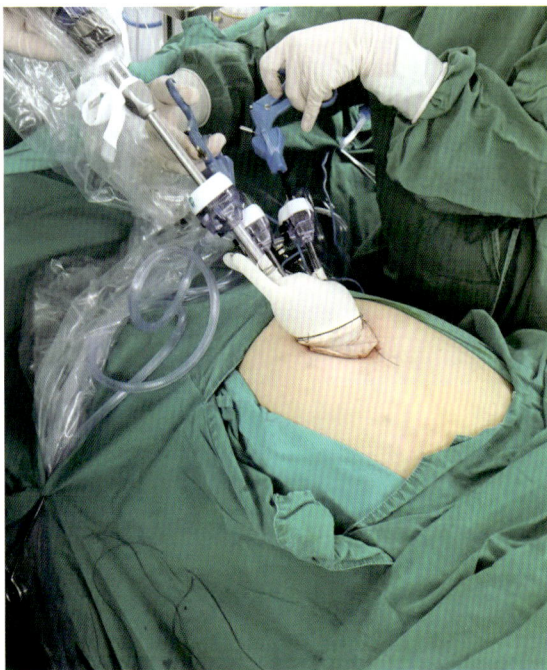

图 16-4 手套单孔套管

（二）多孔 trocar 的应用

由于受到切口撑开器与无菌手套组合的启示，研究者们逐渐探寻将两者合二为一的方法，随后多孔 trocar 问世了，其既具有切口牵开功能，又具有防漏气功能，能为器械提供更好的支点和平台。多孔 trocar 的引入，起到了很好的密封效果，保持了气腹的稳定性，且现在市面上的多孔 trocar 多采用弹性聚合物制成的软式管套，这增加了操作器械的摆动，提高了器械的操作空间。

1. **杯状套管** 杯状套管其实只是一个长 40mm、直径 30mm、下端中空的塑料杯子，其顶部分别有一个 10mm、两个 5mm 及一个用于置入充气管的小孔（图 16-5~ 图 16-8）。

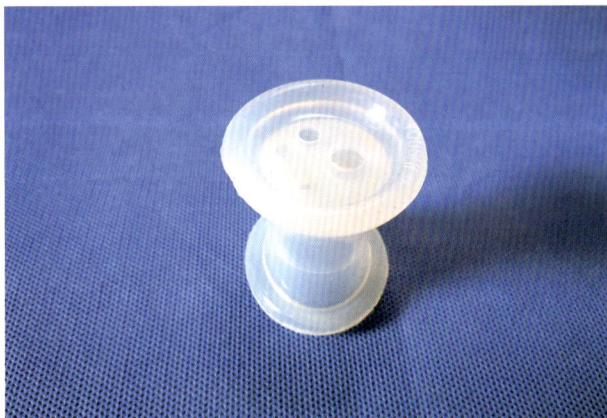

图 16-5 杯状单孔套管

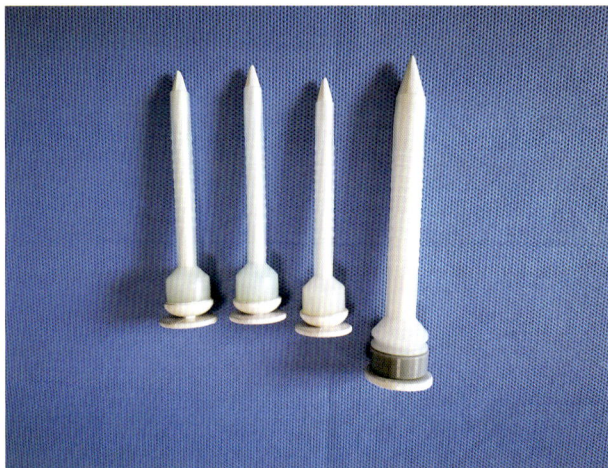

图 16-6 trocar

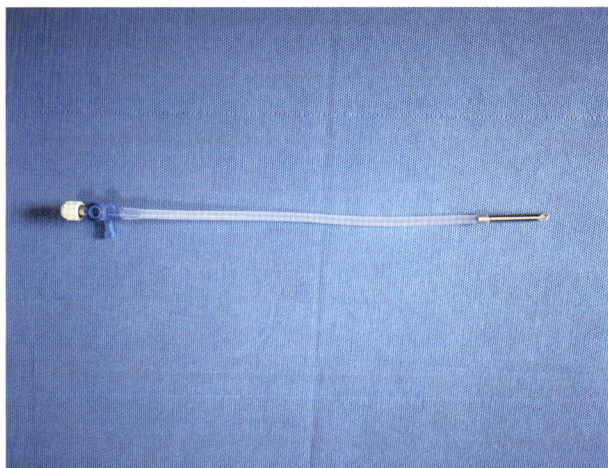

图 16-7 充气管

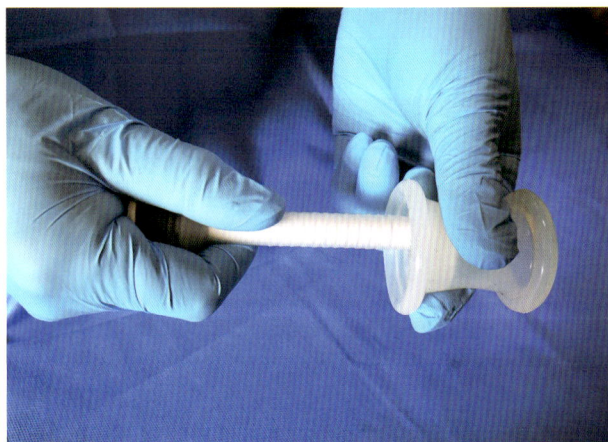

图 16-8 安放 trocar

2. **圆盆状套管**

（1）圆盆状套管组成：由双环保护套、不同型号的 trocar 及一个圆盆组成。圆盆直径 60mm，类似于倒置的培养基,上部由硅胶封顶,是 trocar 穿刺的地方,硅胶有防止漏气的作用,两侧有像开关式装置,用于锁扣圆盆与白色圆圈的连接部。保护套由塑料组成,像一个袋子,长 150mm,两头各有一个可塑性的环,直径均为 60mm,有大小之分,大环用于与圆盆相接,小环用于置入腹腔,其间有一条绳子与蓝色的小圈相连,小圈在腹腔外,作为取出小环的牵引标志(图 16-9、图 16-10)。

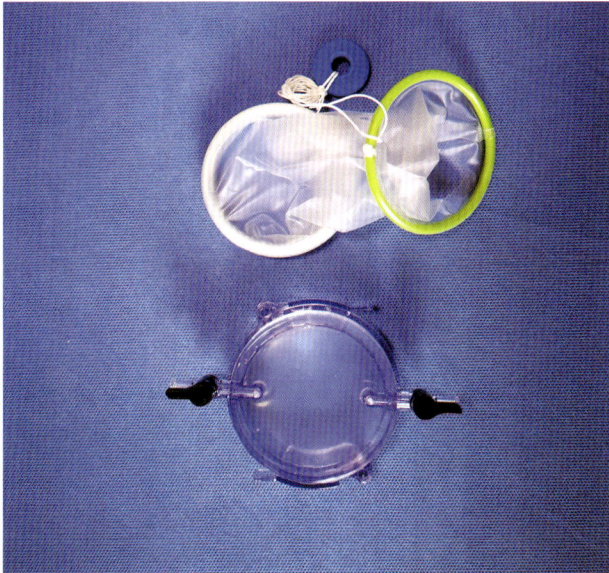

图 16-9　圆盆状套管

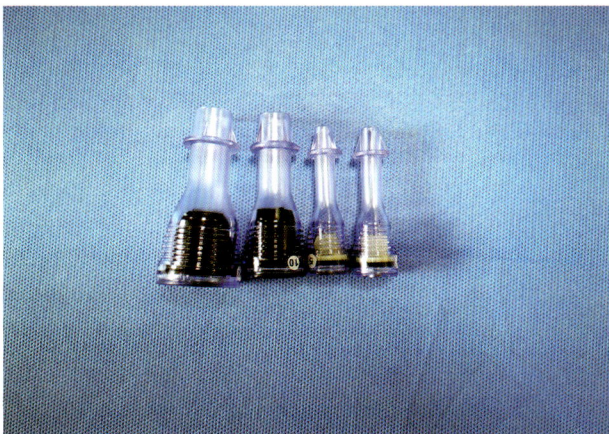

图 16-10　各种 trocar

(2)圆盆状套管组合

手握圆盆边缘,打开两侧锁扣,将保护套上白色圆圈与圆盆对接,关上锁扣,扣紧白色圆圈,然后在硅胶的顶部根据手术需要穿刺 10mm、5mm 的 trocar,然后置入腹腔(图 16-11~ 图 16-16)。

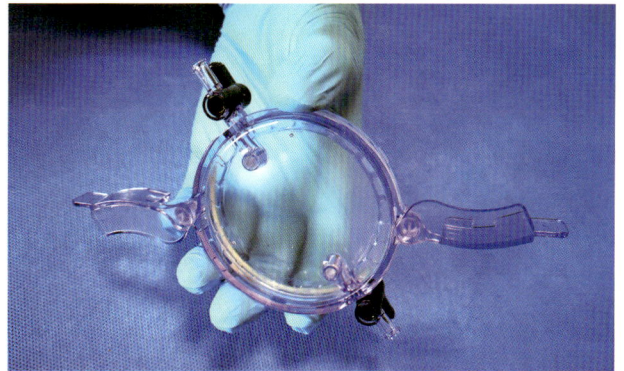

图 16-11　打开锁扣

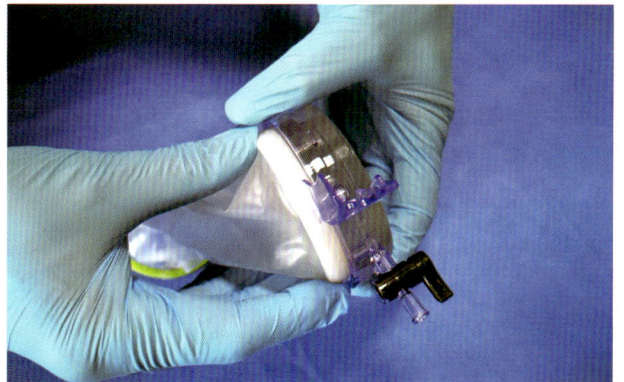

图 16-12　套进保护套

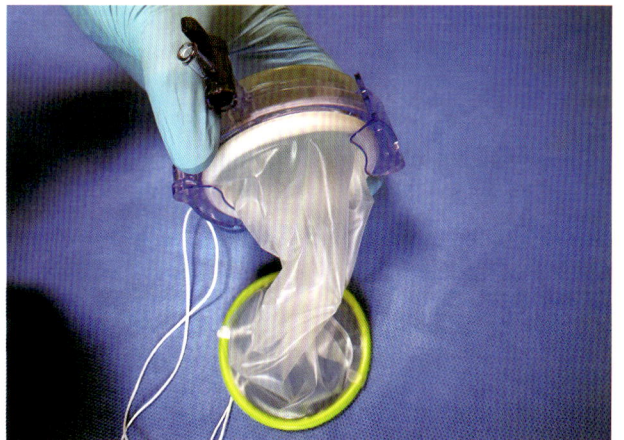

图 16-13　锁扣压紧白色环

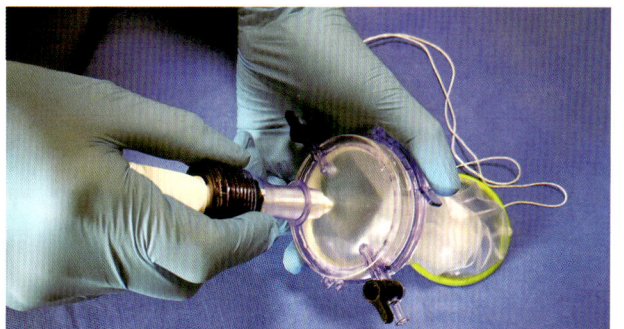

图 16-14　穿刺 trocar

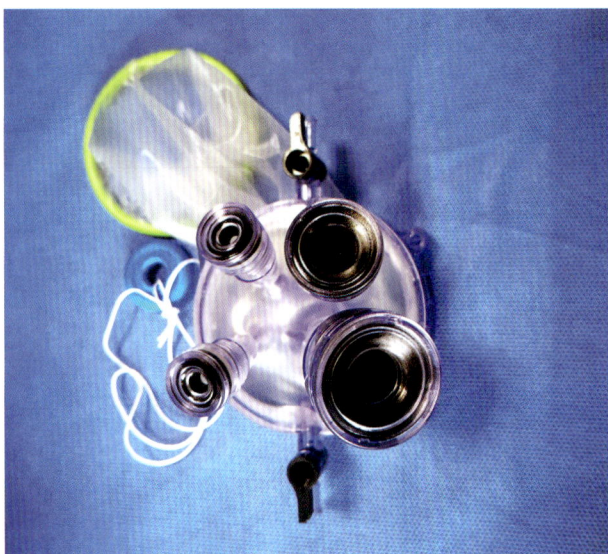

图 16-15　组合后的盆状套管

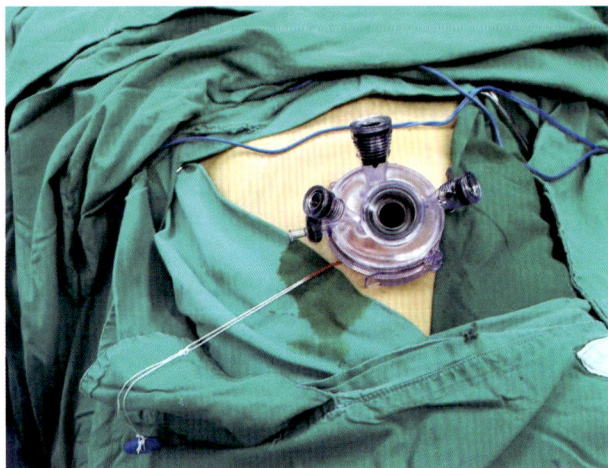

图 16-16　置入腹腔的盆状套管

牵引、取出。外套和保护器都由弹性硅胶构成,连接后密封性好,气腹维持较满意,取出标本后也可再次置入继续使用,可重复性高,是目前临床使用较理想的 port,但也存在套管间距小,器械活动范围受到限制的缺点(图 16-17、图 16-18)。

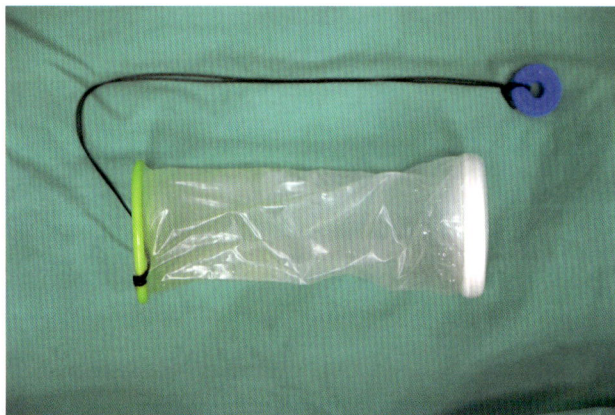

图 16-17　双环保护套

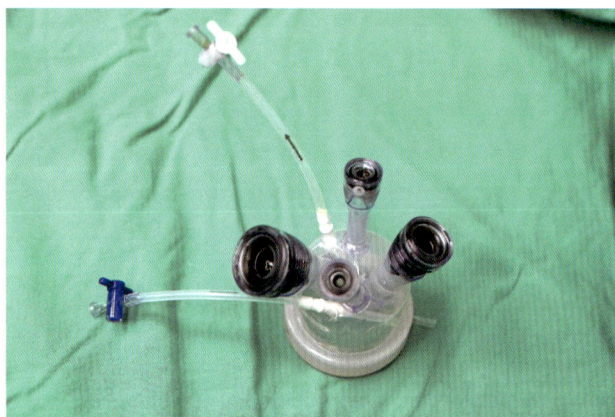

图 16-18　port 的外观

3. **组合型的套管**　市面上销售的组合型套管由直径 80mm 的盘状外套和双环保护器两部分组成,称为 port。外套由硅胶构成,呈圆盘状,直径 60mm,圆盘下部有一条内槽,用于扣紧保护套的大环,上部嵌有四个通道套管,大小分别为 5mm、5mm、5mm/10mm、10mm/12mm,孔道各自相邻,为镜体及操作器械进入腹腔的通道。每个通道内均有弹性硅胶阀门以维持气腹的密闭性,外套两侧各有一个直径约 3mm 的单向阀门通道,用作充气与排烟。保护套长 150mm,两头各有可塑的塑料环,直径均为 60mm,有大小之分,大环用于连接质软的硅胶,小环用于置入腹腔内。小环上有一条小绳子与小环圈相连,小绳子长 300mm,方便置入腹腔后的

二、单孔腹腔镜操作器械

(一) 器械的特征

与多孔腹腔镜手术器械一样,都需要各种分离钳、剪刀等操作工具,其直径、长度相同。用于 LESS 手术的器械手柄部位,都安装了两个特殊的螺盘样装置,一个是刻有 0~70°、用于调节分离钳的弯曲度,另一个有"开""锁"的标志,有固定钳子的作用。由于 LESS 手术时操作空间较窄,所以各种分离钳、剪刀都安装有这些特殊装置,可以使分离钳及剪刀在手术需要时发生不同程度的弯曲,便于分离、剪除组织(图 16-19~ 图 16-24)。

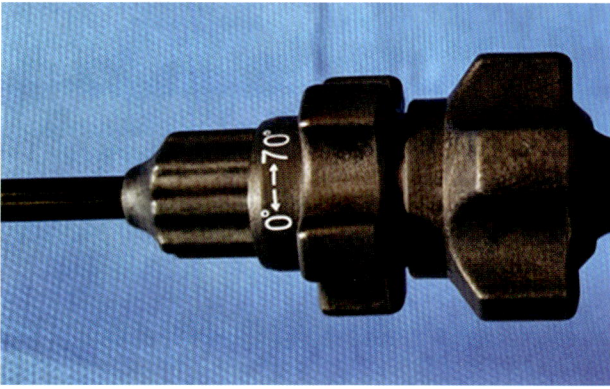

图 16-19　旋转调节装置

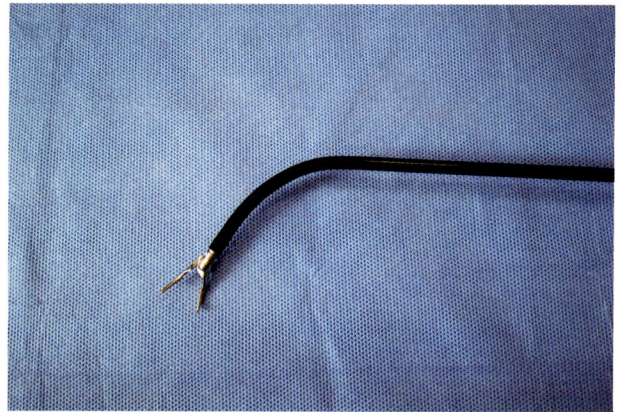

图 16-23　弯曲分离钳尖

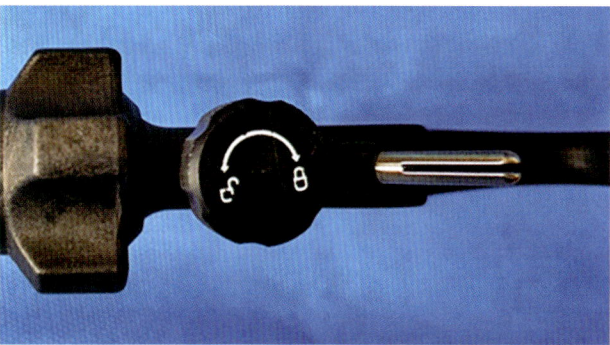

图 16-20　锁扣装置

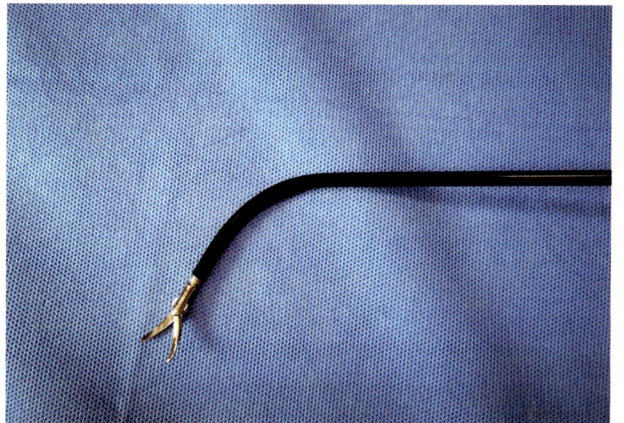

图 16-24　弯曲剪刀

（二）使用方法

用右手握紧分离钳手柄，拧松松紧开关，左手顺时针旋转螺盘，就可以使钳子上端弯曲，当达到所需弯曲度时，右手固定钳身，左手拧紧开关，便将钳尖固定于所需的位置（图 16-25、图 16-26）。

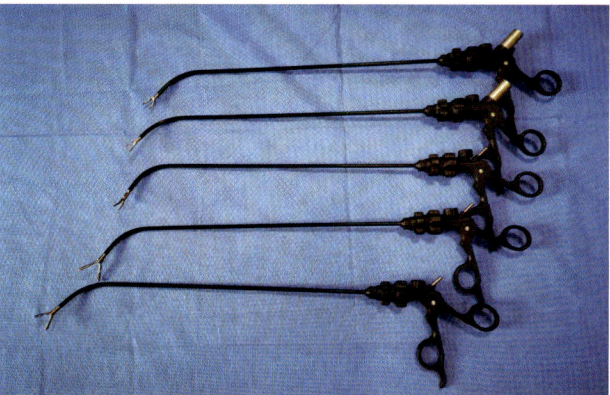

图 16-21　可弯曲分离钳

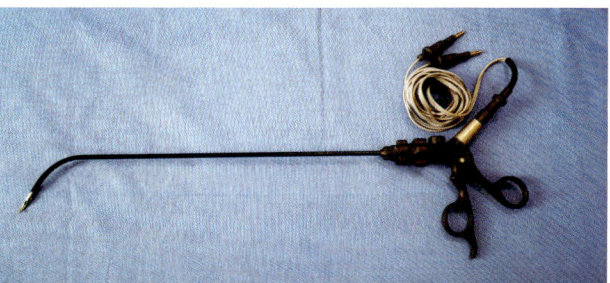

图 16-22　弯曲双极电凝钳

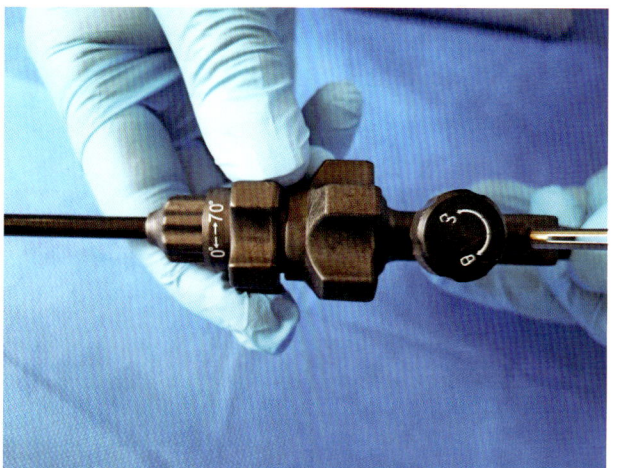

图 16-25　调整旋转幅度

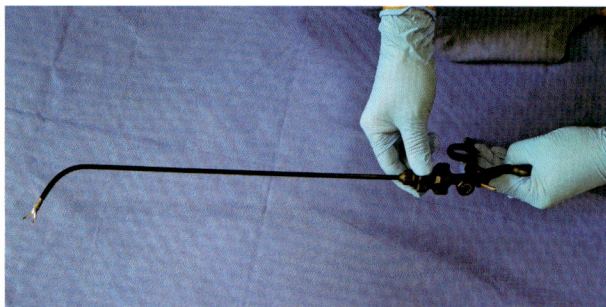

图 16-26   弯曲分离钳

第三节   单孔腹腔镜子宫全切术

手术过程见视频 16-3。

视频 16-3
单孔腹腔镜子宫全切术

单孔腹腔镜子宫全切术与多孔腹腔镜子宫全切术的手术步骤相同,由于 LESS 是通过单一切口多通路完成手术,各 trocar 间距近,操作空间狭小,器械间互相交叉,且因各种操作器械间的同轴效应,容易出现器械间互相"打架",使手术极为困难。为了增加手术三角区,建议使用有活动关节或弯曲状的器械。此外,LESS 子宫全切术时,选择的病例最好是活动度好、≤孕 3 个月的子宫。

一、脐部切口的技巧

LESS 的初衷是为了术后美观,脐孔是天然瘢痕,故 LESS 的切口基本选择在脐孔,理论上脐部切口越小,美容效果越理想,但是,过小的切口势必局限了器械间的距离和限制了器械之间活动的空间,影响手术操作。由于单孔外套直径 80mm,建议脐部切口为 25~30mm,方能合理置入保护套。多孔腹腔镜手术时,由于脐部切口只有 10mm,建议选择扁平脐孔作为置入 trocar 的位置,而 LESS 时,由于切口将近 30mm,即使锥形脐孔也可以选择为切口。用皮钳钳夹、提起脐缘两侧皮肤,用柳叶尖刀经脐部正中纵形切开皮肤 25~30mm,并切开筋膜层,分离钳分离脂肪组织直达腹膜层。切口腹膜后,分离钳

插入腹腔,通过张开钳尖,扩大切口,分离钳钳夹腹膜边缘(图 16-27~ 图 16-30)。

二、port 的安放技巧

安装 port,主要是两大部分,一是将保护套的小圈置入腹腔,二是将外套与保护套的大圈连接。

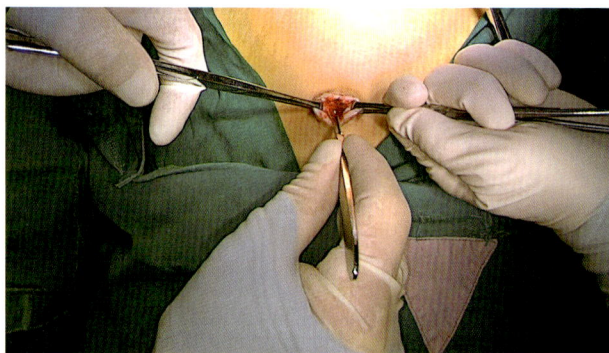

图 16-27   切开脐孔皮肤

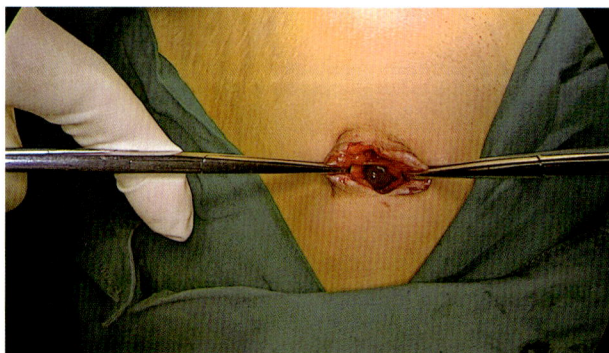

图 16-28   钳夹脐孔皮肤

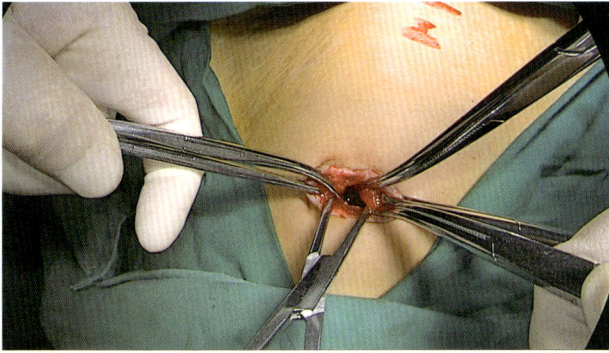
图 16-29　钳夹腹膜

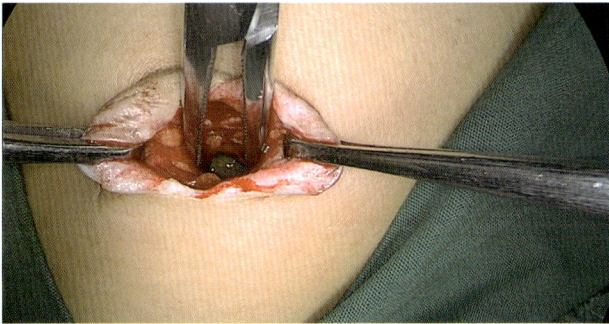
图 16-30　扩大切口

（一）置入保护套

术者手持皮钳轻轻提起脐孔皮肤，助手将保护套上的小环捏成线条状并塞进脐孔，也可以由助手提起脐孔皮肤，术者将保护套上的小环捏成线条状并塞进脐孔。当小环大部分进入腹腔后，用血管钳钳夹小环，把小环完全置入腹腔，小环进入腹腔后会自动恢复成环状。牵拉小绳子及保护套，使小环卡在切开内缘。术者及助手分别捏住大环并将其向内翻转，慢慢将保护套的塑料卷在大环上，直到保护套具有一定张力，这时，腹腔内的小环已卡在脐孔的周围，保护套的安装已完成。此时，将小指经保护套伸入腹腔内，排除小环周边是否有组织嵌顿（图 16-31~ 图 16-38）。

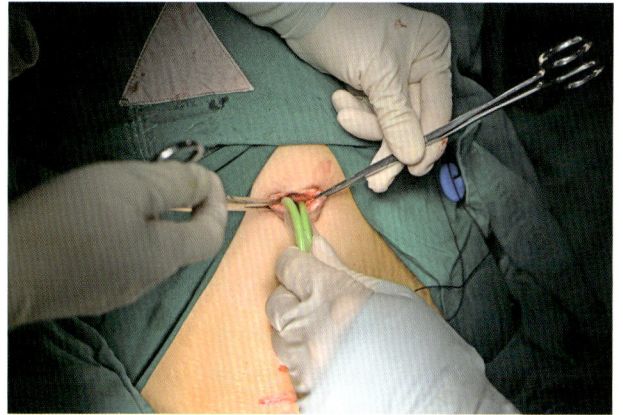
图 16-31　小环捏成线条状

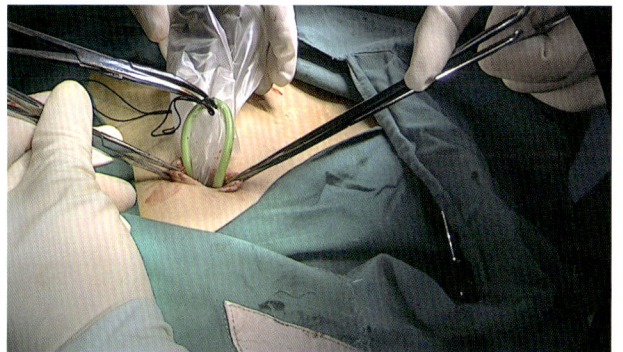
图 16-32　将小环塞进脐孔

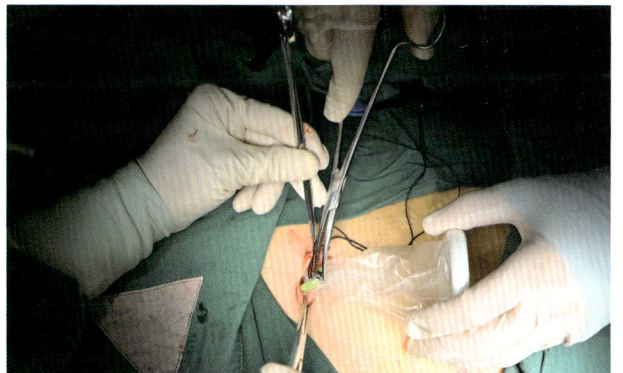
图 16-33　钳夹小环

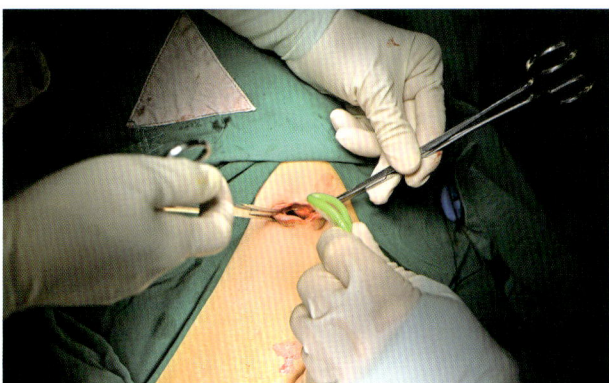
图 16-34　将小环塞进腹腔

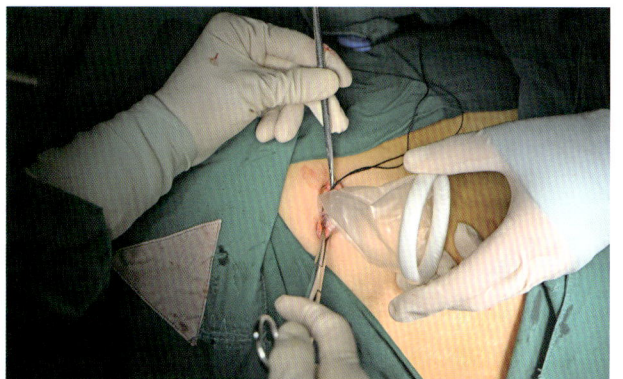
图 16-35　进入腹腔的保护套

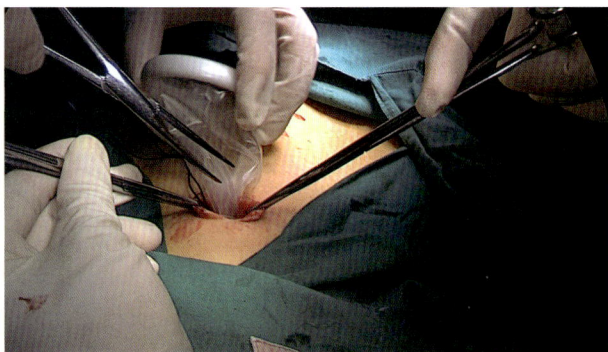

图 16-36　拉出部分保护套

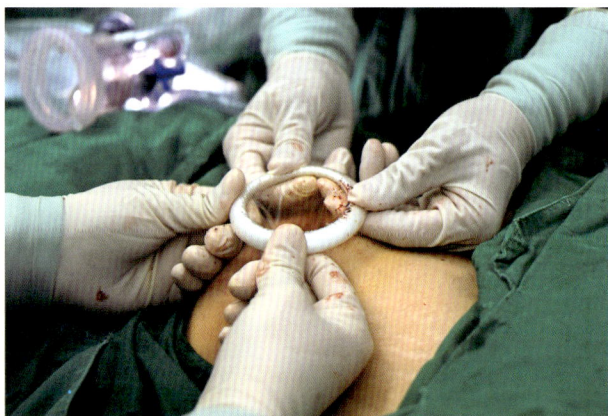

图 16-37　内翻大环

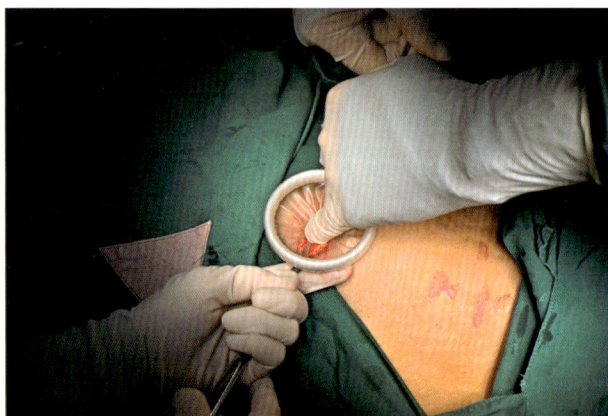

图 16-38　检查腹腔内的小环

（二）安放外套

术者两手斜捏住外套对着大环,把充气管置入腹腔,同时将外套后部的槽孔套入大环,术者一手捏着外套的上部,另一手紧扣大环,与助手一起,同时将外套往外牵拉,将外套完全套在大环上,完成的 port 安装。为了术中操作方便,建议 port 的放置呈"十"字结构,正上方为镜体通道,左右两侧为主刀操作通道,正下方为助手操作通道(图 16-39~图 16-42)。

（三）置入腹腔镜

安装好 port 后,接上 CO_2 充气管,当腹腔内压力达到 13mmHg 时,置入腹腔镜(图 16-43~图 16-46)。

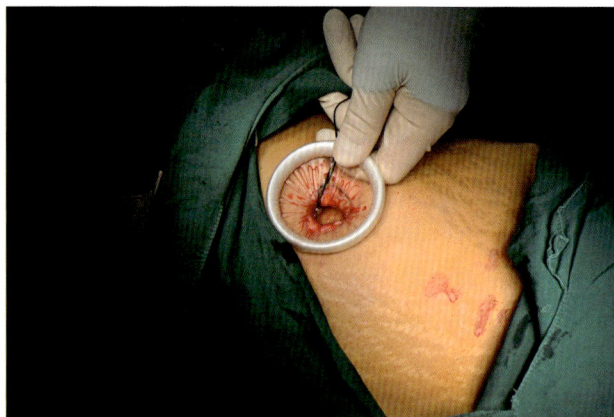

图 16-39　脐孔的保护套

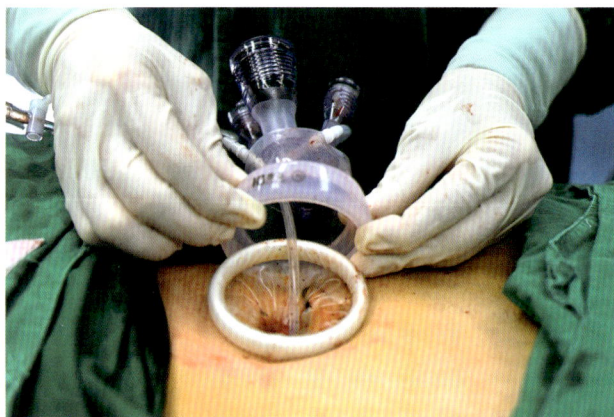

图 16-40　置入充气管

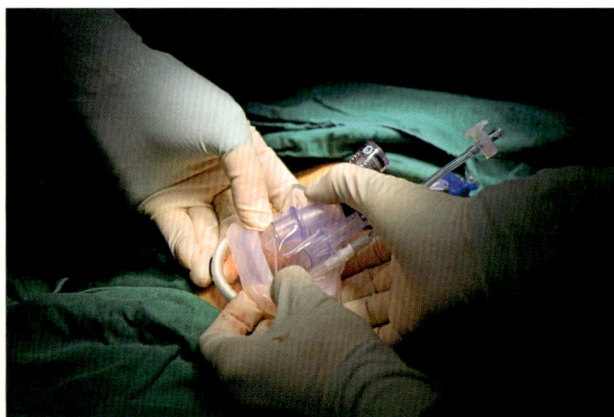

图 16-41　与大环连接

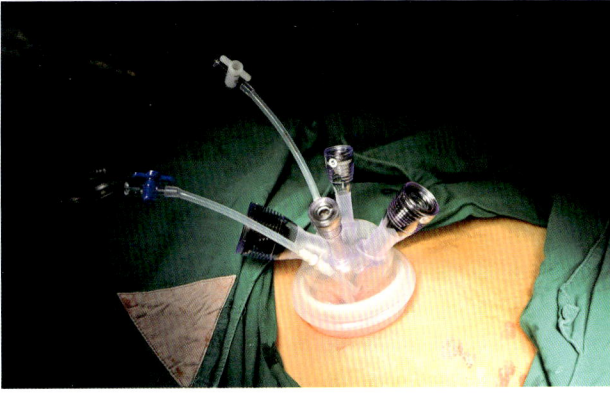

图 16-42　安装完毕的 port

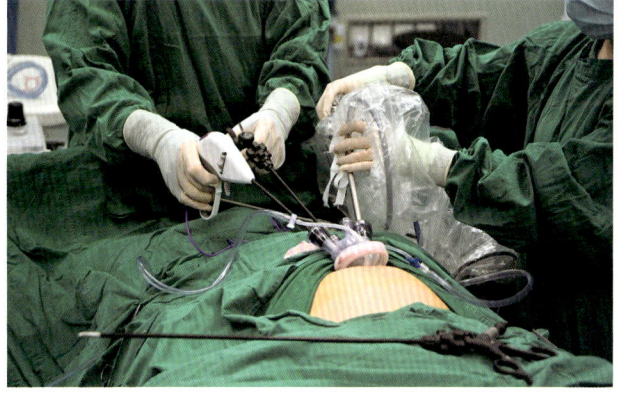

图 16-46　术野外观

三、腹腔镜探查

LESS 主要是术者双手操作,由于操作空间非常狭小,任何操作几乎都在磕碰中进行,进镜过早,会因"筷子效应"而失去对器械的导引作用,进镜过迟,又会因器械占位效应干扰操作或因视野过远而欠清晰,导致腹腔镜下难以找到合适的视野。因此,扶镜手与术者需要巧妙地配合,方利于手术的进行。腹腔镜探查是进入手术前的一次配合演练。盆腹腔探查时,如果发现有组织粘连,哪怕是轻微粘连,也应该进行分离,这是实质性手术前的预演。根据笔者单孔腹腔镜手术的经验,建议如下。

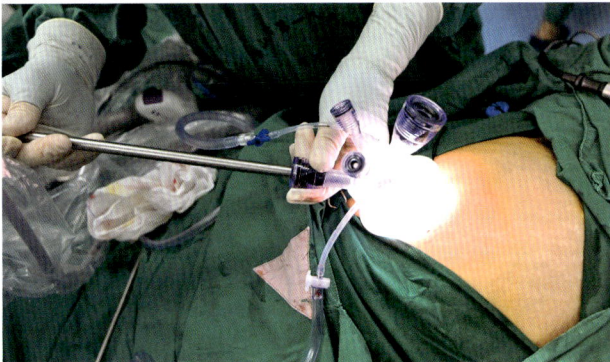

图 16-43　置入腹腔镜

1. 所有操作器械应该位于腹腔镜的前上方,当需要看清某一脏器时,操作器械才接近目标。

2. 扶镜者要学会躲开术者的操作器械,防止两者间的互相碰撞和干扰,影响术者操作时需果断退出镜体。

3. 若术中难以清晰暴露术野,灵活旋转腹腔镜角度,应用 30° 镜斜面视觉,扩大视野,在可见的视野中进行最多的操作。

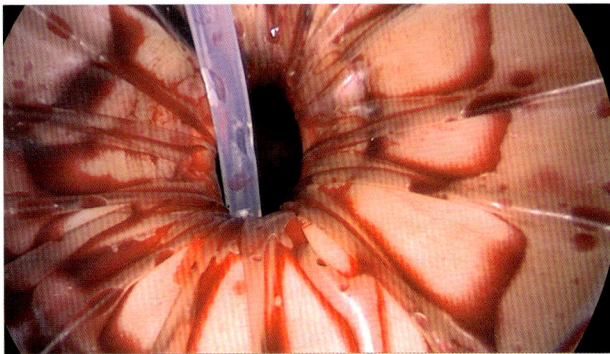

图 16-44　进入保护套

4. 退出或前进时,避免大幅度频繁地横向或上下摆动,减少术者的视觉疲劳和目眩感。

5. 电钩、剪刀、缝合针等均属于锐器,置入锐器时扶镜手应跟踪锐器的行径,以免因"盲插"引起不必要的组织脏器损伤。

四、离断漏斗韧带及圆韧带

通过举宫杯将子宫稍微摆向右前方,显露左侧漏斗韧带,术者左手持弯分离钳钳夹左侧输卵管系膜,右手持血管闭合器,利用中指和示指将锁扣推开,张开血管闭合器钳叶,在左侧卵巢门的下方钳夹

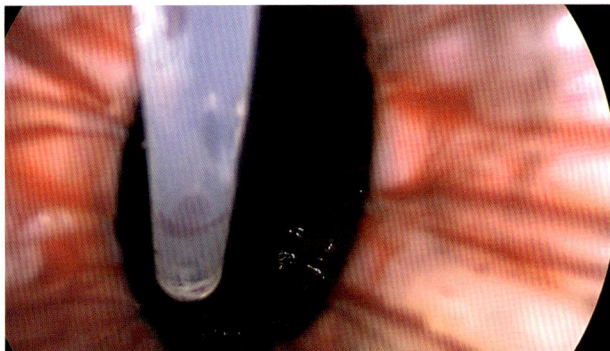

图 16-45　进入腹腔

左侧漏斗韧带并轻轻闭合锁扣,右手拇指按压顶部的手控开关,当听到"嘀嘀"声后,不要扣动切割开关,而是将手控锁扣推开,退出血管闭合器,在距离闭合带约5mm的位置再次钳夹、电凝漏斗韧带,形成第二条闭合带,在两条闭合带的中间再用闭合器钳夹、切断,如此操作,绝对保证术野清晰,离断漏斗韧带后其断端也不会出血。离断左侧漏斗韧带后,显露左侧圆韧带,为了增加手术三角区,术者左手持弯分离钳并通过旋钮开关将分离钳前部弯曲,再钳夹圆韧带,用闭合器钳夹、凝固、切断左侧圆韧带(图16-47~图16-52)。将子宫稍微摆向左前方,显露右侧漏斗韧带及圆韧带,同法离断右侧漏斗韧带及圆韧带。

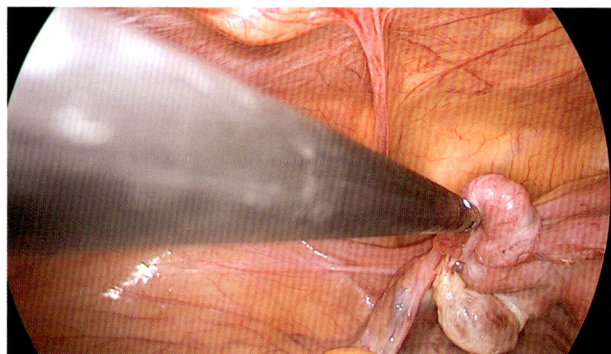

图 16-47　显露漏斗韧带

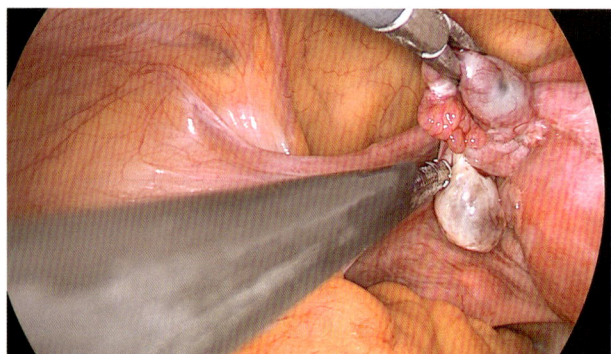

图 16-48　凝固漏斗韧带

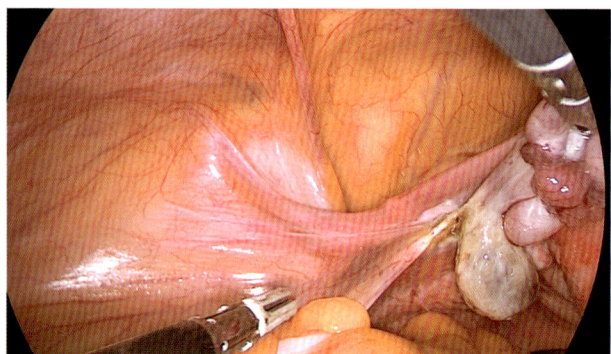

图 16-49　凝固带

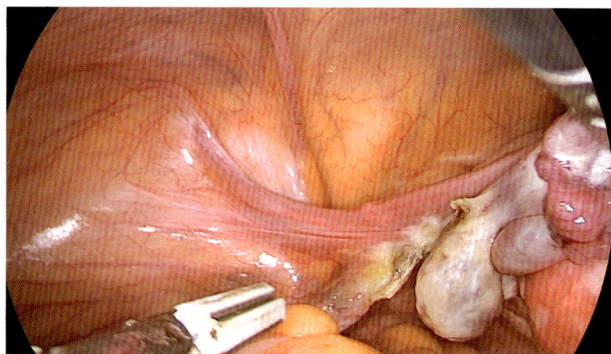

图 16-50　离断漏斗韧带

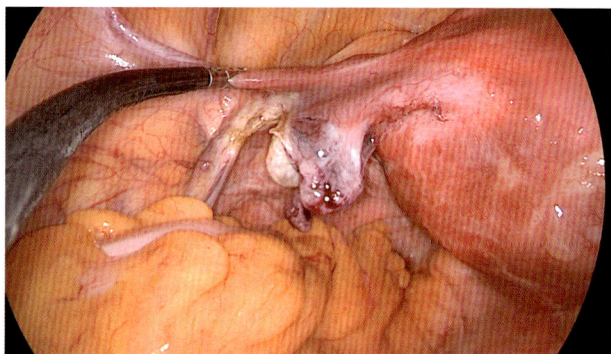

图 16-51　钳夹左圆韧带

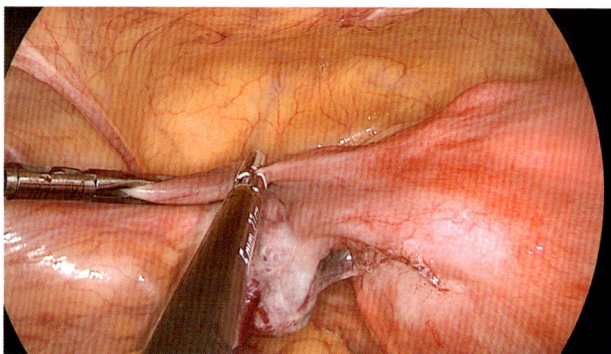

图 16-52　凝切左圆韧带

五、剪开膀胱腹膜反折

助手通过举宫杯上推子宫并稍微下压子宫体,充分显露膀胱腹膜反折。术者左手持已向内弯曲约20°的分离钳钳夹左侧已离断的圆韧带内侧腹膜,右手持超声刀从左侧开始,横行切开膀胱腹膜反折至右侧圆韧带内侧。这种方法与多孔腹腔镜相同,但需要备有能弯曲的分离钳,才能增加操作三角区,使手术变得简单、解剖层次清晰、安全。如果分离钳不具备弯曲的功能,而单孔腹腔镜因纵向操作,打开膀胱腹膜反折难以从侧边入路,也可以从膀胱腹膜反折中间分别向两侧圆韧带方向切开(图 16-53~图 16-56)。

六、分离膀胱宫颈间隙

术者左手持已向内弯曲约 20° 的分离钳钳夹、提起腹膜反折边缘,右手持已向内弯曲约 20° 的分离钳,紧贴宫颈管,将结缔组织连同膀胱缓慢向下推至宫颈外口下约 20mm,完全显露膀胱宫颈间隙,再分离宫颈管两旁的结缔组织,充分显露子宫两侧的血管。在推离膀胱至宫颈外口时,两侧阴道旁有丰富的静脉丛,容易出血,其下方就是输尿管,止血时看清出血点,用双极钳定点快速止血,避免造成输尿管热损伤(图 16-57~图 16-60)。

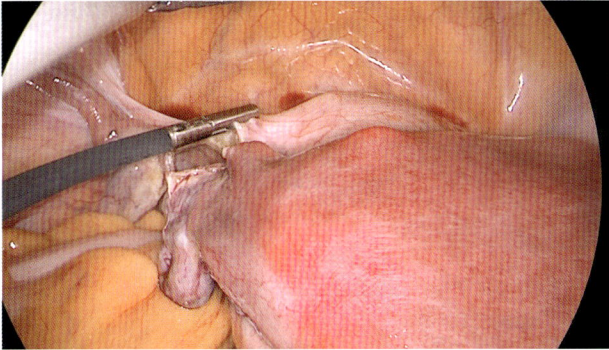

图 16-53　钳夹腹膜反折

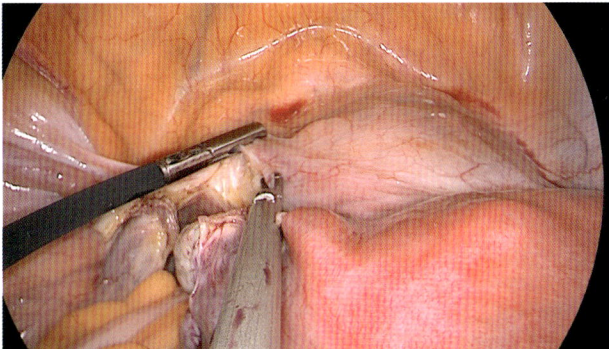

图 16-54　剪开左侧腹膜反折

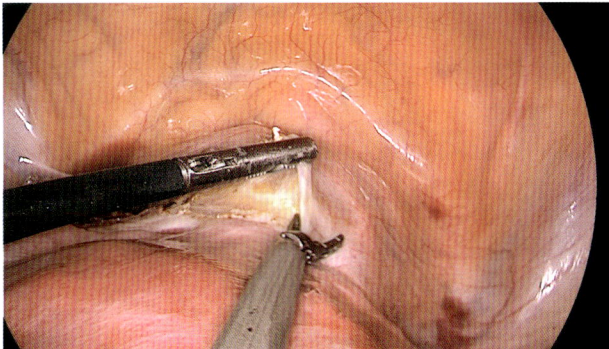

图 16-55　剪开中部腹膜反折

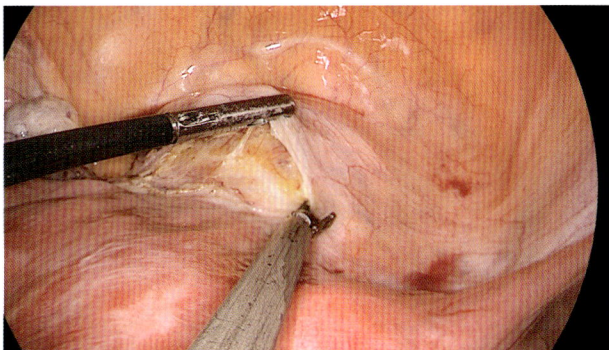

图 16-56　剪开右侧腹膜反折

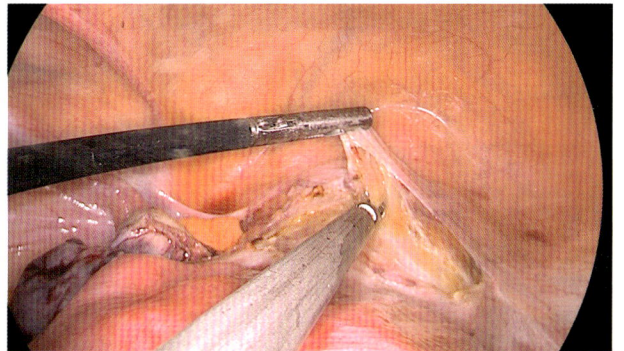

图 16-57　分离宫颈间隙组织

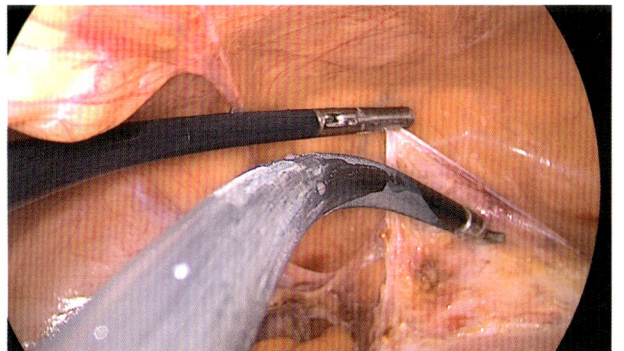

图 16-58　下推膀胱

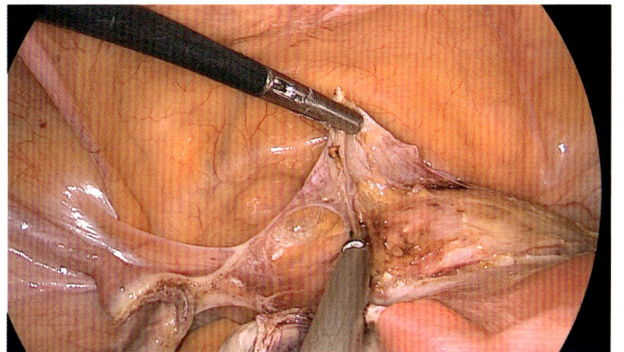

图 16-59　分离左侧宫旁组织

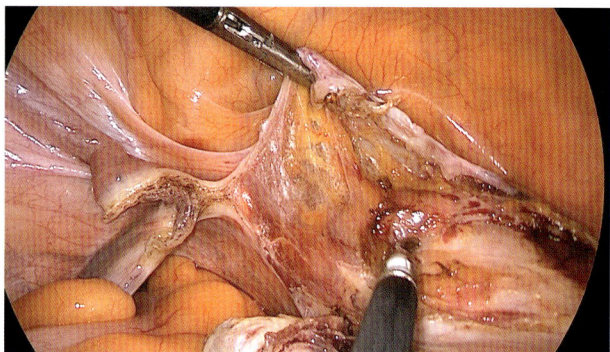

图 16-60　电凝止血

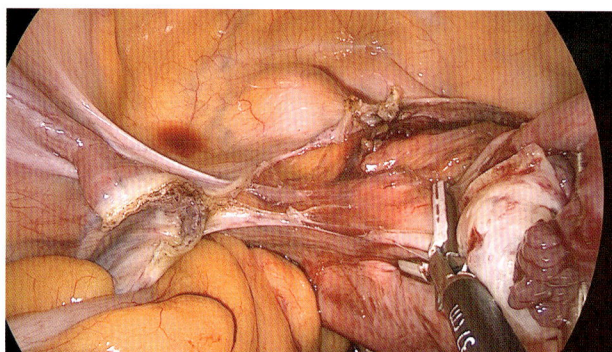

图 16-61　钳夹左侧子宫血管

七、处理子宫血管

通过举宫杯将子宫上抬并稍微摆向右前方，术者左手用弯分离钳将子宫体压向内侧，充分显露左侧子宫血管，右手持血管闭合器置入腹腔，张开钳尖，看清输尿管的蠕动方法后，在宫颈管内口紧贴宫颈管钳夹左侧子宫血管，用右手拇指按压手控开关，听到两声"嘀嘀"声后，松开闭合器，在闭合带稍下方再次钳夹、凝固，同样听到两声"嘀嘀"声后，再次松开闭合器，然后在两条闭合带中间第三次钳夹、凝固子宫血管，听到两声"嘀嘀"声后，扣动切割开关，离断左侧子宫血管。最好是闭合器凝固子宫血管后，用超声刀的慢档切断，保证离断后的子宫血管残端止血。通过举宫杯将子宫上抬并稍微摆向左前方，同法离断右侧子宫血管（图 16-61~图 16-64）。

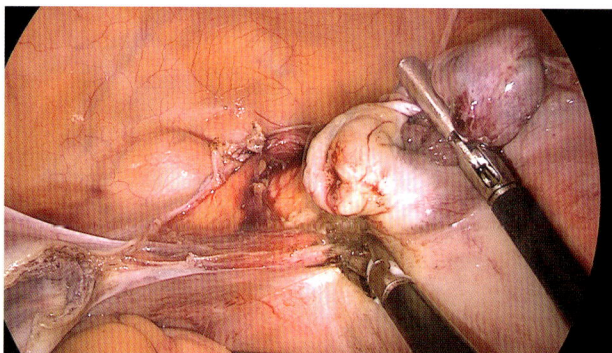

图 16-62　凝固左侧子宫血管

八、切断子宫骶主韧带

离断双侧子宫血管后，由于血管残端退缩，输尿管也基本被推离宫颈管，此时只要上抬子宫体，就能清楚看到双侧子宫骶骨韧带及主韧带。通过举宫杯把子宫上举并稍微摆向左侧，显露右侧子宫主韧带，超声刀在右侧子宫血管断端上方，紧贴宫颈管，轻轻钳夹子宫主韧带，按压手控慢档开关，离断右侧子宫主韧带。然后，超声刀在宫颈后方钳夹骶骨韧带的起始部，刀头从宫颈外后侧缓慢向内上方向移动，完全离断右侧骶骨韧带及少许阴道旁组织，显露右侧阴道壁。将子宫上举并稍微摆向右侧，用超声刀离断左侧子宫主韧带及骶骨韧带，显露左侧阴道壁（图 16-65、图 16-66）。

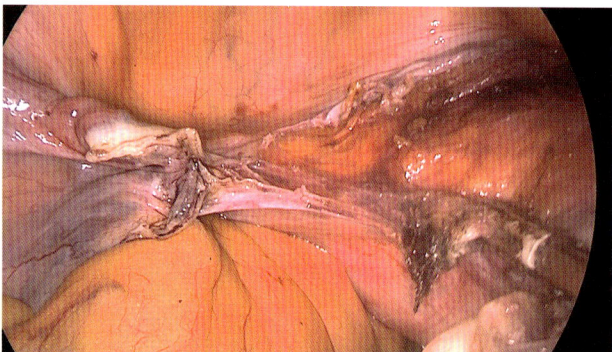

图 16-63　切断左侧子宫血管

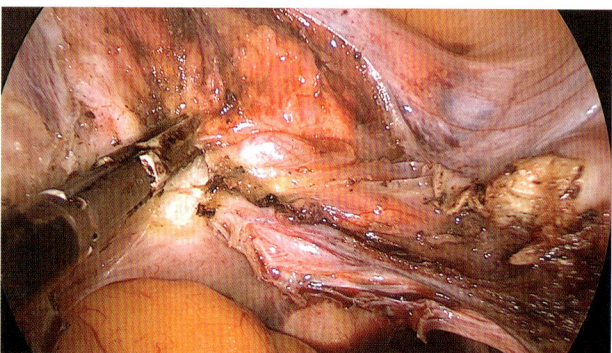

图 16-64　切断右侧子宫血管

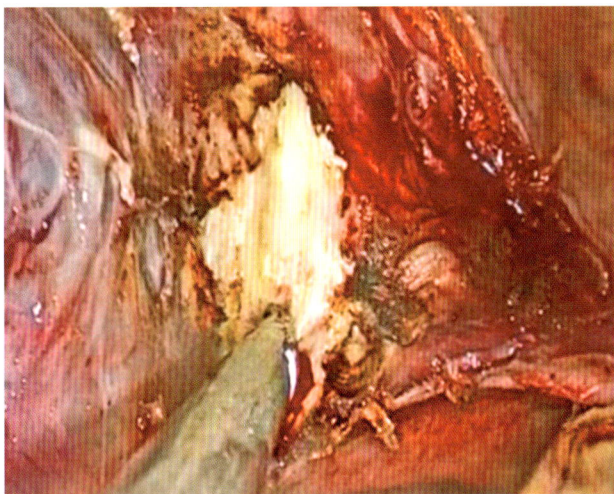

图 16-65　离断右侧主韧带

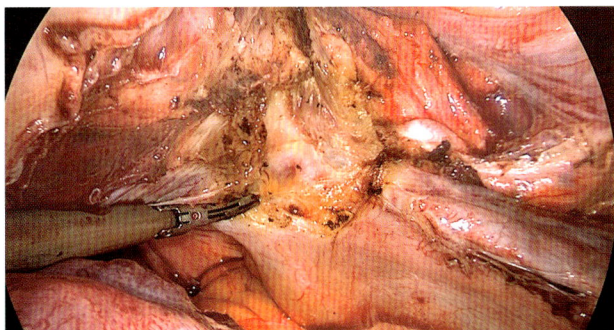

图 16-66　离断右侧骶骨韧带

九、离断阴道

通过举宫杯上推子宫并将子宫体稍微下压，用分离钳尖探测举宫杯与宫颈外口的交界部，术者右手持电钩切开阴道前壁，显露举宫杯缘，并沿着举宫杯逐步离断阴道左、右穹窿及阴道后壁，暴露子宫颈。随着阴道壁离断越来越多，举宫杯应该缓慢向阴道外口牵拉，避免电钩碰触举宫杯的金属物。术者左手持"鼠咬"钳钳夹并上提子宫颈，电钩沿着阴道后壁完全离断阴道（图 16-67~图 16-70）。

十、缝合阴道残端

由于 LESS 丧失了操作三角区，使腔内器械呈"同轴效应"，严重限制了两钳间伸展，缝合、打结便是手术操作的最大难点。为了避免打结的困难，可以选用带针倒刺线缝合。操作时，从阴道取出子宫，碘伏消毒阴道残端，卵圆钳钳夹倒刺线从阴道送进盆腔。腹腔镜下用生理盐水彻底冲洗盆、腹腔，术者左手持已向内弯曲约 20° 的分离钳，配合右手将缝

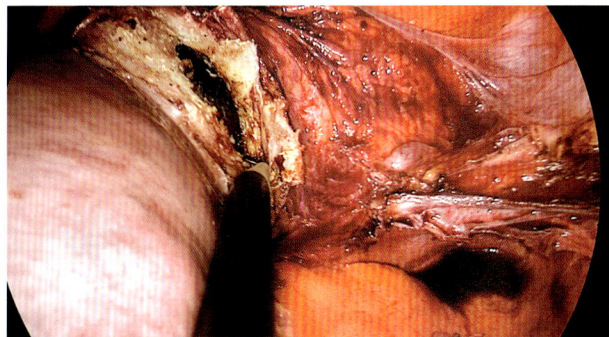

图 16-67　离断阴道前壁

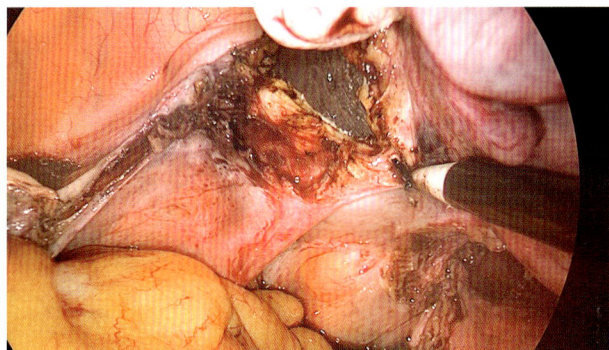

图 16-68　离断阴道左侧壁

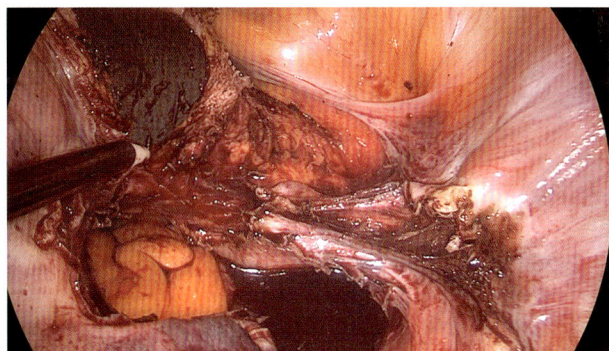

图 16-69　离断阴道右侧壁

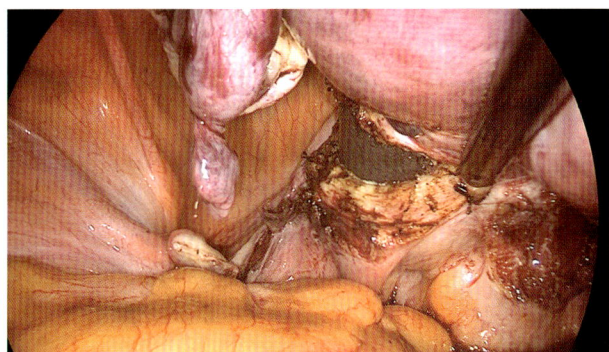

图 16-70　离断阴道后壁

针摆到缝合状态,然后钳夹、提起阴道右后壁,缝针从右侧骶骨韧带后方进针,穿过右阴道后壁黏膜,再从右阴道前壁黏膜出针,出针后,缝针穿过线扣,收紧缝线,倒刺线便自动打结,然后连续缝合阴道残端,直到左侧穹窿,完全封闭阴道残端(图16-71~图16-74)。

十一、取出 port

再次冲洗盆、腹腔,检查各创面是否有出血、渗血,退出镜体及操作器械,取出外套,术者及助手双手捏住大环四周并向外翻转,慢慢将保护套的塑料从大环上翻出。右手拿着保护套塑料轻轻往上牵拉,当感觉有少许阻力时,牵拉小绳子,把小环从脐孔拉出。牵拉小绳忌用力,当小环稍微露出脐孔少许时,最好用血管钳钳夹其边缘,慢慢将其取出。消毒创面皮肤,钳夹脐孔四周腹膜,用2-0带针可吸收线分别缝合腹膜层、筋膜层,再用4-0带针可吸收线埋藏式缝合脐孔皮肤(图16-75~图16-82)。

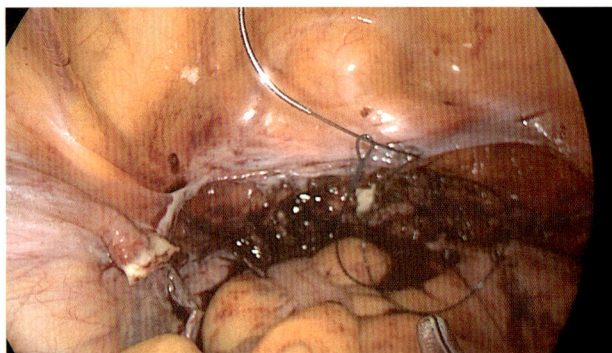

图 16-73　缝针穿过线扣

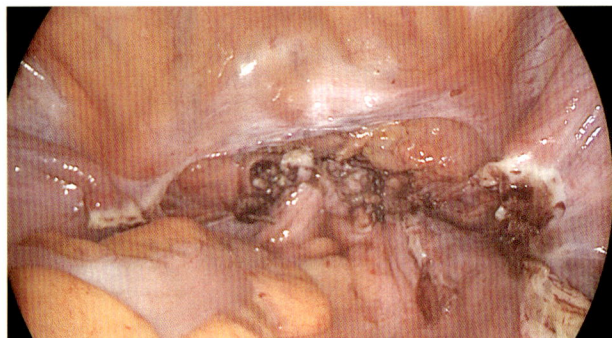

图 16-74　修复后的阴道残端

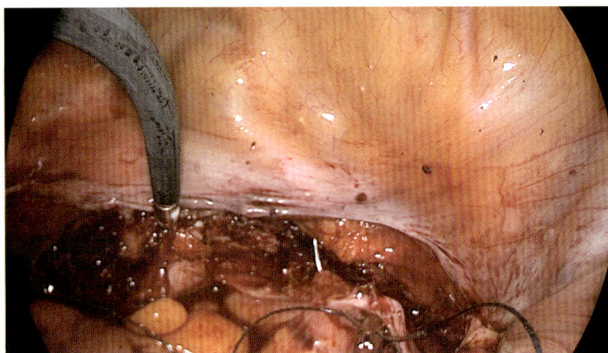

图 16-71　右骶韧带后方进针

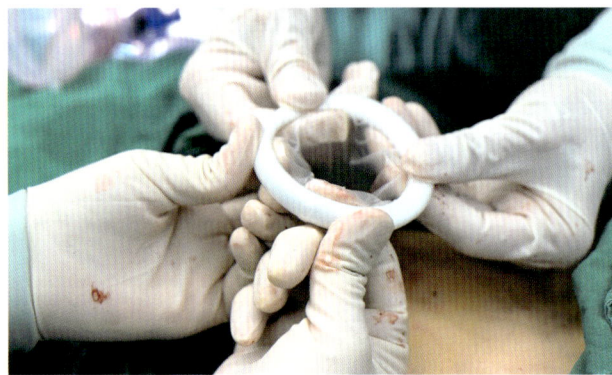

图 16-75　外翻大环

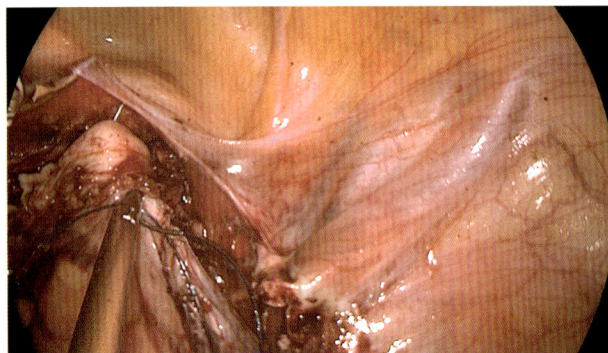

图 16-72　右侧阴道穹窿出针

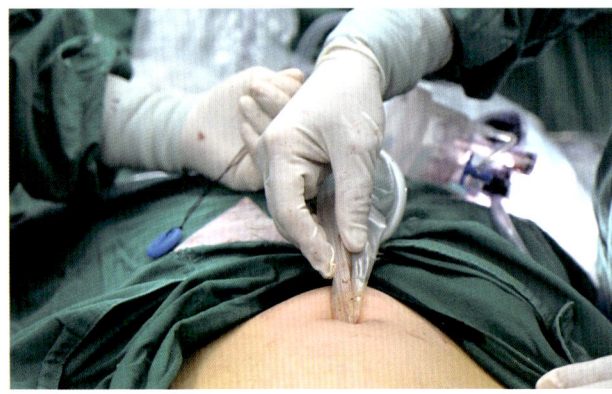

图 16-76　拉出保护套

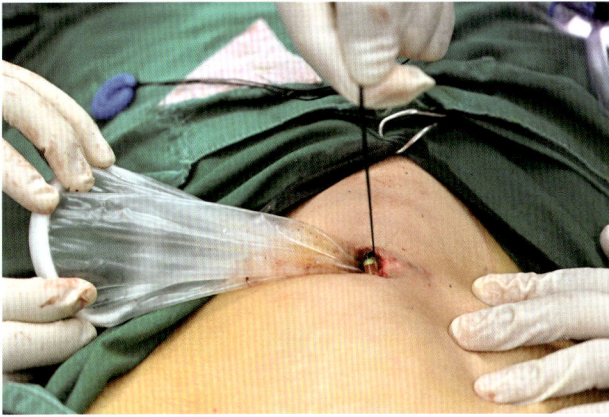

图 16-77　提拉小绳

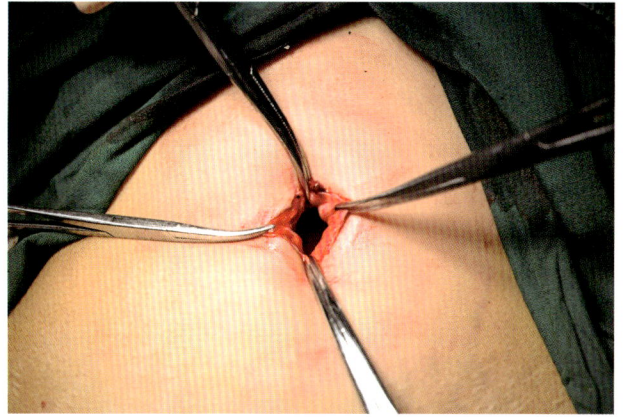

图 16-80　钳夹脐孔腹膜

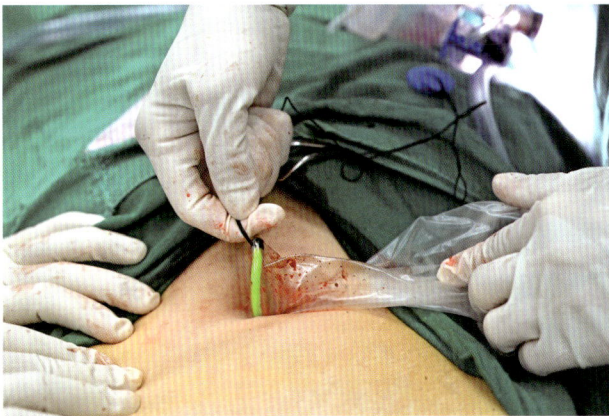

图 16-78　牵出小环

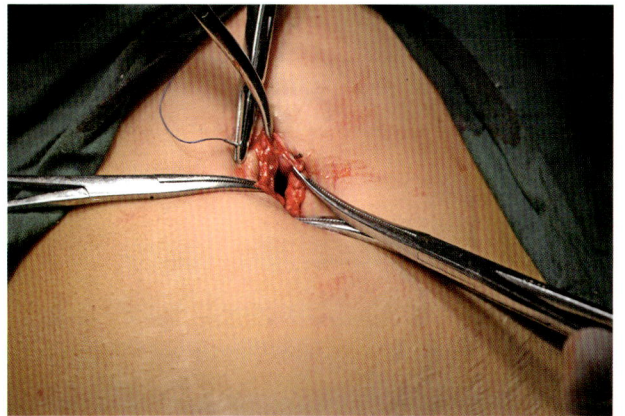

图 16-81　缝合脐孔

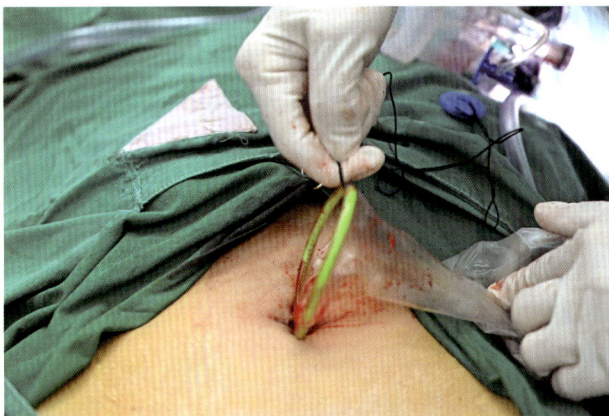

图 16-79　完全取出小环

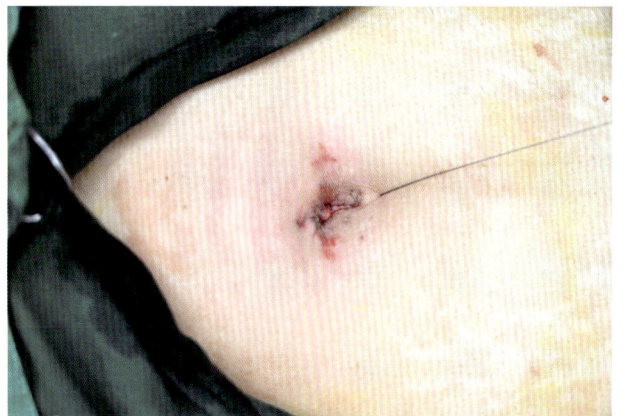

图 16-82　术后创面

十二、术后处理

（一）生命体征监测

单孔腹腔镜子宫全切术对生命体征无明显影响，常规检测体温、血压、脉搏、心率、呼吸对评估术后病情恢复有帮助。建议术后患者应连续监测生命体征 2~4 小时。

（二）术后吸氧

单孔腹腔镜子宫全切术耗时较长，但也不会引起血氧饱和度下降。建议术后常规吸氧 2~4 小时。

（三）饮食与输液

对部分消瘦患者术后肠蠕动恢复较慢，容易出现术后不完全肠梗阻，也有部分患者进食后可引起腹胀不适等，因此，术后对进食的时间及种类应因人而异。一般情况下，手术后回病房 6 小时，患者清醒后可进食流质或半流质饮食，开始以少食多餐为宜，以后根据胃肠功能的恢复情况及时调整饮食的种类，以利于体力恢复，加快术后康复。

（四）疼痛

单孔腹腔镜手术脐孔切开较大，患者术后会有不同程度的疼痛，特别是麻醉效果消失后更为明显，任何增加切口张力的动作，如咳嗽、翻身、腹胀、尿潴留、呃逆等，均能引起或加剧疼痛。可进行相关的对症处理。

1. 指导患者在翻身、深呼吸或咳嗽时向切口方向按压，减少因切口张力增加引起疼痛。

2. 指导患者正确使用镇痛泵，向患者及陪伴人员介绍镇痛泵各按钮的使用方法，并注意观察使用的效果。

3. 因 CO_2 气腹引起的双肋或肩部疼痛，可指导患者进行腹腔镜操练习或采取膝胸卧位，使 CO_2 气体向盆腔聚集，以减轻对膈肌的刺激，亦可以适当延长术后吸氧的时间以缓解症状。术后延长吸氧至 6~8 小时能加快氧与 CO_2 的交换，促进 CO_2 的排出，从而减轻对膈神经的刺激强度，缩短刺激的时间，对缓解因气腹造成的术后肩部、双肋疼痛有明显的作用。因此，对于手术时间长、刺激症状明显的腹腔镜手术患者，可适当延长吸氧时间。

（五）恶心、呕吐

1. 是常见的麻醉镇痛后的反应，一般随麻醉作用消失而缓解。

2. 糖尿病、酸中毒、水电解质平衡失调（低钾、低钠）、低血糖、缺氧等也可引起呕吐，术后应做常规检查。

3. 对恶心、呕吐的患者，要稳定其情绪，判断引起恶心、呕吐的原因，观察恶心、呕吐的时间，呕吐物的量、内容、性质等。

4. 必要时可以使用镇吐药物。

（六）导尿管

单孔腹腔镜子宫全切术后停留导尿管 48 小时，建议拔尿管前查尿常规。拔尿管后鼓励患者多喝水，并注意排尿情况。

（李光仪 尚慧玲 莫金凤 廖 敏）

妇科腹腔镜手术、检查及治疗知情同意书

佛山市第一人民医院妇科用于各种手术及检查知情同意书,供参考。

附录一　腹腔镜探查知情同意书

腹腔镜探查谈话内容

姓名＿＿＿＿＿科别＿＿＿＿床号＿＿＿＿第　次住院＿＿＿＿＿住院号＿＿＿＿＿

尊敬的＿＿＿＿＿女士:

谢谢您对我们医疗工作的支持和信任,我们将竭诚为您提供优质和高效的服务。

根据您目前的诊断＿＿＿＿＿,需进行腹腔镜探查,根据腹腔镜探查结果而决定手术方式。本医师已将您的病情、初步诊断向您说明,并详尽告知了目前可行的治疗方案,各种方案的优、缺点,以及相关的副作用、并发症等。经过充分的医患沟通,达成一致意见,选择上述治疗方案。由于病情的特殊性及个体差异,在现有医学科学技术的条件下,实施该手术可能出现无法预料或者不能防范的医疗风险和不良后果。本医师已充分向您或您的近亲属(或代理人)交代并说明。一旦发生所述情况,可能导致手术失败、病情加重,甚至危及生命,医务人员将按医疗原则予以尽力抢救,但仍可能产生不良后果。是否同意,请书面表明意愿并签字。

谈话医师签名:　　　　　　　　　　　　记录时间:

知情选择手术同意书

本人系患者(或受患者委托的代理人),(患者)因患＿＿＿＿＿＿疾病,在贵院治疗。医师已向我说明各种治疗方案的优、缺点,以及相关的副作用、并发症等,并充分告知可能发生的医疗风险和不良后果。以上说明本人已充分理解,经慎重考虑后,我选择腹腔镜探查,且承担上述风险,同意医师实施上述手术方案,同时授权医师根据术中病情判断和患者利益,调整手术方案,并授权委托医师对已切除的器官、组织进行合理的处理。我明白在此次手术中,在不可预见的情况下,可能需要其他附加操作,我授权医师在遇有紧急情况时,为保障我的生命安全实施必要的救治措施,本人愿意承担相应的风险和后果,并保证承担全部所需费用。

患者签名:　　　　　　　　　　　　记录时间:

被委托人签名:　　　　　　　　　　记录时间:

妇科腹腔镜探查知情同意书

由于手术是一种侵入性和损伤性治疗方法,可能出现以下意外情况或手术并发症(包括但不限于):

□麻醉意外及麻醉相关的其他并发症、后遗症(详见麻醉同意书)。

□术中使用二氧化碳(CO_2)形成气腹,可致高碳酸血症、血气栓形成等,重者危及生命。

□腹壁穿刺形成气腹过程中可能出现皮下和/或腹膜外气肿或血肿、肠管或大血管损伤,严重者须改行开腹手术甚至危及患者生命。

□出现下述情况时需改行开腹手术：①盆、腹腔严重粘连造成穿刺、置镜或手术困难；②病情变化需更改手术治疗方案；③术中出现难以通过镜下操作补救的出血、损伤等并发症。

□根据腹腔镜探查结果再决定手术方式。

拒绝手术治疗意向书

本人系患者(或受患者委托的代理人)，因患_____疾病需治疗。医师向我交代各种治疗方案的优、缺点后，我决定拒绝接受上述手术治疗并承担相应后果。

　　　　　　　　患者签名：　　　　　　　　　　　记录时间：

　　　　　　　被委托人签名：　　　　　　　　　　记录时间：

术中发现及补充签名：

　术中发现：＿＿＿＿＿＿＿＿＿＿＿＿＿＿＿＿＿＿＿＿＿＿＿＿＿＿＿＿＿＿＿＿＿＿

　建议：＿＿＿＿＿＿＿＿＿＿＿＿＿＿＿＿＿＿＿＿＿＿＿＿＿＿＿＿＿＿＿＿＿＿＿＿

　　　　　　　　谈话医师签名：　　　　　　　　　记录时间：

被委托人意见：

　　　　　　　被委托人签名：　　　　　　　　　　记录时间：

附录二　腹腔镜子宫手术知情同意书

腹腔镜子宫手术谈话内容

姓名＿＿＿＿科别＿＿＿＿床号＿＿＿第　次住院＿＿＿住院号＿＿＿＿＿＿

尊敬的＿＿＿＿女士：

谢谢您对我们医疗工作的支持和信任，我们将竭诚为您提供优质和高效的服务。

根据您目前的诊断＿＿＿＿＿，需进行腹腔镜子宫手术(□子宫肌瘤切除术、□子宫次全切除术、□子宫全切术)。本医师已针对您的病情，详细说明了该手术治疗的必要性及优缺点。由于病情的特殊性及个体差异，在现有医学科学技术的条件下，该项检查有其必然的局限性，而施行该手术治疗可能出现无法预料或者不能防范的医疗风险和不良后果。本医师已充分向您或您的近亲属(或代理人)交代。若发生所述情况，医务人员将按医疗原则予以合理的处置和必要的抢救，是否同意检查(治疗)，请书面表明意愿并签字。

　　　　　　　　谈话医师签名：　　　　　　　　　记录时间：

因病情需要，建议您采用腹腔镜子宫手术(□子宫肌瘤切除术、□子宫次全切除术、□子宫全切术)，它是一种借助腹腔镜探查对病变组织进行明确诊断，指导治疗，术中需根据肉眼所见，并在必要时结合术中冰冻病理检查(活检或整块切除病变组织)结果决定进一步治疗方案。根据病情建议进行下述手术：

□腹腔镜子宫肌瘤切除术(LM)

□腹腔镜子宫次全切除术(LSH)

□腹腔镜子宫全切术(LTH)

由于手术是一种侵入性和损伤性治疗方法，可能出现以下意外情况或手术并发症(包括但不限于)：

□麻醉意外及麻醉相关的其他并发症、后遗症(详见麻醉同意书)。

□术中使用二氧化碳(CO_2)形成气腹，可致高碳酸血症、血气栓形成等，重者危及生命。

□腹壁穿刺形成气腹过程中可能出现皮下和/或腹膜外气肿或血肿、肠管或大血管损伤，严重者须改行开腹手术甚至危及患者生命。

□出现下述情况时需改行开腹手术：①盆、腹腔严重粘连造成穿刺、置镜或手术困难；②病情变化需更改手术治疗方案；③术中出现难以通过镜下操作补救的出血、损伤等并发症。

□施行子宫肌瘤切除可能会术后复发。

□若手术保留子宫颈（如 LSH），术后可能发生周期性少量阴道流血、宫颈残端癌以及其他宫颈病变。

□切除子宫术后无正常月经来潮，丧失生育能力。

□术时可能损伤邻近脏器，如肠管、膀胱、输尿管、毗邻血管和神经等，术后出现肠梗阻、肠（粪）瘘、尿瘘，以及相应器官的功能障碍如尿潴留、便秘、淋巴囊肿等。必要时需再次手术治疗或加用其他治疗。

□术中、术后出血，必要时需输血、血液制品，可致血源性疾病（详见输血同意书）。

□术后全身感染或伤口液化、感染、化脓、愈合不良、腹壁穿刺孔疝等，必要时需行Ⅱ期手术。

□术后肠粘连、肠梗阻，必要时须再次手术治疗。

□术后卧床时间长，可能出现静脉炎、静脉血栓形成、肺脑栓塞等，严重者危及患者生命。

□术后可能出现卵巢功能低下甚至衰竭，或因病情需要切除单侧或双侧卵巢后可提前进入围绝经期（更年期）并出现相应的症状和患病倾向，必要时需进行激素替代治疗（HRT）或其他治疗。

□必要时进行术中冰冻病理检查，若报告为"恶性"则需扩大手术范围或请相关科室协助手术，如切除单侧或双侧附件、大网膜、阑尾、腹膜后淋巴结、肠管等。但冰冻病理检查为快速诊断手段，有一定局限性，其结果可能与术后常规病理检查结果不相符，因而根据冰冻病理检查结果决定治疗方案时可能出现过度治疗或治疗不足，术后病理如为恶性肿瘤则预后不良，并需视情况进行再次手术和 / 或补充化疗、放疗等治疗。

□如为恶性肿瘤，术后腹壁切口或入路伤口可能出现肿瘤转移和种植。

□围手术期可能需要对患者使用约束带，以限制患者身体或肢体的活动，防止污染手术区域，以及坠床、自行拔出各种管道等意外，约束过程可能出现皮肤损伤等并发症。

□必要时使用贵重药品、器械或仪器。

替代医疗方案：＿＿＿＿＿＿＿＿＿＿＿＿＿＿＿＿＿＿＿＿＿＿＿＿＿＿＿＿＿＿＿＿＿＿＿＿＿＿＿

对于以上可能出现的意外情况和手术并发症，我们已给予充分关注并做好了各种预防和应对措施，并将在术中尽一切可能避免其发生。如果出现这些问题，我们会及时采取适宜的处理和治疗以将其危害降低到最小。希望您能充分理解、消除顾虑、充满信心、积极对待、大力支持和配合我们的治疗工作，从而减少并发症和后遗症，提高疗效和您的生活质量。手术后若出现身体不适情况，应向医务人员报告或者拨打热线咨询电话：（具体填本单位电话号码）。

谈话医师签名：　　　　　　　　　　　　记录时间：

患者签名：　　　　　　　　　　　　　　记录时间：

被委托人签名：　　　　　　　　　　　　记录时间：

知情选择手术同意书

本人系患者（或受患者委托的代理人），（患者）因患＿＿＿＿＿＿＿疾病，在贵院治疗。医师已向我说明各种治疗方案的优、缺点，以及相关的副作用、并发症等，并充分告知可能发生的医疗风险和不良后果。以上说明本人已充分理解，经慎重考虑后，我选择腹腔镜探查，且承担上述风险，同意医师实施上述手术方案，同时授权医师根据术中病情判断和患者利益，调整手术方案，并授权委托医师对已切除的器官、组织进行合理的处理。我明白在此次手术中，在不可预见的情况下，可能需要其他附加操作，我授权医师在遇有紧急情况时，为保障我的生命安全实施必要的救治措施，本人愿意承担相应的风险和后果，并保证承担全部所需费用。

患者签名：　　　　　　　　　　　　　　记录时间：

被委托人签名：　　　　　　　　　　　　记录时间：

拒绝手术治疗意向书

本人系患者(或受患者委托的代理人),因患_____疾病需治疗。医师向我交代各种治疗方案的优、缺点后,我决定拒绝接受上述手术治疗并承担相应后果。

患者签名:　　　　　　　　　　　　　　　　记录时间:

被委托人签名:　　　　　　　　　　　　　　记录时间:

术中发现及补充签名:

术中发现:_____

建议:_____

谈话医师签名:　　　　　　　　　　　　　　记录时间:

被委托人意见:　　　　　　　　　　　　　　记录时间:

被委托人签名:　　　　　　　　　　　　　　记录时间:

附录三　腹腔镜子宫恶性肿瘤手术知情同意书

腹腔镜子宫恶性肿瘤于术谈话内容

姓名_____科别_____床号_____第次　住院_____住院号_____

尊敬的_____女士:

谢谢您对我们医疗工作的支持和信任,我们将竭诚为您提供优质和高效的服务。

根据您目前的诊断_____,需进行腹腔镜子宫手术(□广泛性子宫切除术、□腹腔镜盆腔淋巴结清扫、□腹主动脉旁淋巴结切除或活检术、□腹腔镜卵巢移位术、腹腔镜阴道延长术)。本医师已针对您的病情,详细说明了该手术治疗的必要性及优缺点。由于病情的特殊性及个体差异,在现有医学科学技术的条件下,该项检查有其必然的局限性,而施行该手术治疗可能出现无法预料或者不能防范的医疗风险和不良后果。本医师已充分向您或您的近亲属(或代理人)交代。若发生所述情况,医务人员将按医疗原则予以合理的处置和必要的抢救,是否同意检查(治疗),请书面表明意愿并签字。

谈话医师签名:　　　　　　　　　　　　　　记录时间:

因病情需要,建议您采用腹腔镜下(□广泛性子宫切除术、□盆腔淋巴结清扫、□腹主动脉旁淋巴结切除或活检、阴道延长术),它是一种借助腹腔镜探查对病变组织进行明确诊断,指导治疗,需根据术中肉眼所见,并在必要时结合术中冰冻病理检查(活检或整块切除病变组织)结果决定进一步治疗方案。根据病情建议进行下述手术:

□腹腔镜广泛性子宫切除术(LRH)

□腹腔镜盆腔淋巴结清扫

□腹腔镜腹主动脉旁淋巴结切除或活检

□腹腔镜卵巢移位术

□腹腔镜阴道延长术

由于手术是一种侵入性和损伤性治疗方法,可能出现以下意外情况或手术并发症(包括但不限于):

□麻醉意外及麻醉相关的其他并发症、后遗症(详见麻醉同意书)。

□术中使用二氧化碳(CO_2)形成气腹,可致高碳酸血症、血气栓形成等,重者危及生命。

□腹壁穿刺形成气腹过程中可能出现皮下和/或腹膜外气肿或血肿、肠管或大血管损伤,严重者须改行开腹手术甚至危及患者生命。

□出现下述情况时需改行开腹手术:①盆、腹腔严重粘连造成穿刺、置镜或手术困难;②病情变化需更改手术治疗方案;③术中出现难以通过镜下操作补救的出血、损伤等并发症;④切除子宫术后无正常月经来潮,丧失生育能力。

□术中、术后出血,必要时需输血、血液制品,可致血源性疾病(详见输血同意书)。

□术时可能损伤邻近脏器,如肠管、膀胱、输尿管、毗邻血管和神经等,术后出现肠梗阻、肠(粪)瘘、尿瘘,以及相应器官的功能障碍如尿潴留、便秘、淋巴囊肿等。必要时需再次手术治疗或加用其他治疗。

□术后全身感染或伤口液化、感染、化脓、愈合不良、腹壁穿刺孔疝等,必要时需行Ⅱ期手术。

□术后出现盆腔淋巴囊肿,继发感染。

□术后肠粘连,肠梗阻,必要时须再次手术治疗。

□术后卧床时间长,可能出现静脉炎、静脉血栓形成、肺脑栓塞等,严重者危及患者生命。

□术后腹壁切口或入路伤口可能出现肿瘤转移和种植。

□术后视病理诊断结果需要补充辅助治疗,如化疗、放疗。

□围手术期可能需要对患者使用约束带,以限制患者身体或肢体的活动,防止污染手术区域,以及坠床、自行拔出各种管道等意外,约束过程可能出现皮肤损伤等并发症。

□必要时使用贵重药品、器械或仪器。其他:

替代医疗方案: _____

对于以上可能出现的意外情况和手术并发症,我们已给予充分关注并做好了各种预防和应对措施,并将在术中尽一切可能避免其发生。如果出现这些问题,我们会及时采取适宜的处理和治疗以将其危害降低到最小。希望您能充分理解、消除顾虑、充满信心、积极对待、大力支持和配合我们的治疗工作,从而减少并发症和后遗症,提高疗效和您的生活质量。手术后若出现身体不适情况,应向医务人员报告或者拨打热线咨询电话:(具体填本单位电话号码)。

谈话医师签名: 记录时间:

患者签名: 记录时间:

被委托人签名: 记录时间:

知情选择手术同意书

本人系患者(或受患者委托的代理人),(患者)因患_____疾病,在贵院治疗。医师已向我说明各种治疗方案的优、缺点以及相关的副作用、并发症等,并充分告知可能发生的医疗风险和不良后果。以上说明本人已充分理解,经慎重考虑后,我选择腹腔镜探查,且承担上述风险,同意医师实施上述手术方案,同时授权医师根据术中病情判断和患者利益,调整手术方案,并授权委托医师对已切除的器官、组织进行合理的处理。我明白在此次手术中,在不可预见的情况下,可能需要其他附加操作,我授权医师在遇有紧急情况时,为保障我的生命安全实施必要的救治措施,本人愿意承担相应的风险和后果,并保证承担全部所需费用。

患者签名: 记录时间:

被委托人签名: 记录时间:

拒绝手术治疗意向书

本人系患者(或受患者委托的代理人),因患_____疾病需治疗。医师向我交代各种治疗方案的优、缺点后,我决定拒绝接受上述手术治疗并承担相应后果。

患者签名: 记录时间:

被委托人签名: 记录时间:

术中发现及补充签名:

术中发现: _____

建议：_____

　　　　　谈话医师签名：　　　　　　　　　　记录时间：

　　　　　被委托人意见：　　　　　　　　　　记录时间：

　　　　　被委托人签名：　　　　　　　　　　记录时间：

附录四　妇科经阴道手术知情同意书

妇科经阴道手术谈话内容

姓名_____科别_____床号_____第　次住院_____住院号_____

尊敬的_____**女士：**

　　谢谢您对我们医疗工作的支持和信任，我们将竭诚为您提供优质和高效的服务。

　　因病情需要，建议您采用经阴道手术进行妇科疾病的手术，它可以对病变组织进行明确诊断，指导治疗，必要时在术中需根据肉眼所见，并结合必要的术中冰冻病理检查(活检或整块切除病变组织)结果决定进一步治疗方案。并备行以下手术：

□经阴道子宫全切术	□尿道折叠术
□经阴道子宫肌瘤切除术	□会阴裂伤修补术
□改良曼彻斯特手术	□子宫颈部分切除术
□阴道前壁修补术	□宫颈锥切术
□阴道后壁修补术	□扩大的子宫颈切除术
□阴道壁囊肿剥除术	□根治性子宫颈切除术
□前庭大腺囊肿造口术	□LEEP 刀宫颈电环切除术
□前庭大腺囊肿剥除术	□其他：_____

　　现将您的病情、预后、治疗方案以及相关的副作用、并发症等问题向您讲明，希望您在了解病情的基础上慎重选择并积极配合治疗，以便提高疗效、减轻副作用、减少并发症和后遗症。

　　由于手术是一种侵入性和损伤性治疗方法，可能出现以下意外情况或手术并发症(包括但不限于)：

　　□麻醉意外及麻醉相关的其他并发症、后遗症(详见麻醉同意书)。

　　□术中、术后出血，必要时需输血、血液制品，可致血源性疾病(详见输血同意书)。

　　□术时可能损伤邻近脏器，如肠管、膀胱、尿道、输尿管、毗邻血管和神经等，术后出现肠梗阻、肠(粪)瘘、尿瘘，以及相应器官的功能障碍如尿潴留(需长期停留导尿管，可致泌尿系统感染)、便秘等。必要时需再次手术治疗或加用其他治疗。

　　□必要时进行术中冰冻病理检查，若报告为"恶性"则需扩大手术范围或请相关科室协助手术，如切除单侧或双侧附件、大网膜、阑尾、腹膜后淋巴结、肠管等。但冰冻病理检查为快速诊断手段，有一定局限性，其结果可能与术后常规病理检查结果不相符，因而根据冰冻病理检查结果决定治疗方案时可能出现过度治疗或治疗不足，治疗不足者术后需再次手术，或补充化疗、放疗等。

　　□术后全身感染或伤口液化、感染、化脓、愈合不良，必要时需行Ⅱ期手术。

　　□宫颈手术后可能出现宫颈管狭窄、梗阻、宫腔积液、宫腔积脓及宫颈功能不全影响怀孕和生育等。

　　□术后生育能力丧失或受影响。

　　□手术效果不理想，或术后疾病复发，可能需再次手术或其他治疗。

　　□必要时使用贵重药品、器械或仪器。

　　□围手术期可能需要对患者使用约束带，以限制患者身体或肢体的活动，防止污染手术区域，以及坠床、自行拔出各种管道等意外，约束过程可能出现皮肤损伤等并发症。

　　□其他：

替代医疗方案：_____

对于以上可能出现的意外情况和手术并发症,我们已给予充分关注并做好了各种预防和应对措施,并将在术中尽一切可能避免其发生。如果出现这些问题,我们会及时采取适宜的处理和治疗以将其危害降低到最小。希望您能充分理解、消除顾虑、充满信心、积极对待、大力支持和配合我们的治疗工作,从而减少并发症和后遗症,提高疗效和您的生活质量。手术后若出现身体不适情况,应向医务人员报告或者拨打热线咨询电话:(具体填本单位电话号码)。

谈话医师签名：　　　　　　　　　　　记录时间：

患者签名：　　　　　　　　　　　记录时间：

被委托人签名：　　　　　　　　　　　记录时间：

知情选择手术同意书

本人系患者(或受患者委托的代理人),(患者)因患_____疾病,在贵院治疗。医师已向我说明各种治疗方案的优、缺点,以及相关的副作用、并发症等,并充分告知可能发生的医疗风险和不良后果。以上说明本人已充分理解,经慎重考虑后,我选择手术治疗,且承担上述风险,同意医师实施上述手术方案,同时授权医师根据术中病情判断和患者利益,调整手术方案,并授权委托医师对已切除的器官、组织进行合理的处理。我明白在此次手术中,在不可预见的情况下,可能需要其他附加操作,我授权医师在遇有紧急情况时,为保障我的生命安全实施必要的救治措施,本人愿意承担相应的风险和后果,并保证承担全部所需费用。

患者签名：　　　　　　　　　　　记录时间：

被委托人签名：　　　　　　　　　　　记录时间：

拒绝手术治疗意向书

本人系患者(或受患者委托的代理人),因患_____疾病需治疗。医师向我交代各种治疗方案的优、缺点后,我决定拒绝接受上述手术治疗并承担相应后果。

患者签名：　　　　　　　　　　　记录时间：

被委托人签名：　　　　　　　　　　　记录时间：

术中发现及补充签名：

术中发现：_____

建议：_____

谈话医师签名：　　　　　　　　　　　记录时间：

被委托人意见：_____

被委托人签名：　　　　　　　　　　　记录时间：

附录五　宫腔镜检查 / 治疗知情同意书

宫腔镜检查 / 治疗告知内容

姓名_____科别_____床号_____第　次住院_____住院号_____

尊敬的_____女士：

谢谢您对我们医疗工作的支持和信任,我们将竭诚为您提供优质和高效的服务。

宫腔镜检查是一种借助于宫腔镜进行宫颈管、宫腔内操作的检查方法,主要用于明确和排除宫颈管和宫腔内病变,也可以在检查的同时进行组织活检、诊断性刮宫、息肉刮除等简单治疗。由于宫腔镜检查是一种有创性的检查手段,检查时需要将硬质的金属鞘和镜体插入宫腔,并需在宫腔内持续灌注膨宫介质(5% 葡萄糖液)。

(一) 因而不可避免地存在一些风险和并发症,包括(但不限于):

□因宫颈瘢痕、粘连过紧致手术失败。

□术中、术后出血,必要时输血、血液制品(详见输血同意书),严重者需切除子宫。

□术中可能发生"人流综合征"(宫颈扩张时出现迷走神经兴奋和呼吸、心搏骤停等)、水中毒、空气栓塞等,严重者危及生命。

□子宫穿孔、宫颈裂伤、输卵管破裂及邻近脏器损伤,必要时腹腔镜下或开腹行修补术。

□术后感染、宫腔粘连、经血潴留、疾病复发。

□术后出血,或月经紊乱如闭经、经量少、不规则阴道流血等。

□必要时使用贵重药品、器械或仪器。

□如选择无痛检查,可能出现与麻醉有关的并发症(详见麻醉同意书)。

(二) 根据术中所见,可能会需要下述进一步的处理,

□上环术 □宫腔注药 / 通液术 □诊断性刮宫	□宫腔引流术 □取环术 □扩宫术	□宫腔镜宫腔内异物取出术 □其他＿＿＿＿＿＿＿

同意,　签名:＿＿＿＿＿＿＿＿＿　　　不同意,　签名:＿＿＿＿＿＿＿＿＿

替代医疗方案:＿＿＿＿＿＿＿＿＿＿＿＿＿＿＿＿＿＿＿＿＿＿＿＿＿＿＿＿＿＿＿＿＿

对于以上可能出现的意外情况和手术并发症,我们已给予了充分关注并做好了各种预防和应对措施,并将在术中尽一切可能避免其发生。如果出现这些问题,我们会及时采取适宜的处理和治疗以将其危害降低到最小。希望您能充分理解、消除顾虑、充满信心、积极对待、大力支持和配合我们的医疗工作,从而减少并发症和后遗症、提高疗效和您的生活质量。

注意事项:

(1) 术前应排空膀胱。

(2) 如选择无痛检查,术前 4 小时禁食水。

(3) 要求有一家属陪同。

(4) 贵重物品、首饰等勿带入手术室。

(5) 术后禁止性生活 2 周,门诊随诊。

(6) 手术后若出现身体不适情况,应向医务人员报告或者拨打咨询电话:(具体填本单位电话号码)。

谈话医师签名:　　　　　　　　　　记录时间:

患者签名:　　　　　　　　　　　　记录时间:

被委托人签名:　　　　　　　　　　记录时间:

宫腔镜检查及治疗知情同意书

尊敬的＿＿＿＿女士:

谢谢您对我们医疗工作的支持和信任,我们将竭诚为您提供优质和高效的服务。

根据您目前的病情,初步诊断为＿＿＿＿＿,需进行宫腔镜检查。本医师已针对您的病情,详细说明了该治疗的必要性及优缺点。由于病情的特殊性及个体差异,在现有医学科学技术的条件下,该项检查有其必然的局限性,而施行该治疗可能出现无法预料或者不能防范的医疗风险和不良后果。本医师已充分向您或您的近亲属(或代理人)交代。若发生所述情况,医务人员将按医疗原则予以合理的处置和必要的抢救,是否同意治疗,请书面表明意愿并签字。

谈话医师签名:　　　　　　　　　　记录时间:

知情选择手术同意书

本人系患者(或受患者委托的代理人),因患_____疾病,需行上述治疗。医师已告知可能发生的医疗风险和不良后果,本人已充分理解,经慎重考虑,同意接受此治疗。我明白在此项治疗中,在不可预见的情况下,可能需要其他附加操作或变更诊治方式,我授权医师在遇有紧急情况时,为保障我的生命安全实施必要的救治措施,本人愿意承担相应的风险和后果,并保证承担全部所需费用。

患者签名:　　　　　　　　　　　记录时间:

被委托人签名:　　　　　　　　　记录时间:

拒绝手术治疗意向书

本人系患者(或受患者委托的代理人),因患_____疾病需治疗。医师向我交代各种治疗方案的优、缺点后,我决定拒绝接受上述手术治疗并承担相应后果。

患者签名:　　　　　　　　　　　记录时间:

被委托人签名:　　　　　　　　　记录时间:

附录六　妇科宫腔镜手术知情同意书

妇科宫腔镜手术告知内容

姓名_____科别_____床号_____第　次住院_____住院号_____

尊敬的_____女士:

谢谢您对我们医疗工作的支持和信任,我们将竭诚为您提供优质和高效的服务。

因病情需要,建议您采用宫腔镜检查和手术,它是一种借助宫腔镜探查对宫颈管、宫腔病变组织进行明确诊断,指导治疗,术中需根据肉眼所见,并结合必要的术中冰冻病理检查(活检或整块切除病变组织)结果决定进一步治疗方案。根据病情建议您采用以下手术治疗方案:

□宫腔镜检查术(Hysteroscopy)	□宫腔镜子宫腔粘连切开术(TCRA)
□宫腔镜子宫内膜电切术(TCRE)	□宫腔镜宫腔内异物取出术(TCRF)
□宫腔镜子宫黏膜下肌瘤切除术(TCRM)	□宫腔镜子宫纵隔切除术(TCRS)
□宫腔镜子宫内膜息肉切除术(TCRP)	□其他:

现将您的病情、预后、治疗方案,以及相关的副作用、并发症等问题向您说明,希望您在了解病情的基础上慎重选择并积极配合治疗,以便提高疗效、减轻副作用、减少并发症和后遗症。

由于宫腔镜检查和手术的操作是一种侵入性检查与治疗方法,可能出现以下意外情况或手术并发症(包括但不限于):

□麻醉意外及麻醉相关的其他并发症、后遗症(详见麻醉同意书)。

□术中、术后出血,必要时输血、血液制品,可致血源性疾病(详见输血同意书)。严重者需切除子宫。

□术中可能发生"人工流产综合征"(宫颈扩张时出现迷走神经兴奋和呼吸、心搏骤停等)、水中毒、空气栓塞等,严重者危及生命。

□术时可能损伤邻近脏器,如肠管、尿道、膀胱等。必要时需开腹手术治疗。

□子宫穿孔,必要时需在腹腔镜下或开腹行修补术。

□术后感染或伤口愈合不良、宫腔粘连、经血潴留、疾病复发,必要时需再次手术。

□术后生育能力受影响或丧失,如 TCRE、TCRM 等。

□必要时联合应用腹腔镜监测和 / 或手术。

□术后出血，或月经紊乱如闭经、经量少、不规则阴道流血等。

□必要时使用贵重药品、器械或仪器。

□围手术期可能需要对患者使用约束带，以限制患者身体或肢体的活动，防止污染手术区域，以及坠床、自行拔出各种管道等意外，约束过程可能出现皮肤损伤等并发症。

□其他：

谈话医师签名：　　　　　　　　　　　　　　　记录时间：

患者签名：　　　　　　　　　　　　　　　记录时间：

被委托人签名：　　　　　　　　　　　　　　　记录时间：

宫腔镜手术治疗知情同意书

尊敬的_____女士：

谢谢您对我们医疗工作的支持和信任，我们将竭诚为您提供优质和高效的服务。

根据您目前的病情，初步诊断为_____，需进行宫腔镜手术。本医师已针对您的病情，详细说明了该治疗的必要性及优缺点。由于病情的特殊性及个体差异，在现有医学科学技术的条件下，该项检查有其必然的局限性，而施行该治疗可能出现无法预料或者不能防范的医疗风险和不良后果。本医师已充分向您或您的近亲属（或代理人）交代。若发生所述情况，医务人员将按医疗原则予以合理的处置和必要的抢救，是否同意治疗，请书面表明意愿并签字。

谈话医师签名：　　　　　　　　　　　　　　　记录时间：

知情选择手术同意书

本人系患者（或受患者委托的代理人），因患_____疾病，需行上述治疗。医师已告知可能发生的医疗风险和不良后果，本人已充分理解，经慎重考虑，同意接受此治疗。我明白在此项治疗中，在不可预见的情况下，可能需要其他附加操作或变更诊治方式，我授权医师在遇有紧急情况时，为保障我的生命安全实施必要的救治措施，本人愿意承担相应的风险和后果，并保证承担全部所需费用。

患者签名：　　　　　　　　　　　　　　　记录时间：

被委托人签名：　　　　　　　　　　　　　　　记录时间：

拒绝手术治疗意向书

本人系患者（或受患者委托的代理人），因患_____疾病需治疗。医师向我交代各种治疗方案的优、缺点后，我决定拒绝接受上述手术治疗并承担相应后果。

患者签名：　　　　　　　　　　　　　　　记录时间：

被委托人签名：　　　　　　　　　　　　　　　记录时间：

附录七　诊断性刮宫检查 / 治疗知情同意书

诊断性刮宫检查 / 治疗告知内容

姓名_____科别_____床号_____第　次住院_____住院号_____

尊敬的_____女士：

谢谢您对我们医疗工作的支持和信任，我们将竭诚为您提供优质和高效的服务。

诊断性刮宫检查/治疗是一种经阴道进行宫颈管及宫腔内膜刮取和组织活检的检查与治疗方法,主要适用于诊断异常阴道流血者是否存在宫颈管和宫腔内病变,并具有迅速止血的功效,也可以在检查的同时进行息肉刮除等简单治疗。由于诊断性刮宫检查/治疗时需要将硬质的金属器械插入宫腔,并进行盲视下的宫腔内操作,因而是一种有创性的检查和治疗手段,不可避免地存在一些风险和并发症,包括(但不限于):

□因宫颈瘢痕、粘连过紧致手术失败。

□术中、术后出血,必要时输血、血液制品(详见输血同意书),严重者需切除子宫。

□术中可能发生"人流综合征"(宫颈扩张时出现迷走神经兴奋和呼吸、心搏骤停等)等,严重者危及生命。

□子宫穿孔、宫颈裂伤、邻近脏器如膀胱和肠管等损伤,必要时腹腔镜下或开腹行修补术。

□术后感染、宫腔粘连、经血潴留、疾病复发。

□术后月经紊乱如闭经、经量少、不规则阴道流血等。

□必要时使用贵重药品、器械或仪器。

□如为恶性肿瘤,可能导致癌细胞转移和扩散。

□如选择无痛检查,可能出现与麻醉有关的并发症(详见麻醉同意书)。

□围手术期可能需要对患者使用约束带,以限制患者身体或肢体的活动,防止污染手术区域,以及坠床、自行拔出各种管道等意外,约束过程可能出现皮肤损伤等并发症。

□根据术中所见,可能会需要进一步的处理,如:

□上环术	□取环术	□宫腔引流术
□扩宫术	□宫腔镜检查术	□其他

同意,签名:＿＿＿＿＿＿＿＿＿＿＿＿　　不同意,签名:＿＿＿＿＿＿＿＿＿＿＿＿＿＿

替代医疗方案:＿＿＿＿＿＿＿＿＿＿＿＿＿＿＿＿＿＿＿＿＿＿＿＿＿＿＿＿＿＿＿

对于以上可能出现的意外情况和手术并发症,在术中尽一切可能避免其发生。如果出现这些问题,我们会及时采取适宜的处理和治疗以将其危害降低到最小。希望您能充分理解、消除顾虑、充满信心、积极对待、大力支持和配合我们的医疗工作,从而减少并发症和后遗症、提高疗效和您的生活质量。

注意事项:

①术前应排空膀胱;　　　　　　②如选择无痛检查,术前4小时禁食水;

③要求有一家属陪同;　　　　　④贵重物品、首饰等勿带入手术室;

⑤术后禁性生活两周;　　　　　⑥术后1周取病理报告并门诊复诊;

⑦手术后若出现身体不适情况,应向医务人员报告或者拨打热线咨询电话:(具体填本单位电话号码)。

谈话医师签名:　　　　　　　　　　　　　　记录时间:

患者签名:　　　　　　　　　　　　　　记录时间:

被委托人签名:　　　　　　　　　　　　记录时间:

诊断性刮宫知情同意书

尊敬的＿＿＿＿女士:

谢谢您对我们医疗工作的支持和信任,我们将竭诚为您提供优质和高效的服务。

根据您目前的诊断＿＿＿＿＿,需进行诊断性刮宫检查/治疗。本医师已针对您的病情,详细说明了该手术治疗的必要性及优缺点。由于病情的特殊性及个体差异,在现有医学科学技术的条件下,该项检查有其必然的局限性,而施行该手术治疗可能出现无法预料或者不能防范的医疗风险和不良后果。本医师已充分向您或您的近亲属(或代理人)交代。若发生所述情况,医务人员将按医疗原则予以合理的处置和必要的抢救,是否同意检查(治疗),请书面表明意愿并签字。

谈话医师签名:　　　　　　　　　　　　　　记录时间:

知情选择手术同意书：

本人系患者(或受患者委托的代理人)，(患者)因患_____疾病，需行上述手术治疗。医师已告知可能发生的医疗风险和不良后果，本人已充分理解，经慎重考虑，同意接受此手术治疗。我明白在此次检查中，在不可预见的情况下，可能需要其他附加操作或变更诊治方式，我授权医师在遇有紧急情况时，为保障我的生命安全实施必要的救治措施，并对手术治疗中切除标本或组织进行合理的医学处理，本人愿意承担相应的风险和后果，并保证承担全部所需费用。

患者签名：　　　　　　　　　　　　　　　记录时间：

被委托人签名：　　　　　　　　　　　　　记录时间：

拒绝手术治疗意向书：

本人系患者(或受患者委托的代理人)，因患_____疾病，需行上述检查(治疗)。医师已告知可能发生的医疗风险及不良后果，本人拒绝接受该手术治疗，由此导致的风险和不良后果由本人承担。

患者签名：　　　　　　　　　　　　　　　记录时间：

被委托人签名：　　　　　　　　　　　　　记录时间：

附录八　子宫及输卵管造影、通液检查知情同意书

子宫及输卵管造影、通液检查告知内容

姓名_____科别_____床号_____第　次住院_____住院号_____

尊敬的_____女士：

谢谢您对我们医疗工作的支持和信任，我们将竭诚为您提供优质和高效的服务。

子宫及输卵管造影、通液检查是一种经子宫颈管和宫腔进行插管和注药的检查方法，主要用于了解宫颈管、宫腔和输卵管的通畅情况，是一种初步评估输卵管通畅度的简单检查手段。检查时需要将双腔管插入宫腔，因而具有一定的创伤性，不可避免地存在一些风险和并发症，包括(但不限于)：

□术中、术后腹痛。

□术中、术后出血。

□子宫穿孔、宫颈裂伤，必要时腹腔镜下或开腹行修补术。

□术中可能发生"人流综合征"(宫颈扩张时出现迷走神经兴奋和呼吸、心搏骤停等)等，严重者危及生命。

□造影剂过敏或进入血管，出现皮疹，严重者可出现呼吸困难、肺动脉栓塞、休克，甚至死亡。

□因宫颈瘢痕、粘连过紧致检查失败。或因出现严重并发症而终止检查。

□由于该项检查本身固有的局限性，检查结果并不能完全反映子宫腔和输卵管的真实情况。如：通液术并不能真正准确反映输卵管的通畅度和或阻塞的侧别，子宫输卵管造影也有假阳性。根据此检查结果可能导致临床不正确的医疗处理。

□根据术中所见，可能会需要进一步的处理，如：扩宫术、宫腔注药等。

□术后月经紊乱，如闭经、经量少、不规则阴道流血等。

□术后感染、宫腔粘连、经血潴留、疾病复发。

□如选择无痛检查，可能出现与麻醉有关的并发症(详见麻醉同意书)。

□必要时使用贵重药品、器械或仪器。

□围手术期可能需要对患者使用约束带，以限制患者身体或肢体的活动，防止污染手术区域，以及坠床、

自行拔出各种管道等意外,约束过程可能出现皮肤损伤等并发症。

替代医疗方案:_____

　　对于以上可能出现的意外情况和并发症,在术中尽一切可能避免其发生。如果出现这些问题,我们会及时采取适宜的处理和治疗以将其危害降低到最小。希望您能充分理解、消除顾虑、充满信心、积极对待、大力支持和配合我们的医疗工作,从而减少并发症和后遗症、提高疗效和您的生活质量。

注意事项:

　　(1)在月经干净后 3~7 天前来检查;并要求有一家属陪同。

　　(2)检查前请排空膀胱。

　　(3)检查前 3 天请不要有性生活或阴道内上药、冲洗等操作。

　　(4)贵重物品、首饰等勿带入手术室。

　　(5)如选择无痛检查,术前 4 小时禁食水。

　　(6)术后禁性生活两周,门诊随诊。

　　(7)手术后若出现身体不适情况,应向医务人员报告或者拨打热线咨询电话:(具体填本单位电话号码)。

　　　　　　　　谈话医师签名:　　　　　　　　　　　　　　记录时间:

　　　　　　　　　　患者签名:　　　　　　　　　　　　　　记录时间:

　　　　　　　　被委托人签名:　　　　　　　　　　　　　　记录时间:

　　根据您目前的诊断_____,需进行子宫及输卵管造影口通液检查。本医师已针对您的病情,详细说明了该手术治疗的必要性及优缺点。由于病情的特殊性及个体差异,在现有医学科学技术的条件下,该项检查有其必然的局限性,而施行该手术治疗可能出现无法预料或者不能防范的医疗风险和不良后果。本医师已充分向您或您的近亲属(或代理人)交代。若发生所述情况,医务人员将按医疗原则予以合理的处置和必要的抢救,是否同意检查(治疗),请书面表明意愿并签字。

　　　　　　　　谈话医师签名:　　　　　　　　　　　　　　记录时间:

知情选择手术同意书

　　本人系患者(或受患者委托的代理人),(患者)因患_____疾病,需行上述手术治疗。医师已告知可能发生的医疗风险和不良后果,本人已充分理解,经慎重考虑,同意接受此手术治疗。我明白在此次检查中,在不可预见的情况下,可能需要其他附加操作或变更诊治方式,我授权医师在遇有紧急情况时,为保障我的生命安全实施必要的救治措施,并对手术治疗中切除标本或组织进行合理的医学处理,本人愿意承担相应的风险和后果,并保证承担全部所需费用。

　　　　　　　　　　患者签名:　　　　　　　　　　　　　　记录时间:

　　　　　　　　被委托人签名:　　　　　　　　　　　　　　记录时间:

拒绝手术治疗意向书

　　本人系患者(或受患者委托的代理人),因患_____疾病,需行上述检查(治疗)。医师已告知可能发生的医疗风险及不良后果,本人拒绝接受该手术治疗,由此导致的风险和不良后果由本人承担。

　　　　　　　　　　患者签名:　　　　　　　　　　　　　　记录时间:

　　　　　　　　被委托人签名:　　　　　　　　　　　　　　记录时间:

参考文献

1. 李光仪. 妇科腹腔镜手术难点与对策. 北京: 人民卫生出版社, 2013.

2. 李树贞. 现代护理学. 北京: 人民军医出版社, 2000.

3. 马存根. 临床医学心理学. 北京: 中国科学技术出版社, 1999.

4. 严鹏霄, 禹海波. 外科护理学. 北京: 科学出版社, 2009.

5. 李乐之, 路潜. 外科护理学. 北京: 人民卫生出版社, 2012.

6. 郑修霞. 妇产科护理学. 北京: 人民卫生出版社, 2012.

7. 彭刚艺, 刘雪琴. 临床护理技术规范. 广州: 广东科技出版社, 2013.

8. 张莉, 彭刚艺. 病人安全高危风险评估及护理管理. 上海: 第二军医大学出版社, 2013.

9. SEBRANEK JJ, LUGLI AK, COURSIN DB. Glycaemic control in the perioperative period. Br J Anaesth, 2013, 111 Suppl 1. i18-i34.

10. 中华医学会麻醉学分会. 围术期血糖管理专家共识 (快捷版). 临床麻醉学杂志, 2016, 32 (1): 93-95.

11. SUDHAKARAN S, SURANI SR. Guidelines for Perioperative Management of the Diabetic Patient. Surgery Research and Practice, 2015, 1-8.

12. 中华医学会内分泌学分会. 中国成人住院患者高血糖管理目标专家共识. 中华内分泌代谢杂志, 2013, 29 (3): 189-195.

13. AMERICAN DIABETES ASSOCIATION. Diabetes Care in the Hospital. Diabetes Care, 2016, 39 (1): S99-S104.

14. 中国医师协会内分泌代谢科医师分会, 中国住院患者血糖管理专家组. 中国住院患者血糖管理专家共识. 中华内分泌代谢杂志, 2017, 33 (1): 1-10.

15. VANN MA. Management of diabetes medications for patients undergoing ambulatory surgery. Anesthesiol CIin, 2014, 32 (2): 329-339.

16. SHAN ZY, CHEN LL, LIAN XL, et al. Iodine Status and Prevalence of Thyroid Disorders After Introduction of Mandatory Universal Salt Iodization for 16 Years in China: A Cross-Sectional Study in 10 Cities. Thyroid, 2016, 26 (8): 1125-1130.

17. 夏恩兰. 妇科内镜学. 北京: 人民卫生出版社, 2001.

18. 李光仪. 异位妊娠腹腔镜保守手术. 实用妇产科杂志, 2006, 22 (4): 198-200.

19. 陈萍, 林俊, 徐开红. 宫腔镜治疗未破裂型子宫角妊娠 15 例临床分析. 中华妇产科杂志, 2006, 41 (1): 64.

20. 曹泽毅. 中华妇产科学. 3 版. 北京: 人民卫生出版社, 2014.

21. REICH H, DECAPRIO T, MCGLYNN F. Laparoscopic hysterectomy. Gynecul Surg, 1989, 5: 213-216.

22. 张爱容, 邵庆于. 腹腔镜子宫切除术 33 例报告. 腹部外科杂志, 1995, 8 (1): 220.

23. 李光仪, 陈露诗, 黄浩, 等. 腹腔镜下子宫切除术治疗子宫肌瘤 1163 例临床研究. 中国实用妇科与产科杂志, 2002, 18 (3): 184-186.

24. AZZIZ R, MURPHY AA. 腹腔镜与子宫镜实用手册. 翟藻春, 孟广栋, 译. 2 版. 北京: 人民卫生出版社, 1998.

25. 曹泽毅. 子宫颈癌. 北京: 人民卫生出版社, 2017.

26. 苏应宽, 栾铭箴, 汤春生, 等. 妇产科临床解剖学. 济南: 山东科学技术出版社, 2002.

27. 陈礼全, 张晓薇. 骶前纵韧带生物力学实验研究. 中国实用妇科与产科杂志, 2011, 27 (1): 27-30.

28. 张金梅. 腹腔镜子宫骶骨岬固定术、圆韧带缩短术治疗子宫脱垂的对比. 疾病监测与控制杂志, 2014, 8 (9): 574-575.

29. 王茂淮, 谢晓英, 叶秀仙, 等. 73 例腹腔镜子宫/阴道骶骨固定术治疗盆腔器官脱垂的疗效观察. 现代妇产科进展, 2018, 27 (1): 51-53.

30. 魏冬梅, 王平, 牛晓宇. 腹腔镜下子宫/阴道-骶骨固定术与阴道网片全盆底重建术治疗盆腔器官脱垂的疗效比较. 中华妇幼临床医学杂志, 2015, 11 (2): 37-42.

31. 方露雪, 曹莉莉, 赵娜, 等. 盆腔器官脱垂患者盆底重建手术后新发压力性尿失禁相关影响因素分析. 局解手术学杂志, 2017, 26 (4): 290-294.

32. 张晓薇, 陈礼全. 阴道-骶骨固定术手术区域应用解剖研究. 中国实用妇科与产科杂志, 2009, 25 (8): 590-593.

33. 单淑芝, 石彬. 盆底功能障碍性疾病及相关生物力学研究进展. 中国实用妇科与产科杂志, 2010 (4): 304-306.